U0248442

基层能力建设培训教程

# 全科医师诊疗精要

赵增毅　赵　哲　主编

科学出版社
北　京

## 内 容 简 介

本书由工作在临床一线的专家团队编写。共分为二十部分，对全身各系统临床常见病、多发病进行了详细阐述。每种疾病皆介绍定义、流行病学、病因和发病机制、临床表现、实验室检查、辅助检查、诊断和鉴别诊断、病情评估、疗效评价、健康教育、健康管理等内容。本书非常切合我国当前全科医疗工作的实际需要，有助于基层医务人员快速提升服务能力。

本书适合全科医师、基层医师、实习医师阅读参考。

**图书在版编目(CIP)数据**

全科医师诊疗精要 / 赵增毅，赵哲主编.—北京：科学出版社，2019.8
ISBN 978-7-03-061961-7

Ⅰ. ①全…　Ⅱ. ①赵…　②赵…　Ⅲ. ①家庭医学－职业培训－教材
Ⅳ. ①R499

中国版本图书馆CIP数据核字（2019）第157927号

责任编辑：路　弘　于　哲 / 责任校对：郭瑞芝
责任印制：赵　博 / 封面设计：尤　光

科学出版社出版
北京东黄城根北街16号
邮政编码：100717
http://www.sciencep.com

石家庄众旺彩印有限公司　印刷
科学出版社发行　各地新华书店经销
*
2019年8月第　一　版　开本：889 × 1194　1/16
2019年8月第一次印刷　印张：25 1/4
字数：800 000

**定价：139.00 元**

（如有印装质量问题，我社负责调换）

# 编委名单

**主　编**　赵增毅　赵　哲

**副主编**　胡庆山　芦　飞　陈永胜

**编　委**（以姓氏笔画为序）

马玉珍　王军芬　牛素贞　左玉霞　申莉瑛　白继昌

吕侯强　刘　珊　李　静　宋鸿涛　宋慧丽　陆　锋

邵季超　郑美霞　孟令华　郝存勖　胡莉芳　徐素文

彭　芳

# 序

2019年全国两会期间，国家卫生健康委员会主任马晓伟在“部长通道”回答有关医改问题时强调：“分级诊疗制度是新医改以来推行的一项重大制度。某种意义上说，分级诊疗制度实现之日，乃是我国医疗体制改革成功之时”。

分级诊疗制度的实现，关键在于基层医疗服务能力的提升。全科医师作为分级诊疗的最前沿守门人，其医疗水平能力就更为重要，是实现“常见病、多发病在社区和基层，疑难重症到大医院”的基础要素。大力培养全科医师，要求基层医疗机构必须配备相应数量的全科医师，能够担当强基层的重任，承担基层首诊的职能。而一名基层全科医师也应该有别于大医院的专科医师，对居民常见病、多发病的诊疗预防都应该掌握，且担负起居民健康“守门人”的职责。据有关统计，80%的常见疾病都能在社区医疗机构和基层卫生机构得到有效的诊治，所以全科医师在基层医疗机构的重要性越来越明显。只有培养出素质过硬的全科医师，才能形成良好的上下双向协作和转诊机制，最终实现“小病在社区、大病去医院、康复回社区”，真正落实分级诊疗制度。

赵增毅教授扼分级诊疗之至要，领衔主编了《全科医师诊疗精要》，为基层医师业务水平的提高提供了很好的参考，有针对性地介绍了常见病、多发病的防治知识，同时增加了健康教育、健康管理的内容，是一部针对性、实用性很强的基层医师培训教材，也是一部全科医学系学生很好的参考书。

中国人民解放军战略支援部队特色医学中心主任
（原中国人民解放军306医院院长） 顾建文

2019年7月8日

# 前　言

基层医疗卫生服务能力建设是加快建立分级诊疗制度、满足人民群众基本医疗卫生服务需求的重要基础。为提高基层医务人员业务能力和技术水平，推动分级诊疗制度的落实，针对基层医务人员的实际情况，我们组织有关专家编写了《全科医师诊疗精要》一书。其编写着重于内容的可读性、实用性和实践指导价值，以及由浅入深、易于掌握的原则。书中涉及18个专业92种常见病、多发病，对每种疾病的定义、流行病学、病因和发病机制、临床表现、实验室检查、其他辅助检查、诊断和鉴别诊断、病情评估、疗效评价、健康教育、健康管理等内容进行了分述。希望对基层医疗服务能力的提升有所帮助。

本书在编写过程中，得到了多位同道的支持和关怀，他们在繁忙的医疗、教学、科研工作之余参与编写，在此表示衷心地感谢。对于书中存在的疏漏或不妥之处，望读者和同道给予指正。

编　者

2019年6月25日

# 目 录

## ◇上 篇◇

## ◇ 下 篇 ◇

# 上　篇

# 第一部分　呼吸系统疾病

## 第1章　呼吸系统总论

### 一、呼吸系统的结构功能特点

呼吸系统由呼吸道和肺两部分组成，为通气和换气的器官，与体外环境相通。呼吸道以环状软骨为界分为上、下呼吸道。上呼吸道由鼻、咽、喉构成，主要生理功能是对吸入气体的加温、湿化和机械阻拦作用。下呼吸道起自气管，止于呼吸性细支气管末端。肺的主要功能是进行外呼吸，包括肺通气和肺换气两个互相衔接的过程。呼吸系统的功能是吸入新鲜空气，通过肺泡内的气体交换，使血液得到氧并排出二氧化碳，从而维持正常人体的新陈代谢。

肺因呼吸与外界的大气相通，大气污染和感染因子可直接侵入，还会经血液循环受机体内部有害物质的侵害。对这些不利因子的威胁，呼吸系统在物理、生物、神经、免疫和生化等方面发挥防御功能。当各种原因引起防御功能下降或外界的刺激过强，均可引起呼吸系统的损伤或病变。

肺有双重血流供应，包括肺循环及支气管循环。肺循环具有低压、低阻及高容的特征，执行气体交换功能，当二尖瓣狭窄、左心功能低下时，肺毛细血管压可增高，继而发生肺水肿。

### 二、疾病的诊断

咳嗽、咳痰、咯血、呼吸困难和胸痛为呼吸系统的主要症状。

**（一）咳嗽**

急性喉、气管、支气管炎多为急性发作的刺激性干咳。慢阻肺多表现为常年咳嗽，秋冬季加重。肺炎多为急性发作的咳嗽伴胸痛。咳嗽变异性哮喘常见于发作性干咳，且夜间多发者。支气管肺癌累及气管或主支气管表现为高亢的干咳伴有呼吸困难。

**（二）咳痰**

细菌性感染多为脓性痰，肺脓肿或支气管扩张多为大量黄脓痰，肺炎链球菌感染可见铁锈样痰，肺炎克雷白杆菌感染可见红棕色胶冻样痰。痰有恶臭多为厌氧菌感染，咖啡样痰见于肺阿米巴，果酱样痰见于肺吸虫病。粉红色稀薄泡沫痰可能是肺水肿。

**（三）咯血**

肺结核、肺癌常有痰中带血。咯鲜血多见于支气管扩张，也可见于肺结核、急性支气管炎、肺炎和肺血栓栓塞症，二尖瓣狭窄可引起各种不同程度的咯血。

**（四）呼吸困难**

可见于气胸、肺梗死、左心衰竭、支气管哮喘发作、胸腔积液、慢阻肺和特发性肺纤维化等间质性肺疾病。

**（五）胸痛**

外伤、炎症、肿瘤等都可能引起胸痛。胸膜炎、肺部炎症、肿瘤和肺梗死是呼吸系统疾病引起胸痛最常见的病因。

### 三、体征

不同疾病或疾病的不同阶段由于病变的性质、范围不同，胸部体征可以完全正常或明显异常。支气管病变以干、湿性啰音为主；肺部炎症性病变可有呼吸音性质、音调和强度的改变，大面积炎症病变可呈实变体征；肺纤维化时可听到特征性的Velcro啰音。胸膜炎时可有胸膜摩擦感和摩擦音；当出现气胸、胸腔积液和肺不张时，可出现气管移位和患侧的呼吸音消失。

### 四、实验室及其他辅助检查

**（一）血液检查**

常规检查外周血细胞，红细胞沉降率（ESR）、C反应蛋白等非特异性炎症标志，白细胞计数增高，伴中性粒细胞计数增高，常提示细菌感染；嗜酸性粒细胞增高提示寄生虫感染、真菌感染或过敏。怀疑感染，除血培养外，还可以通过PCR或免疫学检测病原基因或抗原分子。G试验（1，3-β-D-葡聚糖试验）可用于区分真菌和细菌感染；GM试验（半乳甘露聚糖试验）可以鉴别曲霉菌感染。检测针对各种病原体（病毒、肺炎支原体、结核杆菌、真菌等）的血清抗体。检测降钙素原（PCT）提示细菌、真菌或寄生虫感染。γ-干扰素释放试验检测结核杆菌的感染。非感染的生物标志，包括免疫球蛋白、结缔组织疾病相关自身抗体，肿瘤标志物等。

**（二）抗原皮肤试验**

哮喘的变应原皮肤试验阳性有助于变应体质的确定和相应抗原的脱敏治疗。结核菌素（PPD）试验阳性的皮肤反应仅说明已受感染，但并不能确定患病。

**（三）影像学检查**

1.*胸部X线*　摄片常用来明确呼吸系统病变部位、性质及与临床问题的关系。

2.*胸部CT*　对于明确肺部病变部位、性质及有关气管、支气管通畅程度有重要价值。增强CT对淋巴结肿大、肺内占位性病变有重要的诊断和鉴别诊断意义。CT肺血管造影（CTPA）是确诊肺栓塞的重要手段。胸部高分辨CT（HRCT）是诊断间质性肺疾病的主要工具。低剂量CT应用于肺癌早期筛查，减少辐射。

3.*正电子发射型计算机断层显像（PET）*　可以较准确地对肺癌、纵隔淋巴结转移及远处转移进行鉴别诊断。支气管动脉造影术和栓塞术对咯血有较好的诊治价值。

4.*磁共振成像（MRI）*　对纵隔疾病和肺栓塞诊断有重要意义。

5.*放射性核素扫描*　应用放射性核素作肺通气/灌注显像检查，对肺栓塞和血管病变的诊断价值较高，对肺部肿瘤及其骨转移的诊断也有较高的参考价值。

6.*胸部超声检查*　可用于胸腔积液的诊断与穿刺定位，以及紧贴胸膜病变的引导穿刺等。

**（四）呼吸生理功能测定**

肺通气功能测定主要包括用力肺活量（FVC），第1s用力呼气容积（$FEV_1$）等，慢阻肺表现为阻塞性通气功能障碍，而肺纤维化、胸廓畸形、胸腔积液、胸膜增厚或肺切除术后均显示限制性通气功能障碍。肺血管疾病多表现弥散功能障碍。

**（五）痰液检查**

痰涂片在每个低倍镜视野里上皮细胞＜1个，白细胞＞2个或白细胞/上皮细胞＞2.5个为合格的痰标本。

1.*病原学检查*　包括痰涂片革兰染色、抗酸染色等，痰病原菌培养，定量培养＞$10^7$cfu/ml可判定为致病菌。经纤维支气管镜防污染毛刷采样获得的痰标本得到的结果可信度更高。痰涂片中查到抗酸杆菌对诊断肺结核价值很高，痰标本中培养出结核杆菌是确诊肺结核最可靠的证据。

2.*痰细胞学检查*　反复做痰脱落细胞学检查有助于肺部恶性肿瘤的诊断。

**（六）胸腔穿刺和胸膜活检**

常规胸液检查可明确渗出性还是漏出性胸液。胸液生化如溶菌酶、腺苷脱氨酶、癌胚抗原及进行染色体分析，有助于结核性与恶性胸液的鉴别。脱落细胞和胸膜穿刺病理活检对明确肿瘤或结核有诊断价值。

**（七）支气管镜与胸腔镜检查**

1.*纤维支气管镜*　能弯曲自如，直视病变，还能做黏膜刷检和活检、经支气管镜肺活检、冷冻肺活检、对纵隔肿块或淋巴结穿刺针吸活检、支气管肺泡灌洗、结合支气管内超声完成对纵隔肿块或淋巴结的穿刺针及活检等。对取得的组织及回收的灌洗液进行检查分析，有助于明确疾病的诊断。纤维支气管镜还能发挥治疗作用，可通过它取出异物、止血、气管插管。

2.*硬质支气管镜*　目前主要用在复杂性气管内肿瘤或异物的摘除手术，气管支架的置放等。

3.*胸腔镜*　可以直视观察胸膜病变，进行胸膜、肺活检，用于诊断胸膜和部分肺部疾病的诊断，并可实施胸膜固定术。

**（八）肺活体组织检查**

是确诊疾病的重要方法。通过经纤支镜、胸腔镜或纵隔镜等内镜的方法，还可以在B超引导下、X线、CT引导下进行经皮肺活检。

## 五、防治进展与发展方略

**（一）防治进展**

呼吸系统疾病目前已成为我国最为突出的公共卫生与医疗问题之一。新发突发呼吸道传染病等公共卫生事件构成重大社会影响，肺癌已成为我国排名第一位的肿瘤，肺结核将成为我国排名第一的传染病。呼吸系统疾病是我国第一大系统性疾病，其发病率、患病率、死亡率、病死率和疾病负担巨大，对我国人民健康构成严重威胁。随着大气污染、庞大的吸烟人群、人口老龄化、新发和耐药致病原等问题的日益凸显，呼吸系统疾病的防治形势将越发严峻。

**（二）发展方略**

1.现代呼吸病学的进步对我国呼吸学科的发展提出了更高的要求，呼吸病学和危重病学捆绑式发展模式越来越突出。

今后主要发展方向为：加强呼吸与危重症医学（PCCM）科的规范化建设，推进呼吸病学与危重症医学的捆绑式发展。构建多学科立体交融的现代呼吸学科体系，加强临床研究体系建设，提升呼吸疾病的临床诊治与研究水平。携手基层医生，推动完善国家卫生政策，从国家层面上促进基层呼吸疾病防治。探索和建立呼吸康复治疗体系，促进呼吸疾病康复，提高治疗水平。

2.呼吸疾病的诊疗要求建立三级疾病预防体系。

（1）加强基层在呼吸疾病预防中的作用，加强控烟，建立社区和临床戒烟体系，加强大气污染的防控、注射疫苗等措施，减少慢阻肺、肺癌、流感、肺炎等的发生。

（2）完善基层呼吸疾病诊治设备和药物。例如，常用设备，即肺功能、雾化吸入设备、家庭长期氧疗设备、无创呼吸机等。开展疾病的早诊早治、建立早期筛查策略，肺功能检查、低剂量CT检查纳入体检，可以早期发现慢性阻塞性肺疾病、肺癌等病人，通过早期诊断和及时干预可以减缓肺功能的下降，提高肺癌生存率。加强呼吸疾病的规范治疗与管理，减慢进展，降低死亡，改善预后，提高生活质量。

（3）加强社区获得性肺炎、支气管哮喘、肺血栓栓塞症、慢阻肺等代表性疾病，以及肺功能检查、支气管检查、多导睡眠监测、机械通气等代表性技术的诊疗质量控制，促进呼吸疾病规范诊治。

3.建立区域性呼吸专科医联体，有助于发挥医联体内优质资源的作用，推动区域内常见、多发病的分级诊疗，提升基层单位的医疗能力与水平。

4.成立基层呼吸疾病防治联盟。提升基层呼吸慢病如慢性阻塞性肺疾病、哮喘等的防治，区域中心医院与基层医院之间逐渐形成有效的医疗协调机制，使基层医师在更大范围、更高层次上提高对常见呼吸疾病的防治水平，真正实现携手基层医生，推动基层呼吸疾病防治能力水平。

# 第2章　社区获得性肺炎

## 一、流行病学

成人社区获得性肺炎（CAP）在全球各年龄组都有较高的发病率和死亡率。肺炎支原体和肺炎链球菌是我国成人CAP的重要致病原，其他常见病原体包括流感嗜血杆菌、肺炎衣原体、肺炎克雷伯菌及金黄色葡萄球菌。高龄或存在基础疾病的病人肺炎克雷伯菌及大肠埃希菌等革兰阴性菌则更加常见。我国成人CAP病人病毒感染中流感病毒占首位。我国支原体对红霉素、阿奇霉素的耐药率高。

## 二、定义

社区获得性肺炎（CAP）指在医院外罹患的肺实质（含肺泡壁，即广义上的肺间质）炎症，包括具有明确潜伏期的病原体感染在入院后于潜伏期内发病的肺炎。

## 三、病因和发病机制

肺炎是病原体入侵肺实质并在肺实质中过度生长超出宿主的防御能力导致肺泡腔内出现渗出物。肺炎的发生和严重程度主要由病原体因素（毒力、菌量）和宿主因素之间的平衡决定的。宿主防御功能出现缺陷、接触到微生物毒性较强或者量较大。病原体可能会通过下列途径引起CAP：口咽分泌物误吸到气管内是病原体通过气管进入下呼吸道的主要途径；气溶胶吸入是年轻健康病人患病毒性肺炎和非典型肺炎的常见途径；肺外感染部位的血源传播（例如右心感染性心内膜炎、肝脓肿等）也可引起CAP；极少情况下附近感染的病灶也可直接蔓延形成肺炎。

## 四、临床表现

1.病程　CAP大多呈急性病程。

2.胸部症状　咳嗽，可伴有或不伴有咳痰。铁锈色痰常提示肺炎链球菌感染，砖红色痰常提示肺炎克雷伯菌感染，金黄色脓痰常提示金黄色葡萄球菌感染，黄绿色脓痰常提示铜绿假单胞菌感染。肺炎支原体、肺炎衣原体、嗜肺军团菌等非典型致病原感染常表现为干咳、少痰。

3.全身症状和肺外症状　发热，常为稽留热或弛张热，可伴有寒战或畏寒、头痛、乏力、食欲缺乏、腹泻、呕吐、全身不适、肌肉酸痛等。高龄CAP病人往往无发热和咳嗽，表现为精神不振、神志改变、食欲下降、活动能力减退等。

4.体征　重症病人可有呼吸窘迫、发绀，合并感染性休克时可有低血压、四肢末梢湿冷。病变有明显实变时，病变部位可出现语颤增强。叩诊浊音提示实变和（或）胸腔积液。听诊可闻及支气管样呼吸音和干湿啰音。军团菌肺炎可出现相对缓脉。

## 五、实验室及其他辅助检查

### （一）血常规

细菌感染病人常表现为外周血白细胞计数和中性粒细胞比例增加，出现显著的外周血白细胞计数减少是病情危重、预后不良的征象。支原体和衣原体所导致的肺炎白细胞计数很少升高。

### （二）C反应蛋白（CRP）

CRP是细菌性感染较敏感的指标。病毒性肺炎CRP通常较低。持续高水平或继续升高则提示抗菌治疗失败。

### （三）氧合评估和动脉血气分析

对老年CAP、有基础疾病，特别是慢性心肺疾病、呼吸频率增快的病人需要进行外周血氧饱和度检查，必要时行动脉血气分析了解氧合和酸碱平衡状态。

### （四）临床生化

血清钠和尿素氮可用于严重程度评分。肝肾功能是使用抗感染药物的基本考虑因素。低钠、低磷是军团菌肺炎诊断的重要参考。

### （五）胸部X线片

是诊断肺炎、判断病情严重程度、推测致病原、评估治疗效果的重要依据。只要疑似肺炎，就应进行胸部X线片检查。

（六）胸部CT检查

普通胸部X线片上病灶显示不清者；怀疑肺内隐匿部位存在病变者；免疫抑制宿主肺炎；疗效不佳的病人；重症肺炎怀疑某些特殊致病原感染者；需要与非感染疾病进行鉴别者。需进一步胸部CT检查。

## 六、诊断与鉴别诊断

（一）诊断

1.社区发病

2.肺炎相关临床表现

（1）新近出现的咳嗽、咳痰或原有呼吸道疾病症状加重，伴或不伴脓痰、胸痛、呼吸困难及咯血。

（2）发热。

（3）肺实变体征和（或）闻及湿性啰音。

（4）外周血白细胞计数＞$10\times10^9$/L或＜$4\times10^9$/L，伴或不伴细胞核左移。

3.胸部影像学　检查显示新出现的斑片状浸润影、叶或段实变影、磨玻璃影或间质性改变，伴或不伴胸腔积液。

符合第1、3条及第2条中任何1项，并除外肺结核、肺部肿瘤、非感染性肺间质性疾病、肺水肿、肺不张、肺栓塞、肺嗜酸粒细胞浸润症及肺血管炎等，可建立临床诊断。

重症CAP的诊断标准：符合下列1项主要标准或3项次要标准者。

（1）主要标准

①需要气管插管行机械通气治疗。

②脓毒症休克经积极液体复苏后仍需要血管活性药物治疗。

（2）次要标准

①呼吸频率＞30次/分。

②氧合指数≤250mmHg（1mmHg=0.133kPa）。

③多肺叶浸润。

④意识障碍和（或）定向障碍。

⑤血尿素氮＞7.14mmol/L。

⑥收缩压＜90mmHg需要积极的液体复苏。

（二）鉴别诊断

1.急性气管-支气管炎　多无呼吸困难、肺部湿啰音，表现较轻。常与病毒性上呼吸道感染有关。胸部影像学检查多正常。

2.肺结核　多有全身中毒症状，如午后低热、盗汗、疲乏无力、体重减轻。病程多呈亚急性或慢性。胸部X线片或CT见病变多在上叶尖后段或下叶背段，多有卫星灶。痰中可找到结核分枝杆菌。一般抗菌治疗无效。

3.肺癌　多无急性感染中毒症状，有时痰中带血，血白细胞不高。抗生素治疗后肺部炎症不见消散，或消散后于同一部位再次出现肺部炎症，应密切随访。

4.肺血栓栓塞症　多有静脉血栓的危险因素，可发生咯血、晕厥，呼吸困难较明显。胸部X线片示区域性肺血管纹理减少，有时可见尖端指向肺门的楔形阴影。动脉血气分析低氧血症及低碳酸血症。D-二聚体升高。

## 七、病情评估

病情评估见表1-2-1。

表1-2-1　基层医疗机构推荐CURB-65或CRB-65评分

| 评分系统 | 预测指标 | 死亡风险评估 | 特点 |
|---|---|---|---|
| CRUB-65评分 | 共5项指标，满足1项得1分<br>1. 意识障碍<br>2. 血尿素氮＞7mmol/L<br>3. 呼吸频率＞30次/分<br>4. 收缩压＜90mmHg或舒张压≤60mmHg<br>5. 年龄≥65岁 | 0～1分：低危，门诊治疗<br>2分：中危，建议住院治疗或严格随访下院外治疗<br>3～5分：高危，应住院就医，部分需转诊 | 简洁，敏感度高，易于临床操作 |
| CRB-65评分 | 共4项指标，满足1项得1分<br>1. 意识障碍<br>2. 呼吸频率＞30次/分<br>3. 收缩压＜90mmHg或舒张压≤60mmHg<br>4. 年龄≥65岁 | 0分：低危，门诊治疗<br>1～2分：中危，建议住院治疗或严格随访下院外治疗<br>≥3分：高危，应住院就医，部分需转诊 | 适用于不方便进行生化检测的医疗机构 |

## 八、预防和治疗

（一）预防

1.生活习惯　戒烟、避免酗酒、保证充足营养、保持口腔健康。保持良好卫生习惯。

2.疫苗接种　预防接种肺炎链球菌疫苗可减少特定人群罹患肺炎的风险。流感疫苗可预防流感发生或减轻流感相关症状。

**（二）治疗**

1.*抗感染治疗*　基层医疗机构CAP治疗需根据病情严重度、治疗场所、年龄、基础疾病、近期抗感染药物使用情况、病原流行病学分布和抗菌药物耐药率等决定初始抗感染药物的使用，见表1-2-2。

2.*其他治疗*　除了抗感染治疗外，氧疗、雾化、化痰、补液、营养支持及物理治疗等辅助治疗对CAP病人也是必要的。

（1）氧疗与呼吸支持。

（2）对症治疗：祛痰药物、雾化、体位引流、翻身。

**（三）初始治疗后评估的内容及处理**

1.*初始治疗评估内容*　根据病人对初始治疗的反应可分为治疗有效或治疗失败，并进行相应处理。应在初始治疗后48～72h对病情进行评估，包括以下方面：呼吸道及全身症状、体征；一般情况、意识、体温、呼吸频率、心率和血压等生命体征；血常规、血生化、血气分析、CRP等指标。症状或体征持续存在或恶化时，应复查胸部X线片或胸部CT。

2.*初始治疗有效的处理*

（1）经初始治疗后症状明显改善者可继续原有抗感染药物治疗。

（2）对达到临床稳定且能接受口服药物治疗的病人，改用同类或抗菌谱相近、对致病菌敏感的口服制剂进行序贯治疗。

3.*初始治疗失败的处理*

初始治疗失败的定义：初始治疗后病人症状无改

**表1-2-2　基层医疗机构不同人群社区获得性肺炎初始经验性抗感染药物的选择**

| 人群 | 常见病原体 | 抗感染药物选择 | 备注 |
|---|---|---|---|
| 门诊治疗（推荐口服给药） | | | |
| 无基础疾病青壮年 | 肺炎链球菌、肺炎支原体、流感嗜血杆菌、肺炎衣原体、流感病毒、腺病毒、卡他莫拉菌 | 1. 氨基青霉素、青霉素类，酶抑制剂复合物<br>2. 一代、二代头孢菌素<br>3. 多西环素或米诺环素<br>4. 呼吸喹诺酮类<br>5. 大环内酯类 | 1. 根据临床特征鉴别细菌性肺炎、支原体或衣原体肺炎和病毒性肺炎<br>2. 门诊轻症支原体、衣原体和病毒性肺炎多有自限性 |
| 有基础疾病或老年人 | 肺炎链球菌、流感嗜血杆菌、肺炎克雷伯菌等肠杆菌科菌、肺炎衣原体、流感病毒、呼吸道合胞病毒、卡他莫拉菌 | 1. 青霉素类，酶抑制剂复合物<br>2. 二代、三代头孢菌素（口服）<br>3. 呼吸喹诺酮类<br>4. 青霉素类，酶抑制剂复合物、二代头孢菌素、三代头孢菌素联合多西环素、米诺环素或大环内酯类 | 年龄＞65岁、存在基础疾病、酗酒、3个月内接受β-内酰胺类药物治疗是耐药肺炎链球菌感染的危险因素，不宜单用多西环素、米诺环素或大环内酯类药物 |
| 需入院治疗（非ICU）可选择静脉或口服给药 | | | |
| 无基础疾病青壮年 | 肺炎链球菌、流感嗜血杆菌、卡他莫拉菌、金黄色葡萄球菌、肺炎支原体、肺炎衣原体、流感病毒、腺病毒、其他呼吸道病毒 | 1. 青霉素G、氨基青霉素、青霉素类/酶抑制剂复合物<br>2. 二代、三代头孢菌素、头霉菌素类、氧头孢烯类<br>3. 上述药物联合多西环素、米诺环素或大环内酯类<br>4. 呼吸喹诺酮类<br>5. 大环内酯类 | 非典型病原体感染首选多西环素、抑制剂复合物、米诺环素或呼吸喹诺酮，在支原体耐药率较低地区可选择大环内酯类 |
| 有基础疾病或老年人 | 肺炎链球菌、流感嗜血杆菌、肺炎克雷伯菌等肠杆菌科菌、流感病毒、呼吸合胞病毒、卡他莫拉菌、厌氧菌、军团菌 | 1. 青霉素类，酶抑制剂复合物<br>2. 三代头孢菌素或其酶抑制剂复合物、头霉菌素类、氧头孢烯类<br>3. 上述药物单用或联合大环内酯类<br>4. 呼吸喹诺酮类 | 1. 有基础病病人及老年人要考虑肠杆菌科菌感染的可能，并需要进一步评估产ESBL肠杆菌科菌感染的风险<br>2. 老年人需关注吸入风险因素 |

注：ESBL超广谱β-内酰胺酶

抗感染治疗一般可于热退2～3 d且主要呼吸道症状明显改善后停药。通常轻、中度CAP病人疗程5～7d，伴有肺外并发症病人可适当延长抗感染疗程善，需要更换抗感染药物，或初始治疗一度改善又恶化，病情进展，认为初始治疗失败。

（1）再次确认CAP的诊断，注意排除或确定有无非感染性疾病。

（2）调整抗感染药物。

（3）病情危重病人在评估转运风险后及时紧急转诊上级医疗机构。

## 九、并发症

未控制的CAP可以出现严重脓毒症，病人易发生感染性休克，尤其是老年人。表现为血压降低、四肢厥冷、多汗、发绀、心动过速、心律失常等，而高热、胸痛、咳嗽等症状并不突出。其他并发症有胸膜炎、脓胸、心包炎、脑膜炎和关节炎等。

## 十、预后

及时针对CAP病原体有效的抗感染治疗后，病人体温下降，肺部炎症吸收，多预后良好。未及时治疗的CAP，老年、孕妇、儿童免疫力低下人群及不当抗感染治疗，出现严重并发症的病人多预后不良。

## 十一、基层医疗机构健康管理

### （一）筛查方法及流程

社区发病，出现肺炎相关临床表现→外周血白细胞计数+胸部影像学检查。

### （二）基层首诊

胸部影像学检查发现显示新出现的斑片状浸润影、叶或段实变影、磨玻璃影或间质性改变。可根据表2经验性抗感染治疗，有条件者痰病原学检查明确病原体，未控制的肺炎转诊上级医院。

### （三）转诊标准

1.紧急转诊

（1）符合重症CAP诊断标准。

（2）病情危重的不明原因肺炎原则上需转至上级医疗机构。

（3）初始治疗失败，生命体征不稳定。

2.普通转诊

（1）合并慢性心功能不全、慢性肾脏疾病、肝硬化失代偿、糖尿病急症。

（2）免疫抑制宿主发生CAP。

（3）初始治疗失败，生命体征稳定。

（4）出现局部或全身并发症，如脓胸、肺脓肿，生命体征稳定。

（5）年龄≥65岁有基础疾病病人，评估有超广谱β-内酰胺酶菌等耐多药感染风险。

（6）CAP诊断尚未明确，需要进一步鉴别诊断。

### （四）下转后健康管理注意事项

1.康复锻炼

（1）保持环境卫生，保持适宜的环境湿度，注意口腔卫生，注意休息，加强营养，保持呼吸道通畅。

（2）痰量过多或有脓痰时，病人可能会发生咳痰不畅，可给予祛痰药物、雾化、体位引流、翻身叩背等物理疗法促进痰液排出。

（3）对有误吸风险（脑卒中、帕金森病、重度痴呆等）的病人，吞咽康复训练、全口腔护理、改变进食的途径（如鼻胃管）、避免长期留置鼻胃管等都能在不同程度上减少病人的误吸。

2.复查　出院后如出现发热、咳痰增多、痰液变黄，肺部再次出现啰音，需再次检查血常规、胸部X线片防止肺炎复发。

3.随访　嘱病人戒烟、避免酗酒、保证充足营养、保持口腔健康，有助于预防肺炎的发生。保持良好卫生习惯，老年人、儿童、孕妇等免疫力低下人群给予预防接种肺炎链球菌疫苗可减少群罹患肺炎的风险。

# 第3章 急性支气管炎

## 一、定义

急性气管-支气管炎是由于生物性或非生物性因素引起的气管-支气管黏膜的急性炎症。

## 二、病因及发病机制

### （一）感染

引起本病的病毒有腺病毒、流感病毒、呼吸道合胞病毒、副流感病毒；细菌有流感嗜血杆菌、肺炎链球菌、链球菌、葡萄球菌等。近年来由支原体和衣原体引起者逐渐增多。

### （二）物理、化学刺激

吸入冷空气、粉尘、刺激性气体或烟雾（如二氧化硫、二氧化氮、氨气、氯气、臭氧等）等可以引起气管-支气管黏膜的急性炎症。

### （三）变态反应

引起气管和支气管变态反应的常见变应原包括花粉、有机粉尘、细菌蛋白质、真菌孢子及在肺内移行的钩虫、蛔虫的幼虫。

## 三、临床表现

起病初期，常有上呼吸道感染症状。随后咳嗽可渐加剧，伴或不伴咳痰，伴细菌感染者常咳黄脓痰。急性气管-支气管炎常呈自限性，全身症状可在数天内消失，但咳嗽、咳痰一般持续2～3周。

体格检查双肺呼吸音粗，有时可闻及湿性或干性啰音。可能闻及散在的高音调或低音调干啰音，在肺底部可偶闻及捻发音或湿啰音。

严重并发症通常仅见于有基础慢性呼吸道疾病的病人。这些病人的急性支气管炎可致严重的血气异常（急性呼吸衰竭）。

## 四、实验室及其他检查

### （一）胸部X线检查

肺纹理增粗或正常，偶有肺门阴影增浓。

### （二）血液生化检查

周围血白细胞总数正常或偏低，由细菌引起或合并细菌感染时白细胞总数升高，中性粒细胞增多。

## 五、诊断与鉴别诊断

### （一）诊断

诊断主要依据临床表现，通常无需进行病毒培养、血清学检测或痰液检查。咳嗽持续3周以内，伴或不伴咳痰，根据临床症状和（或）影像学检查排除感冒、肺炎、哮喘、慢性阻塞性肺疾病（慢阻肺）急性加重后，应考虑急性支气管炎诊断。考虑急性支气管炎诊断的病人，如心率≤100次/分、呼吸频率≤24次/分、体温≤38℃且胸部无异常体征者肺炎可能性小。

### （二）鉴别诊断

多种急性感染性疾病如肺结核、肺脓肿、支原体肺炎、麻疹、百日咳、急性扁桃体炎等，以及鼻后滴流综合征、咳嗽变异性哮喘、胃食管反流性疾病、间质性肺疾病、急性肺栓塞和肺癌等在发病时常有咳嗽，类似于急性支气管炎的咳嗽症状，故应深入检查，临床上需详加鉴别。

流行性感冒的症状与急性支气管炎颇相似，但从流感的广泛性流行，急骤起病，全身明显的中毒症状，高热和全身肌肉酸痛等鉴别并不困难，病毒分离和补体结合试验可确诊。

## 六、治疗

治疗的目的是减轻症状和改善机体的功能。病人常常需要补充液体和应用退热药物。可适当应用镇咳药物。痰量较多或较黏时，可应用祛痰剂。

### （一）控制感染

视感染的主要致病菌和严重程度或根据病原菌药敏结果选用抗菌药物。如果病人有脓性痰，为应用抗菌药物的指征。轻症可口服，较重病人用肌内注射或静脉滴注抗菌药物。常用的有青霉素G、红霉素、氨基糖苷类、喹诺酮类、头孢菌素类抗菌药物等。

### （二）祛痰、镇咳

对急性发作期病人在抗感染治疗的同时，应用祛痰药及镇咳药物，以改善症状。常用药物有氯化铵合剂、溴己新、氨溴索、羧甲司坦和强力稀化黏素等。对老年体弱无力咳痰者或痰量较多者，应协助排痰，畅通呼吸道。应避免应用镇咳剂，以免抑制中枢及加重呼吸道阻塞和产生并发症。

### （三）解痉、平喘药物

常选用氨茶碱、特布他林等口服，或用沙丁胺醇等短效支气管舒张剂吸入。

### （四）雾化疗法

雾化吸入可稀释气管内的分泌物，有利排痰。如痰液黏稠不易咳出，雾化吸入有一定帮助。

## 七、预防

### （一）戒烟

为了减少吸烟对呼吸道的刺激，病人一定要戒烟。其他刺激性的气体，如厨房的油烟也要避免接触。

### （二）促使排痰

对年老体弱无力咳痰的病人或痰量较多的病人，应以祛痰为主，不宜选用镇咳药，以免抑制中枢神经加重呼吸道炎症，导致病情恶化。帮助危重病人定时变换体位，轻轻按摩病人胸背，可以促使痰液排出。

### （三）保持良好的家庭环境卫生

室内空气流通新鲜，有一定湿度，控制和消除各种有害气体和烟尘。改善环境卫生，做好防尘、防大气污染工作，加强个人保护，避免烟雾、粉尘、刺激性气体对呼吸道的影响。

### （四）适当体育锻炼

增强体质，提高呼吸道的抵抗力，防止上呼吸道感染，避免吸入有害物质及过敏原，可预防或减少本病发生。锻炼应循序渐进，逐渐增加活动量。

### （五）注意气候变化和寒冷季节

严冬季节或气候突然变冷的时候，要注意衣着冷暖，及时增加衣服，不要受凉而引起感冒。冬季寒冷季节室内的温度应在18～20℃为宜。

## 八、并发症

常见的并发症有支气管肺炎、中耳炎、喉炎、副鼻窦炎等，出现了这些并发症会出现了相应的临床表现，如果并发肺炎，发热、咳嗽就会加重，甚至出现呼吸困难，肺部听诊的出现湿啰音；出现中耳炎的并发症病人就会有耳痛甚至耳道有脓性分泌物；并发喉炎的可能出现呼吸困难或者是咳嗽；并发副鼻窦炎病人可有脓性的鼻腔分泌物或者头痛等临床表现。

## 九、预后

多数病人预后良好，少数体质弱者可迁延不愈，应引起足够重视。

## 十、基层医疗机构健康管理

### （一）筛查方法及流程

上呼吸道感染症状，咳嗽可渐加剧，伴或不伴咳痰，体格检查双肺呼吸音粗，有时可闻及湿性或干性啰音→胸部X线片、血常规、超敏C反应蛋白→符合急性支气管炎诊断标准→给予治疗。

### （二）基层首诊

防止感冒着凉，进行适度体育锻炼。治疗的目的是减轻症状和改善机体的功能。病人常需要补充液体和应用退热药物。可适当应用镇咳药物。痰量较多或较黏时，可应用祛痰剂。

### （三）转诊标准

如满足下列标准之一，尤其是两种或两种以上条件并存时，转至上级医院。

1.年龄≥65岁。

2.存在以下基础疾病或相关因素之一

（1）慢性阻塞性肺疾病。

（2）糖尿病。

（3）慢性心、肾功能不全。

（4）恶性实体肿瘤或血液病。

（5）获得性免疫缺陷综合征（AIDS）。

（6）吸入性肺炎或存在容易发生吸入的因素。

（7）器官移植术后。

（8）长期应用免疫抑制剂。

3.存在以下异常体征之一

（1）呼吸频率≥30次/分。

（2）脉搏≥120次/分。

（3）动脉收缩压＜90mmHg。

（4）体温≥40℃或＜35℃。

（5）意识障碍。

（6）存在肺外感染病灶，如败血症、脑膜炎。

4.存在以下实验室和影像学之一

（1）白细胞＞$20\times10^9$/L或＜$4\times10^9$/L，或中性粒细胞计数＜$1\times10^9$/L。

（2）呼吸空气$PaO_2$＜60mmHg，$PaO_2/FiO_2$＜300mmHg，$PaCO_2$＞50mmHg。

（3）血肌酐＞106umol/L；或血尿素氮＞7.1mmol/L。

（4）血红蛋白＜90g/L或血细胞比容＜30%。

（5）血浆白蛋白＜25g/L。

（6）有败血症或弥散性血管内凝血的证据。

（7）胸部X线检查显示病变累及1个肺叶以上出现空洞、病灶迅速扩散或出现胸腔积液者。

经上级医院治疗后，病情好转的病人，在明确诊断、无器官功能障碍时回基层医疗机构继续治疗。

**（四）下转后健康管理注意事项**

1.康复锻炼 保持环境卫生，保持适宜的环境湿度，注意休息，加强营养，保持呼吸道通畅。防止感冒着凉。

2.复查 出院后如再次出现发热、咳痰增多、痰液变黄，肺部再次出现啰音，需再次检查血常规、胸部X线片防止复发。

3.随访 嘱病人戒烟、避免酗酒、保证充足营养、保持口腔健康。注意观察体温、呼吸、心率变化。

# 第4章　支气管哮喘

## 一、流行病学

哮喘是世界上最常见的慢性疾病之一，全球约有3亿，我国约有3000万哮喘病人，已成为全球哮喘病死率最高的国家之一。各国哮喘患病率从1%～18%不等，我国成人哮喘的患病率为1.24%，且呈逐年上升趋势。一般认为发达国家哮喘患病率高于发展中国家，城市高于农村。哮喘病死率在（1.6～36.7）/10万，多与哮喘长期控制不佳、最后一次发作时治疗不及时有关，其中大部分是可预防的。

## 二、定义

支气管哮喘（bronchialasthma）简称哮喘，是一种以慢性气道炎症和气道高反应性为特征的异质性疾病。主要特征包括气道慢性炎症，气道对多种刺激因素呈现的高反应性、多变的可逆性气流受限，以及随病程延长而导致的一系列气道结构的改变，即气道重构。临床表现为反复发作的喘息、气急、胸闷或咳嗽等症状，常在夜间及凌晨发作或加重，多数病人可自行缓解或经治疗后缓解。

## 三、分类

根据病情轻重程度，分为轻度哮喘、中度哮喘和重度哮喘。根据诱发哮喘的病因，临床上将哮喘分为过敏性哮喘、感染性哮喘（或称内源性哮喘）、运动性哮喘、药物性哮喘和混合性哮喘。特殊类型哮喘如咳嗽变异性哮喘、胸闷性哮喘、阿司匹林及药物诱发性哮喘、妊娠期哮喘、月经期哮喘、哮喘和慢性阻塞性肺疾病重叠综合征。

## 四、病因和发病机制

### （一）病因

哮喘是一种复杂的、具有多基因遗传倾向的疾病，其发病具有家族集聚现象，亲缘关系越近，患病率越高。

环境因素包括变应原性因素，如室内变应原（尘螨、家养宠物、蟑螂）、室外变应原（花粉、草粉）、职业性变应原（油漆、活性染料）、食物（鱼、虾、蛋类、牛奶）、药物（阿司匹林、抗生素）和非变应原性因素，如大气污染、吸烟、运动、肥胖等。

### （二）发病机制

哮喘的发病机制尚未完全阐明，目前可概括为气道免疫-炎症机制、神经调节机制及其相互作用。

1. 气道免疫-炎症机制

（1）气道炎症形成机制：气道慢性炎症反应是由多种炎症细胞、炎症介质和细胞因子共同参与、相互作用的结果。

（2）气道高反应性（AHR）：是指气道对各种刺激因子如变应原、理化因素、运动、药物等呈现的高度敏感状态，表现为病人接触这些刺激因子时气道出现过强或过早的收缩反应。目前普遍认为气道慢性炎症是导致AHR的重要机制之一。

2. 神经调节机制神经因素　支气管受复杂的自主神经支配，除肾上腺素能神经、胆碱能神经外，还有非肾上腺素能非胆碱能（NANC）神经系统。NANC神经系统能释放舒张支气管平滑肌的神经介质，两者平衡失调则可引起支气管平滑肌收缩。神经源性炎症能通过局部轴突反射释放感觉神经肽而引起哮喘发作。

## 五、临床表现

### （一）症状

发作性伴有哮鸣音的呼气性呼吸困难，可伴有气促、胸闷或咳嗽。症状可在数分钟内发作，并持续数小时至数天，可经平喘药物治疗后缓解或自行缓解。夜间及凌晨发作或加重是哮喘的重要临床特征。有些青少年，在运动时出现哮喘症状，称为运动性哮喘。临床上还存在以咳嗽为唯一症状的不典型哮喘称为咳嗽变异性哮喘（CVA）；对以胸闷为唯一症状的不典型哮喘，称之为胸闷变异性哮喘（CTVA）。

### （二）体征

发作时双肺可闻及广泛的哮鸣音，呼气音延长。

非常严重的哮喘发作，哮鸣音反而减弱，甚至完全消失，表现为“沉默肺”，是病情危重的表现。

## 六、实验室和其他辅助检查

### （一）痰嗜酸性粒细胞计数

大多数哮喘病人诱导痰液中嗜酸性粒细胞计数增高（＞2.5%）。

### （二）肺功能检查

1.通气功能检测　哮喘发作时呈阻塞性通气功能障碍表现，以$FEV_1/FVC\%<70\%$或$FEV_1$低于正常预计值的80%为判断气流受限的最重要指标。

2.支气管激发试验（BPT）　用于测定气道反应性。阳性，提示存在气道高反应性。BPT适用于非哮喘发作期、$FEV_1$在正常预计值70%以上病人的检查。

3.支气管舒张试验（BDT）　用于测定气道的可逆性改变。阳性，提示存在可逆性的气道阻塞。

4.呼吸流量峰值（PEF）及其变异率测定　PEF平均每日昼夜变异率＞10%或PEF周变异率＞20%，提示存在气道可逆性的改变。

### （三）胸部X线、CT检查

哮喘发作时胸部X线可见两肺透亮度增加，呈过度通气状态，缓解期多无明显异常。胸部CT在部分病人可见支气管壁增厚、黏液阻塞。

### （四）特异性变应原检测

外周血变应原特异性IgE增高结合病史有助于病因诊断。体内变应原试验包括皮肤变应原试验和吸入变应原试验。

### （五）动脉血气分析

严重哮喘发作时可出现缺氧。由于过度通气表现为呼吸性碱中毒。若病情进一步恶化表现为呼吸性酸中毒。当$PaCO_2$较前增高，即使在正常范围内也要警惕严重气道阻塞的发生。

### （六）呼出气一氧化氮（FeNO）检测

FeNO测定可以作为评估气道炎症和哮喘控制水平的指标，也可以用于判断吸入激素治疗的反应。

## 七、诊断与鉴别诊断

### （一）诊断标准

1.典型哮喘的临床症状和体征

（1）反复发作喘息、气急，胸闷或咳嗽，夜间及晨间多发，常与接触变应原、冷空气、理化刺激及病毒性上呼吸道感染、运动等有关。

（2）发作时双肺可闻及散在或弥漫性哮鸣音，呼气相延长。

（3）上述症状和体征可经治疗后好转。

2.可变气流受限的客观检查

（1）支气管舒张试验阳性。

（2）支气管激发试验阳性。

（3）平均每日PEF昼夜变异率＞10%或PEF周变异率＞20%。

符合上述症状和体征，同时具备气流受限客观检查中的任一条，并除外其他疾病所引起的喘息、气急、胸闷和咳嗽，可以诊断为哮喘。

咳嗽变异性哮喘：指咳嗽作为唯一或主要症状，无喘息、气急等典型哮喘症状，同时具备可变气流受限客观检查中的任一条，除外其他疾病所引起的咳嗽。

### （二）哮喘的分期及控制水平分级

哮喘可分为急性发作期、慢性持续期和临床缓解期。

1.急性发作期　指喘息、气急、胸闷或咳嗽等症状突然发生或症状加重，伴有呼气流量降低，常因接触变应原等刺激物或治疗不当所致。急性发作时严重程度可分为轻度、中度、重度和危重4级。

（1）轻度：步行或上楼时气短，可有焦虑，呼吸频率轻度增加，闻及散在哮鸣音，肺通气功能和血气检查正常。

（2）中度：稍事活动感气短，讲话常有中断，时有焦虑，呼吸频率增加，可有三凹征，闻及响亮、弥漫的哮鸣音，心率增快，可出现奇脉，使用支气管舒张剂后PEF占预计值的60%～80%，$SaO_2$91%～95%。

（3）重度：休息时感气短，端坐呼吸，只能发单字表达，常有焦虑和烦躁，大汗淋漓，呼吸频率＞30次/分，常有三凹征，闻及响亮、弥漫的哮鸣音，心率增快＞120次/分，奇脉，使用支气管舒张剂后PEF占预计值＜60%或绝对值＜100L/min或作用时间＜2h，$PaO_2$＜60mmHg，$PaCO_2$＞45mmHg，$SaO_2$≤90%，pH可降低。

（4）危重：病人不能讲话，嗜睡或意识模糊，胸腹矛盾运动，哮鸣音减弱甚至消失，脉率变慢或不规则，严重低氧血症和高二氧化碳血症，pH降低。

2.慢性持续期　指病人虽然没有哮喘急性发作，但在相当长的时间内仍有不同频度和不同程度的喘息、咳嗽、胸闷等症状，可伴有肺通气功能下降。慢性持续期哮喘严重性评估方法为哮喘控制水平，这种评估方法包括目前临床控制评估和未来风险评估，临床控制又可分为良好控制、部分控制和未控制3个等级，具体指标见表1。

3.临床缓解期　指病人无喘息、气急、胸闷、咳嗽等症状，并维持1年以上。

哮喘控制水平分级见表1-4-1。

### （三）鉴别诊断

1.左心衰竭引起的呼吸困难　鉴别要点：病人多有高血压、冠状动脉粥样硬化性心脏病、风湿性心脏病等病史和体征，突发气急，端坐呼吸，阵发性咳嗽，常咳出粉红色泡沫痰，两肺可闻及广泛的湿啰音和哮

**表 1-4-1　哮喘控制水平的分级**

| A. 哮喘症状控制 | | | 哮喘症状控制水平 | | |
|---|---|---|---|---|---|
| | | | 良好控制 | 部分控制 | 未控制 |
| 过去四周，病人存在： | | | | | |
| 日间哮喘症状＞ 2 次 / 周 | 是口 | 否口 | | | |
| 夜间因哮喘憋醒 | 是口 | 否口 | 无 | 存在 1 ～ 2 项 | 存在 3 ～ 4 项 |
| 使用缓解药次数＞ 2 次 / 周 | 是口 | 否口 | | | |
| 哮喘引起的活动受限 | 是口 | 否口 | | | |
| B. 未来风险评估（急性发作风险，病情不稳定，肺功能迅速下降，药物不良反应）与未来不良事件风险增加的相关因素包括：临床控制不佳；过去 1 年频繁急性发作；曾因严重哮喘而住院治疗；$FEV_1$ 低、烟草暴露、高剂量药物治疗 | | | | | |

鸣音，左心界扩大，心率增快，心尖部可闻及奔马律。胸部X线检查可见心脏增大、肺淤血征。

2. 慢性阻塞性肺疾病（COPD） 多见于中老年人，多有长期吸烟或有害气体的病史和慢性咳嗽史，喘息长年存在，有加重期。体检双肺呼吸音明显下降，可有肺气肿体征，两肺或可闻及湿啰音。

3. 上气道阻塞　中央型支气管肺癌、气管支气管结核、复发性多软骨炎等气道疾病或异物气管吸入，导致支气管狭窄或伴发感染时，可出现喘鸣或类似哮喘样呼吸困难，肺部可闻及哮鸣音。但根据病史，特别是出现吸气性呼吸困难，痰细胞学或细菌学检查，胸部影像、支气管镜检查，常可明确诊断。

4. 变态反应性支气管肺曲菌病（ABPA） 常以反复哮喘发作为特征，可咳出棕褐色黏稠痰块或咳出树枝状支气管管型。痰嗜酸性粒细胞数增加，痰镜检或培养可查及曲菌。胸部X线呈游走性或固定性浸润病灶，CT可显示近端支气管呈囊状或柱状扩张。曲菌抗原皮肤试验呈双相反应，曲菌抗原特异性沉淀抗体（IgG）测定阳性，血清总IgE显著升高。

## 八、预防

1. 孕妇及胎儿避免香烟环境、经阴道分娩，婴儿期避免使用对乙酰氨基酚和广谱抗生素，孕期多进食富含维生素D和维生素E的食物，母乳喂养等均可降低儿童哮喘的发生。

2. 哮喘病人应避免或减少接触室内外过敏原、病毒感染、污染物、烟草烟雾、药物等危险因素。

## 九、治疗

哮喘治疗的目标是长期控制症状、预防未来风险的发生。

### （一）确定并减少危险因素接触

脱离并长期避免接触危险因素是防治哮喘最有效的方法。

### （二）药物治疗

1. 药物分类和作用特点　哮喘治疗药物分为控制性药物和缓解性药物。各类药物介绍见表1-4-2。

**表 1-4-2　哮喘治疗药物分类**

| 缓解性药物 | 控制性药物 |
|---|---|
| 短效 $\beta_2$ 受体激动剂（SABA）<br>短效吸入型抗胆碱能药物（SAMA）<br>短效茶碱<br>全身用糖皮质激素 | 吸入型糖皮质激素（ICS）<br>白三烯调节剂<br>长效受体激动剂<br>（LABA，不单独使用）<br>缓释茶碱色甘酸钠抗 IgE 抗体抗 IL-5 抗体<br>联合药物（如 ICS/LABA） |

（1）糖皮质激素：简称激素，是目前控制哮喘最有效的药物。分为吸入、口服和静脉用药。

①吸入：ICS由于其局部抗炎作用强、全身不良反应少，已成为目前哮喘长期治疗的首选药物。常用药物有倍氯米松、布地奈德、氟替卡松、环索奈德、莫米松等。

②口服：常用泼尼松和泼尼松龙。用于吸入激素无效或需要短期加强治疗的病人。不主张长期口服激素用于维持哮喘控制的治疗。

③静脉：重度或严重哮喘发作时应及早静脉给予激素。可选择琥珀酸氢化可的松，或甲泼尼龙。症状缓解后逐渐减量，然后改口服和吸入剂维持。

（2）$\beta_2$受体激动剂：主要通过激动气道的$\beta_2$受体，舒张支气管、缓解哮喘症状。分为SABA（维持4 ～ 6h）和LABA（维持10 ～ 12h）。

①SABA：为治疗哮喘急性发作的首选药物。首选吸入给药。常用药物有沙丁胺醇和特布他林。

②LABA：与ICS联合是目前最常用的哮喘控制性药物。目前常用氟替卡松/沙美特罗吸入干粉剂，布地奈德/福莫特罗吸入干粉剂。特别注意LABA不能单独用于哮喘的治疗。

（3）白三烯调节剂：是目前除ICS外唯一可单独应用的哮喘控制性药物，可作为轻度哮喘ICS的替代治疗药物和中、重度哮喘的联合治疗用药，尤适用于阿司匹林哮喘、运动性哮喘和伴有过敏性鼻炎哮喘病人的治疗。常用药物有孟鲁司特和扎鲁司特。

（4）茶碱类药物：是目前治疗哮喘的有效药物之一。口服用于轻至中度哮喘急性发作以及哮喘的维持治疗，常用药物有氨茶碱和缓释茶碱，小剂量缓释茶碱与ICS联合是目前常用的哮喘控制性药物之一。

（5）静脉：氨茶碱首剂负荷剂量为4～6mg/kg，注射速度不宜超过0.25mg/（kg·min），维持剂量为0.6～0.8mg/（kg·h）。每日最大用量一般不超过1.0g（包括口服和静脉给药）。静脉给药主要用于重症和危重症哮喘。

抗胆碱药：分为SAMA（维持4～6h）和长效抗胆碱药（LAMA，维持24h）。常用的SAMA异丙托溴铵多与$\beta_2$受体激动剂联合应用。常用的LAMA噻托溴铵作用更强，持续时间更久。

（6）抗IgE抗体：主要用于经吸入ICS和LABA联合治疗后症状仍未控制，且血清IgE水平增高的重症哮喘病人。

（7）抗IL-5治疗：抗IL-5单抗治疗哮喘，对于高嗜酸性粒细胞血症的哮喘病人治疗效果好。

*2.急性发作期的治疗*　治疗目标是尽快缓解气道痉挛，纠正低氧血症，恢复肺功能，预防进一步恶化或再次发作，防治并发症。

（1）轻度：经MDI吸入SABA，效果不佳时可加缓释茶碱片，或加用短效抗胆碱药气雾剂吸入。

（2）中度：吸入SABA，第1小时内可持续雾化吸入。联合应用雾化吸入短效抗胆碱药、激素混悬液，也可联合静脉注射茶碱类。如果治疗效果欠佳，应尽早口服激素，同时吸氧。

（3）重度至危重度：持续雾化吸入SABA，联合雾化吸入短效抗胆碱药、激素混悬液以及静脉茶碱类药物，吸氧。尽早静脉应用激素。如临床症状继续恶化，及时给予机械通气治疗。

*3.慢性持续期的治疗*　在评估和监测病人哮喘控制水平的基础上，定期根据长期治疗分级方案作出调整，以维持病人的控制水平。哮喘长期治疗方案分为5级，见表1-4-3。

大多数未经治疗的持续性哮喘病人，初始治疗应从第2级方案开始，如果初始评估提示哮喘处于严重未控制，治疗应从第3级方案开始。从第2级到第5级的治疗方案中都有不同的哮喘控制药物可供选择。而在每一级中缓解药物都应按需使用，以迅速缓解哮喘症状。

如果使用该级治疗方案不能够使哮喘得到控制，治疗方案应该升级直至达到哮喘控制为止。当达到哮喘控制之后并能够维持至少3个月以上，且肺功能恢复并维持平稳状态，可考虑降级治疗。

*4.免疫疗法*　分为特异性和非特异性两种。特异性免疫治疗又称脱敏疗法或减敏疗法。非特异性免疫治疗，如注射卡介苗及其衍生物、转移因子、疫苗等，有一定辅助的疗效。

哮喘长期治疗方案见1-4-3。

**表1-4-3　哮喘长期治疗方案**

| 治疗方案 | 第1级 | 第2级 | 第3级 | 第4级 | 第5级 |
|---|---|---|---|---|---|
| 首选控制药物 | 不需使用药物 | 低剂量ICS | 低剂量ICS/LABA | 中/高剂量ICS/LABA | 添加治疗，如：噻托溴铵、口服激素、IgE单克隆抗体、抗IL-5药物 |
| 其他可选控制药物 | 低剂量ICS | LTRA<br>低剂量茶碱 | 中/高剂量ICS<br>低剂量ICS/LTRA（或加茶碱） | 加用噻托溴铵中/高剂量ICS/LTRA(或加茶碱) | — |
| 缓解药物 | 按需使用SABA或ICS/福莫特罗复合制剂 | 按需使用SABA或ICS/福莫特罗复合制剂 | 按需使用SABA或ICS/福莫特罗复合制剂 | 按需使用SABA或ICS/福莫特罗复合制剂 | 按需使用SABA或ICS/福莫特罗复合制剂 |

注：该推荐适用于成人、青少年和≥6岁儿童；茶碱不推荐用于＜12岁儿童；6～11岁儿童第3级治疗首选中等剂量ICS；噻托溴铵软雾吸入剂用于有哮喘急性发作史患者的附加治疗，但不适用于＜12岁儿童；ICS.吸入性糖皮质激素；LTRA.白三烯调节剂；LABA.长效$\beta_2$受体激动剂；SABA.短效$\beta_2$受体激动剂；—无

咳嗽变异性哮喘和胸闷变异性哮喘的治疗原则与典型哮喘治疗相同。

重症哮喘，是指在过去1年中＞50%时间需要给予高剂量ICS联合LABA和（或）LTRA/缓释茶碱，或全身激素治疗，才能维持哮喘控制，或即使在上述治疗下仍不能控制的哮喘。治疗包括：

（1）首先排除病人治疗依从性不佳，并排除诱发加重或使哮喘难以控制的因素。

（2）给予高剂量ICS联合/不联合口服激素，加用白三烯调节剂、抗IgE抗体联合治疗。

（3）其他可选择的治疗包括免疫抑制剂、支气管热成形术等。

## 十、并发症

严重发作时可并发气胸、纵隔气肿、肺不张；长期反复发作或感染可致慢性并发症，如慢阻肺、支气管扩张、间质性肺炎和肺源性心脏病。

## 十一、预后

通过长期规范化治疗，儿童哮喘临床控制率可达95%，成人可达80%。轻症病人容易控制；病情重，气道反应性增高明显，出现气道重构，或伴有其他过敏性疾病者则不易控制。若长期反复发作，可并发肺源性心脏病。

## 十二、哮喘的教育与管理

哮喘病人的教育与管理是提高疗效，减少复发，提高病人生活质量的重要措施。为每位初诊哮喘病人制订长期防治计划，使病人在医生和专科护士指导下学会自我管理，包括了解哮喘的激发因素及避免诱因的方法、熟悉哮喘发作先兆表现及相应处理办法、学会在家中自行监测病情变化并进行评定、重点掌握峰流速仪的使用方法、坚持记录哮喘日记、学会哮喘发作时进行简单的紧急自我处理方法、掌握正确的吸入技术、知道什么情况下应去医院就诊，以及和医生共同制订防止复发、保持长期稳定的方案。

## 十三、基层医疗机构健康管理注意事项

### （一）基层支气管哮喘的筛查方法及流程

1. 筛查方法

（1）肺功能检查：支气管舒张试验阳性提示存在可逆性的气道阻塞；呼吸流量峰值PEF平均每日昼夜变异率＞10%，或PEF周变异率＞20%，提示存在气道可逆性的改变。

（2）胸部X线、CT检查：哮喘发作时胸部X线可见两肺透亮度增加，呈过度通气状态，缓解期多无明显异常。

2. 支气管哮喘病人诊断流程图　见图1-4-1。

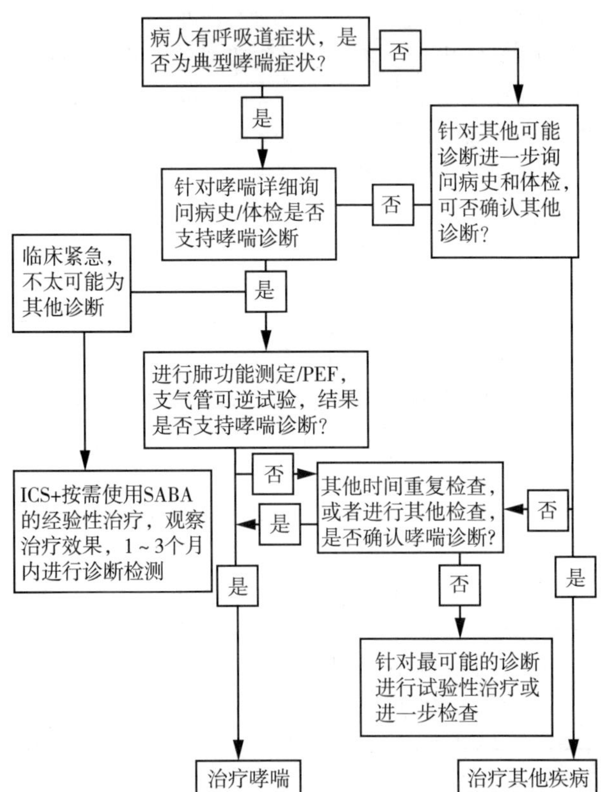


图 1-4-1　支气管哮喘病人诊断流程

**（二）基层首诊**

基层首诊流程见图1-4-2。

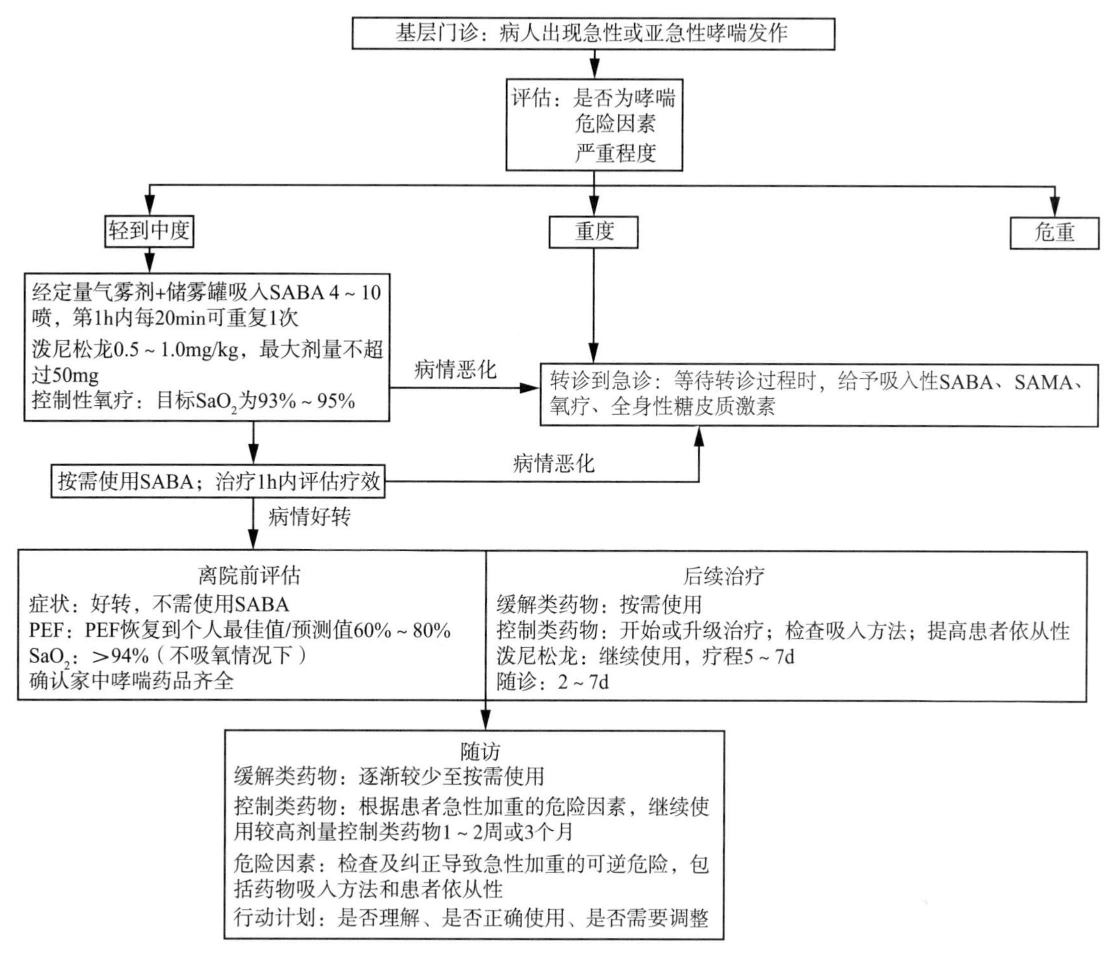


**图1-4-2 支气管哮喘急性发作管理流程**

**（三）转诊标准**

1.基层医院　当病人出现以下情况，建议向上级医院呼吸专科转诊。

（1）紧急转诊：当哮喘病人出现中度及以上程度急性发作，经过紧急处理后症状无明显缓解时应考虑紧急转诊。

（2）普通转诊

①因确诊或随访需求需要做肺功能检查（包括支气管舒张试验、支气管激发试验、运动激发试验等）；

②为明确过敏原，需要做过敏原皮肤试验或血清学检查；

③经过规范化治疗哮喘仍然不能得到有效控制。

2.上级医院。

（1）对诊断困难、疑诊支气管哮喘（含咳嗽变异性哮喘和胸闷变异性哮喘）的病人，应做出临床诊断、分型、分期、病情程度评估等，并制订合理的治疗方案。

（2）已确诊稳定期第2～3级病人的随诊及治疗，待病情控制到第1级时转诊到基层医院继续随诊及治疗。已确诊支气管哮喘稳定期第4级病人的随诊及治疗，待病情控制后可转诊到基层医疗机构继续随诊及治疗。

**（四）下转后健康管理注意事项**

1.康复锻炼

（1）康复锻炼的方法

①腹式呼吸：进行腹式呼吸锻炼要因人而异，量力而行，切不可操之过急。应由浅入深，每次及每日锻炼时间可自行酌定。

②游泳：应妥善掌握运动量，根据各人的自我感觉。

③自然力锻炼：即运用日光、空气和水等自然因素的作用来改善机体调节功能，提高人体对外界环境变化的适应能力，从而增强人体对疾病的抵抗力。

④气功锻炼：支气管哮喘病人以健身操中仰卧位

的放松功和侧卧位的内养功较适合。

⑤保健按摩。

（2）康复锻炼的注意事项：锻炼只宜在哮喘发作间歇期进行。当哮喘频繁发作、体力较弱时，请不要勉强坚持。每日的锻炼时间一般为30～40min，可分3～4次进行，每周活动3～4次。每次进行锻炼前，应使鼻腔通畅。进行较长时间的锻炼前5min，可预防性地吸入气管扩张剂。当运动中出现胸闷或气急等情况时，应暂停并休息观察，必要时要去医院检查。

2.复查　哮喘开始治疗后，前3个月应每月进行肺功能检查，应根据病人症状、体征及肺功能情况进行定期评估，是否需要调整药物剂量。若病情平稳可改为每3个月进行复查。若哮喘控制良好并维持稳定2～3个月，即可以降阶梯治疗，减少药物用量或减少合并用药。若病人喘息、胸闷、咳嗽等症状较前加重及时到医院就医。

3.随访　在支气管哮喘的随访过程中，应督促病人规范治疗、帮助改变不良生活习惯，教会病人正确操作和使用吸入剂，怎样记录哮喘日记，逐个病人进行哮喘教育，传授哮喘知识，包括哮喘的诊断、基本治疗原则、缓解药物与控制药物的区别、潜在的药物不良反应、预防症状及急性发作、如何识别哮喘恶化、应该采取什么方式、何时及如何寻求医疗服务、治疗并发症等，使哮喘病人的治疗更趋规范化、合理化。

# 第5章　睡眠呼吸暂停低通气综合征

## 一、流行病学

成人阻塞性睡眠暂停低通气综合征（OSA）的诊断标准、年龄、性别、BMI不同，流行病学结果并不一致。最新的流行病学研究结果表明在30～70岁的美国人群中，成人OSA的发病率达到男性14%和女性5%。我国多家医院的流行病学调查显示0SA的患病率为3.5%～4.8%。男女病人的比例大约为（2～4）:1，绝经期后女性的患病率明显升高。老年人睡眠呼吸暂停的发生率增加。它是高血压、冠心病、心律失常、心力衰竭、卒中等心脑血管病的独立危险因素。

## 二、定义和分型

阻塞性睡眠呼吸暂停低通气综合征（OSAHS）是由多种原因导致睡眠状态下反复出现低通气和（或）呼吸中断，引起慢性间歇性低氧血症伴高碳酸血症以及睡眠结构紊乱，进而使机体发生一系列病理生理改变的临床综合征。

### （一）睡眠呼吸暂停（sleep apnea）

是指睡眠过程中口鼻气流消失或明显减弱（较基线幅度下降＞90%），持续时间＞10s。其类型可分为：

1.中枢性睡眠呼吸暂停（CSA）　表现为口鼻气流及胸腹部的呼吸运动同时消失，主要由呼吸中枢神经功能调节异常引起，呼吸中枢神经不能发出有效指令。

2.阻塞性睡眠呼吸暂停（OSA）　口鼻气流消失但胸腹呼吸运动仍存在，常呈现矛盾运动。主要由于上气道阻塞引起呼吸暂停。

### （二）低通气

低通气（hypopnea）是指睡眠过程中口鼻气流较基础水平降低≥30%伴动脉血氧饱和度（$SaO_2$）减低≥4%，持续时间≥10s；或口鼻气流较基础水平降低≥50%伴$SaO_2$减低≥3%，持续时间≥10s。睡眠呼吸暂停低通气指数（AHI）：每小时出现呼吸暂停和低通气的次数，结合临床症状和并发症的发生情况，可用于评估病情的严重程度。

### （三）微觉醒

非快速眼球运动（NREM）睡眠过程中持续3s以上的脑电图频率改变，包括θ波，α波频率＞16Hz的脑电波（不包括纺锤波）。

## 三、病因和发病机制

### （一）主要危险因素

1.肥胖：体重超过标准体重的20%或以上，即体重指数（BMI）≥28kg/m$^2$。

2.年龄：成年后随年龄增长患病率增加，女性绝经期后患病者增多，70岁以后患病率趋于稳定。

3.性别：女性绝经前发病率显著低于男性。

4.上气道解剖异常。

5.遗传因素具有0SAHS家族史。

6.长期大量饮酒和（或）服用镇静、催眠或肌肉松弛类药物。

7.长期吸烟可加重OSAHS。

8.其他：易引起OSAHS的相关疾病如甲状腺功能减退、肢端肥大症、心功能不全、脑卒中、胃食管反流及神经肌肉疾病等。

### （二）病因和发病机制

1.中枢性睡眠呼吸暂停综合征（CSAS）　中枢性睡眠呼吸暂停的发生主要与呼吸中枢呼吸调控功能的不稳定性增强有关。原发性CSAS比较少见，继发性CSAS的常见病因包括各种中枢神经系统疾病、脑外伤、充血性心力衰竭、麻醉和药物中毒等。神经系统病变主要有血管栓塞或变性疾病引起的脑干、脊髓病变，脊髓灰白质炎，脑炎，枕骨大孔发育畸形和家族性自主神经功能异常等。

2.阻塞性睡眠呼吸暂停低通气综合征（OSAHS）

OSAHS是最常见的睡眠呼吸疾病，分为成年和儿童2个类型。其发病有家庭聚集性和遗传倾向，多数病人肥胖或超重，存在上呼吸道包括鼻、咽部位的解剖结构狭窄，如鼻腔阻塞、扁桃体腺样体肥大、软腭下垂松弛、悬雍垂过长过粗、咽腔狭窄、咽部肿瘤、舌体肥大、舌根后坠、下颌后缩、颞颌关节功能障碍和小颌畸形等。部分内分泌疾病如甲状腺功能减退症、肢端肥大症常合并OSAHS。OSAHS的发生与上气道解剖学狭窄直接相关，呼吸中枢反应性降低及内分泌紊乱等因素亦与发病有关。

3.复杂性睡眠呼吸暂停综合征（CompSAS） 这是一类特殊类型的睡眠呼吸暂停，主要在无创通气治疗后出现，它是指OSAHS病人在持续气道正压通气治疗过程中，当达到最佳治疗水平时，阻塞性呼吸暂停事件消失，但CSA增多，使得残余的中枢性睡眠呼吸暂停指数≥5次/小时，或以陈-施呼吸为主。

## 四、临床表现

CSAS病人除了原发病表现外，主要表现为睡眠时反复出现呼吸暂停，以CSA为主。

临床上最常见的是OSAHS，其临床特点是睡眠时打鼾、他人目击的呼吸暂停和日间嗜睡，病人多伴发不同器官的损害，生活质量受到严重影响。

### （一）夜间临床表现

1.打鼾 几乎所有的OSAHS病人均有打鼾。鼾声响亮且不规律，伴间歇性呼吸停顿，鼾声气流停止-喘气-鼾声交替出现。

2.呼吸暂停 病人有呼吸间歇停顿现象。气流中断的时间为数10s，个别长达2min以上，多伴随大喘气、憋醒或响亮的鼾声而终止。多有胸腹呼吸的矛盾运动，严重者可出现发绀、昏迷。

3.夜间憋醒 多数病人只出现脑电图觉醒波，少数会突然憋醒而坐起，感觉心慌、胸闷、心前区不适，深快呼吸后胸闷可迅速缓解。

4.睡眠时多动不安 病人夜间睡眠多动与不宁，频繁翻身，肢体舞动甚至因窒息而挣扎。

5.夜尿增多 少数病人出现遗尿。以老年人和重症者表现最为突出。

6.睡眠行为异常 表现为磨牙、惊恐、呓语、幻听和做噩梦等。

### （二）白天临床表现

1.嗜睡 是病人就诊最常见的主诉。入睡快是较敏感的征象。

2.疲倦乏力 病人常感睡觉不解乏，醒后没有清醒感。白天疲倦乏力，工作效率下降。

3.认知障碍 注意力不集中，精细操作能力下降，记忆力、判断力和反应能力下降，症状严重时不能胜任工作，可加重老年痴呆症状。

4.头痛、头晕 常在清晨或夜间出现，隐痛多见，不剧烈，可持续1～2h。与血压升高、高$CO_2$致脑血管扩张有关。

5.性格变化 烦躁、易激动、焦虑和多疑等，家庭和社会生活均受一定影响，可表现抑郁症状。

6.性功能减退 约有10%的男性病人可出现性欲减退甚至阳痿。

### （三）全身器官损害的表现

OSAHS病人常以心血管系统异常表现为首发症状和体征，可以是高血压、冠心病的独立危险因素。

1.高血压病，45%OSAHS病人发病高血压，且降压药物的治疗效果不佳。

2.冠心病，表现为各种类型心律失常、夜间心绞痛和心肌梗死。

3.各种类型的心律失常。

4.肺心病和呼吸衰竭。

5.缺血性或出血性脑血管病。

6.精神异常，如躁狂性精神病或抑郁症。

7.糖尿病。

### （四）体征

多数病人肥胖，可见颈粗短、下颌短小、下颌后缩，鼻甲肥大和鼻息肉、鼻中隔偏曲，口咽部阻塞、悬雍垂肥大下垂、扁桃体和腺样体肥大、舌体肥大等。

## 五、实验室及其他辅助检查

### （一）血常规及动脉血气分析

病程长、低氧血症严重者，血红细胞计数和血红蛋白可有不同程度的增加。当病情严重或已并发肺心病、呼吸衰竭者，可有低氧血症、高碳酸血症和呼吸性酸中毒。

### （二）多导睡眠（PSG）

监测通过多导生理记录仪进行睡眠呼吸监测是确诊本病的主要手段，通过监测可确定病情严重程度并分型，并与其他睡眠疾病相鉴别，评价各种治疗手段对OSAHS的疗效。可参照AHI及夜间最低$SaO_2$对疾病严重程度进行分级，分级标准见表1-5-1，实践中多需要结合临床表现和并发症的发生情况综合评估。家庭或床旁应用的便携式监测仪也可用来进行OSAHS的初筛。

表1-5-1 成人阻塞性睡眠呼吸暂停（OSA）病情分级

| 病情分度 | AHI（次/小时） | 夜间最低 $SaO_2$（%） |
|---|---|---|
| 轻度 | 5～15 | 85～90 |
| 中度 | ＞15～30 | 80～＜85 |
| 重度 | ＞30 | ＜80 |

### （三）胸部X线检查

并发肺动脉高压、高血压、冠心病时，可有心影增大，肺动脉段突出等相应表现。

**（四）肺功能检查**

病人可表现为限制性肺通气功能障碍，流速容量曲线的吸气部分平坦或出现凹陷。肺功能受损程度与血气改变不匹配提示有OSAHS的可能。

**（五）心电图及超声心动图检查**

有高血压、冠心病时，出现心肌肥厚、心肌缺血或心律失常等变化。动态心电图检查发现夜间心律失常提示OSAHS的可能。

**（六）其他**

头颅X线检查可以定量地了解颌面部异常的程度，鼻咽镜检查有助于评价上气道解剖异常的程度，对判断阻塞层面和程度及是否考虑手术治疗有帮助。

## 六、诊断与鉴别诊断

**（一）诊断**

根据病人睡眠时打鼾伴呼吸暂停、白天嗜睡、肥胖、颈围粗、上气道狭窄及其他临床症状可初步考虑OSAHS诊断，进一步需行多导睡眠监测，若多导睡眠监测显示每夜至少7h的睡眠过程中呼吸暂停和（或）低通气反复发作30次以上，或者AHI≥5次/小时，且以OSA为主，可以确诊OSAHS。美国睡眠医学会（AASM）界定的诊断标准是：AHI≥15次/小时，伴或不伴临床症状（如白天嗜睡和疲劳）；或AHI≥5次/小时，伴有临床症状可确诊。

**（二）鉴别诊断**

1.鼾症　睡眠时有明显的鼾声，规律而均匀，可有日间嗜睡、疲劳。PSG检查AHI＜5次/小时，睡眠低氧血症不明显。

2.上气道阻力综合征　上气道阻力增加，PSG检查反复出现a醒觉波，夜间微醒觉＞10次/小时，睡眠连续性中断，有疲倦及白天嗜睡，可有或无明显鼾声，无呼吸暂停和低氧血症。试验性无创通气治疗常可缓解症状。

3.发作性睡病　是引起白日嗜睡的第二大病因，仅次于OSAHS。主要表现为白天过度嗜睡、发作性猝倒、睡眠瘫痪和睡眠幻觉，多发生在青少年。除典型的猝倒症状外，主要诊断依据为，多次小睡睡眠潜伏时间试验时平均睡眠潜伏期＜8min，伴≥2次的异常快速眼动睡眠。

## 七、治疗

睡眠呼吸暂停低通气综合征的治疗目的是消除睡眠低氧和睡眠结构紊乱，改善临床症状，防止并发症的发生，提高病人生活质量，改善预后。下面主要介绍OSAHS的治疗方法。

**（一）一般治疗**

1.控制体重　包括饮食控制、药物或手术。

2.睡眠体位改变　侧位睡眠，抬高床头。

3.其他　戒烟酒，慎用镇静催眠或肌肉松弛药物。

**（二）病因治疗**

纠正引起OSAHS或使之加重的基础疾病，如应用甲状腺素治疗甲状腺功能减低等。

**（三）药物治疗**

因疗效不肯定，目前尚无有效的药物治疗。

**（四）无创气道正压通气治疗**

中至重度OSAHS病人的一线治疗，包括持续气道正压通气（CPAP）和双水平气道正压通气（BiPAP）治疗。受睡眠体位、睡眠阶段、体重和上气道结构等因素的影响，不同病人维持上气道开放所需的最低有效治疗压力不同，同一病人在一夜睡眠中的不同阶段所需压力也不断变化。因此，在进行无创通气治疗前应先行压力滴定，设定个体所需最适治疗压力后在家中长期治疗，并定期复诊，根据病情变化调整治疗压力。

1.鼻持续气道内正压通气（nasal-CPAP）　是治疗中重度OSAHS病人的首选方法。

（1）适应证：

①中、重度OSAHS病人（AHI＞15次/小时）。

②轻度OSAHS病人（AHI＜15次/小时），但症状明显（如白天嗜睡、认知障碍、抑郁等），合并或并发心脑血管疾病和糖尿病的病人。

③手术治疗失败或复发者。

④OSAHS合并慢性阻塞性肺疾病。

⑤OSAHS病人的围术期治疗。

（2）不良反应：口鼻黏膜干燥、憋气、局部压迫、结膜炎和皮肤过敏等。多可通过加温湿化、选择合适的鼻罩而改善。

（3）禁忌证：昏迷，有肺大疱、咯血、气胸和血压不稳定者。

2.双水平气道正压通气（BiPAP）治疗　使用鼻（面）罩呼吸机时，在吸气和呼气相分别给予不同的送气压力。适用于：

（1）$CO_2$潴留明显及CPAP压力需求较高的病人。

（2）不耐受CPAP者。

（3）OSAHS合并慢性阻塞性肺疾病且$CO_2$潴留病人。

**（五）口腔矫治器（OA）治疗**

下颌前移器是目前临床应用较多的一种，通过前移下颌位置，使舌根部及舌骨前移，上气道扩大。优点是简单、温和、费用低。

1.适应证

（1）单纯性鼾症。

（2）轻、中度OSAHS病人。

（3）不能耐受CPAP、不能手术或手术效果不佳者可以试用，也可以作为CPAP治疗的补充或替代治疗措施。

2.禁忌证　重度颞颌关节炎或功能障碍，严重牙周病，严重牙齿缺失者。

**（六）手术治疗**

仅适用于确实有手术可解除的上气道解剖结构异常病人，需严格掌握手术适应证。通常，手术不作为OSAHS的初始治疗手段。手术治疗包括耳鼻咽喉科手术和口腔颌面外科手术两大类，包括鼻手术、扁桃体手术、气管切开造瘘术、腭垂软腭咽成形术和正颌手术。

## 八、并发症

OSAHS病人由于反复发作的夜间间歇性缺氧和睡眠结构破坏，可引起一系列靶器官功能受损，包括高血压、冠心病、心律失常（特别是以慢-快心律失常为主）、2型糖尿病、慢性肺源性心脏病、缺血性或出血性脑卒中、代谢综合征、胃食管反流、心理异常和情绪障碍等。此外，儿童患有OSAHS可导致发育迟缓、智力降低。

## 九、基层医疗机构健康管理

**（一）筛查方法及流程**

睡眠呼吸暂停综合征的确诊主要是通过多导睡眠监测。多导睡眠图是通过多导生理记录仪来记录病人睡眠状态下的脑电图、呼吸气流、心律、胸腹运动。家庭或者床边的便携式初筛仪也可以作为睡眠呼吸暂停低通气综合征诊断的初步检查手段。

**（二）基层首诊**

1.根据病人睡眠时打鼾伴呼吸暂停、白天嗜睡、肥胖、颈围粗、上气道狭窄及其他临床症状可初步考虑OSAHS诊断，进一步需行多导睡眠监测，以确诊OSAHS。

2.治疗方法。因药物疗效不肯定，目前尚无有效的药物治疗。可采用无创气道正压通气治疗，必要时行手术治疗。

**（三）转诊标准**

1.基层医院　符合以下条件病人，转诊至上级医院：

（1）临床上怀疑为OSA而不能确诊者。

（2）清醒状态下合并肺泡低通气或者可疑睡眠低通气。

（3）慢性心功能不全。

（4）脑卒中、癫痫、阿尔茨海默病及认知功能障碍。

（5）可疑神经肌肉疾病。

（6）长期服用阿片类药物。

（7）严重失眠或其他睡眠疾病。

（8）需要进行无创通气治疗、配戴口腔矫治器、外科手术而本机构不具备专业条件。

2.上级医院　符合以下条件病人，可转下级医院：

（1）睡眠呼吸暂停低通气综合征诊断及治疗明确，病情稳定需随诊观察。

（2）合并症已有效控制需长期药物治疗病人。

（3）需要长期带机或高级生命支持，但病情相对平稳，下级医院具有生命支持条件。

**（四）下转后健康管理注意事项**

1.健康教育

（1）心理指导：OSAHS是一种以睡眠时反复发作呼吸暂停、低氧血症和睡眠结构改变为特征的慢性疾病，可导致高血压、心律失常、内分泌紊乱等并发症。多数病人对自身是否患病还心存疑虑，对疾病程度估计不足。

（2）戒烟酒和禁服镇静剂：吸烟和饮酒可加重OSAHS病人夜间呼吸紊乱。长期大量服用镇静剂、肌松剂均可引起或加重打鼾和呼吸暂停。

（3）减肥饮食指导：减肥能明显降低呼吸暂停指数，提高血氧饱和度，改善OSAHS症状。控制总热量摄入，适当多食新鲜蔬果、鱼类、豆类、奶类等，少食高盐高脂及腌制食物，钠盐摄入量＜6g/d。

（4）体育运动指导：居室空气新鲜，温湿度适宜，预防呼吸道感染，教会病人选择适合的健康体育锻炼方式，如打太极、散步、游泳、球类等。

（5）睡眠体位指导（即体位疗法）：体位疗法是指采取特定睡姿（如侧卧）以减轻上气道阻塞。侧卧位有助于改善气道的阻塞，抬高病人头部，采用使上气道最通畅的睡姿为佳。因此病人睡眠应避免仰卧位，尽量取侧卧位。

2.复查　了解其主观症状、并发症、生活质量等综合疗效。

3.随访

（1）对于使用家庭无创正压通气病人随访（1周→1个月→3个月→6个月→1年→每年）。

（2）提高其无创通气的依从性：70%的时间里每晚大于4h。

# 第6章　慢性阻塞性肺疾病

## 一、流行病学

慢性阻塞性肺疾病是一种严重危害人类健康的常见病和多发病。2018年中国成人肺部健康研究（CPHS）对10个省市50 991名人群调查显示20岁及以上成人的慢阻肺患病率为8.6%，40岁以上则高达13.7%，首次明确我国慢阻肺病人人数近1亿，慢阻肺已经构成重大疾病负担。据全球疾病负担研究项目估计，2020年慢阻肺将位居全球死亡原因的第3位。

## 二、定义

慢性阻塞性肺疾病（COPD）简称慢阻肺，是一种常见的以气流受限为特征的可以预防和治疗的疾病，气流受限多呈进行性发展，与气道和肺对有毒颗粒或气体的慢性炎症反应增强有关。急性加重和合并症对个体病人整体疾病的严重程度产生影响。慢性气流受限由小气道疾病（阻塞性支气管炎）和肺实质破坏（肺气肿）共同引起。当慢性支气管炎和肺气肿病人的肺功能检查出现持续气流受限时，则可诊断为慢阻肺。

## 三、分期

### （一）急性加重期

病人呼吸道症状加重，超过日常变异水平，需要改变治疗方案。表现为咳嗽、咳痰、气短和（或）喘息加重，痰量增多，脓性或黏液脓性痰，可伴有发热等。

### （二）稳定期

咳嗽、咳痰和气短等症状稳定或症状轻微，病情基本恢复到急性加重前的状态。

## 四、病因和发病机制

### （一）病因

慢阻肺的发病是由遗传因素、吸烟、空气污染、职业性粉尘和化学物质接触、呼吸道感染、病人的社会经济地位共同作用的结果。

### （二）发病机制

慢阻肺的发病机制尚未完全明确，肺部炎症反应、氧化应激、蛋白酶和抗蛋白酶失衡、细支气管周围和间质纤维化等在慢阻肺的发病中起重要作用。

## 五、临床表现

### （一）症状

起病缓慢，病程较长，早期可以没有自觉症状。多于中年发病，好发于秋冬寒冷季节。症状为慢性咳嗽、咳痰，少数可仅咳嗽不伴咳痰，甚至有明显气流受限但无咳嗽症状。典型症状为气促或呼吸困难，早期仅于剧烈活动时出现，后逐渐加重，甚至发生于日常活动和休息时。晚期常有体重下降、食欲缺乏、精神抑郁和（或）焦虑等，合并感染时可咳脓痰。后期出现低氧血症和（或）高碳酸血症，可并发慢性肺源性心脏病和右心衰竭。

### （二）体征

慢阻肺的早期体征可不明显，随着疾病进展，常出现以下体征：

1.视诊　胸廓前后径增大，肋间隙增宽，剑突下胸骨下角增宽，称为桶状胸。部分病人呼吸变浅，频率增快，严重者可有缩唇呼吸等。

2.触诊　双侧语颤减弱。

3.叩诊　肺部过清音，心浊音界缩小，肺下界和肝浊音界下降。

4.听诊　两肺呼吸音减弱，呼气期延长，部分病人可闻及湿啰音和（或）干啰音，心音遥远，合并肺动脉高压时肺动脉瓣区第二心音（P2）较主动脉瓣区第二心音（A2）强（P2＞A2）。

5.肺外体征　低氧血症者可出现黏膜和皮肤发绀，伴二氧化碳潴留者可见球结膜水肿，伴有右心衰竭者可见下肢水肿和肝脏增大。

## 六、实验室和其他辅助检查

### （一）肺功能检查

肺通气功能检查是判断气流受限的客观指标。病人吸入支气管扩张剂后的$FEV_1/FVC < 0.7$，可以确定为持续存在气流受限。单次支气管扩张剂后$FEV_1/FVC$在0.6～0.8时，应重复肺功能检查以确诊。但对于支气管扩张剂后$FEV_1/FVC < 0.6$的慢阻肺病人，比值升至0.7以上的可能性不大。

#### （二）胸部X线检查

主要X线征象为肺过度充气，肺容积增大，胸腔前后径增长，肋骨走向变平，肺野透亮度增高，横膈位置低平，心脏悬垂狭长，肺门血管纹理呈残根状，肺野外周血管纹理纤细稀少等，有时可见肺大疱形成。并发肺动脉高压和肺源性心脏病时，除右心增大的X线特征外，还可有肺动脉圆锥膨隆，肺门血管影扩大及右下肺动脉增宽等。

#### （三）胸部CT检查

CT检查对于鉴别诊断具有重要价值。另外，高分辨率CT对辨别小叶中心型或全小叶型肺气肿及确定肺大疱的大小和数量，有很高的敏感性和特异性，对预计肺大疱切除或外科减容手术等的效果有一定价值。

#### （四）脉搏氧饱和度（$SpO_2$）监测和血气分析

慢阻肺稳定期病人如果$FEV_1$占预计值%＜40%，或临床症状提示有呼吸衰竭或右心衰竭时应监测$SpO_2$。如果$SpO_2 < 92\%$，应进行血气分析检查。

#### （五）其他实验室检查

低氧血症（$PaO_2 < 55mmHg$）时血红蛋白和红细胞可以增高，血细胞比容＞0.5可诊断为红细胞增多症。有的病人也可表现为贫血。合并感染时，痰涂片中可见大量中性粒细胞，痰培养可检出各种病原菌。

## 七、诊断与鉴别诊断

#### （一）诊断

慢阻肺的诊断应根据临床表现、危险因素接触史、体征及实验室检查等资料，综合分析确定。典型慢阻肺的诊断：呼吸困难、慢性咳嗽或咳痰；危险因素暴露史；肺功能检查吸入支气管扩张剂后$FEV_1/FVC < 0.7$提示气流受限，且除外其他疾病。

#### （二）鉴别诊断

慢阻肺应与支气管哮喘、支气管扩张症、充血性心力衰竭、肺结核和弥漫性泛细支气管炎等相鉴别，尤其要注意与哮喘进行鉴别，见表1-6-1。

**表1-6-1　慢性阻塞性肺疾病与其他疾病的鉴别诊断要点**

| 疾病 | 鉴别诊断要点 |
|---|---|
| 慢性阻塞性肺疾病 | 中年发病、长期吸烟史或其他烟雾接触史，症状缓慢进展，急性加重期症状超过日常变异并持续恶化 |
| 支气管哮喘 | 早年发病（通常在儿童期），每日症状变化快，夜间和清晨症状明显，也可有过敏史、鼻炎和（或）湿疹，有哮喘家族史 |
| 充血性心力衰竭 | X线胸片示心脏扩大、肺水肿，肺功能检查提示有限制性通气障碍而非气流受限 |
| 支气管扩张症 | 大量脓痰，常伴有细菌感染，粗湿啰音，杵状指，X线胸片或CT示支气管扩张、管壁增厚 |
| 肺结核 | 所有年龄均可发病，X线胸片示肺浸润性病灶或结节状、空洞样改变，微生物检查可确诊，流行地区高发 |
| 闭塞性细支气管炎 | 发病年龄较轻，不吸烟，可能有类风湿关节炎病史或烟雾接触史，呼气相CT显示低密度影 |
| 弥漫性泛细支气管炎 | 主要发生在亚洲人群，多为男性非吸烟者，几乎均有慢性鼻窦炎，X线胸片和高分辨率CT示弥漫性小叶中央结节影和过度充气征 |

## 八、病情严重程度评估

#### （一）稳定期病情严重程度评估

根据病人的临床症状、急性加重风险、肺功能气流受限的严重程度及合并症进行综合评估。

1.*肺功能评估*　应用气流受限的程度进行肺功能评估，即以$FEV_1$占预计值%为分级标准。慢阻肺病人气流受限的肺功能分级分为4级，见表1-6-2。

**表1-6-2　慢阻肺气流受限严重程度的肺功能分级（基于支气管扩张剂后$FEV_1$）**

| 病人$FEV_1/FVC < 0.7$ | |
|---|---|
| GOLD1级：轻度 | $FEV_1 \geq 80\%$预计值 |
| GOLD2级：中度 | $50\% \leq FEV_1 < 80\%$预计值 |
| GOLD3级：重度 | $30\% \leq FEV_1 < 50\%$预计值 |
| GOLD4级：极重度 | $FEV_1 < 30\%$预计值 |

注：GOLD.慢性阻塞性肺疾病全球倡议；$FEV_1$.第1秒用力呼气容积

2.*症状评估*　采用改良版英国医学研究委员会呼吸问卷（mMRC）对呼吸困难严重程度进行评估（表

1-6-3），或采用慢阻肺病人自我评估测试（CAT）问卷（表1-6-4）进行评估。mMRC仅反映呼吸困难程度，0～1分为症状少，2分以上为症状多。CAT评分为综合症状评分，分值范围0～40分（0～10分：轻微影响；11～20分：中等影响；21～30分：严重影响；31～40分：非常严重影响），10分以上为症状多。

**表1-6-3　改良版英国医学研究委员会呼吸问卷（mMRC）对呼吸困难严重程度的评估表**

| GOLD1级：轻度 | $FEV_1$ ≥ 80% 预计值 |
|---|---|
| 0级 | 剧烈活动时出现呼吸困难 |
| 1级 | 平地快步行走或爬缓坡时出现呼吸困难 |
| 2级 | 由于呼吸困难，平地行走时比同龄人慢或需要停下来休息 |
| 3级 | 平地行走100米左右或数分钟后即需要停下来喘气 |
| 4级 | 因严重呼吸困难而不能离开家，或在穿衣脱衣时即出现呼吸困难 |

注：0～1分为症状少，2分以上为症状多

**表1-6-4　慢性阻塞性肺疾病病人自我评估测试问卷（CAT）**

| 症状 | 评分（分） | | | | | | 症状 |
|---|---|---|---|---|---|---|---|
| 我从不咳嗽 | 0 | 1 | 2 | 3 | 4 | 5 | 我一直咳嗽 |
| 我一点痰也没有 | 0 | 1 | 2 | 3 | 4 | 5 | 我有很多很多痰 |
| 我一点也没有胸闷的感觉 | 0 | 1 | 2 | 3 | 4 | 5 | 我有很重的胸闷的感觉 |
| 我爬坡或爬一层楼时，不感到喘不过气来 | 0 | 1 | 2 | 3 | 4 | 5 | 我爬坡或爬一层楼时，感觉非常喘不过气来 |
| 我在家里任何劳动都不受慢阻肺的影响 | 0 | 1 | 2 | 3 | 4 | 5 | 我在家里的任何活动都很受慢阻肺的影响 |
| 尽管我有慢阻肺，但对外出很有信心 | 0 | 1 | 2 | 3 | 4 | 5 | 因为我有慢阻肺，对外出没有一点信心 |
| 我睡眠非常好 | 0 | 1 | 2 | 3 | 4 | 5 | 因为我有慢阻肺，我的睡眠非常不好 |
| 我精力旺盛 | 0 | 1 | 2 | 3 | 4 | 5 | 我一点精力都没有 |

注：数字0～5表示严重程度，请标记最能反应你当前情况的选项在数字上打√，每个问题只能标记一个选项

3.*急性加重风险评估*　根据症状、肺功能、过去1年急性加重史等预测未来急性加重风险。高风险病人具有下列特征：症状多，mMRC评分≥2分或CAT评分≥10分；$FEV_1$占预计值%＜50%；过去1年中重度急性加重≥2次或因急性加重住院≥1次（图1-6-1）。

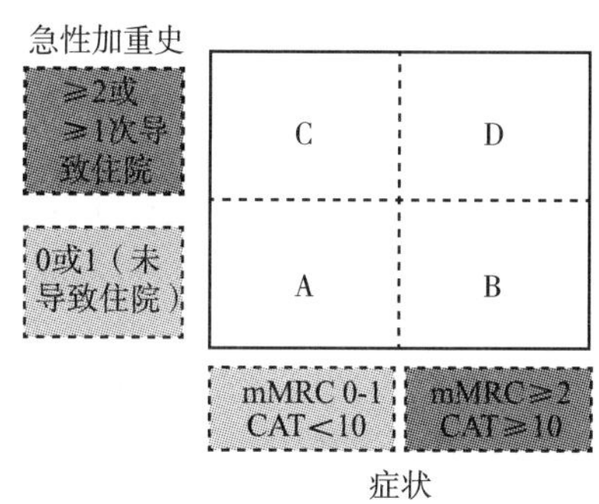


**图1-6-1　急性加重风险评估**

4.*慢性合并症的评估*　常发生于慢阻肺病人的合并症包括心血管疾病、骨骼肌功能障碍、代谢综合征、骨质疏松、抑郁、焦虑和肺癌。基层医院根据条件选择相应的检查进行慢阻肺合并症评估。

**（二）急性加重期病情严重程度评估**

慢阻肺急性加重是指呼吸道症状急性加重超过日常变异水平需要改变治疗方案。

根据急性加重治疗所需要的药物和治疗场所将慢阻肺急性加重分为：轻度仅需使用短效支气管扩张剂治疗；中度使用短效支气管扩张剂和抗生素，有的需要加用口服糖皮质激素；重度需要住院或急诊治疗。重度急性加重可能并发急性呼吸衰竭。根据慢阻肺急性加重的严重程度和基础疾病的严重程度，将病人分为门诊治疗或住院治疗。

对于需要住院的病人其严重程度分为3类：

1.*无呼吸衰竭*　呼吸频率为20～30次/min，不使用辅助呼吸肌，无意识改变，通过文丘里面罩吸入氧浓度（$FiO_2$）为28%～35%时低氧血症能够改善，$PaCO_2$无增加。

2.*急性呼吸衰竭-尚未危及生命*　呼吸频率＞30次/min，使用辅助呼吸肌，无意识改变，通过文丘里面罩$FiO_2$为25%～30%时低氧血症能够改善，高碳酸血症$PaCO_2$较基线增加或在50～60mmHg。

3.*急性呼吸衰竭-危及生命*　呼吸频率＞30次/min，使用辅助呼吸肌，突发意识改变，通过文丘里面罩给氧低氧血症不能改善或$FiO_2$＞40%，高碳酸血症$PaCO_2$较基线增加或＞60mmHg，存在酸中毒（pH≤7.25）。

## 九、预防和治疗

**（一）常用治疗药物**

1.*支气管扩张剂*　支气管扩张剂是控制慢阻肺症

状的主要治疗措施，多首选吸入治疗。

（1）$\beta_2$受体激动剂：$\beta_2$受体激动剂分为短效（SABA）和长效（LABA）。沙丁胺醇和特布他林为短效定量雾化吸入剂，每次剂量100～200μg，24h内不超过8～12喷。主要用于缓解症状，按需使用。福莫特罗为长效定量吸入剂，常用剂量为4.5～9μg，每日2次。茚达特罗是一种新型LABA，起效快，支气管舒张作用长达24h，每日1次吸入150或300μg。

（2）抗胆碱能药物：主要品种有异丙托溴铵气雾剂，为短效M受体阻断剂（SAMA）可阻断M胆碱受体，使用剂量为20～40μg（每喷20μg），每日3～4次。噻托溴铵是长效M受体阻断剂（LAMA），干粉剂为18μg，每日1次，喷雾剂为5μg，每日1次。

（3）茶碱：缓释型或控释型茶碱每日口服1～2次可以达到稳定的血浆浓度，对治疗慢阻肺有一定效果。

（4）联合支气管扩张剂：例如，SABA和SAMA联用，比单用任何一种药物能更好地改善$FEV_1$和症状。LABA和LAMA在一个吸入装置中联合使用，在改善症状、改善$FEV_1$、减少急性加重方面优于单药治疗。

2.抗炎药物

（1）糖皮质激素：推荐单用吸入激素治疗。对于中度到极重度的慢阻肺病人而言，有频发急性加重风险的病人，推荐ICS/LABA联合使用。慢阻肺稳定期不推荐长期口服糖皮质激素。

（2）磷酸二酯酶-4（PDE-4）抑制剂：PDE-4抑制剂的主要作用是通过抑制细胞内环腺苷酸降解来减轻炎症。罗氟司特为口服药物，1次/日。可降低需要糖皮质激素治疗的中重度急性加重发生率。

3.其他药物

（1）祛痰药（黏液溶解剂）：常用药物有盐酸氨溴索、乙酰半胱氨酸、福多司坦、桉柠蒎等。

（2）抗氧化剂：应用抗氧化剂N-乙酰半胱氨酸或羧甲司坦等可降低疾病反复加重的频率。

**（二）慢阻肺稳定期的治疗**

1.治疗目标　慢阻肺稳定期病人的治疗目标是减轻当前症状，包括缓解症状，改善运动耐力和改善健康状况；降低未来风险，包括预防疾病进展，预防和治疗急性加重，减少病死率。

2.预防和维持治疗

（1）减少危险因素暴露：戒烟是影响慢阻肺自然病程最有力的干预措施。减少室外空气污染暴露，减少生物燃料接触，使用清洁燃料，改善厨房通风，并减少职业粉尘暴露和化学物质暴露。

（2）疫苗：流感疫苗的应用可减少慢阻肺病人发生严重疾病和死亡，所有年龄≥65岁的病人推荐注射肺炎链球菌疫苗。

（3）稳定期慢阻肺病人的药物治疗：优先选择吸入药物，坚持长期规律治疗，个体化治疗。

（4）康复、教育和自我管理：肺康复是对病人进行全面评估后为病人量身打造的全面干预，包括运动训练、教育和自我管理干预。肺康复是改善呼吸困难、健康状况和运动耐力的最有效的治疗策略。肺康复方案最好持续6～8周，推荐每周进行两次指导下的运动训练，包括耐力训练、间歇训练、抗阻/力量训练。此外，还包括合理膳食，保持营养均衡摄入，保持心理平衡。

（5）氧疗：慢阻肺稳定期病人进行长期家庭氧疗的具体指征：$PaO_2$≤55mmHg或动脉血氧饱和度（$SaO_2$）≤88%，有或无高碳酸血症；$PaO_2$为55～60mmHg或$SaO_2$＜89%，并有肺动脉高压、右心衰竭或红细胞增多症（血细胞比容＞0.55）。长期氧疗一般是经鼻导管吸入氧气，流量1～2L/min，每日吸氧持续时间＞15h。目标是使病人在海平面水平静息状态下达到$PaO_2$≥60mmHg和（或）使$SaO_2$升至90%。慢性呼吸衰竭的病人进行长期氧疗可以提高静息状态下严重低氧血症病人的生存率。

（6）无创通气：可以改善生存率但不能改善生命质量。慢阻肺合并阻塞性睡眠呼吸暂停综合征的病人，应用持续正压通气在改善生存率和降低住院率方面有明确益处。

（7）其他：外科治疗（肺减容术、肺大疱切除术、肺移植）和支气管镜介入治疗等。

3.稳定期药物治疗方案　雾化吸入给药对于一部分年老体弱、吸气流速较低、疾病严重程度较重、使用干粉吸入器存在困难的病人可能是更佳选择。

（1）支气管扩张剂是慢阻肺治疗的基本药物，吸入SABA（如沙丁胺醇或特布他林）或SAMA（如异丙托溴铵）。这些药物为“按需”使用，在无法提供LAMA时，可考虑规律使用。

（2）根据病人症状、肺功能、急性加重风险进行分层。对于轻度或中度气流受限（$FEV_1$占预计值百分比≥50%）的病人，如果短效支气管扩张药未控制症状，可增加LAMA或LABA，上述药物治疗病人仍持续存在症状，建议采用联合治疗，包括ICS/LABA、双支气管扩张剂（LAMA/LABA）。

（3）有严重气流阻塞（$FEV_1$占预计值%＜50%）、症状多或频发急性加重的病人，建议采用联合治疗，包括ICS/LABA或LAMA/LABA。

（4）如果诊断慢阻肺合并哮喘，起始治疗应该为ICS/LABA。

（5）经上述治疗如果症状缓解不明显、频发急性加重的病人，可以采取ICS/LABA/LAMA三联治疗。

（6）其他辅助治疗药物包括茶碱缓释片、抗氧化治疗等图1-6-2。

### （三）慢阻肺急性加重的治疗

慢阻肺急性加重的治疗目标是尽量降低本次急性加重的不良影响，预防未来急性加重的发生。

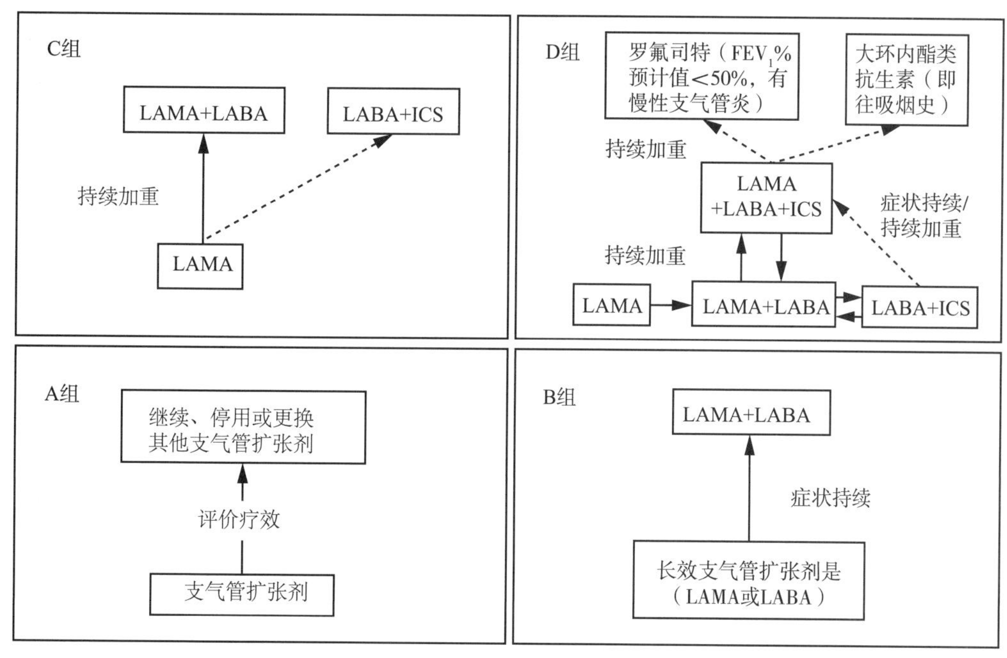


**图 1-6-2　慢阻肺疾病急性加重治疗策略**

## 十、并发症

慢阻肺病人可因肺气肿并发自发性气胸，呼吸功能严重受损时可出现呼吸衰竭，有些重症病人处于代偿期，呼吸道感染、不适当氧疗、中断吸入治疗、镇静药物过量或外科手术等，可诱发急性呼吸衰竭，也称慢性呼吸衰竭急性加重或失代偿。当病变进行性加重时，可合并慢性肺源性心脏病和右心衰竭。慢性缺氧引起红细胞代偿性增多，易并发肺血栓栓塞。

## 十一、预后

慢阻肺的转归和预后因人而异。通过合理治疗与管理，大部分病人可以控制症状，避免急性发作，减缓肺功能的下降。而不规范治疗或依从性差，反复出现急性加重，病情逐渐加重，气流阻塞进行性加重，最后并发肺源性心脏病、呼吸衰竭等，预后较差。

## 十二、基层医疗机构健康管理

### （一）基层筛查流程

接诊病人并进行初步诊断→必要时转至上级医院确诊→对诊断为慢阻肺的病人，判断能否纳入分级诊疗服务→对可以纳入分级诊疗服务的，经病人知情同意后签约→建立健康档案→纳入慢病管理。

### （二）基层首诊

慢阻肺急性加重早期、病情较轻的病人可以在基层医疗卫生机构治疗，但需注意病情变化，一旦初始治疗效果不佳，症状进一步加重，需及时转送上医院诊治。具体流程包括：

1.评估症状的严重程度、胸部X线片。

2.监测动脉血气或血氧饱和度决定是否需要氧疗。

3.支气管扩张剂治疗：增加短效支气管扩张剂的剂量和（或）频率，联合SABA和SAMA，或者两种速效支气管扩张剂的复方制剂（如复方异丙托溴铵，每次2.5ml，每日3～4次/日，雾化吸入），使用储雾罐或雾化器雾化吸入治疗。

4.考虑雾化ICS（如吸入用布地奈德混悬液，每次2mg，3～4次/日，疗程10～14d，雾化吸入等）或口服糖皮质激素（如泼尼松30～40mg，5～7d）治疗。

5.目前推荐抗菌药物治疗的指征：

（1）呼吸困难加重、痰量增加和脓性3个必要症状。

（2）脓性痰在内的2个必要症状。

（3）需要有创或无创机械通气治疗。

临床上选择抗生素要考虑有无铜绿假单胞菌感染的危险因素：

（1）近期住院史。

（2）经常（＞4次/年）或近期（近3个月内）抗菌物应用史。

（3）病情严重（$FEV_1$占预计值%＜30%）。

（4）应用口服类固醇激素（近2周服用泼尼松＞10mg/d）。

6.其他对症支持治疗。

7.急性加重病情缓解后纳入慢阻肺稳定期管理。

**（三）转诊标准**

急性加重的病人如血气无明显缺氧及$CO_2$潴留可在一级医院处理，治疗3d不见好转，或血气出现$CO_2$潴留则应转往上级医院。

上级医院负责慢性阻塞性肺疾病病人的确诊与加重风险评估，包括肺功能分级，肺部CT等检查。稳定期病人初治方案的制定。急性加重期$CO_2$潴留经有创机械通气治疗及后期无创通气序贯治疗后，感染控制、肺心病好转、$CO_2$潴留纠正、无肺性脑性的病人稳定后可转往基层医疗机构。

**（四）下转后健康管理注意事项**

1.康复锻炼　肺康复是对病人进行全面评估后为病人量身打造的全面干预，包括运动训练、教育和自我管理干预。肺康复是改善呼吸困难、健康状况和运动耐力的最有效的治疗策略。肺康复方案最好持续6～8周，推荐每周进行2次指导下的运动训练，包括耐力训练、间歇训练、抗阻/力量训练。

2.随访与评估　一旦确诊慢阻肺，即纳入慢阻肺病人分级管理，定期对病人急性随访与评估。建议对重度以上慢阻肺（$FEV_1$占预计值%＜50%）每6个月检查1次，对轻度/中度慢阻肺（$FEV_1$占预计值%≥50%）每年检查1次。检查内容应包括以下方面：

（1）吸烟状况。

（2）肺功能（$FEV_1$占预计值%）是否下降。

（3）吸入剂使用方法：多达90%的病人存在吸入技术不正确的问题，在采用定量定压式气雾器时尤其常见。因此，需要在每次检查时检查吸入剂技术，并在必要时更正。在使用定量定压式气雾器时使用储雾罐会显著提高药物在肺部的沉积量。

（4）病人了解其疾病及自我管理的能力。

（5）急性加重频率：每年2次或以上为频繁加重，考虑向上级医院专科医生转诊。

（6）运动耐量：mMRC呼吸困难分级3级或以上，转诊进行肺疾病康复。

（7）BMI：过高或过低，或随时间变化，为不良预后指标，考虑饮食干预。

（8）$SaO_2$：如果吸入空气$SaO_2$＜92%，转诊上级医院专科医生进行血氧评估。

（9）疾病的心理影响：采用量表工具量化焦虑或抑郁程度，并提供治疗。

（10）并发症：出现肺源性心脏病等并发症，为不良预后指标，应转诊上级医院治疗。

3.健康教育。

（1）教育与督促病人戒烟。

（2）使病人了解慢阻肺的病理生理与临床基础知识。

（3）正确使用吸入装置的指导和培训。

（4）学会自我控制病情的技巧，如腹式呼吸及缩唇呼吸锻炼等。

（5）了解赴医院就诊的时机。

# 第7章 胸腔积液

## 一、流行病学

胸腔积液是内科常见临床征象，其中恶性胸腔积液占内科全部胸腔积液的20%～30%，在成人胸腔积液中占38%～52%，且是60岁以上渗出性胸腔积液病人中最常见的原因，其中胸膜转移性肿瘤占95%以上，原发性胸膜肿瘤较少见，约5%。

## 二、定义

胸膜腔是位于肺和胸壁之间的一个潜在的腔隙。在正常情况下，脏层胸膜表面上有一层很薄的液体，在呼吸运动时起润滑作用。任何因素使胸膜腔内液体形成过快或吸收过缓，即产生胸腔积液，简称胸水。

## 三、分类

胸腔积液，按其发生机制可分为漏出性胸腔积液和渗出性胸腔积液两类。

### （一）漏出性胸腔积液

常见于充血性心力衰竭、缩窄性心包炎、肝硬化、上腔静脉综合征、肾病综合征、肾小球肾炎、透析、黏液性水肿。

### （二）渗出性胸腔积液

1. *胸膜恶性肿瘤* 包括原发性间皮瘤和转移性胸膜瘤。

2. *胸腔和肺的感染* 如结核病和其他细菌、真菌、病毒、寄生虫感染。

3. *结缔组织疾病* 如系统性红斑狼疮、多发性肌炎、硬皮病、干燥综合征。

4. *淋巴细胞异常* 如多发性骨髓瘤、淋巴瘤。

5. *药物性胸膜疾病* 如米诺地尔、溴隐亭、二甲麦角新碱、甲氨蝶呤、左旋多巴等。

6. *消化系统疾病* 如病毒性肝炎、肝脓肿、胰腺炎、食管破裂、膈疝。

7. *其他* 血胸、乳糜胸、尿毒症、子宫内膜异位症、放射性损伤、心肌梗死后综合征等。

## 四、病因和发病机制

1.充血性心力衰竭，缩窄性心包炎，血容量增加，上腔静脉或奇静脉受阻导致胸膜毛细血管内静水压增高，产生胸腔漏出液。

2.胸膜炎症，结缔组织病，胸膜肿瘤，肺梗死，膈下炎症，膈下脓肿，肝脓肿，急性胰腺炎等导致胸膜通透性增加，产生胸腔渗液。

3.低蛋白血症，肝硬化，肾病综合征，急性肾小球肾炎，黏液性水肿等导致胸膜毛细血管内胶体渗透压降低，产生胸腔漏出液。

4.壁层胸膜淋巴引流障碍，癌性淋巴管阻塞，发育性淋巴管引流异常等产生胸腔渗出液。

5.主动脉瘤破裂，胸导管破裂等损伤，导致产生血胸，脓胸和乳糜胸。

6.甲氨蝶呤、胺碘酮、苯妥英钠、α受体拮抗剂、放射治疗、消化内镜检查和治疗、支气管动脉栓塞术，卵巢过度刺激综合征、液体负荷过大、冠脉搭桥手术或冠脉内支架置入、骨髓移植、中心静脉置管穿破和腹膜透析等医源性损伤，药物损害，都可以引起渗出性或漏出性积液。

## 五、临床表现

### （一）症状

呼吸困难是最常见的症状，多伴有胸痛和咳嗽。结核性胸膜炎常有发热、干咳、胸痛，随着胸腔积液量的增加胸痛可缓解，但可出现胸闷气促。恶性胸腔积液多见于中年以上病人，一般无发热，胸部隐痛，伴有消瘦和呼吸道或原发部位肿瘤的症状。炎症性积液为渗出性，常伴有咳嗽、咳痰、胸痛及发热。心力衰竭所致胸腔积液为漏出液，有心功能不全的其他表现。肝脓肿所伴右侧胸腔积液可为反应性胸膜炎，亦可为脓胸，多有发热和肝区疼痛。症状也和积液量有关，积液量少于0.3～0.5L时症状多不明显，大量积液时心悸及呼吸困难更加明显。

（二）体征

与积液量有关。少量积液时，可无明显体征，或可触及胸膜摩擦感及闻及胸膜摩擦音。中至大量积液时，患侧胸廓饱满，触觉语颤减弱，局部叩诊浊音，呼吸音减低或消失。可伴有气管、纵隔向健侧移位。肺外疾病如胰腺炎和RA等，胸腔积液时多有原发病的体征。

## 六、实验室及其他辅助检查

（一）实验室检查

诊断性胸腔穿刺和胸腔积液检查，对明确积液性质及病因诊断均至关重要，大多数积液的原因通过胸腔积液分析可确定。疑为渗出液必须做胸腔穿刺，如有漏出液病因则避免胸腔穿刺。不能确定时也应做胸腔穿刺抽液检查。检查内容包括：外观和气味，细胞，pH和葡萄糖，病原体，蛋白质，类脂，酶，免疫学检查，肿瘤标志物等。

（二）X线和核素检查

其表现与积液量和是否有包裹或粘连有关。

（三）超声检查

灵敏度高，定位准确。B超引导下胸腔穿刺用于包裹性和少量的胸腔积液。

（四）胸膜活检

经皮闭式针刺胸膜活检对胸腔积液病因诊断有重要意义，可发现肿瘤、结核和其他胸膜肉芽肿性病变。

（五）胸腔镜或开胸活检

对上述检查不能确诊者，必要时可经胸腔镜或剖胸直视下活检。

（六）支气管镜

对咯血或疑有气道阻塞者可行此项检查。

## 七、诊断与鉴别诊断

（一）诊断

1.明确有无胸腔积液　根据症状，体征，结合X线检查和超声检查结果确定有无积液。

2.鉴别胸腔积液的性质，区别漏出液和渗出液

（1）一般鉴别方法，特异性及敏感性较差；见表1-7-1。

表1-7-1　漏出液和渗出液的鉴别

| 类别 | 漏出液 | 渗出液 |
|---|---|---|
| 原因 | 非炎症所致通常为双侧性 | 局部炎症所致通常为单侧性 |
| 外观 | 淡黄，透明或微浊 | 一般较深，透明，有时微混浊 |
| 比密 | ＜1.018 | ＞1.018 |
| 凝固性 | 不易凝固 | 易凝固 |
| 蛋白定量 | ＜30g/L | ＞30g/L |
| 糖定量 | 近似血糖量 | 多低于血糖量 |
| 李凡它试验 | 阴性 | 阳性 |
| 蛋白电泳 | 以白蛋白为主，球蛋白比例低于血浆 | 电泳图谱近似血浆 |
| 细胞总数 | ＜$300\times10^6$/L | ＞$1000\times10^6$/L |
| 细胞分类 | 淋巴细胞为主 | 急性感染以中性粒细胞为主；慢性以淋巴细胞为主 |

（2）Light标准，目前较常用，符合以下三项指标中任何一项者均可诊断为渗出液：

①胸腔积液蛋白/血清蛋白＞0.5。

②胸腔积液中LDH大于正常血清LDH上限的2/3；

③胸腔积液LDH/血清LDH＞0.6。

（3）诊断渗出液的其他指标。

①胸腔积液胆固醇浓度＞1.56mmol/L。

②胸腔积液/血清胆红素＞0.6。

③血清-胸腔积液白蛋白梯度＜12g/L。

3.寻找胸腔积液病因，详见鉴别诊断。

（二）鉴别诊断

1.漏出性胸腔积液鉴别诊断

充血性心力衰竭，多为双侧，积液量右侧多于左侧。肝硬化胸水多伴有腹水，极少仅表现为胸腔积液。肾病综合征胸水多为双侧，可表现为肺底积液。低蛋白血症的胸腔积液多伴有全身水肿。腹膜透析的胸腔积液类似于腹透液，葡萄糖高，蛋白质＜1.0g/L。心包疾病引起的胸腔积液多为双侧，且左侧多于右侧。

2.结核性胸腔积液鉴别诊断　我国渗出液最常见的病因为结核性胸膜炎，多见于青壮年，胸痛（积液增多后胸痛减轻或消失，但出现气急），并常伴有干咳、潮热、盗汗、消瘦等结核中毒症状，胸腔积液检查以淋巴细胞为主，间皮细胞＜5%，蛋白质多＞40g/L，ADA及γ干扰素增高，沉渣找结核分枝杆菌或培养可阳性，但阳性率仅约20%。胸膜活检阳性率达60%～80%，PPD皮试强阳性。老年病人可无发热，结核菌素试验亦常阴性，应给予注意。

3.类肺炎性胸腔积液鉴别诊断　类肺炎性胸腔积液系指肺炎、肺脓肿和支气管扩张感染引起的胸腔积液，如积液呈脓性则称脓胸。病人多有发热、咳嗽、咳痰、胸痛等症状，血白细胞升高，中性粒细胞增加和核左移。X线先有肺实质的浸润影，或肺脓肿和支气

管扩张的表现，然后出现胸腔积液，积液量一般不多。胸腔积液呈草黄色甚或脓性，白细胞明显升高，以中性粒细胞为主，葡萄糖和pH降低，诊断不难。脓胸是胸腔内致病菌感染造成积脓，多与未能有效控制肺部感染，致病菌直接侵袭穿破入胸腔有关。急性脓胸常表现为高热、胸痛等；慢性脓胸有胸膜增厚、胸廓塌陷、慢性消耗和杵状指（趾）等。胸腔积液呈脓性、黏稠；涂片革兰染色找到细菌或脓液细菌培养阳性。

4.恶性胸腔积液鉴别诊断

（1）肺癌合并胸膜转移：凡40岁以上病人出现胸腔积液，特别是血性，而结核中毒症状不明显，胸腔积液中未找到抗酸杆菌，应考虑癌性积液的诊断。

（2）乳腺癌合并胸膜转移：临床上少见，且都为晚期征象。

（3）胸膜间皮瘤：本病临床上少见，多在40岁以上发病。目前认为发病可与石棉接触有关。其临床特点是进行性胸痛、呼吸困难、血性胸腔积液及胸膜增厚，此外，尚有乏力、体重减轻与刺激性咳嗽。胸液检查可发现肿瘤细胞。

（4）恶性淋巴瘤：霍奇金病、淋巴肉瘤等恶性淋巴瘤均可引起胸腔积液、腹水。

5.乳糜胸腔积液的鉴别诊断　乳糜性胸积液少见，主要由于胸导管受丝虫病性肉芽肿、纵隔肿瘤、结核性淋巴结炎或恶性淋巴瘤的压迫，或胸导管外伤破裂，乳糜液渗出流入纵隔，积聚于胸腔内而形成。

6.结缔组织病胸腔积液的鉴别诊断　结缔组织病并发胸膜炎，以系统性红斑狼疮较多见，结节性多动脉炎少见。

（1）系统性红斑狼疮：胸腔积液可发生于病程的任何阶段，小量或中等量，单侧较多。积液为浆液性，有易凝的倾向，但有时也可为血性。血中找到狼疮细胞即可确诊。

（2）药物性狼疮综合征：常见的临床表现是急性胸膜炎，出现胸腔积液与纤维性变。血中狼疮细胞可为阴性，但血清中抗核抗体滴度常增高。

## 八、预防和治疗

### （一）预防

1.积极防治原发病，胸腔积液为胸部或全身疾患的一部分，因此，积极防治原发病是预防本病的关键。

2.增强体质，提高抗病能力，积极参加各种适宜的体育锻炼，如太极拳、太极剑等，以增强体质，提高抗病能力。

3.注意生活习惯，居住地要保持干燥，避免湿邪侵袭，不食生冷，不暴饮暴食，保持脾胃功能的正常。得病后，及时治疗，避风寒，慎起居，怡情志，以臻早日康复。

### （二）治疗

胸腔积液为胸部或全身的一部分，病因治疗尤为重要。

1.结核性胸腔积液　治疗原则按活动性结核病进行治疗。积极长期抗结核药物的应用、抽取胸腔积液合并糖皮质激素治疗。

（1）一般治疗：包括休息、营养支持和对症治疗。

（2）抗结核药物治疗。

（3）胸腔穿刺抽液，胸穿的相对禁忌证为：出血倾向、抗凝血病人、机械通气病人。

（4）糖皮质激素的应用，急性结核中毒症状，胸腔积液量较多或已有形成包裹性积液的趋向，可在抗结核药物有效治疗的同时加用糖皮质激素。

2.类肺炎性胸腔积液及脓胸

（1）合理选用抗生素，控制感染，及时合理应用抗生素可降低肺炎旁性胸腔积液的发生率，且有可能防止积液向不同阶段的转化。

（2）胸膜腔引流，引流是脓胸最基本的治疗方法，可根据病情反复抽脓或者肋间插管闭式引流。

（3）链激酶应用，由于脓液的机化和胸腔积液的多房分隔，导致胸腔引流不畅或失败，可给予胸腔内注入链激酶或尿激酶，一般不会影响全身的血凝参数。

（4）胸腔镜，有部分病人也可通过胸腔镜清创排除积液，得到有效治疗。

（5）外科治疗，少数病人经上述治疗后，转为慢性脓胸者，应考虑外科手术治疗，行胸膜纤维板剥除术、胸廓成形术或胸膜肺切除术等。

3.恶性胸腔积液（MPE）　美国胸科学会（ATS）2018年发表了最新一版的MPE治疗指南，基于最近几年的新证据作了一些新的推荐。

问题1：对于已知原发病因或高度怀疑的MPE，应该在超声引导下进行胸腔操作吗？

推荐意见：建议管理MPE所需要的胸腔穿刺（胸穿）或胸膜活检等操作都要在超声引导下进行。

问题2：对于无症状的已知病因或高度怀疑的MPE，应该进行胸腔穿刺排液吗？

推荐意见：对于这部分病人，只要病人没有呼吸困难等症状，就无须胸穿排液。

问题3：出现症状的已知病因或高度怀疑的MPE，应该进行胸穿大量排液并测量胸膜腔压力吗？

推荐意见：对于出现症状的MPE，建议尝试一次胸穿大量排液（1500ml即可视为大量），目的有两个：其一是确定大量排液之后能否缓解呼吸困难；其二是确定是否存在肺膨胀不全。明确知道有无肺膨胀不全对于选择后续的干预措施如胸膜固定术，具有决定性的价值。应用胸腔计测定胸腔内压力或弹性是判断排液后存在肺膨胀不全与否研究得最多的手段。如果病人于大量排液后呼吸困难不能缓解，那么就有必要寻找其他原因，如肺栓塞、心包积液等，此时无需再考虑胸腔本身的操作。

问题4：出现症状的已知病因或高度怀疑的MPE，无肺膨胀不全，未曾接受针对MPE的治疗，应该选用埋管引流或胸膜固定术作为一线胸腔干预治疗以减轻呼吸困难吗？

推荐意见：对于有症状的MPE病人，只要肺脏能够扩张，只要事前没有接受过胸腔干预操作（不包括诊断性胸穿），只要大量排液能缓解气急症状，建议以埋管引流或胸膜固定术作为一线治疗手段以减轻呼吸困难。

问题5：有症状的MPE病人接受滑石粉胸膜固定术时，应该经胸腔镜喷洒滑石粉微粒还是注入滑石粉匀浆？

推荐意见：此时，喷洒滑石粉微粒还是注入滑石粉匀浆疗效等同，可以任选其中之一。（特别提醒，千万不要以外用产品替代内用药品行胸膜固定术，因为不合法）。

问题6：有症状的MPE病人存在肺膨胀不全、胸膜固定术失败或积液出现分隔，应该选用埋管引流还是胸膜固定术？

推荐意见：这种情况下，建议行埋管引流，胸膜固定术不再有价值。

问题7：病人出现埋管引流相关感染（蜂窝织炎、穿刺孔道感染以及胸腔感染）时，应该行单纯的内科治疗还是拔除导管？

推荐意见：出现引流管相关感染时，无需拔除导管，一般只需要使用抗菌素治疗即可。只有当抗感染治疗效果不佳时，才需要拔管。

## 九、并发症

1.胸腔积液，病因有外伤、结核、肿瘤、纵隔肿瘤、胸膜疾病。疾病本身会产生相对应的并发症，而胸腔积液只是它并发症之一，反过来胸腔积液又对疾病本身产生负面影响，所以胸腔积液还是要及时明确诊断，及时治疗。

2.尽量避免由急性的胸膜炎演变成慢性的脓胸，尽量通过有效治疗，及时控制住癌性胸腔积液的生长，管控住胸膜炎，也会为全身治疗提供了一个很好的条件和基础。

3.通过有效治疗，如果胸水很快吸收不会有任何的并发症，但是如果感染性的胸腔积液演变为慢性脓胸，会产生一系列感染中毒症状，有些病人会出现感染中毒性休克。大量胸腔积液如果得不到及时处理，长时间压迫肺组织，会产生胸闷、气短、呼吸困难，以后还出现阻塞性肺炎，产生二次获得性感染。

## 十、预后

胸腔积液的预后，与其良恶性有关。如果是良性胸腔积液，如果积极进行治疗，则其预后还是比较好的；但恶性胸腔积液主要跟恶性肿瘤有关，所以一般预后较差。

## 十一、基层医疗机构健康管理

### （一）基层筛查方法及流程

接诊病人临床症状：有呼吸困难、咳嗽、发热、胸痛、气促。体征：少量积液可触及胸膜摩擦感及闻及胸膜摩擦音。中至大量积液时，患侧胸廓饱满，触觉语颤减弱，局部叩诊浊音，呼吸音减低或消失。可伴有气管、纵隔向健侧移位。进一步检查胸部X线，胸腔超声确诊有无胸腔积液。如有胸腔积液转诊上级医院。

### （二）基层首诊

疑诊胸腔积液者应转诊至上级医院，进一步明确诊断胸腔积液性质及原因。大量胸腔积液产生肺部压迫症状，呼吸困难，纵隔移位会危及病人生命需及时转送上级医院诊治。具体诊疗流程包括：

1.评估症状的严重程度，X线胸片，胸部超声，心电图、出凝血、PPD皮试检查。

2.监测动脉血气或血氧饱和度决定是否需要氧疗。

3.胸腔超声胸腔积液定位，抽胸水缓解肺部压迫症状。

4.胸腔积液送病理、常规、生化、细菌学检查。

5.结核性胸腔积液，治疗原则按活动性结核病进行治疗。类肺炎性胸腔积液及脓胸合理选用抗生素，控制感染。胸膜腔闭式引流是脓胸最基本的治疗方法。恶性胸腔积液一旦确诊多属晚期，基本上无手术机会，部分病例可考虑化疗，胸腔内插管持续引流。

6.其他：对症营养支持治疗。

### （三）转诊标准

疑诊及确诊胸腔积液者应转诊至上级医院，进一步明确诊断胸腔积液性质及原因。

诊断明确、病情稳定的病人可以转诊到基层医疗机构进行后续治疗及随诊。

### （四）下转后健康管理注意事项

1.康复锻炼

（1）休息与运动：急性期和高热期要卧床休息，胸痛时取患侧卧位，呼吸困难时取半坐卧位。症状缓解后可适当活动，避免劳累或受凉。

（2）饮食护理：反复胸腔抽液，机体消耗过大，大量蛋白质丢失，应加强营养，进食高蛋白质、高纤维素、高热量的食物，以增强机体抵抗力。因抗结核药物可致肝功能损害或化疗药物的毒性、不良反应，饮食宜清淡易消化。

（3）用药护理：抗结核药物常见周围神经炎、胃肠道反应、肝毒性等不良反应；抗肿瘤药物常见静脉炎、骨髓抑制、胃肠道反应、肾毒性、肝毒性、心脏毒性等；抗感染药物常见变态反应，肝肾功能损害，恶心、呕吐、腹胀、腹泻等消化道症状，注意观察药物不良反应。

（4）心理护理：鼓励病人说出内心感受，做各种检查前向病人做好解释，取得理解和配合，耐心讲解疾病有关知识及胸腔穿刺的目的，消除病人的恐惧和担心。

（5）病情观察与护理：注意观察病人胸痛及呼吸困难程度、体温变化。对胸腔穿刺抽液后的病人，观察其呼吸、脉搏、血压的变化，注意穿刺点有无渗血和渗液。

（6）基础护理：保持呼吸道通畅，鼓励病人积极排痰。

（7）去除和避免诱发因素护理：胸腔积液是胸部或全身疾病的一部分，病因治疗是重点。

2.复查　治疗中的胸腔积液病人每月复查胸腔超声，胸部X线了解胸腔积液变化情况。结核性胸膜炎胸腔积液病人口服抗结核药者，每个月检查血常规、肝肾功能一次，注意观察药物不良反应。保持呼吸道通畅，鼓励病人积极排痰。如出现胸腔积液增多，呼吸困难及时转诊上级医院治疗。

3.随访

（1）饮食指导，反复胸腔抽液，机体消耗太大，大量蛋白质丢失，应加强营养，进高蛋白、高维生素、高热量的食物，以增强机体抵抗力。因抗结抗药物所致肝功能损害或化疗药物的毒副反应，饮食宜清淡易消化。

（2）休息与活动指导，急性期和高热期要卧床休息，胸痛时采取患侧卧位，呼吸困难时采取半坐卧位。症状缓解后可适当活动，避免劳累或受凉。

（3）用药指导，根据病因不同，胸腔积液病人常用三类药物。

①抗结核药物：目前使用的一线抗结核药主要有异烟肼、利福平、乙胺丁醇。

②抗肿瘤药物：常用抗肿瘤药物有顺铂、阿霉素、氟尿嘧啶、丝裂霉素等。

③抗菌药物：常见不良反应有过敏反应，肝肾功能损害，恶心、呕吐、腹胀、腹泻等消化道症状。

4.健康教育指导

（1）保证充足睡眠，避免劳累，避免情绪激动，随气温的改变增减衣服，防止感冒发生。

（2）戒烟、戒酒，保证营养补充。

（3）注意个人卫生，严禁随地吐痰，在咳嗽或打喷嚏时，用纸巾遮住口鼻，外出时戴口罩。

（4）房间要明亮、干燥，保持通风，冬季也应每天通风2次，每次30min。

（5）结核性胸膜炎抗结核药物须全程、足量、规律，不要随意停服或漏服药物，医务人员应提醒病人服药。定期复查肝肾功能。

# 第8章　成人慢性咳嗽

## 一、定义

咳嗽是机体的防御性神经反射，有利于清除呼吸道分泌物和有害因子。咳嗽通常按时间分为3类：急性咳嗽、亚急性咳嗽和慢性咳嗽。急性咳嗽＜3周，亚急性咳嗽为3～8周，慢性咳嗽＞8周。

## 二、分类

咳嗽通常按时间分为3类：急性咳嗽、亚急性咳嗽和慢性咳嗽。急性咳嗽＜3周，亚急性咳嗽为3～8周，慢性咳嗽＞8周。

## 三、病因和发病机制

慢性咳嗽的诊断应首先考虑CVA、UACS、EB和GERC等常见病因。非自主咳嗽反射由完整的咳嗽反射弧参与完成，分布于上气道、咽喉、食管的迷走神经受到刺激亦可能导致咳嗽的发生。咳嗽受延髓咳嗽中枢控制，大脑皮质对此具有调节作用。咳嗽高敏感性是慢性咳嗽重要的病理生理机制。

## 四、慢性咳嗽的诊断及治疗

### （一）UACS（PNDS）

由于鼻部疾病引起分泌物倒流鼻后和咽喉等部位，直接或间接刺激咳嗽感受器，导致以咳嗽为主要表现的临床综合征称鼻后滴流综合征（PNDS）。

1.临床表现

（1）症状：除咳嗽、咳痰外，可表现鼻塞、鼻腔分泌物增加、频繁清嗓、咽后黏液附着及鼻后滴流感。变应性鼻炎还表现为鼻痒、喷嚏、水样涕及眼痒等。鼻-鼻窦炎常有鼻塞和脓涕等症状，也可伴有面部疼痛/肿胀感和嗅觉异常等。

（2）体征：变应性鼻炎的鼻黏膜主要表现为苍白或水肿，鼻道及鼻腔底可见清涕或黏涕。非变应性鼻炎的鼻黏膜多表现为肥厚或充血样改变，部分病人口咽部黏膜可呈鹅卵石样改变或咽后壁附有黏脓性分泌物。

（3）辅助检查：慢性鼻窦炎的影像学检查征象为鼻窦黏膜增厚、鼻窦内液平面等。咳嗽具有季节性提示与接触特异性变应原（例如花粉、尘螨）有关，变应原检查有助于诊断。慢性鼻窦炎涉及多种类型，如病毒性、细菌性、真菌性和过敏性鼻窦炎，部分合并鼻息肉。怀疑鼻窦炎时，首选CT检查，必要时行鼻内镜、变应原和免疫学检查等。

2.诊断方法

UACS/PNDS诊断建议参考以下标准：

（1）发作性或持续性咳嗽，以白天为主，入睡后较少。

（2）有鼻部和（或）咽喉疾病的临床表现和病史。

（3）辅助检查支持鼻部和（或）咽喉疾病的诊断。

（4）针对病因治疗后咳嗽可缓解。

3.治疗　依据导致UACS/PNDS的基础疾病而定。

（1）病因治疗

①对于非变应性鼻炎及普感冒，治疗首选第一代抗组胺药和减充血剂，大多数病人在初始治疗后数天至2周内起效。

②变应性鼻炎：病人首选鼻腔吸入糖皮质激素和口服第二代抗组胺药治疗。鼻吸入激素包括布地奈德、丙酸氟地卡松和糠酸莫米松等。第二代抗组胺药常用的有氯雷他定、地氯雷他定及枸地氯雷他定等。

③慢性鼻窦炎：慢性鼻窦炎病人鼻窦分泌物细菌培养以金黄色葡萄球菌或表皮葡萄球菌、肺炎球菌为主。细菌性鼻窦炎多为混合感染，抗感染是重要治疗措施。抗菌谱应覆盖革兰阳性菌、阴性菌及厌氧菌，急性发作者不少于2周，慢性建议酌情延长使用时间。常用药物为阿莫西林/克拉维酸、头孢类或喹诺酮类。

联合鼻吸入糖皮质激素，疗程3个月以上。推荐鼻用激素治疗伴有鼻息肉的慢性鼻窦炎，可避免不必要的手术，必要时可经鼻内镜手术治疗。

（2）对症治疗

①局部减充血剂可减轻鼻塞症状。

鼻喷剂疗程一般＜1周，建议联合第一代口服抗组胺药和减充血剂，疗程2～3周。

②黏液溶解剂（羧甲司坦/厄多司坦）治疗慢性鼻窦炎可能获益。

③生理盐水鼻腔冲洗作为慢性鼻窦炎及慢性鼻炎的辅助治疗措施，安全性佳，避免或减少接触变应原有助于减轻变应性鼻炎的症状。

### （二）CVA

咳嗽变异性哮喘（CVA）是哮喘的一种特殊类型，咳嗽是其唯一或主要临床表现，无明显喘息、气促等症状或体征，但存在气道高反应性。CVA是慢性咳嗽的最常见病因，国内多中心调查结果显示约占慢性咳嗽原因的1/3。

1.临床表现　主要表现为刺激性干咳，通常咳嗽比较剧烈，夜间及凌晨咳嗽为其重要特征。感冒、冷空气、灰尘及油烟等容易诱发或加重咳嗽，但其他原因的慢性咳嗽也同样存在这些诱发因素。

2.诊断　支气管舒张剂治疗有效缓解咳嗽是CVA的一个重要临床特征。诱导痰嗜酸粒细胞增高和FeNO增高有助于CVA的诊断。

推荐采用以下诊断标准：

（1）慢性咳嗽，常伴有明显的夜间刺激性咳嗽。

（2）支气管激发试验阳性，或PEF平均变异率＞10%，或支气管舒张试验阳性。

（3）抗哮喘治疗有效。

3.CVA治疗原则与典型哮喘相同。

（1）ICS联合支气管舒张剂治疗比单用ICS或支气管舒张剂治疗能更快速和有效地缓解咳嗽症状。如布地奈德和（或）福莫特罗，氟替卡松和（或）沙美特罗。建议治疗时间至少8周以上，部分病人需要长期治疗。

（2）如果病人症状或气道炎症较重，或对吸入激素治疗反应不佳时，建议短期口服糖皮质激素治疗（10～20mg/d，3～5d）。

（3）白三烯受体拮抗剂治疗CVA有效，能够减轻病人咳嗽症状、改善生活质量并减缓气道炎症。

（4）中医认为CVA与风邪犯肺、肺气失宣有关，治疗宜疏风宣肺、止咳利咽，采用苏黄止咳胶囊治疗有效。

4.预后　部分CVA病人会发展为典型哮喘，病程长、气道反应性高、诱导痰嗜酸粒细胞高是发展为典型哮喘的危险因素。长期吸入激素可能有助于预防典型哮喘的发生。

### （三）EB

EB是慢性咳嗽的常见病因，约占慢性咳嗽病因的13%～22%。EB以气道嗜酸粒细胞浸润为特征，痰嗜酸粒细胞增高。大约1/3病人合并变应性鼻炎。

1.临床表现　主要为慢性刺激性咳嗽，干咳或咳少许白色黏液痰，多为白天咳嗽，少数伴有夜间咳嗽。病人对油烟、灰尘、异味或冷空气比较敏感，常为咳嗽的诱发因素。病人无气喘、呼吸困难等症状。肺通气功能和呼气峰流速变异率正常，无气道高反应。

2.诊断　EB临床表现缺乏特征性，体格检查无异常发现，痰嗜酸粒细胞增高是主要诊断依据。

推荐以下诊断标准：

（1）慢性咳嗽，表现为刺激性干咳或伴少量黏痰。

（2）X线胸片正常。

（3）肺通气功能正常，无气道高反应性，呼气峰流速平均周变异率正常。

（4）痰细胞学检查嗜酸粒细胞比例≥2.5%。

（5）排除其他嗜酸粒细胞增多性疾病。

（6）口服或吸入糖皮质激素有效。

3.治疗　EB对糖皮质激素治疗反应良好，治疗后咳嗽很快消失或明显减轻。建议首选ICS治疗，持续应用8周以上。

4.预后　50%以上的EB病人治疗缓解后会复发，合并鼻炎和持续性嗜酸性粒细胞炎症是复发的危险因素。

### （四）GERC

胃食管反流咳嗽（GERC）因胃酸和其他胃内容物反流进入食管，导致以咳嗽为突出表现的临床综合征，属于胃食管反流病的一种特殊类型，是慢性咳嗽的常见原因。

1.临床表现　除咳嗽外，40%～68%的GERC病人可伴反酸、胸骨后烧灼感及嗳气等典型反流症状。咳嗽大多发生在日间和直立位及体位变换时，干咳或咳少量白色黏痰。进食酸性、油腻食物容易诱发或加重咳嗽。

2.建议采用以下诊断标准

（1）慢性咳嗽，以白天咳嗽为主。

（2）24h食管pH=多通道阻抗监测DeMeester积分≥12.70，和（或）SAP≥80%。症状指数≥45%可用于GERC的诊断。食管pH监测联合腔内阻抗能识别包括非酸反流在内的所有胃食管反流，是目前最灵敏可靠的GERC诊断手段。

（3）抗反流治疗后咳嗽明显减轻或消失。24h食管pH监测正常不能排除GERC，因为病人可能存在非酸或弱酸反流，或间歇性反流。对于没有条件进行24h食管pH-多通道阻抗监测的慢性咳嗽病人，如果其具有：

①病人有明显的进食相关性咳嗽，如餐后咳嗽、进食咳嗽等。

②病人伴有典型的胸骨后烧灼感、反酸等反流症状或胃食管反流病问卷（GerdQ）≥8分。

③排除CVA、UACS、EB等慢性咳嗽的常见原因，

或按这些疾病治疗效果不佳等特征时应考虑GERC的可能。

可进行诊断性治疗。

推荐采用PPI试验：服用标准剂量质子泵抑制剂（如奥美拉唑20～40mg，2次/日），诊断性治疗时间不少于2周。抗反流治疗后咳嗽消失或显著缓解，可以临床诊断GERC。

3.治疗

（1）调整生活方式：体重超重病人应减肥，避免过饱和睡前进食，避免进食酸性、辛辣和油腻食物，避免饮用咖啡、酸性饮料及吸烟，避免剧烈运动。

（2）抑酸药：推荐抗酸疗法作为GERC的标准治疗方法。常选用质子泵抑制剂（如奥美拉唑、兰索拉唑、雷贝拉唑及埃索美拉唑等）或H2受体拮抗剂（雷尼替丁或其他类似药物），其中质子泵抑制剂的抑酸效果和症状缓解速度更佳，但需餐前0.5h或1h服用，治疗疗程至少8周。

（3）促胃动力药：大部分GERC病人有食管运动功能障碍，建议在制酸药的基础上联合促胃动力药，如多潘立酮、莫沙必利等。

### （五）变应性咳嗽（AC）

临床上某些慢性咳嗽病人，具有特应质，痰嗜酸粒细胞正常，无气道高反应性，糖皮质激素及抗组胺药物治疗有效，将此类咳嗽定义为变应性咳嗽。慢性咳嗽病人如果支气管激发试验阴性，痰嗜酸粒细胞不高，应考虑AC的可能。其发病机制有待进一步明确。

1.临床表现　刺激性干咳，多为阵发性，白天或夜间均可咳嗽，油烟、灰尘、冷空气、讲话等容易诱发咳嗽，常伴有咽喉发痒。通气功能正常，无气道高反应性，诱导痰细胞学检查嗜酸粒细胞比例正常。

2.建议采用以下诊断标准

（1）慢性咳嗽，多为刺激性干咳。

（2）肺通气功能正常，支气管激发试验阴性。

（3）诱导痰嗜酸粒细胞不增高。

（4）具有下列指征之一

①有过敏性疾病史或过敏物质接触史。

②变应原皮试阳性。

③血清总IgE或特异性IgE增高。

（5）糖皮质激素或抗组胺药治疗有效。

3.治疗　糖皮质激素或抗组胺药物治疗有效。吸入糖皮质激素治疗4周以上，初期可短期口服糖皮质激素（3～5d）。

## 五、鉴别诊断

### （一）慢性支气管炎

咳嗽、咳痰连续2年以上，每年累积或持续至少3个月，并排除其他引起慢性咳嗽的病因。咳嗽、咳痰一般晨间明显，咳白色泡沫痰或黏液痰，加重期亦有夜间咳嗽。

### （二）支气管扩张症

主要病变部位为亚段支气管。典型临床表现为慢性咳嗽、大量咳脓痰及间断性咯血，常合并慢性鼻窦炎。X线胸片改变（如卷发样征）对诊断有提示作用，最佳诊断方法为胸部高分辨率CT。

### （三）气管-支气管结核

主要症状为慢性咳嗽，可伴有低热、盗汗、消瘦等结核中毒症状，部分病人咳嗽是其唯一的临床表现，体格检查有时可闻及局限性吸气期干啰音。X线胸片无明显异常改变。CT检查（特别是高分辨率CT）能显示叶以下支气管的病变，可以间接提示诊断。支气管镜检查是确诊气管-支气管结核的主要手段，镜下常规刷检和组织活检阳性率高。

### （四）ACEI和其他药物诱发的咳嗽

咳嗽ACEI类降压药物的常见不良反应，ACEI引起的咳嗽与年龄、性别和ACEI剂量无关。停用ACEI后咳嗽缓解可以确诊。通常停药1～4周后咳嗽消失或明显减轻。除了ACEI，亦有麦考酚酸吗乙酯、呋喃妥因、异丙酚、β受体阻断剂、来氟米特、辛伐他汀、γ-干扰素、奥美拉唑等亦可引起咳嗽的个案报道。

### （五）支气管肺癌

咳嗽常为中心型肺癌的早期症状和常见症状，发生率为25%～86%不等。对有长期吸烟史，出现刺激性干咳、痰中带血、胸痛及消瘦等症状或原有咳嗽性质发生改变的病人，应进一步进行影像学检查和支气管镜检查。肺癌咳嗽的治疗关键在于原发灶的治疗、放疗、化疗、射频消融术及手术切除肺部肿瘤能够缓解肺癌病人的咳嗽症状。

### （六）心理性咳嗽

心理性咳嗽是由于病人严重心理问题引起，又称为习惯性咳嗽、心因性咳嗽。儿童相对常见。典型表现为日间咳嗽，专注于某一事物及夜间休息时咳嗽消失，常伴随焦虑症状。多种心理因素，如感觉、信念、情绪、学习及习惯方式等可导致咳嗽，临床应予以重视。目前心理性咳嗽的诊断系排他性诊断，缺乏特异性诊断标准，只有在慢性咳嗽的常见病因和少见病因排除后才能考虑此诊断。

## 六、预防和治疗

慢性咳嗽的经验性治疗是指病因诊断不确定的情况下，根据病情和可能的诊断给予相应的治疗措施，通过治疗反应来确立或排除诊断。经验性治疗应遵循以下几条原则。

1.推荐首先针对慢性咳嗽的常见病因进行治疗，

常见病因为CVA、UACS/PNDS、EB、AC和GERC。

2.建议根据病史推测可能的慢性咳嗽病因并进行相应的治疗。如病人的主要表现为夜间或凌晨刺激性咳嗽，则可先按CVA进行治疗；咳嗽伴有明显反酸、嗳气、胸骨后烧灼感者则考虑GERC的治疗；如感冒后继发咳嗽迁延不愈，则可按PIC进行处理；咳嗽伴流涕、鼻塞、鼻痒、频繁清喉及鼻后滴流感者，先按UACS/PNDS进行治疗。

3.建议根据临床特征将慢性咳嗽分为激素敏感性咳嗽（包括CVA、EB及AC）、UACS和GERC进行经验治疗，有利于减少经验治疗的盲目性，提高经验治疗的成功率。建议将美敏伪麻溶液、复方甲氧那明用于UACS/PNDS、AC和PIC等经验治疗。怀疑激素敏感性咳嗽者，可建议先口服小剂量激素治疗1周，症状缓解后改用ICS或联合β2受体激动剂治疗。

4.咳嗽伴咳脓痰或流脓鼻涕者建议用抗生素治疗。多数病因与感染无关，经验治疗时应避免滥用抗生素。

5.建议UACS或PNDS、CVA、EB的经验性治疗疗程为1～2周，GERC至少2～4周。口服糖皮质激素一般不超过1周。治疗有效者，继续按相应咳嗽病因的标准化治疗方案进行治疗。

6.经验治疗有一定的盲目性，应注意排除支气管恶性肿瘤、结核和其他肺部疾病。经验性治疗无效者，建议及时到有条件的医院进行相关检查明确病因。

## 七、基层医疗机构健康管理

### （一）基层筛查方法及流程

询问咳嗽的持续时间、时相、性质、音色以及诱发或加重因素、体位影响、伴随症状等，了解痰液量、颜色及性状等和有无吸烟史、职业或环境刺激暴露史、服用ACEI类药物或其他药物史等对诊断具有重要价值。有特殊职业接触史应注意职业性咳嗽的可能。咳嗽可按持续时间分为急性、亚急性或慢性咳嗽，缩小诊断范围。急性咳嗽主要为普通感冒与急性气管-支气管炎，亚急性咳嗽最常见的病因为感染后咳嗽（PIC）。咳嗽发生的时相亦有一定的诊断价值，夜间咳嗽为主的病人应首先考虑咳嗽变异型哮喘（CVA）的诊断。干咳主要见于非感染性咳嗽，湿咳则以感染性咳嗽多见，特别是痰量较多、咳脓性痰者，应首先考虑呼吸道感染性疾病。慢性支气管炎常咯白色黏液痰，并以冬、春季咳嗽为主。痰中带血或咳血者应考虑结核、支气管扩张和肺癌的可能。有过敏性疾病史和家族史者应注意排除过敏性鼻炎和支气管哮喘（哮喘）相关的咳嗽。伴随鼻塞、流涕、喷嚏、鼻后滴流感、咽后黏液附着感等，应首先考虑上气道咳嗽综合征（UACS）的可能。伴随反酸、嗳气、胸骨后烧灼感等症状或者餐后咳嗽加重应考虑胃食管反流性咳嗽（GERC）的诊断。

### （二）转诊标准

疑诊成人慢性咳嗽的指导用药及随诊，需明确病史和查体，通过病史询问缩小诊断范围，常规检查X线胸片，如不能检查或正规治疗1周以上无效，转诊至上级医院。已明确病因及诊断，病情稳定的病人；生命体征稳定，合并症得到控制的病人，可转基层医疗机构继续治疗随诊。

### （三）下转后健康管理注意事项

1.康复锻炼。避免接触过敏物质，避免暴饮暴食。

2.随访复查胸部X线片及肺功能情况。

# 第9章 肺 结 核

肺结核在21世纪仍然是严重危害人类健康的主要传染病，是全球关注的公共卫生和社会问题，也是我国重点控制的主要疾病之一。自20世纪80年代以来，在结核病疫情很低的发达国家或原结核病疫情较严重的发展中国家，结核病疫情均出现明显回升并呈现全球性恶化的趋势，结核病仍然是危害人类健康的公共卫生问题。

## 一、流行病学

1.全球疫情约有1/3的人（约20亿）曾受到结核分枝杆菌的感染。结核病仍然是015年全世界十大死因之一。值得关注的是，2015年据估计约新发48万例耐多药结核病，此外还有10万新符合耐多药结核病治疗条件的耐利福平结核病病人，而印度、中国和俄罗斯三国就占了45%。

2.我国疫情据2010年我国第五次结核病流行病学抽样调查估计结核病年发病例100万，发病率78/10万；全国现有活动性肺结核病人499万，患病率459/10万；涂阳肺结核病人72万，患病率66/10万；菌阳肺结核病人129万，患病率119/10万；结核病年死亡人数5.4万，死亡率4.1/10万；TB/HIV双重感染病人约2万；每年新发MDR-TB约10万人。结核病防控工作任重而道远，必须坚持不懈地加强结核病防控工作。

## 二、定义

发生在肺组织、气管、支气管和胸膜的结核病变。结核分枝杆菌（mycobacterium tuberculosis）简称结核杆菌，是人类结核病的病原菌。结核分枝杆菌的形态为细长直或稍弯曲、两端圆钝的杆菌，长1～4μm，宽0.3～0.6μm。

## 三、分类

根据胸部影像学表现可分为原发性肺结核，血行播散性肺结核，继发性肺结核，气管、支气管结核和结核性胸膜炎。

## 四、病因和发病机制

1.原发感染首次吸入含结核分枝杆菌的气溶胶后，如果结核分枝杆菌能够存活下来，并在肺泡巨噬细胞内外生长繁殖，这部分肺组织即出现炎症病变，称为原发病灶。原发病灶中的结核分枝杆菌沿着肺内引流淋巴管到达肺门淋巴结，引起淋巴结肿大。原发病灶和肿大的气管支气管淋巴结合称为原发综合征。原发病灶继续扩大，可直接或经血流播散到邻近组织器官，发生结核病。

当结核分枝杆菌首次侵入人体开始繁殖时，人体通过细胞介导的免疫系统对结核分枝杆菌产生特异性免疫，使原发病灶、肺门淋巴结和播散到全身各器官的结核分枝杆菌停止繁殖，原发病灶炎症迅速吸收或留下少量钙化灶，肿大的肺门淋巴结逐渐缩小、纤维化或钙化，播散到全身各器官的结核分枝杆菌大部分被消灭，这就是原发感染最常见的良性过程。但仍然有少量结核分枝杆菌没有被消灭，长期处于休眠期，成为继发性结核病的来源之一。

2.结核病免疫和迟发性变态反应结核病主要的免疫保护机制是细胞免疫，体液免疫对控制结核分枝杆菌感染的作用不重要。

3.继发性结核病与原发性结核病有明显的差异，继发性结核病有明显的临床症状，容易出现空洞和排菌，有传染性，所以，继发性结核病具有重要的临床和流行病学意义，是防治工作的重点。

## 五、临床表现

### （一）症状

咳嗽、咳痰≥2周，或痰中带血或咯血为肺结核可疑症状，还可出现全身症状，如盗汗、疲乏、间断或持续午后低热、食欲缺乏、体重减轻等，女性病人可伴有月经失调或闭经。少数病人起病急骤，有中、高度发热，部分伴有不同程度的呼吸困难。病变发生在胸膜者可有刺激性咳嗽、胸痛和呼吸困难等症状。

病变发生在气管、支气管炎者多有刺激性咳嗽，持续时间较长，支气管淋巴瘘形成并破入支气管内或支气管狭窄者，可出现喘鸣或呼吸困难。

**（二）体征**

早期肺部体征不明显，当病变累及范围较大时，局部叩诊呈浊音，听诊可闻及管状呼吸音，合并感染或合并支气管扩张时，可闻及湿性啰音。病变累及气管、支气管，引起局部狭窄时，听诊可闻及固定、局限性的哮鸣音，当引起肺不张时，可表现气管向患侧移位，患侧胸廓塌陷、肋间隙变窄、叩诊为浊音或实音、听诊呼吸音减弱或消失。病变累及胸膜时，早期于患侧可闻及胸膜摩擦音，随着胸腔积液的增加，患侧胸廓饱满，肋间隙增宽，气管向健侧移位，叩诊呈浊音至实音，听诊呼吸音减弱至消失。当积液减少或消失后，可出现胸膜增厚、粘连，气管向患侧移位，患侧胸廓可塌陷，肋间隙变窄、呼吸运动受限，叩诊为浊音，听诊呼吸音减弱。原发性肺结核可伴有浅表淋巴结肿大，血行播散性肺结核可伴肝脾肿大、眼底脉络膜结节，儿童病人可伴皮肤粟粒疹。

## 六、实验室及其他辅助检查

**（一）实验室检查**

1.细菌学检查。检查结果如下：

（1）涂片显微镜检查阳性。

（2）分枝杆菌培养阳性，菌种鉴定为结核分枝杆菌复合群。

2.分子生物学检查。结核分枝杆菌核酸检测阳性。

3.结核病病理学检查。结核病组织病理改变。

4.免疫学检查。

（1）结核菌素皮肤试验，中度阳性或强阳性。

（2）γ-干扰素释放试验阳性。

（3）结核分枝杆菌抗体阳性。

**（二）胸部影像学检查**

1.*原发性肺结核* 主要表现为肺内原发病灶及胸内淋巴结肿大，或单纯胸内淋巴结肿大。儿童原发性肺结核也可表现为空洞、干酪性肺炎及由支气管淋巴瘘导致的支气管结核。

2.*血行播散性肺结核* 急性血行播散性肺结核表现为两肺均匀分布的大小、密度一致的粟粒阴影；亚急性或慢性血行播散性肺结核的弥漫病灶，多分布于两肺的上中部，大小不一，密度不等，可有融合。儿童急性血行播散性肺结核有时仅表现为磨玻璃样影，婴幼儿粟粒病灶周围渗出明显，边缘模糊，易于融合。

3.*继发性肺结核* 轻者主要表现为斑片、结节及索条影，或表现为结核瘤或孤立空洞；重者可表现为大叶性浸润、干酪性肺炎、多发空洞形成和支气管播散等；反复迁延进展者可出现肺损毁，损毁肺组织体积缩小，其内多发纤维厚壁空洞、继发性支气管扩张，或伴有多发钙化等，邻近肺和纵隔结构牵拉移位，胸廓塌陷，胸膜增厚粘连，其他肺组织出现代偿性肺气肿和新旧不一的支气管播散病灶等。

4.*气管、支气管结核* 气管及支气管结核主要表现为气管或支气管壁不规则增厚、管腔狭窄或阻塞，狭窄支气管远端肺组织可出现继发性不张或实变、支气管扩张及其他部位支气管播散病灶等。

5.*结核性胸膜炎* 结核性胸膜炎分为干性胸膜炎和渗出性胸膜炎。干性胸膜炎为胸膜的早期炎性反应，通常无明显的影像表现；渗出性胸膜炎主要表现为胸腔积液，且胸腔积液可表现为少量或中大量的游离积液，或存在于胸腔任何部位的局限积液，吸收缓慢者常合并胸膜增厚粘连，也可演变为胸膜结核瘤及脓胸等。

**（三）支气管镜检查**

支气管镜检查可直接观察气管和支气管病变，也可以抽吸分泌物、刷检及活检。

## 七、诊断与鉴别诊断

诊断原则：肺结核的诊断是以病原学（包括细菌学、分子生物学）检查为主，结合流行病史、临床表现、胸部影像、相关的辅助检查及鉴别诊断等，进行综合分析做出诊断。以病原学、病理学结果作为确诊依据。儿童肺结核的诊断，除痰液病原学检查外，还要重视胃液病原学检查。

**（一）诊断**

1.*疑似病例* 凡符合下列项目之一者：

（1）具备胸部影像学检查中任一条者。

（2）5岁以下儿童。具备肺结核临床表现同时具备有肺结核病人接触史、结核菌素皮肤试验、中度阳性或强阳性、γ-干扰素释放试验阳性其中任一条。

2.*临床诊断病例* 经鉴别诊断排除其他肺部疾病，同时符合下列项目之一者：

（1）具备胸部影像学检查中任一条及肺结核临床表现者。

（2）具备胸部影像学检查中任一条及结核菌素皮肤试验，中度阳性或强阳性者。

（3）具备胸部影像学检查中任一条及γ-干扰素释放试验阳性者。

（4）具备胸部影像学检查中任一条及结核分枝杆菌抗体阳性者。

（5）具备胸部影像学检查中任一条及肺外组织病理检查证实为结核病变者。

（6）具备气管、支气管结核胸部影像学表现及支气管镜检查直接观察到气管和支气管结核病变，抽吸分泌物、刷检及活检找到结核菌者可诊断为气管、支气管结核。

（7）具备结核性胸膜炎胸部影像学表现和胸水为渗出液、腺苷脱氨酶升高，同时具备结核菌素皮肤试验，中度阳性或强阳性，γ-干扰素释放试验阳性，结核分枝杆菌抗体阳性任一条者，可诊断为结核性胸膜炎；

（8）儿童肺结核临床诊断病例应同时具备以下2条：

A.具备胸部影像学检查中任一条及肺结核临床表现者。

B.具备结核菌素皮肤试验，中度阳性或强阳性，γ-干扰素释放试验阳性任一条者。

3.确诊病例

（1）痰涂片阳性肺结核诊断

凡符合下列项目之一者：

①2份痰标本涂片抗酸杆菌检查符合细菌学检查涂片显微镜检查阳性者。

②1份痰标本涂片抗酸杆菌检查符合细菌学检查涂片显微镜检查阳性，同时具备胸部影像学检查中任一条者。

③1份痰标本涂片抗酸杆菌检查符合细菌学检查涂片显微镜检查阳性，并且1份痰标本分枝杆菌培养符合细菌学检查分枝杆菌培养阳性，菌种鉴定为结核分枝杆菌复合群者。

（2）仅分枝杆菌分离培养阳性肺结核诊断：符合胸部影像学检查中任一条，至少2份痰标本涂片阴性并且分枝杆菌培养符合细菌学检查分枝杆菌培养阳性，菌种鉴定为结核分枝杆菌复合群者。

（3）分子生物学检查阳性肺结核诊断：符合胸部影像学检查中任一条及结核分枝杆菌核酸检测阳性者。

（4）肺组织病理学检查阳性肺结核诊断，符合结核病组织病理改变者。

（5）气管、支气管结核诊断。

凡符合下列项目之一者：

①具备支气管镜检查直接观察到气管和支气管结核病变，抽吸分泌物、刷检及活检找到结核菌者及气管、支气管病理学检查符合结核病组织病理改变者。

②具备支气管镜检查直接观察到气管和支气管结核病变，抽吸分泌物、刷检及活检找到结核菌者及气管、支气管分泌物病原学检查，符合细菌学检查涂片显微镜检查阳性或细菌学检查分枝杆菌培养阳性，菌种鉴定为结核分枝杆菌复合群或结核分枝杆菌核酸检测阳性者。

（6）结核性胸膜炎诊断

凡符合下列项目之一者：

①具备胸部影像学检查及胸水或胸膜病理学检查符合结核病组织病理改变者。

②具备胸部影像学检查及胸水病原学检查，符合细菌学检查涂片显微镜检查阳性或细菌学检查分枝杆菌培养阳性，菌种鉴定为结核分枝杆菌复合群或结核分枝杆菌核酸检测阳性者。

**（二）鉴别诊断**

1.肺炎　主要与继发型肺结核鉴别。各种肺炎因病原体不同而临床特点各异，但大都起病急，伴有发热，咳嗽、咳痰明显，血白细胞和中性粒细胞增高。胸部X线片表现密度较淡且较均匀的片状或斑片状阴影，抗菌治疗后体温迅速下降，1～2周阴影有明显吸收。

2.慢性阻塞性肺疾病　多表现为慢性咳嗽、咳痰，少有咯血。冬季多发，急性加重期可以有发热。肺功能检查为阻塞性通气功能障碍。胸部影像学检查有助于鉴别诊断。

3.支气管扩张　慢性反复咳嗽、咳痰，多有大量脓痰，常反复咯血。轻者X线胸片无异常或仅见肺纹理增粗，典型者可见卷发样改变，CT特别是高分辨CT能发现支气管腔扩大，可确诊。

4.肺癌　肺癌多有长期吸烟史，表现为刺激性咳嗽，痰中带血，胸痛和消瘦等症状。胸部X线或CT表现肺癌肿块常呈分叶状，有毛刺、切迹。癌组织坏死液化后，可以形成偏心厚壁空洞。多次痰脱落细胞和结核分枝杆菌检查及病灶活体组织检查是鉴别的重要方法。

5.肺脓肿　多有高热，咳大量脓臭痰。胸部X线片表现为带有液平面的空洞伴周围浓密的炎性阴影。血白细胞和中性粒细胞增高。

6.纵隔和肺门疾病　原发型肺结核应与纵隔和肺门疾病相鉴别。小儿胸腺在婴幼儿时期多见，胸内甲状腺多发生于右上纵隔，淋巴系统肿瘤多位于中纵隔，多见于青年人，症状多，结核菌素试验可呈阴性或弱阳性。皮样囊肿和畸胎瘤多呈边缘清晰的囊状阴影，多发生于前纵隔。

7.其他疾病　肺结核常有不同类型的发热，需与伤寒、败血症、白血病等发热性疾病相鉴别。

## 八、预防和治疗

**（一）预防**

1.控制传染源　结核病的主要传染源是结核病人。早期发现病人，尤其是菌阳性者，并及时给予合理的化疗是现代防痨工作的中心环节。早期发现病人的方法是对怀疑病人及时进行X线胸片和细菌学检查。

2.治疗场所　高效抗结核药物在家中或在医院治疗效果同样满意。目前仅少数症状严重或有并发症者，才需短期住院。

3.切断传染途径　结核菌主要通过呼吸道传染，因此禁止随地吐痰。对菌阳性病人的痰、日用品，以及周围的东西要加以消毒和适当处理。

4.保护易感人群

（1）接种卡介苗：它是一种无致病力的活菌苗，接种于人体后可使未受结核菌感染者获得对结核病的特异性免疫力。

（2）提高抗感染和自我保护能力：树立良好的卫生、生活行为习惯，加强体育锻炼，预防感冒，合理使用抗生素，减少与结核病人接触。

**（二）结核病的化学治疗**

1.化学治疗的原则 肺结核化学治疗的原则是早期、规律、全程、适量、联合。整个治疗方案分强化和巩固两个阶段。

2.化学治疗的主要作用 迅速杀死病灶中大量繁殖的结核分枝杆菌，防止耐药菌产生防止获得性耐药变异菌的出现，彻底杀灭结核病变中半静止或代谢缓慢的结核分枝杆菌是化学治疗的最终目的。

3.常用抗结核病药物

（1）异烟肼（isoniazid，INH，H）。异烟肼是单一抗结核药物中杀菌力特别是早期杀菌力最强者。成人剂量每日300mg，顿服。

（2）利福平（rifampicin，RFP，R）。对巨噬细胞内外的结核分枝杆菌均有快速杀菌作用。空腹或早饭前半小时服用，体重在50kg及以下者为450mg，50kg以上者为600mg，顿服。其他常用利福霉素类药物有利福喷丁（rifapentine，RFT），使用剂量为450～600mg，每周2次。RFT与RFP之间完全交叉耐药。

（3）吡嗪酰胺（pyrazinamide，PZA，Z）。吡嗪酰胺具有独特的杀菌作用，成人用药为1.5g/d，每周3次用药为1.5～2.0g/d。

（4）乙胺丁醇（ethambutol，EMB，E）。成人剂量为0.75～1.0g/d，每周3次用药为1.0～1.25/d。

（5）链霉素（streptomycin，SM，S）。链霉素对巨噬细胞外碱性环境中的结核分枝杆菌有杀菌作用。肌内注射，每日量为0.75g，每周5次，间歇用药每次为0.75～1.0g，每周2～3次。

（6）抗结核药品固定剂量复合制剂的应用。抗结核药品固定剂量复合制剂（fixed-dose combination，FDC）。目前FDC的主要使用对象为初治活动性肺结核病人。复治肺结核病人、结核性胸膜炎及其他肺外结核也可以用FDC组成治疗方案。

4.标准化学治疗方案

（1）初治活动性肺结核（含涂阳和涂阴）治疗方案。

①每日用药方案：强化期：异烟肼、利福平、吡嗪酰胺和乙胺丁醇，顿服，2个月。巩固期：异烟肼、利福平，顿服，4个月。简写为：2HRZE/4HR。

②间歇用药方案：强化期：异烟肼、利福平、吡嗪酰胺和乙胺丁醇，隔日1次或每周3次，2个月。异烟肼、利福平，隔日1次或每周3次，4个月。简写为：$2H_3R_3Z_3E_3/4H_3R_3$。

（2）复治涂阳肺结核治疗方案：复治涂阳肺结核病人强烈推荐进行药物敏感性试验，敏感病人按下列方案治疗，耐药者纳入耐药方案治疗。

①复治涂阳敏感用药方案：强化期：异烟肼、利福平、吡嗪酰胺、链霉素和乙胺丁醇，每日1次，2个月。巩固期：异烟肼、利福平和乙胺丁醇，每日1次，6～10个月。巩固期治疗4个月时，痰菌未转阴，可继续延长治疗期6～10个月。简写为：2HRZSE/6～10HRE。

②间歇用药方案：强化期：异烟肼、利福平、吡嗪酰胺、链霉素和乙胺丁醇，隔日1次或每周3次，2个月。巩固期：异烟肼、利福平和乙胺丁醇，隔日1次或每周3次，6个月。简写为：$2H_3R_3Z_3S_3E_3/6～10H_3R_3E_3$。

间歇方案为必须采用全程督导化疗管理，以保证病人不间断地规律用药。

## 九、并发症

肺结核病人得不到及时治疗，有可能导致肺部损毁、咯血、气胸、脓胸、肺气肿、慢性肺源性心脏病、肺曲菌病、结核性脓胸、支气管扩张及肺外结核。

## 十、预后

肺结核经过规律的，正规的抗结核治疗，大多数病人是可以痊愈的，如果不规律，不规则用药，很容易产生耐药，从而使肺结核迁延不愈转为慢性，成为复发性肺结核。

## 十一、基层医疗机构健康管理

**（一）基层筛查方法及流程**

咳嗽、咳痰≥2周，或痰中带血或咯血、低热、乏力、盗汗为肺结核可疑症状→胸部X线检查＋结核菌素皮肤试验＋痰涂片抗酸染色→如其中任何一项阳性，进一步上级医院检查确诊。

**（二）基层首诊**

1.在非结核病定点医疗机构确诊的肺结核病人，应当转诊到当地结核病定点医疗机构进行门诊或住院治疗。

2.基层首诊后对具有以下指征的病人，可考虑在当地定点医疗机构住院治疗。

（1）存在较重合并症或并发症者。

（2）出现较重不良反应，需要住院进一步处理者。

（3）需要有创操作（如活检）或手术者。

（4）合并症诊断不明确，需要住院继续诊疗者。

（5）其他情况需要住院者。

**（三）转诊标准**

1.基层医院　咳嗽咳痰大于2周或咯血等肺结核可疑症状者应转诊至具备收治传染病条件的上级医院或到上级医院进行确诊。

2.上级医院

（1）肺结核病人初诊及出院病人随诊。

（2）确诊的活动性肺结核病人治疗与随诊。

3.耐多药病人的确诊及治疗。

4.重症病人和合并基础疾病病人的治疗。

5.符合以下条件病人，可转下级医院

（1）明确诊断，病情稳定，需继续抗结核治疗。

（2）耐多药肺结核住院期结束且病情稳定或好转。

（3）合并症得到有效控制，且已制订出有效化疗方案的肺结核病人。

**（四）下转后健康管理注意事项**

1.定期对基层医务人员开展健康宣教培训

（1）确保病人准确了解结核病作为传染病，对自身、家庭及周围健康人的危害。

（2）确保病人了解国家结核病防治政策。

（3）确保病人了解结核病治疗疗程、治疗方案、可能出现的不良反应以及按医嘱治疗的重要性。

（4）基层医务人员在工作中如何预防结核杆菌感染。

2.对肺结核病人开展健康教育

（1）疾病传播途径：结核病是一种主要经呼吸道传播的传染病；传染期病人尽量减少外出，必须外出或与健康人密切接触时应当佩戴外科口罩。

（2）疾病预后：经过正确治疗，大部分病人可以治愈，不规范治疗可演变为耐药结核病，有终身不能治愈的风险。

（3）规范治疗的重要性：按时服药、确保治疗不中断是治愈的重要保证。出现药物不良反应时，应当及时报告医师。

# 第二部分　循环系统疾病

# 第1章　高　血　压

## 第一节　原发性高血压

原发性高血压（primary hypertension）是以血压升高为主要临床表现伴或不伴有多种心血管危险因素的综合征，通常简称为高血压。高血压是多种心、脑血管疾病的重要病因和危险因素，影响重要脏器，如心，脑、肾的结构与功能，最终导致这些器官的功能衰竭，迄今仍是心血管疾病死亡的主要原因之一。

### 一、血压分类和定义

人群中血压水平呈连续性正态分布，正常血压和血压升高的划分并无明确界线。高血压的标准是根据临床及流行病学资料人为界定的。高血压定义为收缩压≥140mmHg和（或）舒张压≥90mmHg，根据血压升高水平，又进一步将高血压分为1～3级。

当收缩压和舒张压分属于不同分级时，以较高的级别作为标准。

以上标准适用于男、女性任何年龄的成人。

### 二、流行病学

中国高血压调查最新数据显示，2012～2015年我国18岁及以上居民高血压患病粗率为27.9%（标化率23.2%），与1958～1959年、1979～1980年、1991年、2002年和2012年进行过的5次全国范围内的高血压抽样调查相比，虽然各次调查总人数、年龄和诊断标准不完全一致，但患病率总体呈增高的趋势。

人群高血压患病率随年龄增加而显著增高，但青年高血压亦值得注意，据2012～2015年全国调查，18～24岁、25～34岁、35～44岁的青年高血压患病率分别为4.0%、6.1%、15.0%。男性高于女性，北方高南方低的现象仍存在，但目前差异正在转变，呈现出大中型城市高血压患病率较高的特点，如北京、天津和上海居民的高血压患病率分别为35.9%、34.5%和29.1%。农村地区居民的高血压患病率增长速度较城市快，2012～2015年全国调查结果显示农村地区的患病率（粗率28.8%，标化率23.4%）首次超越了城市地区（粗率26.9%，标化率23.1%）。不同民族间比较，藏族、满族和蒙古族高血压的患病率较汉族人群高，而回族、苗族、壮族、布依族高血压的患病率均低于汉族人群。

### 三、病因和发病机制

原发性高血压的病因，可分为遗传和环境因素两个方面。高血压是遗传易感性和环境因素相互作用的结果。一般认为在比例上，遗传因素约占40%，环境因素约占60%。

#### （一）病因

1.遗传因素　高血压具有明显的家族聚集性，父母均有高血压，子女的发病概率高达46%，约60%高血压病人可询问到有高血压家族史。高血压的遗传方式可能为主要基因显性遗传和多基因关联遗传2种方式。在遗传表型上，不仅血压升高发生率体现遗传性，而且在血压高度、并发症发生以及其他有关因素方面，如肥胖，也有遗传性。

2.环境因素

（1）饮食：不同地区人群血压水平和高血压患病率与钠盐平均摄入量显著有关，摄盐越多，血压水平和患病率越高，但是同一地区人群中个体间血压水平与摄盐量并不相关，摄盐过多导致血压升高主要见于对盐敏感的人群中。钾摄入量与血压呈负相关。饮食中钙摄入对血压的影响尚有争议，多数人认为饮食低钙与高血压发生有关。高蛋白质摄入属于升压因素，动物和植物蛋白质均能升压。饮食中饱和脂肪酸或饱和脂肪酸/不饱和脂肪酸比值较高也属于升压因素。饮酒量与血压水平线性相关，尤其与收缩压，每天饮酒量超过50g乙醇者高血压发病率明显增高。

（2）精神应激：城市脑力劳动者高血压患病率超过体力劳动者，从事精神紧张度高的职业者发生高血压的可能性较大，长期生活在噪声环境中听力敏感性减退者患高血压也较多。高血压病人经休息后往往症状和血压可获得一定改善。

3.其他因素

（1）体重：超重或肥胖是血压升高的重要危险因素。体重常是衡量肥胖程度的指标，一般采用体重指数（BMI），即体重（kg）/身高（$m^2$）（20～24为正常范围）。腰围反映向心性肥胖程度。高血压病人约1/3有不同程度肥胖。血压与BMI呈显著正相关。肥胖的类型与高血压发生关系密切，腹型肥胖者容易发生高血压。

（2）口服避孕药：口服避孕药妇女血压升高发生率及程度与服用时间长短有关。35岁以上妇女容易出现血压升高。口服避孕药引起的高血压一般为轻度，并且可逆转，在终止避孕药后3～6个月血压常恢复正常。

（3）睡眠呼吸暂停低通气综合征（SAHS）：SAHS是指睡眠期间反复发作性呼吸暂停。有中枢性和阻塞性之分，后者主要是上呼吸道特别是鼻咽部有狭窄的病理基础，如腺样体和扁桃体组织增生、软腭松弛、腭垂过长、舌根部脂肪浸润后垂以及下腭畸形等。SAHS病人50%有高血压，血压高度与SAHS病程有关。

**（二）发病机制**

高血压的发病机制，即遗传与环境因素，通过什么途径和环节升高血压，至今还没有一个完整统一的认识。其原因如下：

第一，高血压不是一种均匀同质性疾病，不同个体之间病因和发病机制不尽相同。

第二，高血压的病程较长，进展一般较缓慢，不同阶段始动、维持和加速等不同机制参与。

第三，参与血压正常生理调节的机制不等于高血压发病机制，某一种机制的异常或缺陷常被其他各种机制代偿。

第四，高血压的发病机制与高血压引起的病理生理变化很难截然分开，血压的波动性和高血压定义的人为性及发病时间的模糊性也使始动机制很难确定。

从血流动力学角度，血压主要决定于心排出量和体循环周围血管阻力，平均动脉血压（MBP）＝心排血量（CO）×总外周血管阻力（PR）。高血压的血流动力学特征主要是总外周血管阻力相对或绝对增高。从总外周血管阻力增高出发，目前高血压的发病机制较集中在以下几个环节。

1.交感神经系统活性亢进　各种病因因素使大脑皮质下神经中枢功能发生变化，各种神经递质浓度与活性异常，包括去甲肾上腺素、肾上腺素、多巴胺、神经肽Y、5-经色胺、血管加压素、脑啡肽、脑钠肽和中枢肾素-血管紧张素系统，导致交感神经系统活性亢进，血浆儿茶酚胺浓度升高，阻力小动脉收缩增强。

2.肾性水钠潴留　各种原因引起肾性水钠潴留，通过全身血流自身调节使外周血管阻力和血压升高，压力-利尿钠（pressure-natriuresis）机制再将潴留的水钠排泄出去。也可能通过排钠激素分泌释放增加，例如内源性类洋地黄物质，在排泄水钠同时使外周血管阻力增高。这个学说的理论意义在于将血压升高作为维持体内水钠平衡的一种代偿方式。

有较多因素可引起肾性水钠潴留，例如亢进的交感活性使肾血管阻力增加；肾小球有微小结构病变；肾脏排钠激素（前列腺素、激肽酶、肾髓质素）分泌减少，或者肾外排钠激素（内源性类洋地黄物质、心房肽）分泌异常，或者潴钠激素（18-羟去氧皮质酮、醛固酮）释放增多。

3.肾素-血管紧张素-醛固酮系统（RAAS）激活　经典的RAAS包括：肾小球入球动脉的球旁细胞分泌肾素，激活从肝脏产生的血管紧张素原（AGT），生成血管紧张素Ⅰ（AI），然后经肺循环的转换酶（ACE）生成血管紧张素Ⅱ（AⅡ）。AⅡ是RAAS的主要效应物质，作用于血管紧张素Ⅱ受体（AT1），使小动脉平滑肌收缩，刺激肾上腺皮质球状带分泌醛固酮，通过交感神经末梢突触前膜的正反馈使去甲肾上腺素分泌增加。这些作用均可使血压升高，参与高血压发病并维持。近年来发现很多组织，例如血管壁、心脏、中枢神经、肾脏及肾上腺，也有RAAS各种组成成分。组织RAAS对心脏、血管的功能和结构的作用，可能在高血压发生和维持中有更大影响。

4.细胞膜离子转运异常　血管平滑肌细胞有许多特异性的离子通道、载体和酶，组成细胞膜离子转运系统，维持细胞内外钠、钾、钙离子浓度的动态平衡。遗传性或获得性细胞膜离子转运异常，包括钠泵活性降低，钠-钾离子协同转运缺陷，细胞膜通透性增强，钙泵活性降低，可导致细胞内钠-钙离子浓度升高，膜电位降低，激活平滑肌细胞兴奋-收缩耦联，使血管收缩反应性增强和平滑肌细胞增生与肥大，血管阻力增高。

5.胰岛素抵抗　胰岛素抵抗（insulin resistance，简称IR）是指必须以高于正常的血胰岛素释放水平来维持正常的糖耐量，表示机体组织对胰岛素处理葡萄糖的能力减退。约50%原发性高血压病人存在不同程度的IR，在肥胖、血甘油三酯升高、高血压与糖耐量减退同时并存的四联症病人中最为明显。近年来认为胰岛素抵抗是2型糖尿病和高血压发生的共同病理生理基础，但是胰岛素抵抗是如何导致血压升高，尚未获得肯定解释。多数认为是胰岛素抵抗造成继发性高胰岛素血症引起的，因为胰岛素抵抗主要影响胰岛素对葡萄糖的利用效应，胰岛素的其他生物学效应仍然保留，继发性高胰岛素血症使肾脏水钠重吸收增强，交感神经系统活性亢进，动脉弹性减退，从而血压升高。在一定意义上，胰岛素抵抗所致交感活性亢进使机体产热增加，是对肥胖的一种负反馈调节，这种调节以血压升高和血脂代谢障碍为代价。

然而，上述从总外周血管阻力增高出发的机制尚不能解释单纯收缩期性高血压和脉压明显增大。通常情况下，大动脉弹性和外周血管的压力反射波是收缩压与脉压的主要决定因素，所以近年来重视动脉弹性功能在高血压发病中的作用。现在已知，覆盖血管内膜面的内皮细胞能生成、激活和释放各种血管活性物质，例如一氧化氮（NO）、前列环素（PGI2）、内皮素（ET-1）、内皮依赖性血管收缩因子（EDCF）等，调节心血管功能。随着年龄增长以及各种心血管危险因素，例如血脂异常、血糖升高、吸烟、高同型半胱氨酸血症等，氧自由基产生增加，NO灭活增强，氧化应激（oxidativestress）反应等均影响动脉弹性功能和结构。由于大动脉弹性减退，脉搏波传导速度增快，反射波抵达中心大动脉的时相从舒张期提前到收缩期，出现收缩期延迟压力波峰，可以导致收缩压升高，舒张压降低，脉压增大。阻力小动脉结构（血管数目稀少或壁/腔比值增加）和功能（弹性减退和阻力增大）改变，影响外周压力反射点的位置或反射波强度，也对脉压增大起重要作用。

## 四、病理

高血压早期无明显病理改变。心脏和血管是高血压病理生理作用的主要靶器官。长期高血压引起的心脏改变主要是左心室肥厚和扩大。长期高血压引起的全身小动脉病变，主要是壁腔比值增加和管腔内径缩小，导致重要靶器官如心、脑、肾组织缺血。长期高血压及伴随的危险因素可促进动脉粥样硬化的形成及发展，该病变主要累及体循环大、中动脉。高血压时还可出现微循环毛细血管稀疏、扭曲变形，静脉顺应性减退。现在认为血管内皮功能障碍是高血压最早期和最重要的血管损害。

### （一）心脏

长期压力负荷增高，儿茶酚胺与血管紧张素Ⅱ等生长因子都可刺激心肌细胞肥大和间质纤维化。高血压主要是左心室肥厚和扩大，根据左心室肥厚和扩张的程度，可以分为对称性肥厚、不对称性室间隔肥厚和扩张性肥厚。长期高血压发生心脏肥厚或扩大时，称为高血压心脏病。高血压心脏病常合并冠状动脉粥样硬化和微血管病变，最终可导致心力衰竭或严重心律失常，甚至猝死。

### （二）脑

长期高血压对脑组织的影响，无论是脑卒中或慢性脑缺血，都是脑血管病变的后果。长期高血压使脑血管发生缺血与变性，形成微动脉瘤，从而发生脑出血。高血压促使脑动脉粥样硬化，粥样斑块破裂可并发脑血栓形成。脑小动脉闭塞性病变，引起针尖样小范围梗死病灶，称为腔隙性脑梗死。高血压的脑血管病变部位，特别容易发生在大脑中动脉的豆纹动脉、基底动脉的旁正中动脉和小脑齿状核动脉。这些血管直接来自压力较高的大动脉，血管细长而且垂直穿透，容易形成微动脉瘤或闭塞性病变。因此脑卒中通常累及壳核、丘脑、尾状核、内囊等部位。

### （三）肾脏

肾单位数目随年龄增长而减少。长期持续高血压使肾小球内囊压力升高，肾小球纤维化、萎缩，以及肾动脉硬化，进一步导致肾实质缺血和肾单位不断减少。慢性肾衰竭是长期高血压的严重后果之一，尤其在合并糖尿病时。恶性高血压时，入球小动脉及小叶间动脉发生增殖性内膜炎及纤维素样坏死，可在短期内出现肾衰竭。

### （四）视网膜

视网膜小动脉早期发生痉挛，随着病程进展出现硬化改变。血压急骤升高可引起视网膜渗出和出血。

## 五、临床表现及并发症

### （一）症状

大多数起病缓慢、渐进，一般缺乏特殊的临床表现。约1/5病人无症状，仅在测量血压时或发生心、脑、肾等并发症时才被发现。一般常见症状有头晕、头痛、颈项板紧、疲劳、心悸等，呈轻度持续性，多数症状可自行缓解，在紧张或劳累后加重。也可出现视力模糊、鼻出血等较重症状。症状与血压水平有一定的关联，因高血压性血管痉挛或扩张所致。典型的高血压头痛在血压下降后即可消失。高血压病人可以同时合并其他原因的头痛，往往与血压高度无关，例如精神焦虑性头痛、偏头痛、青光眼等。如果突然发生严重头晕与眩晕，要注意可能是短暂性脑缺血发作或者过度降压、直立性低血压，这在高血压合并动脉粥样硬化、心功能减退者容易发生。高血压病人还可以出现受累器官的症状，如胸闷、气短、心绞痛、多尿等。另外，有些症状可能是降压药的不良反应所致。

### （二）体征

血压随季节、昼夜、情绪等因素有较大波动。冬季血压较高，夏季较低；血压有明显昼夜波动，一般夜间血压较低，清晨起床活动后血压迅速升高，形成清晨血压高峰。病人在家中的自测血压值往往低于诊所血压值。

高血压时体征一般较少，周围血管搏动、血管杂音、心脏杂音等是重点检查的项目。常见的并应重视的部位是颈部、背部两侧肋脊角、上腹部脐两侧、腰部肋脊处的血管杂音。血管杂音往往表示管腔内血流紊乱，与管腔大小、血流速度、血液黏度等因素有关，提示存在血管狭窄、不完全性阻塞或者代偿性血流量增多、加快，例如肾血管性高血压、大动脉炎、主动脉狭窄、粥样斑块阻塞等。肾动脉狭窄的血管杂音，常向腹两侧传导，大多具有舒张期成分。心脏听诊可有主动脉瓣区第二心音亢进、收缩期杂音或收缩早期喀喇音。

有些体征常提示继发性高血压可能，例如腰部肿块提示多囊肾或嗜铬细胞瘤；股动脉搏动延迟出现或缺如，并且下肢血压明显低于上肢，提示主动脉缩窄；向心性肥胖、紫纹与多毛，提示Cushing综合征可能。

**（三）恶性或急进型高血压**

少数病人病情急骤发展，舒张压持续≥130mmHg，并有头痛、视力模糊、眼底出血、渗出和乳头水肿，肾脏损害突出，持续蛋白尿、血尿与管型尿。病情进展迅速，如不及时有效降压治疗，预后很差，常死于肾衰竭、脑卒中或心力衰竭。病理上以肾小动脉纤维样坏死为特征。发病机制尚不清楚，部分病人继发于严重肾动脉狭窄。

**（四）并发症**

1.高血压危象：因紧张、疲劳、寒冷、嗜铬细胞瘤发作、突然停服降压药等诱因，小动脉发生强烈痉挛，血压急剧上升，影响重要脏器血液供应而产生危急症状。在高血压早期与晚期均可发生。危象发生时，出现头痛、烦躁、眩晕、恶心、呕吐、心悸、气急及视力模糊等严重症状，以及伴有痉挛动脉（椎基底动脉、颈内动脉、视网膜动脉、冠状动脉等）累及相应的靶器官缺血症状。

2.高血压脑病：发生在重症高血压病人，由于过高的血压突破了脑血流自动调节范围，脑组织血流灌注过多引起脑水肿。临床表现以脑病的症状与体征为特点，表现为弥漫性严重头痛、呕吐、意识障碍、精神错乱，甚至昏迷、局灶性或全身抽搐。

3.脑血管病：包括脑出血、脑血栓形成、腔隙性脑梗死、短暂性脑缺血发作，参阅神经科教材。

4.心力衰竭。

5.慢性肾衰竭。

6.主动脉夹层。

## 六、实验室及其他辅助检查

**（一）常规项目**

常规检查的项目是尿常规，血糖，血胆固醇，血甘油三酯，肾功能，血尿酸和心电图。这些检查有助于发现相关的危险因素和靶器官损害。部分病人根据需要和条件可以进一步检查眼底、超声心动图、血电解质、低密度脂蛋白胆固醇与高密度脂蛋白胆固醇。

**（二）特殊检查**

如果为了更进一步了解高血压病人病理生理状况和靶器官结构与功能变化，可以有目的地选择一些特殊检查，例如24h动态血压监测（ABPM），踝/臂血压比值，心率变异，颈动脉内膜中层厚度（IMT），动脉弹性功能测定，血浆肾素活性（PRA）等。24h动态血压监测有助于判断血压升高严重程度，了解血压昼夜节律，指导降压治疗及评价降压药物疗效。

## 七、诊断和鉴别诊断

高血压诊断主要根据门诊测量的血压值，采用经核准的水银柱或电子血压计，测量安静休息坐位时上臂肱动脉部位血压。一般来说，左、右上臂的血压相差＜1.33～2.66/1.33kPa（10～20/10mmHg），右侧＞左侧。如果左、右上臂血压相差较大，要考虑一侧锁骨下动脉及远端有阻塞性病变，例如大动脉炎、粥样斑块。必要时，如疑似直立性低血压的病人还应测量平卧位和站立位（1s和5s后）血压。是否血压升高，不能仅凭1次或2次诊所血压测量值来确定，需要一段时间的随访，观察血压变化和总体水平。

一旦诊断高血压，必需鉴别是原发性还是继发性。继发性高血压的诊断与治疗参见本章第二节。原发性高血压病人需高血压分级（分级标准见表2-1-1）及行有关辅助检查，评估靶器官损害和相关危险因素，进行心血管危险分层（见下文）。

**表2-1-1　血压水平的定义和分级**

| 级别 | 收缩压/舒张压（mmHg） | | |
|---|---|---|---|
| 正常血压 | ＜120 | 和 | ＜80 |
| 正常高值 | 120～139 | 和（或） | 80～89 |
| 高血压 | ≥140 | 和（或） | ≥90 |
| 1级高血压（轻度） | 140～159 | 和（或） | 90～99 |
| 2级高血压（中度） | 160～179 | 和/（或） | 100～109 |
| 3级高血压（重度） | ≥180 | 和（或） | ≥110 |
| 单纯收缩期高血压 | ≥140 | 和 | ＜90 |

## 八、预后

高血压的预后不仅与血压升高水平有关，而且与其他心血管危险因素存在及靶器官损害程度有关。因此，从指导治疗和判断预后的角度，现在主张对高血压病人做心血管危险分层，将高血压病人分为低危、中危、高危和极高危。具体分层标准根据血压升高水平（1、2、3级）、其他心血管危险因素、糖尿病、靶器官损害及并发症情况来确定（表2-1-2）。

**表2-1-2　根据心血管总体危险量化估计预后危险度分层表**

| 其他危险因素、靶器官损害和疾病史 | 血压（mmHg） | | |
|---|---|---|---|
| | 1级高血压<br>SBP140～159<br>或DBP90～99 | 2级高血压<br>SBP160～179<br>或DBP100～109 | 3级高血压<br>SBP≥180<br>或DBP≥110 |
| 无其他危险因素 | 低危 | 中危 | 高危 |
| 1～2个危险因素 | 中危 | 中危 | 极高危 |
| ≥3个危险因素或糖尿病或靶器官损害 | 高危 | 高危 | 极高危 |
| 有并发症 | 极高危 | 极高危 | 极高危 |

用于分层的其他心血管危险因素：①男性＞55岁，女性＞65岁；②吸烟；③血胆固醇（TC）＞5.72mmol/L（220mg/dl），或低密度脂蛋白胆固醇（LDL-C）＞3.3mmol/L（130mg/dl），或高密度脂蛋白胆固醇（HDL-C）＜1.0mmol/L（40mg/dl）；④早发心血管疾病家族史（一级亲属发病年龄＜50岁）；⑤腹型肥胖（腹围：男性≥90cm，女性≥85cm），或体重指数BMI＞28kg/m$^2$；⑥高敏C反应蛋白（hCRP）≥1mg/dl；⑦缺乏体力活动。

用于分层的靶器官损害：①左心室肥厚（心电图或超声心动图）；②颈动脉超声证实有动脉粥样斑块或内膜中层厚度（IMT）≥0.9mm；③血肌酐轻度升高：男性115～133μmol/L（1.3～1.5mg/dl），女性107～124μmol/L（1.2～1.4mg/dl）；④微量白蛋白尿30～300mg/24h，或尿白蛋白/肌酐比值：男性≥22mg/g，女性≥31mg/g。

用于分层的并发症：①心脏疾病（心绞痛，心肌梗死，冠状动脉血供重建，心力衰竭）；②脑血管疾病（脑出血，缺血性脑卒中，短暂性脑缺血发作）；③肾脏疾病（糖尿病肾病，血肌酐升高男性超过133μmol/L或女性超过124μmol/L，临床蛋白尿＞300mg/24h）；④血管疾病（主动脉夹层，外周血管病）；⑤高血压性视网膜病变（出血或渗出，视盘水肿）。

在影响预后的因素中，除危险因素外，是否存在靶器官损害至关重要。靶器官损害发生后不仅独立于始动的危险因素，加速心、脑血管病发生，而且成为预测心、脑血管病的危险标记（risk marker）。左心室肥厚、颈动脉内膜中层厚度（IMT）增加或粥样斑块、动脉弹性功能减退和微量白蛋白尿等靶器官损害，目前被公认为是心血管危险重要标记。

## 九、治疗

### （一）目的与原则

原发性高血压目前尚无根治方法，但大规模临床试验证明，收缩压下降10～20mmHg或舒张压下降5～6mmHg，3～5年内脑卒中、心脑血管病死亡率与冠心病事件分别减少38%、20%与16%，心力衰竭减少50%以上。降压治疗在高危病人能获得更大益处，例如老年单纯收缩期性高血压、糖尿病和脑卒中病史病人。虽然降压治疗不是治本，但也不仅仅是对症的，降压治疗的最终目的是减少高血压病人心、脑血管病的发生率和死亡率。

高血压病人发生心、脑血管并发症往往与血压高度有密切关系，因此，降压治疗应该确立血压控制目标值。另一方面，高血压常常与其他心、脑血管病的危险因素合并存在，例如肥胖、高胆固醇血症、糖尿病等，协同加重心血管危险，决定了治疗措施必须是综合性的。

高血压治疗原则如下：

1.改善生活行为　适用于所有高血压病人，包括使用降压药物治疗的病人。

（1）减轻体重：尽量将体重指数（BMI）控制在＜25。体重降低对改善胰岛素抵抗、糖尿病、高脂血症和左心室肥厚均有益。

（2）减少钠盐摄人：膳食中约80%钠盐来自烹调用盐和各种腌制品，所以应减少烹调用盐，每人每日食盐量以不超过6g为宜。

（3）补充钙和钾盐：每人每日吃新鲜蔬菜400～500g，喝牛奶500ml，可以补充钾1000mg和钙400mg。

（4）减少脂肪摄人：膳食中脂肪量应控制在总热量的25%以下。

（5）戒烟、限制饮酒：饮酒量每日不可超过相当于50g乙醇的量。

（6）增加运动：运动有利于减轻体重和改善胰岛素抵抗，提高心血管适应调节能力，稳定血压水平。较好的运动方式是低或中等强度的等张运动，可根据年龄及身体状况选择慢跑或步行，一般每周3～5次，每次20～60min。

2.降压药治疗对象

（1）高血压2级或以上病人（≥160/100mmHg）。

（2）高血压合并糖尿病，或者已经有心、脑、肾靶器官损害和并发症病人。

（3）凡血压持续升高，改善生活行为后血压仍未获得有效控制病人。从心血管危险分层的角度，高危和极高危病人必须使用降压药物强化治疗。

3.血压控制目标值　原则上应将血压降到病人能最大耐受的水平，目前一般主张血压控制目标值至少＜140/90mmHg。糖尿病或慢性肾脏病合并高血压病人，血压控制目标值＜130/80mmHg。根据临床试验已获得的证据，老年收缩期性高血压的降压目标水平，收缩压（SBP）140～150mmHg，舒张压（DBP）＜90mmHg，但不低于65～70mmHg，舒张压降得过低可能抵消收缩压下降得到的益处。

4.多重心血管危险因素协同控制　各种心血管危险因素相互之间有关联，80%～90%高血压病人有血压升高以外的危险因素。降压治疗后尽管血压控制在正常范围，血压升高以外的多种危险因素依然对预后产生重要影响。在血压升高以外的诸多因素中，性别、年龄、吸烟、血胆固醇水平、血肌酐水平、糖尿病和冠心病对心血管危险的影响最明显。因此，必须在心血管危险控制新概念指导下实施抗高血压治疗，控制某一种危险因素时应注意尽可能改善或至少不加重其他心血管危险因素。降压治疗方案除了必须有效控制血压和依从治疗外，还应顾及可能对糖代谢、脂代谢、尿酸代谢等的影响。

**（二）降压药物治疗**

1.降压药物种类　目前常用降压药物可归纳为五大类，即利尿剂、β受体阻滞剂、钙通道阻滞剂（CCB）、血管紧张素转换酶抑制剂（ACEI）和血管紧张素Ⅱ受体阻滞剂（ARB）。

2.降压药物作用特点

（1）利尿剂：有噻嗪类、袢利尿剂和保钾利尿剂三类。各种利尿剂的降压疗效相仿，噻嗪类使用最多，常用的有氢氯噻嗪和氯噻酮。降压作用主要通过排钠，减少细胞外容量，降低外周血管阻力。降压起效较平稳、缓慢，持续时间相对较长，作用持久，服药2～3周后作用达高峰。适用于轻、中度高血压，在盐敏感性高血压、合并肥胖或糖尿病、更年期女性和老年人高血压有较强降压效应。利尿剂能增强其他降压药的疗效。利尿剂的主要不利作用是低钾血症症和影响血脂、血糖、血尿酸代谢，往往发生在大剂量时，因此，现在推荐使用小剂量，以氢氯噻嗪为例，每天剂量不超过25mg。不良反应主要是乏力、尿量增多。痛风病人禁用。保钾利尿剂可引起高血钾，不宜与ACEI、ARB合用，肾功能不全者慎用。袢利尿剂主要用于肾功能不全时。

（2）β受体阻滞剂：有选择性（$\beta_1$）、非选择性（$\beta_1$与$\beta_2$）和兼有α受体阻滞三类。常用的有美托洛尔、阿替洛尔、比索洛尔、卡维地洛、拉贝洛尔。降压作用可能通过抑制中枢和周围的RAAS，以及血流动力学自动调节机制。降压起效较迅速、强力，持续时间各种β受体阻滞剂有差异。适用于各种不同严重程度高血压，尤其是心率较快的中、青年病人或合并心绞痛病人，对老年人高血压疗效相对较差。不良反应主要有心动过缓、乏力、四肢发冷。β受体阻滞剂对心肌收缩力、房室传导及窦性心律均有抑制，并可增加气道阻力。急性心力衰竭、支气管哮喘、病态窦房结综合征、房室传导阻滞和外周血管病病人禁用。

（3）钙通道阻滞剂（CCB）：又称钙拮抗剂，根据药物核心分子结构和作用于L型钙通道不同的亚单位，钙拮抗剂分为二氢吡啶类和非二氢吡啶类，前者以硝苯地平为代表，后者有维拉帕米和地尔硫卓。根据药物作用持续时间，钙拮抗剂又可分为短效和长效。长效钙拮抗剂包括长半衰期药物，例如氨氯地平；脂溶性膜控型药物，例如拉西地平和乐卡地平；缓释或控释制剂，例如非洛地平缓释片、硝苯地平控释片。主要缺点是开始治疗阶段有反射性交感活性增强，引起心率增快、面部潮红、头痛、下肢水肿等，尤其使用短效制剂时。非二氢吡啶类抑制心肌收缩及自律性和传导性，不宜在心力衰竭、窦房结功能低下或心脏传导阻滞病人中应用。

（4）血管紧张素转换酶抑制剂（ACEI）：根据化学结构分为巯基、羧竣基和磷酰基三类。常用的有卡托普利、依那普利、贝那普利、赖诺普利、西拉普利、培哚普利、雷米普利和福辛普利。降压作用主要通过抑制周围和组织的血管紧张素转换酶（ACE），使血管紧张素Ⅱ生成减少，同时抑制激肽酶使缓激肽降解减少。降压起效缓慢，逐渐增强，在3～4周时达最大作用，限制钠盐摄入或联合使用利尿剂可使起效迅速和作用增强。ACE抑制剂具有改善胰岛素抵抗和减少尿蛋白作用，在肥胖、糖尿病和心脏、肾脏靶器官受损的高血压病人具有相对较好的疗效，特别适用于伴有心力衰竭、心肌梗死后、糖耐量减退或糖尿病肾病的高血压病人。不良反应主要是刺激性干咳和血管性水肿。干咳发生率10%～20%，可能与体内缓激肽增多有关，停用后可消失。高血钾症、妊娠妇女和双侧肾动脉狭窄病人禁用。血肌酐超过3mg/dl，病人使用时需谨慎。

（5）血管紧张素Ⅱ受体阻滞剂（ARB）：常用的有氯沙坦、缬沙坦、伊贝沙坦、替米沙坦、坎地沙坦和奥美沙坦。降压作用主要通过阻滞组织的血管紧张素Ⅱ受体亚型AT1，更充分有效地阻断血管紧张素Ⅱ的水钠潴留、血管收缩与重构作用。最大的特点是直接与药物有关的不良反应很少，不引起刺激性干咳，持续治疗的依从性高。虽然在治疗对象和禁忌证方面与ACEI相同，但ARB具有自身疗效特点，在高血压治疗领域内，与ACEI并列作为目前推荐的常用的五大类降压药中的一类。

除了上述五大类主要的降压药物外，在降压药发展历史中还有一些药物，包括交感神经抑制剂，例如利血平（reserpine）、可乐定（clonidine）；直接血管扩张剂，例如肼屈嗪（hydrazine）；$\alpha_1$受体阻滞剂，例如哌唑嗪（prazosin）、特拉唑嗪（terazosin）、多沙唑嗪（doxazosin），曾多年用于临床并有一定的降压疗效，但因副作用较多，目前不主张单独使用，但是在复方制剂或联合治疗时还仍在使用。

3.*降压治疗方案*　大多数无并发症或合并症病人可以单独或者联合使用噻嗪类利尿剂、β受体阻滞剂、CCB、ACEI和ARB，治疗应从小剂量开始，逐步递增剂量。临床实际使用时，病人心血管危险因素状况、靶器官损害、并发症、合并症、降压疗效、不良反应及药物费用等，都可能影响降压药的具体选择。现在认为，2级高血压（≥160/100mmHg）病人在开始时就可以采用两种降压药物联合治疗，处方联合或者固定剂量联合，联合治疗有利于血压在相对较短的时间内达到目标值，也有利于减少不良反应。

联合治疗应采用不同降压机制的药物。比较合理的两种降压药联合治疗方案是：利尿剂与β受体阻滞剂；利尿剂与ACEI或ARB；二氢吡啶类钙拮抗剂与β受体阻滞剂；钙拮抗剂与ACEI或ARB。3种降压药合理的联合治疗方案除有禁忌证外必须包含利尿剂。采用合理的治疗方案和良好的治疗依从，一般可使病人在治疗后3～6个月内达到血压控制目标值。对于有并发症或合并症病人，降压药和治疗方案选择应该个体化，具体内容见下文。

因为降压治疗的益处是通过长期控制血压达到的，所以高血压病人需要长期降压治疗，尤其是高危和极高危病人。在每个病人确立有效治疗方案并获得血压控制后，仍应继续治疗，不要随意停止治疗或频繁改变治疗方案，停服降压药后多数病人在半年内又回复到原来的高血压水平，这是治疗是否有成效的关键。在血压平稳控制1～2年后，可以根据需要逐渐减少降压药品种与剂量。由于高血压治疗的长期性，病人的治疗依从性十分重要。采取以下措施可以提高病人治疗依从性：医师与病人之间保持经常性的良好沟通；让病人和家属参与制定治疗计划；鼓励病人家中自测血压。

### （三）有并发症和合并症的降压治疗

1.*脑血管病*　在已发生过脑卒中的病人，降压治疗的目的是减少再次发生脑卒中。高血压合并脑血管病病人不能耐受血压下降过快或过大，压力感受器敏感性减退，容易发生体位性低血压，因此，降压过程应该缓慢、平稳，最好不减少脑血流量。可选择ARB、长效钙拮抗剂、ACEI或利尿剂。注意从单种药物小剂量开始，再缓慢递增剂量或联合治疗。

2.*冠心病*　高血压合并稳定性心绞痛的降压治疗，应选择β受体阻滞剂、转换酶抑制剂和长效钙拮抗剂；发生过心肌梗死病人应选择ACEI和β受体阻滞剂，预防心室重构。尽可能选用长效制剂，较少血压波动，控制24h血压，尤其清晨血压高峰。

3.*心力衰竭*　高血压合并无症状左心室功能不全的降压治疗，应选择ACEI和β阻滞剂，注意从小剂量开始；在有心力衰竭症状的病人，应采用利尿剂、ACEI或ARB和β受体阻滞剂联合治疗。

4.*慢性肾衰竭*　终末期肾脏病时常有高血压，两者病情呈恶性循环。降压治疗的目的主要是延缓肾功能恶化，预防心、脑血管病发生。应该实施积极降压治疗策略，通常需要3种或3种以上降压药方能达到目标水平。ACEI或ARB在早、中期能延缓肾功能恶化，但要注意在低血容量或病情晚期（肌酐清除率＜30ml/min或血肌酐超过265μmol/L，即3.0mg/dl）有可能反而使肾功能恶化。血液透析病人仍需降压治疗。

5.*糖尿病*　糖尿病与高血压常常合并存在，并发肾脏损害时高血压患病率达70%～80%。1型糖尿病在出现蛋白尿或肾功能减退前通常血压正常，高血压是肾病的一种表现；2型糖尿病往往较早就与高血压并存。高血压病人约10%有糖尿病和糖耐量异常。多数糖尿病合并高血压病人往往同时有肥胖、血脂代谢紊乱和较严重的靶器官损害，属于心血管危险的高危群体，约80%病人死于心、脑血管病。应该实施积极降压治疗策略，为了达到目标水平，通常在改善生活行为基础上需要2种以上降压药物联合治疗。ARB或ACEI、长效钙拮抗剂和小剂量利尿剂是较合理的选择。ACEI或ARB能有效减轻和延缓糖尿病肾病的进展，改善血糖控制。

### （四）顽固性高血压治疗

约10%高血压病人，尽管使用了3种以上合适剂量降压药联合治疗，血压仍未能达到目标水平，称为顽固性高血压或难治性高血压。对顽固性高血压的处理，首先要寻找原因，然后针对具体原因进行治疗，常见有以下一些原因。

1.血压测量错误。

2.降压治疗方案不合理。

3.药物干扰降压作用。

4.容量超负荷。

5.胰岛素抵抗。

6.继发性高血压。

另外，睡眠呼吸暂停低通气综合征、过多饮酒和重度吸烟也是造成顽固性高血压的原因。

顽固性高血压的处理应该建立在上述可能原因评估的基础上，大多数病人可以找到原因并加以纠正。

如果依然不能控制血压，应该进一步进行血流动力学和神经激素检查。如果所有的方法都失败了，宜短时期停止药物治疗，严密监测血压，重新开始新的治疗方案，可能有助于打破血压升高的恶性循环。

## 十、高血压急症

在高血压发展过程的任何阶段和其他疾病急症时，可以出现严重危及生命的血压升高，需要做紧急处理。高血压急症是指短时期内（数小时或数天）血压重度升高，舒张压＞130mmHg和（或）收缩压＞200mmHg，伴有重要器官组织如心脏、脑、肾、眼底、大动脉的严重功能障碍或不可逆性损害。

高血压急症可以发生在高血压病人，表现为高血压危象或高血压脑病；也可发生在其他许多疾病过程中，主要在心、脑血管病急性阶段，例如脑出血、蛛网膜下腔出血、缺血性脑梗死、急性左心室心力衰竭、心绞痛、急性主动脉夹层和急、慢性肾衰竭等情况时。

及时正确处理高血压急症十分重要，可在短时间内使病情缓解，预防进行性或不可逆性靶器官损害，降低死亡率。根据降压治疗的紧迫程度，可分为紧急和次急两类。前者需要在几分钟到1h内迅速降低血压，采用静脉途径给药；后者需要在几小时到24h内降低血压，可使用快速起效的口服降压药。

### （一）治疗原则

1.迅速降低血压　选择适宜有效的降压药物，放置静脉输液管，静脉滴注给药，同时应经常不断测量血压或无创性血压监测。静脉滴注给药的优点是便于调整给药的剂量。如果情况允许，及早开始日服降压药治疗。

2.控制性降压　高血压急症时短时间内血压急骤下降，有可能使重要器官的血流灌注明显减少，应采取逐步控制性降压，即开始的24h内将血压降低20%～25%，48h内血压不低于160/100mmHg。如果降压后发现有重要器官的缺血表现，血压降低幅度应更小些。在随后的1～2周，再将血压逐步降到正常水平。

3.合理选择降压药　高血压急症处理对降压药的选择，要求起效迅速，短时间内达到最大作用；作用持续时间短，停药后作用消失较快；不良反应较小。另外，最好在降压过程中不明显影响心率、心排出量和脑血流量。硝普钠、硝酸甘油、尼卡地平和地尔硫卓注射液相对比较理想。在大多数情况下，硝普钠往往是首选的药物。

4.避免使用的药物　应注意有些降压药不适宜用于高血压急症，甚至有害。利血平肌内注射的降压作用起始较慢，如果短时间内反复注射又导致难以预测的蓄积效应，发生严重低血压；引起明显嗜睡反应，干扰对神志状态的判断。因此，不主张用利血平治疗高血压急症。治疗开始时也不宜使用强力的利尿降压药，除非有心力衰竭或明显的体液容量负荷过度，因为多数高血压急症时交感神经系统和RAAS过度激活，外周血管阻力明显升高，病人体内循环血容量减少，强力利尿是危险的。

### （二）降压药选择与应用

1.硝普钠（sodium nitroprusside）　能同时直接扩张动脉和静脉，降低前、后负荷。开始时以50mg/500ml浓度每分钟10～25μg速率静脉滴注，立即发挥降压作用。

2.硝酸甘油（nitroglycerin）　扩张静脉和选择性扩张冠状动脉与大动脉。开始时以每分钟5～10μg速率静滴，然后每5～10分钟增加滴注速率至每分钟20～50μg。

3.尼卡地平（nicardipine）　二氢吡啶类钙通道阻滞剂，作用迅速，持续时间较短，降压作用同时改善脑血流量。开始时从每分钟0.5μg/kg静脉滴注，逐步增加剂量到每分钟6μg/kg。

4.地尔硫䓬（diltiazem）　非二氢吡啶类钙通道阻滞剂，降压同时具有改善冠状动脉血流量和控制快速性室上性心律失常作用。配制成50mg/500ml浓度，以每小时5～15mg速率静滴。

5.拉贝洛尔（labetalol）　兼有α受体阻滞作用的β阻滞剂，起效较迅速（5～10min），但持续时间较长（3～6h）。开始时缓慢静脉注射50mg，以后可以每隔15min重复注射，总剂量不超过300mg，也可以每分钟0.5～2mg速率静脉滴注。

6.三甲噻方（trimetaphan）　神经节阻滞剂，已经不用于通常的降压治疗，但在主动脉夹层的高血压急症处理中却是最佳的可选择药物。

### （三）几种常见高血压急症的处理原则

1.脑出血　脑出血急性期时血压明显升高多数是由于应激反应和颅内压增高，原则上实施血压监控与管理，不实施降压治疗，因为降压治疗有可能进一步减少脑组织的血流灌注，加重脑缺血和脑水肿。只有在血压极度升高情况时，即＞200/130mmHg，才考虑严密血压监测下进行降压治疗。血压控制目标不能低于160/100mmHg。

2.脑梗死　脑梗死病人在数天内血压常自行下降，而且波动较大，一般不需要做高血压急症处理。

3.急性冠脉综合征　部分病人在起病数小时内血压升高，大多见于前壁心肌梗死，主要是舒张压升高，可能与疼痛和心肌缺血的应激反应有关。血压升高增加心肌耗氧量，加重心肌缺血和扩大梗死面积；有可能增加溶栓治疗过程中脑出血发生率。可选择硝酸甘油或地尔硫䓬静脉滴注，也可选择口服β受体阻滞剂和ACEI治疗。血压控制目标是疼痛消失，舒张压

＜100mmHg。

4.*急性左心室衰竭* 降压治疗对伴有高血压的急性左心室衰竭有较明显的独特疗效，降压治疗后症状和体征能较快缓解。应该选择能有效减轻心脏前、后负荷又不加重心脏工作的降压药物，硝普钠或硝酸甘油是较佳的选择。需要时还应静脉注射袢利尿剂。

# 第二节 继发性高血压

继发性高血压是指由某些确定的疾病或病因引起的血压升高，约占所有高血压的5%。继发性高血压尽管所占比例并不高，但绝对人数仍相当多，而且不少继发性高血压，如原发性醛固酮增多症、嗜铬细胞瘤、肾血管性高血压、肾素分泌瘤等，可通过手术得到根治或改善。因此，及早明确诊断能明显提高治愈率或阻止病情进展。

临床上凡遇到以下情况时，要进行全面详尽的筛选检查：

1.中、重度血压升高的年轻病人。

2.症状、体征或实验室检查有怀疑线索，例如肢体脉搏搏动不对称性减弱或缺失，腹部听到粗糙的血管杂音，近期有明显怕热、多汗、消瘦，血尿或明显蛋白尿等。

3.降压药联合治疗效果很差，或者治疗过程中血压曾经控制良好但近期内又明显升高。

4.急进性和恶性高血压病人。

## 一、肾实质性高血压

肾实质性高血压包括急、慢性肾小球肾炎，糖尿病性肾病、慢性肾盂肾炎，多囊肾和肾移植后等多种肾脏病变引起的高血压，是最常见的继发性高血压。所有肾脏疾病在终末期肾病阶段80%～90%以上有高血压。肾实质性高血压的发生主要是由于肾单位大量丢失，导致水钠潴留和细胞外容量增加，以及肾脏RAAS激活与排钠激素减少。高血压又进一步升高肾小球内囊压力，形成恶性循环，加重肾脏病变。

各种肾脏疾病的检查和诊断可参阅有关章节。临床上有时难以将肾实质性高血压与原发性高血压伴肾脏损害区别开来。一般而言，除了恶性高血压，原发性高血压很少出现明显蛋白尿，血尿罕见，肾功能减退首先从肾小管浓缩功能开始，肾小球滤过功能仍可长期保持正常或增强，直到最后阶段才有肾小球滤过降低，血肌酐上升；肾实质性高血压往往在发现血压升高时已经有蛋白尿、血尿和贫血，肾小球滤过功能减退，肌酐清除率下降。如果条件允许，肾穿刺组织学检查有助于确立诊断。

肾实质性高血压必须严格限制钠盐摄入，每天＜3g；使用降压药物联合治疗，通常需要3种或3种以上，将血压控制在130/80mmHg以下；联合治疗方案中应包括ACEI或ARB，有利于减少尿蛋白，延缓肾功能恶化。

## 二、肾血管性高血压

肾血管性高血压是单侧或双侧肾动脉主干或分支狭窄引起的高血压。常见病因有多发性大动脉炎，肾动脉纤维肌性发育不良和动脉粥样硬化，前两者主要见于青少年，后者见于老年人。肾血管性高血压的发生是由于肾血管狭窄，导致肾脏缺血，激活RAAS。早期解除狭窄，可使血压恢复正常；后期解除狭窄，因为已经有高血压维持机制参与或肾功能减退，血压也不能恢复正常。

凡进展迅速或突然加重的高血压，均应怀疑本症。本症大多有舒张压中、重度升高，体检时在上腹部或背部肋脊角处可闻及血管杂音。大剂量快速静脉肾盂造影、多普勒超声、放射性核素肾图有助于诊断，肾动脉造影可明确诊断并提供具体狭窄部位。分侧肾静脉肾素活性测定可预测手术治疗效果。

治疗方法可根据病情和条件选择经皮肾动脉成形术，手术和药物治疗。治疗的目的不仅为了降低血压，还在于保护肾功能。经皮肾动脉成形术较简便，对单侧非开口处局限性狭窄效果较好。手术治疗包括血供重建术，肾移植术和肾切除术，适用于不宜经皮肾动脉成形术病人。不适宜上述治疗的病人，可采用降压药物联合治疗。需要注意，双侧肾动脉狭窄、肾功能已受损或非狭窄侧肾功能较差病人禁忌使用ACEI或ARB，因为这类药物解除了缺血肾脏出球小动脉的收缩作用，使肾小球内囊压力下降，肾功能恶化。

## 三、原发性醛固酮增多症

本症是肾上腺皮质增生或肿瘤分泌过多醛固酮所致。临床上以长期高血压伴低血钾为特征，少数病人血钾正常，临床上因此常忽视了对本病的进一步检查。由于电解质代谢障碍，本症可有肌无力、周期性麻痹、烦渴、多尿等症状。血压大多为轻、中度升高，约1/3表现为顽固性高血压。实验室检查有低血钾、高血钠、代谢性碱中毒、血浆肾素活性降低、血浆及尿醛固酮增多。血浆醛固酮/血浆肾素活性比值增大有较高诊断敏感性和特异性。超声、放射性核素、CT、MRI可确定病变性质和部位。选择性双侧肾上腺静脉血激素测定，对诊断确有困难的病人，有较高的诊断价值。

如果本症是肾上腺皮质腺瘤或癌肿所致，手术切除是最好的治疗方法。如果是肾上腺皮质增生，也可做肾上腺大部切除术，但效果相对较差，一般仍需使用降压药物治疗，选择醛固酮拮抗剂螺内酯和长效钙拮抗药。

### 四、嗜铬细胞瘤

嗜铬细胞瘤起源于肾上腺髓质、交感神经节和体内其他部位嗜铬组织，肿瘤间歇或持续释放过多肾上腺素、去甲肾上腺素与多巴胺。临床表现变化多端，典型的发作表现为阵发性血压升高伴心动过速、头痛、出汗、面色苍白。在发作期间可测定血或尿儿茶酚胺或其代谢产物3-甲氧基-4-羟基苦杏仁酸（VMA），如有显著增高，提示嗜铬细胞瘤。超声、放射性核素、CT或磁共振等可做定位诊断。

嗜铬细胞瘤大多为良性，约10%嗜铬细胞瘤为恶性，手术切除效果好。手术前或恶性病变已有多处转移无法手术者，选择α和β受体阻滞剂联合降压治疗。

### 五、皮质醇增多症

皮质醇增多症又称Cushing综合征，主要是由于促肾上腺皮质激素（ACTH）分泌过多导致肾上腺皮质增生或者肾上腺皮质腺瘤，引起糖皮质激素过多所致。80%病人有高血压，同时有向心性肥胖、满月脸、水牛背、皮肤紫纹、毛发增多、血糖增高等表现。24h尿中17-羟和17-酮类固醇增多，地塞米松抑制试验和肾上腺皮质激素兴奋试验有助于诊断。颅内蝶鞍X线检查，肾上腺CT，放射性核素肾上腺扫描可确定病变部位。治疗主要采用手术、放射和药物方法根治病变本身，降压治疗可采用利尿剂或与其他降压药物联合应用。

### 六、主动脉缩窄

主动脉缩窄多数为先天性，少数是多发性大动脉炎所致。临床表现为上臂血压增高，而下肢血压不高或降低。在肩胛间区、胸骨旁、腋部有侧支循环的动脉搏动和杂音，腹部听诊有血管杂音。胸部X线检查可见肋骨受侧支动脉侵蚀引起的切迹。主动脉造影可确定诊断。治疗主要采用介入扩张支架置入或血管手术方法。

## 第三节　高血压基层医疗机构健康管理

### 一、转诊标准

1.社区初诊高血压转出条件

（1）合并严重的临床情况或靶器官损害，需要进一步评估治疗。

（2）多次测量血压水平达3级，需要进一步评估治疗。

（3）怀疑继发性高血压病人。

（4）妊娠和哺乳期妇女。

（5）高血压急症及亚急症。

（6）因诊断需要到上级医院进一步检查。

2.社区随诊高血压转出条件

（1）采用2种以上降压药物规律治疗，血压仍不达标者。

（2）血压控制平稳的病人，再度出现血压升高并难以控制者。

（3）血压波动较大，临床处理有困难者。

（4）随访过程中出现新的严重临床疾患或原有疾病加重。

（5）病人服降压药后出现不能解释或难以处理的不良反应。

（6）高血压伴发多重危险因素或靶器官损害而处理困难者。

3.上级医院转回基层社区的条件

（1）高血压诊断已明确。

（2）治疗方案已确定。

（3）血压及伴随临床情况已控制稳定。

### 二、下转后的健康管理注意事项

1.下转后2～4周基层医务人员应主动随访，了解病人在上级医院的诊断结果或治疗效果，达标者恢复常规随访，预约下次随访时间；如未能确诊或达标，仍建议在上级医院进一步治疗。

2.血压波动、病情变化或未达标病人，随访频率：每2～4周，直至血压达标。随访内容：查体（血压、心率、心律），生活方式评估及建议，服药情况，调整治疗。

3.已达标病人，随访频率：每3个月1次。随访内容：有无再住院的新发合并症，查体血压、心率、心律，超重或肥胖者应监测体重及腰围，生活方式评估及建议，了解服药情况，必要时调整治疗。

4.年度评估。除上述每3个月随访事项外，还需再次测量体重、腰围，并进行必要的辅助检查，同初诊评估，即血常规、尿常规、生化（肌酐、尿酸、谷丙转氨酶、血钾、血糖、血脂）、心电图。有条件者可选做：动态血压监测、超声心动图、颈动脉超声、尿白蛋白/肌酐、胸部X线片、眼底检查等。

# 第2章 冠 心 病

## 一、流行病学

根据《中国心血管病报告2018》我国心血管疾病现患人数为2.9亿，占居民疾病死亡构成的40%以上，为我国居民的首位死因。无论城市或农村、男性或女性，急性心肌梗死的死亡率随年龄的增加而增加，40岁开始显著上升，其递增趋势近似于指数关系。近年来，我国冠心病死亡率总体呈上升趋势，农村冠心病死亡率高于城市，并有年轻化趋势。

## 二、定义

冠状动脉粥样硬化性心脏病是指由于冠状动脉粥样硬化使管腔狭窄或闭塞导致心肌缺血、缺氧或坏死而引发的心脏病，统称为冠状动脉性心脏病或冠状动脉疾病，简称冠心病。

## 三、分类

根据发病特点和治疗原则不同，冠心病分为慢性冠脉病和急性冠脉综合征两大类。其中慢性冠脉病，也称慢性心肌缺血综合征，包括隐匿型冠心病、稳定型心绞痛及缺血性心肌病；急性冠状动脉综合征包括不稳定型心绞痛、急性心肌梗死和冠心病性猝死。

### （一）隐匿型冠心病

指无临床症状，但有心肌缺血的客观证据（心电活动、心肌血流灌注及心肌代谢等异常）的冠心病，亦称无症状性冠心病或无症状性心肌缺血。其心肌缺血的心电图表现可见于静息时，或在增加心肌负荷时才出现，常为动态心电图记录所发现。但缺乏胸痛或与心肌缺血相关的主观症状。

### （二）稳定型心绞痛

即稳定型劳力性心绞痛，是最常见的心绞痛。是指由心肌缺血缺氧引起的典型心绞痛发作，其临床表现在1～3个月内相对稳定，即每日和每周发作次数大致相同，诱发疼痛的劳力和情绪激动程度相同，每次发作疼痛的性质和疼痛部位无改变，疼痛时限相仿，服用硝酸甘油后也在相近时间内产生疗效。

### （三）缺血性心肌病

是指由于长期心肌缺血导致心肌局限性或弥漫性纤维化，从而产生心脏收缩和（或）舒张功能受损，引起心脏扩大或僵硬、充血性心力衰竭、心律失常等一系列临床表现的临床综合征。

### （四）ST段抬高型心肌梗死

是指冠状动脉管腔急性完全闭塞，血供完全停止，导致所供区域心室壁心肌透壁性坏死，临床上表现为典型的STEMI，即传统的Q波性心肌梗死。

### （五）不稳定型心绞痛

介于稳定型心绞痛和急性心肌梗死之间的临床状态，包括除稳定型劳力性心绞痛以外的初发型、恶化型劳力性心绞痛和各型自发性心绞痛。不稳定型心绞痛是在粥样硬化病变基础上，发生了冠状动脉内膜下出血、斑块破裂、斑块糜烂、破损处血小板与纤维蛋白凝集形成血栓、冠状动脉痉挛及远端小血管栓塞引起的急性或亚急性心肌供氧减少所致。

### （六）非ST段抬高型心肌梗死

若不稳定型心绞痛伴有血清心肌坏死标志物水平明显升高，此时可确诊为NSTEMI。不稳定型心绞痛和NSTEMI是紧密相连的两种情况，两者的主要差别在于缺血是否严重到心肌损伤所产生的心肌坏死标志物足以被检测到。

## 四、病因和发病机制

本病病因尚未完全确定，主要的危险因素为：年龄、血脂异常、高血压、吸烟、糖尿病和糖耐量异常、肥胖、体力活动少、遗传因素、性情急躁等。

在冠状动脉粥样硬化（偶为冠状动脉栓塞、炎症、先天性畸形、痉挛和冠状动脉口阻塞所致）的基础上，冠脉血管发生狭窄，当冠状动脉的供血与心肌的需血之间发生矛盾，冠状动脉血流量不能满足心肌代谢的需要，引起心肌急剧的、暂时的缺血缺氧时，即可发生心绞痛。当心肌严重而持久的急性缺血达

20～30min以上，即可发生急性心肌梗死。

当冠状动脉管腔存在显著的固定狭窄（＞50%～70%），安静时尚能代偿，而运动、心动过速、情绪激动造成心肌需氧量增加时，可导致短暂的心肌供氧和需氧间的不平衡，称为“需氧增加性心肌缺血”，这是引起大多数慢性稳定型心绞痛发作的机制。由于不稳定性粥样硬化斑块发生破裂、糜烂或出血，继发血小板聚集或血栓形成导致管腔狭窄程度急剧加重，或冠状动脉发生痉挛，均可使心肌氧供减少，清除代谢产物也发生障碍，称之为“供氧减少性心肌缺血”，这是引起急性冠脉综合征的主要原因。但在许多情况下，心肌缺氧是需氧量增加和供氧量减少两者共同作用的结果。

## 五、临床表现

表现为心绞痛，症状典型者表现为胸骨后压迫感、紧缩感，向左肩背部、左上肢放射，活动或情绪激动诱发，持续3～5 min，休息或舌下含服硝酸甘油可缓解。发生急性心肌梗死者疼痛剧烈，可有濒死感，持续时间较长，休息和舌下含服硝酸甘油不缓解，伴恶心、呕吐，可出现心律失常（前壁心肌梗死常合并快速性心律失常，下壁心肌梗死者常合并房室传导阻滞），严重者可出现血流动力学障碍，表现为低血压、休克，并出现心力衰竭等。

## 六、实验室及其他辅助检查

### （一）血液检查

慢性冠脉病及不稳定型心绞痛病人实验室检查可无明显异常，多数病人存在血脂、血糖异常、同型半胱氨酸增高；心肌梗死病人可出现白细胞、中性粒细胞增多，红细胞沉降率增快，超敏C反应蛋白增高，心肌酶、肌钙蛋白增高，并且心肌损伤标记物增高水平与心肌梗死范围及预后相关。

### （二）心电图

慢性冠脉病可无明显ST-T异常改变，或仅存在持续性ST段压低、T波倒置或陈旧性心肌梗死的改变；心绞痛发作时心电图可表现为一过性ST段压低或抬高、T波倒置或T波伪改善（原本倒置的T波变直立）；急性心肌梗死病人可出现典型心肌梗死演变图形。

### （三）动态心电图

可连续记录并自动分析24h（或更长时间）的心电图，可发现心电图ST段、T波改变（ST-T）和各种心律失常，将出现异常心电图表现的时间与病人的活动和症状相对照。胸痛发作时相应时间的缺血性ST-T改变有助于确定心绞痛的诊断，也可检出无症状性心肌缺血。

### （四）心脏超声

多数稳定型心绞痛病人静息时超声心动图检查无异常，有陈旧性心肌梗死者或严重心肌缺血者二维超声心动图可探测到坏死区或缺血区心室壁的运动异常，运动或药物负荷超声心动图检查可以评价心肌灌注和存活性。还有助于发现其他需与冠脉狭窄导致的心绞痛相鉴别的疾病，如梗阻性肥厚型心肌病、主动脉瓣狭窄等。

### （五）多层螺旋CT冠状动脉成像（CTA）

进行冠状动脉二维或三维重建，用于判断冠脉管腔狭窄程度和管壁钙化情况，对判断管壁内斑块分布范围和性质也有一定意义。冠状动脉CTA有较高阴性预测价值，若未见狭窄病变，一般可不进行有创检查，但其对狭窄程度的判断仍有一定限度，特别是钙化存在时会显著影响判断。

### （六）冠状动脉造影

为有创检查手段，目前仍然是诊断冠心病较准确的方法。可发现狭窄性病变的部位并估计其程度。冠脉狭窄根据直径变窄百分率分为四级：①Ⅰ级：25%～49%；②Ⅱ级：50%～74%；③Ⅲ级：75%～99%（严重狭窄）④Ⅳ级：100%（完全闭塞）。一般认为，管腔直径减少70%～75%以上会严重影响血供，部分50%～70%者也有缺血意义。

### （七）心肌核素显像

除可判断心肌的血流灌注情况外，尚可了解心肌的代谢情况。通过对心肌血流灌注和代谢显像匹配分析可准确评估心肌的活力。

## 七、诊断与鉴别诊断

### （一）非缺血性心血管源性胸痛

如主动脉夹层、主动脉瘤扩大、病毒性心肌炎、心包炎等。

### （二）非心血管源性胸痛

包括呼吸系统疾病（肺栓塞、肺动脉高压、胸膜炎、胸膜肿瘤、自发性气胸、血胸、肺炎、肺癌等）、胸壁疾病（急性皮炎、肋间神经炎、肋软骨炎、肋骨骨折等）、消化系统疾病（胃食管反流、食管炎、食管癌、胃溃疡、脾梗死等）、纵隔疾病（纵隔气肿、肿瘤等）、神经源性疾病（带状疱疹、颈椎、胸椎疾病等）、精神性疾病（躯体感觉障碍、焦虑、惊恐发作、过度换气综合征等）。

## 八、预防和治疗

首先应积极预防冠状动脉粥样硬化的发生，去除相关危险因素，戒烟、限酒，改善生活方式，合理安排工作，适量运动，保持心情愉悦。如已发生，应积极治疗，防止病变发展并争取逆转。已发生并发症者，积极治疗，防止恶化，延长病人寿命。

**药物治疗**

1.*抗血小板药物*　如无禁忌证，几乎所有病人都应当长期服用阿司匹林（75～100mg/日），ACS及PCI术后病人应当双联抗血小板治疗（阿司匹林联合氯吡格雷或替格瑞洛，必要时可静脉应用替罗非班），急性心肌梗死及PCI术后病人通常联合应用12个月，评估病人出血、缺血风险，酌情调整双抗时间。

2.*他汀类药物*　他汀类药物在冠心病二级预防中占有重要地位，可以降低心血管再发时间和降低死亡率。一般冠心病病人会将LDL-C降至2.6mmol/L以下，ACS病人降至1.8mmol/L以下。根据血脂水平和病人风险选择药物和剂量。他汀类药物剂量与降脂疗效存在6%原则，即剂量增加1倍，血脂降低6%左右。应当正确选择，并注意观察肝功能和肌酶改变。

3.*β受体阻滞剂*　若无禁忌证，冠心病心绞痛、心肌梗死、心力衰竭病人均应使用β受体阻滞剂，可明显降低心梗复发率、改善心功能和减少猝死的发生。除避免禁忌证外，应当注意心率和血压，选择合适的剂量。

4.*血管紧张素转换酶抑制剂（ACEI）*　对于急性冠脉综合征的病人应当使用ACEI，有助于改善内皮、保护心脏功能、预防心室重构等。

5.*改善心肌缺血症状药物*　包括硝酸酯类药物、钙拮抗剂、尼可地尔、曲美他嗪及中成药物等，可改善心肌缺血症状，对预后无改善，在应用上述药物后，仍有心绞痛发作，可酌情加用上述药物。

6.*抗凝治疗*　对于ACS或PCI术后病人应给予抗凝治疗，可皮下注射低分子肝素或静脉应用肝素，可防止血栓形成，防止病情向心肌梗死进展。

7.*溶栓治疗*　无条件施行介入治疗或因病人就诊延误、转送病人到可施行介入治疗的单位将会错过再灌注治疗时机，如无禁忌证应立即行溶栓治疗。

8.*介入和外科手术治疗*　病人冠状动脉造影血管狭窄大于75%，需行介入治疗；对于三支病变、严重钙化等病变重及不适宜行介入治疗病人，可行冠状动脉旁路移植术治疗。

## 九、并发症

冠心病病人常常合并心律失常、心力衰竭；急性心肌梗死可并发乳头肌功能失调或断裂、心脏破裂、栓塞、心室壁瘤、心肌梗死后综合征。

## 十、预后

病人预后主要取决于冠状动脉病变范围和心功能，年病死率可高达30%左右，预后依次为三支、二支、单支病变，三支病变及左主干病变病人较严重。合并心律失常、传导阻滞者、休克或心力衰竭者预后较差，合并糖尿病病人预后明显差于无糖尿病者。稳定型心绞痛病人大多数能生存很多年，但有发生急性心肌梗死或猝死的危险。

## 十一、基层医疗机构健康管理

### （一）基层首诊

1.宣传教育，鉴别是否为缺血性胸痛。

2.对冠心病病人进行危险分层，加强个体生活方式的干预（强调戒烟、倡导有效安全的运动、合理饮食、控制酒精摄入量、注重心理调节、平稳情绪、督促坚持服药、定期复查及冠心病病人家属的教育）。

3.对冠心病病人用药，首先选择可改善预后药物（阿司匹林、受体β受体阻滞剂、他汀类药物、ACEI类药物），在上述药物不能控制的情况下，选择改善心肌缺血药物（硝酸酯类、钙拮抗剂、曲美他嗪、尼可地尔），必要时可酌情应用中成药物（麝香保心丸、速效救心丸、复方丹参滴丸等）。

### （二）转诊标准

近期频繁发作心绞痛、发作时间较前延长、程度较前加重或休息或舌下含服药物不能缓解，发作时伴大汗、恶心、呕吐等，心电图可见明显ST-T异常改变时，立即转诊至上级医院。

### （三）下转后健康管理注意事项

1.督促病人坚持用药，监测血压、血糖、心率，定期复查。

2.运动康复治疗，心肌梗死后的康复治疗尤为重要。

3.对病人及其家属进行健康教育宣传。

### （四）康复锻炼

一般在出院后1～6个月进行，经皮冠状动脉介入治疗（PCI）、冠状动脉旁路移植术（CABG）后常规2～5周进行。康复锻炼要个体化，因人、因时、因地制订康复治疗方案，以轻体力活动、有氧运动为主，避免超量运动，心率目标应掌握在最大心率的70%～75%为宜。运动训练量增加顺序：先增加运动持续的时间，然后增加运动训练的频率，最后适当增加运动强度。

当出现下述情况应当立即停止运动：

1.进行性增强的胸部不适或胸痛、喘息、疲劳、头晕、蹒跚等。

2.出现发绀、面色苍白、冷汗、步行障碍。

3.心电图呈进行性ST段抬高或下移。

4.严重心律失常。

5.血压过高（收缩压＞200mmHg），血压降低（收缩压从负荷前的数值下降20mmHg以上）。

### （五）复查

每天自测血压、心率，2周、1个月、3个月、6个月社区医院复查血压、心电图、血常规、肝肾功能、电解质、血脂等，心肌梗死或PCI术后病人3个月复查心脏超声。

**（六）随访**

定期随访，进行健康宣传教育，避免病人私自停药或过度用药，注意观察有无药物所致的副作用（双联抗血小板病人注意有无黑便或明显的消化道副作用），合理调整药物。如出现病情加重，出现严重副作用，及时转诊。

# 第3章 心律失常

## 一、流行病学

据统计数据表明：在世界发达国家中约有720万心脏疾病病人患有心律失常，美国患病人数约占30%；每年原发性房颤住院病人为21.5万人，继发性心房颤动已超过140万人次。我国心律失常病人约占0.9%，病人人数超过1000多万。随着我国进入老年化社会后，心血管发病率的快速上升，心律失常发病率相应增高，约占心血管疾病的20%。

## 二、定义

心律失常是指心脏冲动的频率、节律、起源部位、传导速度或激动次序的异常。

## 三、分类

1.冲动形成异常

（1）窦性心律失常

①窦性心动过速。

②窦性心动过缓。

③窦性心律失常。

④窦性停搏。

（2）异位心律

①被动性异位心律：逸搏及逸搏心律（房性、房室交界区性、室性）。

②主动性异位心律

a.期前收缩（房性、房室交界区性、室性）。

b.阵发性心动过速（房性、房室交界区性、房室折返性、室性）与非阵发性心动过速。

c.心房扑动、心房颤动。

d.心室扑动、心室颤动。

2.冲动传导异常

（1）干扰及干扰性房室分离。

（2）心脏传导阻滞

①窦房阻滞。

②房内阻滞。

③房室阻滞（一度、二度和三度房室传导阻滞）。

④室内阻滞（左束支、右束支和分支阻滞）。

（3）折返性心律：阵发性心动过速（常见房室结折返、房室折返和心室内折返）。

（4）房室间传导途径异常：预激综合征。

3.冲动形成异常与冲动传导异常并存，反复心律和并行心律等。

4.人工心脏起搏参与的心律。

## 四、病因和发病机制

心律失常的发生机制包括冲动形成异常和（或）冲动传导异常。

## 五、临床表现

心律失常的血流动力学改变的临床表现，主要取决于心律失常的性质，类型，心功能及对血流动力学影响的程度；如轻度的窦性心动过缓，窦性心律失常，偶发的房性期前收缩，一度房室传导阻滞等对血流动力学影响甚小，故无明显的临床表现；较严重的心律失常，如病窦综合征，快速心房颤动，阵发性室上性心动过速，持续性室性心动过速等，可引起心悸，胸闷，头晕，低血压，出汗，严重者可出现晕厥，阿-斯综合征，甚至猝死；由于心律失常的类型不同，临床表现各异。

### （一）快速性心律失常

1.窦性心动过速（窦速） 窦速指成人的窦性心率>100次/分。可由多种因素引起如生理（如运动，兴奋）或病理（如甲状腺功能亢进）原因引起，但临床所见窦速更常见于合并基础疾病或其他危急情况，如心肌缺血、贫血、心力衰竭、休克、低氧血症、发热、血容量不足等。

2.室上性心动过速（室上速） 室上速可分为广义和狭义的室上速：广义的室上速包括起源于窦房结、心房、交接区及旁路所致的各种心动过速，如房室结双径路所致的房室结折返性心动过速、预激或旁路所致的房室折返性心动过速、房速、心房扑动和心房颤动等。本教材所述主要指狭义室上速，即房室结折返性心动过速和旁路所致的房室折返性心动过速。

3.房性心动过速（房速） 是由于心房异位兴奋灶自律性增高或折返激动所引起。房速时心率一般多在140～220次/分，但也有慢至140次/分以下或高至250次/分者。如同时伴有房室不同比例下传，心律可不规则。多源性房性心动过速是严重肺部疾病常见的心律失常。由于心房不受迷走神经张力增高的影响，故采用刺激迷走神经方法如颈动脉窦按摩不能终止心动过速发作，但可减慢心室率，并在心电图中暴露房性P波，此有助于与其他阵发性室上性心动过速相鉴别。

4.心房颤动（房颤）和心房扑动（房扑）

（1）房颤是指规则有序的心房电活动丧失，代之以快速无序的颤动波，临床听诊有心律绝对失常，心电图窦性P波消失，代之以频率350～600次/min，f波，RR间期绝对不等，根据合并疾病和房颤本身的情况，可以出现轻重不一的临床表现。房颤是最常见的急性心律失常之一，可发生于器质性心脏病或无器质性心脏病的病人，后者称为孤立性房颤。按其发作特点和对治疗的反应，一般将房颤分为4种类型：首次发作的房颤称为初发房颤；能够自行终止者为阵发性房颤（持续时间＜7d，一般＜48h，多为自限性）；不能自行终止但经过治疗可以终止者为持续性房颤（持续时间＞7d）；经治疗也不能终止或不拟进行节律控制的房颤为持久性房颤（持续时间＞1年）。

（2）房扑是介于房速和房颤之间的快速心律失常，心电图心房活动呈现规律的锯齿状扑动波（F波）。

5.预激综合征合并房颤与房扑 预激综合征是指心电图呈预激表现，临床有心动过速发作。

由于旁路的不应期短，合并预激综合征的房颤或房扑可以经旁路前传而造成非常快的心室率，病人出现严重的症状（如心慌、胸闷、胸痛、低血压晕厥等），少数病人还可诱发严重室性心律失常，心电图可见快速的旁路下传的宽QRS波，伴有极快的心室率，可超过200次/分，此种房颤或房扑应给予电复律。

6.室性期前收缩（室早） 室早是常见的心律失常，典型的心电图特征：提前发生的宽大畸形的QRS波群，其前无P波，其后有完全性代偿间期，T波的方向与QRS主波方向相反。

7.宽QRS波心动过速 宽QRS心动过速为频率超过100次/分，QRS波群宽度超过120ms的心动过速，以室速最为常见，也可见于室上性心律失常伴有室内差异性传导、束支或室内传导阻滞、部分或全部经房室旁路前传的快速室上性心律失常（如预激综合征伴有房颤/房扑，逆向折返性心动过速）。

8.单形性室性心动过速（单形室速） 室速是指起源于希氏束以下水平的心脏传导系统或心室肌快速性心律失常，单形室速心电图出现宽大畸形的QRS波，其波形在心电图同一导联中一致，T波方向与主波方向相反，节律在120次/分以上。根据室速的发作情况，分为持续单形室速（发作＞30s或不到30s因血流动力学不稳定必须终止）和非持续单形室速（不符合上述持续室速的定义）。

9.加速室性自主心律 心室率一般在55～110次/分，比较规则，大多为60～80次/分，很少超过100次/分。最常见于急性心肌梗死病人，再灌注治疗时最常见的心律失常，也可见于洋地黄过量、心肌炎、高血钾、外科手术、完全性房室传导阻滞、室性逸搏、应用异丙肾上腺素后出现等，少数病人无器质性心脏病变，也偶见于正常人。

10.多形性室性心动过速（多形室速） 多形性室速是指QRS形态在任一心电图导联上不断变化，节律不规则的室性心动过速，频率100～250次/分。常见于器质性心脏病，持续性多形性室速可蜕变为室扑或室颤，造成严重血流动力学障碍，根据有否QT间期延长，分为QT间期延长的多形性室速（尖端扭转性室速，TdP）、正常QT间期的多形性室速和短QT间期多形性室速。不同的类型多形室速的抢救治疗措施完全不同。

11.心室颤动（室颤）/无脉性室性心动过速（无脉性室速） 室颤心电图特点为连续、不规则且振幅较小波动，QRS波群和T波完全消失，细颤波幅＜0.5mV，频率250～500次/分。无脉性室速指出现快速致命性室性心动过速不能启动心脏机械收缩，也有心室率减慢，心电-机械分离，心排血量为零或接近零；病人表现为突然意识丧失、抽搐，听诊心音及脉搏消失，血压测不到，呼吸呈叹息样，继之呼吸停止，是心脏骤停一种常见形式。

12.室速/室颤风暴 室速风暴是指24h内自发的室速/室颤≥2次，并需要紧急治疗的临床症候群。病人表现为反复发作性晕厥，可伴交感神经兴奋性增高的表现，如血压增高、呼吸加快、心率加速、焦虑等。心电监测记录到反复发作的室速/室颤。室速风暴可见于各种类型的室速和室颤。

**（二）缓慢性心律失常**

轻度的心动过缓可以没有症状，或仅有轻微症状。严重的心动过缓可造成低血压、心绞痛、心力衰竭加重、晕厥前兆或晕厥等，需要紧急处理。

1.窦性心动过缓（窦缓） 成人窦性心率的频率低于60次/分成为窦缓。常见于健康的青年人、运动员和睡眠状态，其他原因包括：颅内疾患、严重缺氧、低温、甲状腺功能减退、药物影响及急性下壁心肌梗死等。

2.窦性停搏　指窦房结不能产生冲动。长时间的窦性停搏后，下位的潜在起搏点可发出单个逸搏或逸搏心律。窦性停搏＞3秒且无逸搏发生时，病人可出现黑矇、短暂意识障碍或晕厥，严重者可发生阿-斯综合征，甚至死亡。

3.窦房传导阻滞（窦房阻滞）　指窦房结冲动传导至心房时发生延缓或阻滞。多见于神经张力增高、颈动脉窦过敏、急性下壁心肌梗死、心肌病、洋地黄中毒和高血钾等。

4.病态窦房结综合征（病窦综合征）　病窦综合征是由窦房结病变导致功能减退、产生多种心律失常的综合表现。心电图主要表现包括：

（1）持续而显著的窦缓，且并非由于药物引起。

（2）窦性停搏和窦房阻滞。

（3）窦房阻滞与房室传导阻滞同时存在。

（4）心动过缓-心动过速综合征。

5.房室传导阻滞（房室阻滞）　房室阻滞是指房室交界区脱离了生理不应期后，心房冲动传导延迟或不能传导至心室。分为一度、二度和三度房室阻滞。注意有些心动过缓（如三度房室阻滞）可继发QT间期延长而发生快速性室性心律失常（TdP），产生心源性脑缺血症状。

## 六、实验室及其他辅助检查

### （一）实验室检查

心律失常病人应查血常规、电解质、甲状腺功能等；通常能提供对诊断有用的线索。

### （二）心电图检查、长时间心电图记录

24h动态心电图、运动试验、食管心电生理检查、心腔内电生理检查、三维心脏电生理标测及导航系统、基因检测。

## 七、诊断与鉴别诊断

### （一）病史

心律失常的诊断应从详尽的采集病史开始，让病人客观描述发生症状时的感受。

### （二）体格检查

除检查心率、节律外，某些心脏体征有助于心律失常的诊断。例如：完全性房室传导阻滞或房室分离时心律规则，因PR间期不同，第一心音强度亦随之变化。若心房收缩与房室瓣关闭同时发生，颈静脉可见巨大α波。左束支阻滞可伴随第二心音反常分裂。

### （三）结合上述实验室检查及辅助检查

## 八、预防和治疗

### （一）治疗原则

1.治疗诱因和病因：消除或避免一些诱因（如焦虑、紧张、失眠、刺激性食物或饮料）可避免或减少心律失常发作。治疗与心律失常相关的心源性或非心源性疾病有利于心律失常的转复和减少心律失常的复发。

2.控制心率和恢复节律。

3.预防复发。

### （二）治疗方法

1.抗心律失常药物治疗

（1）抗快速心律失常药物治疗，该类药物分为：

①Ⅰ类：Ⅰ Na阻滞剂，又根据其作用特点分为三组：Ⅰa组对0相去极化与复极过程抑制均强，有奎尼丁、普鲁卡因胺等；Ⅰb组对0相去极化及复极的抑制作用均弱，包括利多卡因、苯妥英等；Ⅰc组明显抑制0相去极化，对复极的抑制作用较弱，包括普罗帕酮、氟卡尼等。

②Ⅱ类：β受体阻滞剂，即β肾上腺素受体阻滞剂，其间接作用为β受体阻断作用，而直接作用系细胞膜效应。具有与第Ⅰ类药物相似的作用机制。代表药物有：普萘洛尔、美托洛尔等。

③Ⅲ类：Ⅰ K阻滞剂，系指延长动作电位间期药物，可能系通过肾上腺素能效应而起作用。具有延长动作电位间期和有效不应期的作用。代表药物有：胺碘酮。

④Ⅳ类：Ⅰ Ca阻滞剂，主要通过阻断钙离子内流而对慢反应心肌电活动超抑制作用。其代表药物有：异搏定、硫氮䓬酮、心可定等。

⑤其他药物：腺苷、洋地黄类药物。

（2）抗缓慢心律失常药物

①M-胆碱受体阻滞剂，代表药：阿托品、山莨菪碱等。

②β肾上腺素能受体兴奋剂，代表药：肾上腺素、异丙肾上腺素、麻黄碱等。

③其他：包括糖皮质激素、烟酰胺、氨茶碱、甲状腺素等。

2.心律失常的非药物治疗

（1）心脏电复律。

（2）导管射频消融。

（3）外科手术。

## 九、基层医疗机构健康管理

### （一）基层心律失常的筛查方法及流程

基层医疗机构对于心律失常病人，结合病人病史、查体及心电图检查一般可以确诊。

### （二）基层首诊

对于心律失常病人基层医疗机构给予健康宣教，消除病人紧张情绪，行心电图检查，确定快速性心律失常或缓慢性心律失常，决定下一步治疗方案。

**（三）转诊标准**

接诊到心律失常病人，应仔细评估病情。

1.血流动力学稳定的心律失常病人，可给予必要的对症治疗后转至上级医院。

2.心动过速危及病人生命，应立即抢救（电复律/除颤，药物治疗等），使用有监护、抢救条件的救护车转诊至上级医院。

3.心动过缓危及病人生命时，应先行药物治疗或临时起搏置入；如无条件施行临时起搏置入，应在药物治疗和抢救基础上使用有监护、抢救条件的救护车转诊至上级医院。

4.原发疾病诊断不清的心律失常病人，应转往上级医院进行诊断和治疗。

**（四）下转后注意事项**

对在上级医院治疗稳定的心律失常病人，可以转诊到基层医院进行恢复及后续治疗。注意每日给予病人复查心电图、3～5d复查电解质。

**（五）复查与随访**

病情稳定病人可1周至半个月复查心电图，每半年复查24h动态心电图。近期调整抗心律失常药物者，适当增加复查密度。对于置入心脏装置病人，根据病人置入心脏装置类型，定期上级医院检查，以确定仪器设备工作正常。

# 第4章 心力衰竭

## 一、流行病学

心力衰竭是各种心脏疾病的严重表现或晚期阶段，死亡率和再住院率居高不下。发达国家的心力衰竭患病率为1.5%～2.0%，≥70岁人群患病率≥10%。2003年的流行病学调查显示，我国35～74岁成人心力衰竭患病率为0.9%。我国人口老龄化加剧，冠心病、高血压、糖尿病、肥胖等慢性病的发病呈上升趋势，医疗水平的提高使心脏疾病病人生存期延长，导致我国心力衰竭患病率呈持续升高趋势。对国内10 714例住院心力衰竭病人的调查显示：1980年、1990年、2000年心衰病人住院期间病死率分别为15.4%、12.3%和6.2%，主要死亡原因依次为左心衰竭（59%）、心律失常（13%）和心脏性猝死（13%）。China-HF研究显示，住院心力衰竭病人的病死率为4.1%。

## 二、定义

心力衰竭是多种原因导致心脏结构和（或）功能的异常改变，使心室收缩和（或）舒张功能发生障碍，从而引起的一组复杂临床综合征，主要表现为呼吸困难、疲乏和液体潴留（肺淤血、体循环淤血及外周水肿）等。

## 三、分类

根据心力衰竭发生的时间、速度，分为慢性心力衰竭和急性心力衰竭。多数急性心力衰竭病人经住院治疗后症状部分缓解，而转入慢性心力衰竭；慢性心力衰竭病人常因各种诱因急性加重而需住院治疗。

## 四、病因和发病机制

原发性心肌损害和异常是引起心力衰竭最主要的病因，除心血管疾病外，非心血管疾病也可导致心力衰竭。目前，认为心力衰竭是慢性、自发进展性疾病，神经内分泌系统激活导致心肌重构是引起心力衰竭发生和发展的关键因素。心肌重构最初可以对心功能产生部分代偿，但随着心肌重构的加剧，心功能逐渐由代偿向失代偿转变，出现明显的症状和体征。

### （一）基本病因

几乎所有的心血管疾病最终都会导致心力衰竭的发生，心肌梗死、心肌病、血流动力学负荷过重、炎症等任何原因引起的心肌损伤均可造成心肌结构和功能的变化，最后导致心室泵血和（或）充盈功能低下。

### （二）诱发因素

在基础性心脏病的基础上，一些因素可诱发心力衰竭的发生。常见

1. *感染*　如呼吸道感染，风湿活动等。

2. *严重心律失常*　特别是快速性心律失常如心房颤动，阵发性心动过速等。

3. *心脏负荷加大*　妊娠、分娩、过多过快的输液、过多摄入钠盐等导致心脏负荷增加。

4. *药物作用*　如洋地黄中毒或不恰当的停用洋地黄。

5. *不当活动及情绪*　过度的体力活动和情绪激动。

6. *其他疾病*　如肺栓塞、贫血、乳头肌功能不全等。

## 五、临床表现

各种心脏病有各自的临床表现。心力衰竭的临床表现主要表现为体循环、肺循环淤血和心排血量降低引起的症状和体征。

### （一）左心衰竭

1. *症状*　主要表现为肺循环淤血和心排血量降低所致的临床综合征。

（1）呼吸困难：呼吸困难是左心力衰竭的主要症状，由于肺循环淤血，肺顺应性降低，病人表现为不同程度的呼吸困难。由轻到重分别为：劳力性呼吸困难、夜间阵发性呼吸困难、端坐呼吸、急性肺水肿是急性心力衰竭的表现。

（2）咳嗽、咳痰和咯血咳痰通常为白色泡沫样、痰中带血丝或粉红色泡沫样痰。

（3）体力下降、乏力和虚弱左心室排血量降低不能满足外周组织器官灌注，引起乏力，老年人还可以出现意识模糊、记忆力减退、焦虑、失眠等精神症状；

（4）泌尿系统症状夜尿增多，见于左心衰竭早期血流再分布。尿量减少、少尿或血肌酐升高，见于严重心力衰竭时心排血量下降，肾血流减少，甚至发生肾前性肾功能不全。

2.体征　左心衰竭程度的变化可表现出相应的体征。

（1）肺部体征：肺部湿性啰音是左心衰竭的主要体征。劳力性呼吸困难时可闻及肺底少许湿啰音，夜间阵发性呼吸困难时两肺较多湿啰音、可伴有哮鸣音及干啰音，急性肺水肿时两肺满布湿啰音、常伴哮鸣音。间质性肺水肿时，呼吸音减低，肺部可无干湿性啰音。约1/4左心衰竭病人发生胸腔积液征。

（2）心脏体征：心尖搏动点左下移位、心率加快、舒张期奔马律（或病理性S3心音）、P2亢进、心尖部可闻及收缩期杂音，交替脉等。

（3）一般体征：严重呼吸困难可见口唇发绀、黄疸、颧部潮红、脉压减小、收缩压下降、脉率加快。外周血管收缩表现为四肢末梢苍白、发冷、肢体末梢发绀、窦性心动过速、心律失常等交感神经活性增高的伴随征象。

**（二）右心衰竭**

1.症状　主要表现为体循环淤血为主的临床综合征。

（1）消化道症状：食欲缺乏、腹胀、恶心、呕吐、便秘、上腹痛等症状由长期胃肠道淤血引起。右上腹饱胀、肝区疼痛由肝淤血肿大，肝包膜被牵拉所致。长期肝淤血可导致心源性肝硬化。

（2）泌尿系统症状：白天少尿、夜间多尿见于肾脏淤血引起肾功能减退，可出现少量蛋白尿、透明或颗粒管型、红细胞、血尿素氮升高。

（3）呼吸困难：单纯右心衰可表现轻度气短，主要由于右心室扩大限制左心室充盈，肺淤血所致。二尖瓣狭窄发生右心力衰竭时可出现轻度呼吸困难，因存在肺淤血。

2.体征　右心力衰竭可表现出体循环淤血的体征。

（1）颈外静脉体征：颈静脉充盈，肝颈静脉反流征阳性。

（2）肝大和压痛。

（3）水肿：水肿是右心衰竭的典型体征。出现于病人低垂部位指凹性水肿。

（4）胸腔积液和腹水：一般双侧胸腔积液多见，常以右侧为甚。

（5）心脏体征：心率加快，胸骨左缘或剑突下可见明显搏动，提示右心室肥厚和右心室扩大。三尖瓣听诊区可闻及右心室舒张期奔马律、收缩期杂音，提示心肌损害、相对三尖瓣关闭不全。

（6）其他：发绀，多为外周性，严重持久的右心衰竭可有心包积液、脉压降低或奇脉等体征。

**（三）全心力衰竭**

全心力衰竭见于心脏病晚期，病情危重。同时具有左、右心衰竭的临床表现，由左心衰竭并发右心衰竭病人，左心衰竭症状和体征有所减轻。

## 六、实验室及其他辅助检查

**（一）实验室检查**

血常规、血钠、血钾、血糖、尿素氮、肌酐或估算的肾小球滤过率（estimatedglomerular filtration rate，eGFR）、肝酶和胆红素、血清铁、铁蛋白、总铁结合力、血脂、糖化血红蛋白、促甲状腺激素、利钠肽、肌钙蛋白为心力衰竭病人的初始常规检查。临床怀疑某种特殊病因导致的心力衰竭（如心肌淀粉样变、嗜铬细胞瘤等）时，应进行相应的筛查和诊断性检查。

**（二）其他辅助检查**

心电图、胸部X线、超声心动图等。特殊检查（用于需要进一步明确病因和病情评估的病人）：心脏磁共振、心脏CT、冠脉造影、负荷超声心动图、核素心室造影及核素心肌灌注和（或）代谢显像、心肺运动试验、6min步行试验、有创血流动力学检查、心肌活检、基因检测、生活质量评估等。

## 七、诊断与鉴别诊断

**（一）诊断**

根据：①心力衰竭的症状；②心力衰竭的体征；③静息时心脏结构和功能的客观证据：心脏扩大、超声检查心功能异常、血浆脑钠肽升高等，诊断慢性心力衰竭并不困难。临床诊断应包括心脏病的病因、病理解剖、病理生理、心律及心功能分级等诊断。

（1）心功能的评估

①美国纽约心脏病协会（NYHA）心功能分级：Ⅰ～Ⅳ级。

②6分钟步行试验。

③液体潴留的判断：短时间内体重变化；颈静脉充盈的程度及肝颈静脉回流征；肺和肝充血的程度（肺部音、肝脏肿大）；下肢和骶部水肿情况，腹部移动性浊音。

（2）根据左心室射血分数心力衰竭的临床分类：根据左心室射血分数（LVEF），分为射血分数降低的心力衰竭（HFrEF），LVEF＜40%、射血分数保留的心力衰竭（HFpEF），LVEF≥50%和射血分数中间值的心力衰竭（HFmrEF），LVEF40%～49%。

**（二）鉴别诊断**

1.支气管哮喘　严重左心衰竭的病人常出现“心

源性哮喘”，应与支气管哮喘相鉴别。前者多见于器质性心脏病病人，发作时必须坐起，重症者肺部有干湿性啰音，甚至咳粉红色泡沫痰；后者多见于青少年有过敏史，发作时双肺可闻及典型哮鸣音，咳出白色黏痰后呼吸困难常可缓解；测定血浆BNP水平对鉴别心源性和支气管哮喘有较大的参考价值。

2.心包积液、缩窄性心包炎　由于腔静脉回流受阻同样可以引起颈静脉怒张、肝大、下肢水肿等表现，应根据病史、心脏及周围血管体征进行鉴别，超声心动图、心脏核磁可确诊。

3.肝硬化腹腔积液伴下肢水肿　应与慢性右心衰竭鉴别，除基础心脏病体征有助于鉴别外，非心源性肝硬化不会出现颈静脉怒张等上腔静脉回流受阻的体征。

## 八、预防和治疗

心力衰竭的治疗目标为防止和延缓心力衰竭的发生发展；缓解临床症状，提高生活质量；改善长期预后，降低病死率与住院率。治疗原则：采取综合治疗措施，包括对各种可致使心功能受损的疾病如冠心病、高血压、糖尿病的早期管理，调节心力衰竭的代偿机制，减少其负面效应，如拮抗神经体液因子的过渡激活，阻止或延缓心室重塑的进展。

### （一）一般治疗

1.生活方式管理。

（1）病人教育：心力衰竭病人及其家属应得到准确有关疾病知识和管理的指导，内容包括健康的生活方式、平稳的情绪、适当的规避诱因、规范的药物服用、合理的随访等。

（2）体重管理：日常的体重检测能简便直观地反映病人体液潴留情况及利尿剂疗效，帮助指导调整治疗方案。

（3）饮食管理：减少钠盐摄入，但在应用强效排钠利尿剂时过分严格的限盐可导致低钠血症。

2.休息与活动　急性期或者病情不稳定者应限制体力活动，卧床休息，以降低心脏负荷，有利于心功能的恢复。但长期卧床易发生深静脉血栓形成甚至肺栓塞，同时也可能出现消化功能减低、坠积性肺炎、压疮等，适宜的活动可以改善活动耐量。因此，鼓励病情稳定的心力衰竭病人主动运动，在不诱发症状的前提下从床边小坐逐步增加有氧运动。

3.病因治疗

（1）病因治疗：对所有可能导致心功能受损的常见疾病如：高血压、冠心病、糖尿病、代谢综合征等，在尚未造成心脏器质性改变前即应早期有效的治疗；对少数病因未明的疾病，如原发性扩张型心肌病等应早期积极干预，延缓疾病进展。

（2）消除诱因：常见的诱因为感染，应积极选用适当的抗生素。快速心室率房颤应尽快控制心室率，应排查及纠正潜在的甲状腺功能异常、贫血等。

### （二）药物治疗

1.利尿剂　利尿剂是心力衰竭治疗中改善症状的基石。

2.RAAS抑制剂　ACEI、ARB、血管紧张素受体脑啡肽酶抑制剂（ARNI）：沙库巴曲缬沙坦、醛固酮受体拮抗剂、肾素抑制剂：阿利吉仑。

3.β受体阻滞剂。

4.正性肌力药　洋地黄类药物：地高辛；非洋地黄类正性肌力药：β受体兴奋剂（多巴胺、多巴酚丁胺）、磷酸二酯酶抑制剂（米力农、氨力农等）。

5.伊伐布雷定。

6.血管扩张药物　慢性心力衰竭的治疗并不推荐血管扩张药物的应用，仅在伴有心绞痛或高血压的病人可考虑联合治疗；对存在心脏流出道或瓣膜狭窄的病人应禁用。

### （三）非药物治疗

1.心脏再同步化治疗（CRT）。

2.置入型心律转复除颤器（ICD）。

3.左心室辅助装置（LVAD）。

4.心脏移植。

5.其他非药物治疗新进展。经导管二尖瓣修复术、经皮左心室室壁瘤减容术、血管再生及基因治疗等，目前仍处于临床试验阶段。

### （四）HFpEF的治疗

HFpEF治疗的原则与HFrEF有所差别，主要措施如下：

1.积极寻找并治疗基础病因。

2.降低肺静脉压。限制钠盐摄入，应用利尿剂、肺淤血症状明显，可小剂量应用静脉扩张剂减少静脉回流，但应避免过量致左心室充盈量和心排血量明显下降。

3.β受体阻滞剂。

4.钙离子拮抗剂。

5.ACEI/ARB。

6.尽量维持窦性心律。

7.在无收缩功能障碍的情况下，禁用正性肌力药物。

### （五）急性心力衰竭的治疗

急性心力衰竭常危及生命，必须紧急抢救。

1.一般处理　半卧位或端坐位，双腿下垂，以减少静脉回流；吸氧，立即给予高流量鼻导管吸氧，严重者采用无创呼吸机持续加压或双水平气道正压给氧；静脉通道开放，留置导尿管，心电监护及经皮血氧饱和度监测，出入量管理。

2.药物治疗

①镇静吗啡3～5mg静脉注射。

②快速利尿。

③氨茶碱。

④洋地黄类药物。

3.血管活性药物

①血管扩张剂：硝普钠、硝酸酯类、α受体拮抗剂、重组人脑利钠肽。

②正性肌力药物：β受体兴奋剂、磷酸二酯酶抑制剂、左西孟旦。

③血管收缩剂：去甲肾上腺素、肾上腺素等。

4.非药物治疗　机械通气、连续性肾脏替代治疗、机械辅助循环支持装置。

5.病因治疗

## 九、基层医疗机构健康管理

### （一）基层医疗机构对心力衰竭筛查方法及流程

基层医疗机构接诊心力衰竭病人，根据：

1.心力衰竭的症状。

2.心力衰竭的体征。

3.静息时心脏结构和功能的客观证据：心脏扩大、超声检查心功能异常、血浆脑钠肽升高，可诊断慢性心力衰竭。

### （二）基层首诊

对于临床确诊的心力衰竭病人给予健康教育（表2-4-1）及基本药物治疗。

表2-4-1　心力衰竭患者健康教育

| 项目 | 主要内容 |
| --- | --- |
| 疾病知识介绍 | 纽约心脏协会（NYHA）心功能分级、分期，心力衰竭的病因、诱因、合并症的诊治和管理 |
| 限钠 | 心力衰竭急性发作伴容量负荷过重时，限制钠摄入＜2g/d；轻度或稳定期时不主张严格限制钠摄入 |
| 限水 | 严重心力衰竭患者1.5～2.0L/d；轻中度心力衰竭病人常规限制液体并无获益 |
| 监测体重、出入量 | 每天同一时间、同一条件下测量并记录体重 |
| 监测血压、心率 | 介绍血压、心率的测量方法，将血压、心率控制在合适范围 |
| 营养和饮食 | 低脂饮食，戒烟限酒，酒精性心肌病病人戒酒，肥胖者需减肥，营养不良者需给予营养支持 |
| 监测血脂、血糖、肾功能、电解质 | 将血脂、血糖、肾功能、电解质控制在合适范围 |
| 随访安排 | 详细讲解随访时间安排及目的，根据病情制订随访计划，并需根据随访结果及时给予相应的干预措施 |
| 家庭成员 | 心肺复苏训练 |
| 用药指导 | 详细讲解药名、剂量、时间、频次、用药目的、不良反应和注意事项等，重点是指南推荐药物的治疗作用及不良反应，利尿剂的使用及调整，给病人打印用药清单，提高病人依从性 |
| 症状自我评估及处理 | 指导病人尽早发现心力衰竭恶化的症状及如何应对；出现心力衰竭加重的症状和（或）体征，如疲乏加重、呼吸困难加重、活动耐量下降、静息心率增加≥15次/min、水肿（尤其下肢）再现或加重、体重增加（3d内突然增加2kg以上）时，应增加利尿剂剂量并及时就诊 |
| 运动康复指导 | 根据心功能情况推荐不同强度的运动；减少久坐，运动过程注意循序渐进；提供运动处方或建议，包括运动强度、何时停止运动等 |
| 心理和精神指导 | 定期用量表筛查和评估焦虑、抑郁、建议病人保持积极乐观的心态，给予心理支持，必要时使用抗焦虑或抗抑郁药物；因三环类抗抑郁药物可导致低血压、心功能恶化和心律失常，应避免使用 |
| 预防感染 | 每年接种流感疫苗、定期接种肺炎疫苗 |

**（三）转诊标准**

以下情况应积极处理，如病情难以控制，使用有监护、抢救条件的救护车转诊至上级医院：

1.急性心力衰竭或慢性心力衰竭急性失代偿。

2.顽固性心力衰竭。

3.需要对导致心力衰竭的病因和诱因进行诊断和治疗。

4.需要进行非药物治疗（ICD、CRT/CRTD等）的慢性心力衰竭病人应转诊到有资质开展器械置入的上级医院。

**（四）下转后注意事项**

下转后病人必须坚持用药，每日监测体重变化，观察胸闷、气短等临床症状有无加重，每日检查病人水肿情况及肺部啰音有无增多。如病情加重或者恶化及时转回上级医院。

**（五）复查与随访**

对于慢性心力衰竭院外口服药物者，每半个月进行电解质、肝肾功能、心电图等检查，多次检查未发现异常可酌情延长至1个月。若调整治疗方案，如利尿剂用量变化等，调药后3d至1周复查上述指标。对于置入心脏辅助装置者，定期到上级医院复查随访，了解置入器械是否正常工作。

# 第5章　心脏瓣膜病

## 一、流行病学

目前我国的心脏瓣膜病主要是风湿性心瓣膜病，是常见的心脏病之一，随着风湿热的日渐减少，其发病率正在降低，而非风湿性瓣膜病有所增高。

## 二、定义及分类

心脏瓣膜病是指各种原因，包括炎症粘连和纤维化、黏液瘤样变性、缺血性坏死、钙质沉着或者先天发育畸形，引起的心脏瓣膜（瓣叶、腱索及乳头肌）结构和（或）功能异常，导致单个或多个瓣膜急性或者慢性狭窄和（或）关闭不全，导致心脏血流动力学显著变化，并出现一系列临床症候群。包括二尖瓣狭窄、二尖瓣关闭不全、二尖瓣脱垂综合征、主动脉瓣狭窄、主动脉瓣关闭不全、三尖瓣狭窄、三尖瓣关闭不全、肺动脉瓣疾病及联合瓣膜病等。心脏瓣膜病的诊断主要依赖于心脏各瓣膜区听诊及心脏超声的辅助检查。

### （一）二尖瓣狭窄

1.病因及发病机制　绝大多数二尖瓣狭窄是风湿性心脏病（风心病）所致，极少数为先天性狭窄或老年性二尖瓣环或者环下钙化所致。正常二尖瓣瓣口面积4.0～6.0cm$^2$；二尖瓣瓣口面积减小至1.5～2.0cm$^2$为轻度狭窄；1.0～1.5cm$^2$为中度狭窄；＜1.0cm$^2$为重度狭窄。狭窄使舒张期血流由左心房流入左心室时受限，左心房压力增高，而引起肺静脉、肺毛细血管压进一步升高，最终导致肺水肿。

2.临床表现。

（1）症状：从初次风湿性心脏炎到出现明显二尖瓣狭窄的症状可长达10年；之后逐渐出现。

①劳力性呼吸困难。

②夜间睡眠时及劳动后咳嗽，多为干咳。

③痰中带血或血痰。

④15%左右可能有胸痛。

⑤其他，如：左心房大压迫喉返神经引起声音嘶哑、压迫食管引起吞咽困难等。

（2）体征：二尖瓣面容，即两颧呈现紫红色，口唇轻度发绀；心脏听诊，局限于心尖区的舒张中晚期低调、递增型的隆隆样杂音，左侧卧位时明显，伴有舒张期震颤。

3.辅助检查

（1）X线检查：早期提示，左心缘变直，肺动脉主干突出，肺静脉增宽，右前斜位钡剂透视可见扩张的左心房压迫食管；病情加重时，中下肺可见KerleyB线。

（2）心电图检查：特征性的改变为P波增宽且呈双峰形；合并肺动脉高压时，呈现右心室增大、电轴右偏；晚期常有心房颤动。

（3）超声心动图检查：二维超声心动图可见二尖瓣前后叶反射增强、变厚，活动幅度减少，舒张期前叶体部向前膨出呈气球样，瓣尖处前后叶距离明显缩短，开口面积减少；M型超声可见舒张期充盈速率减慢，正常的双峰消失，呈现城垛样改变；左心房扩大，右心室肥大及右心室流出道增宽。

4.诊断与鉴别诊断　发现心尖区隆隆样舒张期杂音并左心房扩大，即提示二尖瓣狭窄。超声心动图检查可明确诊断。

需要与以下情况的心尖区舒张期杂音鉴别：A.急性风湿性心脏炎；B.功能性二尖瓣狭窄；C.左心房黏液瘤；D.三尖瓣狭窄；E.原发性肺动脉高压。

5.治疗

（1）一般治疗：避免过度的体力劳动与剧烈运动，保护心功能。

（2）药物治疗：对于风心病病人积极预防链球菌感染与风湿活动。出现右心衰竭症状，口服利尿剂、限制钠盐摄入；快速心律失常-心房颤动时，可应用洋地黄制剂，也可采用药物或者电复律；长期心房颤动病人应抗凝治疗，预防栓塞性疾病发生。

（3）介入及手术治疗：治疗的主要目的是解除二尖瓣狭窄，降低跨瓣压力阶差。

①介入治疗：经皮球囊二尖瓣成形术是微创治疗二尖瓣狭窄有效的治疗方式，能够使二尖瓣口面积扩大至2.0cm$^2$，适用于二尖瓣狭窄为主，瓣膜活动较好，二尖瓣口面积在0.5～1.5cm$^2$，窦性心律或者心房颤动而左心房无血栓，左心室舒张内径正常者。

②手术治疗：二尖瓣分离术：包括闭式和直视式两种。A、闭式多采用经左心室进入使用扩张器方法，对隔膜型疗效好；手术适应证：病人年龄不超过55岁，心功能在Ⅱ～Ⅲ级，近半年无风湿活动或者感染性心内膜炎；术前检查心房内无血栓，不伴或者仅伴有轻度二尖瓣关闭不全或者主动脉瓣病变，且左心室不大。本术式基本为球囊成形术取代。B、直视式分离术或者瓣膜修复术，适用于心房内怀疑存在血栓形成、瓣膜重度钙化或者腱索明显融合缩短，伴有中度以上二尖瓣关闭不全病人。

③人工瓣膜置换术：适用于合并关闭不全，瓣膜严重钙化，纤维化及瓣下融合，既往曾行二尖瓣分离术，心功能在Ⅲ～Ⅳ级，瓣膜面积＜1.5cm$^2$病人。常用机械瓣和生物瓣。

**（二）二尖瓣关闭不全**

1.病因和发病机制　二尖瓣关闭不全分为急性和慢性两种。

（1）慢性二尖瓣关闭不全

①风湿热造成的瓣叶损害所引起者最多见。

②冠状动脉粥样硬化性心脏病（冠心病）；心肌梗死后及慢性心肌缺血累及乳头肌及其邻近室壁心肌，引起乳头肌纤维化伴功能障碍。

③先天性畸形。二尖瓣裂缺，最常见于心内膜垫缺损或纠正型心脏转位；心内膜弹力纤维增生症；降落伞型二尖瓣畸形。

④二尖瓣环钙化。为特发性退行性病变，多见于老年女性病人。此外，高血压病、马方综合征、慢性肾功能衰竭和继发性甲状腺功能亢进的病人，易发生二尖瓣环钙化。

⑤左心室扩大。任何病因引起的明显左心室扩大，均可使二尖瓣环扩张，和乳头肌侧移，影响瓣叶的闭合，从而导致二尖瓣关闭不全。

⑥二尖瓣脱垂综合征。

⑦其他少见病因。结缔组织病，如系统性红斑狼疮、类风湿性关节炎等、肥厚梗阻型心肌病、强直硬化性脊椎炎。

（2）急性二尖瓣关闭不全：多因腱索断裂，瓣膜毁损或破裂，乳头肌坏死或断裂及人工瓣膜替换术后开裂而引起，可见于感染性心内膜炎、急性心肌梗死、穿通性或闭合性胸外伤及自发性腱索断裂。

正常的二尖瓣关闭功能取决于瓣叶、瓣环、腱索、乳头肌、左心室这5个部分的完整结构和正常功能。这5个部分中的任一部分发生结构和功能的异常均可引起二尖瓣关闭不全；轻度反流，病人仅有轻微劳力性呼吸困难。重度反流（如乳头肌断裂），很快出现急性左心衰竭，甚至心源性休克。

2.临床表现

（1）症状：轻度反流，仅有轻微劳力性呼吸困难。重度反流（如乳头肌断裂），很快出现急性左心衰竭，甚至心源性休克，慢性轻度二尖瓣关闭不全病人，可长期没有症状。当左心功能失代偿时，病人出现乏力、心悸、胸痛、劳力性呼吸困难等因心排血量减少导致的症状。随后，病情加重，出现端坐呼吸、夜间阵发性呼吸困难，甚至急性肺水肿，最后导致肺动脉高压，右心衰竭。

（2）体征：心尖部收缩期杂音是二尖瓣关闭不全最主要的体征，典型者为较粗糙全收缩期吹风样杂音，多向腋下及左肩胛间部传导，后瓣受损时可向心底部传导；二尖瓣脱垂时只有收缩中晚期杂音；P2亢进、宽分裂。

（3）其他：心尖搏动增强，向下移位；心尖区抬举样搏动及全收缩期震颤；并发肺水肿或右心衰竭时，出现相应体征。

3.辅助检查

（1）X线检查：轻者可无明显异常发现，严重者可见左心房和左心室明显增大；肺动脉高压或者右心衰竭时，右心室增大；可见肺静脉充血、肺间质水肿和KerleyB线、二尖瓣液和瓣环钙化。

（2）心电图检查：轻者心电图可正常；严重者可有左心室肥大和劳损；肺动脉高压时可出现左、右心室肥大；慢性关闭不全伴有左心房增大者多有心房颤动。

（3）超声心动图检查：二维超声心动图上可见二尖瓣前后叶发射增强、变厚，瓣膜口在收缩期关闭对合不佳。

4.诊断与鉴别诊断　诊断主要是依据心尖区典型的收缩期吹风样杂音，并有左心房和左心室扩大，超声心动图检查可以确诊。

二尖瓣关闭不全的杂音应与下列情况的心尖区收缩期杂音鉴别：

（1）相对二尖瓣关闭不全。

（2）功能性心尖区收缩期杂音。

（3）室间隔缺损。

（4）三尖瓣关闭不全。

5.并发症　慢性病人出现较晚，以感染性心内膜炎多见，栓塞少见，急性病人和慢性病人发生腱索断裂时，晚期内发生急性左心衰竭甚至急性肺水肿。

6.治疗

（1）一般治疗：避免过度的体力劳动与剧烈运动，

保护心功能，限制钠盐摄入。

（2）药物治疗：对于风心病病人积极预防链球菌感染与风湿活动及感染性心内膜炎，适当使用利尿剂、血管扩张剂，慢性者可用血管紧张素转换酶抑制剂。急性心力衰竭时可应用硝酸甘油、硝普钠、酚妥拉明等。洋地黄类药物用于出现心力衰竭并伴有心房颤动的病人。

（3）手术治疗：手术指征，急性二尖瓣关闭不全；心功能Ⅲ～Ⅳ级，经过积极内科治疗后无明显症状或者心功能Ⅱ级或者Ⅱ级以下，检查存在心脏进行性增大、左心室射血分数进行性降低时。

手术种类：

①瓣膜修复术。

②人工瓣膜置换术。

**（三）主动脉瓣狭窄**

1.病因和发病机制　多为风湿热的后遗症、先天性狭窄或老年性主动脉瓣钙化所造成。

通过超声测定主动脉瓣口的最大血流速度，可计算最大跨瓣压力阶差和瓣口面积，从而评估其狭窄程度。

轻度：平均压力阶差＜25mmHg，瓣口面积＞1.5cm²。

中度：平均压力阶差25～40mmHg，瓣口面积1.0～1.5cm²。

重度：平均压力阶差＞40mmHg，瓣口面积＜1.0cm²。

2.临床表现

（1）症状：心绞痛、眩晕或晕厥、呼吸困难、猝死、多汗和心慌。

（2）体征：心脏听诊胸骨右缘第二肋间可听到粗糙、响亮的喷射性收缩期杂音，呈先递增后递减的菱型，第一心音后出现，收缩中期达到最响，以后渐减弱，主动脉瓣关闭（第二音）前终止，常伴有收缩期震颤，吸入亚硝酸异戊酯后杂音可增强；杂音向颈动脉及锁骨下动脉传导，有时向胸骨下端或心尖区传导，通常杂音越长，越响，收缩高峰出现越近，主动脉瓣狭窄越严重；但合并心力衰竭时，通过瓣口的血流速度减慢，杂音变轻而短促；可闻及收缩早期喷射音，尤其在先天性非钙化性主动脉瓣狭窄多见，瓣膜钙化僵硬后此音消失；瓣膜活动受限或钙化明显时，主动脉瓣第二心音减弱或消失，亦可出现第二心音逆分裂；常可在心尖区闻及第四心音，提示左心室肥厚和舒张期末压力升高；左心室扩大和衰竭时可听到第三心音（舒张期奔马律）。

（3）其他体征：脉搏平而弱，严重狭窄时由于心排血量减低，收缩压降低，脉压减小；老年病人常伴主动脉粥样硬化，故收缩压降低不明显；心脏浊音界可正常，心力衰竭时向左扩大；心尖区可触及收缩期抬举样搏动，左侧卧位时可呈双重搏动，第一次为心房收缩以增加左心室充盈，第二次为心室收缩，持续而有力；心底部，锁骨上凹和颈动脉可触到收缩期震颤。

3.辅助检查

（1）X线检查：左心缘圆隆，心影不大；心力衰竭时，左心室明显扩大，还可见左心房扩大；肺动脉主干突出，肺静脉增宽和肺淤血表现。

（2）心电图检查：轻度狭窄者心电图正常；严重者心电图可见左心室肥厚与劳损、ST段压低和T波倒置；有时可见左前分支阻滞和其他各种程度的房室或者束支传导阻滞。

（3）超声心动图检查：M型超声可见主动脉瓣变厚，活动幅度减少，开放幅度小，瓣叶反射光点增强提示瓣叶钙化；主动脉根部扩张，左心室后壁和室间隔对称性肥厚。

（4）左心导管检查可直接测定左心房、左心室及主动脉的压力。

4.诊断与鉴别诊断　发现心底部喷射性收缩期杂音，即提示主动脉瓣狭窄，超声心动图检查可以明确诊断。

应于以下情况导致的主动脉瓣收缩期杂音鉴别：

（1）肥厚性梗阻型心肌病。

（2）主动脉扩张。

（3）三尖瓣关闭不全。

（4）二尖瓣关闭不全。

5.并发症

（1）充血性心力衰竭。

（2）栓塞。

（3）亚急性感染性心内膜炎。

6.治疗

（1）一般治疗：避免过度的体力劳动与剧烈运动，保护心功能，限制钠盐摄入。

（2）药物治疗：预防感染性心内膜炎，洋地黄类药物用于心力衰竭病人。适量应用利尿剂，注意血容量充足。避免应用β受体阻滞剂。

（3）手术治疗：主要是解决主动脉狭窄、降低跨瓣压力阶差。

①介入治疗：经皮主动脉瓣球囊扩张术，能够快速减少跨瓣压力阶差。

②直视下主动脉瓣交界分离术。

③人工瓣膜置换术。

**（四）主动脉瓣关闭不全**

1.病因和发病机制

（1）主动脉瓣的退行性钙化病变。

（2）风湿性主动脉瓣。

（3）主动脉瓣的二瓣畸形。

（4）主动脉瓣环中层囊性坏死，主动脉瓣环的扩张也引起主动脉瓣关闭不全。

（5）任何升主动脉的扩张、动脉瘤、夹层动脉瘤均可造成主动脉瓣的关闭不全。

（6）主动脉瓣叶的黏液性退行性病变造成主动脉瓣的变薄、脱垂及感染性心内膜炎造成的瓣叶的穿孔、损坏，这也都是造成主动脉瓣关闭不全的常见原因。

主动脉瓣关闭不全使心脏排到升主动脉的一部分甚至大部分血液倒流回左心室，左心室在每次心脏舒张期接受从升主动脉和左心房两处的血量，使左心室的负荷增加，左心室又通过用力收缩，将这些过多的血液排射到升主动脉，这使左心室的做功增加。

2.临床表现

（1）症状：活动或用力后出现心慌、气短、呼吸困难、夜间阵发性端坐呼吸、类似心绞痛的症状和晕厥。

（2）体征：病人面色苍白，心尖搏动向左下移动，呈抬举样，心界向左下扩大，颈动脉搏动明显，心脏听诊：主动脉瓣区舒张期杂音，为一高调递减型哈气样杂音，坐位前倾呼气末时明显。最响区域取决于有无显著的升主动脉扩张。

3.辅助检查

（1）X线检查：左心室明显增大，升主动脉和主动脉结扩张，透视下主动脉搏动增强。肺动脉高压或者右心衰竭时，右心室增大。肺静脉充血，肺间质水肿。

（2）心电图检查：轻者心电图可正常，严重可有左心室肥大和劳损，电轴左偏。I、aVL、$V_{5\sim6}$导联Q波加深，ST段压低和T波倒置；亦可见束支传导阻滞。

（3）超声心动图检查：左心室腔及流出道、升主动脉根部内径扩大，舒张期二尖瓣前叶快速高频振动；二维超声心动图可见主动脉瓣增厚，舒张期关闭对合不佳；多普勒超声显示主动脉瓣下方舒张期涡流。

4.诊断与鉴别诊断　诊断依据为典型的舒张期杂音及左心室扩大；超声心动图检查可以明确诊断；根据病史和其他发现可以做出病因学诊断。

主动脉瓣关闭不全应与下列疾病相鉴别：

（1）肺动脉瓣关闭不全。

（2）主动脉窦瘤破裂。

（3）冠状动静脉瘘。

5.并发症　充血性心力衰竭，感染性心内膜炎。

6.治疗

（1）一般治疗：避免过度的体力劳动与剧烈运动，保护心功能。限制钠盐摄入。

（2）药物治疗：洋地黄类药物、利尿剂、血管扩张剂，尤其是血管紧张素转换酶抑制剂，有助于阻止心功能进一步恶化。对于原发病的治疗。

（3）手术治疗

①瓣膜修补术，目前已极少应用。

②人工瓣膜置换术包括直视开胸的外科手术及目前微创的经皮主动脉瓣置换术（TAVI）。

## 三、基层医疗机构健康管理

**（一）基层医院首诊**

初次就诊的心脏瓣膜病病人，应通过症状及听诊做出初诊断。建议病人尽快就诊医院，进行超声检查及心脏各种功能评估。

如诊断明确的、病情稳定的心脏瓣膜病病人，存在心功能不全或心律失常者，可应用利尿剂、洋地黄类药物、ACEI类药物，定期半个月左右随访。

**（二）基层医院转诊标准**

1.初次发现心脏瓣膜病，听诊区有杂音，为明确诊断者。

2.常规药物治疗效果欠佳或病情加重者。

3.并发血栓栓塞、感染性心内膜炎、恶性心律失常等并发症者。

4.心力衰竭加重或血流动力学不稳定者。

5.有介入治疗或手术治疗指征者。

**（三）下转后注意事项**

经过在上级医院就诊，给予病人药物、介入或手术治疗后，心功能稳定好转，无恶性心律失常者，可以转诊到下级医院进行后续治疗和随访。

**（四）随诊注意事项**

1.生命体征（体温、呼吸、心率、血压）。

2.长期服用利尿剂、洋地黄等制剂，注意血电解质情况，半个月复查血电解质，半个月定时复查心电图，注意心室率、QT间期情况。

3.监督病人按时按量服药，进行必要的康复锻炼。

4.病情稳定者半年复查心脏彩超了解病人病变瓣膜情况；病情不稳定者，及时转上级医院。

为有助于基层医务工作者牢记心脏瓣膜病的听诊，请牢记以下短句：

出现时期及开关瓣杂音性质。

二狭舒张期开隆隆样（右心导管计算二尖瓣跨瓣压及瓣口面积，测右心室及肺动脉压力）。

二闭收缩期关吹风样。

主狭收缩期开喷射样（左心导管检查）。

主闭舒张期关叹气样。

# 第三部分　消化系统疾病

## 第1章　消化系统总论

消化系统主要是由消化管和消化腺所组成，其主要功能是对食物进行消化和吸收，同时能分泌多种激素参与神经体液的调节。消化系统疾病临床上十分常见，主要包括食管、胃、肠、肝、胆囊、胰腺、腹膜的器质性和功能性疾病。每个人一生中都会患过某种消化系统疾病，是内科门诊最常见疾病之一，严重危害人类健康，给社会造成了极大的负担。因此，如何积极防治消化系统疾病，对改善人民生活质量，延长寿命具有重大的意义。

### 一、消化系统疾病的病因和分类

**（一）病因**

消化系统疾病病因十分复杂，同一疾病可由多种因素引起，而同一因素也可以是多种疾病的病因。常见的病因有感染、物理化学因素、神经系统功能失调、营养缺乏、代谢紊乱、吸收障碍、变态反应、肿瘤、外伤、先天畸形和遗传等。

**（二）分类**

消化系统疾病有多种分类方法，按病变器官分类如下：

1.食管疾病　有食管炎、胃食管反流病、食管癌和贲门失弛缓症等。

2.胃、十二指肠疾病　有胃炎、消化性溃疡、功能性消化不良、胃癌和十二指肠炎等。

3.小肠疾病　有肠炎、肠结核、克罗恩病、吸收不良综合征和肠梗阻等。

4.大肠疾病　有痢疾、结肠炎、阑尾炎、结肠癌、直肠癌和肠易激综合征等。

5.肝、胆疾病　有肝炎、脂肪肝、肝硬化、肝癌、肝脓肿、胆石症、胆囊炎、胆管炎、胆道蛔虫病和胆道系统肿瘤等。

6.胰腺疾病　有急、慢性胰腺炎和胰腺癌等。

7.腹膜、肠系膜疾病　有急、慢性腹膜炎、腹膜转移癌、肠系膜　淋巴结结核和原发性腹膜肿瘤等。

### 二、消化系统疾病的诊断

消化系统症状除见于消化系统疾病外，也可见于其他系统疾病，因此，只有认真的收集临床资料，包括病史、症状、体征、常规化验及其他有关的特殊检查，进行全面的分析与综合，才能做出正确的诊断。

**（一）病史**

病史是诊断疾病的基本资料，在诊断消化系统疾病中十分重要。因此，医生要掌握正确的采集病史方法和技巧，通过问诊了解疾病的发生、发展情况、诊治经过和既往健康状况。有些疾病，如消化性溃疡可根据典型的病史做出诊断。采集病史时，要针对主要症状问清其发生时间、部位、性质、强度、加剧和缓解的规律性及伴随的其他症状。此外，病人的年龄、性别、籍贯、职业、经济状况、饮食习惯、烟酒嗜好、精神状态及遗传因素等，对某些消化系统疾病的诊断也有重要意义。

**（二）症状**

典型的消化系统疾病多表现为消化系统症状，但也有病变在消化系统，而表现为其他系统疾病的症状。如少数胃炎病人，临床可主要表现为乏力、消瘦和贫血，而无上腹痛、恶心、厌食等消化道症状。因此，要综合其他资料，抓住本质，全面分析，做出正确诊断。

1.恶心、呕吐　恶心，是一种上腹区不适、紧迫欲吐的主观感觉；呕吐，是指胃内容物或部分小肠内容物经食管逆行流出口腔的反射动作。呕吐可将有害物由胃排出，从而起到保护作用，但持久而剧烈的呕吐，可引起脱水、电解质紊乱、代谢性碱中毒及营养障碍。多数情况下在恶心后出现呕吐，但两者也可单独出现。胃部器质性疾病最易引起恶心、呕吐，如胃炎、胃癌、幽门痉挛及梗阻、肝、胆囊、胰、腹膜的急性炎症和肠梗阻等亦可引起；还可见于颅内压增高、尿毒症、酮症酸中毒和神经性呕吐等。

2.腹泻　腹泻主要是由于肠蠕动加速、肠分泌增加和（或）肠黏膜吸收障碍所致。腹泻常见于感染、中毒、肿瘤、消化及吸收障碍、内分泌疾病、结肠功能紊乱、药物的不良反应、变态反应等。稀水样便常见于小肠病变或血管活性肠肽（胃肠激素之一）分泌增多，黏液脓血便多见于结肠炎症、肿瘤或溃疡，临床上常将腹泻分为急性腹泻和慢性腹泻，后者病程超过2个月。

3.嗳气、反酸　嗳气，是胃腔内的气体从口腔逸出的现象，见于胃食管反流病、胃、十二指肠及胆道疾病，频繁嗳气多因神经、精神因素引起。反酸，为酸度较高的胃内容物经食管括约肌反流至口腔，常见于消化性溃疡和胃食管反流病。

4.呕血、黑粪　屈氏韧带以上部位的消化器官出血称之为上消化道出血，主要表现为呕血和黑粪、发热、失血性周围循环衰竭、氮质血症和周围血象的改变，最常见于消化性溃疡、食管胃底静脉曲张破裂、急性胃黏膜病变和胃癌；暗红色或脓血便多为下消化道出血的表现，常见于下消化道肿瘤、血管病变、炎症性肠病、肠道感染及痔等。

5.腹痛　是消化道疾病的常见症状，多数由腹部脏器疾病所致，但腹腔外疾病和全身性疾病也可引起。病变可为器质性，亦可为功能性。临床上可将腹痛分为急性腹痛和慢性腹痛，前者常见于腹腔脏器的急性炎症、空腔脏器的扭转或破裂、腹膜炎症、血管阻塞等；后者可见于腹腔脏器慢性炎症、空腔脏器的张力变化、消化性溃疡、包膜牵张、中毒、肿瘤等。

6.黄疸　黄疸，是因胆红素代谢障碍，血液中胆红素浓度增高，致使巩膜、黏膜、皮肤染成黄色。正常血清胆红素1.7～17.1μmol/L。当血清胆红素浓度为17.1～34.2μmol/L时，临床上不易察觉，称隐性黄疸。如血清胆红素浓度高于34.2μmol/L（2mg/dl）时则为显性黄疸。根据黄疸的病因和发病机制将其分为肝细胞性黄疸、胆汁淤积性黄疸、溶血性黄疸和先天性非溶血性黄疸。前两者主要见于消化系统疾病，如肝炎、肝硬化、肝癌、胆道阻塞等；溶血性黄疸多见于各种原因引起的溶血；而先天性非溶血性黄疸则较少见。

7.其他　包括吞咽困难、腹胀、便秘、里急后重等。

### （三）体征

全面系统而重点深入的体格检查对诊断消化系统疾病极为重要。首先，应注意病人的一般情况，有无黄疸及蜘蛛痣，锁骨上淋巴结是否肿大，胸腹壁有无静脉曲张及血流方向，心、肺有无异常。腹部检查更应深入细致，注意腹部有无膨隆、蠕动波、移动性浊音、压痛、反跳痛、腹肌紧张、振水音、肠鸣音、肿块；肝脾检查很重要，应注意其大小、质地、表面、边缘及有无触痛。直肠指检对肛门、直肠疾病和盆腔其他疾病的诊断有很重要的价值，对有腹泻、便血、便秘、下腹疼痛者应列为常规检查。

### （四）实验室其他辅助检查

1.化验检查

（1）血常规：血常规检查对胃肠道疾病的诊断缺乏特异性。但对估计某些疾病的活动度和严重性有一定作用，如通过检查血红蛋白、红细胞计数和血细胞比容，可估计失血的程度。

（2）粪便检查：粪便检查是临床常规检查项目之一，方法简单，易于操作，对胃肠道和肝、胆、胰等器官有无出血、炎症、寄生虫感染和黄疸等的鉴别诊断有重要的意义。粪便检查包括一般性状、显微镜检查、化学检查和细菌学检查。近年来，幽门螺杆菌（Hp）的检测日益受到重视，粪便Hp抗原的检测有助于Hp感染的诊断。

（3）肝功能检查：肝功能检查对肝病的诊断和预后估计有很重要的价值。包括：

①反映肝细胞损伤的丙氨酸氨基转移酶（ALT）、天门冬氨酸氨基转移酶（AST）、碱性磷酸酶（ALP）和谷氨酰转移酶（GGT）。

②测定肝脏转移有机离子的功能，如胆红素定量试验有助于黄疸的鉴别诊断。

③反映肝细胞合成功能的指标，乳清蛋白（A）、凝血酶原时间（PT）和血清凝血因子。

④反映肝脏摄取、排泄功能的试验，如利多卡因试验。

（4）腹水常规：根据腹水的一般性状、化学检查、显微镜检查和细菌学检查等结果做出渗出液或漏出液的判断，对鉴别肝硬化、腹腔内肿瘤和腹腔结核等有很重要的价值。

（5）淀粉酶测定：测定血清、尿液和胸腔积液、腹水中淀粉酶的含量，可用于胰腺炎和胰腺癌的诊断。

（6）胃液分析：对胃良、恶性溃疡的鉴别及胃泌素瘤的诊断有一定的价值。五肽胃泌素胃酸分泌试验已作为诊断胃泌素瘤的常规检查。

（7）病毒性肝炎血清标志物的检查：对病毒性肝炎的诊断、分型、预后和有无传染性均有一定的价值。

（8）肿瘤标志物测定：包括甲胎蛋白（AFP）和癌胚抗原（CEA）等在内的肿瘤标志物测定对肝癌、结肠癌和胰腺癌等的诊断、疗效观察和预后判断都有意义。

（9）免疫学检查：检查免疫球蛋白、细胞免疫和自身抗体等，对自身免疫性疾病的诊断有价值。

（10）活组织和脱落细胞检查：肝穿刺活组织检查是确诊慢性肝病最有价值的方法之一；通过内镜取食管、胃、小肠、结肠和直肠黏膜病变组织或腹腔镜下取材进行病理学检查，有助于确定病因；经内镜刷取消化道黏膜脱落细胞做病理检查，有助于消化道恶性肿瘤的诊断。

2.内镜检查　是诊断消化系统疾病的一项重要检查手段，根据检查部位的不同分为食管镜、胃镜、十二指肠镜、小肠镜、结肠镜、腹腔镜、胆道镜和胰管镜。通过内镜可直接观察消化道内腔的病变，也可取活组织、刷取收集脱落细胞进行病理学或细胞学检查，还可将内镜所见进行摄影、录像。急诊胃镜检查有助于急性上消化道出血的原因和部位的确诊。利用十二指肠镜不但可观察十二指肠的病变，还可通过内镜活检孔注入造影药，做X线胰胆管造影，称为逆行胰胆管造影（ERCP）。该检查是诊断胰腺、胆道疾病的重要手段。小肠镜可观察屈氏（Treitz）韧带以下100cm以内的黏膜病变，但操作难度大，有其局限性。近年来开发的胶囊内镜对小肠疾病的诊断有重要价值。腹腔镜检查对确定腹腔肿块的部位、性质、腹水原因，特别是对肝脏疾病、结核性腹膜炎和腹膜癌的诊断和鉴别诊断有帮助。超声内镜是经内镜导入超声探头，用于弥补内镜对于腔外病变检查的不足，对消化道黏膜下病变及癌肿浸润深度的判断等有很大诊断价值。

3.X线检查　是诊断消化系统疾病的重要方法之一。

（1）腹部平片：对于胃肠穿孔、胃肠梗阻、腹腔内钙化（慢性胰腺炎、腹腔结核）和不透X线的胆石的诊断有帮助。

（2）X线钡剂检查：包括钡剂造影和钡剂灌肠检查。若怀疑病变在食管至回肠或胰腺癌的病例，应做钡剂检查，结肠器质性病变应行钡剂灌肠检查。气钡双重造影技术能更清楚地显示黏膜表面的细小结构，提高微小病变的诊断率。对有胃肠道穿孔、肠梗阻或2周内有大出血者不宜做X线钡剂检查。因钡剂会影响其他检查的结果，如降低CT的清晰度，影响内镜检查对黏膜的观察，造成B超检查时的伪影等，因此，钡剂检查应放在其他各项检查之后。

（3）X线胆囊和胆道造影：口服或静脉注射碘剂进行胆囊和胆道造影。可显示胆囊结石、胆囊浓缩和排空功能及其他胆道病变；经皮肝穿刺胆管造影术，可确立肝外梗阻的部位和原因。

（4）选择性腹腔血管造影：选择性腹腔动脉造影主要用于腹内肿瘤，特别是肝脏和胰腺肿瘤的诊断，也可用于消化道出血的定位和定性诊断；经皮肝穿刺门静脉造影术（PTC），可判断门静脉阻塞的部位、侧支开放的程度和门体分流术的效果等。

（5）CT检查：对腹内脏器病变，特别是肝、胆、胰的占位性病变，如囊肿、脓肿、肿瘤和结石等的诊断有重要作用；对弥漫性病变，如脂肪肝、肝硬化和胰腺炎等的诊断有较高价值，对肿瘤分期也有一定帮助。

4.超声检查　超声检查已广泛用于消化系统疾病的诊断，是首选的非创伤检查手段。能清晰地显示肝、脾、胆囊和胰腺的大小和轮廓等，对肝癌、肝脓肿、胰腺癌和胆道结石有较大诊断价值；对腹水有无及其量、腹腔内肿块的位置、大小和性质等也有一定价值。此外，还可监视和引导各种穿刺，进行诊断和治疗。

5.磁共振显像　磁共振显像（MRI）不含放射线，所显示的图像清晰而层次感强，多用于肝、脾和胰腺等脏器的占位性病变的定性诊断。

## 三、消化系统疾病的防治

### （一）一般治疗

1.饮食与营养　许多消化系统疾病的发生与饮食有关，因此，日常生活中要注意饮食卫生，饮食、起居要规律，避免进食辛辣刺激性食物，戒除烟酒。某些疾病常出现食欲下降、呕吐、腹泻和消化吸收不良，从而导致营养障碍和（或）水、电解质及酸碱平衡紊乱。因此，要注意营养物质和水、电解质的补充。

2.心理治疗　功能性胃肠病较常见，精神紧张、情绪改变又会诱发或加重器质性病变。因此，在应用其他治疗手段的同时，要耐心向病人解释病情，使其消除紧张心理和思想顾虑，树立战胜疾病的信心，必要时给予心理治疗和（或）适量镇静药。

### （二）药物治疗

必须掌握各种药物的适应证、禁忌证和不良反应，用药物时要根据病人的具体情况选择疗效高、不良反应少而又经济、简便的药物。

1.病因治疗　消化系统感染性疾病常有明确的病因，如细菌感染引起的胃肠道和胆管炎症、Hp相关性慢性胃炎、消化性溃疡等，对这些疾病给予敏感的抗菌药物常可治愈。大多数消化系统疾病病因尚未阐明，给予必要的药物，可缓解病情、改善症状和健康指导并发症的发生。

2.对症治疗　消化系统常见的症状，如腹痛、腹泻会给病人带来难以忍受的痛苦，且会导致机体功能下降和代谢紊乱，使病情恶化。因此，对症治疗对某些病人是必不可少的。常用的对症药物有镇痛药、止泻药和止吐药等。对症治疗时一定要权衡利弊、综合分析，否则会掩盖症状、影响诊断、延误治疗，如急腹症在病因未确定前用强力镇痛药、结肠癌用止泻药可能导致误诊或漏诊。

### （三）手术或其他治疗

内科治疗无效或效果不佳，如肿瘤、消化性溃疡合并穿孔、大出血和器质性梗阻的病人应尽早采用手术治疗，手术切除病灶是治疗某些消化系统疾病的重要手段。近年来，内镜治疗技术蓬勃开展，为消化系统疾病的治疗开创了一个新途径。某些过去需要外科治疗的疾病，现已被创伤较小的内镜治疗所替代，如食管狭窄扩张术、消化道异物取出术、息肉切除术、静脉曲张和非静脉曲张消化道出血等都可经内镜治疗，并取得满意效果。此外，介入疗法治疗肝癌和脾栓塞，经颈静脉肝内门体分流术（TIPS）等都获得了较好的疗效。随着人类基因重组计划的完成和基因功能的不断阐明，基因诊断和治疗在21世纪将有飞速发展。基因芯片诊断和各种基因治疗方法的应用，将极大地提高疾病的防治水平。在21世纪，我国肝、胰等器官移植的开展，亦将较为普遍。干细胞和器官克隆将是研究的重大课题，具有深远的意义。

# 第2章　消化性溃疡

## 一、定义

消化性溃疡，是指发生在胃和十二指肠的慢性溃疡，即胃溃疡和十二指肠溃疡，因溃疡的形成与胃酸和（或）胃蛋白酶的消化作用有关而得名。

## 二、流行病学

消化性溃疡是一种全球性常见病，全世界约有10%的人患过消化性溃疡，但在不同的国家和地区，其发病率存在很大差别。临床上，十二指肠溃疡较胃溃疡更为多见，两者之比约为3∶1，十二指肠溃疡好发于青壮年，胃溃疡的发病年龄较十二指肠溃疡者晚，平均晚10年左右。

消化性溃疡的发生有一定的性别差异，男性多于女性，这与社会环境因素、吸烟、饮酒等不良嗜好有关。在我国，消化性溃疡的发生有一定的地域性，南方的发病率高于北方，城市高于农村。

## 三、病因和发病机制

### （一）幽门螺杆菌感染

幽门螺杆菌感染是消化性溃疡的重要病因，消化性溃疡病人的幽门螺杆菌检出率明显高于普通人，根除幽门螺杆菌后溃疡的复发率明显降低。

### （二）非甾体消炎药（NSAID）

非甾体抗炎药是引起溃疡的另一个常见原因，有临床研究报道：服用非甾体抗炎药物的病人中10%～25%可发生消化性溃疡，NSAID引起的溃疡以胃溃疡和十二指肠球部溃疡多见。

### （三）胃酸和胃蛋白酶

消化性溃疡的最终形成是由于胃酸和胃蛋白酶对黏膜自身消化所致。

### （四）其他

吸烟、遗传、急性应激、胃十二指肠运动异常。

总之，消化性溃疡是一种多因素疾病，其中幽门螺杆菌感染和服用NSAID是已知的主要病因，溃疡的发生是黏膜的侵袭因素与黏膜的防御因素间失去平衡的结果，胃酸在溃疡的发生过程中起关键作用。

## 四、临床表现

### （一）周期性上腹疼痛

呈反复周期性发作，为此种溃疡的特征之一，尤以十二指肠溃疡更为突出。全年都可发作，但以春、秋季节发作者多见。

### （二）疼痛节律

十二指肠溃疡的疼痛好在两餐之间发生，持续不减直至下餐进食或服用抑酸药物后缓解。胃溃疡疼痛的发生较不规则，常在餐后1h内发生，经1～2h后逐渐缓解，直至下餐进食后再复出现上述节律。

### （三）疼痛部位

十二指肠溃疡的疼痛多出现于中上腹部，或在脐上方，或在脐上方偏右处；胃溃疡疼痛的位置也多在中上腹，但稍偏高处，或在剑突下和剑突下偏左处。

### （四）其他症状

还会出现唾液分泌增多、烧心、反胃、嗳酸、嗳气、恶心、呕吐等其他胃肠道症状。食欲可正常，但偶可因食后疼痛发作而畏食，以致体重减轻。全身症状可有失眠等神经官能症的表现，或有缓脉、多汗等植物神经紊乱的症状。

### （五）几种特殊类型的溃疡

1.*复合溃疡*　合并胃溃疡和十二指肠溃疡，幽门梗阻发生率高，复合溃疡中的胃溃疡较单独的胃溃疡癌变率低。

2.*幽门管溃疡*　餐后很快发生疼痛，易出现梗阻、出血、穿孔等并发症。

3.*球后溃疡*　发生于十二指肠降段、水平段的溃疡，多发生在十二指肠乳头近端，夜间痛及后背部放射痛多见，对药物反应差，较易发生出血。

4.*巨大溃疡*　直径＞2cm，多见于老年人，对药物治疗反应差，已发生穿孔者，需要与恶性溃疡相鉴别。

5.*老年人溃疡* 临床表现不典型，无症状或症状不明显。易误诊为胃癌。

6.*无症状溃疡* 无前期症状，而以消化道出血、穿孔等并发症为首发症状，可发生与任何年龄，以老年人多见。

## 五、辅助检查

### （一）胃镜及黏膜活检

确诊消化性溃疡的首选检查方法，胃镜检查不仅可以对胃十二指肠黏膜进行直接观察、摄像，还可以直视下取活检行病理学检查及幽门螺杆菌检测。

内镜下消化性溃疡多呈圆形或椭圆形，也有呈线形，边缘光整，底部覆有灰黄色或灰白色渗出物，周围黏膜可有充血、水肿，可见皱襞向溃疡集中。内镜下溃疡可分为活动期（A）、愈合期（H）和瘢痕期（S）三个病期，其中每个病期又可分为1和2两个阶段。

### （二）X线钡剂

适用于对胃镜检查有禁忌或不愿接受胃镜检查者，龛影对溃疡有确诊价值。溃疡的X线征象有直接和间接2种：龛影是直接征象，对溃疡有确诊价值；局部压痛、十二指肠球部激惹和球部畸形、胃大弯侧痉挛性切迹均为间接征象，仅提示可能有溃疡。

### （三）Hp检测

分为侵入性及非侵入性2种，非侵入性的包括：$C_{13}$/$C_{14}$呼气试验，粪便幽门螺杆菌检测；侵入性的检测是指胃镜下取活组织检测：包括快速尿素酶试验，组织学检测及幽门螺杆菌培养。

## 六、诊断与鉴别诊断

### （一）诊断要点

慢性病程及典型的节律性和周期性上腹部疼痛是消化性溃疡的重要依据，如果既往确诊过消化性溃疡或曾有上消化道出血史者，更应高度怀疑消化性溃疡的可能性。但需要强调的是，相当多的消化性溃疡病人上腹部疼痛常不典型，有一部分病人可无疼痛症状。此外，有些功能性消化不良病人可有类似消化性溃疡的上腹部疼痛症状而实际上并无溃疡病灶。所以，病史虽是诊断消化性溃疡的重要依据，但最后确诊还需要依靠胃镜检查，X线钡剂上消化道造影检查发现龛影亦有确诊价值。

### （二）鉴别诊断

消化性溃疡主要临床表现为慢性上腹痛，当仅有病史和体检资料时，须与其他有上腹痛症状的疾病如慢性肝胆胰疾病、功能性消化不良、十二指肠炎、慢性胃炎等病相鉴别，但如做胃镜检查，可确定有无胃及十二指肠溃疡存在。

胃镜检查如发现胃及十二指肠溃疡，应注意与胃癌、胃泌素瘤相鉴别。同时还应注意出血、穿孔及幽门梗阻等并发症。

1.*胃癌* 内镜或X线检查见到胃溃疡，必须进行良性溃疡（胃溃疡）与恶性溃疡（胃癌）的鉴别。溃疡型早期胃癌单凭内镜所见很难与良性溃疡鉴别，必须依靠直视下取活组织检查鉴别。胃癌如为进展期，内镜下与胃溃疡鉴别一般困难不大。

2.*胃泌素瘤* 亦称卓-艾综合征，是胰腺非B细胞瘤分泌大量胃泌素所致。肿瘤往往很小，生长缓慢，半数为恶性。大量胃泌素可刺激壁细胞增生，分泌大量胃酸，使上消化道经常处于高酸环境，导致胃、十二指肠球部和不典型部位（十二指肠降段、横段、甚或空肠近端）发生多发性溃疡。胃泌素瘤与普通消化性溃疡的鉴别要点是该病溃疡发生于不典型部位，且具有难治性、过高胃酸分泌及高空腹血清胃泌素的特点。

## 七、并发症

### （一）出血

溃疡侵蚀周围血管可引起出血。出血是消化性溃疡最常见的并发症，也是上消化道大出血最常见的病因（约占所有病因的50%）。

### （二）穿孔

溃疡病灶向深部发展穿透浆膜层则并发穿孔。溃疡穿孔临床上可分为急性、亚急性和慢性3种类型，以第一种常见。急性穿孔的溃疡常位于十二指肠前壁或胃前壁，发生穿孔后胃肠的内容物漏入腹腔而引起急性腹膜炎。

### （三）幽门梗阻

主要是由十二指肠溃疡或幽门管溃疡引起。溃疡急性发作时可因炎症水肿和幽门部痉挛而引起暂时性梗阻，可随炎症的好转而缓解；慢性梗阻主要由于瘢痕收缩而呈持久性。幽门梗阻临床表现为：餐后上腹饱胀、上腹疼痛加重，伴有恶心、呕吐，大量呕吐后症状可以改善，呕吐物含发酵酸性宿食。

### （四）癌变

少数胃溃疡可发生癌变，十二指肠溃疡则否。胃溃疡癌变发生于溃疡边缘，据报道癌变率在1%左右。长期慢性胃溃疡病史、年龄在45岁以上、溃疡顽固不愈者应提高警惕。

## 八、预防及治疗

消化性溃疡的治疗目标为：去除病因，控制症状，促进溃疡愈合，预防复发和避免并发症。

1.一般治疗：生活规律，饮食有规律，并且戒烟戒酒。

2.药物治疗

（1）抑制胃酸分泌：$H_2$受体阻断剂如西咪替丁，质子泵抑制剂如奥美拉唑。

（2）保护胃黏膜药物：硫酸铝。

3.根除幽门螺杆菌：目前推荐以PPI和铋剂为基础加上2种抗生素的四联治疗方案。

4.NSAID溃疡的治疗和预防。

5.溃疡复发的预防，有效根除幽门杆菌及停用NSAID。

6.手术治疗

（1）大出血经内科治疗无效。

（2）急性穿孔。

（3）瘢痕性幽门梗阻。

（4）胃溃疡疑有癌变。

（5）顽固性溃疡。

## 九、预后

有效的药物治疗可以使溃疡创面愈合率达95%，青壮年病人消化性溃疡死亡率接近于零，老年病人主要死于严重的并发症，尤其是大出血和急性穿孔，死亡率＜1%。

## 十、基层医疗机构健康管理

### （一）消化性溃疡的筛查方法及流程

1.既往有消化道出血、慢性消化性溃疡病史；不明原因周期或节律性上腹部疼痛，伴有烧心、反酸；尤其是因心脏病史长期口服阿司匹林、氯吡格雷的病人；不明原因黑便的病人；有幽门螺旋杆菌感染的病人；不明原因消瘦、贫血的病人。对这类病人应进行定期体检。

2.定期体检，包括血常规，肝肾功能，肝胆胰脾彩超、胃镜、呼气试验。

3.对于已确诊为消化性溃疡的病人，应该1～2个月于基层医院复诊，内容包括常规体检及调整口服药物。

### （二）基层首诊

1.对有消化性溃疡高危因素的病人，给予生活方式的干预措施如戒烟酒，避免进食刺激性饮食，注意规律饮食，对长期口服阿司匹林及氯吡格雷的病人，应定期嘱病人复诊。

2.对确诊消化性溃疡的病人，尤其是胃溃疡的病人，因癌变率高，病史时间长的病人应定期复诊，若有腹痛、腹胀、烧心、反酸等症状，应加用质子泵抑制剂（如奥美拉唑）及胃黏膜保护药物（如铝碳酸镁）等药物。

### （三）转诊标准

1.可确诊消化性溃疡的病人。

2.长期口服阿司匹林及氯吡格雷的病人出现黑便、上腹部胀痛。

3.慢性消化性溃疡病人近期体重下降、贫血、腹部包块，疑癌变可能。

4.疑诊消化性溃疡病人需要胃镜及呼气试验检查进一步确诊的病人。

5.基层医院在治疗过程中出现严重不良反应的病人。

6.基层医院在治疗过程中症状持续不缓解或合并其他疾病者。

7.原有疾病基础上再次加重，需要重新评估者转上级医院。

### （四）下转后健康管理注意事项

经过上级医院治疗稳定的消化性溃疡病人，回转基层医院；

1.*生活饮食注意事项*　如注意戒烟酒，避免进食刺激性食物。

2.*复查*　血常规，肝肾功能，嘱病人服药2～4周后，停药8～12周后复查胃镜及呼气试验。

3.*随访*　定期复查胃镜及呼气试验，及时调整口服药物情况，定期参加社区健康教育。

# 第3章　慢性胰腺炎

## 一、流行病学

慢性胰腺炎在西方国家的患病率为10～15/10万，年发病率为4～7/10万，慢性胰腺炎无规律性分布于世界各地区，不同地区发病率相差较大，我国尚无慢性胰腺炎的流行病学调查资料。我国发病率虽低于西方国家，但呈上升趋势，北京协和医院住院病人中慢性胰腺炎所占百分率显示，近十年内、外科住院病人慢性胰腺炎的患病率较20世纪50～70年代增加近10倍。我国慢性胰腺炎多见于中年男性，以30～60岁，平均年龄46.6岁，男∶女为2.6∶1，与西方国家基本相似。

## 二、定义

慢性胰腺炎是指由于各种不同原因所致的胰腺局部、节段性或弥漫性的慢性进展性炎症，导致胰腺组织和（或）胰腺功能不可逆的损害。临床表现为反复发作或持续性腹痛、腹泻或脂肪泻、消瘦、黄疸、腹部包块和糖尿病等。

## 三、病因和发病机制

西方及亚太大多数国家的慢性胰腺炎与嗜酒有关。而在我国近年酒精因素逐渐上升为主要因素之一，而胆道疾病的长期存在仍为主要危险因素。导致慢性胰腺炎其他的原因尚有：创伤与手术，代谢障碍，营养障碍，遗传因素，内分泌异常等，拟分述为下。

### （一）胆道系统疾病

主要为胆管结石，可由结石嵌顿或游走时造成Oddi括约肌炎症水肿致十二指肠乳头部梗阻致胰液淤滞，胰管内压增高，造成小胰管与腺泡破裂，胰液深入胰腺间质，胰蛋白酶激活后导致一系列胰酶的连锁反应及自身消化。反复的梗阻及胰液分泌增加，导致胰腺反复的炎症，最终纤维化造成慢性胰腺炎。病变部位主要位于胰头部，胰头部增大、纤维化，引起胰腺钙化少见，但合并梗阻性黄疸较多见。此外，胆管蛔虫，Oddi括约肌水肿、痉挛，纤维狭窄，胆道先天畸形如胰管分离症、胆胰管汇合异常、肿瘤等均可造成胆总管下端及胰管梗阻，从而导致慢性胰腺炎。

### （二）慢性酒精中毒

酒精致慢性胰腺炎的原因尚不完全清楚，通常认为：

1.酒精刺激胃酸分泌增多，激发十二指肠分泌胰泌素及促胰酶素，致胰液分泌增加，同时酒精刺激十二指肠黏膜，造成Oddi括约肌痉挛，导致胰管内压增高。

2.酒精致胰液中蛋白质和碳酸氢盐浓度增加，胰液中蛋白质与钙结合形成一种稳定的沉积物，附着于小胰管壁上，形成蛋白栓子，造成胰管的狭窄和梗阻，进而造成腺泡上皮的萎缩和坏死，间质的炎症及纤维化形成。

3.酒精直接造成腺泡细胞质的退行性变，线粒体肿胀，脂质堆积，胰管上皮细胞损伤等。

### （三）外伤与手术

外伤与手术是急性胰腺炎的常见原因，只有在创伤严重或损伤主胰管后方可能引起慢性胰腺炎。腹部钝性损伤或手术造成胰腺组织广泛挫伤后可导致慢性胰腺炎。胰腺附近脏器的病变或胃后壁穿透性溃疡，亦可导致胰腺组织破坏而形成慢性胰腺炎。

### （四）代谢障碍

高脂血症病人中，慢性胰腺炎发生率相对较高，多认为与高脂血症时胰毛细血管内有较高浓度的乳糜微粒及游离脂肪酸，造成栓塞并损伤毛细血管内膜所致。亦可能由于高脂血症时，血液黏滞度增高，微静脉及小静脉中的血流阻力增大，血液淤滞，血栓形成导致胰腺组织缺血，形成慢性胰腺炎。酒精、妊娠、口服避孕药、长期应用雌激素及维生素A等均可引起高脂血症。

### （五）营养障碍

低蛋白饮食可导致慢性胰腺炎，多见于东南亚、非洲及拉丁美洲各国。近年发现高脂摄入与胰腺炎发病间存在相关性，动物实验亦证明，高脂摄入使胰腺敏感而易发生慢性胰腺炎。欧美、日本的病人常与高脂摄入量有关。

**（六）免疫疾病相关的慢性胰腺炎**

自身免疫病作为慢性胰腺炎的病因之一，已逐渐引起人们的注意，系统性红斑狼疮、干燥综合征、原发性胆汁性胆管炎均可并发慢性胰腺炎。

**（七）遗传因素**

遗传性胰腺炎较少见，属染色体显性遗传，发病年龄较早。

## 四、临床表现

慢性胰腺炎的病程常超过数年，临床表现为无症状期与症状轻重不等的发作期交替出现，也可无明显症状而发展为胰腺功能不全的表现。典型病例可出现五联征：腹痛、胰腺钙化、胰腺假性囊肿、脂肪泻及糖尿病。

**（一）腹痛**

最突出的症状，90%以上病人存在程度不同的腹痛，初为间歇性，后转为持续性腹痛，为钝痛、隐痛、钻痛甚至剧痛。多位于中上腹部，亦可偏左或偏右，常放射到背部或两胁部。饮酒，高脂、高蛋白饮食可诱发症状，疼痛严重时伴恶心、呕吐。这类病人的腹痛常有体位的特点，喜蜷曲卧位、坐位或前倾位，平卧位或直立、进食时腹痛加重。

**（二）胰腺功能不全的表现**

慢性胰腺炎的后期，可出现吸收不良综合征和糖尿病的表现，由于胰腺外分泌功能障碍引起腹胀、食欲减退、恶心、嗳气、厌食油腻、乏力、消瘦、腹泻甚至脂肪泻。常伴有维生素A、维生素D、维生素E、维生素K缺乏症，如夜盲症、皮肤粗糙、肌肉无力和出血倾向等。约半数的慢性胰腺炎病人可因胰腺内分泌功能不全而继发糖尿病。

## 五、实验室及其他辅助检查

**（一）实验室检查**

1.胰腺外分泌功能检查

（1）胰腺刺激试验：胰泌素可刺激胰腺腺泡分泌胰液和碳酸氢钠。静脉注射胰泌素1U/kg，其后从十二指肠引流管取出胰液，观察胰液量、碳酸氢钠及各种胰酶分泌量。慢性胰腺炎病人80min内＜2ml/kg（正常＞2ml/kg），碳酸氢钠浓度＜90mmol/L，（正常＞90mmol/L）。

（2）间接刺激试验：

①Lundh试验：标准餐后十二指肠液中胰蛋白酶浓度＜6IU/L。

②胰功肽试验（粪弹力蛋白酶）：由于弹力蛋白酶在肠道不被破坏，其粪便中的浓度高于其在胰液中的浓度，采用酶联免疫法检测，当粪便中弹力蛋白酶＜200ug/g时为异常。

2.吸收功能试验

（1）粪便（72h）脂肪检查：慢性胰腺炎病人因胰酶分泌不足，粪便中脂肪、肌纤维和氮含量增高。予80g脂肪的食物后，72h粪便的脂肪排泄量，正常人平均＜6g/d。

（2）维生素$B_{12}$吸收试验：应用$^{58}Co$维生素$B_{12}$吸收试验显示不正常时，口服碳酸氢钠和胰酶片后被纠正者，提示维生素$B_{12}$吸收障碍与胰分泌不足有关。

3.淀粉酶测定　慢性胰腺炎急性发作时，血尿淀粉酶可一过性增高，严重胰腺外分泌功能不全时，血清胰型淀粉酶同工酶大多降低。

4.胰腺内分泌测定

（1）血清缩胆囊素（CCK）：正常为30～300pg/ml，慢性胰腺炎可高达8000pg/ml，与胰腺外分泌减少，对CCK的反馈抑制作用减弱有关。

（2）血浆胰多肽：主要由胰腺PP细胞分泌，空腹血浓度正常为8～313pmol/L，餐后血浆中其浓度迅速增高，而慢性胰腺炎病人血浆胰多肽明显下降。

（3）空腹血浆胰岛素水平：大多正常，口服葡萄糖、甲苯磺丁脲或静注胰高血糖素后血浆胰岛素不上升者，反应胰腺内胰岛素储备减少。

5.免疫学检测　自身免疫性胰腺炎病人IgG4常升高，抗核抗体及类风湿因子可阳性。

**（二）影像学检查**

1.普通X线检查

（1）腹部平片：可能见到胰腺的结石和钙化影。

（2）上消化道钡剂：可能见到受压或梗阻性改变。

2.B超和CT检查　可见胰腺增大或缩小、边缘不清、密度异常、钙化斑或结石、囊肿等改变。

3.经十二指肠镜逆行胰胆管造影（ERCP）　可见到主胰管有局限性扩张和狭窄，或呈串珠状改变，管壁不规则，有时可见到管腔闭塞、结石或胰管呈囊状扩张等，并可显示胆道系统病变。

4.磁共振胰胆管造影（MRCP）　是无创性、无需造影剂即可显示胰胆道系统的检查手段，在显示主胰管病变方面效果与ERCP相同。

5.超声内镜（EUS）　是无创性、无须造影剂即可显示胰胆系统的检查手段，在显示主胰管病变方面，效果基本与ERCP相同。对于胰腺实质病变的判断优于ERCP。

## 六、诊断与鉴别诊断

对有反复发作的急性胰腺炎、胆道疾病及糖尿病病人出现发作性或持续性上腹痛、慢性腹泻、消瘦者应疑诊慢性胰腺炎，如有下列之一者即可建立诊断：

1.慢性胰腺炎影像学证据。

2.胰腺外分泌功能明显降低的临床表现。

3.组织病理学有慢性胰腺炎改变。

慢性胰腺炎与胰腺癌鉴别尤为重要，且有一定难度，需要内镜超声引导下行细针穿刺活组织检查，甚至开腹手术探查。

## 七、治疗

慢性胰腺炎治疗所追求的目标是消除病因，控制症状，改善胰腺功能，治疗并发症，提高生活质量。

### （一）腹痛的治疗

1.*药物治疗* 口服胰酶制剂、皮下注射奥曲肽及非阿片类镇痛药可缓解部分腹痛。

2.*手术治疗* 当内镜治疗失败或疼痛复发时，可考虑手术治疗。

### （二）胰腺外分泌功能不全的治疗

采用高活性、肠溶性胰酶替代治疗并辅助饮食疗法，胰酶应餐中服用，同时应用PPI，可减少胃酸对胰酶的破坏，提高药物疗效。胰酶剂量可根据病人腹胀、腹泻的程度进行调节。

### （三）胰腺内分泌功能不全的治疗

如病人合并糖尿病，可给予胰岛素治疗。

### （四）并发症的治疗

最常见的并发症是假性囊肿的形成及十二指肠共同通道的机械性梗阻，较少见的并发症有脾静脉血栓形成、门静脉高压、假性动脉瘤的形成（尤其是脾动脉）及胰源性胸、腹水。下面将详细阐述慢性胰腺炎的并发症及其处理。

1.*假性囊肿*

（1）引流：引流的适应证，包括囊肿迅速增大、囊肿压迫周围组织、引发腹痛和感染征象。引流方法有经皮引流和内引流。

（2）手术治疗：包括囊肿胃造口术、囊肿十二指肠造口术及Roux-en-Y式囊肿空肠吻合术。

2.*胆道或十二指肠梗阻* 若是假性囊肿引发的梗阻，则可按上述方法处理。否则，可选用胃空肠吻合术及胆总管小肠吻合术。胆道的良性狭窄可行内镜下支架置入术。应该强调解压术，因为其可逆转胆道梗阻引发的继发性胆道纤维化。

3.*胰源性胸、腹水* 非手术治疗包括反复穿刺、使用利尿药、奥曲肽及胃肠外营养。若有胰管破裂，内镜下支架置入在短期内行之有效，长期疗效则依病因而定。

4.*脾静脉血栓形成* 脾切除治疗有效。

5.*假性动脉瘤的形成* 肠系膜造影可确定诊断，同时在此操作过程中可对假性动脉瘤进行栓塞治疗。手术治疗比较困难，有一定风险。

6.*胰腺钙化和胰管结石* 除内镜下取石、体外震波碎石及外科手术外，对胰管结石也可用口服枸橼酸盐治疗。

7.*胰腺癌* 慢性胰腺炎是胰腺癌的一个重要危险因素，尤其是酒精性、遗传性和热带性胰腺炎。发生率约为4%。目前尚无有效的监测手段，CA199难以发现早期病变。

8.*胰瘘*

（1）外瘘的治疗：以前一直采取全胃肠外营养和禁食处理，并且证明是有效的。近年来发现，使用奥曲肽50～100μg，每8小时1次，是使外瘘闭合的安全有效措施，但疗程过长可能会抑制胆囊排空而诱发胆石症，且其费用昂贵。

（2）内瘘的治疗：内瘘采用TPN和反复抽取胸腔积液和腹水的方法，也证明是有效的。

9.*其他并发症*

（1）骨质损害的发生相对少见，主要包括骨软化症和特发性股骨头坏死。

（2）有脂肪泻的慢性胰腺炎，常有脂溶性维生素A、维生素D、维生素E、维生素K的不足。

（3）维生素$B_{12}$吸收不良，发生于50%的严重慢性胰腺炎病例，给予口服胰酶制剂后，可使维生素$B_{12}$的吸收恢复正常。

（4）慢性胰腺炎病人因免疫功能紊乱而合并有较高的贾第鞭毛虫感染率。若脂肪泻对胰酶制剂治疗无效时，应行粪便检查排除贾第鞭毛虫感染。

## 八、预后

积极治疗可缓解症状，但不易根治。晚期病人多死于并发症。酒精性胰腺炎的预后较差，虽然部分病例疼痛可自行缓解，但大多数病人在10年后仍有腹痛。戒酒后，有些病人的疼痛可以改善，有些则无变化。一般来讲，手术可在一定时间内缓解腹痛的症状，但经过一段时间后，腹痛仍可发作。慢性胰腺炎病人生存质量低下，常有失业或提前退休。不足25%的死因与慢性胰腺炎直接相关，包括手术后的死亡及糖尿病、胰腺癌引起的死亡。其中一个导致慢性胰腺炎存活率低的原因，是胰腺癌和胰腺外癌发生率的增高。特发性胰腺炎的自然病程较酒精性胰腺炎者要好，发展至内、外分泌功能不全的速度慢，生存时间更长。

## 九、基层医疗机构健康管理

### （一）基层筛查方法及流程

1.既往有反复发作的急性胰腺炎、胆道疾病及糖尿病病人出现发作性或持续性上腹痛、慢性腹泻、消瘦者应疑诊慢性胰腺炎；持续血尿淀粉酶或脂肪酶升高状态的病人，应进一步行上腹部CT检查。

2.定期体检：血常规，肝肾功，肝胆胰彩超。

3.对于已确诊为慢性胰腺炎的病人，应该每隔3～4个月于基层医院复诊，内容包括常规体检及调整胰酶及抑酸药物。

**（二）基层首诊**

1.对有慢性胰腺炎高危因素的病人，给予生活方式的干预措施如戒烟酒，避免进食刺激性食物。

2.积极防治相关疾病。胆系疾病是老年人的常见病、多发病，积极防治胆系疾病是预防老年人慢性胰腺炎的重要措施。此外，与本病发病有关的疾病，如甲状旁腺功能亢进、高脂血症等也必须积极防治。

3.对于确诊慢性胰腺炎的病人，尤其是病史时间长的病人，应定期复诊，因病史时间长有癌变的可能。

4.若有腹痛、进食后呃逆、嗳气等消化不良症状的病人，应加用胰酶补充剂治疗。

**（三）转诊标准**

1.可确诊为慢性胰腺炎的病人。

2.对长期慢性腹痛，既往曾有长期嗜酒史的病人。

3.近期消瘦、体重下降的病人。

4.疑诊慢性胰腺炎需要进一步查腹部增强CT确诊的病人。

5.基层医院在治疗过程中症状持续不缓解或合并其他疾病的病人。

6.基层医院在治疗过程中出现严重不良反应的病人。

7.原有疾病基础上再次加重，需要重新评估者转上级医院。

**（四）下转后健康管理注意事项**

经过上级医院治疗稳定的慢性胰腺炎病人，回转基层医院；

1.慢性胰腺炎病人需戒酒，戒烟，避免过量高脂、高蛋白饮食。

2.长期脂肪泻病人应注意补充脂溶性维生素及维生素$B_{12}$、叶酸、适当补充各种微量元素。定期复查肝胆胰脾超声、血常规、血、尿淀粉酶、血糖、胰酶及肿瘤标志物。

# 第4章　溃疡性结肠炎

## 一、概述

溃疡性结肠炎是肠道非特异性慢性炎症性疾病，病变主要局限于直肠、乙状结肠，以溃疡糜烂为主，可向近段结肠蔓延，甚至全结肠。病程漫长，常反复发作。临床表现为腹痛、腹泻、黏液脓血便、里急后重感等，本病任何年龄均可发病，但20～50岁者达68.3%。预后与年龄、病程关系密切。

## 二、病因和发病机制

溃疡性结肠炎的病因及发病机制至今尚未明确。属于自身免疫紊乱疾病。但是可以肯定与遗传、饮食、精神心理因素、药物等密切相关。免疫遗传在发病中占重要地位。

1.*遗传因素*　据文献报道，5%～15%的溃疡性结肠炎病人具有家族性发病，且发病年龄降低、全结肠炎发生率较高，同卵双生子的发病率高于异卵双生子，直系亲属的患病率是正常人群的5倍或更高。白种人高于黑种人，北欧与英国的发病率高于美国，我国的发病率低于国外。

2.*自身免疫*　在病变的组织内可见到淋巴细胞、浆细胞、巨噬细胞及中性粒细胞浸润，病人的血清中可查到非特异性抗结肠黏膜抗体（ACA），白细胞介素2（IL-2）受体水平下降，细胞因子的释放，炎症介质的激活等，均提示肠道免疫功能异常是溃疡性结肠炎的发病原因之一。某些具有遗传易感性的特定人群，如果在一些感染或其他刺激因素下，可能机体免疫紊乱，把自身肠道组织细胞当作“敌人”进行“攻击破坏”，造成肠道炎症、糜烂、溃疡等。

3.*饮食*　饮食因素与溃疡性结肠炎的发病和复发密切相关。有研究认为，过多摄入红肉、高脂肪和高糖饮食，饮酒，可能增加溃疡性结肠炎的发病风险。饮食的西化，汉堡、薯条、可乐等饮食结构的改变，也是我国溃疡性结肠炎发病逐年增高的可能原因之一。

4.*心理因素*　溃疡性结肠炎的发生也与精神心理有密切关系，心理压力过大、心理应激、焦虑及抑郁等，可能导致溃疡性结肠炎的发生或症状加重。

5.*肠道菌群*　人体结肠内，具有很多细菌，肠道菌群需要维持在稳定状态，当肠道菌群紊乱，可能增加溃疡性结肠炎的发生风险。

6.*药物*　口服避孕药明显增加女性溃疡性结肠炎的发病，对于女性避孕病人，可能考虑其他方式。非甾体类消炎药，主要包括阿司匹林等，目前用于心血管疾病预防及支架置入术后血栓的预防，但是长期使用，可能损伤胃肠道黏膜，增加溃疡性结肠炎的发病风险。

## 三、临床表现及分型

### （一）临床表现

溃疡性结肠炎病程迁延，常反复发作。

1.*腹泻*　慢性腹泻为本病最常见症状，排便次数每日数次甚至十余次不等，常为脓血便、黏液便或血便，病变累及远端结肠及直肠，常伴有里急后重感。在少数病人（约占15%）中呈急性、灾难性暴发的过程，这些病人表现为频繁血性粪便，可多达30次/天。腹泻原因主要由病变肠段炎症渗出、炎性渗出肠蠕动增加及继发性吸收不良引起。

2.*腹痛*　一般为轻到中等程度痉挛痛，多位于左下腹或下腹，间歇性发作，腹痛常有疼痛-便意-排便后疼痛缓解的规律，腹痛原因主要由于肠管平滑肌痉挛、浆膜炎症或结肠运动增加所致。

3.*便血*　一般为小量便血，重症者可出现大量便血，主要由于结肠黏膜局部缺血及溶解纤维蛋白的活力增加所致。

4.*其他症状*　腹部饱胀不适、嗳气、恶心、呕吐、食欲缺乏、体重下降、发热、贫血等。

5.*肠外表现*　以口腔黏膜溃疡、皮肤结节性红斑、关节炎及虹膜睫状体炎为常见。少数病人可出现肝功能异常、血液高凝状态、血栓形成及血小板异常等。

6.*体征*　轻者可无明显体征，多有左下腹或下腹部压痛，重症病人往往有体重减轻和面色苍白，在疾病活动期可能有急腹症征象伴发热和肠鸣音减少，在急性发作或暴发型病例尤为明显，中毒性巨结肠时可有腹胀、发热和急腹症征象，可出现明显压痛、肌紧张甚至反跳痛，合并中毒性巨结肠时腹部高度膨隆。

### （二）临床分型

按本病的病程、程度、范围及病期进行综合分型。

1.临床类型

（1）初发型，指无既往史的首次发作。

（2）慢性复发型，临床上最多见，发作期与缓解期交替。

（3）慢性持续型，症状持续。

（4）急性暴发型，少见，急性起病，病情严重，全身毒血症状明显，可伴中毒性巨结肠、肠穿孔、败血症等并发症。上述各型可相互转化。

2.临床严重程度　轻度：腹泻每日4次以下，便血轻或无，无发热、脉速，贫血无或轻，血沉正常；重度：腹泻每日6次以上，并有明显黏液脓血便，体温＞37.5℃、脉搏＞90次/分，血红蛋白＜100g/L，红细胞沉降率＞30mm/h；中度：介于轻度与重度之间。

3.病变范围　可分为直肠炎、直肠乙状结肠炎、左半结肠炎（结肠脾曲以远）、广泛性或全结肠炎（病变扩展至结肠脾曲以近或全结肠）。

4.病情分期　分为活动期和缓解期。

## 四、实验室及其他辅助检查

### （一）实验室检查

1.粪便检查　粪便常规检查肉眼观常见黏液脓血，涂片镜检见红细胞、白细胞和脓细胞，反复培养各类病原体均阴性，排除感染性结肠炎。

2.血液检查　血常规常见贫血，急性期常有中性粒细胞计数增多。红细胞沉降率加快和C-反应蛋白增高是活动期的标志。严重病例血清白蛋白下降。

3.自身抗体检测　近年研究发现，血中外周型抗中性粒细胞胞浆抗体（ANCA）为溃疡性结肠炎的相对特异性抗体，但其诊断的敏感性和特异性尚有待进一步评估。

### （二）X线钡剂灌肠检查

X线征象主要有：

1.黏膜粗乱。

2.多发性浅溃疡，表现为管壁边缘毛糙呈毛刺状或锯齿状以及见小龛影，亦可有炎症性息肉而表现为多个小的圆或卵圆形充盈缺损。

3.肠管缩短，结肠袋消失，肠壁变硬，可呈铅管状。重型或暴发型病例不宜钡剂灌肠检查，以免加重病情或诱发中毒性巨结肠。

### （三）结肠镜检查

结肠镜检查是本病诊断与鉴别诊断的最重要手段之一。应作全结肠及回肠末段检查，直接观察肠黏膜变化，取活组织检查，并确定病变范围。本病病变呈连续性、弥漫性分布，从肛端直肠开始逆行向上扩展，内镜下所见重要改变有：

1.黏膜血管纹理模糊、紊乱或消失、充血、水肿、易脆、出血及脓性分泌物附着，并常见黏膜粗糙，呈细颗粒状。

2.病变明显处见弥漫性糜烂和多发性浅溃疡。

3.慢性病变见假息肉及桥状黏膜，结肠袋往往变浅、变钝或消失。结肠镜下黏膜活检组织学见弥漫性慢性炎症细胞浸润，活动期表现为表面糜烂、溃疡、隐窝炎、隐窝脓肿；慢性期表现为隐窝结构紊乱、杯状细胞减少和潘氏细胞化生。

## 五、诊断与鉴别诊断

### （一）诊断

溃疡性结肠炎病因复杂，缺乏特异性病理改变和典型临床表现掌握过严容易漏诊，掌握过宽可能误诊，因此诊断时应详细询问病史，认真观察其临床表现，了解有无肠外表现，反复做病原学检测，以除外其他感染因素，重视钡剂灌肠和结肠镜检查，与有关疾病进行鉴别。

### （二）鉴别诊断

1.感染性肠道疾病

（1）慢性细菌性痢疾：多有明确的急性细菌性痢疾病史，粪便或肠内渗出物培养可分离出痢疾杆菌。

（2）慢性阿米巴肠病：病变多位于近端结肠，粪便中可找到溶组织阿米巴包囊或滋养体，抗阿米巴药物治疗有效。

（3）血吸虫病：有流行区疫水接触史，粪便中可检出血吸虫或孵化毛蚴。直肠黏膜组织压片低倍镜下可找到虫卵，抗血吸虫治疗后症状好转。

（4）肠结核：多有肠外结核病灶，以肺结核最常见，腹部体征以右下腹压痛为主，较少有脓血便和血便，病变多发生在回肠末端或回盲部，病理检查可见干酪样肉芽肿，抗结核药物治疗有效。

2.非感染性肠道疾病

（1）克罗恩病：病变多发生于回肠末端或回盲部及右半结肠，钡灌肠及结肠镜检查可见病变呈阶段性、跳跃式分布，黏膜溃疡呈裂隙状，部分黏膜呈鹅卵石样，病理检查可见非干酪样肉芽肿形成。

（2）结肠癌：病程短，粪隐血阳性，X线检查病变部位黏膜破坏，充盈缺损等肿瘤征象。结肠镜检查可见癌肿，并有病理组织证实。

（3）缺血性肠病：腹痛多位于左上腹，钡剂灌肠可见结肠黏膜特征性的“指压征”。内镜检查可见缺血部位黏膜水肿，经扩血管药或钙通道阻滞剂治疗症状缓解。

（4）肠易激综合征：腹痛部位不固定，腹泻、便秘交替发生，常与精神情绪等因素有关，粪便中可见大量黏液，但无脓血便，X线及结肠镜检查显示结肠易激惹现象，但无明显炎症病变。

（5）结肠息肉病：部分具有家族史，钡剂灌肠可见多发充盈缺损征象，结肠镜显示多发性息肉。

## 六、预防和治疗

溃疡性结肠炎应重视早治疗，采取综合措施，包括药物、要素饮食、肠外营养、对症等，尽快控制急性期的病情进展，积极改善全身状况，防止复发，对有严重并发症或癌变者可考虑手术。此为终身性疾病，临床上主要是以缓解症状，减轻病人痛苦，控制病情发展为主要治疗原则。

### （一）一般治疗

强调休息、饮食和营养。对活动期病人应充分休息，给予流质或半流质饮食，待病情好转后改为丰富营养少渣饮食。重症或暴发型病人应入院治疗，及时纠正水、电解质平衡紊乱，供给足够的热量和维生素，贫血者可输血，低蛋白血症者输注入血清白蛋白。营养支持治疗非常重要，可使症状缓解、整体状态改善、合成代谢增强，免疫功能改善。病情严重应禁食，并给予完全胃肠外营养治疗。另外尽量去除减轻应激因素，平复情绪，必要时给予心理治疗。

### （二）药物治疗

药物治疗主要包括氨基水杨酸类、皮质类固醇、免疫抑制剂、抗生素、益生菌及抗肿瘤坏死因子制剂，其中氨基水杨酸类常作为首选和维持治疗的药物，皮质类固醇也就是通常说的激素可以迅速缓解症状，多用于急性发作、重症及暴发型病人，而免疫抑制剂可以减轻或消除对激素的依赖。当内科治疗无效、有手术指征时，可以采取合适的手术治疗切除病变肠段。

### （三）手术治疗

紧急手术指征为：突发大出血、肠穿孔、重型病人特别是合并中毒性巨结肠，经积极内科治疗无效且伴严重毒血症状者。

择期手术指征：

1.并发结肠癌变。

2.慢性持续型病例内科治疗效果不理想而严重影响生活质量，或虽然用糖皮质激素可控制病情但糖皮质激素不良反应太大不能耐受者。一般采用全结肠切除加回肠肛门储袋吻合术。

### （四）其他治疗

中医药口服和灌注治疗对部分病人缓解病情有效。

## 七、并发症

### （一）中毒性巨结肠

为本病严重并发症之一，多发生在暴发型或重症溃疡性结肠炎病人。国外报道发生率在重症病人中约有15%。临床表现为病情急剧恶化，毒血症明显，有脱水与电解质平衡紊乱，出现鼓肠、腹部压痛及肠鸣音消失。本并发症预后差，易引起急性肠穿孔。

### （二）直肠结肠癌变

多见于广泛性结肠炎、幼年起病而病程漫长者。国外有报道起病20年和30年后癌变率分别为7.2%和1.5%。

### （三）肠穿孔

多发生在中毒性结肠扩张的基础上，发生率为1.8%。

### （四）大量便血

发生率占3%，多位病情严重者，最终导致中度贫血。

### （五）假息肉形成

## 八、预后

溃疡性结肠炎目前认为可能是多种因素的综合作用，可经治疗好转，也可自行缓解，但多数病人反复发作，迁延不愈，许多病人出现并发症，需手术治疗，而术后复发率很高，预后不良。

对于初发的活动期溃疡性结肠炎病人，在确诊并正规治疗后，通常应每1～2周随访1次，在治疗开始后的2～3个月对临床表现、肠镜表现、实验室指标（血常规、肝肾功能、红细胞沉降率C反应蛋白或者超敏C反应蛋白、大便常规和隐血检查或者粪便钙卫蛋白）进行评估，判断病人的病情是否进入缓解期。如果仍处于活动期，则在治疗后2～3个月后再次复查评估。

对于已进入缓解期的溃疡性结肠炎病人，可每3～6个月复查评估，内容包括临床表现、肠镜表现、血常规、肝肾功能、粪便常规和隐血检查等。

## 九、基层医疗机构健康管理

### （一）炎症性肠病的筛查方法及流程

1.医院医生在接诊到不明原因的腹痛、腹泻、黏液脓血便、体重减轻、发热、食欲缺乏、贫血等病人，要考虑到溃疡性结肠炎的可能，建议及时转诊至上级医院。

2.定期体检，包括血常规、肝肾功能。

3.对于已确诊溃疡性结肠炎的病人，尤其是口服美沙拉嗪或激素的病人，应该每间隔3～4个月于基层医院复诊。

**（二）基层首诊**

1.对疑诊溃疡性结肠炎病人，建议暂时对病人进行一般治疗，如无渣饮食，戒酒烟，戒刺激性食物，营养支持治疗，建议尽快转诊至上级医院进一步确诊。

2.对已确诊溃疡性结肠炎的病人，因病史时间长有癌变倾向，需要6～12个月复查结肠镜。

**（三）转诊标准**

1.不明原因的腹痛、腹泻、脓血便，体重减轻、发热、食欲缺乏、贫血的病人。

2.慢性腹泻病人近期体重下降，伴有贫血。

3.疑诊溃疡性结肠炎病人需要结肠镜进一步确诊。

4.基层医院在治疗过程中出现严重不良反应者。

5.基层医院在治疗过程中症状持续不缓解或合并其他疾病者。

6.原有疾病基础上再次加重，需要重新评估者转上级医院。

**（四）下转后健康管理注意事项**

1.定期（1～2个月）复查血常规、尿常规、便常规潜血、血糖、肝肾功能、C反应蛋白、红细胞沉降率等（尤其是应用激素、硫唑嘌呤等免疫抑制剂的病人）。

2.转诊回基层医院后，请基层医生密切关注下列病人：

（1）症状复发。

（2）自行停药病人。

3.有糖尿病者，注意监测血糖水平。

4.目前应用激素、硫唑嘌呤等免疫抑制剂的病人。

5.溃疡性结肠炎累及小肠病变病人（易癌变）。若上述病人出现病情反复或加重，及时转诊至上级医院。

# 第5章 克罗恩病

## 一、定义及流行病学

克罗恩病（Crohn’s disease，Crohn病，CD）是一种病因尚不十分清楚的胃肠道慢性炎性肉芽肿性疾病。病变多见于末段回肠和邻近结肠，但从口腔至肛门各段消化道均可受累，呈节段性或跳跃式分布。临床上以腹痛、腹泻、体重下降、腹块、瘘管形成和肠梗阻为特点，可伴有发热等全身表现及关节、皮肤、眼、口腔黏膜等肠外损害。本病有终生复发倾向，重症病人迁延不愈，预后不良。据我国资料显示，CD发病年龄高峰为18～35岁，男性略多于女性（男∶女约为1.5∶1）。本病呈慢性复发性病程，包括活动期和缓解期。CD好发于回盲部（45%），20%的CD仅累及结肠，33%仅累及小肠。本病在欧美多见，且有增多趋势。我国本病发病率不高，但并非罕见。

## 二、病因和发病机制

本病发病机制尚未明确。环境因素、遗传因素、免疫因素均与CD发生密切相关。免疫因素被认为是CD发病机制中的重要因素之一，肠道屏障功能受损，免疫应答异常、肠道菌群移位等异常病理生理改变，共同导致肠道炎症反应。吸烟增加CD的发病风险。

## 三、病理

病变表现为，同时累及回肠末段与邻近右侧结肠者；只涉及小肠者；局限在结肠者。病变可涉及口腔、食管、胃、十二指肠，但少见。

**（一）大体形态上，克罗恩病特点为**

1.病变呈节段性或跳跃性，而不呈连续性。

2.黏膜溃疡的特点：早期呈鹅口疮样溃疡；随后溃疡增大、融合，形成纵行溃疡和裂隙溃疡，将黏膜分割呈鹅卵石样外观。

3.病变累及肠壁全层，肠壁增厚变硬，肠腔狭窄。

**（二）组织学上，克罗恩病的特点为**

1.非干酪性肉芽肿，由类上皮细胞和多核巨细胞构成，可发生在肠壁各层和局部淋巴结。

2.裂隙溃疡，呈缝隙状，可深达黏膜下层甚至肌层。

3.肠壁各层炎症，伴固有膜底部和黏膜下层淋巴细胞聚集、黏膜下层增宽、淋巴管扩张及神经节炎等。

肠壁全层病变致肠腔狭窄，可发生肠梗阻。溃疡穿孔引起局部脓肿，或穿透至其他肠段、器官、腹壁，形成内瘘或外瘘。肠壁浆膜纤维素渗出、慢性穿孔均可引起肠粘连。

## 四、临床表现

起病大多隐匿、缓慢，从发病早期症状出现（如腹部隐痛或间歇性腹泻）至确诊往往需数月至数年。病程呈慢性，长短不等的活动期与缓解期交替，有终生复发倾向。少数急性起病，可表现为急腹症，酷似急性阑尾炎或急性肠梗阻。腹痛、腹泻和体重下降三大症状是本病的主要临床表现。但本病的临床表现复杂多变，这与临床类型、病变部位、病期及并发症有关。

**（一）消化道症状**

1.腹痛　为最常见症状，多位于右下腹或脐周，间歇性发作，常为痉挛性阵痛伴腹鸣。常于进餐后加重，排便或肛门排气后缓解。腹痛的发生可能与进餐引起胃肠反射或肠内容物通过炎症、狭窄肠段引起局部肠痉挛有关。查体常有腹部压痛，部位多在右下腹。腹痛亦可由部分或完全性肠梗阻引起，此时伴有肠梗阻症状。出现持续性腹痛和明显压痛，提示炎症波及腹膜或腹腔内脓肿形成。全腹剧痛和腹肌紧张，提示病变肠段急性穿孔。

2.腹泻　亦为本病常见症状，主要由病变肠段炎症渗出、蠕动增加及继发性吸收不良引起。腹泻先是间歇发作，病程后期可转为持续性。粪便多为糊状，一般无脓血和黏液。病变涉及下段结肠或肛门直肠者，可有黏液血便及里急后重。

3.腹部包块　见于10%～20%病人，由于肠黏连、肠壁增厚、肠系膜淋巴结肿大、内瘘或局部脓肿形成所致。多位于右下腹与脐周。固定的腹块提示有粘连，多已有内瘘形成。

4.瘘管形成　是克罗恩病的特征性临床表现，因透壁性炎性病变穿透肠壁全层至肠外组织或器官而成。瘘分内瘘和外瘘，前者可通向其他肠段、肠系膜、膀胱、输尿管、阴道、腹膜后等处，后者通向腹壁或肛周皮肤。肠段之间内瘘形成可致腹泻加重及营养不良。肠瘘通向的组织与器官因粪便污染可致继发性感染。外瘘或通向膀胱、阴道的内瘘均可见粪便与气体排出。

5.肛门周围病变　包括肛门周围瘘管、脓肿形成及肛裂等病变，见于部分病人，有结肠受累者较多见。有时这些病变可为本病的首发或突出的临床表现。

### （二）全身症状

本病全身表现较多且较明显，主要有：

1.发热　为常见的全身表现之一，与肠道炎症活动及继发感染有关。间歇性低热或中度热常见，少数呈弛张高热伴毒血症。少数病人以发热为主要症状，甚至较长时间不明原因发热之后才出现消化道症状。

2.营养障碍　由慢性腹泻、食欲减退及慢性消耗等因素所致。主要表现为体重下降，可有贫血、低蛋白血症和维生素缺乏等表现。青春期前病人常有生长发育迟滞。

### （三）肠外表现

本病肠外表现与溃疡性结肠炎的肠外表现相似，但发生率较高，据我国大宗统计报道以口腔黏膜溃疡、皮肤结节性红斑、关节炎及眼病为常见。

### （四）临床分型

区别本病不同临床情况，有助全面估计病情和预后，制订治疗方案。

1.临床类型　依疾病行为分型，可分为狭窄型（以肠腔狭窄所致的临床表现为主）、穿通型（有瘘管形成）和非狭窄非穿通型（炎症型）。各型可有交叉或互相转化。

2.病变部位　参考影像和内镜结果确定，可分为小肠型、结肠型、回结肠型。如消化道其他部分受累亦应注明。

3.严重程度　根据主要临床表现的程度及并发症计算CD活动指数（CDAI），用于疾病活动期与缓解期区分、病情严重程度估计（轻、中、重度）和疗效评定。

### （五）并发症

肠梗阻最常见，其次是腹腔内脓肿，偶可并发急性穿孔或大量便血。直肠或结肠黏膜受累者可发生癌变。

## 五、实验室及其他辅助检查

### （一）实验室检查

1.血液检查　血常规可有贫血，活动期血小板数明显增高；还会出现血沉增快，C-反应蛋白（CRP）升高，疾病缓解时显著下降。

2.粪便检查　通过检查粪便可将CD腹泻分为水样泻、脂肪泻和炎症性腹泻这三大类。

3.免疫学检查　抗酿酒酵母菌抗体（ASCA）、自身免疫性抗体，包括抗中性粒细胞胞质抗体（pANCA）有助于诊断CD。

### （二）影像学检查

1.腹部X线片　CD病人如并发肠梗阻，可见多发气液平。

2.钡剂灌肠和小肠钡剂造影　CD可见多发性、跳跃性病变，病变处见裂隙状溃疡，铺路石样改变，假息肉、肠腔狭窄、僵硬。

3.多层螺旋CT小肠成像　活动期CD典型CT或MR肠道显像表现为肠壁明显增厚（＞4mm），肠黏膜明显强化伴有肠壁分层改变，黏膜内环和浆膜外环明显强化，呈“靶征”或“双晕征”；肠系膜血管增多、扩张、扭曲，呈“梳齿征”，相应系膜脂肪密度增高、模糊，肠系膜淋巴结肿大等。

4.腹部超声　对发现瘘管、脓肿和炎性包块具有一定价值。腹部超声简单易行，对CD的肠外病变肠镜检查是一个盲区，腹部超声是重要的补充。

### （三）内镜检查

根据CD病变的部位选择进行结肠镜、小肠镜、胶囊内镜检查，其中结肠镜检查和活检应该是CD诊断的首选检查。CD特征性内镜下表现为非连续性病变、纵行溃疡和铺路石样外观。

### （四）黏膜活检病理

需多部位、多点取材。典型病理改变包括以淋巴细胞和浆细胞为主的慢性炎症细胞浸润，以固有膜底部和黏膜下层为重，隐窝结构异常，可见隐窝脓肿、非干酪样坏死性肉芽肿、黏膜下淋巴管扩张。

## 六、诊断与鉴别诊断

### （一）CD的诊断标准

WHO推荐6条诊断要点（表3-5-1），包括：

1.非连续性或节段性改变。

2.铺路石样外观或纵行溃疡。

3.全壁性炎性反应改变。

4.非干酪样肉芽肿。

5.裂沟或瘘管。

6.肛周病变。

CD诊断成立后，需要进行分型（表3-5-2）。

**表3-5-1 世界卫生组织推荐的克罗恩病诊断标准**

| | 临床 | X线 | 内镜 | 活检 | 切除标本 |
|---|---|---|---|---|---|
| ①非连续性或节段性病变 | − | + | + | − | + |
| ②铺路石样表现或纵行溃疡 | − | + | + | − | + |
| ③全壁性炎症病变 | + | + | − | + | + |
| ④非干酪样肉芽肿 | − | − | − | + | + |
| ⑤裂沟、瘘管 | + | + | − | − | + |
| ⑥肛门部病变 | + | − | − | − | − |

注：具有①②③者为疑诊；再加上④⑤⑥三者之一可确诊；具备第④项者，只要加上①②③ 三者之二可确诊。"−" 代表无此项表现

**表3-5-2 克罗恩病的蒙特利尔分型**

| 项目 | 标准 | 备注 |
|---|---|---|
| 确诊年龄（A） | | |
| A1 | ≤16岁 | — |
| A2 | 17～40岁 | — |
| A3 | ＞40岁 | — |
| 病变部位（L） | | |
| L1 | 回肠末段 | L1＋L4[b] |
| L2 | 结肠 | L2＋L4[b] |
| L3 | 回结肠 | L3＋L4[b] |
| L4 | 上消化道 | — |
| 疾病行为（B） | | |
| B1[a] | 非狭窄非穿透 | B1p[c] |
| B2 | 狭窄 | B2p[c] |
| B3 | 穿透 | B3p[c] |

注：a. 随着时间推移，B1可发展为B2或B3；b. L4可与L1、L2、L3同时存在；c. p为肛周病变，可与B1、B2、B3同时存在。"—" 为无此项

### （二）鉴别诊断

需与各种肠道感染性或非感染性炎症疾病及肠道肿瘤相鉴别。应特别注意，急性发作时与阑尾炎；慢性发作时与肠结核及肠道淋巴瘤；病变单纯累及结肠者与溃疡性结肠炎进行鉴别。在我国，与肠结核的鉴别至关重要。现分述如下：

1. *肠结核* 肠结核病人既往或现有肠外结核病史；临床表现少有瘘管、腹腔脓肿和肛门周围病变；内镜检查见病变主要涉及回盲部，可累及邻近结肠，但节段性分布不明显，溃疡多为横行，浅表而不规则；活检组织抗酸杆菌染色阳性有助肠结核诊断，干酪样肉芽肿是肠结核的特征性病理组织学改变（可惜因取材大小受限，依靠活检较难发现这一特征性病变）；结核菌素试验（PPD）强阳性、血清结核杆菌相关性抗原和抗体检测阳性等倾向肠结核诊断。对鉴别有困难不能除外肠结核者，应先行诊断性抗结核治疗，肠结核经抗结核治疗2～6周后症状有明显改善，治疗2～3个月后内镜所见明显改善或好转。有手术指征者可行手术探查，病变肠段或肠系膜淋巴结病理组织学检查发现干酪性肉芽肿可获确诊。

2. *小肠恶性淋巴瘤* 原发性小肠恶性淋巴瘤可较长时间内局限在小肠，部分病人肿瘤可呈多灶性分布，此时与克罗恩病鉴别有一定困难。如X线胃肠钡剂造影见小肠结肠同时受累、节段性分布、裂隙状溃疡、鹅卵石征、瘘管形成等有利于克罗恩病诊断；如X线检查见一肠段内广泛侵蚀、呈较大的指压痕或充盈缺损，B型超声或CT检查肠壁明显增厚、腹腔淋巴结肿大，有利于小肠恶性淋巴瘤诊断。小肠恶性淋巴瘤一般进展较快。双气囊小肠镜下活检或必要时手术探查可获病理确诊。

3. *溃疡性结肠炎* 详见表3-5-3。

**表3-5-3 溃疡性结肠炎与结肠克罗恩病的鉴别**

| | 结肠克罗恩病 | 溃疡性结肠炎 |
|---|---|---|
| 症状 | 有腹泻但脓血便少见 | 脓血便多见 |
| 病变分布 | 呈节段性 | 病变连续 |
| 直肠受累 | 少见 | 绝大多数受累 |
| 末段回肠受累 | 多见 | 少见 |
| 肠腔狭窄 | 多见、偏心性 | 少见、中心性 |
| 瘘管形成 | 多见 | 罕见 |
| 内镜表现 | 纵行或匐行溃疡，伴周围黏膜正常或鹅卵石样改变 | 溃疡浅，黏膜弥漫性充血水肿、颗粒状，脆性增加 |
| 活检病理特征 | 裂隙状溃疡、上皮样肉芽肿等、黏膜下层淋巴细胞聚集、局部炎症 | 固有膜全层弥漫性炎症、隐窝脓肿、隐窝结构明显异常、杯状细胞减少 |

4. *急性阑尾炎* 腹泻少见，常有转移性右下腹痛，压痛限于麦氏点，血常规检查白细胞计数增高更为显著，可资鉴别，但有时需剖腹探查才能明确诊断。

5. *其他* 如血吸虫病、阿米巴肠炎、其他感染性肠炎（耶尔森菌、空肠弯曲菌、艰难梭菌等感染）、贝

赫切特病、药物性肠病（如NSAIDs）、嗜酸性粒细胞性肠炎、缺血性肠炎、放射性肠炎、胶原性结肠炎、各种肠道恶性肿瘤及各种原因引起的肠梗阻，在鉴别诊断中均需考虑。

## 七、治疗

克罗恩病的治疗原则及药物应用与溃疡性结肠炎相似，但具体实施有所不同。氨基水杨酸类药物应视病变部位选择，对克罗恩病的疗效逊于对溃疡性结肠炎。对糖皮质激素无效或依赖的病人在克罗恩病中多见，因此，免疫抑制剂、抗生素和生物制剂在克罗恩病使用较为普遍。相当部分克罗恩病病人在疾病过程中最终因并发症而需手术治疗，但术后复发率高，至今尚无预防术后复发的有效措施。兹就克罗恩病的治疗简述如下：

**（一）一般治疗**

必须戒烟。强调营养支持，一般给高营养低渣饮食，适当给予叶酸、维生素$B_{12}$等多种维生素。重症病人酌用要素饮食或全胃肠外营养，除营养支持外还有助诱导缓解功能。

腹痛、腹泻必要时可酌情使用抗胆碱能药物或止泻药，合并感染者静脉途径给予广谱抗生素。

**（二）药物治疗**

*1.活动期治疗*

（1）氨基水杨酸制剂：柳氮磺胺吡啶仅适用于病变局限在结肠的轻、中度病人。美沙拉嗪能在回肠末段、结肠定位释放，适用于轻度回结肠型及轻、中度结肠型病人。

（2）糖皮质激素：对控制病情活动有较好疗效，适用于各型中至重度病人，以及上述对氨基水杨酸制剂无效的轻至中度病人。应注意，有相当部分病人表现为激素无效或依赖（减量或停药短期复发），对这类病人应考虑加用免疫抑制剂（详见下述）。布地奈德全身不良反应较少，疗效则略逊于系统作用糖皮质激素，有条件可用于轻、中度小肠型或回结肠型病人，剂量3mg/次、每日3次，口服。

（3）免疫抑制剂：硫唑嘌呤或巯嘌呤适用于对激素治疗无效或对激素依赖的病人，加用这类药物后可逐渐减少激素用量乃至停用。剂量为硫唑嘌呤1.5～2.5mg/(kg·d）或巯嘌呤0.75～1.5mg/(kg·d)，该类药显效时间需3～6个月，维持用药可至3年或以上。现认为上述剂量硫唑嘌呤或巯嘌呤的安全性是可以接受的，严重不良反应主要是白细胞减少等骨髓抑制表现，应用时应严密监测。对硫唑嘌呤或巯嘌呤不耐受者可试换用甲氨蝶呤。

（4）抗菌药物：某些抗菌药物如硝基灰咪唑类、喹诺酮类药物应用于本病有一定疗效。甲硝唑对肛周病变、环丙沙星对瘘有效。上述药物长期应用不良反应多，故临床上一般与其他药物联合短期应用，以增强疗效。

（5）生物制剂：英夫利昔（infliximab）是一种抗TNF-α的人鼠嵌合体单克隆抗体，为促炎性细胞因子的拮抗剂，临床试验证明对传统治疗无效的活动性克罗恩病有效，重复治疗可取得长期缓解，近年已逐步在临床推广使用。其他一些新的生物制剂也已上市或在临床研究之中。

*2.缓解期治疗* 用氨基水杨酸制剂或糖皮质激素取得缓解者，可用氨基水杨酸制剂维持缓解，剂量与诱导缓解的剂量相同。因糖皮质激素无效和（或）依赖而加用硫唑嘌呤或巯嘌呤取得缓解者，继续以相同剂量硫唑嘌呤或巯嘌呤维持缓解。使用英夫利昔取得缓解者推荐继续定期使用以维持缓解。维持缓解治疗用药时间可至3年以上。

**（三）手术治疗**

因手术后复发率高，故手术适应证主要是针对并发症，包括完全性肠梗阻、瘘管与腹腔脓肿、急性穿孔或不能控制的大量出血。应注意，对肠梗阻要区分炎症活动引起的功能性痉挛与纤维狭窄引起的机械梗阻，前者经禁食、积极内科治疗多可缓解而不需手术；对没有合并脓肿形成的瘘管，积极内科保守治疗有时亦可闭合，合并脓肿形成或内科治疗失败的瘘管才是手术指征。手术方式主要是病变肠段切除。术后复发的预防至今仍是难题。一般选用美沙拉嗪；甲硝唑可能有效，但长期使用不良反应多；硫唑嘌呤或巯嘌呤在易于复发的高危病人可考虑使用。预防用药推荐在术后2周开始，持续时间不少于3年。

## 八、预后

本病可经治疗好转，也可自行缓解。但多数病人反复发作，迁延不愈，其中部分病人在其病程中因出现并发症而手术治疗，预后较差。

## 九、基层医疗机构健康管理

**（一）克罗恩病的筛查方法及流程**

基层医院医生在接诊到不明原因的腹痛、腹泻、可有血便，体重减轻、发热、食欲缺乏、贫血病人，尤其是合并肛周病变，如肛周脓肿、肛周瘘管、肛裂及不明原因肠梗阻的病人，要考虑到克罗恩病的可能，因确诊需要进一步行胃镜、结肠镜、胶囊内镜、小肠镜等专业性较强的检查，建议及时转诊至上级医院。

**（二）基层首诊**

对疑诊克罗恩病病人，建议暂时对病人进行一般治疗，如戒烟，营养支持治疗。

**（三）转诊标准**

不明原因的腹痛、腹泻、可有血便，体重减轻、发热、食欲缺乏、贫血病人，尤其是合并肛周病变，如肛周脓肿、肛周瘘管、肛裂及不明原因肠梗阻的病人。

**（四）下转后健康管理注意事项**

1.定期（1～2个月）复查血常规、尿常规、便常规、血糖、肝肾功、C-反应蛋白、红细胞沉降率等（尤其是应用激素、硫唑嘌呤等免疫抑制剂的病人）。

2.转诊回基层医院后，请基层医生密切关注下列病人：

（1）术后病人（易复发）。

（2）有并发症如合并肛周病变的病人。

（3）因肠管狭窄合并反复肠梗阻的病人。

（4）目前或近期应用激素、硫唑嘌呤等免疫抑制剂的病人。

（5）克罗恩病累及小肠病变病人（易癌变）。若上述病人出现病情反复或加重，及时转诊至上级医院。

# 第6章 肠 结 核

## 一、定义及流行病学

肠结核是结核杆菌侵犯肠道引起的慢性特异性感染。20世纪60年代及20世纪70年代肠结核比较常见。其发病情况一度得到控制，20世纪80年代及20世纪90年代已少见，但近年HIV感染率增高，这类人群免疫力低下，使肠结核的发生率在世界范围内有持续增长的趋势。临床上90%肠结核为继发性肠外结核。肠结核发病年龄多为青壮年，40岁以下占91.7%。女性略多于男性。

## 二、病因和发病机制

肠结核好发于回盲部（以回盲瓣为中心，包括盲肠、阑尾、回肠末段和升结肠起始部各10cm以内称为回盲部），亦称为回盲部结核，其次少见于空肠、回肠、升结肠、横结肠、降结肠。结核杆菌进入肠道后多在回盲部引起病变，其原因可能为：

1.结核杆菌系抗酸菌，在胃内少受胃酸影响，能顺利到达回盲部，此时含结核杆菌的肠内容物已形成食糜，由于回盲瓣的作用，食糜在回盲部停留时间较长，这样使肠道内的结核杆菌有充分的时间和机会接触肠黏膜而发生感染。

2.回盲部的淋巴组织丰富，此外的结核杆菌可沿肠管的淋巴系统进入绒毛内的中央淋巴管，从而隐藏在黏膜的深面诱导炎症的发生，所以回盲部是肠结核的好发部位。

3.结核结节增大时常有干酪样坏死和伴发闭塞性动脉内膜炎，影响邻近肠管的血供，造成黏膜的水肿和局灶性坏死。坏死组织脱落形成小的溃疡，融合增大后呈深浅不一的潜行溃疡。溃疡的边缘不规则，溃疡沿肠壁淋巴管道顺肠周径发展。

肠道结核杆菌多由人型结核杆菌引起，占病因的90%以上，病人多继发于开放性肺结核或喉结核，结核杆菌随吞咽的痰进入肠道，也可能是通过与肺结核病人共进饮食，因未采取消毒隔离措施，致使结核杆菌直接进入肠道引起感染。

## 三、病理

### （一）溃疡型

较多见，溃疡常为多发，可聚集一处或散发在肠不同部位，其大小不一，边缘不齐，常为潜行性溃疡。底部有干酪样物质，其下为结核性肉芽组织。

### （二）增生型

回盲部肠结核以增生型为多见，可以累及升结肠近段或盲肠，肠壁显著增厚变硬，黏膜可有多个小溃疡或大小不等的息肉样肿块。

### （三）混合型

人体的免疫反应能力决定了病理类型，溃疡型肠结核病人常有活动性肺结核，增生型肠结核多无明显的肺部病变，即使有肺结核也多属静止状态。溃疡型以坏死为主，而增生型以结核肉芽肿及纤维组织增生为主，两者常在同一病人不同时期存在，在一定条件下相互转化。

## 四、临床表现

起病缓慢，病程较长，疾病早期缺乏特异症状，但随病情进展可有以下几种表现：

1.慢性腹痛　疼痛性质一般为隐痛或钝痛，多位于右下腹，是肠结核好发于回盲部之故。

2.大便习惯改变　腹泻是溃疡型肠结核的主要表现，而便秘多见于增生型肠结核。

3.腹部包块　回盲部增生型肠结核常发生周围纤维性粘连，肠系膜淋巴结肿大；溃疡型肠结核肠壁有穿孔或已有结核瘤形成时，病变的肠管和周围组织粘连，也会表现为右下腹肿块，往往难与恶性肿瘤相鉴别。

4.全身症状　溃疡型肠结核表现下午低热或不规则热，伴有盗汗、倦怠、消瘦。并同时有肠外结核特别是肺结核的临床表现。回盲部增生型肠结核无毒血症状、无发热。

部分病人体检时可在右下腹扪及包块、压痛、腹膜刺激征、腹水，少数病人有肠梗阻、瘘管等并发症。

## 五、实验室及其他辅助检查

### （一）实验室检查

血液学检查可有轻、中度贫血，红细胞沉降率多明显加快。粪便常规检查多无特异性，粪便浓缩找结核杆菌阳性率不高，当获得阳性结果时，必须进行痰液浓缩找结核杆菌，只有痰菌阳性时才有意义，故对诊断帮助不大。结核杆菌试验强阳性对本病诊断有帮助，但效价低。用从结核杆菌培养液提取的结核蛋白衍生物做皮内试验称PPD实验，强阳性提示体内有结核杆菌感染。聚合酶链反应（PCR）有较高的敏感性，但操作污染可产生假阳性结果。

### （二）结肠镜检查

可明确病变的性质与范围，可见溃疡或肉芽，并能取活检做病理组织学检查，对肠结核的诊断具有重要和肯定的价值。肠结核主要好发于回盲部和右侧结肠，直肠和乙状结肠虽亦可受累，但相对少见。肠结核内镜下可分为炎症型、溃疡型、增生型及混合型。炎症型为发生于黏膜内的早期病变，表现为黏膜充血水肿，孤立或散在的糜烂，病变表浅，无溃疡和增生性病变；溃疡型是由于结核分枝杆菌侵犯肠黏膜血管，引起的闭塞性血管炎，肠黏膜缺血坏死以及结核结节发生干酪样坏死、破溃，表现为肠壁大小不等的溃疡，呈堤状或放射状隆起，底部覆盖黄白色苔，部分可见肉芽组织生长，溃疡界限多不明显；增生型是因大量结核性肉芽组织形成和纤维组织显著增生，表现为增生性结节，类似铺路石样改变；混合型为上述多种病变同时存在。

### （三）组织检查

典型的结核病变为肠壁结核肉芽肿伴干酪样坏死，即病变中心是干酪样坏死，周围有类上皮细胞、朗格汉斯细胞和淋巴细胞浸润。

### （四）影像学检查

1.X线钡剂透视对肠结核所致肠黏膜破坏和溃疡的形成、肠道的累及范围、肠腔的狭窄程度及瘘管的显示具有重要诊断价值。溃疡型肠结核通常表现为回盲部激惹现象，易充盈，造成钡影残缺；增生型肠结核可见回盲部有不规则的充盈缺损，近段肠管扩张，盲肠变形，升结肠缩短等。

2.腹部X线片如发现腹腔淋巴结钙化或胸片有肺结核病灶，对肠结核的诊断有帮助。

3.CT对肠结核病灶检出的敏感性和定性诊断不如X线钡剂透视，不易判断十二指肠水平段及空回肠病灶，但易于检出合并腹内肠外结核及侵犯肠道的肠外结核灶。

### （五）药物治疗试验

青壮年病人出现腹泻、腹痛、低热、盗汗，伴有右下腹压痛、肿块或原因不明的肠梗阻者疑为肠结核时，可给予抗结核药物治疗2～3周，如临床症状有好转便更支持肠结核的诊断。

### （六）腹腔镜检查

适合诊断十分困难而腹腔有广泛粘连的病人。腹腔镜检查病变肠段浆膜面可见灰白色小结节，活检有典型的结核样改变。

## 六、诊断与鉴别诊断

### （一）诊断

只要符合以下任一条标准，即可确诊：

1.病变组织的病理切片找到结核杆菌。

2.病变组织的病理切片镜下见有结核结节及干酪样坏死性肉芽肿。

3.手术确实发现病灶，采取肠系膜淋巴结活检，证实有结核病变。

4.病变组织细菌培养或动物接种证实有结核杆菌生长。

临床一般根据临床症状、体征、辅助检查进行综合诊断。典型的肠结核诊断并不困难，在诊断过程中应考虑如下几点：

1.肠外结核病灶，主要是肺结核。

2.发热、盗汗等结核毒血症表现，多见于溃疡型肠结核；增生型肠结核无毒血症状。

3.腹痛、腹泻、便秘等消化道症状。

4.右下腹压痛、肿块或原因不明的肠梗阻。

5.多数病人有轻度贫血和轻度白细胞计数升高，尤其多见于溃疡型肠结核，也可出现红细胞沉降率加快，痰培养阳性。结核菌素试验阳性对诊断有参考价值。

6.X线钡剂透视与钡剂灌肠可显示肠管激惹征及充盈缺损和狭窄征象及瘘管形成；溃疡型肠结核显示回盲部激惹现象，易充盈，造成钡影残缺；增生型肠结核可见回盲部有不规则充盈缺损，近段肠管扩张，盲肠变形，升结肠缩短。对肠结核诊断有重要价值。

7.结肠镜检查，可见溃疡或肉芽肿等病变，并能取活检做病理组织学检查，若全面分析内镜的特点，再结合临床表现可提高肠结核的诊断率。

### （二）鉴别诊断

1.*克罗恩病*　青壮年多见，便血少见，穿孔少见，常合并痔疮、肛裂、肠壁脓肿；内镜表现：病灶为非连续性（节段性分布）；好发于：以回肠末端为中心的回盲部、升结肠；病灶特点：纵行溃疡，可见铺路石样病变。

2.*结肠癌*　中老年多见，常有便血，偶有穿孔，常合并贫血、肠梗阻；内镜可见病灶局限于某一肠段；好发于直肠、回盲部、升结肠；病灶特点为不规则溃疡，表面粗糙，质脆易出血；病理检查提示炎症分布于肠壁基层及全层，无裂沟，镜检见癌细胞团，抗酸染色或PCR检测结核杆菌DNA阴性。

3.阿米巴或血吸虫病性肉芽肿　既往有相应的感染史，通过直肠或乙状结肠镜检查或从粪便中检出病原体或虫卵多可证实。

4.溃疡性结肠炎合并逆行性回肠炎　两者鉴别一般困难，本病以脓血便为主，这在肠结核中相对少见，溃疡性结肠炎如累及回肠者，其病变必累及整个结肠，并且以乙状结肠、直肠最为严重。

5.回盲部淋巴瘤　发热、贫血、消瘦、肠道增生性病变均可为淋巴瘤的临床表现，有时与肠结核难以鉴别，但由于淋巴瘤以特异性抗原受体基因重排的单一性细胞增殖为特征，因此，克隆性免疫球蛋白和T细胞受体基因重排的检出可作为淋巴瘤的诊断的重要指标。

## 七、治疗

### （一）非手术治疗

主要指化学药物治疗，同时注意全身支持治疗及对症治疗。化学药物治疗原则：

1.坚持早期、联合、规律、适量、全程原则。

2.我国推荐对于无合并症的肺外结核病原则上采用初治菌阳的化疗方案。

3.建议推荐实施DOTS策略。

### （二）手术疗法

1.手术适应证　急性穿孔形成弥漫性腹膜炎；慢性穿孔形成腹腔脓肿或肠瘘；伴有消化道出血，经非手术治疗无效；增生型回盲部肠结核易致不完全或完全性肠梗阻；增生型回盲部肠结核病变局限；诊断尚不肯定，又不能除外癌症者。

2.手术方式　根据病情而定，原则上应彻底切除病变肠段，再行肠道重建术。

（1）回盲部或右半结肠切除术。

（2）如回盲部病变炎症浸润广泛而固定无法切除，为解除梗阻，可先行末端回肠横结肠端侧吻合术，待3～6个月后再二期切除病变肠段，再行肠道重建术。

## 八、并发症

1.肠梗阻　是本病最常见的并发症，主要发生在增生型肠结核，往往系肠壁环状狭窄或腹膜粘连、肠系膜挛缩引起。

2.肠穿孔　主要为亚急性及慢性穿孔，可在腹腔内形成脓肿，破溃后形成肠瘘。

## 九、预后

如能及时做出诊断，给予正规抗结核治疗，一般预后较好。

## 十、基层医疗机构健康管理

### （一）肠结核的筛查方法及流程

1.不明原因的慢性腹痛、腹泻、低热、盗汗、体重下降、肠梗阻或既往有肺结核病史的病人。

2.定期体检：包括血常规，肝肾功能，胸部X线片，腹部彩超。

3.对于已确诊肠结核的病人应该1～2个月于基层医院复诊。

### （二）基层首诊

1.对有肠结核高危因素的病人，给予生活方式的干预，注意加强营养，继续监测其余潜伏结核病灶。

2.对于确诊肠结核的病人，应该密切注意腹痛、肠梗阻情况及肺结核等情况，注意口服抗结核药物情况，及结核药物易致肝损的特点，定期复查肝功。

### （三）转诊标准

1.不明原因的慢性腹痛、腹泻、低热、盗汗、体重下降、不明原因肠梗阻。

2.既往有肺结核病史的病人。

3.口服结核药物有肝功能异常的病人。

4.合并肺结核、肾结核等其他部位结核的病人。

5.基层医院在治疗过程中出现严重不良反应的病人。

6.基层医院在治疗过程中症状持续不缓解或合并其他疾病者。

7.原有疾病基础上再次加重，需要重新评估者转上级医院。

### （四）下转后健康管理注意事项

1.加强营养治疗。

2.随访：定期（1～2个月）复查血常规、尿常规、便常规、血糖、肝肾功能、红细胞沉降率等（尤其是应用抗结核药物的病人）。

# 第7章 药物性肝损伤

## 一、定义及流行病学

药物性肝损伤（DILI）是指由于药物本身或其代谢产物引起肝脏损害。可以发生在以往没有肝病史的病人或既往有严重疾病的病人。随着新的药物种类增多，药肝的发病率呈逐年上升趋势，年发病率约1～10/10万人。由药物引起的肝病占非病毒性肝病中的20%～50%，暴发性肝衰竭的15%～30%。在我国肝病中，DILI的发生率仅次于病毒性肝炎及脂肪性肝病（包括酒精性及非酒精性），发生率较高，但由于临床表现不特异或较隐匿，常常不能被发现或不能被确诊。

## 二、病因和发病机制

多种药物可以引起DILI，如抗肿瘤的化疗药、抗结核药、解热镇痛药、免疫抑制剂、降糖降脂药、抗细菌、抗真菌及抗病毒药等。最近研究显示中药所致药物性肝损伤占临床药物性肝损伤的4.8%～32.6%，已成为一个不容忽视的问题，另外，一些“保健品”及减肥药也经常引起DILI，需引起大家高度注意。

药物主要通过3种机制来造成肝损伤：

1.药物及其中间代谢产物对肝脏的直接毒性作用。

2.机体对药物的特异质反应，包括过敏性（免疫特异质）及代谢性（代谢特异质）。

3.遗传因素：遗传基因的多态性导致药物代谢出现个体差异。

## 三、分型及临床表现

按病程特征药物性肝损伤分为急性药物性肝病（肝脏炎症在6个月内消退）及慢性药物性肝病（＞6个月或再次肝损伤）。

### （一）急性药物性肝病

按照临床表现特征，根据国际医学科学理事会的标准，又分为肝细胞性药物性肝病、胆汁淤积性药物性肝病及混合性药物性肝病。

1.*肝细胞损伤型* 可表现为肝炎型，在黄疸出现前1～2d有乏力、胃纳减退、上腹不适、恶心、呕吐、尿色深等前驱症状。严重病例可呈肝衰竭表现，可并发肝昏迷而死亡。生化检查ALT、AST明显增高，可伴有血清胆红素升高亦可表现为脂肪肝型，临床特点为脂肪肝、氮质血症和胰腺炎。一般在连续用药3～5d以上，出现恶心、呕吐、厌食、上腹痛、尿色深、肝肿大、黄疸、肾功能减退，有少尿、血尿素氮增高及代谢性酸中毒。生化检查ALT及AST明显增高，血清胆红素一般低于17.1μmol/L，亦可高达51.3μmol/L。凝血酶原时间延长，偶有血糖过低，本病预后差，如不及时停药，病死率很高。

2.*肝内胆淤型药物性肝炎* 包括单纯淤胆型，临床表现为起病隐袭，常无前驱症状，发病时无发热、皮痛或嗜酸粒细胞增多。黄疸轻，于停药后很快消失。生化检查AST增高，碱性磷酸酶和胆固醇大多正常；淤胆伴炎症型肝炎可有发热、畏寒、恶心、腹胀、乏力、皮疹，随后出现黄疸、皮肤瘙痒、粪便色浅、肝大并压痛，嗜酸细胞增加。生化检查胆红素、ALT、AST、胆固醇及碱性磷酸酶均中高度升高。

3.*混合型药物性肝炎* 既有肝炎型的表现亦有胆汁淤积的表现。

### （二）慢性药物性肝病

又分为慢性肝实质损伤（包括慢性肝炎及肝脂肪变性、肝磷脂沉积症等）及慢性胆汁淤积、胆管硬化、血管病变［包括肝静脉血栓、肝小静脉闭塞症（VOD）、紫癜性肝病（肝紫斑病）］、非肝硬化性门静脉高压（特发性门静脉高压）。

临床上主要为门脉高压的表现。如出现腹水、肝脏肿大、腹部膨隆及黄疸等。

## 四、实验室及其他辅助检查

### （一）实验室检查

1.ALT和AST 血清ALT水平是评价肝细胞损伤的敏感指标；80%的AST存在于线粒体，其升高反映肝细胞受损更为严重。

2.胆红素　药物致肝细胞或胆管受损可引起胆红素升高。

3.γ-谷氨酰转肽酶　当肝内合成亢进或胆汁排出受阻时，血清γ-谷氨酰转肽酶升高。

**（二）影像学检查**

超声检查对肝硬化、肝占位性病变、脂肪肝和肝血管病变具有一定诊断价值。CT对于肝硬化、肝占位性病变的诊断价值优于超声检查。

**（三）肝组织活检**

在药物性肝损伤的诊断中，肝组织活检主要用于排除其他肝胆疾病所造成的肝损伤。

## 五、诊断与鉴别诊断

**（一）诊断**

主要根据用药史、停用药物后的恢复情况、再用药时的反应、实验室有肝细胞损伤及胆汁淤积的证据。

当临床诊断有困难时，可采用国际上常用的RUCAM评分系统协助诊断。

**（二）鉴别诊断**

需与各型病毒性肝炎、非酒精性脂肪性肝病、酒精性肝病、自身免疫性肝病、代谢性/遗传性疾病［Wilson病、血色病、α（1）-抗胰蛋白酶缺乏症等］等相鉴别。

## 六、预防和治疗

**（一）预防**

1.有药物过敏史或过敏体质者、肝肾功能障碍者、新生儿及营养障碍者应注意药物的选择和剂量。

2.尽量避免使用具有潜在肝毒性的药物。

3.加强对新药物治疗时不良反应的监测。

**（二）治疗**

治疗原则包括立即停用有关或可疑药物（治疗关键）、促进致肝损药物清除和应用解毒剂、应用肝细胞保护剂、治疗肝衰竭。

1.立即停药　一旦确诊或怀疑与药有关，应立即停用一切可疑的损肝药物，多数病例在停药后多能恢复。

2.支持治疗

（1）注意休息，对重症病人应绝对卧床休息。

（2）补充足量热量、足量的蛋白质、多种维生素如维生素C、维生素E、维生素B等以利肝细胞修复和再生。

3.解毒治疗　急性中毒的病人可采取洗胃、导泻、活性炭吸附等措施消除胃肠残留的药物，采用血液透析、腹腔透析、血液灌流、血浆置换等方法快速去除体内的药物；解毒剂的应用：包括非特异性如谷胱甘肽、N-乙酰半胱氨酸、硫代硫酸钠、甾体类激素、UDCA、S-腺苷蛋氨酸、多烯磷脂酰胆碱等及特异性螯合剂等。

4.抗炎保肝治疗　根据病人的临床情况可适当选择抗炎保肝药物治疗，包括以下：

（1）抗炎保肝为主的甘草酸制剂类、水飞蓟素类、抗自由基损伤为主的硫普罗宁、还原型谷胱甘肽、N-乙酰半胱氨酸、保护肝细胞膜为主的多烯磷脂酰胆碱。

（2）促进肝细胞代谢：腺苷蛋氨酸、葡醛内酯、复合辅酶、门冬氨酸钾镁，促进肝细胞修复、再生的促肝细胞生长因子。

（3）促进胆红素及胆汁酸代谢的腺苷蛋氨酸、门冬氨酸钾镁、熊去氧胆酸等。一些中药制剂如护肝宁、护肝片、双环醇、五酯胶囊等也可选择。症状严重者、重度黄疸在没有禁忌证的情况下可短期应用糖皮质激素治疗。原则上要尽可能的精简用药。

5.肝衰竭的治疗　包括内科支持治疗，必要时可考虑人工肝支持疗法。对病情严重、进展较快者，肝移植可能是唯一有效的治疗措施。

## 七、预后

一般来说，急性药物性肝损害如能及时诊断、及时停药，预后多数良好。经适当治疗后，大多数于1～3个月肝功能逐渐恢复正常。少数发生急性重型肝炎、急性脂肪肝者，需人工肝支持或肝移植治疗，病死率较高；慢性药物性肝损害，临床表现隐匿，常不能及时诊断和停药，而预后不好。慢性肝内胆汁淤积，轻者预后较好，重者黄疸迁延而发展到胆汁淤积性肝硬化后，预后较差。

## 八、基层医疗机构健康管理

**（一）药物性肝损伤的筛查方法及流程**

1.基层医院医生在接诊到不明原因的肝功能异常，黄疸及皮肤瘙痒者。

2.及时停用可疑药物，对有毒物接触史的病人，立即停止接触毒物。

3.定期体检：包括血常规，肝肾功能，肝胆胰彩超。

**（二）基层首诊**

1.对疑诊药物性肝损伤病人，建议暂时对病人进行一般治疗，如保肝治疗。

2.对确诊药物性肝损伤的病人，口服保肝药物，如护肝片、水飞蓟宾，或静脉滴注保肝药物如还原型谷胱甘肽等。

3.若有黄疸或既往有病毒性肝炎的病人，如乙肝、丙肝，应口服抗病毒药物。

**（三）转诊标准**

1.不明原因的黄疸、乏力、腹胀伴有皮肤瘙痒明显的病人。

2.口服中药如土三七、非正规保健品的病人。

3.病毒性肝炎病人有应用其他药物后出现肝功能异常者。

**（四）下转后健康管理注意事项**

1.定期复查血常规、肝肾功能、C反应蛋白、红细胞沉降率等。

2.转诊回基层医院后，请基层医生密切关注病人的体温、黄疸的消退情况。

# 第8章 肝 硬 化

## 一、流行病学

肝硬化是常见病，世界范围内的发病率约为100（15～400）/10万，好发年龄为35～50岁，男性多见，出现并发症时死亡率高。

## 二、定义

肝硬化（hepaticcirrhosis）是各种慢性肝病发展的晚期阶段。病理上以肝脏弥漫性纤维化、再生结节和假小叶形成为特征。临床上，起病隐匿，病程发展缓慢，晚期以肝功能减退和门静脉高压为主要表现，常出现多种并发症。

## 三、病因和发病机制

### （一）病因

引起肝硬化病因很多，在我国以病毒性肝炎为主，欧美国家以慢性酒精中毒多见。

1.病毒性肝炎　主要为乙型、丙型和丁型肝炎病毒感染，占60%～80%，通常经过慢性肝炎阶段演变而来，急性或亚急性肝炎如有大量肝细胞坏死和肝纤维化可以直接演变为肝硬化，乙型和丙型或丁型肝炎病毒的重叠感染可加速发展至肝硬化。甲型和戊型病毒性肝炎不发展为肝硬化。

2.慢性酒精中毒　在我国约占15%，近年来有上升趋势。长期大量饮酒（一般为每日摄入酒精80g达10年以上），乙醇及其代谢产物（乙醛）的毒性作用，引起酒精性肝炎，继而可发展为肝硬化。

3.非酒精性脂肪性肝炎　随着世界范围肥胖的流行，非酒精性脂肪性肝炎（NASH）的发病率日益升高。新近国外研究表明，约20%的非酒精性脂肪性肝炎可发展为肝硬化。据统计70%不明原因肝硬化可能由NASH引起。目前我国尚缺乏有关研究资料。

4.胆汁淤积　持续肝内淤胆或肝外胆管阻塞时，高浓度胆酸和胆红素可损伤肝细胞，引起原发性胆汁性肝硬化或继发性胆汁性肝硬化。

5.肝静脉回流受阻　慢性充血性心力衰竭、缩窄性心包炎、肝静脉阻塞综合征、肝小静脉闭塞病等引起肝脏长期淤血缺氧。

6.遗传代谢性疾病　先天性酶缺陷疾病，致使某些物质不能被正常代谢而沉积在肝脏，如肝豆状核变性（铜沉积）、血色病（铁沉积）、$\alpha_1$-抗胰蛋白酶缺乏症等。

7.工业毒物或药物　长期接触四氯化碳、磷、砷等或服用甲基多巴、异烟肼等可引起中毒性或药物性肝炎而演变为肝硬化；长期服用甲氨蝶呤可引起肝纤维化而发展为肝硬化。

8.自身免疫性肝炎　可演变为肝硬化。

9.血吸虫病　虫卵沉积于汇管区，引起纤维组织增生，导致窦前性门静脉高压. 但由于再生结节不明显，故严格来说应称为之为血吸虫性肝纤维化。

10.隐源性肝硬化　病因仍不明者占5%～10%。

### （二）发病机制

各种因素导致肝细胞损伤，发生变性坏死，进而肝细胞再生和纤维结缔组织增生，肝纤维化形成，最终发展为肝硬化。其病理演变过程包括以下4个方面：

1.致病因素的作用使肝细胞广泛变性、坏死、肝小叶的纤维支架塌陷。

2.残存的肝细胞不沿原支架排列再生，形成不规则结节状的肝细胞团（再生结节）。

3.各种细胞因子促进纤维化的产生，自汇管区-汇管区或自汇管区-肝小叶中央静脉延伸扩展，形成纤维间隔。

4.增生的纤维组织使汇管区-汇管区或汇管区-肝小叶中央静脉之间纤维间隔相互连接，包绕再生结节或将残留肝小叶重新分割，改建成为假小叶，形成肝硬化典型形态改变。

上述病理改变造成血管床缩小、闭塞和扭曲，血管受到再生结节挤压，肝内门静脉、肝静脉和肝动脉三者分支之间失去正常关系，并且出现交通吻合支等。肝脏血循环紊乱是形成门静脉高压的病理基础，且加重肝细胞缺血缺氧，促进肝硬化病变的进一步发展。肝纤维化是肝硬化演变发展过程的一个重要阶段。

## 四、临床表现

起病隐匿，病程发展缓慢，可隐伏数年至10年以上，但少数因短期大片肝坏死，可在数月后发展为肝硬化。早期可无症状或症状轻微，当出现腹水或并发症时，临床上称之为失代偿期肝硬化。代偿期肝硬化症状轻且无特异性。可有乏力、食欲减退、腹胀不适等。病人营养状况一般，可触及肿大的肝脏、质偏硬，脾可肿大。肝功能检查正常或仅有轻度酶学异常。常在体检或手术中被偶然发现。失代偿期肝硬化临床表现明显，可发生多种并发症。

### （一）症状

1.*全身症状*　乏力为早期症状，其程度可自轻度疲倦至严重乏力。体重下降往往随病情进展而逐渐明显。少数病人有不规则低热，与肝细胞坏死有关，但注意与合并感染、肝癌相鉴别。

2.*消化道症状*　食欲缺乏为常见症状，可有恶心、偶伴呕吐。腹胀亦常见，与胃肠积气、腹水和肝脾肿大等有关。腹水量大时，腹胀成为病人最难忍受的症状。腹泻往往表现为对脂肪和蛋白质耐受差，进食油腻肉食即易发生腹泻。部分病人有腹痛，多为肝区隐痛，当出现明显腹痛时要注意合并肝癌、原发性腹膜炎、胆道感染、消化性溃疡等情况。

3.*出血倾向*　可有牙龈、鼻腔出血、皮肤紫癜，女性月经过多等，主要与肝脏合成凝血因子减少及脾功能亢进所致血小板减少有关。

4.*与内分泌紊乱有关的症状*　男性可有性功能减退、男性乳房发育，女性可发生闭经、不孕。肝硬化病人糖尿病发病率增加。严重肝功能减退易出现低血糖。

5.*门静脉高压症状*　如食管胃底静脉曲张破裂而致上消化道出血时，表现为呕血及黑粪；脾功能亢进可致血细胞减少，因贫血而出现皮肤黏膜苍白等；发生腹水时腹胀更为突出。

### （二）体征

呈肝病病容，面色黝黑而无光泽。晚期病人消瘦、肌肉萎缩。皮肤可见蜘蛛痣、肝掌、男性乳房发育。腹壁静脉以脐为中心显露至曲张，严重者脐周静脉突起呈水母状并可听见静脉杂音。黄疸提示肝功能储备已明显减退，黄疸呈持续性或进行性加深提示预后不良。腹水伴或不伴下肢水肿是失代偿期肝硬化最常见表现，部分病人可伴肝性胸腔积液，以右侧多见。肝脏早期肿大可触及，质硬而边缘钝；后期缩小，肋下常触不到。50%的病人可触及肿大的脾脏，常为中度，少数重度。

各型肝硬化起病方式与临床表现并不完全相同。如大结节性肝硬化起病较急进展较快，门静脉高压症相对较轻，但肝功能损害则较严重；血吸虫病性肝纤维化的临床表现则以门静脉高压症为主，巨脾多见，黄疸、蜘蛛痣、肝掌少见，肝功能损害较轻，肝功能试验多基本正常。

## 五、实验室及其他辅助检查

### （一）实验室检查

1.*血常规*　初期多正常，以后可有轻重不等的贫血有感染时白细胞升高，但因合并脾功能亢进，需要与自身过去白细胞水平相比较。脾功能亢进时白细胞、红细胞和血小板计数减少。

2.*尿常规*　一般正常，有黄疸时可出现胆红素，并有尿胆原增加。

3.*粪常规*　消化道出血时出现肉眼可见的黑便，门静脉高压性胃病引起的慢性出血，粪隐血试验阳性。

4.*肝功能试验*　代偿期大多正常或仅有轻度的酶学异常，失代偿期发生普遍的异常，且其异常程度往往与肝脏的储备功能减退程度相关。

（1）血清酶学：转氨酶升高与肝脏炎症、坏死相关。一般为轻至中度升高，以ALT升高较明显，肝细胞严重坏死时则AST升高更明显。GGT及ALP也可有轻至中度升高。

（2）蛋白代谢：血清白蛋白下降、球蛋白升高，A/G倒置，血清蛋白电泳显示以γ-球蛋白增加为主。

（3）凝血酶原：时间不同程度延长，且不能为注射维生素K所纠正。

（4）胆红素代谢：肝储备功能明显下降时出现总胆红素升高，结合胆红素及非结合胆红素均升高，仍以结合胆红素升高为主。

（5）其他

①反映肝纤维化的血清学指标：包括Ⅲ型前胶原氨基末端肽（PⅢP）、Ⅳ型胶原、透明质酸、层粘连蛋白等，上述指标升高及其程度可反映肝纤维化存在及其程度。

②失代偿期可见总胆固醇特别是胆固醇酯下降。

③定量肝功能试验：包括吲哚菁绿（ICG）清除试验、利多卡因代谢产物（MEGX）生成试验，可定量评价肝储备功能，主要用于对手术风险的评估。

### （二）血清免疫学检查

1.乙、丙、丁病毒性肝炎血清标记物。有助于分析肝硬化病因。

2.甲胎蛋白（AFP）。明显升高提示合并原发性肝细胞癌。但注意肝细胞严重坏死时AFP亦可升高，但往往伴有转氨酶明显升高，且随转氨酶下降而下降。

3.血清自身抗体测定。自身免疫性肝炎引起的肝硬化可检出相应的自身抗体。

**（三）影像学检查**

1.X线检查　食管静脉曲张时行食管吞钡X线检查显示虫蚀样或蚯蚓状充盈缺损，纵行黏膜皱襞增宽，胃底静脉曲张时胃肠钡剂可见菊花瓣样充盈缺损。

2.腹部超声检查　B型超声可提示肝硬化，但不能作为确诊依据，而且约1/3的肝硬化病人超声检查无异常发现。B超常示肝脏表面不光滑、肝叶比例失调（右叶萎缩、左叶及尾叶增大）、肝实质回声不均匀等提示肝硬化改变的超声图像，以及脾大、门静脉扩张等提示门静脉高压的超声图像，还能检出体检难以检出的少量腹水。B超可检出原发性肝癌，是肝硬化是否合并原发性肝癌的重要初筛检查。多普勒检查可间接了解门静脉血流动力学情况。

3.CT和MRI　CT对肝硬化的诊断价值与B超相似，但对肝硬化合并原发性肝癌的诊断价值则高于B超，当B超筛查疑合并原发性肝癌时常需CT进一步检查，诊断仍有疑问者，可配合MRI检查，综合分析。

**（四）内镜检查**

可确定有无食管胃底静脉曲张，阳性率较钡剂X线检查为高，尚可了解静脉曲张的程度，并对其出血的风险性进行评估。食管胃底静脉曲张是诊断门静脉高压的最可靠指标。在并发上消化道出血时，急诊胃镜检查可判明出血部位和病因，并进行止血治疗。

**（五）肝穿刺活组织检查**

具有确诊价值，尤适用于代偿期肝硬化的早期诊断、肝硬化结节与小肝癌鉴别及鉴别诊断有困难的其他情况者。

**（六）腹腔镜检查**

能直接观察肝、脾等腹腔脏器及组织，并可在直视下取活检，对诊断有困难者有价值。

**（七）腹水检查**

新近出现腹水者、原有腹水迅速增加原因未明者及疑似合并自发性腹膜炎者应做腹腔穿刺，抽腹水做常规检查、腺苷脱氨酶测定、细菌培养及细胞学检查。为提高培养阳性率，腹水培养应在床边进行，使用血培养瓶，分别做需氧和厌氧菌培养。无合并自发性腹膜炎的肝硬化腹水为漏出液性质，血清腹水白蛋白梯度（SAAG）＞11g/L；合并自发性腹膜炎时则为渗出液或中间型，腹水白细胞及中性粒细胞增高、细菌培养阳性。水呈血性应高度怀疑癌变，细胞学检查有助诊断。

**（八）门静脉压力测定**

经颈静脉插管测定肝静脉楔入压与游离压，两者之差为肝静脉压力梯度（HVPG），反映门静脉压力。正常多小于5mmHg，大于10mmHg则为门脉高压症。

## 六、诊断与鉴别诊断

**（一）诊断**

失代偿期肝硬化诊断并不困难，依据下列各点可做出临床诊断：

1.有病毒性肝炎、长期大量饮酒等可导致肝硬化的有关病史。

2.有肝功能减退和门静脉高压的临床表现。

3.肝功能试验有血清白蛋白下降、血清胆红素升高及凝血酶原时间延长等指标提示肝功能失代偿。

4.B超或CT提示肝硬化以及内镜发现食管胃底静脉曲张。肝活组织检查见假小叶形成是诊断本病的金标准。

代偿期肝硬化的临床诊断常有困难，对慢性病毒性肝炎、长期大量饮酒者应长期密切随访，注意肝脾情况及肝功能试验的变化，如发现肝硬度增加，或有脾大，或肝功能异常变化，B超检查显示肝实质回声不均等变化，应注意早期肝硬化，必要时肝穿刺活检可获确诊。完整的诊断应包括病因、病期、病理和并发症，如“乙型病毒性肝炎肝硬化（失代偿期），大结节性，合并食管静脉曲张破裂出血”的诊断。同时，对肝脏储备功能的评估不但有助预后估计，且对治疗方案的选择具有重要意义，临床常用Child-Pugh分级来评估。

**（二）鉴别诊断**

1.肝脾肿大的鉴别诊断如血液病、代谢性疾病引起的肝脾肿大，必要时可做肝穿刺活检。

2.腹水的鉴别诊断腹水有多种病因，如结核性腹膜炎、缩窄性心包炎、慢性肾小球肾炎等。根据病史及临床表现、有关检查及腹水检查，与肝硬化腹水鉴别并不困难，必要时做腹腔镜检查常可确诊。

3.肝硬化并发症的鉴别诊断如上消化道出血、肝性脑病、肝肾综合征等的鉴别诊断。

## 七、预防和治疗

本病目前无特效治疗，关键在于早期诊断，针对病因给予相应处理，阻止肝硬化进一步发展，后期积极防治并发症，及至终末期则只能有赖于肝移植。

**（一）一般治疗**

1.休息　代偿期病人宜适当减少活动、避免劳累、保证休息，失代偿期若出现并发症时病人需卧床休息。

2.饮食　以高热量、高蛋白和维生素丰富而易消化的食物为原则。盐和水的摄入视病情调整。禁酒，忌用对肝有损害药物。有食管静脉曲张者避免进食粗糙、坚硬食物。

3.支持疗法　病情重、进食少、营养状况差的病人，可通过静脉纠正水电解质平衡，适当补充营养，视情况输注白蛋白或血浆。

**（二）抗纤维化治疗**

尽管对抗纤维化进行了大量研究，目前尚无有肯定作用的药物。事实上，治疗原发病，以防止起始病因所致的肝脏炎症坏死，即可一定程度上起到防止肝纤维化发展的作用。对病毒复制活跃的病毒性肝炎肝硬化病人可给予抗病毒治疗。

1.慢性乙型肝炎，中华医学会肝病分会推荐治疗方案如下：

（1）肝功能较好、无并发症的乙型肝炎肝硬化病人HBeAg阳性者的治疗指征为：HBVDNA≥105拷贝/ml，HBeAg阴性者为HBVDNA≥104拷贝/ml，ALT正常或升高。治疗目标是延缓和降低肝功能失代偿和HCC的发生。

①拉米夫定：100mg，每日1次，口服，无固定疗程，需长期应用。

②阿德福韦酯：对出现拉米夫定变异后病情加重的病人有较好效果，每日1次，10mg口服，无固定疗程，需长期应用。

③干扰素：因其有导致肝功能失代偿等并发症的可能，应十分慎重。如认为有必要，宜从小剂量开始，根据病人的耐受情况逐渐增加到预定的治疗剂量。

（2）肝功能失代偿乙型肝炎肝硬化病人，治疗指征为HBVDNA阳性，ALT正常或升高。治疗目标是通过抑制病毒复制，改善肝功能，以延缓或减少肝移植的需求，抗病毒治疗只能延缓疾病进展，但本身不能改变终末期肝硬化的最终结局。干扰素治疗可导致肝衰竭，因此，肝功能失代偿病人禁忌使用。对于病毒复制活跃和炎症活动的肝功能失代偿肝硬化病人，在其知情同意的基础上，可给予拉米夫定治疗，以改善肝功能，但不可随意停药。一旦发生耐药变异，应及时加用其他能治疗耐药变异病毒的核苷（酸）类似物。

2.慢性丙型肝炎积极抗病毒治疗可以减轻肝损害，延缓肝硬化的发展。目前美国肝病学会推荐治疗方案如下：

（1）肝功能代偿的肝硬化（Child-PughA级）病人，尽管对治疗的耐受性和效果有所降低，但为使病情稳定、延缓或阻止肝衰竭和HCC等并发症的发生，建议在严密观察下给予抗病毒治疗。方案如下：

①PEG-IFNα联合利巴韦林治疗方案：PEG-IFNα-2a180μg每周1次皮下注射，联合口服利巴韦林1000mg/d，至12周时检测HCVRNA：A.如HCVRNA下降幅度＜2个对数级，则考虑停药。B.如HCVRNA定性检测为阴性，或低于定量法的最低检测界限，继续治疗至48周。C.如HCVRNA未转阴，但下降≥2个对数级，则继续治疗到24周。如24周时HCV RNA转阴，可继续治疗到48周；如果24周时仍未转阴，则停药观察。

②普通干扰素联合利巴韦林治疗方案：IFNα3-5MU，隔日1次，肌内或皮下注射，联合口服利巴韦林1000mg/d，建议治疗48周。

③不能耐受利巴韦林不良反应者的治疗方案：可单用普通IFNα、复合IFNα或PEG-IFN，方法同上。

（2）肝功能失代偿肝硬化病人，多难以耐受IFNα治疗的不良反应，有条件者应行肝脏移植术。中医药治疗肝硬化历史悠久，一般常用活血化瘀药为主，按病情辨证施治。

**（三）腹水的治疗**

治疗腹水不但可减轻症状，且可防止在腹水基础上发展的一系列并发症如SBP、肝肾综合征等。

1.限制钠和水的摄入　钠摄入量限制在60～90mmol/d（相当于食盐1.5～2g/d）。限钠饮食和卧床休息是腹水的基础治疗，部分轻、中度腹水病人经此治疗可发生自发性利尿，腹水消退。应用利尿剂时，可适当放宽钠摄入量。有稀释性低钠血症（＜125mmol/L）者，应同时限制水摄入，摄入水量在500～1000ml/d。

2.利尿剂　对上述基础治疗无效或腹水较大量者应使用利尿剂。临床常用的利尿剂为螺内酯和呋塞米。前者为潴钾利尿剂，单独长期大量使用可发生高钾血症；后者为排钾利尿剂，单独应用应同时补钾。目前主张两药合用，既可加强疗效，又可减少不良反应。先用螺内酯40～80mg/d，4～5d后视利尿效果加用呋塞米20～40mg/d，以后再视利尿效果分别逐步加大两药剂量（最大剂量螺内酯400mg/d，呋塞米160mg/d）。理想的利尿效果为每天体重减轻0.3～0.5kg（无水肿者）或0.8～1kg（有下肢水肿者）。

3.提高血浆胶体渗透压　对低蛋白血症病人，每周定期输注白蛋白或血浆，可通过提高胶体渗透压促进腹水消退。

4.难治性腹水的治疗　难治性腹水（refractory ascites）定义为使用最大剂量利尿剂（螺内酯400mg/d加上呋塞米160mg/d）而腹水仍无减退。对于利尿剂使用虽未达最大剂量，腹水无减退且反复诱发肝性脑病、低钠血症、高钾血症或高氮质血症者亦被视为难治性腹水。

这表明病人对利尿剂反应差或不耐受，需辅以其他方法治疗。判定为难治性腹水前应首先排除其他因素对利尿剂疗效的影响并予纠正，如水钠摄入限制不够、严重的水电解质紊乱（如低钾、低钠血症）、肾毒性药物的使用、自发性腹膜炎、原发性肝癌、门静脉血栓形成等。难治性腹水病人发生HRS危险性很高，应予以积极治疗。难治性腹水的治疗可选择下列方法：

（1）大量排放腹水加输注白蛋白：在1～2h内放腹水4～6L，同时输注白蛋白8～10g，继续使用适量利尿剂，可重复进行。此法对大量腹水病人，疗效比单纯加大利尿剂剂量效果要好，对部分难治性腹水病人有效。但应注意不宜用于有严重凝血障碍、肝性脑病、上消化道出血等情况的病人。

（2）自身腹水浓缩回输：将抽出腹水经浓缩处理（超滤或透析）后再经静脉回输，起到清除腹水，保留蛋白，增加有效血容量的作用，对难治性腹水有一定疗效。在经济不富裕地区，此法用于治疗较大量的腹水可减少输注白蛋白的费用。但注意，使用该法前必须对腹水进行常规、细菌培养和内毒素检查，感染性或癌性腹水不能回输。不良反应包括发热、感染、DIC等。

（3）经颈静脉肝内门体分流术（TIPS）：是一种以血管介入的方法在肝内的门静脉分支与肝静脉分支间建立分流通道。该法能有效降低门静脉压，可用于治疗门静脉压增高明显的难治性腹水，但易诱发肝性脑病，故不宜作为治疗的首选。

（4）肝移植：顽固性腹水是肝移植优先考虑的适应证。

**（四）并发症的治疗**

1.食管胃底静脉曲张破裂出血

（1）急性出血的治疗：死亡率高，急救措施包括防治失血性休克、积极的止血措施、预防感染和肝性脑病等。

（2）预防再次出血：在第一次出血后，70%的病人会再出血，且死亡率高，因此在急性出血控制后，应采取措施预防再出血。在控制活动性曲张静脉出血后，可以在内镜下对曲张静脉进行套扎。如果无条件做套扎，可以使用硬化剂注射。对胃底静脉曲张宜采用组织胶注射治疗，也可根据设备条件和医师经验联合使用上述内镜治疗方法。没有条件的地方可采用药物预防再出血。首选药物为β阻滞剂普萘洛尔，该药通过收缩内脏血管，降低门静脉血流而降低门静脉压力，普萘洛尔由10mg/d开始，逐日加10mg，逐渐加量至静息心率降为基础心率75%左右，或心率不低于55次/min。普萘洛尔合用5-单硝酸异山梨醇酯可能更好降低门静脉压力。

（3）预防首次出血：对中重度静脉曲张伴有红色征的病人，需采取措施预防首次出血。普萘洛尔是目前最佳选择之一，普萘洛尔治疗的目的是降低肝静脉压力梯度至＜12mmHg。如果普萘洛尔无效、不能耐受或有禁忌证者，可以慎重考虑采取内镜下食管曲张静脉套扎术或硬化剂注射治疗。

2.自发性细菌性腹膜炎　合并SBP常迅速加重肝损害、诱发HRS、肝性脑病等严重并发症，故应立足于早诊、早治。

（1）抗生素治疗：应选择对肠道革兰阴性菌有效、腹水浓度高、肾毒性小的广谱抗生素，以头孢噻肟等第三代头孢菌素为首选，可联合半合成广谱青霉素与β-内酰胺酶抑制药和（或）喹诺酮类药物，静脉给药，要足量、足疗程。一般于用药48h复查腹水常规，如PMN减少一半以上可认为抗生素有效，继续至腹水白细胞恢复正常数天后停药。

（2）静脉输注白蛋白：研究证明可降低HRS发生率及提高生存率。对发生HRS的高危病人（总胆红素＞68.4μmol/L、血肌酐＞88.4μmol/L）推荐开始用1.5g/（kg·d）、连用2d，继1g/（kg·d）至病情明显改善。

（3）SBP的预防：急性曲张静脉出血或腹水蛋白低于1g/L为发生SBP高危因素，宜予喹喏酮类药物口服或静脉用药。

3.肝肾综合征　积极防治HRS的诱发因素如感染、上消化道出血、水电解质紊乱、大剂量利尿剂等和避免使用肾毒性药物，是预防HRS发生的重要措施。合并SBP的肝硬化病人HRS发生率明显升高，而除积极抗感染外及早输注足量白蛋白可降低HRS发生率及提高生存率，已如前述。过去认为，一旦发生HRS一切内科治疗均难奏效，近年研究证实下列治疗有可能改善HRS，不但能为肝移植赢取时间，且可减少术后并发症，这些疗法主要有：

（1）血管活性药物加输注白蛋白：特利加压素加输注白蛋白对1型HRS的疗效已证实，用法为特利加压素0.5～1mg/次，每隔4～6h1次，无效时可每2天加倍量至最大量12mg/d；白蛋白第1天1g/（kg·d）、继20～40g/d（若血白蛋白＞45g/L或出现肺水肿时停用）。也有报道奥曲肽与$\alpha_2$-受体拮抗剂米多君合用加输注白蛋白有一定疗效。

（2）TIPS：有报道TIPS可促进HRS病人肾功能的恢复和难治性腹水的消退，并可提高1型HRS病人生存率。对药物治疗疗效欠佳的1型HRS病人如无禁忌可试用。肝移植是唯一能使病人长期存活的疗法。

4.肝肺综合征　本症目前无有效内科治疗，给氧只能暂时改善症状，但不能改变自然病程，肝移植为唯一治疗选择。

**（五）门静脉高压症的手术治疗**

手术治疗的目的主要是切断或减少曲张静脉的血流来源、降低门静脉压力和消除脾功能亢进，一般用于食管胃底静脉曲张破裂大出血各种治疗无效而危及生命者，或食管胃底静脉曲张破裂大出血后用于预防再出血特别是伴有严重脾功能亢进者。有各种断流、分流术和脾切除术等，手术预后与慎重选择病例和手术时机密切相关。在无黄疸或腹水、肝功能损害较轻者，手术预后较好；大出血时急诊手术、机体一般状况差、肝功能损害显著者，手术预后差、死亡率高。

#### （六）肝移植

是对晚期肝硬化治疗的最佳选择，掌握手术时机及尽可能充分做好术前准备可提高手术存活率。

## 八、预后

肝硬化的预后与病因、肝功能代偿程度及并发症有关。酒精性肝硬化、胆汁性肝硬化、肝淤血等引起的肝硬化，病因如能在肝硬化未进展至失代偿期前予以消除，则病变可趋静止，相对于病毒性肝炎肝硬化和隐源性肝硬化好。Child-Pugh分级与预后密切相关，A级最好、C级最差。死亡原因常为肝性脑病、肝肾综合征、食管胃底静脉曲张破裂出血等并发症。肝移植的开展已明显改善了肝硬化病人的预后。

## 九、基层医疗机构健康管理

#### （一）肝硬化筛查方法及流程

1.基层医院医生在接到腹胀、尿少、下肢水肿、甚至黑便、呕血等症状病人时，可考虑该病可能性大。

2.追问既往病史，有慢性乙型肝炎、丙型肝炎、自身免疫性肝炎，及饮酒病史，有消化道大出血风险，需进一步行肝功能、乙肝五项、自身免疫抗体、腹部CT、腹部彩超、胃镜等检查。

3.定期体检，包括血常规，肝肾功能，肝胆胰脾彩超。

4.对于已确诊为肝硬化的病人，应该于1～2个月于基层医院复诊，内容包括常规体检及调整口服保肝及降门静脉压力药物治疗。

#### （二）基层首诊

对有肝硬化的病人，给予生活方式的干预措施。

#### （三）转诊标准

有腹胀、腹部膨隆、双下肢水肿、呕血、黑便病人，尽快转院。

#### （四）下转后健康管理注意事项

1.定期（1～2个月）复查血常规、便常规、肝肾功、血凝四项、肝胆胰脾彩超等。

2.定期回访病人口服抗病毒药物、熊去氧胆酸、戒酒等情况。

# 第四部分　泌尿系统疾病

## 第1章　泌尿系统总论

泌尿系统主管机体尿液的生成和排泄功能，由肾脏、输尿管、膀胱、尿道及有关的血管、神经等组成。肾不仅是人体主要的排泄器官，也是一个重要的内分泌器官，对维持机体内环境的稳定起相当重要的作用。本篇讨论内科范畴内常见的肾脏疾病。

### 一、肾脏的基本结构

肾脏位于腹膜后脊柱两旁，左右各一，形似蚕豆。左肾上极平第十一胸椎，下极与第二腰椎下缘齐平。右肾上方与肝脏相邻，位置比左肾低半个到一个椎体，右肾上极平第十二胸椎，下极平第三腰椎。中国成人肾脏的长、宽和厚度分别为10.5～11.5cm、5～7.2cm和2～3cm。男性一个肾脏重量为100～140g，女性略轻。

肾脏由肾单位、肾小球旁器、肾间质、血管和神经组成。肾单位是肾脏结构和功能的基本单位，每个肾约有约100万（80万～110万）个肾单位。连接小管将肾单位与集合管连接起来。肾单位包括肾小体及与之相连的肾小管两部分，肾小体由肾小球和肾小囊两部分组成。肾小球毛细血管壁由内皮细胞、基底膜和脏层上皮细胞（足细胞）构成，形成具有半透膜性质的滤过膜。

肾小管包括近端小管、细段、远端小管以及连接小管（位于远端肾小管和集合管之间）四部分。其中，近端小管直部、细段和远端小管直部连接成“U”字形，称为髓袢或Henle袢。

### 二、肾脏的生理功能

肾脏的生理功能主要是排泄代谢产物及调节水、电解质和酸碱平衡，维持机体内环境稳定。这种调节能力是通过肾小球巨大的滤过功能和肾小管强大的重吸收及分泌功能完成的。

**（一）肾小球滤过功能**

是代谢产物排泄的主要形式。其中含氮类废物如尿素、肌酐等多由肾小球滤过排出，部分有机酸如马尿酸、苯甲酸、各种胺类及尿酸等，也有一部分经肾小球滤过排出。

肾小球滤过率（GFR）主要取决于肾小球内毛细血管和肾小囊中的静水压、胶体渗透压及滤过膜的面积和毛细血管超滤分数（后两者总称为滤过系数）等因素。肾血流量和GFR在不同的肾灌注压的情况下保持相对恒定。

**（二）肾小管重吸收和分泌功能**

肾小球每日滤过的原尿可达180L，其中电解质成分与血浆基本相似。但正常人每日排出的尿量仅1500ml左右，原尿中99%以上的水和很多物质被肾小管和集合管重吸收回血液。

近端肾小管主要承担滤液的重吸收功能，滤过的葡萄糖、氨基酸100%被重吸收，90%的$HCO_3^-$、70%的水和NaCl被重吸收。

髓袢也重吸收水和各种电解质，但各段对水和NaC1的重吸收并不成比例，所以在髓质到皮质形成由高到低的渗透压梯度，其中髓袢细段对尿液的浓缩功能至关重要。

远端肾小管，特别是连接小管是调节尿液最终成分的主要场所。这些小管上皮细胞可重吸收$Na^+$、排$K^+$以及分泌$H^+$、$NH4^+$。

**（三）肾脏的内分泌功能**

肾脏能够合成、调节和分泌多种激素，可分为血管活性肽和非血管活性激素。前者作用于肾本身，参与肾的生理功能，主要调节肾的血流动力学和水盐代谢，包括肾素、血管紧张素、前列腺素、激肽释放酶-激肽系统、内皮素、利钠肽以及类花生酸类物质；非血管活性激素包括1α-羟化酶和促红细胞生成素等。

### 三、肾脏疾病的评估

**（一）估计病程**

是急性还是慢性，这一鉴别对诊断、治疗和预后都很重要。

**（二）尿液检查**

常为诊断有无肾脏疾病的主要依据。

1.蛋白尿　每日尿蛋白持续超过150mg或尿蛋白/肌酐比率（PCR）＞200mg/g称为蛋白尿。微量白蛋白尿的定义是24h尿白蛋白排泄在30～300mg。

产生蛋白尿的原因很多，一般可分为以下4类：

（1）生理性蛋白尿

①功能性蛋白尿：是一轻度、暂时性蛋白尿，见于剧烈运动、发热、紧张等应激状态所导致的，定性试验尿蛋白多不超过（＋）。

②体位性蛋白尿常见于青春发育期青少年，于直立和脊柱前凸姿势时出现蛋白尿，卧位时尿蛋白消失，一般蛋白质排泄量＜1g/d。

（2）肾小球性蛋白尿：其起因主要由于肾小球毛细血管壁屏障的损伤，足细胞的细胞骨架结构和它们的裂隙膜或GBM的损伤，使血浆中大量蛋白滤过并超出肾小管重吸收能力，而出现于尿中。如病变较轻，则仅有白蛋白滤过，称为选择性蛋白尿；当病变加重，更高分子量蛋白质（主要是IgG）无选择性地滤出，称为非选择性蛋白尿。

（3）肾小管性蛋白尿：当肾小管结构或功能受损时，肾小管对正常滤过的蛋白质重吸收障碍，导致小分子蛋白质从尿中排出，包括$\beta_2$微球蛋白、溶菌酶等。

（4）溢出性蛋白尿：血中小分子量蛋白质（如多发性骨髓瘤轻链蛋白、血红蛋白、肌红蛋白等）异常增多，经肾小球滤过而不能被肾小管全部重吸收所致。尿蛋白电泳显示分离的蛋白峰。

2. *血尿*　分为肉眼血尿和显微镜下血尿2种。新鲜尿离心沉渣镜检，每高倍视野红细胞超过3个，称为镜下血尿。尿外观呈洗肉水样、血样、酱油样或有血凝块时，称肉眼血尿。

3. *管型尿*　尿中管型的出现表示蛋白质或细胞成分在肾小管内凝固、聚集，其形成与尿蛋白的性质和浓度、尿液酸碱度及尿量有密切关系，宜采集清晨尿标本做检查。管型尿可因肾小球或肾小管性疾病而导致，但在发热、运动后偶可见透明管型，此时不一定代表肾脏有病变。但若有细胞管型或较多的颗粒管型与蛋白尿同时出现，则临床意义较大。

4. *白细胞尿、脓尿和细菌尿*　新鲜离心尿液每个高倍镜视野白细胞超过5个或1h新鲜尿液白细胞数超过40万或12h尿中超过100万者称为白细胞尿。因蜕变的白细胞称脓细胞，故亦称脓尿。清洁外阴后无菌技术下采集的中段尿标本，如涂片，每个高倍镜视野均可见细菌，或培养菌落计数超过105个/ml时，称为细菌尿，可诊断为尿路感染。

**（三）肾小球滤过率测定**

指在单位时间内两肾生成原尿的量。通常以清除率测定肾小球滤过率，推算出肾每分钟能清除多少毫升血浆中的该物质，并以体表面积校正。GFR用于估算的公式包括MDRD公式、Cockcroft-Gault公式和慢性肾脏病流行病学（CKD-EPI）公式。正常值平均在（100±10）ml/min左右，女性较男性略低。GFR与年龄有关，25～30岁时达到高峰，随年龄增长而逐渐降低。

**（四）影像学检查**

包括超声显像、静脉尿路造影、CT、MRI、肾血管造影、放射性核素检查等。

**（五）肾活检**

为了明确诊断、指导治疗或判断预后，无禁忌证时可行肾穿刺活检。穿刺活检组织病理检查一般包括免疫荧光、光镜、电镜检查。

## 四、肾脏疾病常见综合征

肾脏及其他泌尿系统疾病经常会同时出现一组临床症状、体征和实验室表现相似的综合征，识别病人属于哪一种综合征对疾病诊断很有帮助。

**（一）肾病综合征**

各种原因所致的大量蛋白尿（＞3.5g/d），低白蛋白血症（＜30g/L），明显水肿和（或）高脂血症的临床综合征。

**（二）肾炎综合征**

以血尿、蛋白尿及高血压为特点的综合征。按病程及肾功能的改变，可分为急性肾炎综合征（指急性起病，病程不足一年者）、急进性肾炎综合征（指肾功能急性进行性恶化，于数周至数月内发展为少尿或无尿的肾衰竭者）和慢性肾炎综合征（指病程迁延1年以上）。

**（三）无症状性尿检异常**

包括单纯性血尿和（或）无症状性蛋白尿，是指轻、中度蛋白尿和（或）血尿，不伴有水肿、高血压等明显症状。常见于多种原发性肾小球疾病（如肾小球轻微病变、IgA肾病等）和肾小管-间质病变。

**（四）急性肾衰竭综合征**

各种原因引起的血肌酐在48h内绝对值升高≥26.4μmol/L或较基础值升高≥50%或尿量＜0.5ml/(kg·h)，持续超过6h，称为急性肾损伤（acute kidney injury，AKI）。急性肾衰竭是AKI的严重阶段，临床主要表现为少尿、无尿、含氮代谢产物在血中滞留、水电解质及酸碱平衡紊乱等。

**（五）慢性肾脏病**

慢性肾脏病是指肾脏损伤或肾小球滤过率＜60ml/(min·1.73m$^2$)，时间＞3个月。

## 五、肾脏疾病的诊断

肾脏疾病的诊断应尽可能做出病因诊断、病理诊断、功能诊断和并发症诊断，以确切反映疾病的性质和程度，为选择治疗方案和判定预后提供依据。

**（一）病因诊断**

首先区别是原发性还是继发性肾脏疾病。原发性肾脏疾病包括免疫反应介导的肾炎、泌尿系统感染性疾病、肾血管疾病、肾结石、肾肿瘤及先天性肾病等；继发性肾脏病可继发于肿瘤、代谢、自身免疫等疾病，也可见于各种药物、毒物等对肾脏造成的损害。

**（二）病理诊断**

对肾炎、肾病综合征、急性肾损伤及原因不明的蛋白尿和（或）血尿，可通过肾穿刺活检明确病理类型、探讨发病机制、明确病因、指导治疗和评估预后。

**（三）功能诊断**

临床上对于诊断急性肾损伤和慢性肾脏病的病人，进行肾功能的分期诊断。

**（四）并发症诊断**

肾脏病特别是急、慢性肾衰竭可引起全身各个系统并发症，包括中枢神经、呼吸及循环系统等。

## 六、肾脏疾病防治原则

肾脏疾病依据其病因、发病机制、病变部位、病理诊断和功能诊断的不同，选择不同的治疗方案。其治疗原则包括去除诱因，一般治疗，抑制免疫及炎症反应，防治并发症，延缓肾脏疾病进展和肾脏替代治疗。

**（一）抑制免疫及炎症反应**

包括糖皮质激素、细胞毒药物和亲免素调节剂［包括环孢素、他克莫司和西罗莫司（雷帕霉素）和麦考酚吗乙酯（霉酚酸酯）］等的合理应用。

**（二）降压治疗**

高血压是加速肾功能恶化的重要原因之一，故应严格控制血压达靶目标，并且首先选择能延缓肾功能恶化、具有肾保护作用的如血管紧张素转化酶抑制剂（ACEI）和（或）血管紧张素Ⅱ受体拮抗剂（ARB）类降血压药物。

**（三）减少蛋白尿治疗**

由于蛋白尿本身对肾脏的有害作用，故不仅要重视病因治疗减少尿蛋白，也要重视对症治疗，直接减少尿蛋白排泄。

**（四）红细胞生成素（EPO）、活性维生素$D_3$、HMG-COA还原酶抑制剂的应用**

EPO的广泛应用已使慢性肾衰竭病人的症状和生活质量有明显的改善。近年来对红细胞生成素治疗的靶目标较前有了更高的要求，刺激红细胞生成又有了新的作用时间更长的药物。

活性维生素$D_3$制剂或同类物除了钙内环境平衡外尚有的抗炎作用，还可改善血透病人生存率，降低心血管疾病的死亡率和感染死亡率。

HMG-COA还原酶抑制剂即他汀类调节血脂药物的降脂治疗，在肾脏疾病中也显示了另一些独特的治疗作用。

**（五）饮食治疗**

CKD病人推荐减少蛋白质的摄入量，优质低蛋白摄入的代谢作用可降低尿素氮的产生，减少尿毒症毒素，相当于具抗炎及抗氧化作用，改善胰岛素抵抗。研究证明优质低蛋白饮食有独立的减轻蛋白尿作用，还有预防和减轻慢性肾功能不全的并发症包括酸中毒，高钾血症，高磷血症和尿毒症症状的效用。在饮食治疗方面，还应注意减少盐（不超过6g/d）的摄入。

**（六）肾脏替代治疗**

肾脏替代治疗是终末期肾衰竭病人唯一的有效治疗方法。包括：腹膜透析、血液透析及肾移植。可根据病人自身情况及不同需求选择合适的替代治疗方法。

**（七）中西医结合治疗**

祖国医学的辨证施治为肾脏疾病提供了又一治疗手段，大黄、雷公藤总苷、黄芪等制剂的作用也已得到很多的实验研究证实。有关某些中草药（如关木通等）具有的肾毒性已受到重视。

## 七、进展和展望

肾脏病学通过众多生物分子医学的研究取得了很多的进展。分子细胞生物学及重组DNA技术在肾脏疾病的研究中应用已很普遍。肾脏疾病的发病机制涉及免疫、肿瘤、炎症、细胞毒损伤及其他途径的损伤，尤其免疫发病机制的逐步深入，也为相关肾脏疾病的免疫抑制治疗奠定了更加坚实的理论基础。

# 第 2 章　慢性肾小球肾炎综合征

## 一、流行病学

慢性肾小球肾炎是一种病程较长的肾脏炎症，起病较隐匿，呈缓慢进展，发病原因较复杂，包括原发性的、继发性的和遗传性的。病人往往是在体检过程中发现，或当病情很严重时才会发现。

## 二、定义

慢性肾小球肾炎综合征是指以蛋白尿、血尿、高血压、水肿为基本临床表现，起病方式各有不同，病情迁延，病变缓慢进展，可有不同程度的肾功能异常，最终将发展为慢性肾衰竭的一组肾小球病。慢性肾小球肾炎综合征的主要表现是慢性肾小球肾炎，各种继发性肾脏病以及遗传性肾病也可表现为慢性肾小球肾炎综合征。

## 三、病因和发病机制

仅有少数慢性肾炎是由急性肾炎所致（直接迁延或临床痊愈若干年后再现）。慢性肾炎病因、发病机制和病理类型不尽相同，但起始因素多为免疫介导炎症。导致病程慢性化的机制除免疫因素外，非免疫非炎症因素占有重要作用。

## 四、病理

慢性肾炎可见于多种肾脏病理类型，主要为系膜增生性肾小球肾炎（包括IgA和非IgA系膜增生性肾小球肾炎）、系膜毛细血管性肾小球肾炎、膜性肾病及局灶节段性肾小球硬化等，其中少数非IgA系膜增生性肾小球肾炎可由毛细血管内增生性肾小球肾炎（急性肾炎）转化而来。

病变进展至后期，所有上述不同类型病理变化均可进展为程度不等的肾小球硬化，相应肾单位的肾小管萎缩、肾间质纤维化。疾病晚期肾脏体积缩小、肾皮质变薄，病理类型均可发展为硬化性肾小球肾炎。

## 五、临床表现

慢性肾炎可发生于任何年龄，但以中青年为主，男性多见。多数起病缓慢、隐袭。临床表现呈多样性，蛋白尿、血尿、高血压、水肿为其临床表现，可有不同程度肾功能减退，病情时轻时重、迁延，渐进性发展为慢性肾衰竭。

早期病人可无任何症状，病人可有乏力、疲倦、腰部疼痛和食欲缺乏；水肿可有可无，一般不严重。血压可正常或轻度升高。有的病人除上述慢性肾炎的一般表现外，血压（特别是舒张压）持续性中等以上程度升高，严重者可有眼底出血、渗出，甚至视盘水肿。如血压控制不好，肾功能恶化较快，预后较差。另外，部分病人可因感染、劳累呈急性发作，或用肾毒性药物后病情急骤恶化，经及时去除诱因和适当治疗后病情可一定程度缓解，但也可能因此而进入不可逆的慢性肾衰竭。多数慢性肾炎病人肾功能呈慢性渐进性损害，肾脏病理类型是决定肾功能进展快慢的重要因素（如系膜毛细血管性肾小球肾炎进展较快，膜性肾病进展较慢），但也与治疗是否合理等相关。

慢性肾炎临床表现呈多样性，个体间差异较大，故要特别注意因某一表现突出而造成误诊。如慢性肾炎高血压突出而易误诊为原发性高血压，增生性肾炎（如系膜毛细血管性肾小球肾炎、IgA肾病等）感染后急性发作时易误诊为急性肾炎，应予以注意。

## 六、实验室检查

实验室检查多为轻度尿异常，尿蛋白常在1～3g/d之间，尿沉渣镜检红细胞可增多，可见管型。肾功能正常或轻度受损（肌酐清除率下降），这种情况可持续数年，甚至数十年，肾功能逐渐恶化并出现相应的临床表现（如贫血、血压增高等），最后进入终末期肾衰竭。

## 七、诊断与鉴别诊断

凡尿化验异常（蛋白尿、血尿）、伴或不伴水肿及高血压病史达3个月以上，无论有无肾功能损害均应考虑此病，在除外继发性肾小球肾炎及遗传性肾小球肾炎后，临床上可诊断为慢性肾炎。

慢性肾炎主要应与下列疾病相鉴别。

**（一）继发性肾小球疾病**

如狼疮性肾炎、过敏性紫癜肾炎、糖尿病肾病等，依据相应的系统表现及特异性实验室检查，一般不难鉴别。

**（二）Alport综合征**

常起病于青少年，病人可有眼（球型晶状体等）、耳（神经性耳聋）、肾（血尿，轻、中度蛋白尿及进行性肾功能损害）异常，并有家族史（多为X连锁显性遗传）。

**（三）其他原发性肾小球疾病**

1. *无症状性血尿和（或）蛋白尿*　临床上轻型慢性肾炎应与无症状性血尿和（或）蛋白尿相鉴别，后者主要表现为无症状性血尿和（或）蛋白尿，无水肿、高血压和肾功能减退。

2. *感染后急性肾炎*　有前驱感染并以急性发作起病的慢性肾炎需与此病相鉴别。两者的潜伏期不同，血清C3的动态变化有助鉴别；此外，疾病的转归不同，慢性肾炎无自愈倾向，呈慢性进展，可资鉴别。

**（四）原发性高血压肾损害**

呈血压明显增高的慢性肾炎需与原发性高血压引起的继发性肾损害（即良性小动脉性肾硬化症）鉴别，后者先有较长期高血压，其后再出现肾损害，临床上远曲小管功能损伤（如尿浓缩功能减退、夜尿增多）多较肾小球功能损伤早，尿改变轻微（微量至轻度蛋白尿，可有轻度镜下血尿），常有高血压的其他靶器官（心、脑）并发症。

**（五）慢性肾盂肾炎**

多有反复发作的泌尿系统感染史，并有影像学及肾功能异常，尿沉渣中常有白细胞，尿细菌学检查阳性可资鉴别。

## 八、预防和治疗

慢性肾炎的治疗应以防止或延缓肾功能进行性恶化、改善或缓解临床症状及防治心脑血管并发症为主要目的，而不以消除尿红细胞或轻度蛋白尿为目标。可采用下列综合治疗措施。

**（一）积极控制高血压和减少尿蛋白**

高血压和蛋白尿是加速肾小球硬化、促进肾功能恶化的重要因素，积极控制高血压和减少蛋白尿是两个重要的环节。高血压的治疗目标：力争把血压控制在理想水平（＜130/80mmHg）。尿蛋白的治疗目标：争取减少至＜1g/d。

慢性肾炎常有水钠潴留引起的容量依赖性高血压，故高血压病人应限盐（NaCl＜6g/d）；可选用噻嗪类利尿剂，如氢氯噻嗪12.5～25mg/d。Ccr＜30ml/min时，噻嗪类无效应改用袢利尿剂，但一般不宜过多和长久使用。

多年研究证实，ACEI或ARB除具有降低血压作用外，还有减少蛋白尿和延缓肾功能恶化的肾脏保护作用。后两种作用除通过对肾小球血流动力学的特殊调节作用（扩张入球和出球小动脉，但对出球小动脉扩张作用大于入球小动脉），降低肾小球内高压、高灌注和高滤过，并能通过非血流动力学作用（如抑制细胞因子、减少细胞外基质的蓄积）起到减缓肾小球硬化的发展和肾脏保护作用，为治疗慢性肾炎高血压和（或）减少蛋白尿的首选药物。通常要达到减少蛋白尿的目的，应用剂量需高于常规的降压剂量。肾功能不全病人应用ACEI或ARB要防治高血钾，血肌酐大于264umol/L（3mg/dl）时务必在严密观察下谨慎使用，少数病人应用ACEI有持续性干咳的副作用。掌握好适应证和应用方法，监测血肌酐、血钾，防止严重副作用尤为重要。

**（二）限制食物中蛋白及磷的入量**

肾功能不全病人应限制蛋白及磷的入量，应采用优质低蛋白饮食0.6～0.8g/（kg·d）。

**（三）糖皮质激素和细胞毒药物**

一般不主张积极应用，但是如果病人肾功能正常或仅轻度受损，病理类型较轻（如轻度系膜增生性肾炎、早期膜性肾病等），而且尿蛋白较多，无禁忌证者可试用，但无效者则应及时逐步撤去。

**（四）避免加重肾脏损害的因素**

感染、劳累、妊娠及肾毒性药物（如氨基糖苷类抗生素、含马兜铃酸的中药等）均可能损伤肾脏，导致肾功能恶化，应予以避免。

## 九、预后

慢性肾炎病情迁延，病变均为缓慢进展，最终进展至慢性肾衰竭。病变进展速度个体差异很大，肾脏病理类型为重要因素，但也与是否重视保护肾脏、治疗是否恰当及是否避免恶化因素有关。

## 十、基层医疗机构健康管理

**（一）基层筛查方法及流程**

若有眼睑或下肢水肿，尿中泡沫增多，体检有高血压、蛋白尿、血尿、肾功能异常之一者，需监测血压，复查尿常规、肾功能。

**（二）基层首诊**

1.发现蛋白尿的病人和（或）血压升高，可口服ACEI或ARB降尿蛋白，标准剂量起始，密切监测血压，避免低血压。

2.合并肾功能不全者，应用ACEI或ARB需监测电解质及肾功能，避免高钾血症，肾功能恶化。

3.合并水钠潴留的高血压病人，应限盐，可口服噻嗪类利尿药，如氢氯噻嗪12.5～25mg/d。

**（三）转诊标准**

1.若有下列情况之一者：眼睑或下肢水肿，尿中泡沫增多，体检有高血压、蛋白尿、血尿、肾功能异常者，3个月内监测血压，复查尿常规、肾功能，仍有异常者，转至上级医院诊治。

2.已确诊病人，有感染、劳累等诱因，出现下肢水肿加重、尿中泡沫增多、肉眼血尿等，经抗感染等对症治疗后好转，转至上级医院。

**（四）下转后健康管理注意事项**

当病人血压降至正常，水肿消退，蛋白尿消失或减少，肾功能好转，需维持治疗时，可转回基层医院继续治疗。

1.健康教育

（1）养成良好的生活习惯，生活规律，避免暴饮暴食，避免熬夜，避免酗酒、过度劳累，预防感冒，适当运动，预防上呼吸道感染。

（2）高血压病人应限盐（NaCl＜6g/d），血压＜130/80mmHg。

（3）肾功能不全病人应限制蛋白及磷的入量，应采用优质低蛋白饮食＜0.6g/（kg·d）。

2.复查　病情稳定者，应定期（每3个月1次）检查，监测尿常规、24h尿蛋白定量、肝肾功能、电解质、血脂等，监测血压，观察有无水肿、尿量及尿中泡沫情况。

3.随访

（1）监测血压：限盐，优质低蛋白饮食，观察眼睑及下肢水肿情况，养成良好的生活习惯，避免暴饮暴食，避免酗酒、熬夜，避免过度劳累，预防感冒。

（2）规律服用药物：避免药物滥用，保护肾功能，避免肾损伤的因素（感染、劳累、妊娠及肾毒性药物如氨基糖苷类抗生素、含马兜铃酸的中药等）。

# 第3章　肾病综合征

## 一、流行病学

肾病综合征是慢性肾脏病临床诊断的常见类型，占肾活检病例的40%左右。肾病综合征不是一种独立性疾病，其症状表现多种多样，受年龄、地域、人种、生活方式和环境等因素影响较大。

## 二、定义

肾病综合征是以大量蛋白尿（＞3.5g/d）、严重的低蛋白血症（＜30g/L）、水肿、高脂血症为基本特征的一组临床综合征。其中前两项为诊断所必需。

## 三、分类

肾病综合征可分为原发性及继发性两大类，可由多种不同病理类型的肾小球疾病所引起。前者之诊断主要依靠排除继发性肾病综合征。

继发性肾病综合征的原因很多，常见者为糖尿病肾病、系统性红斑狼疮性肾炎、乙肝病毒相关肾炎、肾淀粉样变、新生物、药物及感染引起的肾病综合征。一般小儿应着重除外遗传性疾病、感染性疾病及过敏性紫癜等引起的继发性肾病综合征；中青年则应着重除外结缔组织病、感染、药物引起的继发性肾病综合征；老年则应着重除外代谢性疾病及新生物有关的肾病综合征。

引起原发性肾病综合征的病理类型也有多种，以微小病变肾病、膜性肾病、IgA肾病、肾小球局灶节段性硬化症及系膜毛细血管性肾炎五种病理类型最为常见。其中儿童及少年以微小病变肾病较多见；中年以膜性肾病多见。难治型肾病综合征是部分病人表现为对糖皮质激素依赖或抵抗，或频繁复发。频繁复发型肾病综合征是指经治疗缓解后6个月内复发2次或2次以上，或1年内复发3次或3次以上者。

## 四、发病机制和临床表现

### （一）蛋白尿

在正常生理情况下，肾小球滤过膜具有分子屏障及电荷屏障作用，这些屏障作用受损致使原尿中蛋白含量增多，当其增多明显超过近曲小管回吸收量时，形成大量蛋白尿。在此基础上，凡是增加肾小球内压力及导致高灌注、高滤过的因素（如高血压、高蛋白饮食或大量输注血浆蛋白）均可加重尿蛋白的排出。

### （二）血浆蛋白浓度的改变

1.*低白蛋白血症*　肾病综合征时大量蛋白尿自尿中丢失，促进肝脏代偿性合成白蛋白增加，同时由于近端肾小管摄取滤过蛋白增多，也使肾小管分解蛋白增加。当肝脏白蛋白合成增加不足以克服丢失和分解时，则出现低蛋白血症。此外，肾病综合征病人因胃肠道黏膜水肿导致食欲减退、蛋白质摄入不足、吸收不良或丢失，也是加重低白蛋白血症的原因。

2.*其他血浆蛋白成分的变化*　除血浆白蛋白浓度下降外，血浆的某些免疫球蛋白（如IgG）和补体成分、抗凝及纤溶因子、金属结合蛋白及内分泌激素结合蛋白也可减少，其变化即可增加也可减少，取决于丢失（主要是尿蛋白丢失）与合成的平衡。这些血浆蛋白质成分的改变可导致机体对感染的抵抗力低下、血栓形成倾向及一系列代谢紊乱。

### （三）水肿

肾病综合征时低白蛋白血症、血浆胶体渗透压下降，使水分从血管腔内进入组织间隙，是造成肾病综合征水肿的基本原因。后由于肾灌注不足，激活肾素-血管紧张素-醛固酮系统，促进水钠潴留。而在静水压正常、渗透压减低的末梢毛细血管，发生跨毛细血管性液体渗漏和水肿。近年研究表明，本病水肿的发生与原发性肾内钠、水潴留有关。

### （四）高脂血症

表现为胆固醇、甘油三酯水平明显增加，低密度脂蛋白及极低密度脂蛋白增加，同时脂蛋白apo-a增高，高密度脂蛋白正常或稍下降。

## 五、实验室检查

尿常规可见尿蛋白，24h尿蛋白计数＞3.5g/d，白蛋白＜30g/L，血脂示胆固醇、甘油三酯升高。

## 六、诊断与鉴别诊断

### （一）诊断包括三个方面

1.明确是否为肾病综合征。

2.确认病因：必须首先除外继发性病因和遗传性疾病，才能诊断为原发性肾病综合征；最好能进行肾活检，做出病理诊断。

3.判定有无并发症。

### （二）需进行鉴别诊断的继发性肾病综合征病因主要包括以下疾病

1.*过敏性紫癜肾炎*　好发于青少年，有典型的皮肤紫癜，可伴关节痛、腹痛及黑便，多在皮疹出现后1～4周出现血尿和（或）蛋白尿，典型皮疹有助于鉴别诊断。

2.*系统性红斑狼疮肾炎*　好发于青少年和中年女性，依据多系统受损的临床表现和免疫学检查可检出多种自身抗体，可明确诊断。

3.*乙型肝炎病毒相关性肾炎*　多见于儿童及青少年，以蛋白尿或肾病综合征为主要临床表现，化验血清乙型肝炎病毒抗原阳性，肾活检切片中找到乙型肝炎病毒抗原，常见病理类型为膜性肾病，其次为系膜毛细血管性肾小球肾炎等。

4.*糖尿病肾病*　好发于中老年，肾病综合征常见于病程10年以上的糖尿病病人。早期可发现尿微量白蛋白，逐渐发展至大量蛋白尿，甚至肾病综合征的表现。糖尿病病史及特征性眼底改变有助于鉴别诊断。

5.*肾淀粉样变性*　好发于中老年，有全身多器官受累。原发性淀粉样变性主要累及心、肾、消化道（包括舌）、皮肤和神经；继发性淀粉样变性常继发于慢性化脓性感染、结核、恶性肿瘤等疾病，主要累及肾、肝和脾等器官。本病诊断常需肾活检。

6.*骨髓瘤性肾病*　好发于中老年，男性多见，病人可有多发性骨髓瘤的特征性临床表现，如骨痛、血清单株球蛋白增高、蛋白电泳M带及尿本周蛋白阳性，骨髓象显示浆细胞异常增生（占有核细胞的15%以上），并伴有质的改变。多发性骨髓瘤累及肾小球时可出现肾病综合征。

## 七、预防和治疗

### （一）蛋白尿的治疗

降尿蛋白是肾病综合征治疗的核心环节。主要药物为糖皮质激素（泼尼松、泼尼松龙等）及细胞毒类（环磷酰胺、苯丁酸氨芥）或免疫抑制剂（环孢素、他克莫司、霉酚酸酯、来氟米特等）。其他降尿蛋白的药物包括ACEI或ARB类、雷公藤、免疫刺激剂（如左旋咪唑）、静脉免疫球蛋白、非固醇类消炎药（如吲哚美辛等）。

### （二）针对本病全身病理生理改变的对症治疗

1.*休息与活动的安排*　肾病综合征时应以卧床休息为主，可增加肾血流量，有利利尿，并减少对外界接触以防交叉感染。但应当保持适度床上及床旁活动，以防血栓形成。当肾病综合征缓解后可逐步增加活动。

2.*饮食治疗*　病人常伴胃肠道黏膜水肿及腹水，影响消化吸收，应易消化、清淡、半流质饮食。

（1）钠盐摄入：水肿时应低盐饮食。每日摄取食盐2～3g（90～130mmol），禁用腌制食品，尽量少用味精及食碱，以保证尿钠排出量在100mmol/d以下。

（2）蛋白质摄入：由于肾病综合征时呈负氮平衡，表明处于蛋白质营养不良状态。在肾病综合征的早期、极期，适当给予较高的高质量蛋白摄入1～1.5g/（kg·d），有助于缓解低蛋白血症及随之引起的一些并发症。对于慢性、非极期的肾病综合征应摄入少量、高质量蛋白0.7～1g/（kg·d）。

（3）脂肪摄入：低脂摄入是本征饮食治疗中应注意的。饮食中富含可溶性纤维（如燕麦、米糠等）有利于降脂。

（4）微量元素补充：由尿中丢失的铜、锌、铁等元素，可由正常饮食中补充。

3.*水肿的治疗*　治疗的目标应是缓慢地减轻水肿（除病人出现肺水肿外，切忌急骤的利尿）。首先，应判明病人的血容量状态，对于血容量呈过度充盈的病人应依据其水肿程度选择治疗措施：一般病人于限盐及卧床之后即可达到利尿、消肿的目的。在此基础上，轻、中度水肿可加用噻嗪类和（或）保钾利尿剂（特别在应用糖皮质激素后有低血钾者），重度水肿者可选用袢利尿剂。

当病人处于低充盈状态时，可考虑应用白蛋白静点，同时联合呋塞米治疗。但由于输注的蛋白均将于24～48h内由尿排出，可引起肾小球高滤过及肾小管高代谢造成肾小球脏层及肾小管上皮细胞损伤、促进肾间质纤维化，轻者影响糖皮质激素疗效，延缓疾病缓解，重者可损害肾功能。故应严格掌握适应证，对严重低蛋白血症、高度水肿而又少尿（尿量＜400ml/d）的肾病综合征病人，在必须利尿的情况下方可考虑使用，但也要避免过频过多。心力衰竭病人应慎用。

4.*降脂治疗*　一般而言，存在高脂血症的肾病综合征病人因其发生心血管疾病的风险增高，可以考虑给予降脂药物治疗。

5.*降压治疗*　常用ACEI抑制剂和利尿剂或偶用其他药物。

6.*抗凝治疗*　当血浆白蛋白低于20g/L时，提示存在高凝状态，即应开始预防性抗凝治疗。可给予肝素1875～3750U皮下注射，每6小时1次；或选用低分子肝素4000～5000U皮下注射，每日1～2次，维持试管法凝血时间于正常一倍；也可服用华法林，维持凝血酶原时间国际标准化比值（INR）于1.5～2.5。抗凝同时可辅以抗血小板药，如双嘧达莫300～400mg/d，分3～4次口服，或阿司匹林75～100mg/d，口服。对已发生血栓、栓塞者应尽早给予尿激酶或链激酶全身或局部溶栓，同时配合抗凝治疗，抗凝药一般应持续应用半年以上。抗凝及溶栓治疗时均应避免药物过量导致出血。

**（三）保护残存肾功能**

肾病综合征治疗过程中不能忽略对肾功能的监测。降尿蛋白、降压、降脂等治疗均有助于保护肾功能。

## 八、并发症

**（一）感染**

与蛋白质营养不良、免疫功能紊乱及应用糖皮质激素治疗有关。常见感染部位顺序为呼吸道、泌尿道及皮肤等。感染是肾病综合征的常见并发症，由于应用糖皮质激素，其感染的临床征象常不明显，尽管目前已有多种抗生素可供选择，但若治疗不及时或不彻底，感染仍是导致肾病综合征复发和疗效不佳的主要原因之一，甚至造成死亡。一旦发现感染，应及时选用对致病菌敏感、强效且无肾毒性的抗生素积极治疗，有明确感染灶者应尽快去除。严重感染难控制时应考虑减少或停用激素，但需视病人具体情况决定。

**（二）血栓、栓塞并发症**

由于血液浓缩（有效血容量减少）及高脂血症造成血液黏稠度增加。此外，因某些蛋白质从尿中丢失，肝代偿性合成蛋白增加，引起机体凝血、抗凝和纤溶系统失衡；加之肾病综合征时血小板过度激活、应用利尿剂和糖皮质激素等进一步加重高凝状态。因此，肾病综合征容易发生血栓、栓塞并发症，其中以肾静脉血栓最为常见，发生率10%～50%，其中3/4病例因慢性形成，临床并无症状；此外，肺血管血栓、栓塞，下肢静脉、下腔静脉、冠状血管血栓和脑血管血栓也不少见。

**（三）急性肾损伤**

因有效血容量不足而致肾低灌注，诱发肾前性氮质血症。经扩容、利尿后可得到恢复。少数患者可出现急性肾损伤，以微小病变型肾病居多，多无明显诱因，表现为少尿或无尿，经扩容、利尿无效。推测其机制可能为肾间质高度水肿压迫肾小管、大量管型堵塞肾小管，形成肾小管腔内高压，使肾小球滤过率骤然减少，诱发肾小管上皮细胞损伤、坏死，导致急性肾损伤。

**（四）蛋白质及脂肪代谢紊乱**

长期低蛋白血症导致营养不良、小儿生长发育迟缓；免疫球蛋白减少造成机体免疫力低下，易感染；金属结合蛋白丢失可使微量元素丢失；药物结合蛋白减少，可能影响某些药物的药代动力学，影响药物疗效。高脂血症增加血液黏稠度，促进血栓、栓塞发生，促进肾小球硬化和肾小管-间质病变的发展。

## 九、预后

NS预后的个体差异很大。决定预后的主要因素包括：

1.病理类型　一般说来，微小病变型肾病和轻度系膜增生性肾小球肾炎的预后好。微小病变型肾病部分病人可自发缓解，治疗缓解率高，但缓解后易复发。早期膜性肾病仍有较高的治疗缓解率，晚期虽难以达到治疗缓解，但病情多数进展缓慢，发生肾衰竭较晚。系膜毛细血管性肾小球肾炎及重度系膜增生性肾小球肾炎疗效不佳预后差，较快进入慢性肾衰竭。影响局灶节段性肾小球硬化预后的最主要因素是尿蛋白程度和对治疗的反应，自然病程中非NS病人10年肾存活率为90%，NS病人为50%；而NS对激素治疗缓解者10年肾存活率达90%以上，无效者仅为40%。

2.临床因素　大量蛋白尿、高血压和高血脂均可促进肾小球硬化，上述因素如长期得不到控制，则成为预后不良的重要因素。

3.其他　存在反复感染、血栓栓塞并发症者常影响预后。

## 十、基层医疗机构健康管理

**（一）基层筛查方法及流程**

若有眼睑或下肢水肿、腰酸乏力、血尿、蛋白尿或尿量减少，筛查尿常规、肝肾功能、血脂，监测血压。

**（二）基层首诊**

1.生活方式干预：限盐，优质蛋白饮食，注意休息，避免到公共场所，预防感染。

2.可加用ACEI或ARB降尿蛋白，标准剂量起始，密切监测血压，避免低血压；合并肾功能不全者，需监测电解质及肾功能，避免高钾血症、肾功能恶化。

3.合并高脂血症者，可选择他汀类药物降胆固醇，氯贝丁酯类（如非诺贝特等）降甘油三酯。

4.重度水肿者，视情况选用氢氯噻嗪、螺内酯、呋塞米利尿消肿，监测电解质、肾功能。

**（三）转诊标准**

1.首次出现眼睑或下肢水肿、腰酸乏力、血尿、蛋白尿或尿量减少者，筛查尿常规、肝肾功能、血脂，监测血压，有蛋白尿、低蛋白血症、高脂血症、血肌酐升高、血压升高等情况之一者，转上级医院诊治。

2.已确诊病人，有感染、劳累等诱因，出现水肿加重、尿中泡沫增多、尿量减少等情况，经抗感染等对症治疗后无好转，转至上级医院诊治。

**（四）下转后健康管理注意事项**

当病人蛋白尿减少或消失，肾功能好转或恢复，需进一步维持治疗时，可转回下级医院进一步治疗。

1.健康教育

（1）饮食：进易消化、清淡饮食。水肿时应限盐，每日摄取食盐2～3g（90～130mmol），禁用腌制食品，尽量少用味精及食碱，给予正常量0.8～1.0g/（kg·d）的优质蛋白（富含必需氨基酸的动物蛋白为主）饮食，热量要保证充分。

（2）生活规律，避免熬夜、劳累，保持皮肤清洁，预防皮肤损伤，保持居室空气新鲜，预防上呼吸道感染，适当运动，增强机体抵抗力，避免人群密集场所。

2.复查　病情稳定者，每1个月复查尿常规、24h尿蛋白定量、肝肾功能、血脂、电解质等，监测血压，观察水肿、尿量及尿中泡沫情况。

3.随访　监测体温、脉搏、血压、尿量，定期体格检查，观察有无水肿加重、胸闷、气短、恶心、头晕、腰痛、肢体不对称肿痛、少尿或无尿等症状。严格遵医嘱服用药物，保持身心愉悦，预防上呼吸道感染。

# 第4章　高血压肾损害

## 一、流行病学

原发性高血压通常发生在20岁以后，随着年龄的增加患病率增加。在高血压病人中，较高的血压与发生靶器官损害或临床事件，特别是心血管疾病（包括左心室肥厚、心绞痛或心肌梗死前状态、冠脉血管重建前状态或心力衰竭）、脑血管疾病（卒中或短暂性脑缺血发作）、慢性肾脏病以及外周动脉疾病和视网膜病变相关。高血压导致的肾损害已经是ESRD的第三位病因。

## 二、定义

原发性高血压造成的肾脏结构和功能改变称为高血压肾损害。其病变主要累及肾脏入球小动脉、小叶间动脉和弓状动脉，故又称为小动脉性肾硬化症。

## 三、分类

根据病人临床表现和病理改变的不同，分为良性高血压肾硬化症和恶性高血压肾硬化症。

## 四、病因和发病机制

### （一）交感神经系统活性升高

去甲肾上腺素能直接引起肾脏血管收缩，是肾脏血管阻力增加，肾血流量减少，引起肾单位缺血，促进肾素从肾小球旁器分泌释放，进一步通过肾素血管紧张素系统的相互作用促使血压升高。

### （二）肾素血管紧张素系统

RAS激活可导致水钠潴留和高血压发生。血管紧张素Ⅱ可使肾血管收缩，造成肾脏血流量下降和血管阻力增加，肾小球内压力随之升高，系膜细胞收缩，导致对蛋白的通透性增加，出现蛋白尿、肾小球硬化和肾衰竭。

1.盐的负荷增加　可使中枢神经系统交感神经活性升高。

2.遗传/先天因素　不同人种的高血压肾损害病理表现存在差异性。

3.高血压状态下肾小球前小动脉阻力增加及肾小球内高压　肾小球前动脉阻力持续增高使肾小球毛细血管处于高灌注、高滤过和高跨膜压的状态，进而影响肾脏固有细胞的生长状态和生物学功能。高血压状态下的肾小球内高压是导致高血压性肾损害的主要病理生理机制。

## 五、病理

本病主要侵犯肾小球前小动脉，导致入球小动脉玻璃样变，小叶间动脉及弓状动脉肌内膜增厚。如此即造成动脉管腔狭窄，供血减少，继发缺血性肾实质损害，致肾小球硬化、肾小管萎缩及肾间质纤维化。

## 六、临床表现

高血压肾损害病人年龄多在40～50岁或以上，高血压病史5～10年以上。高血压造成的肾脏损害临床主要表现为蛋白尿和肾功能受损。大部分病人表现为微量白蛋白尿。高血压病人的微量白蛋白尿预示着全身内皮系统受损，是高血压病人心脑血管预后不良的标志之一。少部分病人可因肾小球毛细血管破裂而出现短暂性肉眼血尿。在高血压晚期往往有远端肾小管浓缩功能受损，表现为夜尿增多，并可出现尿浓缩异常。原发性高血压可引起视网膜动脉硬化，进而引起硬化性视网膜病变。视网膜动脉硬化一般与肾小动脉硬化程度平行，可大致反应肾小动脉情况，故眼底检查非常重要。高血压还可导致其他脏器并发症：左心室肥厚、脑卒中。

## 七、实验室及其他辅助检查

### （一）实验室检查

尿常规示蛋白＋至＋＋，伴或不伴潜血。24h尿蛋白定量多在2g以下。其他检查包括尿微量白蛋白、NAG酶、$\beta_2$-MG增高，尿浓缩-稀释功能障碍，血尿素氮、肌酐升高等。

### （二）其他辅助检查

B超示肾脏早期多无变化，发展致肾衰竭时可出现肾脏不同程度缩小。核素检查早期即可出现肾功能损害。心电图常提示左心室高电压；胸部X线或超声心动图常提示主动脉硬化、左心室肥厚或扩大。眼底检查动脉硬化性视网膜病变。

## 八、诊断与鉴别诊断

高血压肾损害的诊断主要基于临床表现做出，通常不常规进行肾穿刺活检。当确诊高血压病［收缩压＞140mmHg和（或）舒张压＞90mmHg］的病人在疾病过程中出现持续性微量白蛋白尿或轻到中度蛋白尿，或出现肾小球功能损害（如血肌酐升高）等临床特征时，应考虑高血压肾损害的诊断。若病人有高血压家族史（一级直系亲属），或其本人经超声心动或心电图检查证实存在左心室肥厚更支持诊断，临床诊断有赖于除外肾毒性物质暴露史，遗传或先天性肾脏病，或其他系统疾病可能导致的肾损害。必要时仍应行肾穿刺活检术。

## 九、预防和治疗

### （一）严格控制血压

病人血压应降至140/90mmHg以下；合并糖尿病或高血压并发症（心、脑、肾），24h尿蛋白定量大于1g者，应降至130/80mmHg以下。

### （二）合理选择降压药

高血压肾损害病人在生活方式调整的同时应开始使用药物治疗。尽量使用长效降压药，避免血压波动，ACEI、ARB是高血压肾损害的首选治疗药物。

### （三）其他

治疗高血压并发症。

## 十、预后

高血压肾损害病程进展缓慢，少部分渐发展成肾衰竭，多数肾功能常年轻度损害和尿常规异常。

## 十一、基层医疗机构健康管理

### （一）基层筛查方法及流程

5～10年以上高血压病人或高血压病人出现下肢水肿、夜尿增多、尿频、头晕等症状，需定期筛查尿微量白蛋白、肝肾功能、电解质、心电图等。

### （二）基层首诊

1.严格控制血压＜130/80mmHg，尽量使用长效降压药，首选ACEI、ARB。

2.调整生活方式：限盐、低脂饮食，戒烟、限酒。

### （三）转诊标准

1.若上述病人筛查尿中持续性微量白蛋白、肾功能异常（血肌酐升高）、心电图示左心室肥厚等情况之一者，转至上级医院治疗。

2.已确诊病人，出现尿量减少、水肿加重、肾功能损害或急性加重时，可转上级医院。

### （四）下转后健康管理注意事项

当病人血压稳定，蛋白尿减少或消失，肾功能好转时，需转回下级医院进一步治疗。

1.健康教育

（1）饮食：限盐、低脂饮食，戒烟、限酒。

（2）防止情绪激动，避免熬夜，保证睡眠充足，心情舒畅，减肥，适当运动。

（3）监测血压，坚持长期合理用药。

2.复查　病情稳定者应定期（至少每3个月1次）监测尿微量白蛋白、肝肾功能，监测血压，观察水肿、尿量变化。

3.随访　合理应用降压药物，严格控制血压达标，定期体格检查，避免药物滥用，保护肾功能，避免肾损伤的因素。

# 第5章　糖尿病肾病

## 一、流行病学

糖尿病肾病是糖尿病病人最重要的合并症之一。无论1型还是2型糖尿病，30%～40%的患者出现肾脏损害，而2型糖尿病中约5%的患者在确诊糖尿病时就已存在糖尿病肾病。

## 二、定义

糖尿病肾病是指糖尿病所致的肾脏疾病，临床上主要表现为持续性蛋白尿，肾脏病理主要表现为肾小球系膜区增宽、基底膜增厚和形成典型的K-W结节。

## 三、病因和发病机制

糖尿病肾病病因和发病机制不清。目前认为系遗传因素、代谢因素、血流动力学改变、激素、生长因子、氧化应激、炎症及足细胞损伤等多因素参与，在一定的遗传背景及部分危险因素的共同作用下致病。长期高血糖是糖尿病肾病发生发展的关键原因。

### （一）高血糖造成的代谢异常

血糖过高主要通过肾脏血流动力学改变及代谢异常导致肾脏损害，其中代谢异常导致肾脏损害的机制主要包括：

1.肾组织局部糖代谢紊乱，可通过非酶糖基化形成糖基化终末代谢产物（AGES）。

2.多元醇通路的激活。

3.二酰基甘油-蛋白激酶c途径的激活。

4.已糖胺通路代谢异常。上述代谢异常除参与早期高滤过，更为重要的是促进肾小球基底膜（GBM）增厚和细胞外基质蓄积。

### （二）肾脏血流动力学改变

糖尿病肾病早期就可观察到肾脏血流动力学异常，表现为肾小球高灌注、高压力和高滤过，肾血流量和肾小球滤过率（GFR）升高、蛋白尿生成，且增加蛋白摄入后升高的程度更显著。肾脏局部RAS兴奋，PKC、血管内皮生长因子（VEGF）等进一步激活，加重了疾病的发展。

### （三）高血压

几乎任何糖尿病肾病均伴有高血压，在1型糖尿病肾病高血压与微量白蛋白尿平行发生，而在2型中则常在糖尿病肾病发生前出现。血压控制情况与糖尿病肾病发展密切相关。

### （四）血管活性物质代谢异常

糖尿病肾病的发生发展过程中可有多种血管活性物质的代谢异常。其中包括RAS，内皮素、前列腺素族和生长因子等代谢异常。

### （五）遗传因素

目前，认为糖尿病肾病是一个多基因病，遗传因素在糖尿病肾病易感性方面发挥重要作用。

## 四、临床表现和疾病分期

主要表现为不同程度的蛋白尿及肾功能进行性减退。

1型糖尿病病人发生糖尿病肾病多在起病10～15年左右，而2型糖尿病病人发生糖尿病肾病的时间则短，与年龄大、同时合并较多其他基础疾病有关。微量白蛋白尿是诊断早期糖尿病肾病的标志。

糖尿病肾病临床分为以下五期：

Ⅰ期：临床无肾病表现，仅有血流动力学改变，GFR高出正常水平，肾脏体积增大，肾小球和肾小管肥大。在运动、应激、血糖控制不良时可有一过性微量蛋白尿。

Ⅱ期：持续性微量白蛋白尿，GFR正常或升高，临床无症状。肾脏病理表现为GBM增厚，系膜区基质增多。

Ⅲ期：蛋白尿/白蛋白尿明显增加（尿白蛋白排泄率＞200mg/24h，蛋白尿＞0.5g/24h），GFR下降，血肌酐正常。肾脏病理出现肾小球结节样病变和小动脉玻璃样变。本期病人血压轻度升高。经ACEI或ARB类药物治疗，可减少尿白蛋白排出，延缓肾脏病进展。

Ⅳ期：大量蛋白尿。病理上出现典型的K-W结节。约30%病人可出现肾病综合征，GFR持续下降。该期的特点是尿蛋白不随GFR下降而减少。

Ⅴ期：肾功能持续减退直至终末期肾病。

以上分期主要基于1型糖尿病肾病，2型糖尿病肾病则不明显。

糖尿病肾病的肾病综合征与一般原发性肾小球疾病相比，其水肿程度常更明显，同时常伴有严重高血压。由于本病肾小球内毛细血管跨膜压高，加之肾小球滤过膜蛋白屏障功能严重损害，因此部分终末期肾衰竭病人亦可有大量蛋白尿。

## 五、实验室及其他辅助检查

### （一）实验室检查

1.*尿糖定性*　是筛选糖尿病的一种简易方法，但在糖尿病肾病可出现假阴性或假阳性，故测定血糖是诊断的主要依据。

2.*尿白蛋白排泄率*（UAE）　20～200μg/min是诊断早期糖尿病肾病的重要指标；当UAE持续大于200μg/min或常规检查尿蛋白阳性（尿蛋白定量大于0.5g/24h）即诊断为糖尿病肾病。

3.*尿沉渣*　一般改变不明显，较多白细胞时提示尿路感染；有大量红细胞提示可能有其他原因所致的血尿。

4.*尿素氮、肌酐*　糖尿病肾病晚期内生肌酐清除率下降和血尿素氮、肌酐增高。

5.*其他*　核素肾动态肾小球滤过率（GFR）增加。

### （二）影像学检查

B超测量肾体积增大符合早期糖尿病肾病。在尿毒症时GFR明显下降，但肾脏体积往往无明显缩小。

## 六、诊断与鉴别诊断

对于1型糖尿病病人，起病5年后就要进行尿微量白蛋白的筛查；而对于2型糖尿病则在确诊糖尿病时应同时检查。但一次检查阳性，还不能确诊为持续微量白蛋白尿，需要在3～6个月内复查，如果3次检查中2次阳性，则可确诊；如为阴性，则应每年检查1次。如果病程更长，临床表现为蛋白尿，甚至出现大量蛋白尿或肾病综合征，同时合并糖尿病的其他并发症，如糖尿病眼底病变，就应考虑糖尿病肾病。

在诊断糖尿病肾病之前必须仔细排除其他慢性肾脏病可能，尤其对于不能明确发病时间的2型糖尿病病人。临床上出现下列情况应考虑糖尿病合并其他肾脏病：

1.有明显蛋白尿但无明显糖尿病视网膜病变。

2.肾小球滤过率在短期内迅速下降。

3.肾炎性血尿，尿沉渣以畸形红细胞为主或有红细胞管型。

4.顽固性高血压。

5.短期内蛋白尿明显增加，或表现为肾病综合征。

6.存在其他系统的症状和体征。肾穿刺病理检查有助明确诊断。

## 七、预防和治疗

糖尿病肾病防治分为3个阶段：

第一阶段，为预防DKD发生，包括早期筛查，改变生活方式、控制血糖和血压等。

第二阶段，为早期治疗，出现白蛋白尿或eGFR下降的DKD病人，予以综合治疗（如优化降糖、降压，合理使用ACEI/ARB等），减少或延缓ESRD的发生。

第三阶段，为针对晚期DKD的综合治疗，包括ESRD的肾脏替代治疗、防治ESRD相关并发症、减少心血管事件及死亡风险，改善生活质量、延长寿命。

治疗依不同病期而异。临床上主要针对以下几方面：

### （一）一般治疗

改善生活方式，包括饮食治疗、运动、戒烟、限酒、限制盐摄入、控制体重等，有利于减缓DKD进展，保护肾功能。

1.*医学营养治疗*

（1）总热量：每日摄入的总热量应使患者维持或接近理想体重，肥胖者可适当减少热量，消瘦者可适当增加热量。为防止营养不良的发生，应保证给予足够的热量。

（2）蛋白质摄入：对于非透析DKD病人，蛋白质摄入约应为0.8g/（kg·d）。高蛋白摄入（超过总热量20%或＞1.3g/kg·d）与糖尿病病人肾功能下降、尿白蛋白的增加相关。因此，肾病病人应避免高蛋白饮食，控制蛋白质每日摄入量，不超过总热量的15%。不推荐每日蛋白质摄入低于0.8g/（kg·d），因低于此标准的蛋白摄入并未改善eGFR下降，也未减少心血管风险。对透析病人，常伴有蛋白能量消耗增加，适当增加蛋白摄入有利于保存肌肉容量及功能，但不应超过1.3g/（kg·d）。儿童、孕妇也不宜过度限制蛋白质摄入。由于蛋白质的摄入减少，摄入的蛋白质应以生物学效价高的优质蛋白质为主，可从家禽、鱼等动物蛋白中获得。此外，也不必过分限制植物蛋白如大豆蛋白的摄入。中晚期肾功能损伤病人，宜补充α-酮酸。

（3）钠、钾的摄入：高盐摄入可升高血压及尿蛋白，增加ESRD、心脑血管疾病及全因死亡的风险。研究表明，限制盐摄入（≤6g/d）可降低血压和尿蛋白，并可加强肾素-血管紧张素系统（RAS）抑制剂的肾脏保护作用。因此，推荐DKD病人限制盐的摄入少于6g/d，但不应低于3g/d。对于合并高钾血症的病人，还需要限制钾盐摄入。

2.*生活方式* 生活方式干预还包括运动、戒烟、减轻体重等。

推荐病人每周进行5次，每次30min与心肺功能相匹配的运动。

对于肥胖或超重的2型糖尿病病人，建议通过饮食、运动合理减轻体重。但对于CKD4～5期的糖尿病病人，减重是否有益，尚有争议。

吸烟，是糖尿病病人白蛋白尿及肾功能进展的危险因素，戒烟或减少吸烟是糖尿病病人预防或控制DKD进展的重要措施。

**（二）控制血糖**

1.*血糖控制目标及药物选择原则* DKD患者的血糖控制目标应遵循个体化原则。

血糖控制目标：糖化血红蛋白（HbA1c）不超过7.0%。eGFR＜60ml/min/1.73m$^2$的DKD患者HbA1c≤8%。对老年病人，HbA1c控制目标可适当放宽至8.5%。由于CKD患者的红细胞寿命缩短，HbA1c可能被低估。在CKD4～5期的病人中，可用果糖胺或糖化血清白蛋白反映血糖控制水平。

2.*抗高血糖药物* 包括双胍类、磺脲类、格列奈类、α-糖苷酶抑制剂、噻唑烷二酮类、二肽基肽酶Ⅳ（DPP-4）抑制剂、GLP-1受体激动剂、SGLT2抑制剂及胰岛素。可根据DKD病人不同肾功能情况及药物代谢特点来选择合理的降糖药物。

合理的血糖控制可延缓糖尿病病人蛋白尿、肾功能减退的发生和进展。近期研究显示，钠-葡萄糖共转运蛋白2（SGLT2）抑制剂具有降糖以外的肾脏保护作用。胰高糖素样肽-1（GLP-1）受体激动剂亦有初步证据显示可改善肾脏结局。因此，对于合并CKD的2型糖尿病病人，可考虑优选有肾脏额外保护的降糖药物。2018年美国和欧洲糖尿病学会关于2型糖尿病高血糖管理的共识推荐：合并CKD的2型糖尿病病人，使用二甲双胍后血糖不达标，且eGFR在合适水平，可优选SGLT2抑制剂；如SGLT2抑制剂不耐受或有禁忌，宜选择GLP-1受体激动剂。

DKD常伴有视网膜病变，部分患者合并心力衰竭、骨骼疾病、糖尿病足等，在降糖药的选择中也需权衡利弊，选用有利于控制并发症或不加重并发症的抗高血糖药物。

**（三）控制血压**

1.*血压控制目标* 对伴有DKD，尤其是白蛋白尿的病人，血压应控制在130/80mmHg以下，但舒张压不宜低于70mmHg，老年病人舒张压不宜低于60mmHg。

2.*降压药物选择* DKD患者降压药物首选ACEI/ARB，双倍剂量可能获益更多。

ACEI/ARB治疗期间应定期随访UACR、血肌酐、血钾水平。

不推荐ACEI/ARB用于DKD的一级预防。

不推荐联合使用ACEI/ARB类药物。

其他降压药物：

钙离子拮抗剂是一类无绝对肾脏禁忌证的降压药物，在肾功能受损时，长效钙离子拮抗剂无需减量。β受体阻滞剂美托洛尔在肾功能异常时清除率不收影响，DKD病人无需调整剂量。利尿剂中氢氯噻嗪在中重度肾功能损害病人的效果较差，eGFR＜30ml/min/1.73m$^2$的DKD病人应慎用；呋塞米在肾功能中重度受损时仍可使用，必要时加大剂量。α受体阻滞剂多在肝脏代谢，故肾功能损伤病人大多无需改变剂量。DKD患者血压无法达标时，可联用不同机制降压药物。

**（四）纠正脂质代谢紊乱**

1.*血脂控制目标* 进行调脂药物治疗时，推荐降低LDL-C作为首要目标，非LDL-C作为次要目标。研究表明eGFR下降是冠心病的等危症，因此，推荐DKD患者血脂治疗目标为：有动脉粥样硬化性心血管疾病（ASCVD）病史或eGFR＜60ml/（min·1.73m$^2$）等极高危病人LDL-C水平小于1.8mmol/L，其他病人应小于2.6mmol/L。

2.*降脂药物*

（1）他汀类药物：研究显示，他汀对肾功能无不良影响，在患者可耐受的前提下，推荐DKD患者接受他汀治疗。中等强度他汀（可使LDL-C水平降低25%～50%）是可选的LDL-C治疗药物。常用的他汀类药物包括阿托伐他汀、辛伐他汀、氟伐他汀、瑞舒伐他汀和普伐他汀等。当DKD患者处于CKD1～3期，他汀类药物使用无需减量；处于CKD4～5期，阿托伐他汀可无需减量，辛伐他汀应减量使用，而氟伐他汀、瑞舒伐他汀、普伐他汀均应谨慎使用；不推荐未使用他汀的透析病人开始他汀治疗，但已开始他汀治疗的透析病人可继续使用，除非出现副作用。

DKD病人是他汀相关肌病的高危人群。在肾功能进行性减退或eGFR＜30ml/min/1.73m$^2$时，他汀类药物易导致糖尿病病人发生肌病。

（2）其他调脂药物：中等强度他汀治疗LDL-C不能达标时，可联合应用依折麦布、前蛋白转化酶枯草溶菌素-9抑制剂等。因贝特类药物会增加DKD患者肌炎、横纹肌溶解或肝脏损害风险，同时不改善心血管事件结局，故仅推荐于严重的高甘油三酯血症（甘油三酯＞5.7mmol/L），目的是降低胰腺炎风险，但在eGFR＜30ml/（min·1.73m$^2$）禁用。另有研究显示，烟酸类药物治疗并不改善肾脏预后，因此不推荐烟酸类药物联合他汀类药物治疗DKD。

**（五）其他防治措施**

慎用或避免使用具有肾毒性的药物。

非甾体抗炎药（NSAID）、ACEI/ARB类药物，以及感染、尿路梗阻等是急性肾损伤的危险因素。

糖尿病是造影剂肾病的高危因素，应积极评估、合理预防造影剂肾病。

预防感染（如注射流感疫苗）对DKD患者有益。

**（六）终末期肾脏病的替代治疗**

进入终末期肾衰竭者可行肾脏替代治疗，但其预后较非糖尿病者为差。eGFR＜30ml/（min·1.73m$^2$）的DKD病人应积极准备肾脏替代治疗（指血管通路准备）。

糖尿病肾病病人本身的糖尿病并发症多见，尿毒症症状出现较早，应适当放宽肾脏替代治疗的指征。但也应该遵循个体化原则。一般eGFR降至10～15ml/min或伴有明显胃肠道症状、高血压和心力衰竭不易控制者，应根据条件选择肾脏替代治疗，包括血液透析、腹膜透析和肾移植等。

对终末期糖尿病肾病的病人，肾移植是目前最有效的治疗方法，但糖尿病肾病病人移植肾存活率仍比非糖尿病病人低10%。单纯肾移植并不能防止糖尿病肾病再发生，也不能改善其他的糖尿病合并症，所以胰肾联合移植优于单纯肾移植者。

## 八、预后

影响糖尿病肾病预后的因素主要包括糖尿病类型、蛋白尿程度、肾功能、高血脂、高血压、动脉粥样硬化等病变的严重性。糖尿病肾病通常预后不佳。

## 九、基层医疗机构健康管理

**（一）基层筛查方法及流程**

1.对于1型糖尿病病人，起病5年后就要进行尿微量白蛋白的筛查。

2.对于2型糖尿病则在确诊糖尿病时，同时检查尿微量白蛋白。

3.已确诊糖尿病病人出现水肿、尿中泡沫增多、尿量变化、腰酸乏力、食欲缺乏、恶心、顽固性高血压、血糖控制差、视物模糊等症状，需筛查尿微量白蛋白、肾功能。

4.对于下列人群需重点筛查：

（1）年龄≥45岁，超重、肥胖者，男性腰围≥90cm，女性腰围≥85cm。

（2）有糖尿病家族史者。

（3）有高密度脂蛋白胆固醇降低（≤35mg/dl即0.91mmol/L）和（或）高甘油三酯血症（≥200mg/dl即2.22mmol/L者）。

（4）有高血压和（或）心脑血管病变者。

（5）年龄≥30岁的妊娠妇女；有妊娠期糖尿病史者；曾有分娩巨大儿者；有不能解释的滞产者，有多囊卵巢综合征的妇女。

（6）常年不参加体力活动者。

（7）使用一些特殊药物者，如糖皮质激素、利尿剂等。

（8）严重精神病或长期接受抗精神病药物治疗的病人。

（9）有糖耐量异常。

**（二）基层首诊**

1.生活方式干预。低盐低脂优质蛋白清淡饮食，多摄取高纤维食物，忌辛辣刺激食物。

2.严格控制血压、血糖。伴有蛋白尿者血压控制住≤130/80mmHg。糖化血红蛋白（HbA1c）应尽量控制在7.0%以下。

3.降尿蛋白。首选ACEI或ARB。

4.降脂治疗。对于以血清总胆固醇增高为主的高脂血症，首选他汀类降脂药物。以甘油三酯增高为主的病人首选纤维酸衍生物类药物治疗。

**（三）转诊标准**

1.对于上述人群筛查尿微量白蛋白，若一次检查阳性，还不能确诊为持续微量白蛋白尿，需要在3～6月内复查，如果3次检查中2次阳性（除外泌尿系感染、运动、水负荷增加等原因后），则可确诊，转至上级医院治疗；如为阴性，则应每年检查1次。

2.上述人群出现水肿、高血压等表现，部分病人出现肾病综合征，转至上级医院进一步治疗。

3.若水肿、高血压明显，并出现氮质血症及其他糖尿病慢性并发症，转至上级医院进一步治疗。

4.糖尿病肾病疑诊合并其他肾脏病理改变者，转至上级医院进一步治疗。

5.已确诊病人，出现水肿加重、胸闷、气短、食欲缺乏、恶心、呕吐、发热、尿蛋白增加、肾功能异常等情况，转至上级医院进一步治疗。

**（四）下转后健康管理注意事项**

当病人诊断明确，临床症状好转，蛋白尿减少或消失，需继续维持治疗时，可转回基层医院。

1.健康教育

（1）饮食：蛋白质摄入应以高生物效价的动物蛋白为主，早期即应限制蛋白质摄入量至0.8g/（kg·d），不必过分限制植物蛋白如大豆蛋白的摄入。为防止营养不良的发生，应保证给予足够的热量。水肿时应限盐，每日摄取食盐2～3g。多摄取高纤维食物，忌辛辣刺激食物。

（2）戒烟，生活规律，避免熬夜、劳累，保持心情舒畅，注意锻炼身体，进行有氧运动，增强机体抵抗力，预防感染。

2.复查　糖尿病肾病病人监测血压、血糖，严格控制达标，每1～3个月检测肝肾功能、电解质、血脂、血糖、糖化血红蛋白和尿常规、24h尿蛋白定量。

3.随访　定期（至少每个月1次）体格检查，观察水肿、尿量变化，观察病人呼吸的频率和深度，有无库斯曼氏呼吸，有无烂苹果气味，有无恶心呕吐，监测尿量、血压、血糖，严格遵医嘱服用药物，避免服用肾毒性药物。

# 第6章　乙型肝炎病毒相关性肾炎

## 一、流行病学

乙型肝炎病毒相关性肾炎是指由乙型肝炎病毒（HBV）直接或间接诱发的肾小球肾炎。本病曾称为乙型肝炎肾炎、乙型肝炎免疫复合物肾炎、乙型肝炎病毒抗原相关性肾炎等。我国是HBV感染的高发区，人群HBV携带率高达15%，而乙肝相关性肾炎的发生率占HBsAg阳性者的23%～65%。

## 二、定义

乙型肝炎病毒相关性肾炎是由乙型肝炎病毒感染后引发的继发性免疫复合物性肾小球肾炎。

## 三、病因和发病机制

乙型肝炎病毒与肾炎在发病机制上的联系尚未完全清楚，可能与乙型肝炎病毒抗原体复合物沉积于肾小球引起免疫损伤、病毒直接感染肾脏细胞、乙型肝炎病毒感染导致自身免疫致病有关。由于儿童和青少年抗HBe反应不完善，可能是乙肝肾炎青睐他们的主要原因。目前已知的原因如下：

### （一）HBV循环免疫复合物沉积

所谓循环免疫复合物，就是HBV的抗原（HBsAg、HBeAg、HBcAg）和相应的抗体结合，如HBsAg和抗HBs结合，成为一个“抗原、抗体结合物”，在血液循环中游动。当这种循环免疫复合物沉落并滞留到肾小球或肾小管上时，就在那儿堆积，最终引起肾脏病变。专家们已在肾脏组织中检查到了HBV的免疫复合物，证明了HBV循环免疫复合物对肾脏的损伤。

### （二）HBV直接感染肾脏的细胞

HBV的嗜肝性并不十分严格，除了肝脏外，HBV还可以感染其他部位，如肾、胰、皮肤、胆管上皮、骨髓及其外周单个核细胞等。HBV进入人体后一路直接侵犯肝脏，另一路直接侵犯肾脏，在肾脏复制，引起肾脏病变，发生肾炎。有专家在肾脏组织中检查到了HBV DNA，就是最好的证明。有的学者发现，HBV相关性肾病起病6个月内，87.5%病人的肾小管上皮细胞中存在HBV DNA，在肾损害加重的病人肾脏组织中HBV DNA检出率明显增高。

### （三）HBV感染导致人体免疫功能失调

并不是所有HBV感染者都会发生肾脏病变，因此，HBV相关性肾病的发生还与免疫功能失调有关。特别是此病的发展几乎都与免疫功能失调息息相关。

## 四、临床表现

临床上乙肝肾炎病人在发病前或发病时，肯定有乙肝病毒感染或乙型肝炎病史。乙肝表面抗原、乙肝e抗原或乙肝核心抗体持续阳性或乙肝脱氧核糖核酸曾多次阳性，伴或不伴转氨酶升高，有血尿、水肿、高血压等肾炎表现或表现为肾病综合征。症状不典型，常伴肝脏肿大，病情多变，起病时以肾炎表现为主，一段时间后又转为以肾病表现为主，无一定规律可循。多数乙肝肾炎病例病程迁延，药物疗效不佳，对糖皮质激素及细胞毒免疫抑制剂大都耐药，以致发展为慢性肾功能不全。但本病有一定自限性，部分病人经护肝调理，在医生的指导下自我疗养和对症积极治疗后，临床症状可减轻，渐至消失，并有自愈倾向。

## 五、实验室检查

化验血清HBV抗原阳性，血清补体正常或降低，循环免疫复合物阳性。

## 六、诊断与鉴别诊断

乙肝肾炎临床上表现为肾病综合征或非蛋白尿，常伴镜下血尿，也有以肾病综合征起病者。膜性肾炎很少有高血压或肾功能不全；而膜增生性肾炎约40%的人有高血压，20%肾功能不全。

乙肝肾炎病人多无明显肝炎接触史或肝炎临床症

状，其诊断依据有3个方面：

1.血清学：有HBV感染的指标。

2.肾组织活检病理类型为膜性肾病及膜增殖性肾小球肾炎，除外其他继发性肾小球疾病。

3.肾小球和或肾小管细胞HBV抗原阳性。肾穿刺活检或免疫电镜可协助确诊。

## 七、预防和治疗

HBV相关肾炎的治疗原则：

1.降低尿蛋白。

2.防治再发及又出现严重蛋白尿。

3.保护肾功能及延缓肾脏病进展。

就目前而言，对于乙肝肾炎尚无特效的治疗方法。免疫抑制剂虽然对多种类型肾小球肾炎有益，但可能延缓宿主清除乙型肝炎病毒的能力，因此多数人不主张激素治疗。干扰素有抗病毒作用，通过与细胞表面受体特异性结合，激活某些酶以后阻断病毒的繁殖与复制，但不能进入宿主细胞直接杀灭病毒。阿糖腺苷能抑制DNA多聚酶和核苷酸还原酶，从而抑制病毒的复制，如果联合应用干扰素治疗，可获得更好的效果。此外，清热利湿、活血化瘀、益气健脾的中药对调节机体免疫功能，抑制和杀灭乙型肝炎病毒，也有一定的疗效。

乙肝肾炎病人如在乙型肝炎活动期应该隔离，病人应增强自信心，克服焦躁忧伤情绪，让身体慢慢增强抵抗力，去战胜疾病。

## 八、预后

HBV相关肾炎的预后与病人的临床特点、临床表现及肾脏的病理类型有关。如果病理类型是膜性肾病，虽然蛋白尿很多，但一般很少会引起肾衰竭。如果出现膜增生性肾炎，治疗效果差，可能最终会导致慢性肾衰竭。

## 九、基层医疗机构健康管理

### （一）基层筛查方法及流程

临床有乙肝病史，凡出现水肿、血尿、泡沫尿、尿量减少等症状之一者，需筛查尿微量白蛋白、肝肾功能。

### （二）基层首诊

1.生活方式干预　戒酒，适当加强营养，多吃富含蛋白质与提高免疫力的食物。

2.降尿蛋白　首选ACEI或ARB。

### （三）转诊标准

1.临床有乙肝病史，凡出现水肿、血尿、泡沫尿、尿量减少等症状之一，筛查尿微量白蛋白、肝肾功能异常者，转往上级医院确诊。

2.已确诊病人，出现水肿加重、尿蛋白增加、肝肾功能损伤、乙肝DNA复制等情况，转上级医院治疗。

### （四）下转后健康管理注意事项

当病人诊断明确，治疗方案确定，需维持性治疗时，可转回基层医院治疗。

1.健康教育

（1）饮食：适当加强营养的同时控制脂肪和糖的摄入，勿服霉变食物，多吃富含蛋白质与提高免疫力的食物。如鱼、肉、蛋、牛奶、豆制品、菌类和新鲜水果蔬菜。

（2）预防感染，加强体质锻炼，提高机体抵抗力，加强环境和个人卫生防护措施，保持室内清洁和良好通风，每日紫外线消毒等。

2.复查　病情稳定者应定期（至少每3个月1次）检测尿常规、肝肾功能、电解质、乙肝DNA定量，观察水肿、尿量。

3.随访　定期（至少每月1次）体检检查，坚持长期规律服药，避免应用肾毒性药物，保护肾功能。

# 第7章　慢性肾衰竭

## 一、流行病学

慢性肾衰竭为各种慢性肾脏病持续性进展的共同结局。它是以代谢产物潴留，水、电解质及酸碱代谢失衡和全身各系统症状为表现的一种临床综合征。我国慢性肾衰竭发病率约100/百万人口，男女发病率分别占55%和45%，高发年龄为40～50岁。

## 二、定义

慢性肾脏病（CKD）各种原因引起的肾脏结构或功能异常≥3个月，包括出现肾脏损伤标志（白蛋白尿、尿沉渣异常、肾小管相关病变、组织学检查异常及影像学检查异常）或有肾移植病史，伴或不伴GFR下降，或不明原因的GFR下降（＜60ml/min）≥3个月。慢性肾衰竭：是指慢性肾脏病引起的GFR下降及与此相关的代谢紊乱和临床症状组成的综合征。

## 三、分期

目前国际公认的慢性肾脏病分期依据美国肾脏基金会制定的指南分为5期，见表4-7-1。

表4-7-1　慢性肾脏病分期

| 分期 | 特征 | GFR［ml/（min・1.73m²）］ | 防治目标-措施 |
|---|---|---|---|
| 1 | GFR正常或升高 | ≥90 | CKD诊治；缓解症状；保护肾功能 |
| 2 | GFR轻度降低 | 60～89 | 评估、延缓CKD进展;降低CVD(心血管病）风险 |
| 3a | GFR轻到中度降低 | 45～59 | — |
| 3b | GFR中到重度降低 | 30～44 | 延缓CKD进展；评估、治疗并发症 |
| 4 | GFR重度降低 | 14～29 | 综合治疗；透析前准备 |
| 5 | ESRD | ＜15或透析 | 如出现尿毒症，需及时替代治疗 |

## 四、病因和发病机制

### （一）病因

主要病因有原发性肾小球肾炎、慢性肾盂肾炎、高血压肾小动脉硬化、糖尿病肾病、继发性肾小球肾炎、肾小管间质病变、遗传性肾脏疾病及长期服用解热镇痛剂及接触重金属等。

1.应力争明确慢性肾衰竭的病因。分析肾脏损害是以肾小球损害为主，还是以肾间质小管病变为主，抑或以肾血管病变突出，以便根据临床特点，有针对性治疗。

2.应查明促使慢性肾衰竭肾功能进行性恶化的可逆性因素。如感染，药物性肾损害，代谢性酸中毒，脱水，心力衰竭，血压降低过快，过低等。

3.应注意寻找加剧慢性肾衰竭肾功能进行性恶化减退的某些因素。如高血压、高血脂、高凝状态、高蛋白质饮食摄入、大量蛋白尿等。

### （二）发病机制

尚不明确，可能与以下因素有关：

1.肾单位高灌注、高滤过　慢性肾衰竭时残余肾单位肾小球出现高灌注和高滤过状态是导致病情进展的重要原因。它刺激肾小球系膜细胞增殖和基质增加，损伤内皮细胞和增加血小板聚集，导致微动脉瘤形成，引起炎症细胞浸润、系膜细胞凋亡增加等，最终导致肾小球硬化，肾功能丧失。

2.肾单位高代谢　是肾小管萎缩、间质纤维化和肾单位进行性损害的重要原因之一。高代谢引起肾小管氧消耗增加和氧自由基增多，小管内液$Fe^{2+}$生成和代谢性酸中毒引起补体旁路途径激活和膜攻击复合物（C5b-9）形成，造成肾小管-间质损伤。

3.肾组织上皮细胞表型转化的作用　在某些生长因子或炎症因子的诱导下，肾小管、肾小球上皮细胞及肾间质成纤维细胞可转化成肌成纤维细胞，从而导致肾间质纤维化、局灶节段性或球性肾小球硬化。

4.细胞因子和生长因子促纤维化的作用　肾组织中一些细胞因子和生长因子如白细胞介素-1、TGF-β、血管紧张素-Ⅱ、内皮素1等，参与肾小球和肾小管的损伤过程，并对细胞外基质产生有促进作用。

5.其他　研究发现，肾脏固有细胞凋亡增多与肾小球硬化、小管萎缩、间质纤维化有关，此外，醛固酮增多也参与此过程。

## 五、临床表现

在慢性肾脏病和慢性肾衰竭的不同阶段，其临床表现各异。CKD1～3期病人可以无任何症状，或仅有乏力、腰酸、夜尿增多等轻度不适，少数病人可有食欲减退、代谢性酸中毒及轻度贫血。进入CKD4期以后，上述症状更趋明显。到CKD5期，可出现急性左心衰竭、严重高钾血症、消化道出血、中枢神经系统障碍等，甚至有生命危险。

### （一）水、电解质紊乱

1.钠、水平衡失调　常有钠、水潴留，而发生水肿、高血压和心力衰竭。

2.钾的平衡失调　大多数病人的血钾正常，一直到尿毒症时才会发生高钾血症。

3.代谢性酸中毒　慢性肾衰竭时，代谢产物如磷酸、硫酸等酸性物质因肾的排泄障碍而潴留，肾小管分泌氢离子的功能缺陷和肾小管制造$NH_3$的能力差，因而造成血阴离子间隙增加，而血$HCO_3^-$浓度下降，这就是尿毒症酸中毒的特征。多数患者能耐受轻度慢性酸中毒，如动脉血$HCO_3^- < 15mmol/L$，可有较明显症状，如呼吸深长、食欲缺乏、呕吐、虚弱无力，严重者可昏迷、心力衰竭、血压下降，与酸中毒时体内多种酶活性受抑制有关。代谢性酸中毒是最常见死因之一。

4.钙和磷的平衡失调　主要表现为低钙血症和高磷血症，早期很少引起症状。中、晚期可引起继发性甲状旁腺功能亢进和肾性骨营养不良。

5.高镁血症　当GFR＜20mL/min时，常有轻度高镁血症，病人常无任何症状，仍不宜使用含镁的药物。透析是最佳解决方法。

### （二）蛋白质、糖类、脂类和维生素代谢紊乱

慢性肾衰竭常呈负氮平衡，必需氨基酸水平较低，空腹血糖正常或偏低，糖耐量常有减退，甘油三酯水平常有升高，极低及低密度脂蛋白也增多。

### （三）心血管系统表现

是肾衰竭最常见的死因

1.高血压和左心室肥厚　大部分病人（80%以上）有不同程度高血压，可引起动脉硬化、左心室肥大、心力衰竭。

2.心力衰竭　常出现呼吸困难、不能平卧、肺水肿等症状，由水钠潴留、高血压、尿毒症性心肌病等所致。

3.心包炎　尿毒症性或透析不充分所致，多为血性，一般为晚期的表现。

4.动脉粥样硬化和血管钙化　进展可迅速，血透者更甚，冠状动脉、脑动脉、全身周围动脉均可发生，主要是由高磷血症、高脂血症和高血压所致。

### （四）呼吸系统症状

代谢性酸中毒时常有气促，甚至发生Kussmaul呼吸。代谢产物潴留及免疫功能低下易合并呼吸系统感染，可表现为支气管炎、肺炎、胸膜炎合并胸腔积液。间质性肺炎较为常见，X线检查典型者示肺门两侧蝴蝶状阴影，称为“尿毒症肺”。

### （五）胃肠道症状

此为本病最早出现和最常见的突出症状，随病情进展而加剧。早期出现食欲缺乏，上腹饱胀，然后出现恶心、呕吐、呃逆及腹泻。晚期病人口腔有尿臭味，伴有口腔黏膜糜烂溃疡，腮腺可肿大，甚至出现严重的消化道出血。常伴有胃、十二指肠炎或溃疡。

### （六）血液系统表现

主要为肾性贫血、出血倾向和血栓形成倾向。当血肌酐＞309.4μmol/L时，多数患者出现贫血，一般为正常形态、正色素性贫血。且随肾功能进一步减退而加剧。肾性贫血原因主要与促红细胞生成素（EPO）分泌减少、血中存在抑制红细胞生成的物质、红细胞寿命缩短、造血物质缺乏（铁和叶酸缺乏）、营养不良、继发感染等有关。晚期有出血倾向，与出血时间延长、血小板功能异常，以及部分凝血因子缺乏有关，表现为皮下或黏膜出血、瘀斑、月经过多、消化道出血、脑出血等。

### （七）神经肌肉系统症状

早期多有乏力、头晕、注意力不集中、记忆力减退和睡眠障碍等症状，进而有淡漠、言语减少、意识障碍、无意识四肢运动等；晚期尿毒症脑病，出现嗜睡、谵妄、幻觉、木僵、大小便失禁直至昏迷。周围神经病变表现为皮肤烧灼感、肢体麻木，“不安腿”等。神经肌肉兴奋性增强，表现为肌肉痛性痉挛和抽搐等。部分病人可有自主神经功能障碍，表现为直立性低血压、发汗障碍及神经性膀胱等。初次透析的病人可发生透析失衡综合征。尿素氮降低过快，细胞内外渗透压失衡，引起颅内压增加和脑水肿所致，表现为恶心、呕吐、头痛，严重者出现惊厥。

### （八）内分泌功能紊乱

1.肾脏本身内分泌功能紊乱　如1，25（OH）$_2$维生素$D_3$、红细胞生成素不足和肾内肾素-血管紧张素Ⅱ过多。

2.外周内分泌腺功能紊乱　大多数病人均有继发性甲状旁腺功能亢进（血PTH升高）、胰岛素受体障碍、胰高血糖素升高等。约1/4病人有轻度甲状腺素水平降低。部分病人可有性腺功能减退，表现为性腺成

熟障碍或萎缩、性欲低下、闭经、不育等，可能与血清性激素水平异常等因素有关。

**（九）骨骼病变**

慢性肾脏病病人存在钙、磷等矿物质代谢及内分泌功能紊乱，导致矿物质异常、骨病、血管钙化等临床综合征，称之为慢性肾脏病-矿物质和骨异常（CKD-MBD）。低钙血症、高磷血症、活性维生素D缺乏等可诱发继发性甲状旁腺功能亢进；上述多种因素又导致肾性骨营养不良（即肾性骨病），包括纤维囊性骨炎（高转化性骨病）、骨软化症（低转化性骨病）、混合性骨病及透析相关性淀粉样变骨病。肾性骨病临床上可表现为：①可引起自发性骨折；②有症状者少见，如骨酸痛、行走不便等。

## 六、实验室及其他辅助检查

**（一）实验室检查**

项目包括尿常规、肝功能、肾功能、24h尿蛋白定量、血糖、血尿酸、血脂、电解质、动脉血气分析等。

检查肾小球滤过功能的主要方法有：检测血清肌酐（Scr）、肌酐清除率（Ccr）、放射性核素法测GFR等。我国Ccr正常值为（90±10）ml/min。对不同人群来说，其Scr、Ccr值可能有显著差别，临床医师需正确判断。

**（二）影像学检查**

一般只需做B型超声检查，以除外结石、肾结核、肾囊性疾病等。某些特殊情况下，可能需做放射性核素肾图、静脉肾盂造影、肾脏CT和磁共振（MRI）检查等。肾图检查对急、慢性肾衰竭的鉴别诊断有帮助。如肾图结果表现为双肾血管段、分泌段、排泄功能均很差，则一般提示有CRF存在；如肾图表现为双肾血管段较好，排泄功能很差，呈“梗阻型”（抛物线状），则一般提示可能有急性肾衰竭存在。

## 七、诊断与鉴别诊断

慢性肾衰竭诊断并不困难，主要依据病史、肾功能检查及相关临床表现。需与以下疾病相鉴别：

**（一）肾前性急性肾衰竭**

由于肾前因素使有效循环血容量减少，致肾血流量灌注不足引起的肾功能损害。肾小球滤过率减低，肾小管对尿素氮、水和钠的重吸收相对增加，病人血尿素氮升高、尿量减少、尿比重增高。肾前性急性肾衰竭病人的肾小球及肾小管结构保持完整，当肾脏血流灌注恢复正常后，肾小球滤过率也随之恢复。但严重的或持续的肾脏低灌注可使肾前性急性肾衰竭发展至急性肾小管坏死。

1.有效血容量减少

（1）出血、创伤、外科手术、产后、消化道疾病等。

（2）消化液丢失，呕吐、腹泻、胃肠减压等。

（3）肾脏丢失，应用利尿剂、糖尿病酸中毒等。

（4）皮肤和黏膜丢失，烧伤、高热等。

（5）第三腔隙丢失，挤压综合征、胰腺炎、低清蛋白血症等。

2.心排血量减少　包括充血性心力衰竭、心源性休克、心包压塞、严重心律失常等。

3.全身血管扩张　败血症、肝功能衰竭、变态反应、药物（降压药、麻醉剂等）。

4.肾脏血管收缩　去甲肾上腺素等药物的应用、肝肾综合征。

5.影响肾内血液动力学改变的药物　血管紧张素转化酶抑制剂。

**（二）肾后性急性肾衰竭**

1.输尿管阻塞

（1）腔内阻塞：结晶体（尿酸等）、结石、血块等。

（2）腔外阻塞：腹膜后纤维化、肿瘤、血肿等。

2.膀胱颈阻塞　前列腺肥大、膀胱颈纤维化、神经源性膀胱、前列腺癌等。

3.尿道阻塞狭窄等。

**（三）肾性急性肾衰竭**

1.肾小管疾病　急性肾小管坏死最常见。病因分肾缺血和肾中毒。

（1）肾缺血：肾前性急性肾衰竭的病因未及时解除。

（2）肾中毒：常见肾毒性物质，如药物、造影剂、重金属、生物毒素、有机溶剂、肌红蛋白尿、血红蛋白尿、轻链蛋白、高钙血症等。

2.肾小球疾病　如急进性肾炎、狼疮性肾炎等。

3.急性间质性肾炎　急性（过敏性）药物性间质性肾炎、败血症、严重感染等。

4.肾微血管疾病　原发性或继发性坏死性血管炎、恶性高血压肾损害。

5.急性肾大血管疾病　肾脏的双侧或单侧肾动脉/肾静脉血栓形成或胆固醇结晶栓塞；夹层动脉瘤出血，肾动脉破裂。

6.某些慢性肾脏疾病　在促进慢性肾衰竭恶化的因素作用下，导致慢性肾衰竭急性加重出现急性肾衰竭的临床表现。

## 八、预防和治疗

对于正常人群，需每年筛查1次，做到早期诊断；对已有肾脏疾患或可能引起肾损害的疾病（如糖尿病、高血压等）需每年定期检查尿常规、肾功能等至少2次或以上，以早期发现慢性肾脏病。

对诊断为慢性肾脏病的病人，基本对策是：

1.坚持病因治疗。如对高血压病、糖尿病肾病、肾小球肾炎等，坚持长期合理治疗。

2.避免和消除肾功能急剧恶化和危险因素。

3.阻断或抑制肾单位损害渐进性发展的各种途径，保护健存肾单位。

**（一）营养治疗**

限制蛋白饮食是治疗的重要环节，能够减少含氮代谢产物生成，减轻症状及相关并发症，甚至可能延缓病情进展。CKD1～2期患者，无论有无糖尿病，推荐蛋白入量0.8～1.0g/（kg·d）。从CKD3期开始低蛋白饮食治疗，推荐蛋白入量0.6～0.8g/（kg·d）。糖尿病肾病患者则从出现显性蛋白尿起就应该限制蛋白摄入，推荐蛋白入量0.8g/（kg·d）。一旦出现GFR下降，蛋白入量需降至0.6g/（kg·d）以下。血液透析及腹膜透析患者蛋白质摄入量为1.0～1.2g/（kg·d）。在低蛋白饮食中，约50%的蛋白质应为高生物价蛋白，如蛋、瘦肉、鱼、牛奶等。如有条件，在低蛋白饮食0.6g/（kg·d）的基础上，可同时补充适量0.1～0.2g/（kg·d）的必需氨酸和（或）α-酮酸。

无论何种饮食治疗方案，都必须摄入足量热量，一般为30～35kcal/（kg·d），此外还需注意补充维生素及叶酸等营养素及控制钾、磷的摄入。磷摄入量一般应＜800mg/d；对严重高磷血症病人，还应同时给予磷结合剂。

**（二）药物治疗**

1.纠正酸中毒和水、电解质紊乱

（1）纠正代谢性中毒：代谢性酸中毒的处理，主要为口服碳酸氢钠（$NaHCO_3$）。中、重度病人必要时可静脉输入，在72h或更长时间后基本纠正酸中毒。对有明显心力衰竭的病人，要防止$NaHCO_3$输入总量过多，输入速度宜慢，以免使心脏负荷加重甚至心力衰竭加重。

（2）水钠紊乱的防治：适当限制钠摄入量，一般NaCl的摄入量应不超过6～8g/d。有明显水肿、高血压者，钠摄入量一般为2～3g/d（NaCl摄入量5～7g/d），个别严重病例可限制为1～2g/d（NaCl 2.5～5g）。也可根据需要应用袢利尿剂（呋塞米、布美他尼等），噻嗪类利尿剂及贮钾利尿剂对CRF病（Scr＞220μmol/L）疗效甚差，不宜应用。对急性心力衰竭严重肺水肿者，需及时给血液透析、持续性血液滤过（如连续性静脉-静脉血液滤过）。

对慢性肾衰竭病人轻、中度低钠血症，一般不必积极处理，而应分析其不同原因，只对真性缺钠者谨慎地进行补充钠盐。对严重缺钠的低钠血症者，也应有步骤地逐渐纠正低钠状态。

（3）高钾血症的防治：首先应积极预防高钾血症的发生。CKD3期以上的病人应适当限制钾摄入。当GFR＜10ml/min或血清钾水平＞5.5mmol/L时，则应更严格地限制钾摄入。

对已有高钾血症的病人，除限制钾摄入外，还应采取以下各项措施：

①积极纠正酸中毒，必要时（血钾＞6mmol/L）可静脉滴注碳酸氢钠。

②给予袢利尿剂：最好静脉或肌内注射呋塞米或布美他尼。

③应用葡萄糖-胰岛素溶液输入。

④口服降钾树脂：以聚苯乙烯磺酸钙更为适用，因为离子交换过程中只释放离子钙，不释放出钠，不致增加钠负荷。

⑤对严重高钾血症（血钾＞6.5mmol/L），且伴有少尿、利尿效果欠佳者，应及时给予血液透析治疗。

2.高血压的治疗　对高血压进行及时、合理的治疗，不仅是为了控制高血压的某些症状，而且是为了积极主动地保护靶器官（心、肾、脑等）。血管紧张素转化酶抑制剂（ACEI）、血管紧张素Ⅱ受体拮抗剂（ARB）、钙通道拮抗剂、袢利尿剂、β阻滞剂、血管扩张剂等均可应用，以ACEI、ARB、钙拮抗剂的应用较为广泛。透析前CRF病人的血压应＜130/80mmHg，维持透析病人血压一般不超过140/90mmHg即可。ACEI及ARB有使钾升高及一过性血肌酐升高的作用，在使用过程中，应注意观察血清钾及血肌酐水平的变化。

3.贫血的治疗和红细胞生成刺激剂（ESA）的应用　当血红蛋白（Hb）＜110g/L或红细胞压积（Hct）＜33%时，应检查贫血原因。如排除失血、造血原料缺乏等因素，透析病人若血红蛋白＜100g/L，可考虑应用重组人促红细胞生成素，避免血红蛋白下降至90g/L以下；非透析病人若血红蛋白＜100g/L，应综合评估，个体化治疗。一般起始剂量为每周80～120U/kg，分2～3次，皮下或静脉注射，直至Hb上升至110～120g/L。新型缺氧诱导因子脯氨酰羟化酶抑制剂roxadustat能口服纠正贫血，为肾性贫血病人提供了新选择。

4.低钙血症、高磷血症和肾性骨病的治疗　当GFR＜50ml/min后，即应适当限制磷摄入量（＜800～1000mg/d）。当GFR＜30ml/min时，在限制磷摄入的同时，需应用磷结合剂口服，以碳酸钙、枸橼酸钙较好。对明显高磷血症（血清磷＞7mg/dl），则应暂停应用钙剂，以防转移性钙化的加重。此时可考虑服用司维拉姆。对明显低钙血症病人，可口服1，25（OH）$_2$维生素$D_3$（钙三醇）；0.25μg/d，连服2～4周后，如血钙水平和症状无改善，可增加用量。治疗中均需要监测血Ca、P、PTH浓度，使透析前CRF病人血IPTH保持在35～110pg/ml；使透析病人PTH保持在150～300pg/ml。对于iPTH＞500pg/ml，如无高磷高钙，可考虑骨化三醇冲击治疗，新型拟钙剂西那卡塞可用于合并高磷高钙的病人；iPTH＞1000pg/ml时，必要时可行外科手术切除甲状旁腺。

5.防治感染　平时应注意防止感冒，预防各种病原体的感染。抗生素的选择和应用原则，与一般感染相同，唯剂量要调整。在疗效相近的情况下，应选用肾毒性最小的药物。

6.高脂血症的治疗　透析前CRF病人与一般高血脂者治疗原则相同，应积极治疗。但对维持透析病人，高脂血症的标准宜放宽，如血胆固醇水平保持在6.5～7.8mmol/L，血甘油三酯水平保持在1.7～2.3mmol/L为好。

7.口服吸附疗法和导泻疗法　口服吸附疗法（口服氧化淀粉或活性炭制剂）、导泻疗法（口服大黄制剂）、结肠透析等，均可利用胃肠道途径增加尿毒症毒素的排出。上述疗法主要应用于透析前CRF病人，对减轻病人氮质血症起到一定辅助作用。

8.其他

（1）糖尿病肾衰竭病人：随着GFR不断下降，因胰岛素灭活减少，必须相应调整胰岛素用量，一般应逐渐减少。

（2）高尿酸血症：通常不需治疗，但如有痛风，则予以别嘌醇。

（3）皮肤瘙痒：外用乳化油剂，口服抗组胺药物，控制高磷血症及强化透析或高通量透析，对部分病人有效。

**（三）尿毒症期的肾脏替代治疗**

当CRF病人GFR＜10ml/min（血肌酐＞707μmol/L）并有明显尿毒症临床表现，经治疗不能缓解时，则应让病人做好思想准备，进行肾脏替代治疗。糖尿病肾病可适当提前（GFR＜15ml/min）安排替代治疗。肾脏替代治疗包括血液透析、腹膜透析和肾脏移植。

1.透析治疗

（1）血液透析：应预先给病人做动静脉内瘘（位置一般在前臂），内瘘成熟至少需要4周，最好等候8～12周后再开始穿刺。血透治疗一般每周3次，每次4～6h。在开始血液透析6周内，尿毒症症状逐渐好转。如能坚持合理的透析，大多数血透病人的生活质量显著改善，不少病人能存活15～20年以上。

（2）腹膜透析：持续性不卧床腹膜透析疗法（CAPD）应用腹膜的滤过与透析作用，持续对毒素进行清除，设备简单，操作方便，安全有效。将医用硅胶管长期植入腹腔内，应用此管将透析液输入腹腔，每次1.5～2L，6小时交换1次，每天交换4次。CAPD对尿毒症的疗效与血液透析相似，但在残存肾功能与心血管的保护方面优于血透，且费用也相对较低。CAPD的装置和操作近年已有显著改进，腹膜炎等并发症已大为减少。CAPD尤其适用于老人、有心血管合并症的病人、糖尿病病人、小儿病人或作动静脉内瘘有困难者。

2.肾移植　病人通常应先做一个时期透析，待病情稳定并符合有关条件后，则可考虑进行肾移植术。成功的肾移植可恢复正常的肾功能（包括内分泌和代谢功能），使病人几乎完全康复。移植肾可由尸体或亲属供肾（由兄弟姐妹或父母供肾），亲属肾移植的效果更好。要在ABO血型配型和HLA配型合适的基础上，选择供肾者。肾移植需长期使用免疫抑制剂，以防治排斥反应，常用的药物为糖皮质激素、环孢素、硫唑嘌呤和（或）麦考酚吗乙脂（MMF）等。近年肾移植的疗效显著改善，移植肾的1年存活率约为85%，5年存活率约为60%。HLA配型佳者，移植肾的存活时间较长。

## 九、预后

慢性肾功能衰竭在不同的分期阶段有不同预后效果，越早期治疗其预后效果越好，发展到4期、5期预后较差，很难逆转，该病的预后效果不仅需要较高的医疗水平、病人良好的生活习惯、医患的良好配合等因素的支持，定期随访也至关重要；此外，预后效果还取决于病人的原发病状况、疾病治疗状况及其并发症的处理等综合因素。

## 十、基层医疗机构健康管理

**（一）基层筛查方法及流程**

1.对于出现水肿、夜尿增多、尿量减少、血压升高、贫血、腰酸、乏力、食欲缺乏、腹胀、恶心、呕吐等症状的病人，需筛查血常规、尿常规、肝肾功能、电解质等。

2.合并多种慢性病（如高血压、糖尿病、冠心病等）病人出现上述症状，需进一步筛查。

3.既往有慢性肾脏病史的病人出现上述症状，需进一步筛查。

4.对已有肾脏病或可能引起肾损害的疾患（如糖尿病、高血压等），需每年定期检查尿常规、肾功能等至少2次或以上。

5.对正常人群，也需每年筛查1次，做到早期诊断。

**（二）基层首诊**

1.血压、血糖明显升高者，给予对症治疗。

2.重度水肿伴少尿、胸闷、气短者，转院前可给予呋塞米利尿消肿。

3.合并高钾血症者，转院前可静脉给予碳酸氢钠、呋塞米、葡萄糖糖＋胰岛素降血钾。

4.合并明显代谢性酸中毒者，转院前可静脉给予碳酸氢钠纠正酸中毒。

5.生活方式干预：限盐，优质蛋白饮食。

**（三）转诊标准**

1.上转标准

（1）若上述人群筛查有蛋白尿、血尿、贫血、血肌酐升高、代谢性酸中毒、高尿酸血症、高钾血症、低钙血症、高磷血症等情况之一者，需转上级医院进一步诊治。

（2）已确诊病人，出现水肿、胸闷、气短、咳粉红色泡沫痰、心悸、血压下降、发热咳嗽等情况，转上级医院治疗。

（3）已确诊病人，化验示高钾血症、明显代谢性酸中毒、明显低钙血症、高磷血症等，影像学示胸腔积液、心包积液等，转上级医院治疗。

2.下转标

（1）经住院治疗，病人尿毒症症状，如呕吐、消化道出血、高血压、心力衰竭、心包炎、精神症状等，减轻或消除，代谢性酸中毒、水与电解质紊乱基本纠正，但患有高血压、糖尿病、高脂血症、高尿酸血症等慢性疾病或贫血等并发症，需长期坚持服药的病人。

（2）需长期腹膜透析治疗的病人，病情稳定出院后，由经培训合格的社区卫生服务中心长期跟踪指导治疗。

（3）经住院治疗，尿毒症病人症状减轻或解除，血透通路已建立，需维持血透的病人。

（4）病情未能得到有效控制，但病人及其家属因各种原因要去出院，仍需继续治疗的病人。

**（四）下转后健康管理注意事项**

1.健康教育

（1）饮食：清淡、易消化，优质蛋白摄入量0.6～0.8g/（kg·d），控制钠盐以免加重水肿，一般以每日食盐不超过2g为宜。供给足量的维生素和矿物质。

（2）养成良好的生活习惯，戒烟，讲究卫生，保持精神愉快，注意锻炼身体，进行有氧运动，增强机体抵抗力，预防感染。

（3）控制血压达标：透析前CRF病人的血压应＜130/80mmHg，维持透析病人血压一般不超过140/90mmHg。

（4）严格控制血糖：糖尿病病人空腹血糖控制在5.0～7.2mmol/L（睡前6.1～8.3mmol/L），糖化血红蛋白＜7%。

（5）若尿量减少、水肿，需限制每天的液体摄入量，通常经口摄入的液体量约等于全日排尿量加500ml为宜。监测体重，每日2次，每次在固定时间穿着相同衣服测量。

（6）对于含磷较高的食物如内脏类、干豆类、蛋类、小鱼干等，也应谨慎，避免多食。

（7）慢性肾衰竭高尿酸血症病人，饮食中应严格控制高嘌呤食物，如牛奶、蛋黄、动物内脏、海产品等。

（8）血钾高时，应少选用钾离子含量高的蔬菜、水果如紫菜、冬笋、菠菜、香菇、花菜、橘子、香蕉、桂圆等。

2.复查　病情稳定者，需每月复查血常规、尿常规、肝肾功能、电解质、血糖，监测血压、血糖、水肿、尿量变化。

3.随访

（1）定期体格检查，观察水肿、尿量、血压、血糖变化。

（2）严格遵医嘱服用药物，避免服用肾毒性药物。

（3）需警惕慢性肾衰竭急性加重的危险，主要有：

①累及肾脏的疾病（原发性或继发性肾小球肾炎、高血压、糖尿病、缺血性肾病等）复发或加重。

②有效血容量不足（低血压、脱水如腹泻、呕吐等）。

③肾脏局部血供急剧减少（如肾动脉狭窄病人应用ACEI、ARB等药物）。

④严重高血压未能控制。

⑤肾毒性药物（如非甾体抗炎药、氨基糖苷类抗生素、造影剂等）。

⑥泌尿道梗阻（如尿路结石、肿瘤、前列腺增生等）。

⑦其他：严重感染、高钙血症、肝衰竭、心力衰竭等。

# 第五部分　血液系统疾病

# 第1章　血液系统总论

## 一、血液系统的结构功能特点

血液病学是以血液和造血组织为主要研究对象的医学的一个独立分支学科。血液系统主要由造血组织和血液组成。

### （一）造血组织与造血功能

造血组织是指生成血细胞的组织，包括骨髓、胸腺、淋巴结、肝、脾、胚胎及胎儿的造血组织。

不同时期的造血部位不同，可分为胚胎期、胎儿期及出生后3个阶段的造血期：即中胚叶造血期、肝脾造血期及骨髓造血期。

### （二）造血细胞生成与造血调节

现已公认各种血液细胞与免疫细胞均起源于共同的骨髓造血干细胞（hemapoietic stem cell，HSC），自我更新与多向分化是HSC的两大特征。

血细胞生成除需要HSC外，尚需正常造血微环境及正、负造血调控因子的存在。

## 二、疾病的诊断

### （一）病史采集

血液病的常见症状有贫血，出血倾向，发热，肿块，肝、脾、淋巴结肿大，骨痛等。对每位病人应了解这些症状的有无及其特点。还应询问有无药物、毒物或放射性物质接触史，营养及饮食习惯，手术史，月经孕产史及家族史等。

### （二）体格检查

皮肤黏膜颜色有无改变、有无黄疸、出血点及结节或斑块；舌乳头是否正常；胸骨有无压痛；浅表淋巴结、肝、脾有无肿大，腹部有无肿块等。

### （三）实验室检查

1.正确的血细胞计数　血红蛋白测定及血涂片细胞形态学的详细观察是最基本的诊断方法，常可反映骨髓造血病理变化。

2.网织红细胞计数　反映骨髓红细胞的生成功能。

3.骨髓检查及细胞化学染色　包括骨髓穿刺液涂片及骨髓活体组织检查，对某些血液病有确诊价值（如白血病、骨髓瘤、骨髓纤维化等）及参考价值（如增生性贫血）。细胞化学染色对急性白血病的鉴别诊断是必不可少的，如过氧化物酶、碱性磷酸酶、非特异性酯酶等。

4.出血性疾病检查　出血时间、凝血时间、凝血酶原时间、白陶土部分凝血活酶时间、纤维蛋白原定量为基本的检查。尚可做血块回缩试验、血小板聚集和黏附试验以了解血小板功能。

5.溶血性疾病检查　常用的试验有游离血红蛋白测定、血浆结合珠蛋白测定、Rous试验、尿潜血（血管内溶血）；酸溶血试验、蔗糖水试验（阵发性睡眠性血红蛋白尿）；渗透脆性试验（遗传性球形红细胞增多症）；高铁血红蛋白还原试验（G6PD酶缺乏）；抗人球蛋白试验（自身免疫性溶血性贫血）等以确定溶血原因。

6.生化及免疫学检查　如缺铁性贫血的铁代谢检查，自身免疫性血液疾病及淋巴系统疾病常伴有免疫球蛋白的异常、细胞免疫功能的异常及抗血细胞抗体异常。近年来已应用单克隆抗体对急性白血病进行免疫学分型。

7.细胞遗传学及分子生物学检查　如急性白血病染色体检查及基因诊断。

8.造血细胞的培养与测试技术。

9.器械检查　如超声波、电子计算机体层显像（CT）、磁共振显像（MRI）及正电子发射计算机体层显像（PET/CT）等对血液病的诊断有很大帮助。

10.放射性核素　应用于红细胞寿命或红细胞破坏部位测定、骨髓显像、淋巴瘤显像等。

11.组织病理学检查　如淋巴结或浸润包块的活检、脾脏活检及体液细胞学病理检查。淋巴结活检对诊断淋巴瘤及其与淋巴结炎、转移癌的鉴别有意义；脾脏活检主要用于脾脏显著增大的疾病；体液细胞学检查包括胸腔积液、腹水和脑脊液中瘤细胞（或白血病细胞）的检查，对诊断、治疗和预后判断有价值。

血液病的实验室检查项目繁多，如何从中选择恰当的检查来达到确诊的目的，应综合分析，全面考虑。

## 三、防治进展

1.一般治疗　包括饮食与营养及精神与心理治疗。

2.去除病因　使病人脱离致病因素的作用。

3.保持正常血液成分及其功能

（1）补充造血所需营养：巨幼细胞性贫血时，补充叶酸和（或）维生素$B_{12}$；缺铁性贫血时补充铁剂。

（2）刺激造血：如慢性再生障碍性贫血时应用雄激素刺激造血。

（3）脾切除：切脾去除体内最大的单核-巨噬细胞系统的器官，减少血细胞的破坏与潴留，从而延长血细胞的寿命。切脾对遗传性球形细胞增多症所致的溶血性贫血有确切疗效。

（4）过继免疫：如给予干扰素或在异基因造血干细胞移植后的供者淋巴细胞输注（DLI）。

（5）成分输血及抗生素的使用：严重贫血或失血时输注红细胞，血小板减少有出血危险时补充血小板。白细胞减少有感染时予以有效的抗感染药物治疗。

4.去除异常血液成分和抑制异常功能

（1）化疗。

（2）放疗。

（3）诱导分化。

（4）治疗性血液成分单采。

（5）免疫抑制。

（6）抗凝剂溶栓治疗。

5.靶向治疗。

6.造血干细胞移植（hemopoietic stem cell transplantation，HSCT）。

# 第2章　缺铁性贫血

## 一、流行病学

缺铁性贫血（IDA）是最常见的贫血。其发病率在发展中国家、经济不发达地区、婴幼儿、育龄妇女明显增高。

## 二、定义

铁缺乏症包括开始时体内贮铁耗尽（iron depletion，ID），继之缺铁性红细胞生成（iron deficient erythropoiesis，IDE），最终引起缺铁性贫血（iron deficient anemia，IDA）。IDA指缺铁引起的小细胞低色素性贫血及相关的缺铁异常，是血红素合成异常性贫血中的一种。

## 三、分类

根据病因可将其分为铁摄入不足（婴幼儿辅食添加不足、青少年偏食等）、需求量增加（孕妇）、吸收不良（胃肠道疾病）、转运障碍（无转铁蛋白、肝病、慢性炎症）、丢失过多（妇女月经量增多、痔疮出血等各种失血）及利用障碍（铁粒幼细胞贫血、铅中毒、慢性病贫血）等类型。

## 四、病因和发病机制

### （一）病因

1.需铁量增加而铁摄入不足　多见于婴幼儿、青少年、妊娠和哺乳期妇女。婴幼儿需铁量较大，若不补充蛋类、肉类等含铁量较高的辅食，易造成缺铁。青少年偏食易缺铁。女性月经过多、妊娠或哺乳，需铁量增加，若不补充高铁食物，易造成IDA。长期食物缺铁也可在其他人群中引起IDA。

2.吸收障碍　常见于胃大部切除术后，胃酸分泌不足且食物快速进入空肠，绕过铁的主要吸收部位（十二指肠），使铁吸收减少。此外，多种原因造成的胃肠道功能紊乱，如长期不明原因腹泻、慢性肠炎、Crohn病等均可因铁吸收障碍而发生IDA。

3.转运障碍（无转铁蛋白血症、肝病）　也是引起IDA的少见病因。

4.丢失过多　见于各种失血如慢性胃肠道失血、食管裂孔疝、食管或胃底静脉曲张破裂、胃十二指肠溃疡、消化道息肉、肿瘤、寄生虫感染和痔疮等；咯血和肺泡出血，如肺含铁血黄素沉着症、肺出血肾炎综合征、肺结核、支气管扩张和肺癌等；月经过多，如宫内放置节育环、子宫肌瘤及月经失调等；血红蛋白尿，如阵发性睡眠性血红蛋白尿、冷抗体型自身免疫性溶血、人工心脏瓣膜、行军性血红蛋白尿等；其他如反复血液透析、多次献血等。

### （二）发病机制

1.缺铁对铁代谢的影响　当体内贮铁减少到不足以补偿功能状态的铁，铁蛋白、含铁血黄素、血清铁和转铁蛋白饱和度减低、总铁结合力和未结合铁的转铁蛋白升高、组织缺铁、红细胞内缺铁。转铁蛋白受体表达于红系造血细胞膜表面，当红细胞内铁缺乏时，转铁蛋白受体脱落进入血液，血清可溶性转铁蛋白受体（serum transferring receptor，sTfR）升高。

2.红细胞内缺铁对造血系统的影响　血红素合成障碍，大量原卟啉不能与铁结合成为血红素，以游离原卟啉（FEP）的形式积累在红细胞内或与锌原子结合成为锌原卟啉（ZPP），血红蛋白生成减少，红细胞胞质少、体积小，发生小细胞低色素性贫血；严重时粒细胞、血小板的生成也受影响。

3.缺铁对组织细胞代谢的影响　细胞中含铁酶和铁依赖酶的活性降低，进而影响病人的精神、行为、体力、免疫功能及患儿的生长发育和智力；缺铁可引起黏膜组织病变和外胚叶组织营养障碍。

## 五、临床表现

### （一）贫血表现

常见症状为乏力、易倦、头晕、头痛、耳鸣、心悸、气促、食欲缺乏等；有面色苍白、心率增快。

### （二）组织缺铁表现

精神行为异常，如烦躁、易怒、注意力不集中、异食癖；体力、耐力下降；易感染；儿童生长发育迟缓、智力低下；口腔炎、舌炎、舌乳头萎缩、口角炎、缺铁性吞咽困难（称Plummer-Vinson征）；毛发干枯、脱落；皮肤干燥、皱缩；指（趾）甲缺乏光泽、脆薄易裂，重者指（趾）甲变平，甚至凹下呈勺状（匙状甲）。

### （三）缺铁原发病表现

如消化性溃疡、肿瘤或痔疮导致的黑便、血便或腹部不适，肠道寄生虫感染导致的腹痛或大便性状改变，妇女月经过多，肿瘤性疾病的消瘦，血管内溶血的血红蛋白尿等。

## 六、实验室检查

### （一）血象

呈小细胞低色素性贫血。平均红细胞体积（MCV）低于80fl，平均红细胞血红蛋白量（MCH）小于27pg，平均红细胞血红蛋白浓度（MCHC）小于32%。血片中可见红细胞体积小、中央淡染区扩大。网织红细胞计数正常或轻度增高。白细胞和血小板计数正常或减低。

### （二）骨髓象

增生活跃或明显活跃；以红系增生为主粒系、巨核系无明显异常；红系中以中、晚幼红细胞为主，其体积小、核染色质致密、胞浆少偏蓝色、边缘不整齐，血红蛋白形成不良，呈“核老浆幼”现象。

### （三）铁代谢

血清铁低于8.95μmol/L，总铁结合力升高，大于64.44μmol/L；转铁蛋白饱和度降低，小于15%，sTfR浓度超过8mg/L。血清铁蛋白低于12μg/L。骨髓涂片用亚铁氰化钾染色（普鲁士蓝反应）后，在骨髓小粒中无深蓝色的含铁血黄素颗粒；幼红细胞内铁小粒减少或消失，铁粒幼细胞少于15%。

### （四）红细胞内卟啉代谢

FEP＞0.9μmol/L（全血），ZPP＞0.96μmol/L（全血），FEP/Hb＞4.5μg/gHb。

### （五）血清转铁蛋白受体测定

血清可溶性转铁蛋白受体（sTfR）测定是迄今反应缺铁性红细胞生成的最佳指标，一般sTfR浓度＞26.5nmol/L可诊断缺铁。

## 七、诊断与鉴别诊断

### （一）诊断

IDA诊断包括以下三方面：

1. *贫血为小细胞低色素性* 男性Hb＜120g/L，女性Hb＜110g/L，孕妇Hb＜100g/L；MCV＜80fl，MCH＜27pg，MCHC＜32%；

2. *有缺铁的依据* 符合贮铁耗尽（ID）或缺铁性红细胞生成（IDE）的诊断。

ID符合下列任一条即可诊断。①血清铁蛋白＜12μg/L；②骨髓铁染色显示骨髓小粒可染铁消失，铁粒幼红细胞少于15%。

IDE①符合ID诊断标准；②血清铁低于8.95μmol/L，总铁结合力升高大于64.44μmol/L，转铁蛋白饱和度＜15%；3）FEP/Hb＞4.5μg/gHb。

3. *其他* 存在铁缺乏的病因，铁剂治疗有效。

### （二）鉴别诊断

应与下列小细胞性贫血鉴别：

1. *铁粒幼细胞性贫血* 遗传或不明原因导致的红细胞铁利用障碍性贫血。无缺铁的表现：血清铁蛋白浓度增高，骨髓小粒含铁血黄素颗粒增多，铁粒幼细胞增多，并出现环形铁粒幼细胞。血清铁和转铁蛋白饱和度增高，总铁结合力不低。

2. *地中海贫血* 有家族史，有慢性溶血表现。血片中可见多量靶形红细胞，并有珠蛋白肽链合成数量异常的证据，如胎儿血红蛋白或血红蛋白$A_2$增高，出现血红蛋白H包涵体等。血清铁蛋白、骨髓可染铁、血清铁和转铁蛋白饱和度不低且常增高。

3. *慢性病性贫血* 慢性炎症、感染或肿瘤等引起的铁代谢异常性贫血。血清铁蛋白和骨髓铁增多。血清铁、血清转铁蛋白饱和度、总铁结合力减低。

4. *转铁蛋白缺乏症* 系常染色体隐性遗传所致或严重肝病、肿瘤继发。血清铁、总铁结合力、血清铁蛋白及骨髓含铁血黄素均明显降低。先天性者幼儿时发病，伴发育不良和多脏器功能受累。获得性者有原发病的表现。

## 八、治疗

### （一）病因治疗

IDA的病因诊断是治疗IDA的前提，只有明确诊断后有可去除病因。

1. 婴幼儿、青少年和妊娠妇女营养不足引起的IDA，应改善饮食。

2. 胃、十二指肠溃疡伴慢性失血或胃癌术后残胃癌所致的IDA，应多次检查大便隐血，做胃肠道X线或内镜检查，必要时手术根治。

3. 月经过多引起的IDA应调理月经；寄生虫感染者应驱虫治疗等。

### （二）补铁治疗

首选口服铁剂，如琥珀酸亚铁0.1g，每日3次。餐后服用胃肠道反应小且易耐受。应注意进食谷类、乳类和茶等，会抑制铁剂的吸收，鱼、肉类、维生素C可加强铁剂的吸收。口服铁剂后，先是外周血网织红细胞增多，高峰在开始服药后5～10d，2周后血红蛋白浓度上升，一般2个月左右恢复正常。铁剂治疗在血红蛋白恢复正常后至少持续4～6个月，待铁蛋白正常后停药。若口服铁剂不能耐受或吸收障碍，可用右旋糖酐铁（iron dextran）肌内注射，每次50mg，每日或隔日1次，缓慢注射，注意过敏反应。注射用铁的总需量（mmg）:（需达到的血红蛋白浓度－病人的血红蛋白浓度）×0.33×病人体重（kg）。

## 九、预防

对婴幼儿及早添加富含铁的食品，如蛋类、肝等；对青少年纠正偏食，定期查、治寄生虫感染；对孕妇、哺乳期妇女可补充铁剂；对月经期妇女应防治月经过多。做好肿瘤性疾病和慢性出血性疾病的人群防治。

## 十、预后

单纯营养不足者，易恢复正常。继发于其他疾病者，取决于原发病能否根治。

## 十一、基层医疗机构健康管理

### （一）缺铁性贫血的筛查方法及流程

根据病人的临床表现：

1.贫血一般表现　乏力、头晕、心悸、活动后气短等。

2.特殊表现　口角炎、舌炎、反甲、异食等进行初筛，然后结合实验室检查血常规呈小细胞低色素性贫血，网织红细胞计数多正常或轻度增高进一步了解病情。

### （二）基层首诊

明确病因诊断。如婴幼儿、青少年和妊娠妇女营养不足引起的IDA，应改善饮食；胃，十二指肠溃疡伴慢性失血或胃癌术后残胃癌所致的IDA，应多次检查大便隐血；月经过多引起的IDA应调理月经；寄生虫感染者应驱虫治疗等。

补铁治疗首选口服铁剂，如琥珀酸亚铁0.1g，每日3次。餐后服用胃肠道反应小且易耐受。应注意，进食谷类、乳类和茶等会抑制铁剂的吸收，鱼、肉类、维生素C可加强铁剂的吸收。

### （三）转诊标准

1.基层医院

（1）对有明确病因的病人及时纠正缺铁的诱发因素，治疗原发病。

（2）对已确诊的IDA病人进行规范化补铁治疗，监测血常规以评估治疗效果。

2.上级医院

（1）对于重度或极重度贫血病人，或伴有明确贫血症状及脏器功能损害的病人进行成分输血支持。

（2）对于补铁治疗效果欠佳或伴有其他血细胞异常的病人进一步明确诊断。

（3）对不易纠正的引起缺铁因素（如痔疮、消化系统疾病、子宫腺肌症等）进行对症治疗。

（4）对具有严重脏器功能损害的进行保护脏器治疗。

### （四）下转后健康管理注意事项

1.对已确诊的病人进行血常规的监测及评估治疗效果。

2.重视营养知识的教育及妇幼保健工作，提倡母乳喂养和及时添加辅食，妊娠期及哺乳期妇女应予以铁剂补充。

3.做好寄生虫防治工作，及时治疗各种慢性出血性疾病。

# 第3章 巨幼细胞性贫血

## 一、流行病学

在我国，叶酸缺乏者多见于陕西、山西、河南等地进食新鲜蔬菜、肉类较少的人群。而在欧美，维生素$B_{12}$缺乏或有内因子抗体者多见。

## 二、定义

巨幼细胞性贫血（简称巨幼贫），是指脱氧核糖核酸合成障碍引起的贫血。维生素$B_{12}$和叶酸是DNA合成所必需的辅酶，其一或者二者同时缺乏，血细胞不能正常分化成熟。骨髓增生正常，因原料不足导致红细胞成熟障碍，形成大量功能及形态异常的巨幼红细胞，最终导致贫血，称为巨幼细胞性贫血（MA）。

## 三、分类

1.红细胞生成障碍。

2.粒系生成障碍。

3.巨核系生成障碍。

4.由原发性内因子缺乏所致的贫血，称为恶性贫血。

## 四、病因和发病机制

体内叶酸、维生素$B_{12}$缺乏或不足，使细胞DNA合成速度减缓，而胞浆内核糖核酸（RNA）合成速度正常，造成了细胞核与胞浆成熟不平衡，呈现“幼核老浆”样巨幼红细胞，这种巨幼样变也可见于粒系和巨核系。大部分巨幼细胞在骨髓内未成熟即被破坏，称之为无效造血。维生素$B_{12}$可促使甲基四氢叶酸去甲基，并可使甲基四氢叶酸进入细胞内。因而维生素$B_{12}$缺乏可直接影响叶酸进入细胞及其下游反应。维生素$B_{12}$的另一个作用是使甲基丙二酰辅酶A转变为琥珀酰辅酶A。大量丙二酰辅酶A堆积会影响神经髓鞘形成，因而维生素$B_{12}$缺乏时会出现神经系统症状。

## 五、临床表现

### （一）贫血

一般起病缓慢，初期可无症状。自觉症状是虚弱无力、容易疲劳、头晕眼花、皮肤黏膜苍白。若发生骨髓内原位溶血则出现轻微巩膜黄染，少数贫血严重者可发生心悸、气短，甚至因贫血性心脏病而发生心力衰竭。

### （二）消化系统

食欲缺乏、恶心、呕吐、腹泻、腹胀及消化不良等，严重者有舌炎、灼痛、舌面呈鲜红色，即所谓的“牛肉样舌”，或舌小溃疡。舌乳头可萎缩脱落呈“镜面舌”。

### （三）其他

少数病人可见全身水肿、皮肤色素沉着，个别病人可见神经症状，如手足麻木、肢端感觉异常或刺痛；个别病人可见精神症状，主要表现为定向力障碍、记忆力减退、精神抑郁或躁狂。

## 六、实验室检查

### （一）血象

呈大细胞性贫血，MCV、MCH均增高，MCHC正常，网织红细胞可正常，重者全血细胞可减少。血片中可见红细胞大小不等、中央淡染区消失，有大椭圆形红细胞、点彩红细胞等；中性粒细胞核分叶过多，也可见巨杆状核粒细胞。

### （二）骨髓象

增生活跃或明显活跃，骨髓铁染色常增多。造血细胞出现巨幼变；红系增生明显，胞体大，核大，核染色质疏松细致，胞浆较胞核成熟，呈“核幼浆老”；粒系可见中、晚幼粒细胞，巨杆状核粒细胞，成熟粒细胞分叶过多；巨核细胞体积增大，分叶过多。

### （三）血清维生素$B_{12}$、叶酸及红细胞叶酸含量测定

血清维生素$B_{12}$缺乏，低于74pmol/L（100ng/ml）。

血清叶酸缺乏，低于6.8nmol/L（3ng/ml），红细胞叶酸低于227nmol/L（100ng/ml）。

### （四）其他

胃酸降低、恶性贫血时内因子抗体及Schilling试验（测定放射性核素标记的维生素$B_{12}$吸收情况）阳性；维生素$B_{12}$缺乏时伴尿高半胱氨酸24h排泄量增加；血清间接胆红素可稍增高。

## 七、诊断与鉴别诊断

### （一）诊断

根据营养史和特殊用药史、贫血表现、消化道及神经系统症状、体征，结合特征性血象和骨髓象，血清维生素$B_{12}$及叶酸水平测定可做出诊断。若无条件测血清维生素$B_{12}$和叶酸水平，可予以诊断性治疗，叶酸或维生素$B_{12}$治疗1周左右网织红细胞上升者，应考虑叶酸或维生素$B_{12}$缺乏。

### （二）鉴别诊断

1.造血系统肿瘤性疾病 如急性非淋巴细胞性白血病$M_6$型、红血病、骨髓增生异常综合征，骨髓均可见幼红细胞巨幼样变等病态造血现象，但叶酸、维生素$B_{12}$水平不低，且补充无效。

2.有红细胞自身抗体的疾病 如温抗体自身免疫性溶血、Evans综合征等因不同阶段红细胞有抗体附着，MCV变大，又有间接胆红素增高，少数病人尚合并内因子抗体，故极易与单纯叶酸、维生素$B_{12}$缺乏引起的MA混淆；其鉴别点是此类病人有自身免疫疾病的特征，用免疫制剂方能显著纠正贫血。

3.合并高黏滞血症的贫血 如多发性骨髓瘤，因M蛋白成分黏附红细胞而使之呈“缗线状”，血细胞自动计数仪测出的MCV偏大，但骨髓瘤的特异表现是MA所没有的。

## 八、治疗

### （一）原发病的治疗

有原发病（如胃肠道疾病、自身免疫病等）的MA，应积极治疗原发病；用药后继发的MA，应酌情停药。

### （二）补充缺乏的营养物质

1.叶酸缺乏 口服叶酸，每次5～10mg，每日2～3次，用至贫血表现完全消失。若无原发病，无需维持治疗；如同时有维生素$B_{12}$缺乏，则需同时注射维生素$B_{12}$，否则可加重神经系统损伤。

2.维生素$B_{12}$缺乏 肌注维生素$B_{12}$，每次500ug，每周2次；无维生素$B_{12}$吸收障碍者可口服维生素$B_{12}$片剂500ug，每日1次；若有神经系统表现，治疗维持半年到1年；恶性贫血病人，治疗维持终身。

## 九、预防

纠正偏食及不良烹调习惯。对高危人群可予以适当干预措施，如婴儿及时添加辅食；青少年和妊娠期妇女多补充新鲜蔬菜，亦可口服小剂量叶酸或维生素$B_{12}$预防；应用干扰核苷酸合成药物治疗的病人，应同时补充叶酸和维生素$B_{12}$。

## 十、预后

病因不同，疗程不一。多数病人预后良好。

## 十一、基层医疗机构健康管理

### （一）基层筛查与治疗

基层医疗机构可通过询问病人生活习惯、用药史、临床表现、血常规等筛查MA；如已确诊MA的病人应遵医嘱用药，定期复查血常规、网织红细胞了解预后。

### （二）基层首诊

对高度怀疑MA的病人可实验性给予维生素$B_{12}$、叶酸治疗，监测血常规、网织红细胞。症状较重的病人转入上级医院进一步诊治。

### （三）转诊标准

1.基层医院

（1）对单纯的大细胞贫血，贫血程度为轻中度，无脏器功能损害，同时存在缺乏叶酸和（或）维生素$B_{12}$的诱因的病人，可进行规范补充造血要素治疗。

（2）对已确诊巨幼细胞贫血进行血常规监测及随诊。

2.上级医院

（1）对于重度或极重度贫血病人，或伴有明确贫血症状及脏器功能损害的病人进行成分输血支持。

（2）对于补充造血要素治疗效果欠佳或伴有其他血细胞异常的病人进行骨穿了解骨髓情况，若诊断不清，转入上级医院。对同时合并其他血细胞计数异常的大细胞性贫血，或规律补充造血要素治疗效果欠佳的病人进行明确诊断。

（3）对不易纠正的缺乏叶酸和（或）维生素$B_{12}$原因进行对症治疗。对具有严重脏器功能损害的进行保护脏器治疗。

### （四）下转后健康管理注意事项

1.对已确诊的MA病人进行血常规的监测及评估治疗效果。

2.积极治疗原发疾病，同时补充足量的叶酸和维生素$B_{12}$。

3.加强营养知识教育，纠正偏食习惯及不正确的烹调习惯。

4.婴儿应提倡母乳喂养，合理喂养。

# 第4章 血友病A

## 一、流行病学

血友病根据缺乏的凝血因子不同，分为血友病A（FⅧ缺乏症）和血友病B（FIX缺乏症）。血友病的社会人群发病率为5～10/10万，婴儿发生率约1/5000。其中血友病A约占80%。

## 二、定义

血友病A（hemophiliaA，HA）是一种X染色体连锁的凝血因子Ⅷ缺乏和分子结构异常引起的隐性遗传性出血性疾病，临床特点为“自发性”关节出血和深部位组织出血。

## 三、病因和发病机制

血友病A又称遗传性抗血友病球蛋白缺乏症或FⅧ：C缺乏症。FⅧ由两部分组成：即FⅧ凝血活性部分（FⅧ：C）和vWD因子（vWF）。两者以复合物形式存在于血浆中。前者被激活后参与FX的内源性激活；后者作为一种黏附分子参与血小板与受损血管内皮的黏附，并有稳定及保护FⅧ：C的作用。FⅧ位于X染色体上，表现为伴性隐性遗传特征，即女性传递，男性发病。约70%的血友病A病人有阳性家族史，30%的病例无家族史，其中部分可能是由于基因突变所致。

## 四、临床表现

### （一）出血

主要表现为异常出血及出血所致压迫症状或并发症。肌肉关节腔或深部组织出血、创伤后过量出血是本病特征性表现。

血友病出血多为自发性或轻度外伤、小手术后（拔牙、扁桃体切除）出血不止，且具备下列特征：

1.生来俱有，伴随终身，但罕有出生时脐带出血。

2.常表现为软组织或深部肌肉内血肿。

3.负重关节如膝、距小腿关节等反复出血甚为突出，最终可致关节肿胀、僵硬、畸形，可伴骨质疏松、关节骨化及相应肌肉萎缩。

重症病人可发生呕血、咯血，甚至颅内出血，但皮肤紫癜罕见。

### （二）血肿压迫症状及体征

血肿压迫周围神经可致局部疼痛、麻木及肌肉萎缩；压迫血管可致相应供血部位缺血性坏死或瘀血、水肿；口腔底部、咽后壁、喉及颈部出血可致呼吸困难甚至窒息；压迫输尿管致排尿障碍。

## 五、临床分型

### （一）重型

50%～60%的病人为重型，其血浆中FⅧ：C＜2%，常在2岁以前就有严重出血，甚至结扎脐带时出血不止。

### （二）中间型

FⅧ：C为2%～5%，占病人总数的25%～30%，起病在童年时期以后，以皮下及肌肉出血居多，亦有关节腔出血，但反复次数较少。

### （三）轻型

占15%～20%，FⅧ：C为15%～25%，出血多发生在青年期，由于运动、拔牙或外科手术后出血不止而被发现，出血轻微，可以正常生活。

### （四）亚临床型

FⅧ活性为25%～40%，通常只在大手术后才发生异常出血。

## 六、实验室检查

1.出血时间、血小板计数、凝血酶原时间测定均正常，凝血时间（试管法）重型延长，中型可正常，轻型、亚临床型正常；活化部分凝血活酶时间（APTT），重型明显延长，能被正常新鲜和吸附血浆纠正，轻型稍延长或正常，亚临床型正常。

2.凝血酶原时间（PT）正常。

3.Ⅷ促凝活性（FⅧ：C）减少或极少。

4.血管性血友病因子抗原（vWF：Ag）正常，

FⅧ：C/vWF：Ag明显降低。

## 七、诊断与鉴别诊断

### （一）诊断

1.临床表现多为男性病人（女性病人极其罕见），有或无家族史。

2.有肌肉、关节腔或深部组织出血或手术创伤后过量出血的表现。

3.实验室检查PT正常，APTT延长，重型明显延长，轻型稍延长，亚临床型正常，血小板计数、出血时间、凝血酶原时间正常，FⅧ：C减少。

4.排除继发性相应凝血因子减少。

### （二）鉴别诊断

血管性血友病常染色体遗传性疾病，两性均可发病；出血好发于黏膜和内脏，很少累及关节腔及肌肉深部，罕见关节畸形，随着年龄增长，出血症状减轻；实验室检查发现出血时间延长，血小板黏附率降低，血浆中FⅧ：C/vWF：Ag比例增高或正常，血浆中vWF减少或结构异常，而血友病A病人FⅧ：C和FⅧ：C/vWF：Ag比例降低。

## 八、预防和治疗

### （一）预防出血比替代治疗更重要

1.加强宣教，将疾病的性质、防治知识及注意事项向病人、家属、学校及单位宣教，使他们能正确认识和对待疾病并和医务人员密切合作，避免创伤和剧烈活动，鼓励适当体力活动。

2.建立遗传咨询，严格婚前检查，加强产前诊断，是减少血友病发生的重要方法。

### （二）局部止血治疗

若发生轻微损伤，可用吸收性明胶海绵、纤维蛋白泡沫、凝血酶、肾上腺素等局部压迫止血。

### （三）替代治疗

即补充丢失的凝血因子，为出血时的主要治疗方法。可选用的制剂有：新鲜冰冻血浆（含所有的凝血因子）、冷沉淀物及凝血酶原复合物、FⅧ浓缩制剂，或基因重组的纯化FⅧ等。

FⅧ：C半衰期为8～12h，故补充FⅧ需连续静脉滴注或每日2次；FⅧ：C剂量：按每毫升新鲜血浆含FⅧ 1IU计算，每输入1ml/kg血浆，可提高病人FⅧ：C水平2%。最低止血要求FⅧ：C水平达20%以上，出血严重或欲行中型以上手术者，应使FⅧ活性水平达40%以上。凝血因子的补充一般可采取下列计算公式：首次输入FⅧ：C剂量（IU）=体重X所需提高的活性水平（%）/2。

### （四）药物治疗

1.*去氨加压素*（DDAVP）　此药常用剂量为16～32μg/次，置于30ml生理盐水内快速滴入，每12小时1次。易可分次皮下注射或鼻腔滴入。

2.*达那唑*　300～600mg/d，顿服或分次口服，对轻中型者疗效好。

3.*糖皮质激素*　对减少出血、促进急性积血吸收、减少局部炎症反应均有一定的疗效。

4.*抗纤溶药物*　通过保护已形成的纤维蛋白凝块不被溶解而发挥止血作用。

### （五）外科治疗

有关节出血者应在替代治疗的同时，进行固定及理疗等处理。对反复关节出血而致关节强直及畸形的病人，可在补充足量FⅧ：C的前提下，行关节成型或人工关节置换术。

### （六）基因疗法

血友病是单基因病，病因明确；凝血因子可在多种细胞中合成，靶细胞选择余地大，治疗效果直观，故适宜基因治疗。

## 九、预后

血友病属于遗传性疾病，发病年龄越早，预后越差，本病目前不能根治，需要长期通过替代治疗控制症状。目前随着医疗科学技术发展，针对血友病的一系列靶细胞药物，在临床试验中取得较大进展。

## 十、基层医疗机构健康管理

### （一）基层筛查及管理

基层医疗机构应建立遗传咨询，严格婚前检查，加强产前诊断。

### （二）基层首诊

1.基层首诊病人应仔细询问病人家族史及用药史、临床表现及并发症情况等。

2.对于已确诊的血友病病人进行随访宣教、出血的预防性治疗，产前筛查。

3.对血友病病人家人特别是女性病人，应做基因检测，应进行妊娠后的产前诊断，进行优生优育。

### （三）转诊标准

1.*基层医院*　对于已确诊的血友病病人进行随访宣教、给予出血的预防性治疗，加强产前筛查。

2.*上级医院*

（1）对于已确诊血友病病人进行有创操作时给予补充凝血因子等支持治疗。

（2）对于无明确家族史、散发的拟诊病人进行明确诊断、严重程度评估、并追踪家族史。

（3）对于已确诊的血友病A并长期输注Ⅷ因子病人，定期监测是否有抗体产生。

（4）对关节畸形血友病病人且影响正常生活病人可于骨科进行手术治疗。

（5）大型有创操作应于上级医院进行。

**（四）下转后健康管理注意事项**

1.对于在上级医院治疗稳定的血友病病人可以转诊到基层医院进行恢复及后续治疗。

2.定期复查血凝，监测血压、心率。

3.加强宣教，同病人家属交代注意事项，做好日常护理，避免可能导致出血的情况，如避免外伤、剧烈运动等。

4.注意口腔卫生，注意观察有无内脏出血征象。

# 第六部分　内分泌系统疾病

# 第1章　内分泌系统总论

## 一、糖尿病的特点

糖尿病（diabetes mellitus，DM）是由遗传和环境因素共同引起的一组以慢性高血糖为主要特征的临床综合征。胰岛素缺乏和胰岛素作用障碍单独或同时引起糖类，其急性代谢紊乱有糖尿病酮症酸中毒（diabetic ketoacidosis，DKA），高渗性高血糖状态（hyperosmolar hyperglycemic state，HHS）或乳酸性酸中毒。糖尿病可并发多种慢性并发症，导致受累脏器功能减退和衰竭；甚至致残和致死。糖尿病严重影响人类健康，给家庭和社会带来了沉重的负担，应积极防治。

40年来，随着我国人口老龄化与生活方式的变化，糖尿病从少见病变成一个流行病，糖尿病患病率从1980年的0.67%飙升至2013年的10.4%。我国糖尿病流行特点以2型糖尿病为主，1型糖尿病及其他类型糖尿病少见。2013年全国调查中2型糖尿病患病率为10.4%，男性高于女性（11.1%比9.6%）。各民族间的糖尿病患病率存在较大差异：满族15.0%、汉族14.7%、维吾尔族12.2%、壮族12.0%、回族10.6%、藏族4.3%。经济发达地区的糖尿病患病率明显高于不发达地区，城市高于农村（12.0%比8.9%）。未诊断糖尿病比例较高，2013年全国调查中，未诊断的糖尿病病人占总数的63%。肥胖和超重人群糖尿病患病率显著增加，肥胖人群糖尿病患病率升高了2倍。

糖尿病的病因和发病机制目前尚未完全阐明。糖尿病并不是单一疾病，而是多种因素共同作用的结果。胰岛素是由胰岛B细胞合成和分泌，经血液循环到达体内各组织器官的靶细胞，与特异性受体相结合并引发细胞内物质代谢效应，是人体内唯一一种降低血糖的激素。在胰岛素产生和发挥作用的整个过程中任何一个环节发生异常均可导致糖尿病。

糖代谢状态分类见表6-1-1，糖尿病诊断标准见表6-1-2。

表6-1-1　糖代谢状态分类（WHO 1999）

| 糖代谢分类 | 静脉血浆葡萄糖（mmol/L） | |
|---|---|---|
| | 空腹血糖 | 糖负荷后2h血糖 |
| 正常血糖 | ＜6.1 | ＜7.8 |
| 空腹血糖受损（IFG） | ≥6.1，＜7.0 | ＜7.8 |
| 糖耐量异常（IGT） | ＜7.0 | ≥7.8，＜11.1 |
| 糖尿病 | ≥7.0 | ≥11.1 |

注：IFG和IGT统称为糖调节受损，也称糖尿病前期

表6-1-2　糖尿病的诊断标准（WHO 1999）

| 诊断标准 | 静脉血浆葡萄糖（mmol/L） |
|---|---|
| （1）典型糖尿病症状（烦渴多饮、多尿、多食、不明原因的体重下降）加上随机血糖或加上 | ≥11.1 |
| （2）空腹血糖或加上 | ≥7.0 |
| （3）葡萄糖负荷后2h血糖无典型糖尿病症状者，需改日复查确认 | ≥11.1 |

注：空腹状态指至少8h没有进食热量；随机血糖指不考虑上次用餐时间，1d中任意时间的血糖，不能用来诊断空腹血糖异常或糖耐量异常

## 二、疾病的诊断

糖尿病的临床诊断应依据静脉血浆葡萄糖浓度，而不是毛细血管血糖检测结果（若无特殊提示，文中所提到的血糖均为静脉血浆葡萄糖水平值）。目前国际通用的诊断标准和分类是WHO（1999年）标准。临床证据显示，仅筛查空腹血糖则糖尿病的漏诊率较高，理想的筛查方法是同时检查空腹血糖及OGTT后2h血糖。OGTT其他时间点血糖不作为诊断标准。

急性感染、创伤或其他应激情况下可出现暂时性

血糖增高，若没有明确的糖尿病病史，不能以此时的血糖值诊断糖尿病，须在应激状态消除后复查，再确定糖代谢状态。

糖化血红蛋白（HbA1c）有助于诊断糖尿病。美国糖尿病学会（ADA）指南诊断糖尿病的切点为HbA1c≥6.5%。我国由于糖化血红蛋白检测水平受实验室条件影响，地区差异较大，因此尚未将其作为糖尿病的诊断标准。

## 三、防治进展

糖尿病的三级预防非常重要，一级预防目标是控制糖尿病的危险因素，预防糖尿病的发生；二级预防的目标是早发现、早诊断和早治疗，在已诊断的病人中预防并发症的发生；三级预防的目标是延缓已发生的糖尿病并发症的进展，降低致残率和死亡率。

科学技术的飞速发展带来我们对糖尿病的认识和诊疗上的进步。病因研究方面，从胰岛β细胞的凋亡学说到B细胞去分化和转分化的研究取得初步成果，从研究血糖对胰岛素的作用到肠促胰岛素的发现，从肝脏、骨骼肌和脂肪组织对葡萄糖的代谢到钠-葡萄糖协同转运蛋白在糖调节中的作用，我们对糖尿病的病因认识逐步深入。血糖检测手段方面，从早期病人只能在医院检测静脉血糖和尿糖，发展到便携式家用血糖仪，再到回顾式持续葡萄糖监测设备，发展到现在的扫描式葡萄糖监测设备，可以实时查看组织间液葡萄糖浓度和血糖变化趋势，血糖监测越来越便捷；治疗方面，从只有磺脲类、双胍类、α糖苷酶抑制剂和人胰岛素等种类很少的降糖药，到目前拥有胰高糖素样肽-1（GLP-1）受体激动剂、二肽基肽酶-Ⅳ（DPP-4）抑制剂、钠-葡萄糖共转运蛋白2（SGLT-2）抑制剂和多种胰岛素类似物等不同作用机制的降糖药物；还有针对肥胖2型糖尿病病人的代谢手术治疗等。

# 第2章　1型糖尿病

## 一、流行病学

1型糖尿病（Type 1 diabetes mellitus，T1DM）约占糖尿病病人的5%，多于儿童或青少年时期起病。在儿童及青少年病人中，T1DM所占比例为80%～90%。T1DM的发病率在全球亦呈显著上升趋势。我国儿童T1DM发病率较低，根据2000年WHO Diamond研究对15岁以下发病的T1DM调查，我国儿童T1DM的发病率为0.59（10万·年）。

## 二、定义

1型糖尿病是因胰岛B细胞破坏而导致胰岛素绝对缺乏，具有酮症倾向的糖尿病，病人需要终身依赖胰岛素维持生命。

## 三、分类

### （一）自身免疫性1型糖尿病

是指存在自身免疫发病机制的1型糖尿病，按起病急缓分为，急发型（即急性起病）和缓发型（即缓慢起病），后者若在成人发病又称为成人晚发性自身免疫性糖尿病（LADA）。自身免疫性T1DM病人体内胰岛自身抗体多为阳性，胰岛自身抗体是胰岛B细胞遭受免疫破坏的标志物，是诊断自身免疫性T1DM的关键指标。

### （二）特发性1型糖尿病

指无自身免疫机制参与的证据，且各种胰岛B细胞自身抗体始终阴性的1型糖尿病，是某些人种（如美国黑种人及南亚印度人）的特殊糖尿病类型。

### （三）特殊类型的T1DM

暴发性1型糖尿病（F1DM），起病急骤，胰岛B细胞短时间内大量破坏，导致明显高血糖和酮症酸中毒等严重代谢紊乱，且无自身免疫反应证据的一种疾病，认为与遗传因素、病毒感染和妊娠有关，如未及时诊断和治疗，常导致病人在短期内死亡，多见于东亚人群。

## 四、病因和发病机制

绝大多数T1DM是自身免疫性疾病，遗传因素和环境因素共同参与其发病过程。某些外界因素作用于有遗传易感性的个体，激活T淋巴细胞介导的一系列自身免疫反应，引起选择性胰岛B细胞破坏和功能衰竭，体内胰岛素分泌不足进行性加重，导致糖尿病。

### （一）遗传因素

遗传在1型糖尿病的发病中有一定作用。发生糖尿病的双生一致率达50%。然而，从父母到子女的垂直传递率却很低。遗传学研究显示，1型糖尿病是多基因、多因素共同作用的结果。HLA基因（定位于染色体6q21）为主效基因，其他为次效基因。HLA-DQ和HLA-DR是1型糖尿病的致病等位基因。

### （二）环境因素

1.*病毒感染*　与T1DM有关的病毒包括风疹病毒、腮腺炎病毒、柯萨奇病毒、脑心肌炎病毒和巨细胞病毒等。病毒感染可直接损伤胰岛B细胞，迅速、大量破坏B细胞。病毒感染还可损伤胰岛B细胞而暴露其抗原成分、启动自身免疫反应，这是病毒感染导致胰岛B细胞损伤的主要机制。

2.*化学因素*　对胰岛B细胞有毒性作用的化学物质或药物，如链脲佐菌素、四氧嘧啶、喷他脒等，侵入胰岛B细胞，导致细胞破坏，造成糖尿病。

3.*饮食因素*　母乳喂养期短或缺乏母乳喂养的儿童，T1DM发病率增高，可能的机制是胰岛B细胞表面某些抗原与牛乳蛋白相似，机体通过分子模拟机制，诱发交叉免疫反应，参与了B细胞破坏过程。

### （三）自身免疫因素

1型糖尿病的自身免疫因素，包括体液免疫和细胞免疫两个方面，但两者之间又有密切联系。

1.*体液免疫*　约90%新发病的T1DM病人循环血中存在多种抗胰岛B细胞抗体。

2.*细胞免疫*　细胞免疫在T1DM的发病中的作用比体液免疫更重要。新发病的T1DM病人在胰岛炎症浸润细胞和B细胞表面可观察到HLA-DR抗原的异常表达和（或）IL-2受体与胰岛细胞表面HLA-1类抗原的过度表达，而外周血$CD4^+/CD8^+$比例，以及IL-1，TNF-α、INF-γ水平升高。

## 五、临床特征

### （一）自身免疫性1型糖尿病

1.*经典自身免疫性1型糖尿病* 诊断时临床表现变化很大，或轻或重，取决于病情发展阶段。多数病人20岁以前发病，起病较急，多尿、口干、多饮、体重下降（"三多一少"）、周身乏力等症状明显，多以酮症起病，部分病人直接表现为脱水、循环衰竭或昏迷等酮症酸中毒的症状；也有部分病人因恶心、呕吐、腹痛或腹泻等消化道症状就诊，还有部分病人因胸闷、心悸等症状就诊，易导致误诊和漏诊。如未及时进行准确诊断治疗，病人病情会持续恶化，危及生命。

2.*成人隐匿性自身免疫性糖尿病（LADA）* 本病的临床特征为成年人起病；诊断糖尿病后至少半年不依赖胰岛素治疗；胰岛自身抗体阳性。血浆基础胰岛素水平低于正常，葡萄糖刺激后胰岛素分泌曲线低平。LADA的发病过程分为两个阶段：

（1）非胰岛素依赖期：临床表现貌似2型糖尿病，而发病6个月内无酮症，血糖短期内可用饮食和（或）口服降糖药控制。

（2）胰岛素依赖期：起病后经半年至数年左右，胰岛B细胞功能进行性下降，病人口服降糖药继发失效，最终需依赖胰岛素治疗。

### （二）特发性1型糖尿病

通常急性起病，胰岛B细胞功能明显减退，甚至衰竭。临床上表现为，糖尿病酮症甚至酸中毒，但病程中B细胞功能可以好转以至于一段时期无需继续胰岛素治疗。胰岛B细胞自身抗体检查阴性。在不同人种中，临床表现可有不同。病因未明，其临床表型的差异，反映出病因和发病机制的异质性。诊断时，需排除单基因突变糖尿病和其他类型糖尿病。

### （三）暴发性1型糖尿病

多见于东亚人群，急骤起病，常有感染、药疹或妊娠等诱因，酮症酸中毒程度较重，胰岛在短期内被彻底破坏，很难恢复。高血糖症状一周内出现酮症或酮症酸中毒，初诊首次血糖＞16mmol/L，HbA1c＜8.5%。

1型糖尿病诊断分型流程见图6-2-1。

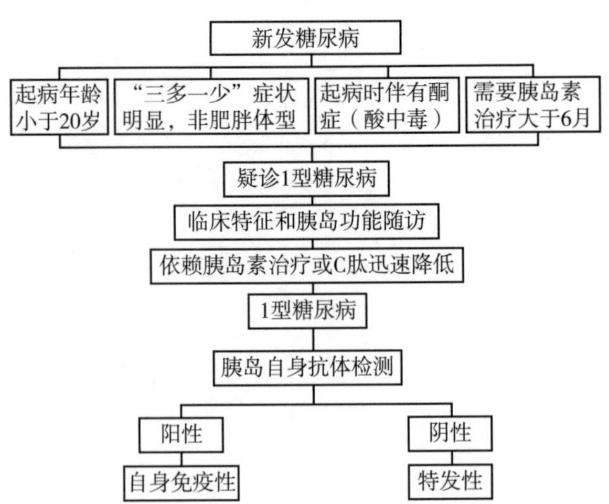


图6-2-1 1型糖尿病的诊断分型流程

## 六、实验室检查

### （一）血糖

血糖的诊断标准参见总论，1型糖尿病不建议行OGTT检查。

### （二）尿酮体测定

1型糖尿病病人尿酮体多为阳性。

### （三）OGTT-胰岛素（或C肽）释放实验

1型糖尿病的胰岛素基础值常为0～5mU/L，葡萄糖刺激后无明显增加，呈低平曲线。

### （四）自身免疫抗体测定

1型糖尿病病人抗谷氨酸脱羧酶抗体（GADA）、胰岛细胞抗体（ICA）、胰岛素抗体（IAA）、IA-2A及ZnT8等抗体可成阳性，早期阳性率高，对诊断有帮助。其中以GADA的敏感性最高。随着病程延长，阳性率逐渐降低。因此，建议自身免疫抗体的早期联合检测，有助于明确诊断。

## 七、诊断与鉴别诊断

### （一）诊断

1.*起病年龄* 大多数病人20岁以前起病，但也可以在任何年龄发病；20岁以前发病的病人约80%为1型糖尿病。

2.*起病方式* 起病较急，多数病人的口干，多饮，多尿和体重下降等"三多一少"症状较为典型，多数病人以酮症起病，有部分病人直接表现为脱水，循环衰竭或昏迷等酮症酸中毒的症状。

*3.初发者尿酮体阳性*　提示为1型糖尿病。

*4.OGTT-胰岛素（或C肽）释放实验*　1型糖尿病的胰岛素基础值常为0～5mU/L，葡萄糖刺激后无明显增加，呈低平曲线（但是OGTT很少用于儿童和青少年的1型糖尿病诊断，易诱发酮症，加重病情，常使用空腹胰岛素或C肽水平进行诊断）。

*5.1型糖尿病病人抗谷氨酸脱羧酶抗体（GAD）、胰岛细胞抗体（ICA）、胰岛素抗体（IAA）、IA-2A及ZnT8等抗体可呈阳性*　这些抗体在疾病早期阳性率较高，建议疾病早期联合检测。

*6.治疗方式*　1型糖尿病因胰岛细胞短时间内大量破坏，胰岛功能迅速衰竭，口服降糖药物治疗效果差，需依赖胰岛素治疗。

**（二）鉴别诊断**

1型糖尿病临床表现多样，存在数种亚型。疾病起病方式、临床症状、血糖、尿酮体、胰岛功能、胰岛自身抗体、治疗方式，均可为1型糖尿病的诊断提供有力线索。对于年龄＜6月龄的患儿、有家族史或伴有神经性耳聋、视神经萎缩等特殊症状的病人进行基因检测，以排除单基因突变所致的糖尿病。

1型糖尿病、2型糖尿病及单基因突变糖尿病鉴别诊断见“第3章表6-3-1”。

## 八、治疗

**（一）胰岛素治疗**

由于胰岛素分泌绝对不足，T1DM病人需使用终生胰岛素替代治疗以维持生命。

*1.胰岛素的种类和剂型*　根据来源可将胰岛素分为动物胰岛素、人胰岛素和胰岛素类似物；根据其作用时间可分为速效（超短效）胰岛素类似物、短效（常规）胰岛素、中效胰岛素、长效胰岛素（包括长效胰岛素类似物）和预混胰岛素（包括预混胰岛素类似物）；根据其效用特点可分为餐时胰岛素、基础胰岛素和预混胰岛素。

（1）餐时胰岛素：包括速效胰岛素类似物和短效胰岛素。

①速效胰岛素类似物：速效胰岛素类似物如门冬、赖脯和谷赖胰岛素等因具有特殊的结构特点，具有更快的吸收速度及更短的起效时间。儿童及青少年病人使用速效胰岛素类似物后，低血糖的发生频率明显下降。门冬胰岛素批准使用年龄在2周岁以上，赖脯胰岛素则在12周岁以上。由于速效胰岛素类似物在餐后即刻注射也能达到餐前注射的效果，故对于进食不规律的学龄前患儿可考虑在餐后根据进食量立即注射。

②短效胰岛素：与速效胰岛素类似物相比，短效胰岛素吸收入血的速度相对缓慢，一般在进餐前30～45min注射，以使胰岛素的吸收峰与餐后糖类的吸收峰相吻合。

③基础胰岛素：包括中效胰岛素（NPH）和长效胰岛素及其类似物。

（2）中效胰岛素（NPH）：NPH因在皮下吸收缓慢，具有更长的作用时间。NPH一般需每天注射1～2次。由于NPH的吸收峰值出现在注射后5～7h，为降低夜间低血糖发生风险，单用NPH时应尽量在睡前给药。

（3）长效胰岛素及其类似物：长效胰岛素及其类似物包括动物长效胰岛素与长效胰岛素类似物。长效胰岛素类似物能够更好地模拟生理性基础胰岛素分泌，较中效胰岛素日间变异性更小，低血糖发生率更低。目前，常用的长效人胰岛素类似物有甘精胰岛素、地特胰岛素和德谷胰岛素，通常每天注射1次，以达到稳定的基础胰岛素水平。对儿童病人，甘精胰岛素已在欧洲获得批准可用于2周岁以上儿童，在国内已获得批准可用于6岁以上的儿童。

*2.强化胰岛素治疗方案*　推荐所有的T1DM病人采用强化胰岛素治疗方案。DCCT研究及其后续的研究证实：通过强化胰岛素治疗，控制体重和自我管理教育等方式，可以降低病人多种慢性并发症的发生。常见的强化方案包括以下几种：

（1）基础加餐时胰岛素治疗：也称每天多次胰岛素注射方案，是目前T1DM病人最常用的强化方案。根据正常人的胰岛素分泌模式，一般三餐前用短效胰岛素或速效胰岛素类似物，睡前用中效（有些病人需要早餐前也注射1次）或长效胰岛素或其类似物，简称“三短一长方案”。

（2）持续皮下胰岛素输注（CSII）：也称胰岛素泵治疗是采用人工智能控制的胰岛素输入装置，通过持续皮下输注胰岛素的方式，模拟胰岛素的生理性分泌模式从而控制高血糖的一种胰岛素治疗方法。CSII更有利于HbA1c控制和生活质量的提高，减少严重低血糖的发生风险。胰岛素泵治疗时可选用的胰岛素为短效胰岛素或速效人胰岛素类似物。

*3.非强化胰岛素治疗方案*

（1）每天2次预混胰岛素，尽管推荐所有T1DM病人均应尽早及长期使用强化胰岛素治疗方案，但在部分病人，如处于蜜月期或不能坚持强化胰岛素治疗方案的病人可短期使用预混胰岛素治疗。预混胰岛素使用便捷，但由于比例固定，不易进行剂量调节，可能影响血糖达标。故不推荐T1DM病人长期使用。

（2）每天1次中效或长效胰岛素方案，不推荐T1DM病人使用每天1次的胰岛素注射方案，仅少数蜜月期病人短期内通过每天使用1次中效或长效胰岛素来控制血糖。

4.胰岛素的剂量

（1）每天所需胰岛素总量：一般来说，缓解阶段T1DM病人每日胰岛素总量通常＜0.5U/（kg·d），青春期前儿童通常需要0.7～1.0U/（kg·d），青春期需求可能使胰岛素量大幅上升，超过1.0U/（kg·d），甚至高达2.0U/（kg·d）。对儿童和青少年而言，胰岛素的“正确”剂量是达到最佳血糖控制而不引起明显低血糖反应，同时能保障其正常的生长发育。

（2）初始胰岛素剂量的设定：强化多次胰岛素注射治疗方案中，中效或长效胰岛素可能占日总剂量的30%～50%，其余的50%～70%的常规或超短效胰岛素分配在三餐前给药。初始时可以按照三餐1/3、1/3、1/3分配。使用胰岛素泵治疗的病人，初始推荐剂量为0.4～0.5U/（kg·d），将全天胰岛素总量的50%设定为基础率，剩余胰岛素按比例分配至三餐。

（3）胰岛素剂量的调整：病人必须在专业医师指导下进行胰岛素剂量调整。当初始胰岛素治疗，血糖剧烈波动，频繁发生低血糖，应激状态，月经前后，妊娠期，治疗方案变动（如胰岛素泵与多次皮下注射胰岛素治疗转化），饮食和运动等生活方式发生改变时，应注意及时就诊以调整胰岛素剂量。

**（二）医学营养治疗**

1.医学营养治疗的目标与原则

（1）通过日常食物的合理搭配来维持膳食营养平衡，保证各种所需营养素的合理摄入。

（2）纠正代谢紊乱，通过平衡饮食与合理营养，以控制血糖、补充优质蛋白质和预防其他必需营养素缺乏，确保病人保持最佳生长和发育过程。

（3）通过调整能量的摄入与消耗来保持适宜的体重及腰围。

（4）选择适当的食物品种和进食方式以减少血糖的波动，并预防各种急、慢性并发症。

（5）尽早养成维持终身健康的饮食习惯并提高生活质量，改善整体健康水平。

2.能量控制　糖尿病饮食治疗中的“总量控制”原则是指需针对病人每日所摄入的食物总能量进行控制。成年T1DM病人基本能量的摄入水平按每千克理想体重25～30kcal/d计算，再根据病人的体型、体力活动量及应激状况等调整为个体化的能量推荐值。

儿童T1DM病人全日能量摄入的计算可采用下面公式：总热量（kcal）＝1000＋年龄×（100～70）（括号中的系数100～70，即1～3岁儿童按100，3～6岁按90，7～10岁按80，大于10岁者按70分别计算）。成年T1DM病人三大生热营养素占总能量的推荐比例与健康成年人基本相同；学龄前儿童病人三大生热营养素的比例可参照同龄健康儿童膳食营养素参考摄入量执行。

3.蛋白质　肾功能正常的成年T1DM病人，推荐膳食蛋白质摄入量与健康成年人基本相同，一般可占总能量比例的10%～15%或以每千克标准体重1g为宜，但所占总能量比例最高不超过20%；妊娠、儿童病人的膳食蛋白质摄入水平应适当提高。

4.脂肪　中国居民膳食指南推荐脂肪应占全日总能量比例的20%～30%；推荐人均居民烹调油的用量应小于25g/d。

5.糖类　糖尿病病人的比例50%～60%；除2岁内的儿童外，糖类应主要来自全谷类、豆类、蔬菜、水果及乳类食物；成年T1DM病人每天糖类总量不应低于130g。极低糖类膳食可导致脂质代谢异常，不推荐使用。

6.无机盐及微量元素　每日食盐消耗量应控制在6g以内。

7.维生素　病情未得到控制的T1DM病人一般存在维生素特别是水溶性维生素的负平衡或缺乏，可以在代谢控制不佳时根据病人情况给予短期补充。

**（三）运动治疗**

1.运动治疗的适应证及禁忌证

（1）运动治疗的适应证：病情稳定的病人均应参加多种形式的有氧运动。

（2）运动治疗的禁忌证：①合并各种急性感染；②酮症或酮症酸中毒未纠正；③空腹或餐前血糖≥13.9mmol/L；④频发低血糖时；⑤严重的糖尿病肾病、严重的糖尿病视网膜病变及严重的糖尿病神经病变及有心血管疾病风险未控制的病人。

2.运动的方式、强度、时间和频率

（1）运动方式与强度：糖尿病病人可选择轻至中等或稍强度的有氧运动方式，轻度有氧运动包括购物、散步、做操、太极拳等；中度运动包括快走、慢跑、骑车、爬楼梯、健身操等；稍强度运动包括跳绳、爬山、游泳、球类、舞蹈等。

糖尿病病人运动时感觉周身发热，出汗即可，绝不可大汗淋漓。

（2）运动的时间与频率：开始运动的时间一般在餐后0.5～1h，每天至少1次；每次运动的时间约30～60min，包括运动时5～10min的热身运动及结束前的10min的整理运动。

3.运动治疗的注意事项

（1）运动的原则：为循序渐进、量力而行、持之以恒，保证安全。

（2）预防低血糖：T1DM病人需要温暖的社会支持和关怀，病人及其家人、同事、其学校或幼儿园的老师，应充分了解病人的病情及治疗方式，知晓如何预防、识别和应对低血糖。尤其患儿在进行体育运动时，要注意运动前血糖的监测和运动前的加餐。病人应随身携带葡萄糖片或易吸收的糖类。

**（四）社会心理关怀**

T1DM会给患儿及其家庭带来沉重的社会心理压力。部分患儿家长焦虑、抑郁情绪明显，给患儿的治疗和成长带来了巨大的负面影响，导致病人自暴自弃，依从性差，治疗效果差，寿命缩短。国外一些国家（如澳大利亚）非常重视T1DM病人的心理干预，在社区建立心理服务中心，专门为病人及其家人进行心理咨询和辅导，并定期对学校的医务人员和教师进行糖尿病相关知识的培训，使其掌握常用的糖尿病救助知识，使病人在日常生活中得到科学温暖的关怀和帮助。

## 九、并发症

**（一）糖尿病急性并发症**

1.糖尿病酮症酸中毒　本病起病急，病程通常小于24h，多数病人起病时有多尿、烦渴、乏力等糖尿病症状加重或首次出现，如未及时治疗，可进一步出现恶心、呕吐、食欲减退等症状，少数病人可出现腹痛。随着病情的进展，病人可出现不同程度的意识障碍，甚至昏迷。体检时可发现病人有脱水现象，部分病人呼气中有烂苹果味。实验室检查可见尿糖、尿酮体呈强阳性；血糖升高，一般在16.7～33.3mmol/L；血酮体升高，多在4.8mmol/L；血pH和二氧化碳结合力及$HCO_3$下降，阴离子间隙明显增大。

2.高血糖高渗状态　起病隐匿，从发病到出现典型临床表现一般为1～2周，多见于60岁以上老年2型糖尿病病人。初期仅表现为多饮、多尿、乏力等糖尿病症状加重，随着病情进展，可出现严重脱水和中枢神经系统损害。因其早期症状不典型，易被病人及家人忽视，因此多因意识障碍于急诊就诊。实验室检查可见尿糖强阳性，尿酮体阴性或弱阳性；血糖≥33.3mmol/L；血酮体正常或略高；有效血浆渗透压明显升高，一般≥350mmol/L。

3.乳酸性酸中毒　多发生于大量服用双胍类药物或伴有全身性疾病的病人，起病较急，病人有深大呼吸、神志模糊、木僵、昏迷等症状。血乳酸浓度是诊断乳酸性酸中毒的特异性指标，乳酸浓度多超过5mmol/L，有时可达35mmol/L。

**（二）糖尿病慢性并发症**

1.糖尿病肾病　根据糖尿病肾病的病程和病理生理演变过程，Mogensen建议把糖尿病肾病分为以下五期：

（1）肾小球高滤过和肾脏肥大期：这种初期改变与高血糖水平一致，血糖控制后可以得到部分缓解。本期没有病理组织学损伤。

（2）正常白蛋白尿期：肾小球滤过率（GFR）高出正常水平。肾脏病理表现为肾小球基底膜增厚，系膜区基质增多，运动后尿白蛋白排出率（UAE）升高（＞20μg/min），休息后恢复正常。如果在这一期能良好的控制血糖，病人可以长期稳定处于该期。

（3）早期糖尿病肾病期：GFR开始下降到正常。肾脏病理出现肾小球结节样病变和小动脉玻璃样变。UAE持续升高至20～200μg/min，从而出现微量白蛋白尿。本期病人血压升高。

（4）临床糖尿病肾病期：病理上出现典型的K-W结节。持续性大量白蛋白尿（UAE＞200μg/min）或蛋白尿大于500mg/d，约30%病人可出现肾病综合征，GFR持续下降。该期的特点是尿蛋白不随GFR下降而减少。病人一旦进入Ⅳ期，病情往往进行性发展，如不积极加以控制，GFR将平均每个月下降1ml/min。

（5）终末期肾衰竭：GFR＜10ml/min。尿蛋白量因肾小球硬化而减少。尿毒症症状明显，需要透析治疗。

以上分期主要基于1型糖尿病肾病，2型糖尿病肾病则不明显。

2.糖尿病眼部并发症

（1）糖尿病性视网膜病变：视网膜毛细血管的病变表现为动脉瘤、出血斑点、硬性渗出、棉绒斑、静脉串珠状、视网膜内微血管异常，以及黄斑水肿等。广泛缺血会引起视网膜或视盘新生血管、视网膜前出血及牵拉性视网膜脱离。糖尿病可引起两种类型视网膜病变，增殖性和非增殖性视网膜病变。糖尿病性视网膜病变是主要致盲眼病之一。与非增殖性视网膜病变相比，增殖性视网膜病变对视力的危害性更大，其可导致严重视力下降甚至完全失明。

（2）其他：与糖尿病相关的常见眼病，还有葡萄膜炎和白内障。

3.糖尿病足

（1）早期：感觉改变通常呈袜套样表现，首先累及肢体远端，然后向近端发展。轻触觉、本体感觉、温度觉和疼痛感知的共同减弱；运动神经病变表现为足内在肌萎缩，出现爪状趾畸形；自主神经受累表现为皮肤正常排汗、温度及血运调节功能丧失，导致局部组织柔韧性降低，形成厚的胼胝以及更易破碎和开裂。

（2）后期：继上述早期神经病变引起的症状外，还可出现溃疡、感染、骨髓炎、Charcot关节病等。

4.糖尿病性心脏病　糖尿病病人冠状动脉病变常为弥漫性血管狭窄程度严重，可表现为心绞痛、心肌梗死、心源性休克、猝死等。由于糖尿病病人常存在自主神经病变，所以无症状的冠心病较为常见，多表现为疲乏、劳力性呼吸困难、胃肠道症状等非典型症状，易被漏诊和误诊。糖尿病心肌病变可导致心肌收缩力降低，心脏扩大，逐渐发生心力衰竭。

5.糖尿病性脑血管病

（1）脑动脉硬化：病程在5年以上的糖尿病病人脑动脉硬化的发生率可达70%，主要表现为头痛、头晕、失眠、健忘、注意力不集中、情绪不稳定等神经衰弱症状。神经系统体格检查多无阳性体征。

（2）无症状脑卒中：指无临床症状或症状轻微，未引起注意，从而未被揭示或未被认定的脑卒中。其中无症状脑梗死（包括腔隙性脑梗死和非腔隙性脑梗死）占74%，无症状脑出血约占26%。

6.糖尿病下肢血管病变　通常是指下肢动脉性病变（Perpheral artery disease，下肢动脉性病变），又称为下肢动脉闭塞性病变，由于下肢血管的动脉粥样硬化而导致的动脉狭窄、闭塞，严重者可发生下肢远端组织缺血坏死。糖尿病合并下肢动脉性病变是导致病人足部溃疡和下肢截肢，特别是高位截肢和再次截肢的主要原因，同时下肢动脉性病变作为全身动脉硬化的一个标志，常与其他大血管并发症共存。临床表现为间歇性跛行；足抬高时苍白，下垂时红紫为严重缺血的重要体征。抬高试验阳性；静脉充盈时间延长；足部动脉为足背动脉和胫后动脉搏动减弱或不能触及；ABI≤0.90；经皮氧分压＜30mmHg；下肢动脉的超声检查包括肢体动脉的形态学观察、频谱分析，还可显示动脉内斑块，下肢动脉病变严重，特别是有明显狭窄（超过70%）或阻塞性病变时，多普勒检查具有重要意义。下肢CTA检查，具有检查速度快、空间分辨率高等优势，是评价血管动脉硬化程度的重要方法。

7.糖尿病周围神经病变　为糖尿病神经病变中最常见的类型，超过50%的病人可能有症状，表现为烧灼样疼痛、电击样或针刺样感觉、感觉过敏和麻木，常在夜间加重，累及足部和手部时呈袜子手套样分布。也有部分病人无症状，仅在神经系统检查时可发现异常。在以下5项检查中，有2项或2项以上异常，就可诊断为糖尿病周围神经病变：

（1）温度觉异常。

（2）振动觉异常。

（3）膝反射消失。

（4）尼龙丝检查，足部感觉减退或消失。

（5）神经传导速度（NCV）有2项或2项以上减慢。

8.自主神经病变　较常见，影响胃肠、心血管、泌尿生殖系统功能。临床表现为瞳孔改变（缩小且不规则、光反射消失、调节反射存在），排汗异常（无汗、少汗或多汗），胃排空延迟（胃轻瘫）、腹泻（饭后或午夜）、便秘等，直立性低血压、持续心动过速、心搏间距延长等，以及残尿量增加、尿失禁、尿潴留、阳痿等。

## 十、基层医疗机构健康管理

### （一）基层筛查方法及流程

见图6-2-2

### （二）基层首诊

如病人诉口干，多饮，多尿和体重下降等“三多一少”症状，以及直接表现为脱水，循环衰竭或昏迷等酮症酸中毒的病人。立即进行血糖及尿酮体检测，明确诊断后积极进行降糖、纠酮、补液、纠正电解质紊乱等治疗，观察生命体征变化，进行糖尿病教育，指导病人饮食、运动。

### （三）转诊标准

1.基层医院　1型糖尿病诊断明确，已经制定好血糖控制方案，病人（或监护人/亲属/照护人员）知晓及掌握控制方案。按照临床诊疗路径动态评估治疗效果。下述情况经治疗无好转甚至恶化者转至上级医院：

（1）已经使用胰岛素治疗并经过积极调整血糖不达标，随机血糖＞16.7mmol/L。

（2）反复发生低血糖的病人。

（3）血糖波动大的病人。

（4）反复发生酮症和（或）酮症酸中毒的病人。

（5）1型糖尿病合并严重并发症或伴发病的病人。

（6）基层医院认为诊断或治疗有困难的病人。

（7）儿童1型糖尿病。

（8）1型糖尿病合并妊娠。

2.上级医院　各种重症1型糖尿病以及有严重合并

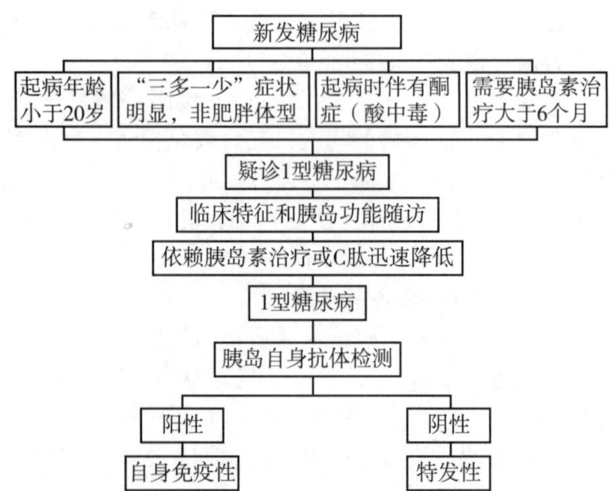


图6-2-2　糖尿病基层筛查方法及流程

症者应在上级医院救治。在病情稳定后可转到下级医院继续治疗和随诊。

**（四）下转后健康管理注意事项**

定期检测血糖，每3个月复查血常规、血脂、肝功能、肾功能、血糖，糖化血红蛋白、尿微量蛋白，自诊断之日后第五年开始每年复查眼底、血管彩超，感觉神经功能评估。根据并发症的情况决定复查的频率。如遇感染、应激、外伤等情况，及时就诊。

# 第3章　2型糖尿病

## 一、流行病学

随着我国经济的飞速发展，人民生活水平的不断提高，30多年来，我国成人糖尿病患病率显著增加。1980年全国14省市30万人的流行病学资料显示，糖尿病的患病率为0.67%。1994～1995年全国19省市21万人的流行病学调查显示，25～64岁的糖尿病患病率为2.28%，糖耐量异常（IGT）患病率为2.12%。2013年我国慢性病及其危险因素监测显示，18岁及以上人群糖尿病患病率为10.4%。肥胖人群糖尿病患病率升高了2倍；为诊断的糖尿病病人占总数的63%。

## 二、定义

2型糖尿病是指以胰岛素抵抗为主伴胰岛素相对不足或胰岛素分泌不足为主伴胰岛素抵抗的一类糖尿病。

## 三、病因和发病机制

### （一）遗传因素

遗传因素在2型糖尿病的病因中较1型更明显。2型糖尿病为多个基因和多个环境因素共同参与并相互作用的复杂病。

### （二）环境因素

流行病学研究表明，肥胖、高热量饮食、体力活动不足及增龄是2型糖尿病最主要的环境因素，高血压、血脂异常等因素也会增加患病风险。

### （三）早期营养不良与2型糖尿病

胎儿、新生儿及婴儿期低体重是早期营养不良的反映，其后果是：影响胰腺发育而导致胰岛细胞数目减少；且易发生内脏型肥胖及脂肪肝等继而产生胰岛素抵抗；在长期胰岛素抵抗重压下易发生B细胞功能衰竭。

### （四）其他因素

现有研究中，提出的中枢胰岛素抵抗致胰岛功能失调、肠道菌群改变及脂毒性致慢性炎症反应等学说都有一些证据与2型糖尿病的发病有关。

2型糖尿病的发病涉及胰岛素作用和胰岛素分泌两个方面的缺陷，两者与遗传因素和环境因素均有关，环境因素通过遗传因素起作用。

## 四、临床症状和体征

糖尿病的临床表现常被描述为“三多一少”，即多尿、多饮、多食和体重减轻。可有皮肤瘙痒，尤其外阴瘙痒。血糖升高较快时可使眼房水、晶体渗透压改变而引起屈光改变致视力模糊。值得注意的是，由于2型糖尿病缓慢起病血糖逐渐升高，许多病人发病早期无任何症状，仅于健康检查或因各种疾病就诊化验时发现高血糖，延误了治疗时机。因此糖尿病又被称为“隐形的杀手”。

## 五、实验室检查及其他辅助检查

### （一）糖代谢异常严重程度或控制程度的检查

*1.尿糖测定*　尿糖阳性是诊断糖尿病的重要线索。对于临床体检见到的尿糖阳性病人须建议病人进一步进行血糖检测。

*2.血糖测定和OGTT*　血糖升高是诊断糖尿病的主要依据，又是判断糖尿病病情和控制情况的主要指标。当病人空腹血糖高于正常范围，而又未达到诊断糖尿病标准时，须进行OGTT。

*3.糖化血红蛋白（HbA1c）和糖化血浆白蛋白测定。*

### （二）胰岛B细胞功能检查

胰岛素和（或）C肽释放试验；可见第二时相胰岛素分泌高峰后延，峰值降低。胰岛素数值须与对应时间点血糖数值同步分析，评估病人胰岛功能。

### （三）并发症检查

根据病情需要，定期行血脂、肝肾功能、糖化血红蛋白、糖化白蛋白等常规检查，心脏、肝、肾、脑、眼底及神经系统的各项辅助检查等。急性严重代谢紊乱时需行酮体、电解质、酸碱平衡等检查。

### （四）有关病因和发病机制的检查

GAD抗体、IAA及IA-2抗体的联合检测；胰岛素敏感性检查；基因分析等有助于与1型糖尿病和特殊类型糖尿病进行鉴别诊断。

## 六、诊断

### （一）诊断线索

1.多尿、口干、多饮、体重下降等“三多一少”症状。

2.以糖尿病的并发症或伴发病首诊的病人。原因不明的酸中毒、失水、昏迷、休克；反复发作的皮肤疖或痈、尿路感染、真菌性阴道炎、结核病等；血脂异常、高血压、冠心病、脑卒中、肾病、视网膜病变、周围神经炎、下肢坏疽以及代谢综合征等。

3.高危人群。年龄超过40岁；IGR［IFG和（或）IGT］；超重（BMI≥24kg/$m^2$）或肥胖（BMI≥28kg/$m^2$）和（或）中心型肥胖（男性腰围≥90cm，女性腰围≥85cm）；静坐的生活方式；一级亲属中有2型糖尿病家族史；有妊娠期糖尿病史的妇女；高血压；血脂异常；动脉粥样硬化性心血管疾病病人；有一过性类固醇糖尿病病史者；多囊卵巢综合征病人或伴有与胰岛素抵抗相关的临床状态；长期接受精神病药物和（或）抗抑郁药物治疗和他汀类药物治疗的病人。

### （二）诊断标准

1.糖尿病诊断是基于空腹静脉血浆葡萄糖（FPG）、任意时间或OGTT中2h血浆葡萄糖值（2hPG）。糖尿病的诊断标准为：糖尿病症状加任意时间血浆葡萄糖≥11.1mmol/L（200mg/dl），或FPG≥7.0mmol/L（126mg/dl），或OGTT 2h PG≥11.1mmol/L（200mg/dl）。需重复确认一次，诊断才能成立。诊断标准参见总论。

2.对于无糖尿病症状、仅一次血糖值达到糖尿病诊断标准者，必须在另一天复查核实而确定诊断。

### （三）鉴别诊断

见表6-3-1。

## 七、治疗

T2DM治疗须遵循早期、科学、合理、个体化的治疗原则。治疗目标为纠正代谢紊乱，消除症状、防止或延缓并发症的发生，延长寿命，降低病死率，提高病人生活质量。糖尿病治疗的5架马车分别为：糖尿病教育、饮食治疗、运动疗法、药物治疗和血糖监测。

### （一）糖尿病健康教育

健康教育是糖尿病治疗的基石。通过糖尿病教育，希望病人能够掌握糖尿病相关知识，配合医生进行治疗及定期的并发症检查，掌握低血糖及其他特殊情况下的应对措施。糖尿病教育包括一对一教育，小组教育，家庭式教育，科普讲座等多种形式。可以根据所在医疗机构的特点和人员优势开展不同形式的教育活动，已达到最佳的治疗效果。如趣味运动会、游园会、知识竞赛，超市采购比赛，烹饪比赛等新颖的教育形式也被广大病人所喜爱。

### （二）医学营养治疗（饮食治疗）

对T2DM病人，在合适的总热量、食物成分、规则的餐次安排等措施基础上，配合药物治疗有利于更好的控制病情。对T2DM病人，尤其是肥胖或超重者，医学营养治疗有利于减轻体重，改善糖、脂代谢紊乱和高血压及减少降糖药物剂量。

1.医学营养治疗的目标　糖尿病医学营养治疗的目标：

（1）维持健康体重。超重/肥胖病人减重的目标是3～6个月减轻体重的5%～10%。消瘦者应通过合理的营养计划达到并长期维持理想体重。

（2）供给营养均衡的膳食，满足病人对微量营养

**表6-3-1　糖尿病鉴别诊断**

| | 1型糖尿病 | 2型糖尿病 | 单基因突变糖尿病 |
|---|---|---|---|
| 起病年龄 | 6月龄至成年人 | 常见于青春期后 | 新生儿或青春期后 |
| 临床特点 | 急性起病 | 慢性或急性起病 | 慢性或急性起病 |
| 自身免疫 | 存在 | 否 | 否 |
| 酮症 | 常见 | 少见 | 仅新生儿常见 |
| 血糖 | 高 | 不定 | 不定 |
| 肥胖 | 与普通人群相似 | 常见 | 与普通人群相似 |
| 黑棘皮 | 无 | 有 | 无 |
| 在青少年中的比例 | 80%～90% | 小于10% | 1%～2% |
| 父母患糖尿病的比例 | 2%～4% | 80% | 90% |

素的需求。达到并维持理想的血糖水平，降低HbA1c水平。减少心血管疾病的危险因素。

2.膳食营养因素。

（1）能量：糖尿病前期或糖尿病病人应当接受个体化能量平衡计划，目标是，既要达到或维持理想体重，又要满足不同情况下营养需求。制订每日总热量：首先按性别、年龄和身高计算理想体重，理想体重=身高（cm）−105；然后根据理想体重和劳动强度计算每日所需总热量。成人卧床休息状态，每日每千克理想体重给予热量25～30kcal，轻度体力劳动30～35kcal，中度体力劳动35～40kcal，重体力劳动40kcal以上。不推荐2型糖尿病病人长期接受极低能量（＜800kcal/d）的营养治疗。

（2）脂肪：膳食中由脂肪提供的能量应占总能量的20%～30%。饱和脂肪酸摄入量不应超过饮食总能量的7%，尽量减少反式脂肪酸的摄入。

（3）糖类：膳食中糖类所提供的能量应占总能量的50%～65%。对糖类的数量、质量的体验是血糖控制的关键环节。

（4）蛋白质：肾功能正常的糖尿病病人，蛋白质的摄入量可占供能比的15%～20%，保证优质蛋白质比例占1/3。推荐蛋白摄入量0.8～1.2g/（kg・d）.临床糖尿病肾病病人应减少蛋白质的摄入量［0.8g/（kg・d）］。已开始透析的病人，蛋白摄入量可适当增加。蛋白质来源应以优质动物蛋白为主，必要时可补充复方α-酮酸制剂。

（5）饮酒：不推荐糖尿病病人饮酒。若饮酒应计算酒精中所含的总能量。女性一天饮酒的酒精量不超过15g，男性不超过25g（15g酒精相当于350ml啤酒、150ml葡萄酒或45ml蒸馏酒）。每周不超过2次。应警惕酒精可能诱发的低血糖，避免空腹饮酒。

（6）膳食纤维：豆类、富含纤维的谷物类（每份食物≥5g纤维）、水果、蔬菜和全谷物食物均为膳食纤维的良好来源。提高膳食纤维摄入对健康有益。建议糖尿病病人达到膳食纤维每日推荐摄入量，即10～14g/1000kcal。

（7）钠：食盐摄入量限制在每天6g以内，每日钠摄入量不超过2000mg，合并高血压病人更应严格限制摄入量。同时应限制摄入含钠高的调味品或食物。

（8）微量营养素：糖尿病病人容易缺乏B族维生素、维生素C、维生素D及铬、锌、硒、镁、铁、锰等多种微量营养素，可根据营养评估结果适量补充。

**（三）运动治疗**

运动治疗在2型糖尿病病人的综合管理中占重要地位。2型糖尿病病人运动时应遵循以下原则：

1.运动治疗应在医师指导下进行。运动前要进行必要的评估，特别是心肺功能和运动功能的医学评估（如运动负荷试验等）。

2.成年2型糖尿病病人每周至少150min（如每周运动5d，每次30min）中等强度的有氧运动。

3.中等强度的体育运动包括：快走、打太极拳、骑车、乒乓球、羽毛球和高尔夫球。

4.如无禁忌证，每周最好进行2～3次抗阻运动（两次锻炼间隔≥48h），锻炼肌肉力量和耐力。锻炼部位应包括上肢、下肢、躯干等主要肌肉群，训练强度为中等。

5.运动项目要与病人的年龄、病情及身体承受能力相适应，并定期评估，适时调整运动计划。记录运动日记，有助于提升运动依从性。

6.空腹血糖＞16.7mmol/L、反复低血糖或血糖波动较大、有DKA等急性代谢并发症、合并急性感染、增殖性视网膜病变、严重肾病、严重心脑血管疾病（不稳定性心绞痛、严重心律失常、一过性脑缺血发作）等情况下禁忌运动，病情控制稳定后方可逐步恢复运动。

**（四）病情监测**

定期监测血糖，并建议病人应用便携式血糖仪进行自我监测血糖；每3～6个月定期复查A1C。每年1～2次全面复查，了解血常规、血脂、肝肾功能，以及心、肾、神经、颈动脉、下肢动脉和眼底情况，尽早发现并发症，及早治疗。

**（五）口服药物治疗**

1.促胰岛素分泌剂

（1）磺脲类：第一代已很少应用，第二代SUs有格列本脲、格列吡嗪、格列齐特、格列喹酮和格列苯脲等。SUs的主要作用为刺激胰岛B细胞分泌胰岛素。

适应证：SUs作为单药治疗主要选择应用于新诊断的T2DM非肥胖病人、用饮食和运动治疗血糖控制不理想时。

禁忌证或不适应证：T1DM，有严重并发症或晚期B细胞功能很差的T2DM，儿童糖尿病，孕妇、哺乳期妇女，大手术围术期，全胰腺切除术后，对SUs过敏或有严重不良反应者等。

不良反应：低血糖反应、体重增加、皮肤过敏反应、消化系统（上腹不适、食欲减退）等，偶见肝功能损害、胆汁淤滞性黄疸。

（2）格列奈类：此类药物是一类快速作用的胰岛素促分泌剂，可改善早相胰岛素分泌。降血糖作用快而短，主要用于控制餐后高血糖。低血糖症发生率较磺脲类低、程多发生于餐后3～4h。

适用于T2DM以餐后高血糖为主的病人。可单独或与二甲双胍、胰岛素增敏剂等联合使用。

禁忌证和不适应证与SUs相同。于餐前或进餐时口服。

2.双胍类　目前广泛应用的是二甲双胍。主要作用机制为减少肝糖异生及肝糖输出，促进无氧糖酵解，增加骨骼肌等组织摄取和利用葡萄糖，抑制或延缓胃肠道葡萄糖吸收，改善糖代谢。

（1）适应证：无明显消瘦的2型糖尿病病人及伴血脂异常、高血压或高胰岛素血症的病人，可单用或联合应用其他药物。在1型糖尿病病人与胰岛素联合应用，有可能减少胰岛素用量和血糖波动。

（2）禁忌证：肾、肝、心、肺功能减退及高热病人禁忌，慢性胃肠病、慢性营养不良、消瘦者不宜使用本药；T1DM不宜单独使用本药；T2DM合并急性严重代谢紊乱、严重感染、外伤、大手术、孕妇和哺乳期妇女等；对药物过敏或有严重不良反应者；酗酒者。肌酐清除率＜60ml/min时不宜应用本药。

（3）不良反应：消化道反应、皮肤过敏反应、乳酸性酸中毒等。

（4）临床应用：儿童不宜服用本药，除非明确为肥胖的T2DM及存在胰岛素抵抗。年老病人慎用，药量酌减，并监测肾功能。准备作静脉注射碘造影剂检查的病人应事先暂停服用双胍类药物。

3.噻唑烷二酮类（TZDs，格列酮类）　TZDs被称为胰岛素增敏剂，可增强胰岛素在外周组织的敏感性，减轻胰岛素抵抗。药物进入靶细胞后与核受体结合，激活PPAR-γ核转录因子，可调控多种影响糖、脂代谢的基因转录，使胰岛素作用放大。

TZDs可单独或与其他降糖药物合用治疗T2DM病人，尤其是肥胖、胰岛素抵抗明显者；不宜用于T1DM、孕妇、哺乳期妇女和儿童。

主要不良反应为水肿、体重增加，有心脏病、心力衰竭倾向或肝病者不用或慎用。本药单独应用不引起低血糖，但如与SUs或胰岛素合用，仍可发生低血糖。

4.α-葡萄糖苷酶抑制剂（AGI）　在小肠黏膜刷状缘竞争性抑制葡萄糖淀粉酶、蔗糖酶、麦芽糖酶和异麦芽糖酶，抑制糖类分解，延缓葡萄糖和果糖吸收，可降低餐后血糖。

适用于空腹血糖正常（或不太高）而餐后血糖明显升高者，可用于IGT病人，可单独用药或与其他降糖药物合用。

常见不良反应为胃肠反应，如腹胀、排气增多或腹泻。单用本药不引起低血糖，但如与SUs或胰岛素合用，可发生低血糖。通常无全身毒性反应，但对肝、肾功能不全者仍应慎用。不宜用于有胃肠功能紊乱者、孕妇、哺乳期妇女和儿童。

**（六）胰岛素治疗**

1.适应证　DKA、高血糖高渗状态和乳酸性酸中毒伴高血糖；各种严重的糖尿病慢性并发症；围术期、妊娠和分娩；B细胞功能明显减退者。

2.治疗原则和方法　胰岛素治疗应在综合治疗基础上进行。胰岛素剂量决定于血糖水平、B细胞功能缺陷程度、胰岛素抵抗程度、饮食和运动状况等，一般从小剂量开始，根据血糖水平逐渐调整。持续皮下胰岛素输注（胰岛素泵）是一种更为完善的强化胰岛素治疗方法（具体胰岛素种类和方案参见第一章）。

人工胰腺由植入体内的血糖感受器、微型电子计算机和胰岛素泵组成。葡萄糖感受器能敏感地感知血糖浓度的动态变化，将信息传给电子计算机，指令胰岛素泵输出胰岛素，模拟胰岛B细胞分泌胰岛素的模式。如此技术能广泛应用于临床，将会改变糖尿病病人的生活状态。

3.不良反应　有低血糖反应、水肿、胰岛素过敏反应、脂肪营养不良等。

**（七）胰升糖素样多肽（GLP）-1受体激动剂**

GLP-1受体激动剂通过激动GLP-1受体而发挥降低血糖的作用。GLP-1是一种在食物营养物质的刺激下，有肠道内分泌细胞合成分泌的肠促胰岛素，具有葡萄糖依赖性促胰岛素分泌的特性，还可通过抑制α细胞不适当的胰高糖素分泌，抑制食欲及延缓胃排空等多种途径参与血糖调节。GLP-1受体激动剂以葡萄糖浓度依赖的方式增强胰岛素分泌、抑制胰高糖素分泌，并能延缓胃排空，作用于摄食中枢来减少进食量，从而可有效降低血糖，降低体重，改善TG、血压。临床研究证实，利拉鲁肽可降低病人心血管事件风险。

1.适用于超重或肥胖的2型糖尿病病人。

2.禁忌证包括对本药过敏者，T1DM；DKA；晚期肾脏疾病或严重肾功能损害者；严重胃肠道疾病者。

3.常见不良反应为胃肠道症状（如恶心、呕吐等），主要见于初始治疗时，不良反应可随治疗时间延长逐渐减轻。

目前，国内上市GLP-1受体激动剂为艾塞那肽、利拉鲁肽、利司那肽和贝那鲁肽。

**（八）二肽基肽酶（DPP-4）抑制剂**

DPP-4抑制剂通过抑制DPP-4而减少GLP-1在体内的失活，使内源性GLP-1的水平升高。GLP-1以葡萄糖浓度依赖的方式增强胰岛素分泌，抑制胰高糖素分泌。在肾功能不全的病人中使用西格列汀、沙格列汀、阿格列汀和维格列汀时，应注意按照药物说明书来减少药物剂量。在有肝、肾功能不全的病人中使用利格列汀时不需要调整剂量。

1.适用于成人2型糖尿病病人，尤其是病程较短的病人。

2.禁忌用于DKA病人。不推荐用于妊娠期、哺乳期妇女和儿童及有胰腺炎病史者。

3.不良反应：咽炎、头痛、上呼吸道感染等；少见的不良反应包括超敏反应、血管神经水肿、肝酶升高、腹泻、咳嗽等。

目前在国内上市的DPP-4抑制剂为西格列汀、沙格列汀、维格列汀、利格列汀和阿格列汀。

**（九）钠-葡萄糖协同转运蛋白（SGLT）-2抑制剂**

SGLT-2抑制剂通过抑制肾脏近曲小管SGLT-2作用，使葡萄糖在近曲小管的重吸收减少，促进葡萄糖从肾脏排泄，从而达到降低血糖的作用，开辟了降糖治疗的新途径。临床研究证实，恩格列净可显著降低病人心血管风险及肾脏事件风险。

SGLT-2抑制剂在中度肾功能不全的病人可以减量使用。在重度肾功能不全病人中因降糖效果显著下降不建议使用。SGLT-2抑制剂的常见不良反应为生殖泌尿道感染，罕见的不良反应包括酮症酸中毒（主要发生在1型糖尿病病人）。可能的不良反应包括急性肾损伤（罕见）、骨折风险（罕见）和足趾截肢。

目前，在我国被批准临床使用的SGLT2抑制剂为达格列净、恩格列净和卡格列净。

## 八、并发症

**（一）糖尿病急性并发症**

1.*糖尿病酮症酸中毒*　本病起病急，病程通常小于24h，多数病人起病时有多尿、烦渴、乏力等糖尿病症状加重或首次出现，如未及时治疗，可进一步出现恶心、呕吐、食欲减退等症状，少数病人可出现腹痛。随着病情的进展，病人可出现不同程度的意识障碍，甚至昏迷。体检时可发现病人有脱水现象，部分病人呼气中有烂苹果味。实验室检查可见尿糖、尿酮体呈强阳性；血糖升高，一般在16.7～33.3mmol/L；血酮体升高，多在4.8mmol/L；血pH和二氧化碳结合力及$HCO_3$下降，阴离子间隙明显增大。

2.*高渗性高血糖状态*　起病隐匿，从发病到出现典型临床表现一般为1～2周，多见于60岁以上老年2型糖尿病病人。初期仅表现为多饮、多尿、乏力等糖尿病症状加重，随着病情进展，可出现严重脱水和中枢神经系统损害。实验室检查可见尿糖强阳性，尿酮体阴性或弱阳性；血糖明显升高，一般在33.3mmol/L以上；血酮体正常或略高；有效血浆渗透压明显升高，一般在350mmol/L以上。

3.*乳酸性酸中毒*　多发生于大量服用双胍类药物或伴有全身性疾病的病人，起病较急，病人有深大呼吸、神志模糊、木僵、昏迷等症状。血乳酸浓度是诊断乳酸性酸中毒的特异性指标，乳酸浓度多超过5mmol/L，有时可达35mmol/L。

**（二）糖尿病慢性并发症**

1.*糖尿病肾病*　根据糖尿病肾病的病程和病理生理演变过程，Mogensen曾建议把糖尿病肾病分为以下五期：

（1）肾小球高滤过和肾脏肥大期：这种初期改变与高血糖水平一致，血糖控制后可以得到部分缓解。本期没有病理组织学损伤。

（2）正常白蛋白尿期：肾小球滤过率（GFR）高出正常水平。肾脏病理表现为肾小球基底膜增厚，系膜区基质增多，运动后尿白蛋白排出率（UAE）升高（＞20μg/min），休息后恢复正常。如果在这一期能良好的控制血糖，病人可以长期稳定处于该期。

（3）早期糖尿病肾病期：GFR开始下降到正常。肾脏病理出现肾小球结节样病变和小动脉玻璃样变。UAE持续升高至20～200μg/min，从而出现微量白蛋白尿。本期病人血压升高。

（4）临床糖尿病肾病期：病理上出现典型的K-W结节。持续性大量白蛋白尿（UAE＞200μg/min）或蛋白尿大于500mg/d，约30%病人可出现肾病综合征，GFR持续下降。该期的特点是尿蛋白不随GFR下降而减少。病人一旦进入Ⅳ期，病情往往进行性发展，如不积极加以控制，GFR将平均每月下降1ml/min。

（5）终末期肾衰竭：GFR＜10ml/min。尿蛋白量因肾小球硬化而减少。尿毒症症状明显，需要透析治疗。以上分期主要基于1型糖尿病肾病。2型糖尿病可参考CKD分期，对病人进行风险评估。

目前，推荐DKD肾小球受损用尿白蛋白排泄率和肾小球滤过率（GFR）两个指标分别评估来判断病情，指导治疗。

2.*糖尿病眼部并发症*

（1）糖尿病性视网膜病变。视网膜毛细血管的病变表现为动脉瘤、出血斑点、硬性渗出、棉绒斑、静脉串珠状、视网膜内微血管异常，以及黄斑水肿等。广泛缺血会引起视网膜或视盘新生血管、视网膜前出血及牵拉性视网膜脱离。病人有严重的视力障碍。糖尿病可引起两种类型视网膜病变，增殖性和非增殖性视网膜病变。糖尿病性视网膜病变是主要致盲眼病之一。

（2）与糖尿病相关的常见眼病还有葡萄膜炎和白内障。

3.*糖尿病足*

（1）早期：感觉改变通常呈袜套样表现，首先累及肢体远端，然后向近端发展。轻触觉、本体感觉、温度觉和疼痛感知的共同减弱；运动神经病变表现为足内在肌萎缩，出现爪状趾畸形；自主神经受累表现为皮肤正常排汗、温度及血运调节功能丧失，导致局部组织柔韧性降低，形成厚的胼胝。

（2）后期。继上述早期神经病变引起的症状外，还可出现溃疡、感染、骨髓炎、Charcot关节病等。

4.*糖尿病性心脏病*　糖尿病病人冠状动脉病变常

为弥漫性的狭窄程度严重，可表现为心绞痛、急性冠脉综合征、心肌梗死、心源性休克、猝死等。值得注意的是，由于糖尿病病人常存在自主神经病变，所以无症状的冠心病较为常见，或表现为疲乏、劳力性呼吸困难、胃肠道症状等非典型症状。

5.糖尿病性脑血管病

（1）脑动脉硬化：病程在5年以上的糖尿病病人脑动脉硬化的发生率可达70%，主要表现为头痛、头晕、失眠、健忘、注意力不集中、情绪不稳定等神经衰弱症状。神经系统体格检查多无阳性体征。

（2）无症状脑卒中：指无临床症状或症状轻微，未引起注意，从而未被揭示或未被认定的脑卒中。其中无症状脑梗死（包括腔隙性脑梗死和非腔隙性脑梗死）占74%，无症状脑出血约占26%。

（3）糖尿病脑病：主要表现为记忆力减退、注意力下降、抽象思维和推理能力下降、视觉功能障碍，重者可发展为痴呆，伴发的神经心理学变化主要是抑郁，心理适应能力，情绪控制能力下降。

6.糖尿病下肢血管病变　通常是指下肢动脉性病变（Perpheral artery disease，下肢动脉性病变），又称为下肢动脉闭塞性病变，由于下肢血管的动脉粥样硬化而导致的动脉狭窄、闭塞，严重者可发生下肢远端组织缺血坏死。糖尿病合并下肢动脉性病变是导致病人足部溃疡和下肢截肢，特别是高位截肢和再次截肢的主要原因，同时下肢动脉性病变作为全身动脉硬化的一个标志，常与其他大血管并发症共存。临床表现为间歇性跛行；足抬高时苍白，下垂时红紫为严重缺血的重要体征。抬高试验阳性；静脉充盈时间延长；足部动脉为足背动脉和胫后动脉搏动减弱或不能触及；ABI≤0.90；经皮氧分压＜30mmHg；下动脉的超声检查包括肢体动脉的形态学观察、频谱分析，还可显示动脉内斑块，下肢动脉病变严重，特别是有明显狭窄（超过70%）或阻塞性病变时，多普勒检查具有重要意义。下肢CTA检查，具有检查速度快、空间分辨率高等优势，是评价血管动脉硬化程度的重要方法。

7.糖尿病周围神经病变　为糖尿病神经病变中最常见的类型，超过50%的病人可能有症状，表现为烧灼样疼痛、电击样或针刺样感觉、感觉过敏和麻木，常在夜间加重，累及足部和手部时呈袜子手套样分布。也有部分病人无症状，仅在神经系统检查时可发现异常。在以下5项检查中，有2项或2项以上异常，就可诊断为糖尿病周围神经病变：

（1）温度觉异常。

（2）振动觉异常。

（3）膝反射消失。

（4）尼龙丝检查，足部感觉减退或消失。

（5）神经传导速度（NCV）有2项或2项以上减慢。

8.自主神经病变　较常见，影响胃肠、心血管、泌尿生殖系统功能。临床表现为瞳孔改变（缩小且不规则、光反射消失、调节反射存在），排汗异常（无汗、少汗或多汗），胃排空延迟（胃轻瘫）、腹泻（饭后或午夜）、便秘等，直立性低血压、持续心动过速、心搏间距延长等，以及残尿量增加、尿失禁、尿潴留、阳痿等。

## 九、基层医疗机构健康管理

### （一）基层多发病与常见病的筛查方法及流程

见图6-3-1。

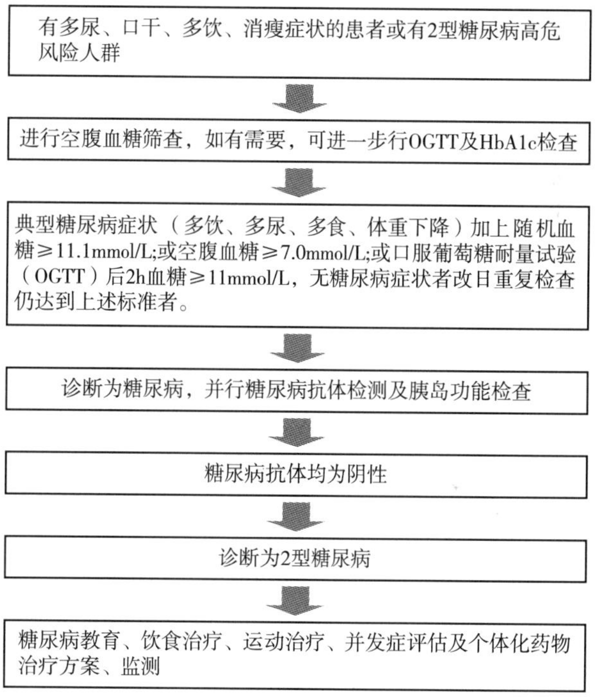

有多尿、口干、多饮、消瘦症状的患者或有2型糖尿病高危风险人群

进行空腹血糖筛查，如有需要，可进一步行OGTT及HbA1c检查

典型糖尿病症状（多饮、多尿、多食、体重下降）加上随机血糖≥11.1mmol/L;或空腹血糖≥7.0mmol/L;或口服葡萄糖耐量试验（OGTT）后2h血糖≥11mmol/L，无糖尿病症状者改日重复检查仍达到上述标准者。

诊断为糖尿病，并行糖尿病抗体检测及胰岛功能检查

糖尿病抗体均为阴性

诊断为2型糖尿病

糖尿病教育、饮食治疗、运动治疗、并发症评估及个体化药物治疗方案、监测

图6-3-1　基层糖尿病筛查流程

### （二）基层首诊

对于明确诊断的糖尿病病人应尽早开始进行糖尿病教育，评估病情并发症情况，制订个体化治疗方案，指导病人定期监测血糖及相关指标。

### （三）转诊标准

1.基层医院

初发糖尿病无急性及严重慢性并发症，随机血糖＜16.7mmol/L。但必须按照糖尿病临床诊疗路径动态评估治疗效果。如满足下列标准之一，转至上级医院：

（1）已经应用药物治疗，调整治疗方案后血糖仍然控制不佳，随机血糖＞16.7mmol/L者。

（2）排除饮食、运动等因素所致，反复发生低血糖者（包括脆性糖尿病）。

（3）妊娠期糖尿病。

（4）需要胰岛素泵治疗的病人。

（5）糖尿病分型有困难者。

（6）血糖波动大的病人。

（7）糖尿病急性并发症如酮症酸中毒伴意识障碍、高渗昏迷、急性乳酸酸中毒的情况下（生命体征平稳的情况下）。

（8）合并严重慢性并发症，病情不稳定的病人。

2.上级医院　2型糖尿病诊断困难者、2型糖尿病病人在基层医院治疗3～6个月仍不能达标者、血糖波动较大的难治性糖尿病病人，糖尿病急性并发症病人，以及有严重合并症者应在上级医院救治。病情好转或稳定后，可转到基层医院继续治疗和随诊。

**（四）下转后健康管理注意事项**

定期监测血糖，每3个月复查血常规、血脂、肝功能、肾功能、血糖，糖化血红蛋白、尿微量蛋白，每半年至1年复查眼底、血管彩超，感觉神经功能评估。如遇感染、应激、外伤等情况，及时就诊。病人每年于上级医院进行1次全面并发症评估。

# 第4章　成人甲状腺常见疾病的诊治

## 第一节　总　　论

### 一、成人甲状腺功能的特点

甲状腺（thyroid）是人体最大的内分泌腺。棕红色，分左右两叶，中间相连（称峡部），呈“H”形，20～30g。甲状腺位于喉下部气管上部的前侧，吞咽时可随喉部上下移动。甲状腺内含有许多大小不等的圆形或椭圆形腺泡。腺泡是由单层的上皮细胞围成，腺泡腔内充满胶质。胶质是腺泡上皮细胞的分泌物，主要成分为甲状腺球蛋白。腺泡上皮细胞是甲状腺激素的合成与释放的部位，而腺泡腔的胶质是激素贮存库。腺泡对碘有很强的聚集作用，人体每天从饮食摄取100～200μg碘，其中约有1/3碘进入甲状腺。

甲状腺分泌的有生物活性的激素有甲状腺素（又名四碘甲腺原氨酸，$T_4$）和三碘甲腺原氨酸（$T_3$）两种。它们是一组含碘的酪氨酸，它是以碘和酪氨酸为原料在甲状腺滤泡上皮细胞内合成。甲状腺滤泡上皮细胞有很强的摄取碘的能力。碘离子被摄入甲状腺腺泡上皮细胞后，在过氧化酶的作用下，迅速氧化为活化碘，然后经碘化酶的作用使甲状球蛋白中的酪氨酸残基碘化，生成一碘酪氨酸（MIT）和二碘酪氨酸（DIT）。再在缩合酶的作用下，将它们缩合成$T_4$或$T_3$。

甲状腺受到TSH的作用，释放甲状腺激素时，滤泡上皮细胞先通过吞饮作用把滤泡腔内的甲状球蛋白吞入滤泡上皮细胞，在溶酶体蛋白水解酶的作用下，使甲状球蛋白分解，解脱下来的$T_4$和$T_3$因能抗拒脱碘酶的作用，分子又小，可以透过毛细血管进入血液循环。甲状球蛋白分子上的$T_4$数量远远超过$T_3$，所以分泌的激素中$T_4$约占总量的90%，$T_3$分泌量较少，但是$T_3$活性大，是$T_4$的5倍。$T_4$每日分泌总量约96μg，$T_3$约30μg。$T_4$释放入血后，一部分与血浆蛋白结合，另一部分则呈游离状态（$FT_4$）在血中运输，两者之间可以互相转变，维持$T_4$、$T_3$在血液中的动态平衡，因为只有游离型，才能进入细胞发挥作用。$T_3$释放入血后，因为与血浆蛋白的亲和力小，主要以游离型（$FT_3$）存在。每天约有50%的$T_4$脱碘转变为$T_3$，故$T_3$的作用不容忽视。

### 二、甲状腺激素的生理作用

甲状腺激素的生理功能主要为：①促进新陈代谢，使绝大多数组织耗氧量加大，并增加产热。②促进生长发育，对长骨、脑和生殖器官的发育生长至关重要。③提高中枢神经系统的兴奋性。此外，还有加强和调控其他激素的作用及加快心率、加强心缩力和增加心排血量等作用。

## 第二节　成人甲状腺功能减退症的诊治

### 一、流行病学

甲状腺功能减退症（hypothyroidism，简称甲减）是由于甲状腺激素合成和分泌减少或组织利用不足而引起的全身代谢减低综合征。甲减的患病率与TSH诊断切点值、年龄、性别、种族等因素有关。国外报告甲减的患病率为5%～10%，亚临床甲减患病率高于临床甲减。根据2010年我国十城市甲状腺疾病患病率调查，以TSH＞4.2mIU/L为诊断切点，甲减的患病率为17.8%，其中亚临床甲减患病率为16.7%，临床甲减患病率为1.1%。女性患病率高于男性，随年龄增长患病率升高。我国甲减年发病率为2.9‰。

### 二、定义和分类

1. 定义　甲状腺功能减退症（hypothyroidism，简称甲减），是由于甲状腺激素合成和分泌减少或组织利用不足而引起的全身代谢减低综合征。

2.分类

（1）根据病变部位分类：原发性甲减；中枢性甲减；甲状腺激素抵抗综合征。

（2）根据甲状腺功能减低的程度分类：临床甲减和亚临床甲减。

（3）根据病变的病因分类：自身免疫性甲减、药物性甲减、$^{131}$I治疗后甲减、甲状腺手术后甲减、特发性甲减、先天性甲减等。

## 三、病因和发病机制

甲减病因复杂，以原发性者多见，其次为垂体性者，其他原因较少见。原发性甲减占全部甲减的约99%，其中自身免疫、甲状腺手术和甲亢$^{131}$I治疗三大原因占90%以上。中枢性甲减或继发性甲减是指由于下丘脑和垂体病变引起的促甲状腺激素释放激素（TRH）或者促甲状腺激素（TSH）产生和分泌减少所致的甲减。甲状腺激素抵抗综合征（RTH）是由于甲状腺激素在外周组织实现生物效应障碍引起的甲减。

## 四、临床症状和体征

本病发病隐匿，病程较长，不少病人缺乏特异症状和体征。主要表现以代谢率减低和交感神经兴奋性下降为主，病情轻的早期病人可以没有特异症状。典型病人畏寒、乏力、手足肿胀感、嗜睡、记忆力减退、少汗、关节疼痛、体重增加、便秘、女性月经紊乱或者月经过多、不孕。典型病人可有表情呆滞、反应迟钝、声音嘶哑、听力障碍，面色苍白、颜面和（或）眼睑水肿、唇厚舌大、常有齿痕，皮肤干燥、粗糙、脱皮屑、皮肤温度低、水肿、手足掌皮肤可呈姜黄色，毛发稀疏干燥、跟腱反射时间延长、脉率缓慢。少数病例出现胫前黏液性水肿。本病累及心脏可以出现心包积液和心力衰竭。重症病人可以发生黏液性水肿昏迷。

## 五、实验室及其他辅助检查

### （一）实验室检查

1.生化检查

（1）TH不足影响促红细胞生成素的合成，可至轻、中度正常细胞性正常色素性贫血；由于月经量多而致失血及铁缺乏可引起小细胞低色素性贫血；少数由于胃酸减少，内因子、维生素$B_{12}$和叶酸缺乏可致大细胞性贫血。

（2）原发性甲减病人的血胆固醇常升高，而继发性者正常或偏低。甘油三酯和LDL-C增高。血胡萝卜素增高。尿17-酮、17-羟皮质类固醇降低。糖耐量呈低平曲线。

2.血清甲状腺激素的测定及影响因素

正常成人血清$TT_4$水平为64～154nmol/L（5～12μg/dl）；$TT_3$为1.2～2.9nmol/L（80～190ng/dL）；$FT_4$为9～25pmol/L（0.7～1.9ng/dl）；$FT_3$为2.1～5.4pmol/L（0.14～0.35ng/dl）（不同实验室及试剂盒略有差异）。

甲减较重者$T_3$和$T_4$均降低。轻型甲减、甲减初期以$FT_4$下降为主。

3.血清TSH的推荐参考范围及影响因素　TSH参考值为0.3～4.2mIU/L。原发性甲减病人的TSH升高，垂体性和下丘脑性甲减病人的TSH正常或降低。

4.甲状腺自身抗体检测

（1）甲状腺自身抗体的检测-TPOAb：甲状腺过氧化物酶抗体（TPOAb）、甲状腺球蛋白抗体（TgAb）是确定原发性甲减病因的重要指标和诊断自身免疫甲状腺炎（包括桥本甲状腺炎、萎缩性甲状腺炎等）的主要指标。TPOAb阳性与甲减明显相关，在亚临床甲减人群中，高滴度TPOAb水平提示向临床甲减的进展。

（2）甲状腺自身抗体的检测-TgAb：TgAb的意义不如TPOAb。但研究发现TgAb单独阳性的女性中，血TSH水平也显著升高。因此，在TSH升高而TPOAb阴性者应该检测TgAb。

### （二）辅助检查

1.心功能检查。心肌收缩力下降，射血分数降低，左心室收缩时间间期延长。心电图示低电压，窦性心动过缓、T波低平或倒置，偶见P-R间期延长。有时出现房室分离、QT间期延长等。

2.骨龄延迟，骨化中心呈不均匀性斑点状有助于呆小症的早期诊断。

3.部分病人蝶鞍增大，必要时做垂体增强核磁，以除外下丘脑垂体肿瘤。

4.胸部X线片可见心影弥漫性增大，可伴心包或胸腔积液。

5.甲状腺核素扫描检查可发现异位甲状腺。

## 六、诊断与鉴别诊断

1.详细询问病史　如甲状腺手术史，$^{131}$I治疗史，桥本甲状腺炎病史和家族史等。

2.临床表现　甲减的临床表现缺乏特异性，轻型病例易被漏诊和误诊，症状主要表现以代谢率减低和交感神经兴奋性下降为主。

3.激素测定　血清TSH升高，$FT_4$/$TT_4$减低，原发性甲减即可诊断；血清TSH升高，$FT_4$/$TT_4$正常，诊断为亚临床甲减；血清TSH减低或正常，$FT_4$、$TT_4$减低，考虑中枢性甲减。需因进一步寻找病因。

4.其他　对于以贫血、水肿就诊的病人，须考虑甲状腺功能减退症可能，并进行甲状腺功能检查，避免漏诊和误诊。

见图6-4-1。

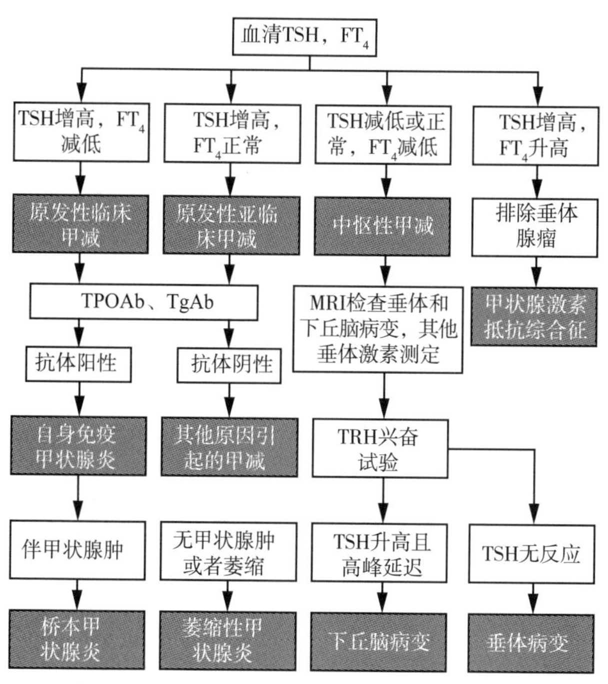


TSH.促甲状腺素；$FT_4$.液离甲状腺素；TgAb.甲状腺球蛋白抗体；IPOAb.甲状腺过氧化物酶抗体

图 6-4-1　甲状腺疾病鉴别诊断

## 七、原发性甲减的治疗

2017版指南推荐的治疗药物：L-$T_4$片剂、L-$T_3$、干甲状腺素片。左甲状腺素（L-$T_4$）是甲减的主要替代治疗药物，不推荐L-$T_4$之外的其他治疗药物作为首选替代药物。甲减替代治疗药物的剂量取决于病人的病情、年龄、体重，进行个体化治疗。成年人：每日50～200μg，平均125μg/d，如按照体重计算，每日1.6～1.8μg/kg。L-$T_4$片剂的胃肠吸收率可达70%～80%，半衰期约为7d，每日1次给药，便可获得稳定的血清$T_4$和$T_3$水平。

L-$T_4$的服药方法首选早饭前1h，与其他药物和某些食物的服用间隔应当在4h以上。肠道吸收不良及氢氧化铝、碳酸钙、考来烯胺、硫糖铝、硫酸亚铁、食物纤维添加剂等均可影响小肠对L-$T_4$的吸收。

补充L-$T_4$治疗初期，每间隔4～6周测定血清TSH及$FT_4$。治疗目标：甲减的症状和体征消失，血清TSH和$TT_4$、$FT_4$水平维持在正常范围。治疗达标后，至少需要每6～12个月复查1次上述指标。

## 八、亚临床甲减及其他特殊甲减的治疗

### （一）重度亚临床甲减（TSH≥10mIU/L）病人

主张给予L-$T_4$替代治疗，治疗的目标和方法与临床甲减一致；轻度亚临床甲减（TSH＜10mIU/L）病人，如果伴甲减症状、TPOAb阳性、血脂异常或动脉粥样硬化性疾病，应给予L-T4治疗。

### （二）中枢性甲减

由垂体TSH或下丘脑TRH合成和分泌不足而导致的甲状腺激素合成减少所致。继发于下丘脑和垂体的甲减，以血清$FT_4$、$TT_4$达到正常范围作为治疗的目标，不以TSH作为监测指标。

### （三）甲状腺激素抵抗综合征 RTH

当血清$T_4$、$T_3$水平升高，但是TSH不被抑制时，提示甲状腺激素抵抗综合征（RTH），要注意鉴别诊断。伴有甲减症状的RTH可选择甲状腺激素治疗。

## 九、黏液性水肿昏迷

是甲减的危重急症，病死率高，应积极救治。

1.补充甲状腺激素。首选$T_3$静脉注射，首次40～120μg，以后每6小时5～15μg，至病人清醒改为口服。或首次静注L-$T_4$100～300μg，以后每日注射50μg，待病人苏醒后改为口服。

2.吸氧、保温、保持呼吸道通畅、必要时行气管切开、机械通气。

3.氢化可的松静脉滴注，200～300mg/d，待病人清醒及血压稳定后减量。

4.根据需要补液，注意出入量及电解质、酸碱平衡。

5.控制感染，治疗原发病。

## 十、预后

甲减如及时诊断，合理治疗，定期监测甲状腺功能则预后较好。如未及时诊治，可至全身多系统受累，危及生命。

## 十一、基层医疗机构健康管理

### （一）甲状腺功能减退症的筛查方法及流程

见图6-4-2。

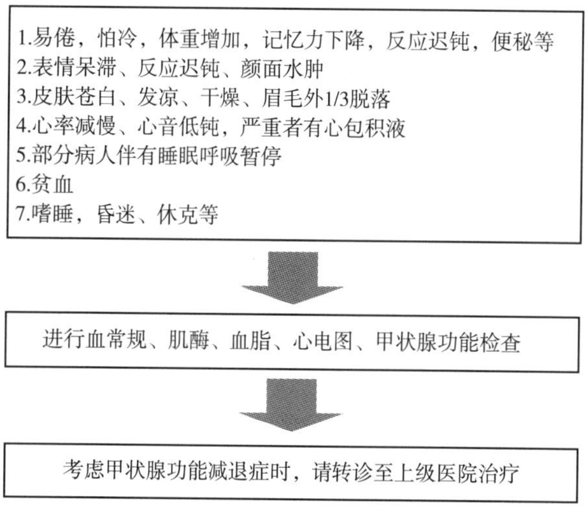

1.易倦，怕冷，体重增加，记忆力下降，反应迟钝，便秘等
2.表情呆滞、反应迟钝、颜面水肿
3.皮肤苍白、发凉、干燥、眉毛外1/3脱落
4.心率减慢、心音低钝，严重者有心包积液
5.部分病人伴有睡眠呼吸暂停
6.贫血
7.嗜睡，昏迷、休克等

进行血常规、肌酶、血脂、心电图、甲状腺功能检查

考虑甲状腺功能减退症时，请转诊至上级医院治疗

图 6-4-2　甲状腺功能减退症筛查方法及流程

**（二）基层首诊**

如遇病人主诉易倦、怕冷、体重增加、记忆力下降、反应迟钝、便秘、颜面水肿、表情呆滞、皮肤干燥皲裂、毛发脱落、贫血，嗜睡、心率减慢病人，请注意甲状腺功能减退症可能，请进行血常规、肌酶、血脂、心电图检查，并建议病人至上级医院进行甲状腺功能检查明确诊断。

**（三）转诊标准**

1.基层医院　在基层医院确诊的甲状腺功能减退者、既往健康、无器官功能障碍、无心包积液及神志障碍的普通病人可在基层医院治疗。但必须按照甲减临床诊疗路径动态评估治疗效果。

如满足下列标准之一，尤其是两种或两种以上条件并存时，转至上级医院：

（1）伴有慢性心、肾功能不全。

（2）伴有严重黏液性水肿者。

（3）伴有严重贫血者。

（4）伴有体温小于35℃，心率减慢，血压下降，神志不清甚至昏迷者。

（5）妊娠期甲减、儿童甲减者。

2.上级医院　各种重症甲减及有严重合并症者应在上级医院救治。在病情稳定，且无并发症者，可转到基层医院治疗和随诊。

**（四）下转后健康管理注意事项**

在上级医院确诊，且进行病情控制稳定的甲状腺功能减退症病人在社区治疗时，需建议病人定期监测心率、血压，定期检查心电图；每6个月复查甲状腺功能、血脂、肝功能、肾功能，每年复查甲状腺彩超，如症状加重或遇发热、感染、外伤等应激情况，请病人及时就诊。

# 第三节　甲状腺功能亢进症诊治

## 一、流行病学

Graves病多见于成年女性，男女之比为1∶4～6，以20～40岁多见，据统计，目前以甲亢为代表的多种甲状腺疾病悄悄吞噬着千万国人的健康，我们惊讶地发现，它已成为仅次于糖尿病的内分泌科第二大疾病。甲亢可发生于任何年龄，男女均可发病，但以中青年女性多见，大多数年龄在20～40岁，甲亢的发病率呈现逐年升高及低龄化的趋势，不同地区甲亢发病率不同。不同地区甲亢发病率也有差异，广东沿海等高碘地区甲亢发病率低，而内陆缺碘地区甲亢发病率高，碘营养充足后可使甲状腺功能减退症的发病率减少。近年甲状腺疾病呈现逐年递增的趋势，甲亢病人最多，占总病例人数的37.5%。众所周知，缺碘会引起甲状腺疾病，医学专家认为，为保障下一代的脑发育和人口素质，必须对碘缺乏地区居民实行碘盐强化，强化碘盐虽优点较多，但也要循序渐进，且必须正视食盐加碘所造成的负面影响。

## 二、定义

甲状腺毒症（thyrotoxicosis）指因多种病因导致血循环中甲状腺激素（TH）过多，引起以神经、循环、消化等系统兴奋性增高和代谢亢进为主要表现的临床综合征。甲状腺功能亢进症（hyperthyroidism，简称甲亢）是甲状腺本身产生过多TH所致的甲状腺毒症。

## 三、分类

引起甲亢的病因很多，临床上以弥漫性毒性甲状腺肿（Graves病）最常见，约占所有甲亢病人的85%。其次，为结节性甲状腺肿伴甲亢和亚急性甲状腺炎伴甲亢。其他少见的有碘甲亢，垂体性甲亢，滤泡状甲状腺癌。

## 四、病因

**（一）自身免疫**

Graves病突出特征是血中存在与甲状腺细胞反应的自身抗体，其中最主要的是TSH受体抗体（TRAb），TRAb的一种类型，TSH刺激性抗体（TSAb）与其受体结合，引起甲亢和甲状腺肿。

**（二）遗传因素**

部分病人有家族史，目前发现GD与组织相容性复合体（MHC）基因相关。

**（三）环境因素**

环境因素可能参与了GD的发生，如细菌感染、耶尔森肠杆菌、性激素、精神因素和应激等都对本病的发生发展有影响。

## 五、Graves病（简称GD）临床表现

**（一）甲状腺毒症表现**

1.高代谢综合征神经系统症状　病人常有疲乏无力、多汗、不耐热、低热；TH促进肠道糖的吸收，加速糖的氧化、利用和肝糖分解，可致糖耐量异常或加重糖尿病；蛋白质分解加速致负氮平衡、体重下降。骨骼代谢和骨胶原更新加速、尿钙磷、羟脯氨酸等排出量增加。

2.神经系统症状　多言好动、紧张失眠、焦虑烦躁、易激动、思想不集中等。有时出现幻觉，甚而亚躁狂症；伸舌和双手平举向前伸出时有细震颤，多腱

反射活跃，深反射恢复时间缩短。

3.心血管系统　心悸、心动过速多为持续性。心律失常以房性期前收缩较常见，其次为阵发性或持续性心房颤动，也可以为室性或交界性期前收缩，偶见房室传导阻滞。第一心音亢进，重症者常有心律失常，心脏扩大，心力衰竭等严重表现。收缩压升高、舒张压下降和脉压增大为甲亢的特征性表现，有时可出现毛细血管搏动、水冲脉等周围血管征。

4.消化系统　食欲亢进，体重却明显下降，过多甲状腺素可兴奋肠蠕动，以致大便次数增多，大便糖稀，可出现肝功能异常，转氨酶升高，偶伴黄疸。

5.肌肉骨骼系统　甲亢性肌病分急性和慢性两种。急性肌病与数周内出现吞咽困难和呼吸机麻痹。甲状腺毒症性周期性瘫痪主要见于亚洲年轻男性病人，主要累及下肢，常伴低钾血症。慢性肌病者主要累及近端肌群的肩、髋部肌群，部分累及远端肌群。

6.造血系统　可见白细胞总数偏低，淋巴细胞百分比和绝对值及单核细胞增多，血小板寿命也较短，有时可出现紫癜症，由于消耗增加营养不良和铁的利用障碍，偶可引起贫血。

7.生殖系统　女性病人常有月经减少，周期延长，甚至闭经，但部分病人仍能妊娠、生育。男性多阳痿，偶见乳房发育。

8.皮肤、毛发及肢端表现　皮肤光滑细腻，温暖湿润，颜面潮红。部分病人色素减退，出现白癜风、毛发脱落或斑秃。在少数病人中尚可见到指端软组织肿胀，呈杵状形，掌指骨骨膜下新骨形成，以及指或趾甲变薄，形成凹形、匙形甲，指甲末端邻近游离边缘部分和甲床分离现象。

9.小部分病人有典型对称性黏液性水肿　多见于小腿胫前下段，有时也可见于足背和膝部，面部、上肢甚而头部。初起时呈暗紫红色皮损，皮肤粗厚、韧实，以后呈片状或结节状叠起，毛囊变粗，皮肤呈橘皮样改变。最后呈树皮状，可伴继发感染和色素沉着，甚至出现皮肤的片状白癜风表现，称为指端粗厚。

10.甲亢危象　是甲状腺毒症急性加重的表现，主要诱因为感染、应激、$^{131}$I治疗及甲状腺手术前准备不充分等。临床表现，为原有甲亢症状加重，高热、体温可达40℃或更高，大汗、心悸、心率常在140次/分以上，恶心呕吐，腹痛腹泻，烦躁，甚而谵妄，严重病人可有心力衰竭、休克及昏迷等。死亡原因多为高热虚脱、心力衰竭、肺水肿及严重水、电解质代谢紊乱。

**（二）甲状腺肿**

甲状腺弥漫性肿大，质软，无压痛，随吞咽上下移动。甲状腺血流增多，触及震颤和闻及血管杂音为GD的特异性体征。少数病人无甲状腺肿。

**（三）眼征**

GD的眼部表现分为两种。

1.非浸润性突眼，又称良性突眼，占大多数。一般属对称性，有时一侧突眼先于另一侧。主要因交感神经兴奋眼外肌群和上睑肌张力增高所致。眼征有以下几种：眼裂增宽。少瞬和凝视。眼球内侧聚合不能或欠佳。眼向下看时，上眼睑因后缩而不能跟随眼球下落。眼向上看时，前额皮不能皱起。

2.Graves眼眶病（GO），又称内分泌性突眼、眼肌麻痹性突眼症或恶性突眼，其发生与眶周组织的自身免疫炎症反应有关，主要由于眼外肌和球后组织体积增加、淋巴细胞浸润和水肿所致。GO男性多见，甲亢与GO可同时发生、先后发生；约5%GO病人不伴甲亢。

## 六、实验室检查

**（一）TSH测定**

甲状腺功能改变时，TSH的变化较$T_3$、$T_4$迅速而显著，目前，普遍采用的敏感TSH检测方法测得的TSH是筛查甲亢的首选指标，尤其是对亚临床甲亢的诊断有重要意义。

**（二）甲状腺激素测定**

包括总$T_4$（$TT_4$）、总$T_3$（$TT_3$）和游离$T_4$（$FT_4$）、游离$T_3$（$FT_3$）。甲亢初期、复发早期，$T_3$上升往往更快，$T_4$上升较缓。$T_3$为早期GD治疗中疗效观察及停药后复发的较敏感指标。

**（三）TRAb**

未经治疗的GD病人，血TRAb阳性检出率可达80%～100%，是鉴别甲亢病因、诊断GD的指标之一，对判断病情活动、治疗后是否停药、停药后是否复发有指导作用。

## 七、辅助检查

**（一）$^{131}$I摄取率**

是诊断甲亢的传统方法，目前已经被敏感的TSH测定技术所代替。甲亢时，$^{131}$I摄取率表现为总摄取量增加，摄取高峰前移。

**（二）影响检查**

多普勒彩色血流现象是甲状腺血流弥漫性分布，血流量明显增加，血流阻力降低。眼部CT和MRI主要用于评价眼外肌受累的程度。

**（三）甲状腺放射性核素扫描**

对于甲状腺自主高功能腺瘤有诊断意义。肿瘤区浓聚大量核素。肿瘤区外甲状腺组织和对侧甲状腺无核素吸收。

## 八、诊断与鉴别诊断

### （一）甲亢的诊断

检测甲状腺功能，确定有无甲状腺毒症　临床上，遇到不明原因的体重下降、低热、腹泻、手抖、心动过速、心房纤颤、肌无力、月经紊乱、闭经等均应考虑甲亢的可能；对疗效不满意的糖尿病、结核病、心力衰竭、冠心病、肝病等，也要排除合并甲亢的可能性。

甲亢的诊断有赖于甲状腺功能检查。TSH降低和TH升高，可以考虑甲亢；仅$T_3$升高而$T_4$正常可考虑$T_3$型甲亢；仅$T_4$升高而$T_3$正常可考虑$T_4$型甲亢；TSH降低，$T_3$正常可$T_4$正常，在排除下丘脑-垂体疾病、甲状腺功能正常的病态综合征后，可诊断为亚临床甲亢。当发现$FT_4$升高反而TSH正常或升高时，应注意垂体TSH腺瘤或甲状腺激素不敏感综合征的可能。

### （二）GD的诊断标准

1.甲亢。

2.甲状腺呈弥漫性肿大或者无肿大。

3.Graves眼病。

4.TRAb阳性，其他甲状腺自身抗体如TPOAb、TgAb阳性亦有提示作用。

5.胫前黏液性水肿。

具备前两项者诊断即可成立，后三项为辅助条件。

### （三）鉴别诊断

GD与破坏性甲状腺毒症的鉴别：破坏性甲状腺毒症如亚急性甲状腺炎、无痛性甲状腺炎，两者均有高代谢表现、甲状腺肿和血清甲状腺激素水平升高；但是，两者摄$^{131}$I率降低可以和GD相鉴别。亚急性甲状腺炎尚伴有颈前疼痛。

## 九、Graves病的治疗方法

### （一）抗甲状腺药物（ATD）治疗

1.ATD治疗是甲亢的基础治疗

（1）优势：疗效较肯定，非破坏性治疗，药源性甲减可逆，可避免手术风险和辐射暴露，方便、经济、使用较安全。

（2）不足：疗程长，治愈率低（初次药物治疗的治愈率约为50%），停药后复发率高（50%～60%），需频繁监测甲状腺功能，可并发肝脏损害和粒细胞减少症。

ATD分为硫脲类和咪唑类。硫脲类有丙硫氧嘧啶（PTU）和甲硫氧嘧啶（MTU），咪唑类有甲巯咪唑（MMI，他巴唑）和卡比马唑（CMZ，甲亢平）。目前常用MMI和PTU。两类药物都可抑制甲状腺过氧化物酶活性，抑制碘化物形成活性碘，影响酪氨酸残基碘化，抑制甲状腺素合成。大量PTU可阻抑$T_4$在外周组织转换为$T_3$。PTU与蛋白结合紧密，通过胎盘以及进入乳汁的量均少于MMI。

2.ATD治疗甲亢的规范用药及疗程

（1）初治期：甲巯咪唑初始用量30～40mg/日（每日1次顿服或分3次口服）或PTU300～450mg/日（分3次口服），每4周复查甲状腺功能。依病情逐步调整剂量，至病情缓解或血TH基本恢复正常时减量。

（2）减量期：每2～4周减药1次，MMI每次减5～10mg，PTU每次减50～100mg，每4周复查甲状腺功能，减至最小维持剂量。

（3）维持期：MMI5～10mg/d或更少，PTU50～100mg/d。总疗程应在12～18个月，短于12个月复发率增加，长于18个月亦不能显著增加缓解率。

3.ATD的不良反应　ATD的不良反应发生率1%～5%，他巴唑和PTU均可引起。

轻微不良反应包括：皮疹、风疹、瘙痒、关节痛、发热、胃肠道反应、白细胞减少等多数为一过性，有时无需停药。

4.ATD治疗期间的重点监测指标及注意事项

（1）肝功能：出现痒疹、黄疸、大便颜色变浅、尿色加深、关节痛、腹痛或腹胀、食欲减退、恶心或疲乏时，需监测肝功能。

（2）白细胞：出现发热、咽痛立即查白细胞，白细胞＜$4.0\times10^9$/L但中性粒细胞＞$1.5\times10^9$/L时减量不停药，加升白药物；中性粒细胞＜$1.5\times10^9$/L时需停药。

治疗前，检测肝功能和白细胞分类计数是为了便于判断这些指标的异常是由甲亢本身引起还是ATD治疗引起。

5.甲亢停药指标及病情缓解的判定

（1）停药指标。ATD治疗12～18个月，TRAb阴性，血清TSH及甲状腺激素正常。

（2）病情缓解的判定。停药1年，血清TSH及甲状腺激素正常者。

6.甲亢复发的治疗　继续长期服用ATD，继续低剂量［MMI（2.5～10mg）/日］治疗12～18个月，放射性碘（RAI）治疗（ATD治疗失败或过敏）。

手术治疗（中、重度甲亢复发，复发者甲状腺较大）。

### （二）其他药物

1.β受体阻滞剂　解除儿茶酚胺效应，可与ATD联合治疗，普萘洛尔还具有抑制$T_4$向$T_3$转化的作用。

2.复方碘液　仅用于术前准备和甲状腺危象。

3.碳酸锂　抑制TH分泌，常短期用于对硫脲类和咪唑类药物不能耐受者。

### （三）放射性碘（RAI）治疗

利用甲状腺高度摄取碘的能力和$^{131}$I释放β射线毁损甲状腺滤泡上皮细胞而减少TH分泌。

1.优势　避免手术风险和ATD的潜在副作用。

2.不足　破坏性治疗，发生不可逆甲减，需终身替代治疗；可加重Graves眼病。

**（四）外科手术治疗**

1.优势　快速和完全控制甲亢，避免放射线暴露和ATD的潜在副作用。

2.不足　破坏性治疗，发生不可逆的甲减，需终身替代治疗；存在术后并发症的风险。

## 十、基层医疗机构健康管理

**（一）基层多发病与常见病的筛查方法及流程**

见图6-4-3。

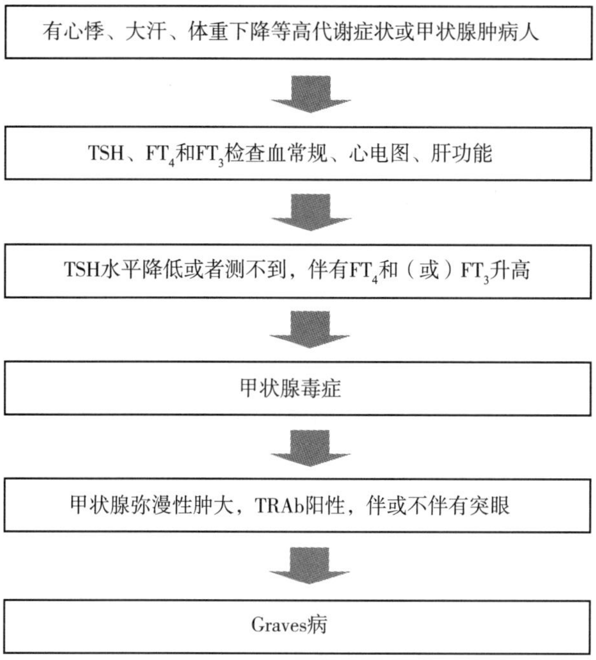

有心悸、大汗、体重下降等高代谢症状或甲状腺肿病人

TSH、$FT_4$和$FT_3$检查血常规、心电图、肝功能

TSH水平降低或者测不到，伴有$FT_4$和（或）$FT_3$升高

甲状腺毒症

甲状腺弥漫性肿大，TRAb阳性，伴或不伴有突眼

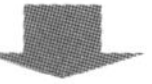

Graves病

**图6-4-3　基层多发病与常见病筛查方法及流程**

**（二）基层首诊**

临床上，遇到不明原因的体重下降、低热、腹泻、手抖、心动过速、心房纤颤、肌无力、月经紊乱、闭经等均应考虑甲状腺功能亢进的可能；进行甲状腺功能、血常规、血糖、肝功能、心电图及甲状腺彩超检查。明确诊断后按治疗原则进行治疗，用药后，每周复查血常规，四周复查肝功能。定期复查甲状腺功能以调整药物剂量。

**（三）转诊标准**

1.基层医院　在上级医院已经确诊的甲状腺功能亢进症、既往健康、无器官功能障碍、高热及突眼的普通病人可在一级医院或门诊治疗。但必须按照甲亢临床诊疗路径动态评估治疗效果。

如满足下列标准之一，尤其是两种或两种以上条件并存时，转至上级医院：

（1）伴有慢性心、肾功能不全。

（2）伴有严重低钾血症及肢体活动障碍者。

（3）伴有严重突眼。

（4）伴有严重肝功能损伤者。

（5）伴有血细胞异常者（如白细胞及中性粒细胞减低、血红蛋白减低、血小板减少等）。

（6）伴有严重胫前黏液性水肿者。

（7）妊娠期甲亢，儿童甲亢者。

（8）伴有以下情况之一者：

①高热＞39℃。

②心率快140～240次/分。

③心房颤动、心房扑动，厌食、恶心、呕吐、腹泻，体重锐减。

④大汗淋漓烦躁不安，呼吸急促。

⑤肺水肿。

（9）休克、昏迷等。

2.上级医院　各种重症甲亢及有严重合并症者应在上级医院救治。在病情稳定，且无并发症者，可转到基层医院治疗和随诊。

**（四）下转后健康管理注意事项**

在上级医院确诊且进行病情控制稳定的的Graves病病人在社区治疗时，需建议病人注意休息，避免劳累，定期监测心率、血压，定期检查心电图；每个月复查甲状腺功能、血糖、血常规、肝功能，定期复查甲状腺彩超，如症状加重或遇发热、感染、外伤等应激情况，请病人及时就诊。

# 第七部分　免疫系统疾病

## 第1章　类风湿性关节炎

### 一、流行病学

流行病学调查显示，类风湿性关节炎的全球发病率为0.5%～1%，中国大陆地区发病率为0.32%～0.36%，类风湿性关节炎可发生于任何年龄，80%发病于35～50岁，女性病人约3倍于男性。

### 二、定义

类风湿关节炎（rheumatoidarthritis，RA）是一种以侵蚀性、对称性多关节炎为主要表现的慢性、全身性自身免疫性疾病。病变可累及所有含滑膜的关节，以手、足最常见。其病理特征是滑膜增生和向外生长，增生的炎症组织（血管肉芽翳）破坏关节和关节周围组织，引起关节畸形和功能障碍。

### 三、病因和发病机制

尚不明确，可能与以下因素有关。

**（一）环境因素**

未证实有导致本病的直接感染因子，但目前认为一些感染如细菌、支原体、病毒可能通过感染激活T、B等淋巴细胞，从而影响RA的发病和病情进展。

**（二）遗传易感性**

目前，认为RA的发病与遗传因素密切相关。RA的遗传基础与HLA-DR4相关。

**（三）免疫紊乱**

该病的主要发病机制。类风湿关节炎可能是免疫介导的炎症反应，如TNF-α、IL-1、IL-6、IL-8等细胞因子引发的一系列炎症反应均参与RA的发生过程。

### 四、临床表现

前驱症状：RA多起病缓慢隐匿，在出现明显关节症状前可出现乏力、全身不适、低热、体重下降、食欲下降、肌肉酸痛等症状。

**（一）关节表现**

1.*关节晨僵*　占95%以上，病变关节在夜间或日间静止不动后出现僵硬的感觉，至少持续1h，经活动或温暖后晨僵可减轻或消失，晨僵时间与关节炎严重性呈正比，可作为疾病活动指标之一。

2.*关节疼痛与压痛*　是最早的症状，疼痛常伴压痛。最常见部位为腕、掌指关节、近端指间关节，其次是足趾、踝、膝、肘、肩等关节。多呈对称性、持续性，时轻时重，伴有压痛。

3.*关节肿胀*　多由关节腔内积液和周围软组织炎引起，病程长者可因滑膜肥厚引起。常见部位为腕关节、近端指间关节、掌指关节、膝关节，也多为对称性。

4.*关节畸形*　多为晚期表现，关节周围的肌肉萎缩、痉挛。常见畸形

（1）腕和肘关节强直、掌指关节半脱位。

（2）爪型手。

（3）天鹅颈样畸形。

（4）扣眼畸形。

（5）“望远镜”手等。

5.*特殊关节受累*

（1）颈椎：常见于颈1～颈4的小关节和寰枢关节，有颈痛和颈活动受限，治疗后可好转。

（2）肩、髋关节：周围软组织丰富，很难发现关节肿胀。常见为关节局部疼痛和活动受限。髋关节还可表现为臀部及下腰部疼痛。

6.*关节功能障碍分为四级*　Ⅰ级：能照常进行日常生活和各项工作；Ⅱ级：可进行一般的日常生活和某种职业工作，但对参与其他项目活动受限；Ⅲ级：可进行一般的日常生活，但参与某种职业工作或与其他项目活动受限；Ⅳ级：日常生活的自理和参与工作的能力均受限。

**（二）关节外表现**

1.*类风湿结节*　本病较常见的关节外表现，占20%～30%。好发于关节隆突部及经常受压部位的皮下，如前臂伸侧、肘部鹰嘴突附近、枕、骶部、跟腱等。

2.类风湿血管炎　主要累及动脉，为坏死性血管炎，可伴血栓形成，少数引起局部组织坏死或溃疡。可发生于任一系统，指甲下和指端的小血管炎易查见。

3.肺

（1）肺间质病变：是最常见的肺病变，占30%，常无症状，部分有气促和肺功能不全。

（2）肺内类风湿结节：肺内出现单个或多个结节。结节有时液化，咳出后形成空洞。

（3）胸膜炎：占10%。为单侧或双侧少量胸腔积液，偶为大量胸腔积液。胸腔积液为渗出液，糖含量很低。

4.心脏　心包炎：是最常见的心脏受累表现，多无症状，约30%出现少量心包积液。

5.胃肠道　可有上腹部不适、恶心、食欲缺乏、疼痛、甚至黑便等症状，多与服用非甾体类抗风湿药物有关，很少由类风湿关节炎本身引起。

6.肾　本病很少累及肾脏，偶有轻微膜性肾病、肾小球肾炎等。

7.神经　神经受压是RA病人出现神经系统病变的常见原因。

8.血液

（1）贫血：多为轻至中度，小细胞低色素性贫血。贫血可因RA本身所致或服用非甾体抗炎药引起消化道出血所致。

（2）Felty（费尔蒂）综合征：RA伴有脾肿大、中性粒细胞减少，有的甚至有贫血和血小板减少。

9.继发干燥综合征　占30%～40%，经唇黏膜活检、唾液腺ECT及抗SSA和抗SSB抗体等检查，诊断为干燥综合征。

## 五、实验室及其他辅助检查

**（一）实验室检查**

1.血象　有轻至中度贫血，活动期病人血小板增多，白细胞计数及分类多正常。

2.红细胞沉降率、C-反应蛋白　明显增高，且ESR和CRP均能反映滑膜炎症活动性。

3.自身抗体

（1）类风湿因子（RF）：常规临床测得的是IgM型RF，活动期阳性率达70%，滴度与RA活动性和严重性成正比。RF特异性差，对RA诊断有局限性，RF阳性者必须结合临床才能诊断本病。

（2）抗角蛋白抗体谱：包括抗核周因子（APF）抗体、抗角蛋白抗体（AKA）、抗聚角蛋白微丝蛋白抗体（AFA）、抗环瓜氨酸肽抗体（抗CCP），靶抗原为细胞基质的聚角蛋白微丝蛋白，RF、AKA及抗CCP抗体联合检测，可将RA诊断率提高至95%以上。

4.免疫复合物和补体　70%病人血清中出现各种类型的免疫复合物，尤其是活动期和RF阳性的病人。

5.关节滑液　正常关节滑液≤3.5ml。关节炎症时：滑液量增加，滑液中白细胞明显增多，可达（2000～75 000）$\times 10^6$/L，以中性为主，黏度差，含糖量低于血糖。

**（二）影像学检查**

1.关节X线检查　对RA诊断、关节病变分期、病变演变有重要意义，早期可见关节周围组织肿胀影，关节骨质疏松（Ⅰ期）；进而关节间隙变窄（Ⅱ期）；关节面出现虫蚀样改变（Ⅲ期）；晚期可见关节半脱位和关节破坏后的纤维性和骨性强直（Ⅳ期）。

2.其他影像学检查　CT：早期骨质、MRI：显示关节软组织早期病变、ECT：全身骨骼及关节情况、关节彩超：滑膜炎、骨侵蚀灶、骨糜烂、积液等均有诊断意义。

类风湿关节炎评分见表7-1-1，2009年ACR/EULAR RA分类标准见表7-1-2。

**表7-1-1　类风湿关节炎评分**

| 关节受累情况（0～5分） | |
|---|---|
| 1个大、中关节 | 0 |
| 2～10个大、中关节 | 1 |
| 1～3个小关节 | 2 |
| 4～10个小关节 | 3 |
| 至少1个为小关节，受累关节数超过10个 | 5 |
| 血清学（0～3分） | |
| RF或抗CCP抗体均阴性 | 0 |
| RF或抗CCP抗体至少1项低滴度阳性 | 2 |
| RF或抗CCP抗体至少1项高滴度阳性 | 3 |
| 滑膜炎持续时间（0～1分） | |
| ＜6周 | 0 |
| ＞6周 | 1 |
| 急性时相反应物 | |
| CRP或ESR均正常 | 0 |
| CRP或ESR增高 | 1 |

表7-1-2　2009年ACR/EULAR RA分类标准

| 必要条件： |
|---|
| 1. 至少一个关节肿痛并有滑膜炎证据（临床、超声或MRI） |
| 2. 未分化关节炎中需排除其他疾病引起的关节炎症状和体征 |
| 其他条件： |
| 1. 血清学（抗CCP抗体和RF） |
| 2. 受累关节种类（小或大关节）和数量 |
| 3. 滑膜炎病程 |
| 4. 急性炎症产物（ESR和CRP） |
| 诊断步骤： |
| 1. 满足2项必要条件，有放射学典型RA骨破坏改变，可明确诊断为RA |
| 2. 无放射学典型RA骨破坏改变者需进入RA分类评分系统（如下评分表）。总评分大于6分则提示为确定的RA |

## 六、诊断与鉴别诊断

在类风湿关节炎的诊断过程中，应注意与骨关节炎、痛风性关节炎、反应性关节炎、银屑病关节炎和其他结缔组织病（系统性红斑狼疮、干燥综合征、硬皮病等）所致的关节炎相鉴别。

### （一）骨关节炎

在50岁以上，主要累及膝、脊柱等负重关节。活动时，关节痛加重，可在远端指间关节出现赫伯登（Heberden）结节和近端指关节出现布夏尔（Bouchard）结节时，易被视为滑膜炎。通常无游走性疼痛，大多数病人红细胞沉降率正常，类风湿因子阴性或低滴度阳性。X线示关节间隙狭窄、关节边缘呈唇样增生或骨疣形成。

### （二）痛风

痛风性关节炎多见于中老年男性，常呈反复发作，好发部位为单侧第一跖趾关节或跗关节，也可侵犯膝、踝、肘、腕及手关节，通常血尿酸水平增高，慢性痛风性关节炎可在关节和耳廓等部位出现痛风石。

### （三）银屑病关节炎

银屑病关节炎以手指或足趾远端关节受累为主，也可出现关节畸形，但类风湿因子阴性，且伴有银屑病的皮肤或指甲病变。

### （四）强直性脊柱炎

该病有以下特点：

1.青年男性多见。

2.主要侵犯骶髂关节及脊柱，外周关节受累多以下肢不对称关节受累为主，常有肌腱端炎。

3.90%～95%病人HLA-B27阳性。

4.类风湿因子阴性。

5.骶髂关节及脊柱的X线改变对诊断极有帮助。

### （五）结缔组织病所致的关节炎

干燥综合征、系统性红斑狼疮均可有关节症状，且部分病人类风湿因子阳性，但它们都有相应的特征性临床表现和自身抗体。

### （六）其他

对不典型的以单个或少关节起病的类风湿关节炎要与感染性关节炎（包括结核感染）、反应性关节炎和风湿热相鉴别。

## 七、预防和治疗

### （一）一般性治疗

休息、急性期关节制动、恢复期关节功能锻炼、物理疗法等。

### （二）药物治疗

1.*非甾体抗炎药*（NSAID）　具有镇痛抗炎作用，应与改变病情抗风湿药同服。

2.*改变病情抗风湿药*　主要包括甲氨蝶呤、来氟米特、柳氮磺吡啶、羟氯喹和氯喹，其中甲氨蝶呤可作为RA的首选用药。

3.*生物制剂*　TNF-α拮抗剂、IL-6拮抗剂、IL-1拮抗剂等。

4.*糖皮质激素*　具有强大抗炎作用，采用小剂量、短疗程原则。

5.*植物药*　如雷公藤总苷、青藤苷、白芍总苷等。

## 八、预后

10%在短期发作后可自行缓解，不留后遗症，15%在1～2年内就有关节和骨的明显破坏，大多数病人呈缓解与发作交替的过程，并有轻重不等的关节畸形和功能破坏。

## 九、基层医疗机构健康管理

### （一）基层首诊

表现为缓慢而隐袭发病。在出现明显的关节症状前常有数周的低热、乏力、全身不适、体重下降的症状，以后逐渐出现典型的关节症状。少数为急性起病，在数天内出现多个关节症状。化验可见红细胞沉降率和类风湿因子异常可诊断。

急性期卧床休息，根据病人症状、体征选择合理用药，如症状无法缓解，进一步治疗。

### （二）转诊标准

既往健康、无关节外表现的RA病人确诊后可在有风湿免疫科的基层医院进行治疗，经治疗无好转甚至恶化或治疗过程中出现药物不良反应（如消化性溃疡、肝肾功能受损及骨髓抑制等）需转至上级医院进行治疗。

**（三）下转后健康管理注意事项**

1.保持心情愉悦，注意休息，优质蛋白饮食，注意保暖，加强功能锻炼。

2.定期监测RF、血常规、红细胞沉降率、血糖、肝功能、肾功能等指标。

3.定期对病人随访，询问病人用药及预后情况，功能恢复状态等。

# 第2章　骨关节炎

## 一、流行病学概述

患病率和年龄、性别及地理等因素有关。如45岁以下女性患病率仅2%，而45～65岁则为30%，65岁以上达68%。55岁以下男女受累关节分布相同，而高龄男性髋关节受累多于女性，手骨关节炎则女性多见。黑种人骨关节炎比白种人多见，中国人髋关节OA患病率低于西方人。

## 二、定义

骨关节炎（osteoarthritis，OA），也称退行性关节病、骨质增生、骨关节病，是由于关节软骨完整性破坏以及关节边缘软骨下骨板病变，导致关节症状和体征的一组异质性疾病。

## 三、分类

按是否明确病因，可分为原发性（特发性）和继发性OA；按关节分布可分为局限性和全身性OA；按是否伴有症状可分为症状性和无症状性（放射学）OA。

## 四、病因和发病机制

### （一）病因

可能与病人自身易感性，即一般易感因素，以及导致特殊关节、部位生物力学异常的环境因素即机械因素有关。

1.*一般易感因素*　包括遗传因素、高龄、肥胖、性激素、骨密度、过度运动，吸烟及存在其他疾病等。

2.*机械因素*　如创伤、关节形态异常、长期从事反复使用某些关节的职业或剧烈的文体活动等。

### （二）发病机制

对本病发病机制的了解还不充分。过去认为导致本病的主要原因是关节软骨消耗磨损，或者所谓“退行性变”。但这种观点不能解释本病发生、发展的全过程。近年来对软骨的结构、生化组成及代谢变化的认识增多。主要有：

1.软骨基质合成和分解代谢失调。

2.软骨下骨板损害使软骨失去缓冲作用。

3.关节内局灶性炎症。

## 五、临床表现

临床表现随累及关节而异。一般起病隐匿，进展缓慢。主要临床表现是局部关节及其周围疼痛、僵硬及病情进展后出现的骨性肥大、功能障碍等。

### （一）症状

1.*疼痛*　疼痛是本病的主要症状，也是导致功能障碍的主要原因。特点为隐匿发作、持续钝痛，多发生于活动以后，休息可以缓解。随着病情进展，关节活动可因疼痛而受限，甚至休息时也可发生疼痛。

2.*晨僵和黏着感*　晨僵提示滑膜炎的存在。但和类风湿关节炎不同，时间比较短暂，一般不超过30min。黏着感指关节静止一段时间后，开始活动时感到僵硬，如粘住一般，稍活动即可缓解。上述情况多见于老年人下肢关节。

3.*其他症状*　随着病情进展，可出现关节挛曲、不稳定、休息痛、负重时疼痛加重。由于关节表面吻合性差、肌肉痉挛和收缩、关节囊收缩，以及骨刺或关节鼠引起机械性闭锁可发生功能障碍。

### （二）体征

1.*关节肿胀*　因局部骨性肥大或渗出性滑膜炎引起，可伴局部温度增高、积液和滑膜肥厚，严重者可见关节畸形、半脱位等。

2.*压痛和被动痛*　受累关节局部可有压痛，伴滑膜渗出时更加明显，有时虽无压痛，但被动运动时可发生疼痛。

3.*关节活动弹响（骨摩擦音）*　以膝关节多见。检查方法：病人坐位、检查者一手活动膝关节，另一手按在所查关节上，大节活动时可感到“咔嗒”声。可能为软骨缺失和关节面欠光整所致。

### （三）常见受累关节及其临床特点

1.手　手OA多见于中、老年女性，以远端指间关节最常累及，也可见于近端指间关节和第一腕掌关节。疼痛和压痛不太明显。特征性表现为指间关节背面内、外侧有骨样肿大结节，位于远端指间关节者称Heberden结节，位于近端指间关节者称Bouchard结节。

2.膝 膝OA早期以疼痛和僵硬为主，单侧或双侧交替，多发生于上下楼时。体格检查可见关节肿胀、压痛、骨摩擦音及膝内翻畸形等。少数病人关节周围肌肉萎缩，多为失用性。

髌骨关节OA也称髌骨软化，主要发生在青年人，与创伤有关。

3.髋 髋关节OA多见于年长者，男性患病率较高。主要症状为隐匿发生的疼痛，可放射至臀外侧、腹股沟、大腿内侧，有时可集中于膝而忽略真正病变部位。体格检查可见不同程度的活动受限和跛行。

4.足 足OA以第一跖趾关节最常见。症状可因穿过紧的鞋子而加重。关节炎可引起肿胀和疼痛。体征可见骨性肥大和外翻。跗骨关节也可累及。

5.脊柱 脊柱OA包括骨突关节OA和椎间盘退行性变，骨突关节OA和椎间盘退行性变是两个不同的病理过程。骨突关节OA和其他关节OA相同，椎间盘退行性变多伴有椎体唇样骨赘，两者密切相关，常同时存在，以颈、腰段多见。表现为局部疼痛、僵硬，久坐或久站后加重。疼痛可向臀部或下肢放射。伸展时疼痛加重多提示骨突关节病变，屈曲时加重多提示椎间盘病。

（1）颈椎OA：最多见于第5颈椎。颈项疼痛、僵硬主要由骨突关节引起。脊神经根受压可出现上臂放射痛，脊髓受压可引起肢体无力和麻痹，椎动脉受压可致眩晕、耳鸣甚至复视、构音和吞咽障碍，严重者可发生定位能力丧失，甚或突然跌倒，但不伴意识障碍。

（2）腰椎OA：多见于第3至第5腰椎。骨突关节受累可引起腰痛。椎间盘病可引起腰、臀疼痛并放射至下肢。神经根刺激可引起髋关节局部疼痛而不放射，应注意鉴别。

6.其他部位 肩锁关节、颞下颌关节、肘关节也可累及。

## 六、实验室及其他辅助检查

### （一）实验室检查

无特异的实验室指标。红细胞沉降率大多正常、C反应蛋白不高、RF和自身抗体阴性。关节液黄色或草黄色、黏度正常、凝固试验正常、白细胞数低于$2\times10^6$/L、葡萄糖含量很少低于血糖水平之半。

### （二）影像学检查

放射学检查对本病的诊断十分重要，典型X线表现为受累关节间隙狭窄，软骨下骨质硬化及囊性变，关节边缘骨赘形成。严重者关节面萎陷、变形或半脱位。

磁共振显像能显示早期软骨病变，半月板、韧带等关节结构的异常，有利于早期诊断。但表现常与炎症性关节炎重叠，需注意鉴别。且价格较贵，未能普及。CT用于椎间盘病的诊断明显优于X线。

## 七、诊断与鉴别诊断

### （一）诊断

根据症状和放射学表现，诊断不难。部分X线有OA表现者，临床没有症状，即所谓“无症状性OA”或“放射学OA”，应注意鉴别。

### （二）鉴别诊断

外周关节OA应与类风湿关节炎、银屑病关节炎、假性痛风等鉴别；髋关节OA应与髋关节结核、股骨头无菌性坏死相鉴别。中轴关节OA应与脊柱关节病相鉴别。

## 八、预防和治疗

### （一）内科治疗

治疗的目的是减轻症状，改善关节功能，减少致残。应避免过度服药，根据不同情况指导病人进行非药物治疗和药物治疗。非药物治疗包括病人教育和自我调理，如注意养成卫生的生活方式和饮食习惯，适当的医疗锻炼、减肥、理疗、针灸，以及多吃新鲜水果、蔬菜、摄入适量维生素D等。药物治疗可先试用对乙酰氨基酚，每日3～4g，分3次服用。也可使用外用药。疼痛不严重者不一定持续用药，以减轻药物不良反应。

非甾体抗炎药在本病主要起镇痛作用，一般只需用治疗类风湿关节炎剂量的1/2。传统非甾体抗炎药胃肠道不良反应比较多见，必要时可加用Hz受体拮抗剂或质子泵抑制剂，或选用选择性COX-2抑制剂。

慢作用药如透明质酸（hyaluronic acid）关节内注射，有较长时间的缓解症状和改善功能的作用，主要用于膝关节，尤其适用于X线表现轻度至中度病例。

应避免全身使用糖皮质激素，但对于急性发作的剧烈疼痛、夜间痛、关节积液的严重病例，激素关节内注射能迅速缓解症状，但作用时间较短。

其他如氨基葡聚糖（glucosamine）和硫酸软骨素A（chondroitin sulfateA）。

### （二）外科治疗

内科治疗无效的病人，因为疼痛剧烈，功能活动受限，以及出现畸形时可以进行手术治疗。手术主要包括关节软骨修复术，关节镜下清理手术，截骨手术，关节融合术及人工关节置换术，主要适用于非手术治疗无效影响正常生活的这些病人。

## 九、并发症

较少发生关节畸形，无明显特性并发症。

## 十、预后

大多数病人预后良好，严重关节畸形和功能障碍者仅少数。

## 十一、基层医疗机构健康管理

### （一）基层首诊

1.病情评估

（1）疼痛发作时间、性质、关节形态。

（2）病程长短，对疾病的认知程度及生活自理能力。

（3）行常规化验及X线、CT等检查。

2.病情观察

（1）观察疼痛的部位、性质、时间及与气候变化的关系。

（2）依据病人病情给予非甾体类抗炎药、激素、关节腔注射等治疗。

### （二）转诊标准

出现以下情况建议上转治疗：

1. 多关节受累的骨关节炎及骨关节炎伴有关节积液病人。

2. 伴有红细胞沉降率和（或）CRP升高的骨关节炎。

3. 伴有心脑血管、肾脏及消化性溃疡疾病的骨关节炎。

4. 难治性骨关节炎和全身性骨关节炎。

5. X线表现关节间隙变窄的骨关节炎。

### （三）下转后健康管理注意事项

1.生活指导

（1）多晒太阳，注意防寒湿，保暖，使膝关节得到很好的休息。

（2）不要长时间处于一种姿势，更不要盲目地做反复屈伸膝关节、揉按髌骨、抖晃膝关节等运动。

（3）适合于中老年人的具体锻炼方法是：坐位或仰卧位，将膝关节伸直，绷紧大腿肌肉，足向头部背屈，同时绷紧小腿肌肉，每次坚持三四秒，每分钟做10次，连续做三四分钟。每天可做三四遍。

2.饮食指导

（1）多食含硫的食物，如芦笋、鸡蛋、大蒜、洋葱。因为骨骼、软骨和结缔组织的修补与重建都要以硫为原料，同时硫也有助于钙的吸收。

（2）多食含组氨酸的食物，如稻米、小麦和黑麦。组氨酸有利于清除机体过剩的金属。多食用富含胡萝卜素，黄酮类，维生素C和维生素E以及含硫化合物的食物。

（3）保证每天都吃一些富含维生素的食物，如亚麻籽、稻米麸、燕麦麸等。

3.复查　定期复查血常规、红细胞沉降率、肝功能、肾功能、电解质，及相关部位X线、CT等化验检查。

# 第3章　干燥综合征

## 一、流行病学

任何年龄均可发病，包括儿童和青少年，多发于成年女性。

## 二、定义

干燥综合征是一种主要侵犯唾液腺和泪腺而出现口干、眼干的慢性炎症性自身免疫病。其血清中有特异性自身抗体（抗SSA/SSB）和高免疫球蛋白血症。本病分为原发性和继发性两类。

## 三、病因和发病机制

大多学者认为感染、遗传、内分泌等因素参与了本病的发生和延续。主要累及由柱状上皮细胞构成的泪腺和唾液腺为代表的外分泌腺体。

## 四、临床表现

本病起病多隐匿，临床表现多样。

### （一）局部表现

1.口干燥症　因唾液腺病变而引起下述常见症状：

（1）口干：严重时讲话需频频饮水，进固体食物时必需伴水或流食送下。

（2）猖獗性龋齿：牙齿变黑，小片脱落，最终只留残根。

（3）腮腺炎，间歇性交替性腮腺肿痛，累及单侧或双侧。10天左右可以自行消退。

（4）舌：舌痛，舌面干、裂，舌乳头萎缩而光滑。

2.干燥性角结膜炎　眼干涩、异物感、泪少，严重者痛哭无泪。部分病人有眼睑缘反复化脓性感染、结膜炎、角膜炎等。

3.其他浅表部位　如鼻、硬腭、气管及其分支、消化道黏膜、阴道黏膜的外分泌腺体均可受累，使其分泌较少而出现相应症状。

### （二）系统表现

可有乏力、低热等全身症状。约有2/3病人出现系统损害。

1.皮肤　可出现下肢米粒大小边界清楚的过敏性紫癜样皮疹，压之不褪色，分批出现。每批持续时间约为10d，自行消退，遗有褐色色素沉着。

2.关节　关节痛较为常见，多不出现关节结构的破坏。

3.肾　约半数病人有肾损害，主要累及远端肾小管，可出现肾小管酸中毒。小部分病人出现较明显的肾小球损害，临床表现为大量蛋白尿、低白蛋白血症，甚至肾功能不全。

4.肺　可出现支气管炎、肺大疱、间质性肺炎等，甚至肺动脉高压。

5.消化系统　可出现萎缩性胃炎、胃酸减少、消化不良等非特异性症状，可有肝脏损害。

6.神经　少数累及神经系统。以周围神经损害为多见。

7.血液系统　本病可出现白细胞计数减少和（或）血小板减少。本病淋巴肿瘤的发生率远远高于正常人群。

## 五、实验室检查

1.血常规：病人可出现贫血、白细胞减低、血小板减少。

2.红细胞沉降率增快。

3.C反应蛋白增高。

4.自身抗体ANA滴度升高，抗SSA、抗SSB抗体阳性。

5.高球蛋白血症IgG升高为主。

6.泪腺功能SchirmerI试验（＋）、角膜染色（＋）。

7.涎腺功能检测

（1）液流率（＋）。

（2）腮腺造影（＋）。

（3）唾液腺同位素检查（＋）。

8.唇腺活检：下唇腺病理示淋巴细胞灶。

## 六、诊断与鉴别诊断

### （一）诊断

目前公认的诊断标准是2002年干燥综合征国际分类（诊断）标准（表7-3-1），具体如下：

表7-3-1 干燥综合征诊断标准（2002）

| Ⅰ. 口腔症状3项中有1项或1项以上 |
|---|
| 1. 每日感口干持续3个月以上 |
| 2. 成年后腮腺反复或持续肿大 |
| 3. 吞咽干性食物时需用水帮助。 |
| Ⅱ. 眼部症状3项中有1项或1项以上 |
| 1. 每日感到不能忍受的眼干持续3个月以上 |
| 2. 有反复的砂子进眼或砂磨感觉 |
| 3. 每日需用人工泪液3次或3次以上 |
| Ⅲ. 眼部体征下述检查任1项或1项以上阳性 |
| 1.Schirmer Ⅰ试验（＋） |
| 2. 角膜染色（＋） |
| Ⅳ. 组织学检查下唇腺病理示淋巴细胞灶 |
| Ⅴ. 唾液腺受损下述检查任1项或1项以上阳性 |
| 1. 唾液流率（＋） |
| 2. 腮腺造影（＋） |
| 3. 唾液腺同位素检查（＋） |
| Ⅵ. 自身抗体抗SSA或抗SSB（＋）（双扩散法） |

上述项目的具体分类：

1.原发性干燥综合征　无任何潜在疾病的情况下，有下述2条则可诊断：

（1）符合表1中4条或4条以上，但必须含有条目4（组织学检查）和（或）条目6（自身抗体）。

（2）条目3、4、5、6，4条中任3条阳性。

2.继发性干燥综合征　病人有潜在的疾病（如任一结缔组织病），而符合Ⅰ和Ⅱ中任1条，同时符合条目Ⅲ、Ⅳ、Ⅴ中任2条。

3.必须除外颈、头面部放疗史、丙肝病毒感染、AIDS、淋巴瘤、结节病、GVH病，抗乙酰胆碱药的应用（如阿托品、莨菪碱、溴丙胺太林、颠茄等）。

### （二）鉴别诊断

1.系统性红斑狼疮　干燥综合征多见于中老年妇女，发热，尤其是高热的不多见，无颧部皮疹，口眼干明显，肾小管酸中毒为其常见而主要的肾损，高球蛋白血症明显，低补体血症少见。

2.类风湿关节炎　干燥综合征极少有关节骨破坏、畸形和功能受限。类风湿关节炎者很少出现抗SSA和抗SSB抗体。

3.非自身免疫病的口干　如老年性外分泌腺体功能下降、糖尿病性或药物性口干则有赖于病史及各个病的自身特点以鉴别。

## 七、治疗

尚无根治方法，主要是替代和对症治疗。

1.生活方式干预。停止吸烟、饮酒及避免服用引起口干的药物，保持口腔清洁，减少龋齿和口腔继发感染。

2.各种人工泪液、唾液等可减轻局部症状。

3.出现关节炎、肺间质改变、肝肾及神经等系统改变的病人，应予以糖皮质激素、免疫抑制剂等积极治疗。

## 八、预后

局限于唾液腺、泪腺、皮肤黏膜外分泌腺体者预后良好，有内脏损害者经恰当治疗后大多可以控制病情，如治疗不及时，病变恶化可以危及生命，出现肺纤维化、中枢神经病变、肾功能不全、恶性淋巴瘤者预后较差。

## 九、基层医疗机构健康管理

### （一）基层首诊

每日感到口干持续3个月以上；成年后腮腺反复或持续肿大；吞咽干性食物时需用水帮助。每日感到不能忍受的眼干持续3个月以上；有反复的砂子进眼或砂磨感觉；每日需用人工泪液3次或3次以上。可查自身抗体明确诊断。

### （二）转诊标准

干燥综合征已经确诊，出现发热、低钾、肾功能损害、肺间质改变及肾功能异常或其他严重并发症的转上级医院。

### （三）下转后健康管理注意事项

1.改善口干的方法

（1）食用柔软，潮湿的食物，以减轻您吞咽的困难，也避免您的牙齿碎裂和打破。

（2）吃较少一点的食物，通过更频繁的饮食来刺激唾液分泌。

（3）避免食用咸味，酸性或辛辣的食物和碳酸饮料，它可能会使您的口干更痛苦或者会干扰干燥综合征的消化系统。

（4）通过使用含有甜味剂木糖醇的口香糖来帮助预防牙齿腐烂。

（5）对于口干，白天可以增加一些液体摄入量，但请记住，每次小口水最好。

（6）干燥综合征病人应避免使用漱口水，特别是含有酒精的漱口水，这些成分会加剧口腔干燥，使人感到更加口干舌燥。

（7）干燥综合征病人可以通过咀嚼口香糖（糖尿病病人用无糖口香糖）来帮助增加唾液分泌。

（8）必要时可以用维生素E油或保湿凝胶来缓解舌头和口腔的疼痛，以获得长久的缓解。

2.复查　定期复查血常规、红细胞沉降率、肝功能、肾功能、电解质，ANA滴度，抗SSA、抗SSB抗体等化验。

# 第4章　强直性脊柱炎

## 一、流行病学

本病20～30岁发病，40岁以后及8岁以前发病少见，起病缓慢，男性高发，有明显家族性聚集倾向。

## 二、定义

强直性脊柱炎（ankylosing spondylitis，AS）是一种慢性炎症性疾病，主要侵犯骶髂关节、脊柱骨突、脊柱旁软组织及外周关节，并伴发关节外表现，严重者可发生脊柱畸形和强直。

## 三、病因和发病机制

本病与HLA-B27有着密切的关系，其中90%的病人是HLA-B27（+），若家族成员中有HLA-B27阳性者，则其一级亲属关系的家属患AS的概率为10%～20%。AS病变的部位主要见于滑膜、关节囊、肌腱和韧带的骨附着点，虹膜和主动脉根也可出现炎症。

## 四、临床表现

### （一）症状

本病缓慢起病，症状隐匿，但少数病人以急性关节炎起病。全身症状轻微，少数重症病人可伴低热、疲乏、厌食或体重下降、贫血。

早期症状常为腰骶部痛或不适、僵硬，少数病人可以颈、胸痛为首发表现。症状在静止、休息时反而加重，活动后可以减轻。

约50%病人以下肢大关节如髋、膝、距小腿关节炎症为首发症状，常为非对称性，反复发作与缓解。

其他症状如附着点炎所致胸肋连接、脊椎骨突、髂嵴、大转子、坐骨结节以及足跟、足掌等部位疼痛。

典型表现为腰背痛、僵硬、腰椎各方向活动受限和胸廓活动度减少。随病情进展，整个脊柱可自下而上发生强直。先是腰椎前凸消失，进而呈驼背畸形，颈椎活动受限，胸肋连接融合，胸廓硬变，呼吸靠膈肌运动。

关节外症状包括眼葡萄膜炎、结膜炎、肺上叶纤维化、升主动脉根和主动脉瓣病变、心脏传导系统失常、神经肌肉系统异常等。

### （二）体征

1.骶髂关节压痛，脊柱前屈、后伸、侧弯和转动受限，胸廓活动度减低，枕墙距＞0等。

2.骶髂关节：4字试验、骨盆侧压试验。

3.脊柱、胸廓：Schober试验、枕墙距、指地距及胸廓扩张度均异常。

## 五、实验室及其他辅助检查

### （一）实验室检查

无特异性指标。RF阴性，活动期可有红细胞沉降率、C-反应蛋白、免疫球蛋白升高（尤其是IgA）。90%左右病人HLA-B27阳性。

### （二）影像学检查

1.X线检查　经济简便，应用最广。临床常规照骨盆正位像，除观察骶髂关节外，还便于了解髋关节、坐骨、耻骨联合等部位。腰椎是脊柱最早受累部位，除观察有无韧带钙化、脊柱“竹节样”变、椎体方形变及椎小关节和脊柱生理曲度改变等外，尚可除外其他疾患。

根据X线改变可将骶髂关节病变分为0～Ⅳ级：0级为正常；Ⅰ级可疑；Ⅱ级轻度异常，表现为局限性的侵蚀、硬化，关节间隙无改变；Ⅲ级为中度骶髂关节炎，出现关节侵蚀、间隙变窄或部分融合；Ⅳ级为重度异常，关节间隙消失。

2.骶髂关节CT检查　对常规X线难以确诊病例，有利于明确诊断。

3.骶髂关节MRI检查　比CT更早期发现骶髂关节炎。借助造影剂可以评估其活动程度。

## 六、诊断与鉴别诊断

### （一）诊断

本病的诊断主要依靠病史、临床特征及骶髂关节的X线检查。典型的病人不难做出诊断，但对不典型的病人需注意与其他关节炎的鉴别。目前诊断采用1984年修订的AS纽约分类标准（表7-4-1）

表7-4-1　AS分类标准（1984修订，纽约）

| | |
|---|---|
| 1.下腰痛至少3个月，疼痛随活动改善，休息不减轻 | 3.胸廓扩展范围小于同年龄和性别的正常值 |
| 2.腰椎在前后和侧屈方向活动受限 | 4.X线检查提示：双侧骶髂关节为2～4级或单侧骶髂关节炎3～4级 |

X线提示的骶髂关节炎，并分别附加上述1～3条中任何1条，即符合AS诊断标准

### （二）鉴别诊断

慢性腰痛、僵硬、不适是十分常见的临床症状，各个年龄均可发生，多种原因，如外伤、脊柱侧凸、骨折、感染、骨质疏松、肿瘤等，皆可引起，应注意鉴别。对青壮年来说，外伤性腰痛和椎间盘病较为多见。外伤性腰痛有明确的外伤史，休息有利于缓解症状，活动则使症状加重，不难鉴别。有时腰椎间盘病和本病临床上不容易鉴别，腰椎CT可肯定或除外。早期，尤以外周关节炎为首发症状者应与RA鉴别，可行RF、HLA-B27及有关影像学检查。

## 七、治疗

治疗的目的在于减轻疼痛，延缓病情进展及保持关节功能，主要包括病人教育、理疗、药物和外科治疗。

### （一）一般治疗

注重病人宣教，坚持正规的治疗方法，并进行颈、胸、腰椎活动度锻炼，避免过度负重和剧烈运动，应注意睡硬板床，多取低枕仰卧位，避免促进屈曲畸形的体位。

### （二）药物治疗

1.非甾体抗炎药（NSAID）　是治疗关节疼痛和晨僵的一线药。强调单药治疗，避免同时服用2种以上NSAID。剂量可逐渐增大至最大量，如炎性症状控制不佳，可考虑更换该类药物种类。NSAID常见不良反应包括胃肠道反应、过敏、肝损害、头痛、肾损害等。

2.改变病情抗风湿药　用于控制病情的活动，抑制病变的发展。常用药有柳氮磺吡啶和甲氨蝶呤。这些药物的常见不良反应有胃肠道反应、骨髓抑制、脱发、口腔炎、肝功能损害等，用药过程应密切观察药物对血象及肝功能等的影响。

3.糖皮质激素　临床上不应全身应用糖皮质激素，但在合并急性虹膜睫状体炎等关节外症状者可考虑，对顽固性关节积液者应给予关节腔糖皮质激素注射治疗。

4.生物制剂　抗肿瘤坏死因子拮抗剂包括：依那西普、英夫利单抗和阿达木单抗，使用前需除外结核及乙肝等。

5.其他药物　沙利度胺和帕米磷酸钠也用于本病，前者基于其免疫调节作用，后者则由于其骨质保护作用。

### （三）外科治疗

主要用于髋关节僵直和脊柱严重畸形的晚期病人的矫形。

## 八、预后

本病一般不危及生命，但可致残，影响病人正常生活和工作。如经正规治疗，大多数病人预后良好。

## 九、基层医疗机构健康管理

### （一）基层筛查方法及流程

病人尤其是青少年，有腰骶部疼痛或不适，晨僵，臀部、腹股沟酸痛，类似“坐骨神经痛”以及颈部、胸部不适，建议病人及时就诊。

### （二）基层首诊

强直性脊柱炎病人长被误诊为腰椎间盘突出或结核性关节炎等延误治疗，需对疑诊AS病人转入上级医院进一步明确诊断。

### （三）转诊标准

1.未设风湿科的基层医院对疑诊AS病人应转入上级医院进一步明确诊断和治疗。

2.无髋关节受累及眼色素膜炎AS病人确诊后可在基层医院进行治疗，经治疗无好转甚至恶化或治疗过程中出现药物不良反应（如消化性溃疡、肝肾功能受损及骨髓抑制等）需转入上级医院治疗。

3.伴发热症状的AS病人。

4.难治性AS病人。

5.有合并症如眼色素膜炎或髋关节受累者。

6.经治疗后病情稳定的AS病人，可转入基层医院治疗和随诊。

### （四）下转后健康管理注意事项

1.康复锻炼　鼓励病人坚持脊柱、胸廓、髋关节活动等康复锻炼，注意立、坐、卧正确姿势，睡硬板床、低枕，避免过度负重和剧烈活动。

2.复查　血常规、肝肾功、红细胞沉降率、CRP、免疫球蛋白、HLA-B27及骶髂关节影像学检，有胃肠道症状、发热等不适及时就诊。

3.随访　病人宣教是成功治疗的关键，应使病人坚定长期治疗的决心。

# 第5章　痛　　风

## 一、定义

痛风是一种单钠尿酸盐沉积所致的晶体相关性关节病，与嘌呤代谢紊乱及（或）尿酸排泄减少所致的高尿酸血症直接相关，属代谢性风湿病范畴。

## 二、分类

分为原发性和继发性两大类。原发性通风由遗传因素和环境因素共同致病，大多数为尿酸排泄障碍，少数为尿酸生成增多，具有一定的家族易感性，常与肥胖、糖脂代谢紊乱、高血压、动脉硬化和冠心病等聚集发生。继发性通风主要由于肾脏疾病致尿酸排泄减少，骨髓增生性疾病及放疗致尿酸生成增多，某些药物抑制尿酸的排泄等多种原因所致。

## 三、流行病学

目前我国痛风的患病率在1%～3%，并呈逐年上升趋势。我国痛风病人平均年龄为48.28岁，逐步趋年轻化，男∶女为15∶1。超过50%的痛风病人为超重或肥胖。

## 四、就诊原因

痛风病人最主要的就诊原因是关节痛，其次为乏力和发热。男女发病诱因有很大差异，男性病人最主要为饮酒诱发，其次为高嘌呤饮食和剧烈运动；女性病人最主要为高嘌呤饮食诱发，其次为突然受冷和剧烈运动。

## 五、病因和发病机制

病因和发病机制不清，痛风最重要的生化基础是高尿酸血症。

## 六、临床表现

### （一）无症状期

仅有波动性或持续性高尿酸血症，从血尿酸增高至症状出现的时间可达数年，有些可终生不出现症状。

### （二）急性关节炎期

多数病人发作前无明显征兆，或仅有疲乏、全身不适和关节刺痛等。典型发作常于深夜因关节痛而惊醒，疼痛进行性加剧，在12h左右达高峰，呈撕裂样、刀割样或咬噬样，难以忍受。受累关节及周围组织红、肿、热、痛和功能受限。多于数天或2周内自行缓解。首次发作多侵犯单关节，大部分发生在第一跖趾关节，在以后的病程中，部分病人累及该部位。其次为足背、足跟、踝、膝、腕和肘等关节，肩、髋、脊柱和颞颌等关节少受累，可同时累及多个关节，表现为多关节炎。部分病人可有发热、寒战、头痛、心悸和恶心等全身症状，可伴白细胞计数升高、红细胞沉降率增快和C反应蛋白增高等。

### （三）间歇发作期

痛风发作持续数天至数周后可自行缓解，一般无明显后遗症状，或遗留局部皮肤色素沉着、脱屑及刺痒等，以后进入无症状的间歇期，历时数月、数年或十余年后复发，多数病人1年内复发，越发越频，受累关节越来越多，症状持续时间越来越长。受累关节一般从下肢向上肢、从远端小关节向大关节发展，症状趋于不典型。少数病人无间歇期，初次发病后呈慢性关节炎表现。

### （四）痛风石及慢性关节炎期

皮下痛风石发生的典型部位是耳廓，也常见于反复发作的关节周围及鹰嘴、跟腱和髌骨滑囊等部位。外观为皮下隆起的大小不一的黄白色赘生物，皮肤表面菲薄，破溃后排出白色粉状或糊状物，经久不愈。关节内大量沉积的痛风石可造成关节骨质破坏、关节周围组织纤维化和继发退行性改变等。临床表现为持续关节肿痛、压痛、畸形及功能障碍。慢性期症状相对缓和，但也可有急性发作。

### （五）肾脏病变

1.痛风性肾病　尿酸盐晶体沉积于肾间质，导致慢性肾小管-间质性肾炎。临床表现为尿浓缩功能下降，出现夜尿增多、低比重尿、小分子蛋白尿、白细胞尿、轻度血尿及管型尿等。晚期可致肾小球滤过功能下降，出现肾功能不全。

2.尿酸性肾石病　尿中尿酸浓度增高呈过饱和状态，在泌尿系统沉积并形成结石。结石较小者呈沙砾状随尿排出，可无症状；较大者可阻塞尿路，引起肾绞痛、血尿、排尿困难、泌尿系感染、肾盂扩张和积水等。

3.急性尿酸性肾病　血及尿中尿酸水平急骤升高，大量尿酸结晶沉积于肾小管、集合管等处，造成急性尿路梗阻。临床表现为少尿、无尿，急性肾功能衰竭；尿中可见大量尿酸晶体。多由恶性肿瘤及其放化疗（即肿瘤溶解综合征）等继发原因引起。

## 七、实验室及其他辅助检查

### （一）实验室检查

1.血尿酸测定　男性血尿酸值超过7mg/dl（416μmol/L），绝经前女性超过6mg/dl（358μmol/L），为高尿酸血症（绝经后女性接近男性）。

2.尿尿酸测定　低嘌呤饮食5d后，24h尿尿酸排泄量＞600mg（3.57mmol）为尿酸生成过多型；＜300mg为尿酸排泄减少型。在正常饮食情况下，24h尿尿酸排泄量以800mg进行区分，超过上述水平为尿酸生成增多。

3.尿酸盐检查　偏振光显微镜下表现为负性双折光的针状或杆状的单钠尿酸盐晶体。急性发作期，可见于关节滑液中白细胞内、外；也可见于在痛风石的抽吸物中；在发作间歇期，也可见于曾受累关节的滑液中。

### （二）影像学检查

急性发作期仅见受累关节周围非对称性软组织肿胀；慢性痛风石病变期可见关节软骨下骨质破坏，出现偏心性圆形或卵圆形囊性变，甚至呈虫噬样、穿凿样缺损，边界较清，相邻的骨皮质可膨起或骨刺样翘起；重者可使关节面破坏，造成关节半脱位或脱位，甚至病理性骨折；也可破坏软骨，出现关节间隙狭窄及继发退行性改变和局部骨质疏松等。

## 八、诊断与鉴别诊断

### （一）诊断

男性血尿酸值超过7mg/dl（416μmol/L），绝经前女性超过6mg/dl（358μmol/L），为高尿酸血症。突然反复发作的单个跖趾、跗跖、踝等关节红肿剧痛，可自行缓解及间歇期无症状者，应首先考虑到痛风性关节炎；同时，合并高尿酸血症及对秋水仙碱治疗有效者可诊断为痛风；滑液或滑膜活检发现尿酸盐结晶者即可确诊。

### （二）鉴别诊断

1.原发性痛风和继发性痛风的鉴别

继发性痛风有以下特点：

（1）青少年、女性、老年人多见。

（2）高尿酸血症程度较重。

（3）部分病人24h尿尿酸排出增多。

（4）肾受累多见，甚至发生急性肾衰竭。

（5）痛风性关节炎症状往往较轻或不典型。

（6）可能有明确的相关用药史。

2.与其他关节病变的鉴别

（1）类风湿性关节炎：一般以青、中年女性多见，好发于四肢的小关节，表现为对称性多关节炎，受累关节呈梭形肿胀，常伴晨僵，反复发作可引起关节畸形。类风湿因子多阳性，但血尿酸不高。X线片可见关节面粗糙和关节间隙狭窄，晚期可有关节面融合，但骨质穿凿样缺损不如痛风明显。

（2）化脓性关节炎和创伤性关节炎：创伤性关节炎一般都有关节外伤史，化脓性关节炎的关节囊液可培养出致病菌，两者的血尿酸均不高，关节滑液检查无尿酸盐结晶。

（3）关节周围蜂窝织炎：关节周围软组织明显红肿，畏寒和发热等全身症状突出，但关节疼痛往往不如痛风显著，周围血白细胞计数明显增高，血尿酸正常。

（4）假性痛风：关节软骨矿化所致，多见于用甲状腺素进行替代治疗的老年人，女性较男性多见，膝关节为最常受累关节。关节炎症状发作常无明显季节性，血尿酸正常。X线片可见软骨成线状钙化，部分可有关节旁钙化。部分病人可同时合并痛风，则有血尿酸浓度升高。

（5）银屑病关节炎：常累及远端的指（趾）间关节、掌指关节和跖趾关节，少数可累及脊柱和骶髂关节，表现为非对称性关节炎，可有晨僵。约20%的病人可伴血尿酸增高，有时难以与痛风相区别。X线片可见关节间隙增宽、骨质增生与破坏可同时存在，末节指远端呈铅笔尖或帽状。

3.与肾结石的鉴别　反复发作的肾结石要与原发性甲状旁腺功能亢进所致多发性结石鉴别。后者有持续性骨痛、病理性骨折和手足搐搦，放射性核素骨扫描示全身骨代谢异常，甲状旁腺激素水平明显升高，可与痛风鉴别。

## 九、治疗

原发性痛风缺乏病因治疗，不能根治。

治疗痛风目的：一是迅速控制急性发作；二是预防复发；三是纠正高尿酸血症，预防尿酸盐沉积造成的关节破坏及肾脏损害；四是手术剔除痛风石，对毁损关节进行矫形手术，提高生活质量。

**（一）一般治疗**

进低嘌呤低能量饮食，保持合理体重，戒酒，多饮水，每日饮水2000ml以上。避免暴食、酗酒、受凉受潮、过度疲劳和精神紧张，穿舒适鞋，防止关节损伤，慎用影响尿酸排泄的药物如某些利尿剂和小剂量阿司匹林等。防治伴发病如高血压、糖尿病和冠心病等。

**（二）急性痛风性关节炎**

卧床休息，抬高患肢，冷敷，疼痛缓解72h后方可恢复活动。尽早治疗，防止迁延不愈。应及早、足量使用以下药物，见效后逐渐减停。急性发作期不进行降尿酸治疗，已服用降尿酸药物者发作时不需停用，以免引起血尿酸波动，延长发作时间或引起转移性发作。

1.非甾体类抗炎药（NSAIDs） 非甾体类抗炎药均可有效缓解急性痛风症状，为一线用药。非选择性非甾体类抗炎药如吲哚美辛等常见不良反应为胃肠道症状，必要时可加用胃保护剂，活动性消化性溃疡禁用，伴肾功能不全者慎用。选择性环氧化酶（COX）-2抑制剂如塞来昔布胃肠道反应较少，但应注意其心血管系统的不良反应。

2.秋水仙碱 是治疗急性发作的传统药物。秋水仙碱不良反应较多，主要是胃肠道反应，也可引起骨髓抑制、肝损害、过敏和神经毒性等。不良反应与剂量相关，肾功能不全者应减量使用。

3.糖皮质激素 治疗急性痛风有明显疗效，通常用于不能耐受非甾体类抗炎药和秋水仙碱或肾功能不全者。单关节或少关节的急性发作，可行关节腔抽液和注射长效糖皮质激素，以减少药物全身反应，但应除外合并感染。对于多关节或严重急性发作可口服、肌肉注射、静脉使用中小剂量的糖皮质激素。为避免停药后症状“反跳”，停药时可加用小剂量秋水仙碱或非甾体类抗炎药。

**（三）间歇期和慢性期**

目的是长期有效控制血尿酸水平，防止痛风发作或溶解痛风石。使用降尿酸药指征包括急性痛风复发、多关节受累、痛风石、慢性痛风石性关节炎或受累关节出现影像学改变、并发尿酸性肾石病等。治疗目标是使血尿酸＜6mg/dl，以减少或清除体内沉积的单钠尿酸盐晶体。目前临床应用的降尿酸药主要有抑制尿酸生成药和促进尿酸排泄药，均应在急性发作终止至少2周后，从小剂量开始，逐渐加量。根据降尿酸的目标水平在数月内调整至最小有效剂量并长期甚至终身维持。仅在单一药物疗效不好、血尿酸明显升高、痛风石大量形成时可合用2类降尿酸药。在开始使用降尿酸药物同时，服用低剂量秋水仙碱或非甾体类抗炎药至少1个月，以预防急性关节炎复发。肾功能正常、24h尿尿酸排泄量＜3.75mmol者，可选用促尿酸排泄药，而肾功能减退或24h尿尿酸排泄量＞3.75mmol，应选择抑制尿酸合成药。

1.抑制尿酸生成药 为黄嘌呤氧化酶抑制剂。广泛用于原发性及继发性高尿酸血症，尤其是尿酸产生过多型或不宜使用促尿酸排泄药者。

2.促尿酸排泄药 主要通过抑制肾小管对尿酸的重吸收，降低血尿酸。主要用于肾功能正常，尿酸排泄减少型。对于24h尿酸排泄＞3.57mmol或已有尿酸性结石者，或慢性尿酸盐肾病的病人、急性尿酸性肾病病人，不宜使用。在用药期间，特别是开始用药数周内应碱化尿液并保持尿量。

（1）丙磺舒。

（2）苯磺唑酮。

（3）苯溴马隆。

3.碱性药物 尿酸在碱性环境中可转化为溶解度更高的尿酸盐，利于肾脏排泄，减少尿酸沉积造成的肾脏损害。痛风病人的尿pH往往低于健康人，故在降尿酸治疗的同时应碱化尿液。

**（四）肾脏病变的治疗**

痛风相关的肾脏病变均是降尿酸药物治疗的指征，应选用别嘌醇，同时均应碱化尿液并保持尿量。慢性尿酸盐肾病如需利尿时，避免使用影响尿酸排泄的噻嗪类利尿剂及呋塞米等，其他处理同慢性肾炎。对于尿酸性尿路结石，经过合理的降尿酸治疗，大部分可溶解或自行排出，体积大且固定者可行体外冲击碎石、内镜取石或开放手术取石。对于急性尿酸性肾病急危重症，迅速有效地降低急骤升高的血尿酸，除别嘌醇外，也可使用尿酸酶，其他处理同急性肾衰竭。

## 十、预后

如果及早诊断并进行规范治疗，大多数痛风病人可正常工作生活。慢性期病变经过治疗有一定的可逆性，皮下痛风石可缩小或消失，关节症状和功能可改善，相关的肾脏病变也可减轻、好转。病人起病年龄小、有阳性家族史、血尿酸显著升高和痛风频发，提示预后较差。伴发高血压、糖尿病或其他肾病者，发生肾功能不全的风险增加，甚至危及生命。

## 十一、基层医疗机构健康管理

**（一）基层首诊**

既往健康、无器官功能障碍、无症状的高尿酸血症，或急性关节炎初次发作且只累及一个关节而无明显全身症状的病人，应按痛风诊治参考指南给予积极处理。

**（二）转诊标准**

如果高尿酸血症控制不能达标，或痛风反复发作，应转至上级医院。

**（三）下转后健康管理注意事项**

1.饮食原则

（1）避免高嘌呤饮食：严格限制动物内脏（如脑、肝、肾），海产品（如海鱼、贝壳等）和浓肉汤；富含嘌呤的蔬菜（莴笋、菠菜、蘑菇、菜花等）也应减少食用。

（2）蛋白选择原则：牛奶、鸡蛋嘌呤含量较低，建议作为蛋白质的主要来源。豆类及豆制品与痛风发作无明显相关性，可适量食用。

（3）限制热量，控制体重：肥胖与痛风密切相关，因此保持适宜体重非常重要。

（4）戒酒：限制各种酒类，特别是啤酒，容易诱发痛风发作。

（5）多饮水：每日饮水建议在2000ml以上（白开水、淡茶水、矿泉水），避免饮用可乐、橙汁、苹果汁等含果糖饮料或含糖软饮料。

（6）改变烹调方式：肉类应先煮水去汤再使用，嘌呤高的蔬菜最好焯水。

（7）可食用含果糖量较低的新鲜水果如青梅、青瓜、西瓜、葡萄、草莓、樱桃、菠萝、桃子、李子、橄榄等推荐摄入（水果虽好，但也要控制量）。

2.复查 血常规、尿常规、肝肾功能、红细胞沉降率、C反应蛋白等，不适及时就诊。

3.随访 病人宣教是成功治疗的关键，应使病人坚定长期治疗的决心。

## 十二、科普小常识：饮食误区

**（一）高尿酸血症可以单纯采用饮食控制吗？**

绝大多数高尿酸血症单纯饮食控制的效果有限。如果经过饮食控制1个月，血尿酸水平仍然高于360μmol/L，就应考虑药物治疗。

**（二）既然饮食控制效果有限，还需要进行饮食控制吗？**

高嘌呤饮食会进一步升高血尿酸水平，并有可能诱发痛风，因此，饮食控制还是必要的。

**（三）长期低嘌呤饮食是否会导致营养不良？如何避免？**

长期低嘌呤饮食可能导致蛋白质营养不良。因此需要在专业营养师的指导下合理调整饮食结构，选择嘌呤含量低的优质蛋白，如鸡蛋白和奶制品等。如果进食肉类，应该去皮，同时先将肉热水焯过再烹调，减少嘌呤摄入。

# 第6章　系统性硬化症

## 一、流行病学

本病成全世界分布，患病率50～300/100万人口。发病率每年2.3～22.8/100万。发病高峰年龄30至50岁，儿童相对少见，女性多见，男女比例1∶3～14。

## 二、定义

系统性硬化症（SSc）也称为硬皮病，是一种原因不明，临床上以局限性或弥漫性皮肤增厚和纤维化为特征的全身性自身免疫病。病变特点为皮肤纤维增生及血管洋葱皮样改变，最终导致皮肤硬化、血管缺血。它也可影响内脏（心、肺和消化道等器官）的全身性疾病。

## 三、分类

根据皮肤受累的情况不同，系统性硬化症可分为：

### （一）弥漫性硬皮病

除面部、肢体远端和近端外，皮肤增厚还累及躯干。

### （二）局限性硬皮病

皮肤增厚限于肘（膝）的远端，但可累及面部和颈部。

### （三）无皮肤硬化的硬皮病

临床无皮肤增厚表现。但有特征性的内脏表现和血管及血清学异常。

### （四）重叠综合征

上述3种情况中任一种与诊断明确的类风湿关节炎、系统性红斑狼疮、多发性肌炎和（或）皮肌炎同时出现。

### （五）未分化结缔组织病

雷诺现象伴系统性硬化症的临床和（或）血清学特点，但无系统性硬化症的皮肤增厚和内脏异常。

其中，CREST综合征是指钙化、雷诺现象、食管运动障碍、硬指和毛细血管扩张。

## 四、病因

目前，系统性硬化症的确切病因尚不清楚，但是，研究表明其发病可能与遗传及环境因素有关。

### （一）遗传因素

目前尚不肯定。有研究显示与HLA-Ⅱ类基因相关。如HLA-DR1、DR2、DR3、DR5、DR8、DR52等位基因和HLA-DQA2，尤其与HLA-DR1相关性明显。

### （二）环境因素

目前已经明确一些化学物质，如长期接触聚氯乙烯、有机溶剂、氧化树脂、L色氨酸、博来霉素、喷他佐辛等可诱发硬皮病样皮肤改变与内脏纤维化。该病在煤矿、金矿和与硅石尘埃相接触的人群中发病率较高，这些都提示本病的病因中，环境因素占有很重要地位。

## 五、临床表现

### （一）早期症状

系统性硬化症最多见的初期表现是雷诺现象和肢端、面部肿胀，并有手指皮肤逐渐增厚。部分病例首发症状为雷诺现象，雷诺现象可先于硬皮病的其他症状（手指肿胀、关节炎、内脏受累）1～2年或与其他症状同时发生。胃肠道功能紊乱（胃烧灼感和吞咽困难）或呼吸系统症状等偶尔也是本病的首发表现。病人起病前可有不规则发热、食欲减退和体重下降等。

### （二）皮肤

几乎所有病例皮肤硬化都从手开始。手指、手背发亮、紧绷，手指褶皱消失，汗毛稀疏，继而面部和颈部受累。病人上胸部和肩部有紧绷感。颈前可出现横向厚条纹，仰头时，病人会感到颈部皮肤紧绷，其他疾病很少有这种现象。面部皮肤受累可表现为典型的硬皮病面容，表现为：面具脸；口周出现放射性条纹，口唇变薄，鼻端变尖，张口受限。受累皮肤可有色素沉着或色素脱失。皮肤病变可局限在手指（趾）

和面部，或向心性扩展，累及上臂、肩、前胸、背、腹和腿。有的可在几个月内累及全身皮肤，有的在数年内逐渐进展，有些呈间歇性进展。临床上皮肤病变可分为水肿期、硬化期和萎缩期。水肿期皮肤呈非可凹性肿胀，触之有坚韧感；硬化期皮肤呈蜡样光泽，紧贴于皮下组织，不易捏起；萎缩期浅表真皮变薄变脆，表皮松弛。

**（三）骨和关节**

由于皮肤增厚且与其下关节紧贴，致使关节挛缩和功能受限。由于腱鞘纤维化，当受累关节主动或被动运动时，特别在腕、踝和膝处，可觉察到皮革样摩擦感。部分病人可以出现关节炎症，其中一些病例可有侵袭性关节病变。由于长期慢性指（趾）缺血，可发生指（趾）端骨溶解。X线片表现关节间隙狭窄和关节面骨硬化。

**（四）消化系统**

消化道受累为硬皮病最常见的内脏损害。消化道的任何部位均可受累，其中食管受累最常见，肛门和直肠次之，小肠和结肠较少。

1. 口腔　张口受限，继发干燥综合征后出现牙周间隙增宽，牙龈萎缩，牙齿脱落。

2. 食管　食管下部扩约肌功能受损可致胸骨后灼热感和反酸。长期可引起糜烂性食管炎、出血、食管下部狭窄等并发症。下2/3食管蠕动减弱可引起吞咽困难和吞咽痛。组织病理示食管平滑肌萎缩、黏膜下层和固有层纤维化，黏膜呈不同程度变薄和糜烂。食管的营养血管呈纤维化改变。1/3硬皮病病人可发生Barrett食管，这些病人发生腺癌等并发症的危险性增高。食管功能可用食管测压、钡餐造影和胃镜等方法检查。

3. 小肠　常可引起腹痛、腹泻、体重下降和营养不良。营养不良是由于肠蠕动缓慢，微生物在肠液中过度增长所致，应用四环素等广谱抗生素常能奏效。偶可出现假性肠梗阻。表现为腹痛、腹胀和呕吐。与食管受累相似，纤维化和肌肉萎缩是产生这些症状的主要原因。肠壁黏膜肌层变性，空气进入肠壁黏膜下面之后，可发生肠壁囊样积气征。

4. 大肠　钡剂灌肠可发现10%～50%的病人有大肠受累，但临床症状往往较轻。累及后可发生便秘、下腹胀满、偶有腹泻。由于肠壁肌肉萎缩，在横结肠、降结肠可有较大开口的特征性肠炎（憩室），如肛门括约肌受累，可出现直肠脱垂和大便失禁。CREST综合征病人可发生胆汁性肝硬化。

5. 肺部　在硬皮病中肺脏受累普遍存在。最常见的症状为运动时气短、活动耐受量减低和干咳。肺间质纤维化和肺动脉血管病变可同时存在，但往往是其中一种占主导地位。

6. 心脏　临床表现为气短、胸闷、心悸、水肿。临床检查可有室性奔马律、窦性心动过速和充血性心力衰竭，偶可闻及心包摩擦音。超声心动图显示，约半数病例有心包肥厚或积液，但临床心肌炎和心包压塞不多见。

7. 肾脏　硬皮病的肾脏病变以叶间动脉、弓形动脉及小动脉最为显著，其中最主要的是小叶间动脉。血管内膜有成纤维细胞增生、黏液样变、酸性黏多糖沉积及水肿；血管平滑肌细胞发生透明变性；血管外膜及周围间质均有纤维化；肾小球基底膜不规则增厚。硬皮病肾脏病变临床表现不一，部分病人有多年皮肤及其他内脏受累而无肾损害的临床现象；有些在病程中出现肾危象，即突然发生严重高血压和急进性肾功能衰竭。如不及时处理，常于数周内死于心力衰竭及尿毒症。虽然肾危象初期可无症状，但大部分病人感疲乏加重，出现气促、严重头痛、视物模糊、抽搐、神志不清等症状。实验室检查发现肌酐增高、蛋白尿和（或）镜下血尿，可有微血管溶血性贫血和血小板减少。

## 六、实验室及其他辅助检查

**（一）一般实验室检查**

无特殊异常。红细胞沉降率可正常或轻度增快。贫血可由消化道溃疡、吸收不良、肾脏受累或慢性病所致。可有轻度血清白蛋白降低，球蛋白增高。

**（二）免疫学检测**

血清ANA阳性率达90%以上，核型为斑点型和核仁型为主。在CREST综合征病人中，50%～90%抗着丝点抗体阳性，在弥漫性硬皮病中仅10%病例阳性。20%～40%系统性硬化症病人，血清抗Scl-70抗体阳性。约30%病例类风湿类子阳性。还有病人可有抗RNA多聚酶Ⅲ抗体及抗纤丝蛋白抗体等。

**（三）病理及甲褶微循环检查**

硬变皮肤活检见网状真皮致密胶原纤维增多、表皮变薄、表皮突消失、皮肤附属器萎缩；真皮和皮下组织内（也可在广泛纤维化部位）可见T淋巴细胞大量聚集。甲褶毛细血管显微镜检查显示毛细血管袢扩张与正常血管消失。

**（四）高分辨CT检查**

合并间质性肺病者，可发现肺部渗出性病变或纤维化改变或牵张性支气管扩张。

**（五）肺功能检查**

间质性肺病病人，可发现病人用力肺活量、肺总量下降，一氧化碳弥散下降。

**（六）心导管检查**

作为肺动脉高压病人的筛查性检查，超声心动可发现肺动脉高压，但确诊方法是进行心导管检查，这是确诊肺动脉高压的唯一金标准。

## 七、诊断与鉴别诊断

根据1980年美国风湿病学会关于本病的诊断标准，凡是具备下列一项主要标准或两项次要标准者，即可诊断为硬皮病，即系统性硬化症。

### （一）主要标准

有近端硬皮病，即手指和掌指关节或跖趾关节以上的任何部位皮肤有对称性增厚、绷紧和硬化。这类变化可累及整个肢体、面部、颈和躯干（胸和腹部）。

### （二）次要标准

1.双侧肺基底部纤维化标准胸部X线片上显示双侧网状的线形或线形结节状阴影，以肺基底部最明显，可呈弥散性磨玻璃影或“蜂窝肺”外观。这些改变不能归因于原发性肺部病变。

2.手指硬皮病上述皮肤改变仅限于手指。

3.手指的凹陷性瘢痕或指垫组织消失缺血所致的指尖凹陷或指垫（指肚）组织消失。

### （三）CREST 综合征标准

具备钙化、雷诺氏现象、食管运动障碍、硬指和毛细血管扩张5项中的3项及抗着丝点抗体可确诊。

### （四）鉴别诊断

本病应与嗜酸性筋膜炎、硬肿病、肾源系统性纤维化等相鉴别。

## 八、治疗

本病尚无特效药物。皮肤受累范围和病变程度为诊断和评估预后的重要依据，而重要脏器累及的广泛性和严重程度决定其预后。早期治疗目的在于阻止新的皮肤和脏器受累，而晚期的目的在于改善已有的症状。

### （一）一般治疗

1.*糖皮质激素和免疫抑制剂*　总的说来糖皮质激素对本病疗效不显著，但对炎性肌病、间质性肺病的炎症期有一定疗效；在早期水肿期、关节痛和肌痛亦有疗效。剂量为泼尼松30～40mg/d，连用3～4周，渐减至维持量10～15mg/d。免疫抑制剂对皮肤硬化的治疗的研究文献不多。常用环孢霉素A、环磷酰胺、硫唑嘌呤等。与糖皮质激素合并应用，常可提高疗效和减少糖皮质激素用量。

2.*青霉胺*　在原胶原转变成胶原的过程中，需要单胺氧化酶参与聚合和交叉联结。青霉胺能将单胺氧化酶中的铜离子络合，从而抑制新胶原成熟，并能激活胶原酶，使已形成的胶原纤维降解。常见的不良反应有发热、厌食、恶心、呕吐、口腔溃疡、味觉异常、皮疹、白细胞和血小板减少、蛋白尿和血尿等。

3.*甲氨蝶呤*　欧洲抗风湿联盟推荐的治疗指南针对皮肤硬化的惟一治疗推荐是甲氨蝶呤，2项高质量的随机对照试验结果表明，甲氨蝶呤口服或肌内注射，可改善系统性硬化症相关的皮肤病变进展，因此，推荐用于系统性硬化症的皮肤病变。

4.*其他*　近年来，有文献报道使用松弛素、伊马替尼、CD20单抗、TGF-β抗体等多种新的治疗方法治疗皮肤硬化均取得不错疗效，但是目前尚未得到广泛推广使用，可以考虑用于难治性病人。

### （二）对症治疗

1.*雷诺现象*　勿吸烟，手足避冷保暖。如症状较重，有坏死倾向，可加用内皮素受体拮抗剂波生坦或西地那非。静脉用前列腺素类似物也可缓解雷诺现象，并用于治疗指端溃疡。手指坏疽可考虑交感神经阻断术。

2.*胃肠道受累*

（1）质子泵阻滞剂。

（2）胃肠动力药等。

3.*硬皮病相关肺动脉高压*

（1）波生坦。

（2）西地那非。

（3）依前列醇。

4.*硬皮病相关肺纤维化*　对于系统性硬化相关间质性肺病，可选用环磷酰胺静脉冲击或每日口服治疗。

5.*硬皮病肾危象*　虽然缺乏随机对照试验研究结果，但2项前瞻性非对照研究结果表明，开博通和依那普利可降低硬皮病肾危象的透析依赖率并改善生存；推荐血管紧张素转换酶抑制剂可用于硬皮病肾危象。回顾性研究表明，用中大剂量糖皮质激素（≥15mg/d泼尼松或者等效剂量的糖皮质激素）可能是硬皮病肾危象的危险因素，因此，对于使用糖皮质激素的系统性硬化症病人，应严密监测血压和肾功能。虽然血液净化治疗未列入欧洲抗风湿联盟治疗推荐中，但也是硬皮病肾危象治疗中的重要组成部分。

### （三）其他治疗

近年来，国内外采用经CD34细胞分选的外周造血干细胞移植治疗，取得了一定效果，但费用昂贵，移植不良反应风险较高，仅推荐用于难治性病人。国内，孙凌云教授首先用间充质干细胞治疗系统性硬化症取得较好的前期效果，有待于更多的研究证实其疗效。

## 九、预后

常呈缓慢发展，结局难以预料，多数病人最终出现内脏病变，如在疾病早期发生心肺或肾损害，则预后不良。CREST综合征病人，病变可长期局限而不发展，预后良好，但合并重度肺动脉高压者可出现猝死。

## 十、预防

对于雷诺现象病人，尽量避免寒冷、精神应激和吸烟等。对于胃肠道动力学异常病人，注意进食易吸收饮食，避免餐后卧位等。对于合并间质性肺病者，尽量避免感冒，必要时长期低流量吸氧，防止肺纤维化进一步加重。对于合并肺动脉高压者，注意避免剧烈运动，防止猝死。

## 十一、基层医疗机构健康管理

### （一）基层筛查方法与流程

以出现雷诺现象和肢端、面部肿胀，并有手指皮肤逐渐增厚等典型症状为主要表现。部分病人有胃肠道功能紊乱（胃烧灼感和吞咽困难）或呼吸系统症状等。病人起病前可有不规则发热、食欲减退和体重下降等全身症状。出现以上症状应进一步上级医院明确诊断。

### （二）转诊标准

系统性硬化症已经确诊，病情不稳定，出现发热、低钾、肾功能损害、肺间质改变及肾功能异常或其他严重并发症的转至上级医院。

### （三）下转后健康管理注意事项

1.督促病人戒烟、避免受凉、注意全身保暖及生物反馈性锻炼对预防雷诺现象有效；症状严重或合并指端溃疡时应使用血管扩张剂。

2.定期复查血常规、红细胞沉降率、肝功能、肾功能、电解质，自身抗体等化验。

# 第八部分　神经系统疾病

# 第1章　脑　梗　死

## 一、流行病学

急性脑梗死（脑卒中包括脑梗死和脑出血）是一种发病率高、致残率高、病死率高、复发率高及并发症多的疾病。据统计，2013年中国卒中的年龄标化患病率为1114.8/10万人，发病率为246.8/10万人，病死率为114.8/10万人。脑梗死又称缺血性脑卒中，是最常见的卒中类型，近年研究显示我国住院急性脑梗死病人发病后1个月病死率约为3.3%～5.2%，3个月时病死率9.6%，1年病死率11.4%～15.4%。

## 二、定义

脑梗死，是指各种原因引起的脑部血液供应障碍，使局部脑组织发生不可逆性损害，导致脑组织缺血、缺氧性坏死。

## 三、分类

目前，国际广泛使用的急性卒中治疗试验（TOAST）病因和（或）发病机制分型，将脑梗死分为大动脉粥样硬化型、心源性栓塞型、小动脉闭塞型、其他明确病因型和不明原因型五型。

## 四、病因和发病机制

### （一）病因

最常见的是动脉粥样硬化，其次为高血压、糖尿病和血脂异常等，较少见原因有大动脉炎，还见于高同型半胱氨酸血症、颈动脉或椎动脉夹层、药物滥用、烟雾样血管病及偏头痛等。心源性脑栓塞是脑栓塞中最常见的，约75%的心源性栓子栓塞于脑部，常见的心脏疾病有心房纤颤、心瓣膜病、感染性心内膜炎、心肌梗死、心肌病、心脏手术、先天性心脏病等。

### （二）发病机制

包括造成脑组织缺血损伤的血管壁及血管内病理改变。

1.血管壁内病理改变　包括动脉粥样硬化、小动脉玻璃样变（也称小动脉硬化）、其他原因的血管壁改变及血栓形成。

2.导致脑组织缺血损伤的机制　导致脑组织缺血损伤的机制有栓塞及低灌注。

### （三）影响缺血事件严重程度有以下因素

血管堵塞的速度、侧支代偿能力、责任动脉或被栓塞动脉内局部变化、血糖、血氧含量、全身灌注情况等。

## 五、临床表现

从症状学角度出发，急性脑梗死可以导致运动障碍（如偏瘫）、语言功能障碍（包括各种类型的失语及构音障碍）、感觉异常、共济失调、头痛、眼动障碍、视物异常、眩晕、不自主运动、癫痫和意识障碍等。反复脑梗死或者慢性期病人可以出现痴呆，精神行为异常及步态异常等症状。

与其他非血管性疾病不同的是，脑梗死的临床表现多数符合血管分布区特点。

## 六、实验室及其他辅助检查

### （一）实验室检查

血液化验包括血常规、血糖、血脂、血凝、肝肾功能、电解质、同型半胱氨酸、甲状腺功能、肿瘤标志物等。

### （二）影像学检查

1.头颅CT　脑梗死发病后24h内可以无影像学改变，在24h后，梗死区出现低密度病灶。

2.头MRI（核磁共振）　脑梗死发病数小时后，即可显示$T_1$低信号，$T_2$高信号的病变区域，磁共振的脑功能成像DWI更是能够在发病6h内优先显示梗死病灶。在不用造影剂的情况下，磁共振MRA可以清楚显示颅内动脉循环。与CT相比，MRI可以发现脑干、小脑梗死及更多小病灶梗死。

3.血管造影　数字剪影血管造影（DSA）、CT血管造影（CTA）和磁共振动脉成像（MRA）可以显示脑部大动脉的狭窄、闭塞和其他血管病变，如血管炎、颈动脉或椎动脉壁分离及moyamoya病等。

4.彩色多普勒超声检查（TCD）　对评估颅内外血管狭窄、闭塞、血管痉挛或者侧支循环建立的程度有帮助。

5.SPECT和PET　能在发病后数分钟显示脑梗死的部位和局部脑血流的变化。

## 七、诊断与鉴别诊断

### （一）诊断

根据《中国急性缺血性脑卒中诊治指南2014》的定义，急性缺血性脑卒中（急性脑梗死）的诊断需符合如下标准：急性起病，局灶性神经功能缺损（一侧面部或肢体无力或麻木，语言障碍等），少数为全面神经功能缺损；症状或体征持续时间不限（当影像学显示有责任缺血性病灶时），或持续24h以上（当缺乏影像学责任病灶时）；排除非血管性病因；脑CT/MRI排除脑出血。

### （二）鉴别诊断

1.脑出血　多有高血压病史，活动中或情绪激动时起病，发病突然，伴有头痛、恶心、呕吐等颅内压升高的表现，有偏瘫失语等局灶性神经功能缺损，可伴有意识障碍，头CT可明确诊断。

2.颅内占位性病变　颅内肿瘤或脑脓肿也可急性起病，可引起局灶性神经功能缺损，头CT及MRI检查有助于明确诊断。

3.硬膜下血肿或硬膜外血肿　多有头部外伤史（可追述到数月前或数日前），病情进行性加重，出现急性脑部受压症状，如意识障碍、头痛、恶心、呕吐等颅高压表现，头部CT可明确诊断。

## 八、预防和治疗

### （一）预防

1.一级预防　指的是发病前的预防，即通过早期改变不健康的生活方式，积极主动地控制各种危险因素，从而达到使脑血管病不发生或者推迟发生的目的。主要包括：防治高血压、心脏病、血脂异常、戒烟、戒酒、控制体重、关注颈动脉狭窄、防治高同型半胱氨酸血症、降低纤维蛋白原水平和适度的体育活动和合理膳食。

2.二级预防　指的是针对发生过一次或多次脑卒中的病人，通过寻找卒中事件发生的原因，纠正所有可干预的危险因素，达到降低卒中复发危险性的目的。包括病因预防；抗血小板聚集药物；他汀类药物；卒中后认知功能障碍的干预；卒中后抑郁的干预。

### （二）治疗

1.急性期治疗

（1）一般治疗：包括卧床休息，注意对皮肤及尿道的护理，按时翻身叩背，避免出现压疮和尿路感染等；调控血压、控制血糖、吞咽困难的处理、肺炎的处理、上消化道出血的处理、水电解质紊乱的处理、心脏损伤的处理等。

（2）溶栓治疗：对于急性发病6h以内的病人，符合溶栓的适应证，没有禁忌证者给予静脉药物溶栓治疗。溶栓的目的是通过溶解血栓，使闭塞的动脉再通，恢复梗死区的血液供应，防止脑组织发生不可逆性损失。临床常用药物有：组织型纤溶酶原激活剂（rt-PA）和尿激酶（UK）等。

（3）抗凝治疗：主要目的是阻止血栓的进展，防止脑梗死复发，并预防发生深静脉血栓和肺栓塞。常用药物有低分子肝素及华法林等。比较适合进展性卒中和脑栓塞病人。

（4）降纤治疗：降解血中的纤维蛋白原，增加纤溶系统活性，抑制血栓形成。常用药物包括巴曲酶和降纤酶。比较适合进展性卒中和纤维蛋白原增高的病人。

（5）抗血小板聚集治疗：常用药物有阿司匹林肠溶片和氯吡格雷片。

（6）脑保护剂治疗：包括神经保护剂和亚低温治疗。

（7）降颅压治疗：有意识障碍和大面积脑梗死的病人，常用药物有甘露醇、呋塞米和甘油果糖，注意水电解质紊乱。临床上，对于进展性脑梗死和较危重脑梗死病人经常使用人血白蛋白，有扩容，降低颅高压，营养支持的作用，疗效显著。

（8）其他：如扩容或者血液稀释疗法，中医中药治疗。

（9）血管内介入治疗：包括动脉溶栓、机械取栓、血管成形术和支架置入术。

2.恢复期治疗

（1）康复治疗。

（2）脑血管病的二级预防。

## 九、并发症

### （一）肺炎

约5.6%卒中病人合并肺炎，误吸是卒中合并肺炎的主要原因，肺炎是卒中病人死亡的一个主要原因，急性脑卒中还可引起急性神经源性肺水肿。

### （二）上消化道出血

是脑卒中病人急性期临床上较常见的严重并发症，病死率较高，是由于脑梗死急性起病时胃、十二指肠黏膜出血性糜烂和急性溃疡所致。

### （三）水电解质紊乱

脑卒中时由于神经内分泌功能的紊乱、意识障碍、进食减少、呕吐、中枢性高热等原因，尤其是脱水治疗时，常并发水电解质紊乱，进一步加重脑组织损伤，严重时可危及生命。

**（四）尿路感染**

因病人意识不清，大小便失禁，卧床，造成尿路感染，引起发热甚至全身感染。

**（五）其他主要并发症**

有压疮、下肢深静脉血栓形成、肺栓塞、继发性癫痫等。

## 十、预后

急性起病病死率为5%～15%，多死于严重脑水肿引起的脑疝，肺炎和心力衰竭等，存活者中，致残率约50%，影响预后的因素较多，最重要的是神经功能缺损的严重程度。脑梗死容易复发，10%～15%在10d内发生第二次梗死，复发者病死率更高。腔隙性脑梗死预后良好，病死率和致残率均低，但容易反复发作。

## 十一、基层医疗机构健康管理

**（一）基层筛查方法及流程**

1.有高血压、糖尿病、冠心病、吸烟、饮酒、肥胖、曾有脑卒中病史的病人进行定期（半年1次）体检。

2.定期体检，包括血常规、血脂血糖肝功肾功、血凝、电解质、甲状腺功能、同型半胱氨酸；颈动脉超声、胸片、心电图；监测血糖、血压、心率情况、并录入健康档案。

3.对于二级预防的脑血管病人，应该1～2个月于基层医院复诊，包括常规体检和调整有期口服药品。

**（二）基层首诊**

1.有脑血管病高危因素的病人，给予生活方式干预措施：戒烟、戒酒、限制食盐摄入量、减少膳食脂肪含量、减轻体重、进行适当的体育运动、保持乐观心态和提高应激能力及规律用药治疗。

2.可确诊急性脑梗死的病人，当天查头部CT无脑出血、发病在24h内者，可转院前口服阿司匹林片0.1g；氯吡格雷片300mg；阿托伐他汀钙片20mg。

3.有高血压、高血糖、低血糖者、发热的病人，可临时给予处理。

**（三）转诊标准**

1.可确诊的急性脑梗死病人。

2.曾经有脑卒中病史的病人，可疑急性脑梗死的病人。

3.脑血管病的二级预防治疗方案的调整。

4.脑血管病病人需要行血管评估，病因及发病机制不明者。

5.脑血管病病人需要进行血管介入检查和治疗。

6.基层医院治疗出现严重药物不良反应者。

7.原有疾病基础上再次加重，需要重新评估者转上级医院诊断治疗。

**（四）下转后健康管理注意事项**

经过上级医院治疗稳定的脑梗死病人，回转基层医院。

1.康复锻炼　运动可减少脂肪堆积、降低血糖、提高心肺功能、加速血液循环、促进新陈代谢，提高身体综合素质，运动方式包括散步、慢跑、太极拳、游泳等，运动时要掌握好强度，循序渐进，每次30～60min，每日1次。

2.复查　监测血压，血糖，一般服用出院药物第1个月复查血糖、血脂、肝肾功、血凝，如无异常可再过6个月或1年再次复查血脂、肝肾功能。

3.随访　定期体格检查、定期和基层医师沟通调整用药情况、定期参加社区健康教育。

# 第2章 短暂性脑缺血发作

## 一、流行病学

短暂性脑缺血发作（TIA）与缺血性卒中有着密不可分的联系，大量研究显示，TIA病人在近期有很高的卒中发生风险。相关荟萃分析指出，一次TIA发作后1个月内发生脑卒中的概率是4%～8%，1年内为12%～13%，5年内高达24%～29%，TIA病人在第1年内卒中发病率较一般人高13～16倍，上述数据证实TIA是急性缺血性脑血管病之一，是完全性缺血性卒中的危险信号。

2010年我国TIA流行病学调查显示，我国成人标化的TIA患病率为2.27%，知晓率仅为3.08%，在整个TIA人群中，有5.02%的人接受了治疗，仅4.07%接受了指南推荐的规范化治疗。研究推算，全国有2390万TIA病人，意味着TIA已成为中国加重卒中负担的首要因素。

对于TIA病人进行早期干预和治疗，能够显著降低卒中发生的风险，也是减轻卒中疾病负担的最佳方法。

## 二、定义

短暂性脑缺血发作（TIA）是指脑、脊髓或视网膜局灶性缺血所致的、未发生急性脑梗死的短暂性神经功能障碍。

1.在有条件的医院，尽可能采用弥散加权磁共振（DWI）作为主要诊断技术手段，如未发现脑急性梗死证据，诊断为影像学确诊TIA。如有明确的脑急性梗死证据，则无论时间长短均不再诊断为TIA。

2.对于社区为基础的流行病学研究，鉴于常规采用组织学标准诊断不具有操作性，同时考虑到与国际上、既往流行病学研究数据的可比性和延续性，建议仍采用传统24h的定义，诊断为临床确诊TIA。

## 三、分类

常见分类：前循环（颈内动脉系统）TIA和后循环（椎-基底动脉系统）TIA。

## 四、病因和发病机制

目前，短暂性脑缺血发作的病因与发病机制尚未完全明确。一般认为，TIA病因与发病机制常分为3类型：血流动力学型、微血栓型和脑血管痉挛、狭窄或受压。

## 五、临床表现

### （一）颈内动脉系统TIA

最常见的以对侧发作性肢体单瘫、面瘫或偏侧或单肢；其他的症状还有对侧单肢或偏身麻木；同侧单眼一过性黑矇或失明；对侧同向性偏盲；优势半球病变常出现失语。

### （二）椎-基底动脉系统TIA

最常见的症状是眩晕、恶心和呕吐，大多数不伴有耳鸣，为脑干前庭系统缺血的表现。少数伴有耳鸣，是内听动脉缺血的症状。脑干网状结构缺血可引起跌倒发作。脑干和小脑缺血可引起下列症状，包括复视、交叉性感觉障碍、眼震、交叉性瘫痪、吞咽困难和构音障碍、共济失调及平衡障碍、意识障碍等。大脑后动脉缺血致枕叶视皮层受累可出现一侧或两侧视力障碍或视野缺损。

## 六、实验室及其他辅助检查

### （一）实验室检查

许多常规化验对TIA的诊断意义不大，例如血常规、血流变和血脂等，但对与寻找病因及判断预后是十分必要的。

### （二）影像学检查

一般头部CT和头MRI检查可正常。在TIA发作时，MRI弥散加权（DWI）和灌注加权成像（PWI）可显示脑局部缺血性改变；SPECT和PET检查可发现局部脑血流量减少和脑代谢率降低。颈动脉超声可对颈动脉及椎动脉颅外段进行检查；TCD可发现颅内大动脉狭窄、评估侧支循环的情况，进行微栓子监测；DSA是评估颅内血管病变最为准确的诊断方法。

## 七、诊断与鉴别诊断

### （一）诊断

多数TIA病人就诊时临床症状已经消失，故诊断主要依靠病史，症状持续时间越长，最后诊断是TIA的可能性越小，如症状持续几分钟时，在24h内完全恢复，应高度怀疑TIA诊断，头部CT和MRI可以正常，在排除其他疾病后，可诊断TIA。

### （二）鉴别诊断

1.*癫痫的部分性发作*　一般表现为局部肢体抽动，多起自一侧口角，然后扩展到面部或一侧肢体，或表现为一侧肢体麻木感一般持续时间短。EEG可有异常。部分癫痫大多由脑部局灶性病变引起，头部CT和MRI可发现病灶。

2.*梅尼埃病*　发作性眩晕、恶心、呕吐与椎动脉系统TIA相似，但每次发作持续时间往往超过24h，伴有耳鸣、耳阻塞感、听力下降等症状，除眼球震颤，无其他神经定位体征。

3.*偏头痛*　头痛前可有视觉先兆，表现为亮点、闪光等，先兆消退后出现头痛。神经系统无阳性体征。

## 八、预防和治疗

### （一）药物治疗

1.*抗血小板聚集药物*　可选用阿司匹林肠溶片和（或）氯吡格雷片。

2.*抗凝治疗*　常用低分子肝素皮下注射。

3.*钙离子拮抗剂*　尼莫地平片或盐酸氟桂利嗪片。

4.*扩容治疗*　纠正病人低灌注、低血压情况。

5.*其他*　可用中医中药，也可用血管扩张药物，如病人血液纤维蛋白原含量明显增高，可考虑应用降纤酶。

### （二）病因治疗

对于TIA病人要积极查找病因，针对可能存在的脑血管病危险因素，如高血压、糖尿病、血脂异常、心脏病、吸烟、饮酒、肥胖等进行积极地干预和治疗。

### （三）手术治疗

单次或多次发生TIA的病人，如抗血小板药物治疗效果不佳，且动脉狭窄程度超过70%，可进行颈动脉内膜切除术或血管内支架。

## 九、并发症

常见并发症为短暂性脑缺血发作时碰伤、摔伤等。

## 十、预后

不同病因的TIA病人预后不同，总体上说，未经治疗的TIA病人，约1/3发展为脑梗死，1/3可反复发作，另1/3能自行缓解。

## 十一、基层医疗机构健康管理

### （一）基层筛查方法及流程

1.有高血压，糖尿病，冠心病，吸烟，饮酒，肥胖，曾有脑卒中病史的病人进行定期体检。

2.定期体检项目，包括血常规、血脂、血糖、肝功能、肾功能、血凝、电解质、甲状腺功能、同型半胱氨酸；胸片、心电图、颈动脉超声；监测血糖、血压、心率情况，并录入健康档案。

3.对于二级预防的脑血管病人，应该1～2个月于基层医院复诊。包括常规体检，和调整长期口服药品。

### （二）基层首诊

1.有脑血管病高危因素的病人，给予生活方式干预措施：戒烟、戒酒，限制食盐摄入量，减少膳食的脂肪含量，减轻体重，进行适当的体育运动，保持乐观心态和提高应激能力及规律用药治疗。

2.可确诊短暂性脑缺血发作的病人，当天查头部CT无脑出血者，可转院前口服阿司匹林片0.1g，氯吡格雷片300mg，阿托伐他汀钙片20mg。

### （三）转诊标准

1.可确诊的短暂性脑缺血发作的病人。

2.曾经有脑卒中病史的病人，可疑短暂性脑缺血发作转上级医院诊断治疗。

### （四）下转后健康管理注意事项

经过上级医院治疗稳定的短暂性脑缺血发作的病人，回转基层医院。

1.*康复锻炼*　运动可减少脂肪堆积、降低血糖、提高心肺功能、加速血液循环、促进新陈代谢，提高身体综合素质，运动方式包括散步、慢跑、太极拳、游泳等，运动时要掌握好强度，循序渐进，每次30～60min，每日1次。

2.*复查*　监测血压，血糖，一般服用出院药物第1个月复查血糖、血脂、肝肾功能、血凝，如无异常可再过6个月或1年再次复查血脂、肝肾功能。

3.*随访*　定期体格检查、定期与基层医师沟通调整用药情况、定期参加社区健康教育。

# 第3章　阿尔茨海默病

## 一、流行病学

流行病学调查显示，65岁以上老年人阿尔茨海默病（AD）患病率在发达国家为4%～8%，我国为3%～7%，女性高于男性。依此推算，我国目前约有AD病人600万～800万。随着年龄的增长，AD患病率逐渐上升，至85岁以后，每3～4位老年人中就有1位罹患AD。AD发病的危险因素有低教育程度、膳食因素、吸烟、女性雌激素水平降低、高血糖、高胆固醇、高同型半胱氨酸和血管病因素等。

## 二、定义

阿尔茨海默病（Alzheimer's disease，AD），是发生于老年和老年前期、以进行性认知功能障碍和行为损害为特征的中枢神经系统退行性病变。临床上表现为记忆障碍、失语、失用、失认、视空间能力损害、抽象思维和计算力损害、人格和行为改变等。AD是老年期最常见的痴呆类型，约占老年期痴呆的50%～70%。随着对AD认识的不断深入，目前认为AD在痴呆阶段之前还存在一个极为重要的痴呆前阶段，此阶段已有AD病理生理改变，但没有或仅有轻微临床症状。

## 三、病因和发病机制

AD可分为家族性AD和散发性AD。家族性AD呈常染色体显性遗传，多于65岁前起病，最为常见的是21号染色体的淀粉样前体蛋白（amyloid precursor protein，APP）基因、位于14号染色体的早老素1（presenilin I，PSEN1）基因及位于1号染色体的早老素2（presenilin 2，PSEN2）基因突变。对于占AD病人90%以上的散发性AD，影响发病的主要风险基因包括载脂蛋白E（apolipoprotein E，APOE）基因、簇集蛋白（clusterin，CLU）基因、补体受体1（complement receptor-1，CR1）基因和磷脂结合网格蛋白装配蛋白（phosphatidylinositol binding i lathrina ssembly protein，PICALM）基因，其中APOEe4等位基因携带者是散发性AD最为明确的高危人群。

有关AD的发病机制，现有多种学说，其中影响较广的有A-淀粉样蛋白（P-amyloid，Ap）瀑布学说（the amyloid cascade hypothesis），该学说认为AP的生成与清除失衡是导致神经元变性和痴呆发生的起始事件。另一重要的学说为tau蛋白学说，认为过度磷酸化的tau蛋白影响了神经元骨架微管蛋白的稳定性，同时导致神经元纤维缠结形成，进而破坏了神经元及突触的正常功能。近年来，也有学者提出了神经血管假说，提出脑血管功能的失常导致神经元功能障碍，Ap清除能力下降，导致认知功能损害。除此之外，尚有细胞周期调节蛋白障碍、氧化应激、炎性机制和线粒体功能障碍等多种假说。

## 四、临床表现

AD通常隐匿起病，持续进行性发展，主要表现为认知功能减退和非认知性神经精神症状。按照最新分期，AD包括2个阶段：痴呆前阶段和痴呆阶段。

### （一）痴呆前阶段

此阶段分为轻度认知功能障碍发生前期（pre-mild cognitive impairment，pre-MCI）和轻度认知功能障碍期（mild cognitive impairment，MCI）。AD的pre-MCI期没有任何认知障碍的临床表现或者仅有极轻微的记忆力减退主诉，客观的神经心理学检查正常，这个概念目前主要用于临床研究：AD的MCI期，即AD源性MCI，主要表现为记忆力轻度受损，学习和保存新知识的能力下降，其他认知域，如注意力、执行能力、语言能力和视空间能力也可出现轻度受损，客观的神经心理学检查有减退，但未达到痴呆的程度，也不影响日常生活能力。

### （二）痴呆阶段

即传统意义上的AD，此阶段病人认知功能损害导致了日常生活能力下降，根据认知损害的程度可以分为轻、中、重三期。

1.轻度 主要表现是记忆障碍。首先出现的是近事记忆减退，常将日常所做的事和常用的一些物品遗忘。随着病情的发展，可出现远期记忆减退，即对发生已久的事情和人物的遗忘。部分病人出现视空间障碍，外出后找不到回家的路，不能精确地临摹立体图。面对生疏和复杂的事物容易出现疲乏、焦虑和消极情绪，还会表现出人格方面的障碍，如不爱清洁、不修边幅、暴躁、易怒、自私多疑。

2.中度 除记忆障碍继续加重外，工作、学习新知识和社会接触能力减退，特别是原已掌握的知识和技巧出现明显的衰退。出现逻辑思维、综合分析能力减退，言语重复、计算力下降，明显的视空间障碍，如在家中找不到自己的房间。还可出现失语、失用、失认等，有些病人还可出现癫痫、强直-少动综合征，此时病人常有较明显的行为和精神异常，性格内向的病人变得易激惹、兴奋欣快、言语增多。而原来性格外向的病人则可变得沉默寡言，对任何事情提不起兴趣，出现明显的人格改变，甚至做出一些丧失羞耻感（如随地大小便等）的行为。

3.重度 此期的病人除上述各项症状逐渐加重外，还有情感淡漠、哭笑无常、言语能力丧失，以至于不能完成日常简单的生活事项如穿衣、进食。终日无语而卧床，与外界（包括亲友）逐渐丧失接触能力。四肢出现强直或屈曲瘫痪，括约肌功能障碍。此期病人常可并发全身系统疾病的症状，如肺部及尿路感染、压疮，以及全身性衰竭症状等，最终因并发症而死亡。

AD的痴呆前阶段和痴呆阶段是一个连续的病理生理过程。目前，认为在AD临床症状出现前的15～20年脑内就开始出现AB和Tau蛋白的异常沉积，当病人出现认知功能减退的临床症状时，脑内已有显著的神经元退行性改变和缺失。

## 五、实验室及其他辅助检查

### （一）实验室检查

血、尿常规、血生化检查均可正常。脑脊液检查可发现Aβ42水平降低，总tau蛋白和磷酸化tau蛋白增高。

### （二）脑电图检查

AD的早期脑电图改变主要是波幅降低和a节律减慢，少数病人早期就有脑电图a波明显减少，甚至完全消失，随病情进展，可逐渐出现较广泛的θ活动，以额、顶叶明显。晚期则表现为弥漫性慢波。

### （三）影像学检查

CT检查见脑萎缩、脑室扩大；头颅MRI检查显示双侧颞叶、海马萎缩。SPECT灌注成像和氟脱氧葡萄糖PET成像可见顶叶、颞叶和额叶，尤其是双侧颞叶的海马区血流和代谢降低。

### （四）神经心理学检查

对AD的认知评估领域包括记忆功能、语言功能、定向力、运用能力、注意力、知觉（视、听、感知）和执行功能七个领域。临床上常用的工具可分为：

1.总体评定量表，如简易精神状况量表（MMSE）、蒙特利尔认知测验（MoCA）、阿尔茨海默病认知功能评价量表（ADAS-cog）、认知能力筛查量表（CAS1）等。

2.分级量表，如临床痴呆评定量表（CDR）和总体衰退量表（GDS）。

3.精神行为评定量表，如痴呆行为障碍量表（DBD）、汉密尔顿抑郁量表（HAMD）、神经精神问卷（NPI）。

4.用于鉴别的量表，如Hachinski缺血量表。还应指出的是，选用何种量表，如何评价测验结果，必须结合临床表现和其他辅助检查结果综合得出判断。

### （五）基因检查

有明确家族史的病人可进行APP、PSEN1、PSEN2基因检测，致病突变的发现有助于确诊。

## 六、诊断与鉴别诊断

### （一）诊断

应用最广泛的AD诊断标准是由美国国立神经病语言障碍卒中研究所和阿尔茨海默病及相关疾病学会1984年制定，2011年美国国立老化研究所和阿尔茨海默协会对此标准进行了修订，制定了AD不同阶段的诊断标准，并推荐AD痴呆阶段和MCI期的诊断标准用于临床。

在AD诊断前，首先要确定病人是否符合痴呆的诊断标准。符合下列条件可诊断为痴呆：

1.至少以下2个认知域损害，可伴或不伴行为症状

（1）学习和记忆能力。

（2）语言功能（听、说、读、写）。

（3）推理和判断能力。

（4）执行功能和处理复杂任务的能力。

（5）视空间功能。

2.可伴或不伴有

（1）人格、行为改变。

（2）工作能力或日常生活能力受到影响。

（3）无法用谵妄或精神障碍解释。

在确定痴呆后，才可考虑是否符合AD的诊断。AD的诊断分下面几种：

3.AD的临床诊断标准

（1）临床标准

①符合痴呆诊断标准。

②起病隐匿，症状在数月至数年中逐渐出现。

③有明确的认知损害病史。

④表现为遗忘综合征（学习和近记忆下降，伴1个或1个以上其他认知域损害），或者非遗忘综合征（语言、视空间或执行功能三者之一损害，伴1个或1个以上其他认知域损害）。

（2）排除标准

①伴有与认知障碍发生或恶化相关的卒中史，或存在多发或广泛脑梗死，或存在严重的白质病变。

②有路易体痴呆的核心症状。

③有额颞叶痴呆的显著特征。

④有原发性进行性失语的显著性特征。

⑤有其他引起记忆和认知功能损害的神经系统疾病，或非神经系统疾病，或药物过量或滥用证据。

（3）支持标准

①在以知情人提供和正规神经心理学检查得到的信息为基础的评估中，发现进行性认知下降的证据；

②找到致病基因突变的证据。

**（二）鉴别诊断**

1.轻度认知功能障碍　一般仅有记忆力减退，无其他认知功能减退。

2.抑郁症　表现为情绪低落，对各种事情缺乏兴趣，易疲劳，睡眠障碍等主诉较多。

3.其他疾病导致的痴呆　如血管性痴呆，额叶型痴呆（pick病），路易体痴呆等。

## 七、预防和治疗

阿尔茨海默病的病因迄今尚不清楚，经过近百年世界各国的研究探讨，一般认为可能与遗传及环境等因素有关，为多源性疾病。

目前尚无特效药物可治疗AD。病人认知功能进行性减退，针对AD病人神经递质改变的药物治疗，以及其他非药物治疗和护理能够减轻病情和延缓发展。

**（一）生活护理**

有效的护理能延长病人的生命及改善病人的生活质量，并能防止压疮、肺部感染等并发症，以及摔伤、外出迷路等意外的发生。

**（二）非药物治疗**

包括职业训练、认知康复治疗、音乐治疗等。

**（三）药物治疗**

1.改善认知功能

（1）胆碱酯酶抑制剂（ChEI）：是目前用于改善轻中度AD病人认知功能的主要药物，ChEI通过抑制突触间隙的乙酰胆碱酯酶从而减少由突触前神经元释放到突触间隙的乙酰胆碱的水解，进而增强对胆碱能受体的刺激，ChEI代表性的药物有多奈哌齐、卡巴拉汀、加兰他敏、石杉碱甲等。

（2）N-甲基-D-门冬氨酸（NMDA）受体拮抗剂：代表药物是美金刚，此类药物能够拮抗NMDA受体，具有调节谷氨酸活性的作用，用于中晚期AD病人的治疗。

（3）临床上有时还使用脑代谢激活剂，如茴拉西坦和奥拉西坦等。

2.控制精神症状　很多病人在疾病的某一阶段出现精神症状，如幻觉、妄想、抑郁、焦虑、激越、睡眠紊乱等，可给予抗抑郁药物和抗精神病药物，前者常用选择性5-HT再摄取抑制剂，如氟西汀、帕罗西汀、西肽普兰、舍曲林等，后者常用不典型抗精神病药，如利培酮、奥氮平、喹硫平等。这些药物的使用原则是：

（1）低剂量起始。

（2）缓慢增量。

（3）增量间隔时间稍长。

（4）尽量使用最小有效剂量，短期使用。

（5）治疗个体化。

（6）注意药物间的相互作用。此外，有文献报道美金刚也可用于缓解中晚期AD病人的激越和攻击行为。

3.支持治疗　重度病人自身生活能力严重减退，常导致营养不良、肺部感染、泌尿系感染、压疮等并发症，应加强支持治疗和对症治疗。

目前，还没有确定的能有效逆转疾病进程的药物，针对AD发病机制不同靶点，包括AP和tau蛋白异常聚集的药物开发尚处于试验阶段。

## 八、并发症和预后

阿尔茨海默病病人的病程呈进行性发展与衰退，为5～12年，少数病人可存活更长时间。最后，常因重症肺炎、泌尿系感染、压疮、骨折、深静脉血栓等并发症而死亡。

## 九、基层医疗机构健康管理

**（一）基层筛查方法及流程**

1.在常规普查社区病人中，有可能患老年性痴呆者，应首先除外脑血管病。

2.对老年痴呆者，做常规体检，做简易痴呆量表检查。

3.转上级医院前，积极进行健康教育，防止摔伤及感染等并发症。

**（二）基层首诊**

有高血压、冠心病、糖尿病、吸烟、饮酒、曾经有脑卒中病史的痴呆病人，应该考虑诊断：血管性痴呆。另外，除外脑外伤，脑肿瘤。

**（三）转诊标准**

1.阿尔茨海默病的初步诊断，治疗。

2.已经确诊的阿尔茨海默病病人，生活不能自理，有并发症的病人，如重症肺炎、摔伤、骨折、生命体征不稳定、甚至需要长期高级生命支持病人。

转上级医院治疗。

**（四）下转后健康管理注意事项**

已经确诊的阿尔茨海默病的病人，生活能够自理或者半自理，或者生命体征平稳，可回转基层医院。

1.康复锻炼　运动可提高心肺功能、加速血液循环、促进新陈代谢，提高身体综合素质，运动方式包括散步、慢跑、太极拳等，运动时要掌握好强度，循序渐进，每次30～60min，每日1～2次。生活不能自理者，需要家人陪伴，防止摔伤。

2.复查　每日监测血压1～2次，血糖不稳定者，可测定七段指尖血糖。一般服用药物第1个月复查血常规，血糖、血脂、肝肾功能、血凝，如无异常可再过6个月或1年再次复查血脂、肝肾功能。

3.随访　定期体格检查、与基层医师沟通调整用药情况、参加社区健康教育。

# 第4章 帕金森病

## 一、流行病学

帕金森病（Parkkinson disease，PD，又称震颤麻痹）是一种进行性神经变性疾病，最早的报道见于James Parkinson于1817年发表的经典专论《震颤麻痹论文》。40岁以上人群中每100 000人有100 ~ 200名PD病人，而仅在北美洲就有100万名以上的PD病人。PD在40岁以下的人群中不常见，而在60岁以上的人群中其发病率迅速增加，诊断时平均年龄为70.5岁。

世界范围内40岁以上一般人群中的PD患病率约为0.3%。许多流行研究已观察到PD中男性占多数现象，提示男性发生PD的风险高于女性。

## 二、定义

帕金森病是一种慢性进展性神经变性疾病，以4个基本体征的任意组合表现为特征，这4个体征是运动徐缓、静止性震颤、肌强直和姿势不稳。

## 三、病因、发病机制及病理

### （一）该病的病因和发病机制不完全明了，研究主要集中在以下三方面

1.环境因素　流行病学研究发现PD的发病与乡村生活、农作方式、除草剂、农药及杀虫剂等接触有关，长期饮用露天井水或食用坚果者发病数增多，吸烟者发病率降低或发病时间延迟，吸毒者或因吸食海洛因的副产品（MPTP）易出现帕金森样临床症状，并应用MPTP成功建立了帕金森病的动物模型。长期接触MPTP的病人，黑质-纹状体中的多巴胺（DA）神经元的变性死亡可能与MPTP在胶质细胞中被单胺氧化酶氧化为具有神经毒性的N-甲基-4-苯基吡啶离子（MPP＋）有关。

2.遗传因素　有10% ~ 15%的PD病人有阳性家族史，根据双胞胎研究，50岁以前发生的帕金森病更可能与遗传因素有关，多呈常染色体显性遗传。

3.其他因素　其他因素的研究包括体内氧自由基和羟自由基的产生增多导致脂质过氧化，兴奋性氨基酸的产生增多和细胞内钙超载，这些改变在黑质-纹状体中DA神经元变性死亡中具有重要作用。

### （二）病理和生化病理

肉眼可见中脑黑质颜色变浅，有时蓝斑颜色变性。镜下见黑质（特别是背侧致密部）色素细胞严重脱失（临床出现症状时一般已缺失70% ~ 80%），残存的神经细胞变性，色素减少，胶质细胞增生，细胞胞质内可见圆形、分层状、嗜酸性的包涵体即路易体，类似的病变也可见于蓝斑、迷走神经背核，下丘脑、交感神经节等，但均较轻，有时Meyner核亦可受侵，这可能与痴呆有关。

DA为纹状体内的抑制性递质，Ach为兴奋性递质，正常时两者处于动态平衡状态，对基底节环路活动起重要调节作用。PD时，黑质致密部DA神经元的变性，脱落导致纹状体中DA显著减少，而ACh含量却相对增强，两者的动态平衡受到破坏，从而导致PD。近来发现中脑-边缘系统和中脑-皮质系统的DA含量亦明显减少，这可能是某些病人出现智力减退、言语错乱和情感行为异常的原因。另外，也有学者认为组胺-6羟色胺系统的平衡紊乱和蓝斑核去甲肾上腺的功能障碍与PD的发病有关。

## 四、临床表现

PD的主要临床特点包括震颤、强直、运动迟缓和姿势障碍。

### （一）震颤

在日常生活中最易引起注意，易成初发症状，见于90%的病例。震颤是由于协调肌和拮抗肌有节律地交替收缩所致，其节律是4 ~ 6Hz，多在静止时、休息时明显。运动时减轻或消失，故称静止性震颤。震颤常始于一侧上肢或下肢，可累及头、下颌、舌和躯体双侧，拇指和屈曲的食指震颤明显时形成所谓的“搓丸样动作”。

### （二）强直

见于95%以上的病例，为本病最重要的症状之一。

强直常开始于一侧上肢近端，通常上肢重于下肢，可累及四肢、躯干、颈部和面部，协调肌和拮抗肌的张力均增高。当被动地做肌伸展时常出现齿轮样强直或钳管样强直。由于肌强直，病人可能出现头向前倾、躯干和下肢屈曲的特殊姿势，称屈曲体姿。强直严重者可出现肢体疼痛。

**（三）运动迟缓**

由于肌肉强直，病人常感到肢体僵硬和无力，随意运动迟缓，自主运动减少，穿衣、翻身、进食等日常活动难以完成。病人面部表情肌运动减少，呈现“面具脸”；上肢和手部肌肉强直，出现书写困难或写字过小；由于协调运动障碍，行走时上肢伴随运动减少或消失，步伐变小、变快并向前冲，形成特殊的慌张步态；精细或快速的轮替动作受损，但力量未降低；口、舌、腭部的肌肉运动障碍，常出现流涎或吞咽困难等，说话音调低，讲话缓慢，吐字不清。

**（四）其他表现**

PD精神症状中以抑郁最多见。14%～80%的病人逐渐发生痴呆。其他较常见的有睡眠障碍、焦虑或抑郁。也可有疼痛、发凉或灼热、麻木等异常感觉。自主神经症状也较普遍，可见皮脂腺分泌亢进所致“脂颜”，尚可见口干、下肢水肿、尿频、尿急、顽固性便秘和直立性低血压等。

## 五、实验室及其他辅助检查

**（一）实验室检查**

除用高效液相色谱仪检测到脑脊液（CSF）中多巴胺的代谢产物高香酸（HVA）含量和5-HT的代谢产物5-吲哚乙酸（5-HIAA）的含量降低，尿中DA及其代谢产物HVA的含量降低外，血、尿、脑脊液的常规检查正常。

**（二）影像学检查**

头CT检查正常，MRI可见黑质变薄或消失。PET可见壳核和尾状核的放射性聚集减低，且壳核重于尾状核。

## 六、鉴别诊断

**（一）帕金森综合征**

有明确病因，如感染、药物、中毒、动脉硬化和外伤等。

1.血管性帕金森综合征　临床上与帕金森病多有相似，有时不易鉴别。病人有高血压、动脉硬化和卒中史，常出现假性延髓性麻痹、腱反射亢进、病理征等，在CT或MRI上显示脑实质的多发性梗死病灶。

2.药物诱导的帕金森综合征　神经安定药物（吩噻嗪类及丁酰苯类）、氟桂利嗪、甲氧氯普胺及锂盐等药物可诱发可逆性帕金森综合征。

3.中毒性帕金森综合征　常在CO、锰、二氧化硫、甲醇、MPTP和水银中毒后出现。

4.脑炎后帕金森综合征　现在已经少见，流行性病毒性昏睡性脑炎后，常遗留帕金森综合征。

5.其他　另外还要和非动脉硬化性基底节钙化及外伤后帕金森综合征相鉴别。

**（二）伴发帕金森表现的其他神经系统变性疾病**

1.路易体病　病人虽有Parkison综合征的表现，但临床表现以痴呆和幻觉为主，并可有肌阵挛。痴呆症状出现早且迅速进展，发病年龄明显年轻，对左旋多巴反应不佳。

2.进行性核上性麻痹　发生于中老年人，隐匿起病，缓慢加重，疾病早期常出现跌倒现象。该病虽然也可以出现运动迟缓和肌强直，但其特征性表现是失去对眼球运动的自主控制（特别是垂直凝视不能）、痴呆、假性延髓性麻痹及锥体束征、构音障碍和中轴性肌张力障碍、震颤不明显。该病对治疗PD药物反应差。

3.多系统萎缩　主要累及基底节、脑桥、橄榄、小脑及自主神经系统，除表现椎体外系症状外，在疾病早期就会出现明显的自主神经症状、椎体束征和小脑体征。

4.皮质基底节退行性变　有额叶局限性萎缩，气球样皮质细胞肥大、黑质色素脱失和广泛的神经元丧失。临床表现为皮质基底节功能障碍，在出现强直、运动减少、震颤和姿势障碍同时还伴有其他的一些功能障碍，如皮质性感觉缺失、失用、局部反射性肌阵挛、痴呆或失语。

**（三）特发性震颤**

发病年龄早，震颤以姿势性或运动性为特征，饮酒或服用普奈洛尔后震颤可显著减轻，无肌强直和运动迟缓，1/3的病人有家族史。

**（四）抑郁症**

伴有表情贫乏、言语单调、随意运动减少的老年病人易被误诊为PD。这2种疾病可同时存在。抑郁症不具有PD的肌强直和震颤，抗抑郁治疗有效。

**（五）正常颅内压脑积水**

可造成步态障碍、尿失禁和痴呆，头颅CT或MRI的明显改变。

## 七、治疗

目前尚无能够阻止或逆转帕金森病神经变性病理生理过程的治疗方法，因此目前PD治疗目标是减轻症状，延缓进程，提高生存质量。应该依据病人的个体情况，如年龄、病情的严重程度及对药物的反应等因素选择不同治疗方法。

**（一）药物治疗**

PD目前仍以药物治疗为主，疾病早期无需特殊治疗，应鼓励病人多做主动运动。若疾病影响病人的日常生活和工作能力，则需采用药物治疗。其原理是恢复纹状体DA和乙酰胆碱（ACh）两大系统的平衡，药物治疗应遵循的原则是：从小剂量开始，缓慢递增，尽量以较小剂量取得满意疗效。

1.非多巴胺能药物

（1）抗胆碱能药物：通过阻滞乙酰胆碱受体和突触对DA的再摄取发挥作用，对震颤和强直有一定效果，但对运动迟缓疗效较差，适用于震颤突出且年龄较轻的病人。这类药物有口干、便秘、尿潴留、视物模糊及精神症状等不良反应，因此老年病人慎用。常用药物有苯海索、开马君。

（2）金刚烷胺：能增加突触前膜DA的合成和释放，减少DA的再吸收，同时具有抗胆碱能作用，对少动、强直、震颤均有轻度改善作用。

2.多巴胺能药物治疗　治疗目的是提高黑质-纹状体内已降低的DA水平，减轻或逆转已出现的功能障碍。

（1）左旋多巴及复方左旋多巴：左旋多巴作为DA合成前体，可透过血脑屏障进入脑内，可被DA能神经元摄取后转变成DA发挥作用。为避免左旋多巴的外周脱羧作用，减轻外周不良反应，增强疗效，左旋多巴常与外周脱羧酶抑制剂（甲基多巴肼或苄丝肼）联合应用。

（2）多巴胺能受体激动剂：直接激动多巴胺D1或（和）D2受体，不需要DA合成酶转换，在纹状体的半衰期比左旋多巴长，对多巴胺神经元有保护作用。发病年轻的早期病人可单独使用，其使用效果与左旋多巴相当，而且维持多巴胺受体激动剂单药治疗长达数年。常用药物：溴隐亭、吡贝地尔、普拉克索。

（3）儿茶酚胺甲基转移酶（COMT）抑制剂：通过抑制左旋多巴在外周的代谢，使血浆左旋多巴浓度稳定，增加左旋多巴进脑量，延长左旋多巴的半衰期和生物利用度，减少症状波动的发生，单独使用无效。

3.神经保护治疗

（1）单胺氧化酶（MAO）抑制剂：以选择性B型单胺氧化酶（MAO-B）抑制剂经阻断MAO-B的DA代谢途径，提高纹状体内DA的浓度，改善运动徐缓症状并能振奋精神。常见不良反应有兴奋、失眠、幻觉、妄想等，常用药物：司来吉兰。

（2）其他：某些抗组胺药物、神经营养因子、免疫调节剂、抗氧化剂和自由基清除剂都有神经保护作用。

### （二）外科治疗

手术治疗是PD治疗中的一种方法，但不能作为首选，也不适用于所有的PD病人，只有在药物疗效不佳，以一侧症状为主，尤其出现运动障碍的病人可选择手术站立。目前常用的手术方法有

1.苍白球毁损术　可改善少动、震颤、强直和异动，但长期疗效安全性有待进一步评价。

2.丘脑毁损术　对震颤、强直和异动症状改善明显，双侧丘脑损毁易出现言语障碍。

3.深部脑刺激　定位准确，损伤范围小，并发症少，安全性高，对震颤、强直和异动症状改善明显。

## 八、预后

目前由于左旋多巴药物的应用，PD病人的死亡率几乎与非PD同龄人群相同。本病本身并不能对生命构成威胁，死亡的直接原因是肺炎、骨折等各种并发症。

## 九、基层医疗机构健康管理

### （一）帕金森基层筛查方法及流程

1.对于运动迟缓的病人，反复跌跤的40岁以上的病人，男性病人为主，应在社区筛查帕金森病。

2.应做常规的血液化验检查，除外引起运动迟缓的其他疾病，帕金森病人往往常规化验正常。

### （二）基层首诊

规律锻炼能够提高病人的身心健康；由于PD是一种慢性疾病，且伴随进行性运动受限，所以规律锻炼尤为重要。应强调通过锻炼来改善平衡柔韧性和力量。快走、太极、游泳及球类运动有一定效果。

老年慢性病病人有营养不良和体重减轻的风险，及时发现和治疗这一问题对于避免骨量丢失和肌肉萎缩非常重要：高纤维饮食和充分补充水分有助于改善PD病人的便秘；应避免摄入影响药物吸收的高脂且量大的膳食；不需进行膳食蛋白限制，某些存在运动症状波动的晚期PD病人除外。

### （三）转诊标准

以下帕金森病病人应转诊至上级医院

1.初步考虑诊断为帕金森病，但诊断性药物治疗效果不佳者。

2.H-Y分级2.5级以上的病人和（或）经过常规药物治疗疗效不佳者。

3.病人出现运动并发症如异动或剂末现象、开关现象等。

4.病人因服药出现不能耐受的副作用者，如严重的恶心、头晕、嗜睡及记忆损害等。

5.出现严重的非运动症状如抑郁、焦虑、认知损害等。

6.病人出现与药物相关或无关的并发症如幻觉等精神症状。

7.需要外科手术治疗。

8.晚期因吞咽困难需要安置胃造瘘管等。

### （四）下转后健康管理注意事项

经过上级医院治疗稳定的帕金森病人，回转基层医院

1.康复锻炼　由上级医院出院后，在神经康复医师指导下，每日坚持运动，提高心肺功能、加速血液循环、促进新陈代谢，提高身体综合素质，防止感冒。运动方式包括散步、器械、太极拳、体操等，运动时要掌握好强度，循序渐进，每次30～60min，每日1～2次，防止跌跤，需家人陪护康复训练。

2.复查　监测血压，血糖，一般服用出院药物第1个月复查血糖、血脂、肝肾功能、血凝，有条件者可化验甲状腺功能，如无异常可再过6个月或1年再次复查。

3.基层医师随访工作　于基层医院定期体格检查、和基层医师沟通调整用药情况、定时参加社区健康教育。

# 第九部分　儿科疾病

## 第1章　总　　论

儿科学是临床医学范畴中的二级学科，其研究对象是自胎儿至青春期的儿童，研究儿童生长发育的规律及其影响因素、儿童时期各种疾病的发生、发展规律及临床诊断和治疗的理论和技术、研究各种疾病的临床表现、研究儿童中各类疾病的康复可能性及具体方法。儿童时期是机体处于不断生长发育的阶段，个体差异、性别差异和年龄差异都非常大，对疾病造成损伤的恢复能力较强，自身防护能力较弱，易受各种因素影响而导致疾病的发生和性格行为的偏离。儿科患者主要集中在小年龄儿童，年幼体弱儿对疾病的反应差，婴幼儿易患急性感染性疾病，由于免疫功能不完善，感染容易扩散甚至发展成败血症，病情发展快，来势凶险。多发疾病为儿童社区获得性肺炎、腹泻病、支气管哮喘等。

# 第2章　儿童社区获得性肺炎

## 一、流行病学

世界卫生组织资料显示，2016年肺炎造成92万5岁以下儿童死亡，其中98%来自发展中国家。肺炎也是当前我国5岁以下儿童死亡的主要原因之一，其中绝大部分为社区获得性肺炎（community acquired pneumonia，CAP）。社区获得性肺炎中的重症难治性支原体肺炎和腺病毒肺炎等遗留的气道闭塞，是造成儿童患慢性气道疾病、影响生命质量的重要原因。近年来，我国CAP诊疗水平有了长足进步，但在一些地方、一些医疗机构还存在抗生素应用不尽合理、检查方法选择缺乏针对性等问题。

## 二、定义

儿童社区获得性肺炎（Community Acquired Pneumonia，CAP）是指在医院外（社区）发病的感染性肺炎，包括在医院外（社区）感染了具有明确潜伏期的病原体而在入院后发病的肺炎。CAP为肺实质和（或）肺间质部位的急性感染，引起机体不同程度缺氧和感染症状，通常有发热、咳嗽、呼吸增快、肺部湿性啰音等表现，并有胸部X线片（以下简称胸片）的异常改变。不包括吸入性及过敏性等非感染性肺炎。

## 三、分类

### （一）病理

小叶肺炎（支气管肺炎）、大叶肺炎、间质肺炎。

### （二）病因

病毒性肺炎、细菌性肺炎、非典型微生物、混合感染。

### （三）病程

＜1个月者为急性；1～3个月为迁延性；＞3个月者称慢性。

### （四）病情

轻症以呼吸系统症状为主，无全身中毒症状；重症除呼吸系统症状外，其他系统亦受累，且全身中毒症状明显。

## 四、病因和发病机制

### （一）病因：主要病原谱

1.*呼吸道病毒*　常见的呼吸道病毒包括呼吸道合胞病毒、流感病毒、腺病毒、副流感病毒和鼻病毒等。

2.*细菌*　常见革兰阳性细菌包括：肺炎链球菌（SP）、金黄色葡萄球菌（SA）、A群链球菌（GAS）等；常见革兰阴性细菌包括：流感嗜血杆菌（Hi）、卡他莫拉菌（MC）、大肠埃希菌（E.coli）、肺炎克雷伯菌（KP）、铜绿假单胞菌等。

3.*非典型微生物*　肺炎支原体（MP）近年来在1～3岁婴幼儿亦不少见。

4.*混合感染*　儿童CAP可由混合感染所致，年龄越小，越易发生。

### （二）发病机制

病原体常由呼吸道侵入，少数经血行入肺。当炎症蔓延到支气管、细支气管和肺泡时；支气管因黏膜炎症水肿使管腔变窄；肺泡壁因充血水肿而增厚；肺泡腔内充满炎症渗出物，均影响通气与气体交换。当炎症进一步加重时，由于小儿呼吸系统特点，可使支气管管腔更窄、甚至堵塞，导致通气与换气功能障碍。通气不足引起$PaO_2$降低（低氧血症）及$PaCO_2$增高（高碳酸血症）；换气功能障碍则主要引起低氧血症，$PaO_2$及$SaO_2$降低，严重时出现发绀。为代偿缺氧，患儿呼吸和心率增快，以增加每分通气量。为增加呼吸深度，呼吸辅助肌亦参与活动，出现鼻扇和三凹征，进而发展为呼吸衰竭。缺氧和二氧化碳潴留和毒血症等可导致机体代谢及器官功能障碍。

## 五、临床表现

### （一）一般症状

发病前常有上呼吸道感染数日，体温可达38～40℃，大多数为弛张型或不规则发热。小婴儿多起病缓慢，发热不高。其他表现可有拒食、呕吐、呛奶。

**（二）呼吸系统**

大多数起病较急，发热、咳嗽、喘息是CAP最常见的症状。病毒性肺炎常出现喘息。年长儿可有胸痛，咯血少见。小于2月龄的婴儿可无发热，表现为吐沫、屏气（呼吸暂停）或呛咳。呼吸增快（小于2月龄≥60次/分；2月龄～1岁≥50次/分；1～5岁≥40次/分；5岁以上≥30次/分）和湿性啰音提示肺炎，尤其是婴幼儿，支原体肺炎多无啰音。随着病情加重，出现呼吸浅快、鼻扇、三凹征、呻吟和发绀，可有烦躁、萎靡、嗜睡、拒食。持续发热伴咳嗽超过3～5d，应警惕肺炎的可能。

**（三）循环系统**

轻度缺氧可致心率增快，重症肺炎可合并心肌炎和心力衰竭。前者表现面色苍白、心动过速、心音低钝、心律失常，心电图示ST段下移和T波低平、倒置。心力衰竭表现为：呼吸突然加快＞60次/分；心率突然＞180次/分；骤发极度烦躁不安，明显发绀，面色发灰，指（趾）甲微血管充盈时间延长；心音低钝、奔马律、颈静脉怒张；肝脏迅速增大；尿少或者无尿，颜面眼睑或双下肢水肿。

**（四）神经系统**

轻度缺氧表现烦躁、嗜睡；脑水肿时出现意识障碍、惊厥、呼吸不规则、前囟隆起，有时有脑膜刺激征，瞳孔对光反应迟钝或消失。

**（五）消化系统**

轻症者常有食欲缺乏、吐泻、腹胀等；重症可引起中毒性肠麻痹，肠鸣音消失，腹胀严重时呼吸困难加重。消化道出血可呕吐咖啡样物，大便隐血阳性或排柏油样便。

## 六、实验室及其他辅助检查

**（一）实验室检查**

1.外周血白细胞数和中性粒细胞比例　升高常提示细菌性肺炎，特别是革兰阳性球菌肺炎，是初步鉴别细菌感染及判断病情轻重的最基本指标。但重症细菌感染时，白细胞数和中性粒细胞比例可明显下降，可有核左移。在细菌感染早期和轻症细菌感染时可以正常，病毒感染时也可升高，多数难治性支原体肺炎中性粒细胞比例升高。

2.C反应蛋白（CRP）　起病1～3d内升高常提示细菌性肺炎，升高程度与感染严重度密切相关，有效治疗后可下降，是鉴别细菌感染、判断病情轻重及评估治疗反应最常用的指标。但细菌感染早期、轻症感染或迁延性细菌感染时可以正常，多数难治性支原体肺炎尤其是重症，CRP多在起病3～4d后升高。重症病毒感染如流感病毒、腺病毒肺炎等也可在病程中升高。

3.降钙素原（PCT）　升高是判断细菌性肺炎及是否合并脓毒症的很好指标，但仍有其局限性，轻度细菌感染者可正常。

4.其他　住院病人可进行血气分析、肝肾功能、电解质等检查，怀疑A群链球菌感染者可进行抗链O检查。

虽然上述炎性指标在细菌、病毒及支原体感染之间有一定重叠，特异性不足，且国内检测CRP和PCT的方法不尽统一，目前尚无统一的判断折点，但在病程早期，特别是1～3d炎性指标明显升高对重症细菌性肺炎的判断及抗菌药物的使用具有较大的参考意义，对于评估治疗反应也具有一定的参考价值。

**（二）影像学检查**

1.胸部X线片　一般状况良好的门诊患儿可不进行胸片检查，当病情严重或考虑有并发症或临床表现不典型者，需早期行胸片检查。

2.CT　不推荐常规行胸部CT检查，有以下情况时建议行低剂量胸部CT检查：临床表现与胸片不一致，怀疑气道和肺部畸形、有严重并发症等情况时；疗效不佳，需要除外其他疾病如间质性肺疾病、肺结核等。一般无需进行增强CT检查，当临床疑诊血管畸形、肺部畸形、肿瘤或评价严重并发症等时，建议直接进行胸部增强CT扫描。

## 七、诊断与鉴别诊断

**（一）诊断**

典型CAP一般有发热、咳嗽、气促或呼吸困难，肺部有较固定的中细湿啰音，据此可诊断。X线拍片肺部见片影可确诊。

**（二）鉴别诊断**

1.哮喘、气道软化和狭窄　根据喘息和肺部喘鸣音对速效支气管扩张剂的反应、有无双相喘鸣音、胸部X线片表现、抗菌药物治疗反应等鉴别。

2.非感染性肺部疾病　如吸入性肺炎、弥漫性间质性肺疾病、弥漫性肺泡出血综合征等。

3.肺结核　包括原发性肺结核、继发性肺结核及结核性胸膜炎。根据临床表现以及影像学有无纵隔、肺门及隆突下淋巴结肿大鉴别原发性肺结核。

## 八、预防和治疗

**（一）预防**

1.一般预防　注意开窗通风，少到人口密集和通风条件差的场所，避免与呼吸道感染患者密切接触。

2.疫苗接种　推荐流感病毒疫苗、SP疫苗、b型流感嗜血杆菌结合疫苗（Hib）接种。

**（二）治疗**

应采取综合措施，积极控制炎症，改善肺的通气功能，对症治疗，防止并发症。

1.一般治疗　保持室内空气清新，室温以18～20℃为宜，相对湿度60%。保持呼吸道通畅，及时清除上呼吸道分泌物，变换体位，以利痰液排除。加强营养，饮食富含蛋白质和维生素、少量多餐，重症不能进食者，可予静脉营养。条件许可，不同病原体患儿宜分室分居，以免交叉感染。

2.抗菌药物的选择　初始治疗均是经验性选择抗菌药物，有效和安全是选择抗菌药物的首要原则。

（1）轻度CAP治疗：3个月以下儿童有沙眼衣原体肺炎可能，而5岁以上者MP肺炎、CP肺炎比率较高，均可首选大环内酯类；若疑及SP混合感染，可联合阿莫西林口服；对4月龄～5岁CAP，首选口服阿莫西林，也可以选择阿莫西林克拉维酸钾（7∶1剂型）、头孢羟氨苄、头孢克洛、头孢丙烯、头孢地尼等。如怀疑早期SA肺炎，应优先考虑口服头孢地尼。

（2）重度CAP多选择静脉途径给药：可以首选下列方案之一：阿莫西林克拉维酸钾（5∶1）、氨苄西林舒巴坦（2∶1）或阿莫西林/舒巴坦（2∶1）、头孢呋辛、头孢曲松或头孢噻肟；怀疑SA肺炎，选择苯唑西林或氯唑西林，万古霉素不作首选；考虑细菌合并有MP或CP肺炎，可以联合使用大环内酯类＋头孢曲松/头孢噻肟。

3.对症治疗　根据需要进行退热、祛痰、平喘、吸氧等对症治疗。

4.辅助治疗　糖皮质激素、丙种球蛋白、支气管镜检查和治疗，均不推荐常规使用。

## 九、并发症

脓毒症、脓毒性休克、病毒性脑病、脑膜炎、脓胸、气胸等相应专科治疗。

## 十、治疗效果评估及疗程推荐

### （一）抗菌药物的疗程

CAP抗菌药物一般用至热退且病情平稳、全身症状明显改善、呼吸道症状部分改善后3～5d；SP肺炎疗程7～10d；嗜肺军团菌肺炎21～28d；RSA肺炎疗程宜延长至21～28d；革兰阴性肠杆菌肺炎疗程14～21d；HI肺炎、MSSA肺炎14d左右；MP肺炎、CP肺炎疗程平均10～14d；个别严重者可适当延长。

### （二）疗效评估

初始治疗48h后应做病情和疗效评估，重点观察体温、烦躁、气促等症状是否改善；外周血白细胞和C反应蛋白的恢复常滞后，胸部X线片肺部病灶的吸收更需时日，因此不能作为抗菌药物疗效评估的主要依据；初始治疗72h症状无改善或一度改善又恶化，应再次进行临床或实验室评估；初始治疗无效者可能是初选抗菌药物未能覆盖致病菌或抗菌药物浓度处于有效浓度之下或细菌耐药，要考虑特殊病原体感染的可能性，如真菌、某些特殊病毒、卡氏肺孢子菌等及患儿存在免疫功能低下或免疫缺陷可能；还要警惕有无并发症或医源性感染灶存在。要审慎调整抗菌药物，强调因人而异，有条件者应做抗菌药物血浓度测定并重复病原学检查。

## 十一、基层医疗机构健康管理

### （一）儿童社区获得性肺炎筛查方法及流程

一般如有发热、咳嗽，甚至气促或呼吸困难等症状，应及时到基层医院就诊。基层医院可通过询问患儿发病诱因、临床表现、病程长短、病情演变过程，是否用药等，结合查体表现：如呼吸促、心率快、肺部可闻及湿性啰音等临床诊断肺炎。完善血常规初步判断感染病原，有条件社区可完善CRP及X线拍片进一步协助诊治。对诊断为社区获得性肺炎患者，病情评估，确定基层治疗或转诊。

### （二）基层首诊

如为轻症CAP患儿，表现为一般情况好，无拒食、脱水征、意识障碍、缺氧表现，无胸腔积液、肺外合并症，胸部X线片示肺部浸润影≤1/3肺。可在社区医院静点治疗或者居家口服药物治疗，并严密观察病情变化。

### （三）转诊标准

出现下列情况，转至上级医院

1.合并先天性心脏病、免疫缺陷病等基础疾病者。

2.长期应用免疫抑制剂者。

3.持续高热3d不易退者。

4.有下列其中之一者：呼吸增快（婴幼儿＞70次/分，年长儿＞50次/分），拒食或脱水征，意识障碍，发绀，呻吟，三凹征阳性。

5.胸片累及多肺叶或≥2/3个肺。

6.有胸腔积液者。

7.合并肺外并发症者。

8.＜2月龄婴幼儿。

### （四）下转后健康管理注意事项

在上级医院治疗后，如病情稳定，且无并发症者，可下转到基层医院治疗和随诊。

1.对于治疗疗程尚不足者，可继续原治疗方案用药至足疗程；如疗程已足够，但仍有轻度症状者，可改用口服药物巩固治疗。

2.指导家长合理护理患儿：注意居家通风，加强营养，多饮温水，预防受凉；勤叩背，促进排痰。

3.定期复查：可于社区治疗后3～5d常规复查血常规，必要时复查胸部X线片了解病情变化，酌情停药。

4.指导家长观察病情：如有病情反复者，可再次转至上级医院进一步诊治。

5.指导家长做好肺炎预防工作：注意开窗通风，少到人口密集和通风条件差的场所，避免与呼吸道感染患者密切接触。督促流感病毒疫苗、SP疫苗、b型流感嗜血杆菌结合疫苗（Hib）等疫苗接种。

儿童社区获得性肺炎病情分度见表9-2-1。

**表9-2-1　儿童社区获得性肺炎病情分度**

| 临床特征 | 轻度 CAP | 重度 CAP |
|---|---|---|
| 一般情况 | 好 | 差 |
| 拒食或脱水症 | 无 | 有 |
| 意识障碍 | 无 | 有 |
| 呼吸频率 | 正常或略增快 | 明显增快 |
| 发绀 | 无 | 有 |
| 呼吸困难（呻吟、鼻翼扇动、三凹征） | 无 | 有 |
| 肺浸润范围 | ≤ 1/3 的肺 | 多肺受累或≥ 2/3 的肺 |
| 胸腔积液 | 无 | 有 |
| 脉搏血氧饱和度 | ＞ 96% | ≤ 92% |
| 肺外并发症 | 无 | 有 |
| 判断标准 | 出现上述所有表现 | 存在以上任何一项 |

# 第3章　支气管哮喘

## 一、概述

支气管哮喘（以下简称哮喘）是儿童时期最常见的慢性气道疾病。20余年来我国儿童哮喘的患病率呈明显上升趋势。1990年全国城市14岁以下儿童哮喘的累积患病率为1.09%，2000年为1.97%，2010年为3.02%，2年现患率为1.54%。70%～80%儿童哮喘发病于5岁前。哮喘严重影响儿童的身心健康，也给家庭和社会带来沉重的精神和经济负担。目前我国儿童哮喘的总体控制水平尚不理想，这与哮喘儿童家长对疾病的认知不足、临床医师的规范化管理水平参差不齐有关。众多研究证明，儿童哮喘的早期干预和规范化管理有利于控制疾病，改善预后。

## 二、定义

支气管哮喘是一种以慢性气道炎症和气道高反应性为特征的异质性疾病，以反复发作的喘息、咳嗽、气促、胸闷为主要临床表现，常在夜间和（或）凌晨发作或加剧。呼吸道症状的具体表现形式和严重程度具有随时间而变化的特点，并常伴有可变的呼气气流受限。

## 三、病因和发病机制

### （一）支气管哮喘的诱发因素

1.过敏源

（1）吸入过敏源：通常自呼吸道吸入，引起哮喘最主要过敏原为室内：尘螨、屋尘、动物毛屑等；室外：多价花粉（蒿属、豚草）、霉菌等。

（2）食入过敏源：主要为异性蛋白质，如牛奶、鸡蛋、鱼虾、香料等，食物过敏以婴儿期为常见，4～5岁以后逐渐减少。

2.呼吸道感染　小儿哮喘发作常和呼吸道感染密切相关，尤其是病毒及支原体感染。婴幼儿主要病原体是呼吸道病毒，如合胞病毒（RSV）感染可因发生特异性免疫球蛋白IgE介导Ⅰ型变态反应而发生喘息。

3.非特异性刺激物质　职业粉尘及气体。这些物质均为非抗原性物质，可刺激支气管黏膜感觉神经末梢及迷走神经，引起反射性咳嗽和支气管痉挛，长期持续可导致气道高反应性。

4.气候　如气温突然变冷或气压降低，常可激发哮喘发作，因此，一般春秋两季儿童发病明显增加。

5.精神因素　强烈的情绪变化，如大哭、大笑或激怒、恐惧后可引起哮喘发作。有学者证明在情绪激动或其他心理活动障碍时常伴有迷走神经兴奋。

6.遗传因素　哮喘具有遗传性，患儿家庭及个人过敏史，如哮喘、婴儿湿疹、荨麻疹、过敏性鼻炎等的患病率较一般群体为高。

7.运动和过度通气　运动常可激发哮喘，又称运动性哮喘，多见于较大儿童，剧烈持续（5～10min以上）的奔跑以后最易诱发哮喘。

8.药物　药物引起的哮喘也较常见。主要有两类药物，一类是阿司匹林及类似的解热镇痛药。另一类药物为作用于心脏的药物，如普萘洛尔。

以上为诱发哮喘的常见危险因素，有些因素只引起支气管痉挛，如运动及冷空气；有些因素可以突然引起哮喘的致死性发作，如药物及职业性化学物质。

### （二）发病机制

哮喘的发病机制极为复杂，尚未完全清楚，与免疫因素（变态反应、气道慢性炎症、气道高反应性），神经、精神和内分泌因素，遗传学背景和神经信号通路密切相关。

1.免疫因素　气道慢性炎症被认为是哮喘的本质。无论病程长短、病情轻重，哮喘患者均存在气道慢性炎症改变。新近研究表明，哮喘的免疫学发病机制为：Ⅰ型树突状细胞（DCⅠ）成熟障碍，分泌白细胞介素（IL）-12不足，使$Th_0$不能向$Th_1$分化；在IL-4诱导下，DCⅡ促进$Th_0$细胞向$Th_2$发育，导致$Th_1$（分泌IFN-γ减少）$Th_2$（分泌IL-4增高）细胞功能失衡。$Th_2$细胞促进B细胞产生大量IgE（包括抗原特异性IgE）和分泌炎症细胞因子（包括黏附分子），刺激其他细胞（如上皮细胞、内皮细胞、嗜碱性粒细胞、肥大细胞和嗜酸性粒细胞等）产生一系列炎症介质（如白三烯、内皮素、前列腺素和血栓素$A_2$等），最终诱发速发型（IgE增高）变态反应和慢性气道炎症。同时最新研究表明，调节性T细胞（Tr）在免疫失衡及维持耐受中具有重要作用。

2.神经、精神和内分泌因素　支气管受复杂的自主神经支配。除胆碱能神经、肾上腺素能神经外，还有非肾上腺素能、非胆碱能（NANC）神经系统。支气管哮喘与β肾上腺素能受体功能低下和迷走神经张力亢进有关，并可能存在有α肾上腺素能神经的反应性增强，从而发生气道高反应性（AHR）。NANC能释放舒张支气管平滑肌的神经介质，如血管肠激肽（VIP）、一氧化氮（NO），以及收缩支气管平滑肌的介质，如P物质，神经激肽等。两者平衡失调，则可引起支气管平滑肌收缩。

一些患儿哮喘发作与情绪有关；2/3的患儿于青春期哮喘症状完全消失，于月经期、妊娠期和患甲状腺功能亢进时症状加重，均提示，哮喘发病可能与内分泌功能紊乱有关。

3.遗传背景　哮喘具有遗传倾向，患儿家庭成员及个人过敏史，如哮喘、婴儿湿疹、荨麻疹、过敏性鼻炎等的患病率较一般群体为高。哮喘为多基因遗传性疾病，已发现许多与哮喘发病有关的基因。

4.神经信号通路　研究发现，在哮喘患者体内存在丝裂素活化蛋白激酶等神经信号通路的细胞因子、黏附因子和炎性介质对机体的作用，参与气道炎症和气道重塑。

### （三）支气管炎哮喘的病理生理改变

广泛的气道狭窄是产生哮喘临床症状的基础，引起气道狭窄的机制包括：支气管炎平滑肌收缩、管壁水肿、黏液栓形成、气道重塑及肺实质弹性支持的丢失。气道高反应是哮喘的基本特征之一。

## 四、临床表现

### （一）症状

喘息、咳嗽、气促、胸闷为儿童期非特异性的呼吸道症状，可见于哮喘和非哮喘性疾病。

典型哮喘的呼吸道症状具有以下特征：

1.诱因多样性　常有上呼吸道感染、变应原暴露、剧烈运动、大笑、哭闹、气候变化等诱因。

2.反复发作性　当遇到诱因时突然发作或呈发作性加重。

3.时间节律性　常在夜间及凌晨发作或加重。

4.季节性　常在秋冬季节或换季时发作或加重。

5.可逆性　平喘药通常能够缓解症状，可有明显的缓解期。

### （二）病史和家族史

湿疹、变应性鼻炎等其他过敏性疾病病史，或哮喘等过敏性疾病家族史，增加哮喘诊断的可能性。

### （三）体征

哮喘患儿最常见异常体征为呼气相哮鸣音，但慢性持续期和临床缓解期患儿可能没有异常体征。重症哮喘急性发作时，由于气道阻塞严重，呼吸音可明显减弱，哮鸣音反而减弱甚至消失（“沉默肺”），此时通常存在呼吸衰竭的其他相关体征，甚至危及生命。

### （四）肺功能

哮喘患儿肺功能变化具有明显的特征，即可变性呼气气流受限和气道反应性增加，前者主要表现在肺功能变化幅度超过正常人群，不同患儿的肺功能变异度很大，同一患儿的肺功能随时间变化亦不同。如患儿肺功能检查出现以上特点，结合病史，可协助明确诊断。

## 五、儿童哮喘的表型分类

### （一）＜6岁儿童喘息的表型分类

1.按症状分

（1）发作性喘息：常与呼吸道感染相关，发作控制后症状可完全缓解，发作间期无症状。

（2）多诱因性喘息：可由多种触发因素诱发，喘息发作间歇期也有症状（如夜间睡眠过程中、运动、大笑或哭闹时）。

2.按病程分

（1）早期一过性喘息：指发生在3岁以前的喘息。无家族的哮喘病史，与过敏原的致敏无关，与母孕期吸烟和母亲年轻有关。随着肺部发育，大多数3岁内喘息消失。

（2）早期起病的持续性喘息（3岁前起病）：即非过敏的喘息，与病毒感染诱发有关。2岁以下RSV感染，较长的儿童为其他病毒如鼻病毒感染所致。喘息症状一般持续到学龄期。

（3）晚发的喘息和（或）哮喘：即过敏性的喘息，有湿疹和哮喘的气道病理特点。50%以上患儿喘息3岁前、80% 6岁前开始。喘息症状常持续至成人期。

### （二）支气管哮喘的早期识别

儿童哮喘多起始于3岁前，具有肺功能损害的持续性哮喘患儿，其肺功能损害往往开始于学龄前儿童。因此从喘息的学龄前儿童中识别出可能发展为持续性哮喘的患儿，并进行有效早期干预是必要的。

1.＜6岁儿童的诊断线索，以下临床特点高度提示哮喘的诊断

（1）多于每月1次的频繁发作性喘息。

（2）活动诱发的咳嗽或喘息。

（3）非病毒感染导致的间歇性夜间咳嗽。

（4）喘息症状持续至3岁以后。

（5）抗哮喘治疗有效，但停药后又复发。

2.哮喘预测指数

哮喘预测指数能有效地用于预测3岁内喘息儿童发展为持续性哮喘的危险性。

哮喘预测指数：在过去1年喘息≥4次，具有1项主要危险因素或2项次要危险因素。

主要危险因素包括：①父母有哮喘病史；②经医生诊断为特应性皮炎；③有吸入变应原致敏的依据。

次要危险因素包括：①有食物变应原致敏的依据；②外周血嗜酸性粒细胞≥4%；③与感冒无关的喘息。

哮喘预测指数阳性，6～13岁发展为哮喘的危险度升高4～10倍；阴性，95%长大后未发展为哮喘。如哮喘预测指数阳性，建议按哮喘规范治疗。

## 六、诊断

**（一）哮喘诊断标准**

哮喘的诊断主要依据呼吸道症状、体征及肺功能检查，证实存在可变的呼气气流受限，并排除可引起相关症状的其他疾病。

1.反复喘息、咳嗽、气促、胸闷，多与接触变应原、冷空气、物理、化学性刺激、呼吸道感染、运动以及过度通气（如大笑和哭闹）等有关，常在夜间和（或）凌晨发作或加剧。

2.发作时双肺可闻及散在或弥漫性，以呼气相为主的哮鸣音，呼气相延长。

3.上述症状和体征经抗哮喘治疗有效，或自行缓解。

4.除外其他疾病所引起的喘息、咳嗽、气促和胸闷。

5.临床表现不典型者（如无明显喘息或哮鸣音），应至少具备以下1项：

（1）证实存在可逆性气流受限：

①支气管舒张试验阳性：吸入速效$\beta_2$受体激动剂（如沙丁胺醇压力定量气雾剂200～400μg）后15min第一秒用力呼气量（FEV1）增加≥12%；

②抗感染治疗后肺通气功能改善：给予吸入糖皮质激素和（或）抗白三烯药物治疗4～8周，FEV1增加≥12%；

（2）支气管激发试验阳性。

（3）最大呼气峰流量（PEF）日间变异率（连续监测2周）≥13%。

符合第1～4条或第4、5条者，可诊断为哮喘。

**（二）咳嗽变异性哮喘（CVA）的诊断**

CVA是儿童慢性咳嗽最常见原因之一，以咳嗽为唯一或主要表现。诊断依据：

1.咳嗽持续＞4周，常在运动、夜间和（或）凌晨发作或加重，以干咳为主，不伴有喘息。

2.临床上无感染征象，或经较长时间抗生素治疗无效。

3.抗哮喘药物诊断性治疗有效。

4.排除其他原因引起的慢性咳嗽。

5.支气管激发试验阳性和（或）PEF日间变异率（连续监测2周）≥13%。

6.个人或一、二级亲属过敏性疾病史，或变应原检测阳性。

以上第1～4项为诊断基本条件。

**（三）哮喘诊断和病情监测评估的相关检查**

见表9-3-1。

**表9-3-1　哮喘诊断和病情监测评估相关检查**

| 相关检查 | 临床意义 |
| --- | --- |
| 肺通气功能检测 | 哮喘患儿常出现FEV1和FEV1/FVC等参数的降低 |
| 过敏状态监测 | 协助哮喘诊断。但过敏状态检测阴性不能作为排除哮喘诊断的依据 |
| 气道炎症指标监测 | 1.诱导痰嗜酸性粒细胞分类计数，计数增高与气道阻塞程度及其可逆程度、哮喘严重程度及过敏状态相关<br>2.FENO检测，是非特异性的哮喘诊断指标 |
| 胸部影像检查 | 在没有相关临床指征的情况下，不建议进行常规胸部影像检查 |
| 支气管镜 | 怀疑其他疾病或哮喘合并其他疾病，应考虑予支气管镜检以明确诊断 |
| 支气管哮喘临床评估 | 主要基于临床症状进行哮喘控制症状的评估，常用评估工具有TRACK，应定期评估 |

## 七、儿童哮喘的分期与分级

**（一）儿童哮喘分期，哮喘可分为三期**

1.急性发作期（acute exacerbation）是指突然发生喘息、咳嗽、气促、胸闷等症状，或原有症状急剧加重。

2.慢性持续期（chronic persistent）是指近3个月内不同频度和（或）不同程度地出现过喘息、咳嗽、气促、胸闷等症状。

3.临床缓解期（clinical remission）系指经过治疗或未经治疗症状、体征消失，肺功能恢复到急性发作前水平，并维持3个月以上。

**（二）儿童哮喘分级**

1.病情严重程度的分级　病情严重程度分级主要用于初次诊断和既往虽被诊断但尚未按哮喘规范治疗的患儿，作为制订起始治疗方案级别的依据（表9-3-2）。

**表9-3-2 儿童哮喘病情严重程度的分级**

| 严重程度 | 日间症状 | 夜间症状/憋醒 | 应急缓解药的使用 | 活动受限 | 肺功能（≥5岁者适用） | 急性发作（需使用全身激素治疗） |
|---|---|---|---|---|---|---|
| <5岁 | | | | | | |
| 间歇状态（第1级） | ≤5岁，发作间歇无症状 | 无 | ≤2d/周 | 无 | | 0～1次/年 |
| 轻度持续（第2级） | >2d/周，但非每日有症状 | 1～2次/月 | >2d/周，但非每天使用 | 轻微受限 | | 6个月内≥2次，根据发作的频度和严重度定分级 |
| 中度持续（第3级） | 每天有症状 | 3～4次/月 | 每天使用 | 部分受限 | | |
| 重度持续（第4级） | 每天持续有症状 | >1次/周 | 每天多次使用 | 严重受限 | | |
| ≥5岁 | | | | | | |
| 间歇状态（第1级） | ≤2d/周，发作间歇无症状 | ≤2次/月 | ≤2d/周 | 无 | $FEV_1$ 或 PEF ≥ 正常预计值的80%，PEF或 $FEV_1$ 变异率<20% | 0～1次/年 |
| 轻度持续（第2级） | >2d/周，但非每天有症状 | 3～4次/月 | >2d/周，但非每天使用 | 轻微受限 | $FEV_1$ 或 PEF ≥ 正常预计值的80%，PEF或 $FEV_1$ 变异率<20%～30% | ≥2次/年，根据发作的频度和严重度定分级 |
| 中度持续（第3级） | 每天有症状 | >1次/周，但非每晚有症状 | 每天使用 | 部分受限 | $FEV_1$ 或 PEF ≥ 正常预计值的60%～79%，PEF或 $FEV_1$ 变异率>30% | |
| 重度持续（第4级） | 每天持续有症状 | 经常出现，通常每晚均有症状 | 每天多次使用 | 严重受限 | $FEV_1$ 或 PEF ≥ 正常预计值的60%，PEF或 $FEV_1$ 变异率>30% | |

第1级：间歇状态；第2级：轻度持续。

第3级：中度持续；第4级：重度持续。

2.控制水平的分级 哮喘控制水平分级用于评估已规范治疗的哮喘患儿是否达到哮喘治疗目标及指导治疗方案的调整以达到并维持哮喘控制。以哮喘控制水平为主导的哮喘长期治疗方案可使患者得到更充分的治疗，使大多数哮喘患儿达到临床控制（表9-3-3、表9-3-4）。

**表9-3-3 ≥6岁儿童哮喘症状控制水平分级**

| 评估项目* | 良好控制 | 部分控制 | 未控制 |
|---|---|---|---|
| 日间症状>2次/周 | 无 | 存在1～2项 | 存在3～4项 |
| 夜间因哮喘憋醒 | | | |
| 应急缓解药使用>2次/周 | | | |
| 因哮喘而出现活动受限 | | | |

注：*用于评估近4周的哮喘症状

表 9-3-4　<6 岁儿童哮喘症状控制水平分级

| 评估项目 * | 良好控制 | 部分控制 | 未控制 |
| --- | --- | --- | --- |
| 持续至少数分钟的日间症状＞ 1 次 / 周 | 无 | 存在 1 ～ 2 项 | 存在 3 ～ 4 项 |
| 夜间因哮喘憋醒或咳嗽 | | | |
| 应急缓解药使用＞ 1 次 / 周 | | | |
| 因哮喘而出现活动受限（较其他儿童跑步 / 玩耍减少，步行 / 玩耍时容易疲劳） | | | |

注：* 用于评估近 4 周的哮喘症状

3. *哮喘急性发作严重度分级*　哮喘急性发作常表现为进行性加重的过程，以呼气流量降低为其特征，常因接触变应原、刺激物或呼吸道感染诱发。

其起病缓急和病情轻重不一，可在数小时或数天内出现，偶尔可在数分钟内即危及生命，故应对病情作出正确评估，以便给予及时有效的紧急治疗

哮喘急性发作时病情严重程度分级见表 9-3-5、表 9-3-6

表 9-3-5　≥ 6 岁儿童哮喘急性发作严重程度分级

| 临床特点 | 轻度 | 中度 | 重度 | 危重度 |
| --- | --- | --- | --- | --- |
| 气短 | 走路时 | 说话时 | 休息时 | 呼吸不整 |
| 体位 | 可平卧 | 喜坐位 | 前弓位 | 不定 |
| 讲话方式 | 能成句 | 成短句 | 说单字 | 难以说话 |
| 精神意识 | 可有焦虑、烦躁 | 常焦虑、烦躁 | 常焦虑、烦躁 | 嗜睡、意识模糊 |
| 辅助呼吸肌活动及三凹征 | 常无 | 可有 | 通常有 | 胸腹反常运动 |
| 哮鸣音 | 散在，呼气末期 | 响亮、弥漫 | 响亮、弥漫、双相 | 减弱乃至消失 |
| 脉率 | 略增加 | 增加 | 明显增加 | 减慢或不规则 |
| PEF 占正常预计值或本人最佳值的百分数（%） | SABA 治后＞ 80 | SABA 治前＞ 50 ～ 80<br>SABA 治后＞ 60 ～ 80 | SABA 治疗≤ 50<br>SABA 治疗≤ 60 | 无法完成检查 |
| 血氧饱和度（吸空气） | 90% ～ 94% | 90% ～ 94% | 90% | ＞ 90% |

表 9-3-6　<6 岁儿童哮喘急性发作严重程度分级

| 症状 | 轻度 | 重度 *** |
| --- | --- | --- |
| 精神意识改变 | 无 | 焦虑、烦躁、嗜睡或意识不清 |
| 血氧饱和度（治疗前）* | ≥ 92% | ＜ 92% |
| 讲话方式 ** | 能成句 | 说单字 |
| 脉率（次 / 分） | ＜ 100 | ＞ 200（0 ～ 3 岁）＞ 180（4 ～ 5 岁） |
| 发绀 | 无 | 可能存在 |
| 哮鸣音 | 存在 | 减弱，甚至消失 |

注：* 血氧饱和度是指在吸氧和支气管舒张剂治疗前的测得值；** 需要考虑儿童的正常语言发育过程；*** 判断重度发作时，只要存在一项就可归入该等级

## 八、哮喘的防治

### （一）防治原则

哮喘控制治疗应尽早开始。要坚持长期、持续、规范、个体化治疗原则。治疗包括。

1.急性发作期。快速缓解症状，如平喘、抗感染治疗。

2.慢性持续期和临床缓解期。防止症状加重和预防复发，如避免诱发因素、抗炎、降低气道高反应性、防止气道重塑，并做好自我管理。

强调基于症状控制的哮喘管理模式，避免治疗不足和治疗过度，治疗过程中遵循“评估-调整治疗-监测”的管理循环，直至停药观察（图9-3-1）。

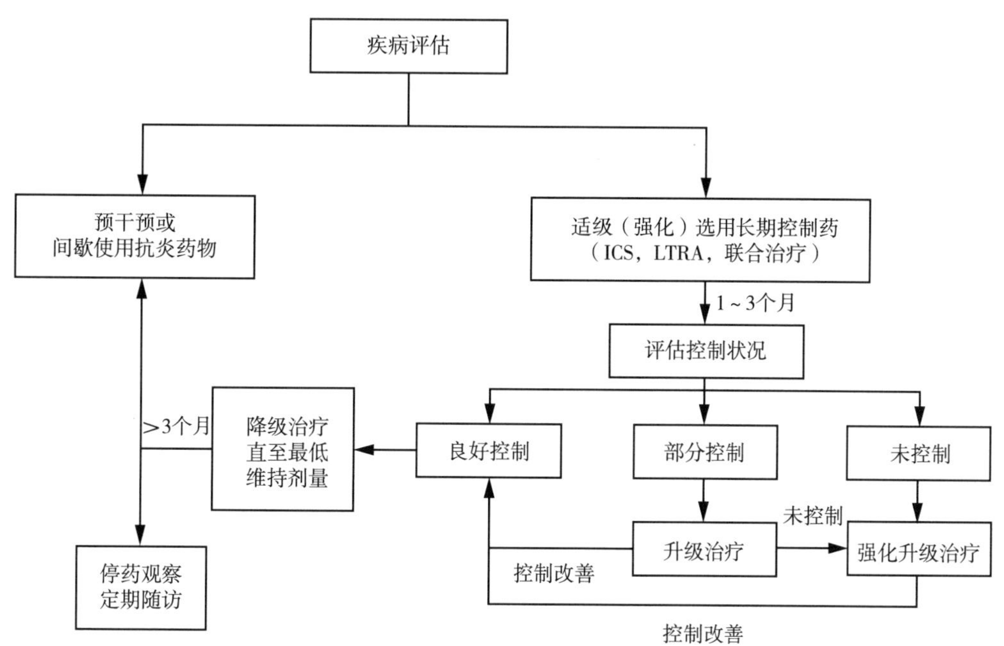


ICS.吸入性糖皮质激素，LTRA.白三烯受体拮抗剂

**图9-3-1　儿童哮喘管理流程图**

### （二）长期治疗方案

根据年龄分为≥6岁儿童哮喘的长期治疗方案和＜6岁儿童哮喘的长期治疗方案，分别分为5级和4级，从第2级开始的治疗方案中都有不同的哮喘控制药物可供选择。对以往未经规范治疗的初诊哮喘患儿，参照哮喘控制水平（≥6岁参考图9-3-2，＜6岁参考图9-3-3），选择第2级、第3级或第4级治疗方案。

儿童哮喘的长期治疗方案包括非药物干预和药物干预，后者包括以$\beta_2$受体激动剂为代表的缓解药物和以ICS及白三烯调节剂为代表的抗炎药物，ICS/LABA联合治疗是该年龄儿童哮喘控制不佳时的优选升级方案。

1. ≥6岁儿童哮喘的长期治疗方案（图9-3-2）

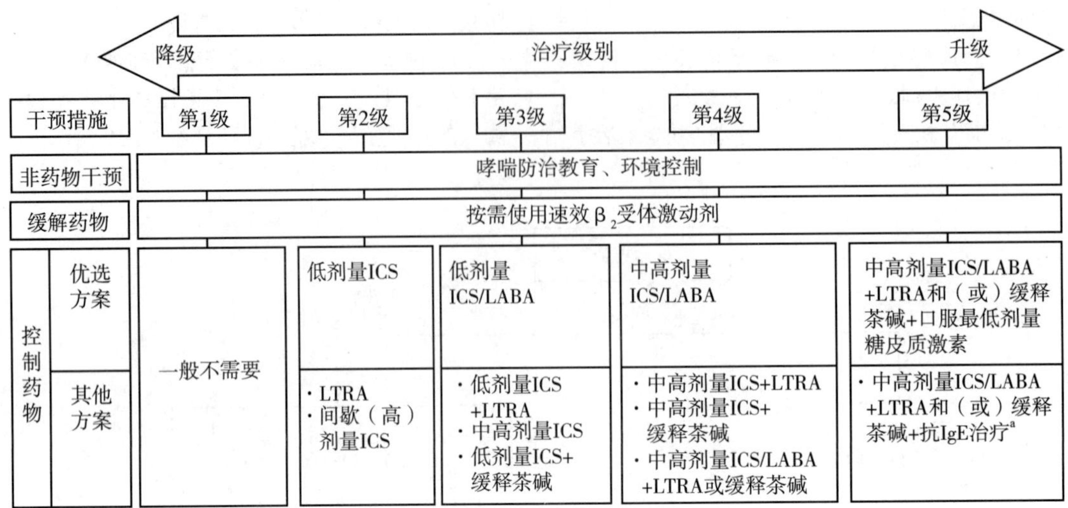


ICS. 吸入性糖皮质激素；LTRA. 白三烯受体拮抗剂；LABA. 长效$\beta_2$受体激动剂；ICS/LABA. 吸入性糖皮质激素与长效$\beta_2$受体激动剂联合制剂；[a]抗IgE治疗适用于≥6岁儿童

**图 9-3-2　≥6 岁儿童哮喘的长期治疗方案**

2. ＜6岁儿童哮喘的长期治疗方案（图9-3-3）

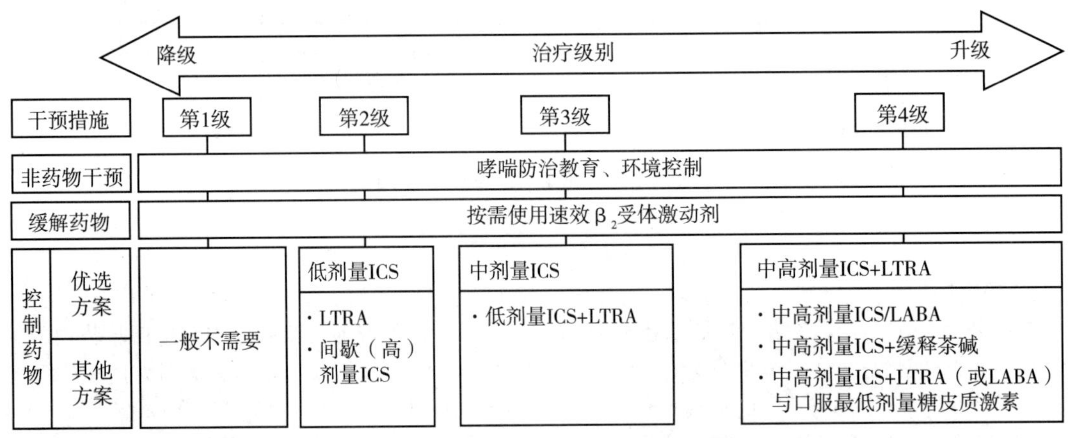


ICS. 吸入性糖皮质激素，LTRA. 白三烯受体拮抗剂，LABA. 长效$\beta_2$受体激动剂；ICS/LABA：吸入性糖皮质激素与长效$\beta_2$受体激动剂联合制剂

**图 9-3-3　＜6 岁儿童哮喘的长期治疗方案**

对于＜6岁儿童哮喘的长期治疗，最有效的治疗药物是ICS，对大多数患儿推荐使用低剂量ICS（第2级）作为初始控制治疗。如果低剂量ICS不能控制症状，优选考虑增加ICS剂量（双倍低剂量ICS）。无法应用或不愿使用ICS，或伴变应性鼻炎的患儿可选用白三烯受体拮抗剂（LTRA）。

**（三）临床缓解期的处理**

为了巩固疗效，维持患儿病情长期稳定，提高其生命质量，应加强临床缓解期的处理。

1. 鼓励患儿坚持每日定时测量PEF、监测病情变化、记录哮喘日记。

2. 注意有无哮喘发作先兆，如咳嗽、气促、胸闷等，一旦出现应及时使用应急药物以减轻哮喘发作症状。

3. 坚持规范治疗。病情缓解后应继续使用长期控制药物规范治疗，定期评估哮喘控制水平，适时调整治疗方案，直至停药观察。

4. 控制治疗的剂量调整和疗程

（1）单用中高剂量ICS者，尝试在达到并维持哮喘控制3个月后剂量减少25%～50%。

（2）单用低剂量ICS能达到控制时，可改用每日1次给药。

（3）联合使用ICS和LABA者，先减少ICS约50%，直至达到低剂量ICS才考虑停用LABA。

（4）如使用二级治疗方案患儿的哮喘能维持控制，并且6个月～1年内无症状反复，可考虑停药。

有相当比例的＜6岁哮喘患儿的症状会自然缓解，因此对此年龄儿童的控制治疗方案，每年至少要进行两次评估以决定是否需要继续治疗，经过3～6个月的控制治疗后病情稳定，可以考虑停药观察，但是要重视停药后的管理和随访。

5.根据患儿具体情况，包括了解诱因和以往发作规律，与患儿及其家长共同研究，提出并采取一切必要的切实可行的预防措施，包括避免接触变应原、防止哮喘发作、保持病情长期控制和稳定。

6.并存疾病治疗。哮喘患儿常合并变应性鼻炎、鼻窦炎、阻塞性睡眠呼吸障碍、胃食管反流和肥胖等因素。这些共存疾病和因素可影响哮喘的控制，需同时进行相应的治疗。对于肥胖的哮喘儿童，建议适当增加体育锻炼，减轻体重。

**（四）变应原特异性免疫治疗（AIT）**

AIT是目前可能改变过敏性疾病自然进程的唯一治疗方法。

AIT适用于症状持续、采取变应原避免措施和控制药物治疗不能完全消除症状的轻、中度哮喘或哮喘合并变应性鼻炎患儿。目前我国儿童AIT所应用致敏变应原的类型主要为尘螨。

1.急性发作期治疗　哮喘急性发作需在第一时间内予以及时恰当的治疗，以迅速缓解气道阻塞症状。应正确指导哮喘患儿和（或）家长在出现哮喘发作征象时及时使用吸入性速效$\beta_2$受体激动剂，建议使用压力定量气雾剂经储雾罐（单剂给药，连用3剂）或雾化吸入方法给药。如治疗后喘息症状未能有效缓解或症状缓解维持时间短于4h，应即刻前往医院就诊。

（1）氧疗：有低氧血症者，采用鼻导管或面罩吸氧，以维持血氧饱和度＞94%。

（2）吸入速效$\beta_2$受体激动剂：是治疗儿童哮喘急性发作的一线药物。雾化吸入应为首选。可使用氧驱动（氧气流量6～8L/min）或空气压缩泵雾化吸入，药物及剂量：雾化吸入沙丁胺醇或特布他林，体重≤20kg，每次2.5mg；体重＞20kg，每次5mg；第1小时可每20分钟1次，以后根据治疗反应逐渐延长给药间隔，根据病情每1～4h重复吸入治疗。

如不具备雾化吸入条件时，可使用压力型定量气雾剂（pMDI）经储雾罐吸药，每次单剂喷药，连用4～10喷（＜6岁3～6喷），用药间隔与雾化吸入方法相同。

（3）糖皮质激素：

①全身应用糖皮质激素是治疗儿童哮喘重度发作的一线药物，中重度发作适时使用。

口服：泼尼松或泼尼松龙1～2mg/（kg・d），疗程3～5d。口服给药效果良好，副作用较小，但对于依从性差、不能口服给药或危重患儿，可采用静脉途径给药。

静脉：注射甲泼尼龙1～2mg/（kg・次）或琥珀酸氢化可的松5～10mg/（kg・次），根据病情可间隔4～8h重复使用。若疗程不超过10d，可无需减量直接停药。

②吸入：早期应用大剂量ICS可能有助于哮喘急性发作的控制，可选用雾化吸入布地奈德悬液1mg/次，每6～8小时1次。

（4）抗胆碱能药物：短效抗胆碱能药物（SAMA）是儿童哮喘急性发作联合治疗的组成部分，尤其是对$\beta_2$受体激动剂治疗反应不佳的中重度患儿应尽早联合使用。药物剂量：体重≤20kg，异丙托溴铵每次250μg；体重＞20kg，异丙托溴铵每次500μg，加入$\beta_2$受体激动剂溶液作雾化吸入，间隔时间同吸入$\beta_2$受体激动剂。如果无雾化条件，也可给予SAMA气雾剂吸入治疗。

（5）硫酸镁：危重哮喘患者酌情使用。硫酸镁25～40mg/（kg・d）（≤2g/d），分1～2次，加入10%葡萄糖溶液20ml缓慢静脉滴注（20min以上），酌情使用1～3d。

（6）茶碱：由于氨茶碱平喘效应弱于SABA，而且治疗窗窄，从有效性和安全性角度考虑，在哮喘急性发作的治疗中，一般不推荐静脉使用茶碱。

经合理联合治疗，但症状持续加重，出现呼吸衰竭征象时，应及时给予辅助机械通气治疗，在应用辅助机械通气治疗前禁用镇静剂。

## 九、儿童支气管哮喘预后

儿童哮喘的预后比成人好，病死率2/10万～4/10万，70%～80%年长后症状不再反复，因可能存在不同程度的气道炎症和高反应性，30%～60%的患儿可治愈。

## 十、儿童哮喘的管理及健康教育

**（一）哮喘的管理**

管理目标是有效控制哮喘症状，维持正常的活动能力；减少哮喘发作的风险，减少肺损伤及药物不良反应。

1.建立医生与患儿及其家属间的伙伴关系。

2.确定并减少与危险因素接触。

3.建立哮喘专科病历。

4.评估、治疗和监测哮喘。

**（二）哮喘的防治教育**

1.早期预防

（1）母亲怀孕及婴儿出生后避免接触香烟环境。

（2）提倡自然分娩。

（3）鼓励母乳喂养。

（4）出生1年内婴儿尽量避免使用广谱抗生素。

2.教育内容

（1）哮喘的本质、发病机制。

（2）避免诱因。

（3）家庭自我处理方法，制定哮喘行动计划。

（4）自我监测，记哮喘日记。

（5）了解相关药物。

（6）哮喘相关征象和应急措施。

（7）心理因素在发病中的作用。

3.教育方式

（1）门诊教育。

（2）集中教育。

（3）媒体宣传。

（4）网络教育。

（5）定点教育。

（6）医生教育。

## 十一、支气管哮喘基层医疗机构健康管理

**（一）儿童支气管哮喘筛查方法及流程**

1.对以喘息、咳嗽、气促、胸闷为主要临床表现的患儿，建立健康档案。

2.详细询问病史，有无与接触变应原、冷空气、物理、化学性刺激、呼吸道感染、运动以及过度通气（如大笑和哭闹）等诱发因素及家族史。

3.了解患儿喘息发作症状特点，常在夜间和（或）凌晨发作或加剧。

4.全面体格检查，发作时双肺可闻及散在或弥漫性，以呼气相为主的哮鸣音，呼气相延长。

5.可疑哮喘者，实验性治疗，如上述症状和体征经抗哮喘治疗有效，或自行缓解，考虑哮喘诊断。

6.如经以上步骤不能明确诊断，应转至上级医院，进一步检查，确诊。

7.对诊断的支气管哮喘患者，评估其分期及分级，以确定基层治疗或转诊。

**（二）基层首诊**

1.疑诊支气管哮喘（含咳嗽变异性哮喘和胸闷变异性哮喘）的患者，应做出初步诊断，积极诊疗。

2.已确诊的支气管哮喘非急性发作期第1级患者的随访及治疗。

3.已确诊的支气管哮喘急性发作期轻度患者进行治疗。

4.已确诊的支气管哮喘中度以上急性发作期，在进行必要的治疗或抢救后，应尽快转诊到上级医院进行治疗。

**（三）转诊标准**

1.疑诊支气管哮喘（含咳嗽变异性哮喘和胸闷变异性哮喘）的患者，如诊断困难或治疗效果不佳时应尽快转诊到二、三级医院进行确诊。

2.对已确诊的支气管哮喘非急性发作期第2～4级患者，应转诊到二级以上医院进行治疗方案调整。

3.已确诊的支气管哮喘中度以上急性发作期，在进行必要的治疗或抢救后，应尽快转诊到二级医院进行治疗。

**（四）下转后健康管理注意事项**

1.鼓励患儿坚持每日定时测量PEF、监测病情变化、记录哮喘日记。

2.注意有无哮喘发作先兆，如咳嗽、气促、胸闷等，一旦出现应及时使用应急药物以减轻哮喘发作症状。

3.确定并减少与危险因素接触，如接触变应原、冷空气、物理、化学性刺激、呼吸道感染、剧烈运动等。

4.指导家长合理护理患儿，合理饮食，清淡、易消化、足够热量的食物，避免易过敏食物；缓解期适当运动，积极锻炼，促进肺功能恢复，增强抵抗力。

5.指导家长坚持规范治疗，病情缓解后应继续使用长期控制药物规范治疗，定期评估哮喘控制水平，适时调整治疗方案，直至停药观察。

6.做好哮喘的防治教育。

# 第4章 腹 泻 病

## 一、概述

腹泻病为多种病原、多种因素引起的以大便次数增多和大便性状改变为特点的一组疾病。腹泻病是我国婴幼儿最常见疾病之一，是造成儿童营养不良、生长发育障碍甚至死亡的主要原因之一。据世界卫生组织统计，除中国外，全世界每年有10亿人患腹泻，其中5亿在发展中国家。

## 二、病因和发病机制

引起婴幼儿腹泻病的病因分为感染性和非感染性病因。

### （一）病因

1.感染因素

肠道内感染可由病毒、细菌、真菌、寄生虫引起，以前两者多见。

（1）病毒感染：寒冷季节的婴幼儿腹泻80%由病毒感染引起。病毒性肠炎主要病原为轮状病毒、诺如病毒、肠道腺病毒及其他肠道病毒（柯萨奇病毒、埃可病毒等）。

（2）细菌感染：致腹泻大肠埃希菌、空肠弯曲菌、耶尔森菌及沙门菌、金黄色葡萄球菌等。

（3）真菌：念珠菌、曲霉菌、毛菌等，婴儿以白念珠菌性肠炎多见。

（4）寄生虫：蓝氏贾第鞭毛虫、阿米巴原虫和隐孢子虫等。

（5）肠道外感染：患中耳炎、上呼吸道感染、肺炎、泌尿系感染或急性传染病时由于发热、感染原释放的毒素；直肠局部激惹（如膀胱炎、阑尾周围脓肿等）作用而并发腹泻。

（6）使用抗生素引起的腹泻。

2.非感染性因素

（1）饮食因素：

①喂养不当可引起腹泻，多为人工喂养儿，原因为喂养不定时，饮食量不当，突然改变食物品种；母乳喂养过早添加辅食；肠道刺激食物也可引起腹泻。

②过敏性腹泻，如对牛奶蛋白、大豆蛋白等过敏而引起腹泻。

③原发性或继发性双糖酶（主要为乳糖酶）缺乏或活性降低，肠道对糖的消化吸收不良而引起腹泻。

（2）气候因素：气候突然变化、腹部受凉，使肠蠕动增加；天气过热，消化液分泌减少或由于口渴饮奶过多等都可诱发消化功能紊乱致腹泻。

### （二）发病机制

导致腹泻的机制有：

1.肠腔内存在大量不能吸收的具有渗透活性的物质为“渗透性”腹泻。

2.肠腔内电解质分泌过多为“分泌性”腹泻。

3.炎症所致液体大量渗出为“渗出性”腹泻。

4.肠道蠕动功能异常为“肠道功能异常性”腹泻等。但在临床上不少腹泻并非由某种单一机制引起，而是在多种机制共同作用下发生的。

（1）感染性腹泻：病原微生物多随污染的食物或饮水进入消化道，亦可通过污染的日用品、手、玩具或带菌者传播。病原微生物能否引起肠道感染取决于宿主防御功能的强弱、感染病原微生物的量及毒力大小。

①病毒性肠炎的发病机制：各种病毒侵入肠道后，在小肠绒毛顶端的柱状上皮细胞上复制，使细胞发生空泡变性和坏死，其微绒毛肿胀、排列紊乱和变短，受累的肠黏膜上皮细胞脱落，致使小肠黏膜重吸收水分和电解质的能力受损，肠液在肠腔内大量积聚而引起腹泻。同时，发生病变的肠黏膜细胞分泌双糖酶不足且活性降低，使食物中糖类消化不全而积滞在肠腔内，并被细菌分解为小分子的短链有机酸，使肠液的渗透压增高。微绒毛破坏亦造成载体减少，上皮细胞钠转运功能障碍，水和电解质进一步丧失。

②细菌性肠炎—肠毒素引起的肠炎发病机制：各种产生肠毒素的细菌可引起分泌性腹泻，病原体侵入肠道后，一般仅在肠腔内繁殖，细菌在肠腔释放耐热

肠毒素和不耐热肠毒素，耐热肠毒素通过激活鸟苷酸环化酶，使GTP（三磷酸鸟苷）转变为cGMP（环磷酸鸟苷），cGMP增多后使肠上皮细胞减少钠和水吸收，促进氯分泌；不耐热肠毒素与小肠上皮细胞膜上的受体结合后激活腺苷酸环化酶，使ATP（三磷酸腺苷）转变为cAMP（环磷酸腺苷），cAMP增多后抑制小肠绒毛上皮细胞吸收钠、氯和水，并促进肠腺分泌氯，使小肠液总量增多，排出大量水样便，导致患儿脱水和电解质紊乱。

（2）非感染性腹泻饮食不当引起腹泻发病机制：当进食过量或食物成分不恰当时，食物不能被充分消化和吸收而积滞在小肠上部，使肠腔内酸度降低，有利于肠道下部的细菌上移和繁殖；食物发酵和腐败，分解产生的短链有机酸使肠腔内渗透压增高，腐败性毒性产物刺激肠壁，使肠蠕动增加，导致腹泻，进而发生脱水和电解质紊乱。

## 三、临床表现

不同原因引起的腹泻常各具临床特点和不同临床过程。

### （一）急性腹泻

急性腹泻的临床表现

1.轻型　常由饮食因素及肠道外感染引起。起病可急可缓，以胃肠道症状为主，表现为食欲缺乏，偶有溢乳或呕吐，大便次数增多，但每次大便量不多，稀薄或带水，呈黄色或黄绿色，有酸味，常见白色或黄白色奶瓣和泡沫。无脱水及全身中毒症状，多在数日内痊愈。

2.重型　多由肠道内感染引起。常急性起病，也可由轻型逐渐加重、转变而来，除有较重的胃肠道症状外，还有较明显的脱水、电解质紊乱和全身感染中毒症状，如发热或体温不升、精神烦躁或萎靡、嗜睡、面色苍白、意识模糊甚至昏迷、休克。

### （二）迁延性和慢性腹泻

病因复杂，感染、食物过敏、酶缺陷、免疫缺陷、药物因素、先天性畸形等均可引起。以急性腹泻未彻底治疗或治疗不当、迁延不愈最为常见。

对于迁延性、慢性腹泻的病因诊断，必须详细询问病史，进行全面体格检查，正确选用有效的辅助检查，如：

1.粪便常规、肠道菌群分析、大便酸度、还原糖和细菌培养。

2.小肠黏膜活检，了解慢性腹泻的病理生理变化。

3.食物过敏方面检查，如食物回避-激发试验等。必要时还可做消化道造影或CT等影像学检查、结肠镜等综合分析判断。

## 四、诊断与鉴别诊断

在腹泻病的临床诊断中常包括病程、严重程度及可能的病原。

1.根据家长和看护者对患儿大便形状改变（呈稀水便、糊状便、黏液脓血便）和大便次数比平时增多的主诉可做出腹泻诊断。

2.根据病程分类

急性腹泻病：病程在2周以内；迁延性腹泻病：病程在2周～2个月；慢性腹泻病：病程在2周以上。

3.对腹泻病患儿须评估有无脱水和电解质紊乱

（1）脱水程度评估：分轻、中、重三度，如表9-4-1。

**表9-4-1　脱水程度评估**

| 脱水程度 | 轻度 | 中度 | 重度 |
|---|---|---|---|
| 丢失体液（占体重） | ≤5% | 5%～10% | ＞10% |
| 精神状态 | 稍差 | 萎靡或不安 | 极度萎靡重症面容 |
| 皮肤弹性 | 尚可 | 差 | 消失（捏起皮肤回复≥2秒） |
| 唇舌黏膜 | 稍干燥 | 干燥 | 干燥 |
| 前囟、眼窝 | 稍有凹陷 | 凹陷 | 明显凹陷 |
| 尿量 | 稍少 | 明显减少 | 尿极少甚至无尿 |
| 肢端 | 尚温暖 | 稍凉 | 凉或发绀 |
| 脉搏 | 正常 | 快 | 快而弱 |
| 血压 | 正常 | 正常或下降 | 休克 |

（2）尽可能对中、重度脱水患儿行血电解质检查和血气分析。

4.根据患儿粪便性状、粪便的肉眼和镜检所见、发病季节、发病年龄及流行情况初步估计病因，急性水样便腹泻患者（约占70%）多为病毒或产肠毒素性细菌感染，黏液脓性、脓血便患者（约占30%）多为侵袭性细菌感染。必要时进行大便细菌培养及病毒、寄生虫检测。

5.对慢性腹泻病还须评估消化吸收功能、营养状况、生长发育等。

## 五、治疗

### （一）治疗原则

调整饮食，预防和纠正脱水，合理用药，加强护理，预防并发症。见图9-4-1。

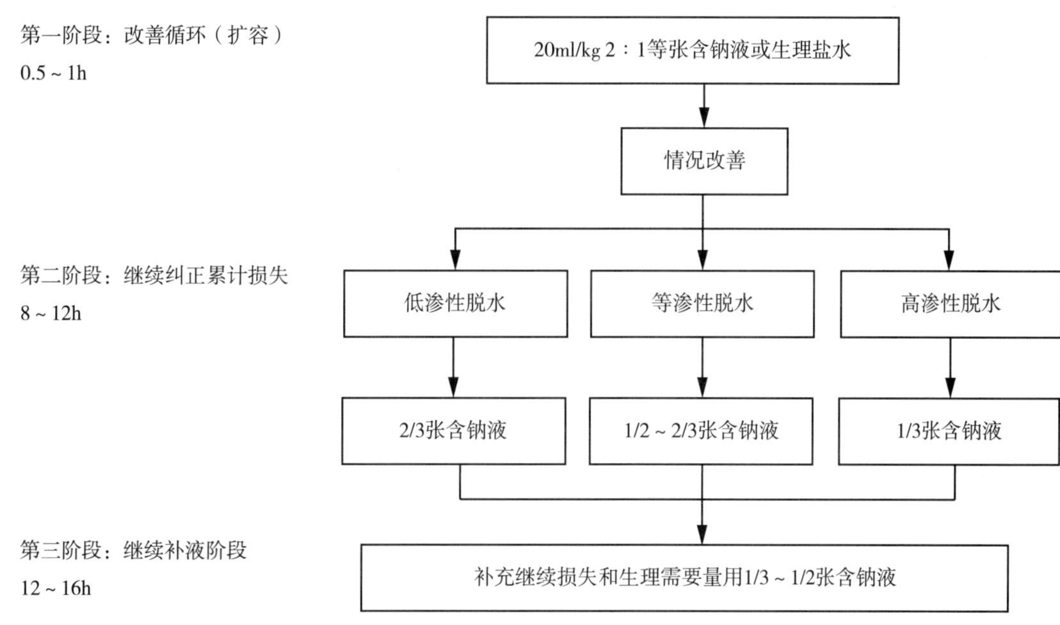


**图 9-4-1 儿童腹泻的治疗**

1.预防脱水、治疗脱水

（1）预防脱水：从患儿腹泻开始，就给口服足够的液体以预防脱水。

（2）轻—中度脱水：口服补液及时纠正脱水，应用口服补液盐，用量（ml）=体重（kg）×（50 ～ 75），4h内服完；密切观察患儿病情，并辅导母亲给患儿服用口服补液盐。

（3）重度脱水

①静脉输液

②鼻饲管补液：重度脱水时如无静脉输液条件，立即转运到其他医疗机构静脉补液，转运途中可以用鼻饲点滴方法进行补液。液体采用口服补液盐，以20ml/（kg·h）的速度补充，如病人反复呕吐或腹胀，应放慢鼻饲点滴速度，总量不超过120ml/kg。每1 ～ 2小时评估1次患者脱水情况。

2.继续喂养

（1）调整饮食：母乳喂养儿继续母乳喂养，年龄在6个月以下的非母乳喂养儿继续喂配方乳，年龄在6个月以上的患儿继续食用已经习惯的日常食物，如粥、面条、剩饭、蛋、鱼末、肉末、新鲜果汁。鼓励患儿进食，如进食量少，可增加喂养餐次。避免给患儿喂食含粗纤维的蔬菜和水果及高糖食物。病毒性肠炎常有继发性双糖酶（主要是乳糖酶）缺乏，对疑似病例可暂时改为低（去）乳糖配方奶，时间1 ～ 2周，腹泻好转后转为原有喂养方式。

（2）营养治疗

①糖源性腹泻：以乳糖不耐受最多见。治疗宜采用去双糖饮食，可采用去（或低）乳糖配方奶或豆基蛋白配方奶。

②过敏性腹泻：以牛奶过敏较常见。避免食入过敏食物，或采用口服脱敏喂养法，不限制已经耐受的食物。婴儿通常能耐受深度水解酪蛋白配方奶，如仍不耐受，可采用氨基酸为基础的配方奶或全要素饮食。

③要素饮食：适用于慢性腹泻、肠黏膜损伤、吸收不良综合征者。

④静脉营养：用于少数重症病例，不能耐受口服营养物质、伴有重度营养不良及低蛋白血症者。

3.补锌治疗 急性腹泻病患儿能进食后即予以补锌治疗，6个月龄以上，每天补充含元素锌20mg，6个月龄以下，每天补充元素锌10mg，共10 ～ 14d。元素锌20mg，相当于硫酸锌100mg，葡萄糖酸锌140mg。

4.合理使用抗菌药物 腹泻患儿须行粪便的常规检查和pH试纸检测；急性水样便腹泻在排除霍乱后，多为病毒性或产肠毒素性细菌感染，常规不使用抗菌药物；黏液脓血便多为侵袭性细菌感染，需应用抗生素，药物可先根据当地药敏情况经验性地选用，用药的第3天随访，如用药48h后，病情未见好转，考虑更换另外一种抗菌药物；强调抗生素疗程要足够；应用抗生素前应首先行粪便标本的细菌培养，以便依据分离出的病原体及药物敏感试验结果选用和调整抗菌药物。

5.其他治疗方法有助于改善腹泻病情、缩短病程

（1）肠黏膜保护剂：如蒙脱石散。

（2）微生态疗法：给予益生菌如双歧杆菌、乳酸杆菌等。

（3）补充维生素A。

（4）抗分泌药物：用于分泌性腹泻。

（5）中医治疗：采用辨证方药、针灸、穴位注射及推拿等方法。

## 六、预防

1.合理喂养，提倡母乳喂养，添加辅食时每次限一种，逐步增加，适时断奶，人工喂养者应根据具体情况选择合适代乳品。

2.对于生理性腹泻的婴儿应避免不适当的药物治疗，或者由于婴儿便次多而怀疑其消化能力，进而不按时添加辅食。

3.养成良好的卫生习惯，注意乳品的保存和奶具、食具、便器、玩具等的定期消毒。

4.感染性腹泻患儿，尤其是大肠埃希菌、鼠伤寒沙门菌、诺如病毒等的传染性强，集体机构如有流行，应积极治疗，做好消毒隔离工作，防止交叉感染。

5.避免长期滥用广谱抗生素，对于即使没有消化道症状的婴幼儿，在因败血症、肺炎等肠道外感染必须使用抗生素，亦应加用微生态制剂，防止由于肠道菌群失调所致的难治性腹泻。

6.接种疫苗，目前认为有效的为轮状病毒疫苗。

## 七、基层医疗机构健康管理

### （一）腹泻病的筛查方法与流程

1.基层医院医生在接诊到大便次数增多或性状改变患儿初步诊断腹泻病。

2.应详细询问病史，并根据伴随症状，大便性状，明确腹泻原因。

3.根据患儿临床表现，病情评估。

4.对于原因不明的或迁延性腹泻及慢性腹泻建议上级医院进一步检查。

### （二）基层首诊

诊断为腹泻病但不伴有感染中毒症状；体温＜38.5℃，不伴有脱水及电解质紊乱，尿量正常，进食正常者，基层医院治疗。指导喂养，调整饮食，给予足够的液体以预防脱水，首选口服补液盐，可给予肠黏膜保护剂及微生态制剂，补锌治疗。密切观察病情。

### （三）转诊标准

出现下述情况之一转上级医院：

1.治疗3d以上症状无明显改善。

2.腹泻剧烈，大便次数多，或腹泻量大。

3.不能正常饮食。

4.频繁呕吐、无法口服给药者。

5.体温＞38.5℃，明显口渴，发现脱水体征，如眼窝凹陷、泪少、黏膜干燥或尿量减少等，神志改变，如易激惹、淡漠、嗜睡等。

6.粪便带血。

7.年龄＜6个月、早产儿，有慢性病史或合并症。

### （四）下转后健康管理注意事项

1.给予饮食指导，合理喂养，提倡母乳喂养，添加辅食时每次限一种，逐步增加。

2.加强卫生宣教，指导家长养成小儿良好的卫生习惯，注意饮食卫生。

3.对病情好转，尚未痊愈者，指导家长继续给患儿口服药物治疗，正确口服补液，预防脱水。

4.对感染性腹泻患儿，做好消毒隔离工作，防止交叉感染。

5.指导家长观察患儿病情，如有病情反复，及时到上级医院就诊。

# 第5章　过敏性紫癜

## 一、概述

过敏性紫癜（Anaphylactoid Purpura），是一种以小血管炎为主要病变的系统性血管炎，以非血小板减少性紫癜、关节炎或关节痛、腹痛、胃肠道出血及肾炎为主要临床表现。

## 二、流行病特点

多发生于学龄前和学龄儿童，常见发病年龄为7～14岁，1周岁以内婴儿少见，一年四季均有发病，以春秋两季居多。

## 三、病因和发病机制

### （一）病因

尚未完全明确。多数患儿在发病前1～3周有上呼吸道感染病史。食物过敏（蛋类、乳类和豆类）、药物过敏、微生物、疫苗接种、麻醉以及恶性病变等可能为诱因。

### （二）发病机制

各种刺激因子，包括感染原和过敏原作用于具有遗传背景的个体，继发B细胞克隆扩增，导致IgA介导的系统性血管炎。

## 四、临床表现

过敏性紫癜大多数情况皮肤紫癜为首发症状；也可早期表现为不规则发热、乏力、食欲减退、头痛、腹痛及关节疼痛等非特异性表现。

### （一）皮肤紫癜

皮疹是本病的主要表现。多见于四肢及臀部，对称分布，伸侧较多，分批出现，面部及躯干较少；初起呈紫红色斑丘疹，高出皮面，压之不褪色，继而呈棕褐色而消退。可伴有荨麻疹和血管神经性水肿，重症患儿紫癜可融合成大疱伴出血性坏死。一般1～2周消退，不留痕迹；也可迁延数月。

### （二）消化道症状

较为常见，半数以上患儿出现反复的阵发性腹痛，一般出现在皮疹发生一周以内，主要为脐周或下腹部疼痛，疼痛剧烈时可伴呕吐，部分患儿有呕血、血便、腹泻或便秘，偶见并发肠套叠、肠梗阻或肠穿孔。如腹痛出现在皮疹之前，易误诊为外科急腹症。

### （三）关节症状

出现膝、踝、肘、腕等大关节肿痛，活动受限，呈单发或多发，关节腔有积液，可在数月内消失，不留后遗症。

### （四）肾脏症状

可为肉眼血尿或镜下血尿及蛋白尿、管型尿。上述症状可发生在过敏性紫癜的任何时期，但多数于紫癜后2～4周出现，也可出现在皮疹消退后或静止期。病情轻重不一，重者可出现肾功能衰竭和高血压。半数以上肾脏损害可临床自愈，少数患儿血尿、蛋白尿及高血压可持续很久，甚至演变为慢性肾炎。

### （五）其他

偶可发生颅内出血，导致惊厥、昏迷及失语，还可有鼻、牙龈出血等出血表现，偶可累及循环系统发生心肌炎、心包炎，或累及呼吸系统发生喉头水肿、哮喘和肺出血。

## 五、实验室检查

本病无特异性实验室检查。

1.白细胞正常或增加，血小板计数可增高；血红蛋白可正常。

2.出凝血时间正常。红细胞沉降率可增快，C-反应蛋白可升高。

3.抗核抗体及类风湿因子呈阴性。约半数患儿急性期血清IgA、IgM升高。

4.咽拭子培养可见β溶血性链球菌。

5.肾脏受累可出现镜下血尿，严重蛋白尿可出现低蛋白血症，可有大便隐血阳性。对有消化道症状者可进行腹部B超检查，有利于肠套叠的早期诊断。

## 六、诊断与鉴别诊断

### （一）诊断

典型症状者不难做出诊断。如紫癜出现前有其他症状的，诊断较为困难。

### （二）鉴别诊断

1.特发性血小板减少性紫癜　皮疹形态、分布及血小板数量一般很容易鉴别。

2.外科急腹症　皮疹出现前出现腹痛应与外科急腹症鉴别。过敏性紫癜的腹痛虽较剧烈，但位置不固定，压痛轻，无肌紧张及反跳痛（出现肠穿孔除外）。出现便血时，要与肠套叠、梅克尔憩室相鉴别。

3.细菌感染　脑膜炎双球菌菌血症、败血症及亚急性心内膜炎均可出现紫癜样皮疹。这些紫癜，其中心部位可有坏死。

4.其他　如有血尿等，应与肾小球肾炎等鉴别。

## 七、治疗

1.一般治疗，急性期卧床休息。液体出入量平衡，营养补充。

2.有消化道出血者，如果腹痛不严重，仅大便潜血阳性，可给流食。如消化道出血严重时应禁食。腹痛可用解痉药。如有明确感染者，应给予抗感染治疗。有荨麻疹或血管神经性水肿时，应用抗组胺药物和钙剂；可用$H_2$受体阻滞剂西咪替丁20～40mg/（kg・d），分2次静脉注射，1～2周后改为口服，15～20mg/（kg・d），分3次口服，继续用1～2周。

3.抗血小板聚集药物

阿司匹林3～5mg/（kg・d）、双嘧达莫3～5mg/（kg・d），分次服用。

4.肾上腺皮质激素

单纯皮肤或关节病变，无须使用。以下几种情况是使用激素的指征：

（1）有严重消化道病变，泼尼松1～2mg/(kg・d）口服，或地塞米松、甲泼尼龙静脉注射，症状缓解后即可停用。

（2）表现为肾病综合征者，可用泼尼松1～2mg/（kg・d），不短于8周。

（3）急进性肾炎可用甲基泼尼松龙冲击治疗，无效可加用免疫抑制剂。

## 八、预后

本病预后良好，除少数重症患儿可死于肠出血、肠套叠、肠坏死或急性肾衰竭外，大多可痊愈。病程一般1～2周至1～2个月，少数可长达数月或1年以上；肾脏病变较迁延，可持续数月或数年。

## 九、基层医疗机构健康管理

### （一）过敏性紫癜的筛查方法与流程

基层医院接诊到双下肢紫癜、不明原因腹痛（尤其是腹部压痛部位不固定、无其他腹部体征的腹痛）、关节痛、血尿等患儿，应考虑到过敏性紫癜，并根据血常规、尿常规、便常规等做出初步诊断，并结合患儿临床表现，明确分型，评估病情，如不能明确诊断或分型者，建议到上级医院进一步确诊。

### （二）基层首诊

过敏性紫癜诊断明确，单纯皮肤型可在一级医院观察及治疗。

### （三）转诊标准

1.不能明确诊断或分型者，建议到上级医院进一步确诊。

2.治疗效果不佳，或病情反复。

3.伴随其他症状如关节痛、腹痛、肉眼血尿等或者出现合并症转至上级医院。

### （四）下转后健康管理注意事项

1.指导患儿用药，继续巩固治疗。

2.指导患儿合理饮食。给予清淡，易消化、富含维生素、优质蛋白饮食；避免鱼虾、蛋、牛奶、海产品等易致过敏食物。

3.注意适当休息及运动，如合并肾脏损害者，应注意休息。

4.避免过敏性紫癜的诱发因素，避免接触花粉等过敏源，避免疫苗注射，预防呼吸道感染。

5.定期复查。每周复查1～2次尿常规，3～6个月后每2周复查1次，6～12个月每月复查1次。

6.指导家属观察病情：如出现皮疹反复、关节痛、腹痛、肉眼血尿等病情反复者及时到上级医院就诊。

# 第6章 毛细支气管炎

毛细支气管炎（bronchiolitis）是一种婴幼儿较常见的下呼吸道感染，多见于1～6个月的小婴儿，以喘憋、三凹征阳性和气促为主要临床特点。微小的呼吸道管腔易因黏稠分泌物阻塞、黏膜水肿及平滑肌痉挛而发生梗阻，并可引起肺气肿或肺不张。因该病是以喘憋为主要特征的一种特殊型肺炎，故又称喘憋性肺炎。

## 一、病因与流行病学

主要为病毒感染，多为呼吸道合胞病毒（RSV），其他为鼻病毒、副流感病毒1、2、3型、腺病毒、流感病毒、肠道病毒、支原体等。RSV是1岁以下婴幼儿毛细支气管炎及肺炎最常见的病原，RNA病毒，不稳定，容易被肥皂、水、消毒剂灭活。RSV通过呼吸道分泌物传播，还可通过被污染的物体传播，感染者是传染源。每年均有流行，我国北方多见于冬季和初春。高危人群为早产儿、慢性肺疾病及先天性心脏病、免疫缺陷等有基础疾病的患儿。病死率1%～3%。

## 二、病理变化与发病机制

毛细支气管炎的病变主要在75～300μm的细支气管。早期即出现纤毛上皮坏死，黏膜下水肿，管壁淋巴细胞浸润。细胞碎片及纤维素全部或部分阻塞毛细支气管，并有平滑肌痉挛，毛细支气管邻近的肺泡可见肺气肿及斑点状肺不张，其他肺泡一般正常。由于婴儿呼吸系统特点，发生毛细支气管炎时小气道阻力显著增加，吸气与呼气阻力均增大，以呼气阻力增加为主，肺顺应性下降，功能残气量增加至正常的2倍。患儿在高肺容积的状况下呼吸，呼吸功明显增加，通气/血流比例失调，可出现低氧血症、高碳酸血症、呼吸性酸中毒及代谢性酸中毒。呼吸越快、低氧血症越明显。但呼吸＞60次/分，即可出现$CO_2$潴留。

除病毒对气道的直接损伤外，免疫学机制亦在毛细支气管炎的发病中发挥重要作用。部分毛细支气管炎患儿日后可发生反复喘息发作，甚至发展为哮喘，机制尚不完全清楚。

## 三、临床表现

咳嗽伴有喘息为本病特点。症状轻重不等，重者很快发展为呼吸困难，咳嗽类似百日咳但无回声。典型的临床特点：鼻塞/不伴流涕以及刺激性咳嗽为首发症状，1～3d后，出现进行性的呼吸急促和呼吸困难，肺过度充气；听诊早期可闻及细湿啰音，常伴有呼气相高调喘鸣，呼气相延长。呼吸困难可以是轻度、中度或重度。体温高低不一，少见高热，与病情无平行关系。呼吸暂停多见于小婴儿、早产儿或低出生体重儿，呼吸暂停缓解后可出现严重的呼吸困难。

呼吸道合胞病毒感染的肺外表现包括心肌损害、心律失常、低钠血症、RSV相关性肝炎，其他如低体温、皮疹、血小板减少及结膜炎。16%～50%以上的毛细支气管炎患儿可发生中耳炎。

本病病程一般为5～15日。细菌性合并症不常见。婴儿患毛细支气管炎后易反复哮喘，部分可演变成哮喘，危险因素包括过敏体质、哮喘家族史等。部分患儿肺功能异常可持续数月至数年。

## 四、实验室及其他辅助检查

### （一）实验室检查

1.鼻咽分泌物病毒分离或培养，用免疫荧光技术、酶标抗体染色法或ELLSA等方法可进行病毒快速诊断，以明确各种病原。其中免疫荧光技术是目前应用最为广泛的快速检测技术，敏感性及特异性较高。

2.外周血白细胞总数及分类多在正常范围。

3.病情较重者血气分析多有代谢性酸中毒，部分可有呼吸性酸中毒。

### （二）影像学检查

胸部X线片可表现为过渡通气和小片肺不张影等非特异征象，但大片实变少见。

## 五、诊断与鉴别诊断

### （一）诊断

毛细支气管炎可通过对患儿的病史和体格检查做出诊断。多在冬春季节发病。常见的症状为喘息样呼吸困难伴有卡他症状，少数婴儿、特别是早产儿，在出现特征性的咳嗽、呼吸急促、辅助呼吸肌应用前可表现为呼吸暂停。临床严重程度评估见表6-1-1。

**表6-1-1 临床严重程度的评估**

| 轻度 | 中度 | 重度 |
| --- | --- | --- |
| 喂养正常<br>轻微或没有呼吸困难<br>不需要吸氧（氧饱和度＞95%） | 中度呼吸困难<br>伴有胸凹陷、鼻扇<br>轻度低氧血症<br>需要吸氧进行纠正<br>进食时轻度气短<br>短暂的呼吸暂停发作 | 不能喂养<br>严重的呼吸困难，伴有明显的胸凹陷、鼻扇和呻吟<br>低氧血症，不能通过吸氧得到纠正<br>可能发生呼吸暂停的频率增多和时间较长<br>可能出现进行性疲劳 |

### （二）鉴别诊断

毛细支气管炎的鉴别诊断包括：支气管哮喘、闭塞性细支气管炎、吸入性肺炎、细菌或病毒性肺炎、心率衰竭、囊性纤维性变、脓毒症、原发纤毛运动障碍、气道软化、异物吸入以及气胸。

## 六、治疗

主要采取监测病情变化、对症和支持治疗；可试用支气管舒张剂、3%高渗盐水及糖皮质激素雾化吸入治疗、明确不必要常规全身使用糖皮质激素、抗感染与胸部理疗。

### （一）一般治疗

合理衣着，避免受凉；保持呼吸道通畅；经常变换体位，叩背排痰；根据需要给予营养丰富的饮食，保证液体摄入量。

### （二）氧疗

喘憋较重者，抬高头部；给予3%高渗盐水雾化吸入2～4ml/次，每日3～4次。

### （三）解痉平喘

使用支气管扩张剂：$\beta_2$受体激动剂（沙丁胺醇2.5～5.0mg，每日3～4次），抗胆碱能药物（异丙托溴铵250～500μg，每日1～2次），吸入类糖皮质激素（布地奈德0.5～1mg，每日2次）。

### （四）频繁干咳影响睡眠及休息，可服少量镇咳药物，如福尔可定糖浆等。

大多数毛细支气管炎患儿呈轻度临床表现，疾病呈自限过程。治疗的重点应该放在监测病情变化、对症支持治疗上。轻症病例有条件时可以在家护理，关注患儿饮食及液体摄入、呼吸及体温情况，密切监测患儿病情变化，并及时处理病情的加重和恶化；中、重度毛细支气管炎患儿需要住院治疗，对于有危险因素的患儿应放宽入院指征。对给予浓度50%的氧吸入仍然不能纠正严重呼吸困难或窒息的患儿，有转入ICU的指征，严密观察、必要时可行气道持续正压通气或气管插管机械通气。

## 七、预防

RSV疫苗尚处研制过程中，而帕利珠单抗（palivizumab）尚未在中国上市，针对慢性肺疾病、早产儿（＜32周）或先天性心脏病等高危儿给予疫苗和帕利珠单抗预防在我国尚不现实。洗手、环境控制以及母乳喂养则成为目前最可行的预防RSV感染及院内传播的主要措施。

## 八、基层医疗机构健康管理

### （一）毛细支气管炎的筛查方法及流程

对2岁以内婴幼儿，尤以6个月左右婴儿出现咳嗽、喘息、呼吸困难、喘憋为主要表现，查体可见双肺闻及喘鸣音及细湿啰音的患儿可初步临床诊断为毛细支气管炎。并对病情严重程度进行分级（具体见上表）。

### （二）基层首诊

轻症病例给予健康指导、加强护理，关注患儿饮食及液体摄入、呼吸及体温情况密切监测患儿病情变化，对症支持治疗。病情加重和恶化以及中、重度毛细支气管炎患儿需要住院疗，对于有危险因素的患儿应放宽入院指征。

### （三）转诊标准

临床诊断后对疾病严重程度进行分级（具体见上表）；轻症患儿，可给予健康指导、对症及一般抗感染治疗；对于重症患儿及轻症患儿合并以下情况之一者：①年龄＜3个月；②早产儿；③合并心肺疾病或存在免疫缺陷状态的需转至上级医院进一步治疗。

### （四）下转后健康管理注意事项

1.继续予监测病情变化、对症和支持治疗。

2.指导家长合理护理患儿：注意居家通风，加强营养，多饮温水，预防受凉。

3.支气管舒张剂及糖皮质激素等雾化吸入治疗。

4.定期复查：可于社区治疗后3～5d常规复查血常规，必要时复查胸片了解病情变化，酌情停药。

5.如患儿反复喘息或出现其他并发症应及时转至上级医院。

# 下　篇

# 第十部分　腹部疾病

# 第1章　胆道系统疾病

## 第一节　胆囊及胆管结石

### 一、概述

胆石证（cholelithiasis）包括发生在胆囊和胆管的结石，是常见病多发病。

胆囊结石（cholecystolithiasis）主要为胆固醇结石或以胆固醇为主的混合性结石和黑色素结石。胆囊结石的成因非常复杂，与多种因素有关。任何影响胆固醇与胆汁酸浓度比例改变和造成胆汁淤滞的因素都能导致结石形成。如某些地区和种族的居民、女性激素、肥胖、妊娠、高脂肪饮食、长期肠外营养、糖尿病、高脂血症、胃切除或胃肠吻合手术后、回肠末段疾病和回肠切除术后、肝硬化、溶血性贫血等。在我国，西北地区的胆囊结石发病率相对较高，可能与饮食习惯有关。

胆管结石是临床胆石症的一种，根据结石所在部位，分为肝外胆管结石和肝内胆管结石。此外，将胆管内形成的结石统称为原发性胆管结石，而胆囊结石因为各种原因排至胆总管者称为继发性胆管结石。原发性胆管结石与肝内感染、胆汁淤积、胆道蛔虫有关，以胆色素结石或混合性结石为主。继发性胆管结石主要由胆囊结石排入并停留在胆管内引起，也可因肝内胆管结石排入胆总管引起，故多为胆固醇结石或胆色素结石。

### 二、临床表现

#### （一）胆囊结石

大多数病人可无症状，仅在体格检查、手术和尸体解剖时偶然发现，称为静止性胆囊结石，随着健康检查的普及，无症状胆囊结石的发现明显增多。胆囊结石的典型症状为胆绞痛，只有少数病人出现，其他常表现为急性或慢性胆囊炎。主要临床表现包括：

1.胆绞痛　典型的发作是在饱餐、进食油腻食物后或睡眠中体位改变时，由于胆囊收缩或结石移位加上迷走神经兴奋，结石嵌顿在胆囊壶腹部或颈部，胆囊排空受阻，胆囊内压力升高，胆囊强力收缩而发生绞痛。疼痛位于右上腹或上腹部，呈阵发性，或者持续疼痛阵发性加剧，可向右肩胛部和背部放射，部分病人因剧痛而不能准确说出疼痛部位，可伴有恶心、呕吐。首次胆绞痛出现后，约70%的病人一年内会再发作。

2.上腹隐痛　多数病人仅在进食过多、吃肥腻食物、工作紧张或休息不好时，感到上腹部或右上腹隐痛，或者有饱胀不适、嗳气、呃逆等，常被误诊为“胃病”。

3.胆囊积液　胆囊结石长期嵌顿或阻塞胆囊管但未合并感染时，胆囊黏膜吸收胆汁中的胆色素，并分泌黏液性物质，导致胆囊积液。积液呈透明无色，称为白胆汁。

4.其他　①极少引起黄疸，即使黄疸也较轻；②小结石可通过胆囊管进入并停留于胆总管内成为胆总管结石；③进入胆总管的结石通过Oddi括约肌，可引起损伤或嵌顿于壶腹部导致胰腺炎，称为胆源性胰腺炎；④因结石压迫引起胆囊炎症慢性穿孔，可造成胆囊十二指肠瘘或胆囊结肠瘘，大的结石通过瘘管进入肠道，偶尔可引起肠梗阻称为胆石性肠梗阻；⑤结石及炎症的长期刺激可诱发胆囊癌。

5.Mirizzi综合征　是特殊类型的胆囊结石，形成的解剖因素是胆囊管与肝总管伴行过长或者胆囊管与肝总管汇合位置过低，持续嵌顿于胆囊颈部的和较大的胆囊管结石压迫肝总管，引起肝总管狭窄；反复的炎症发作更导致胆囊肝总管瘘管，胆囊管消失、结石部分或全部堵塞肝总管。临床特点是反复发作胆囊炎及胆管炎，明显的梗阻性黄疸。胆道影像学检查可见胆囊或增大、肝总管扩张、胆总管正常。

### （二）肝外胆管结石

胆管结石其典型症状是在开始时有胆绞痛，常伴有恶心、呕吐，有胆道感染的病人有寒战、高热；随后临床上出现黄疸，出现典型的Charcot三联征，即腹痛、寒战高热和黄疸。

1.*腹痛* 发生在剑突下或右上腹，多为绞痛，呈阵发性发作，或为持续性疼痛阵发性加剧，可向右肩或背部放射，常伴恶心、呕吐。这是结石下移嵌顿于胆总管下端或壶腹部，胆总管平滑肌或Oddi括约肌痉挛所致。

2.*寒战高热* 胆管梗阻继发感染导致胆管炎，胆管粘膜炎症水肿，加重梗阻致胆管内压升高，细菌及毒素逆行经毛细胆管入肝窦至肝静脉，再进入体循环引起全身性感染。约2/3的病人可在病程中出现寒战高热，一般表现为弛张热，体温可高达39～40℃。

3.*黄疸* 胆管梗阻后可出现黄疸，其轻重程度、发生和持续时间取决于胆管梗阻的程度、部位和有无并发感染。如为部分梗阻，黄疸程度较轻，完全性梗阻时黄疸较深；如结石嵌顿在Oddi括约肌部位，则梗阻完全、黄疸进行性加深；合并胆管炎时，胆管黏膜与结石的间隙由于黏膜水肿而缩小甚至消失，黄疸逐渐明显，随着炎症的发作及控制，黄疸呈现间歇性和波动性。出现黄疸时常伴有尿色变深，粪色变浅；完全梗阻时呈陶土样大便；随着黄疸加深，不少病人可出现皮肤瘙痒。

### （三）肝内胆管结石

可多年无症状或仅有上腹和胸背部胀痛不适。绝大多数病人以急性胆管炎就诊，主要表现为寒战、高热和腹痛，除合并肝外胆管结石或双侧肝胆管结石外、局限于某肝段、肝叶的可无黄疸。严重者出现急性梗阻性化脓性胆管炎、全身脓毒症或感染性休克。反复胆管炎可导致多发的肝脓肿，如形成较大的脓肿可穿破膈肌和肺形成胆管支气管瘘，咳出胆砂或胆汁样痰；长期梗阻甚至导致肝硬化，表现为黄疸、腹水、门静脉高压和上消化道出血、肝功能衰竭。如腹痛为持续性，进行性消瘦，感染难以控制，腹部出现肿物或腹壁瘘管流出黏液样液，应考虑肝胆管癌的可能。体格检查可能仅可触及肿大或不对称的肝，肝区有压痛和叩击痛。有其他并发症则出现相应的体征。

## 三、实验室及其他辅助检查

### （一）实验室检查

血常规检查可见白细胞计数及中性粒细胞比例正常或升高；胆道阻塞时血清胆红素升高，其中直接胆红素升高明显。氨基转移酶、碱性磷酸酶升高，尿胆红素增高，尿胆原降低或消失。

### （二）影像学检查

彩超是诊断胆管结石的首选方法，可明确大小和部位。CT能清楚地显示出肝内胆管结石，还能显示出肝门的位置、胆管扩张及肝增大、萎缩的变化；系统地观察各个CT层面，可以了解结石在肝内胆管分布的情况。X线胆道造影是用于肝内胆管结石诊断的有效方法，一般均能做出正确的诊断。磁共振胰胆管造影（MRCP）属无创性检查，不需要行十二指肠镜即可诊断肝内、肝外胆管结石，对胆管结石有较大诊断价值。

## 四、诊断

1.*胆囊结石* 临床典型的绞痛病史是诊断的重要依据，影像学检查可确诊。首选超声检查，其诊断胆囊结石的准确率接近100%，超声检查发现胆囊内有强回声团，随体位改变而移动，其后有声影即可确诊为胆囊结石。仅有10%～15%的胆囊结石含有钙，腹部X线能确诊，侧位照片可与右肾结石区别。CT，MRI也可显示胆囊结石，但不作为常规检查。

2.*肝外胆管结石* 诊断胆绞痛的病人除了胆囊结石以外，需要考虑肝外胆管结石的可能，主要依靠影像学诊断。合并胆管炎者有典型的Charcot三联征则诊断不难。腹痛应与下列疾病鉴别：①右肾绞痛：始发于右腰或胁腹部，可向右股内侧或外生殖器放射，伴肉眼或镜下血尿，无发热，腹软，无腹膜刺激征，右肾区叩击痛或脐旁输尿管行程压痛。腹部平片多可显示肾、输尿管区结石。②肠绞痛：以脐周为主。如为机械性肠梗阻，则伴有恶心、呕吐，腹胀，无肛门排气排便。腹部可见肠型，肠鸣音亢进、可有高调肠鸣音，或可闻及气过水声；可有不同程度和范围的压痛和（或）腹膜刺激征。腹部平片显示有肠胀气和气液平面。③壶腹癌或胰头癌：黄疸者需做鉴别，该病起病缓慢，黄疸呈进行性，且较深；可无腹痛或腹痛较轻或仅有上腹不适，一般不伴寒战高热，体检时腹软、无腹膜刺激征，肝大、常可触及肿大胆囊；晚期有腹水或恶病质表现。ERCP或MRCP和CT检查有助于诊断。EUS检查对鉴别诊断有较大帮助。

3.*肝内胆管结石* 对反复腹痛、寒战高热者应进行影像学检查。B超检查可显示肝内胆管结石及部位，根据肝胆管扩张部位可判断狭窄的位置，但需要与肝内钙化灶鉴别，后者常无合并相应的胆管扩张。PTC，ERCP，MRCP均能直接观察胆管树，可观察到胆管内结石负影、胆管狭窄及近端胆管扩张，或胆管树显示不全、某部分胆管不显影、左右胆管影呈不对称等。CT或MR对肝硬化和癌变者有重要诊断价值。

## 五、治疗

### （一）胆囊结石

对于有症状和（或）并发症的胆囊结石，首选腹腔镜胆囊切除（laparoscopic cholecystectomy，LC）治疗，与经典的开腹胆囊切除相比同样效果确切，但损伤小。

病情复杂或没有腹腔镜条件也可做开腹胆囊切除。无症状的胆囊结石一般不需积极手术治疗，可观察和随诊，但下列情况应考虑行手术治疗：①结石数量多或直径≥2～3cm；②胆囊壁钙化或瓷性胆囊（porcelain gallbladder）；③伴有胆囊息肉＞1cm；④胆囊壁增厚（＞3cm）既伴有慢性胆囊炎；⑤儿童胆囊结石：无症状者，原则上不手术。

行胆囊切除时，有下列情况应同时行胆总管探查术：①术前病史、临床表现或影像检查证实或高度怀疑胆总管有梗阻，包括有梗阻性黄疸，胆总管结石（choledocholithiasis），反复发作胆绞痛、胆管炎、胰腺炎；②术中证实胆总管有病变，如术中胆道造影证实或扪及胆总管内有结石、蛔虫、肿块；③胆总管扩张直径超过1cm，胆管壁明显增厚，发现胰腺炎或胰头肿物，胆管穿刺抽出脓性、血性胆汁或泥沙样胆色素颗粒；④胆囊结石小，有可能通过胆囊管进入胆总管。术中应争取行胆道造影或胆道镜检查，以避免盲目的胆道探查和不必要的并发症。胆总管探查后，一般需做T管引流。

### （二）胆管结石

发病后以排石、疏肝利胆为基本治疗方法，缓解症状，缩短病程，减少复发，避免并发症的出现。

1.非手术治疗　适用于初次发作的青年病人；经非手术治疗症状迅速缓解者；发病已逾3d，无紧急手术指征的病人。

常用的治疗措施包括：卧床休息、禁饮食或低脂饮食、输液、纠正水电解质紊乱和酸碱平衡失调、抗感染、解痉镇痛、利胆和支持对症处理。出现休克者应加强抗休克治疗，如吸氧、维持血容量、及时使用升压药物等。

2.手术治疗

（1）肝外胆管结石的手术治疗

①胆总管切开取石、T管引流术：可采用开腹或腹腔镜手术。适用于单纯胆总管结石，胆管上、下端通畅，无狭窄或其他病变者。若伴有胆囊结石和胆囊炎，可同时行胆囊切除术。为防止和减少结石遗留，术中可采用胆道造影、B超或纤维胆道镜检查。术中应尽量取尽结石，如条件不允许，也可以在胆总管内留置橡胶T管（不提倡应用硅胶管），术后行造影或胆道镜检查、取石。术中应细致缝合胆总管壁和妥善固定T管，防止T管扭曲、松脱、受压。放置T管后应注意：A.观察胆汁引流的量和性状，术后T管引流胆汁200～300 ml/d，较澄清。如T管无胆汁引出，应检查T管有无脱出或扭曲；如胆汁过多，应检查胆管下端有无梗阻；如胆汁浑浊，应注意结石遗留或胆管炎症未控制。B.术后10～14d可行T管造影，造影后应继续引流24h以上。C.如造影发现有结石遗留，应在术后6周待纤维窦道形成后，行纤维胆道镜检查和取石。D.如胆道通畅无结石和其他病变，应夹闭T管24～48h，无腹痛、黄疸、发热等症状可予拔管。

②胆肠吻合术：亦称胆汁内引流术。近年已认识到内引流术废弃了Oddi括约肌的功能，因此使用逐渐减少。仅适用于：A.胆总管远端炎症狭窄造成的梗阻无法解除，胆总管扩张；B.胆胰汇合部异常，胰液直接流入胆管；C.胆管因病变而部分切除无法再吻合。常用的吻合方式为胆管空肠Roux-en-Y吻合，为防止胆道逆行感染，Y形吻合的引流襻应超过40cm，并可采用如人工乳头、人工瓣膜等各种抗反流措施，但效果仍不确定。胆管十二指肠吻合虽手术较简单，但食物容易进入胆管、吻合口远端可形成“盲袋综合征”，因此已逐渐少用。胆肠吻合术后，胆囊的功能已消失，故应同时切除胆囊。对于嵌顿在胆总管开口的结石不能取出时可以应用内镜下或手术行Oddi括约肌切开，这也是一种低位的胆总管十二指肠吻合术，应严格掌握手术的适应证，禁忌用于有出血倾向或凝血功能障碍、乳头开口于十二指肠憩室、合并肝内胆管结石者。

（2）肝内胆管结石的手术治疗

①胆管切开取石是最基本的方法，应争取切开狭窄的部位，沿胆总管向上切开甚至可达2级胆管，直视下或通过术中胆道镜取出结石，直至取净。难以取净的局限结石需行肝切除，高位胆管切开后，常需同时行胆肠吻合手术。

②胆肠吻合术不能作为替代对胆管狭窄、结石病灶的处理方法。当Oddi括约肌仍有功能时，应尽量避免行胆肠吻合手术。治疗肝内胆管结石一般不宜应用胆管十二指肠吻合，而多采用肝管空肠Roux-en-Y吻合。适应证为：a.胆管狭窄充分切开后整形、肝内胆管扩张并肝内胆管结石不能取净者；b.Oddi括约肌功能丧失，肝内胆管结石伴扩张、无狭窄者；c.囊性扩张并结石的胆总管或肝总管切除后；d.为建立皮下空肠盲袢，术后再反复治疗胆管结石及其他胆道病变者；e.胆总管十二指肠吻合后，因肠液或食物反流反复发作胆管炎者。对胆肠吻合后可能出现吻合口狭窄者，应在吻合口置放支架管支撑引流，支架管可采用经肠腔或肝面引出，或采用U管、两端分别经肠腔和肝面引出，为防止拔管后再狭窄，支撑时间应维持1年。

③肝切除术肝内胆管结石反复并发感染，可引起

局部肝的萎缩、纤维化和功能丧失。切除病变部分的肝，包括结石和感染的病灶、不能切开的狭窄胆管，去除了结石的再发源地，并可防止病变肝段、肝叶的癌变，是治疗肝内胆管结石的积极的方法。其适应证有：A.肝区域性的结石合并纤维化、萎缩、脓肿、胆瘘；B.难以取净的肝叶、肝段结石并胆管扩张；C.不易手术的高位胆管狭窄伴有近端胆管结石；D.局限于一侧的肝内胆管囊性扩张；E.局限性的结石合并胆管出血；F.结石合并癌变的胆管。

④术中的辅助措施为取净结石，术中可应用胆道造影、B超等检查以确定结石的数量和部位，胆道镜还可行术中取石，也可用碎石器械行术中碎石治疗。

⑤残留结石的处理肝内胆管结石手术后结石残留较常见，有20%～40%。因此，后续治疗对减少结石残留有重要的作用。治疗措施包括术后经引流管窦道胆道镜取石；激光、超声、微爆破碎石；经引流管溶石，体外震波碎石，以及中西医结合治疗等。

## 第二节 急性胆囊炎

急性胆囊炎（acute cholecystitis）是胆囊管梗阻和细菌感染引起的炎症。约95%以上的病人有胆囊结石，称结石性胆囊炎；5%的病人无胆囊结石，称非结石性胆囊炎。

**（一）急性结石性胆囊炎**

1.*病因* 目前认为急性结石性胆囊炎（acute calculous cholecystitis）初期的炎症是由于胆囊结石直接损伤受压部位的黏膜引起，细菌感染是在胆汁淤滞的情况下出现。

主要致病原因有：①胆囊管梗阻：胆囊结石移动至胆囊管附近时，可堵塞胆囊管或嵌顿于胆囊颈，嵌顿的结石直接损伤黏膜，以至胆汁排出受阻，胆汁滞留、浓缩。高浓度的胆汁酸盐具有细胞毒性，引起细胞损害，加重黏膜的炎症、水肿甚至坏死。②细菌感染：致病菌多从胆道逆行进入胆囊或循血循环或淋巴途径进入胆囊，在胆汁流出不畅时造成感染。致病菌主要是革兰阴性杆菌，以大肠杆菌最常见，其他有克雷伯菌、粪肠球菌、铜绿假单胞菌等。常合并厌氧菌感染。已有报告在胆囊结石病人胆汁中检测出幽门螺杆菌（HP）DNA，说明有细菌经十二指肠逆行进入胆道的可能。

2.*病理* 病变开始时胆囊管梗阻，黏膜水肿、充血、胆囊内渗出增加，胆囊肿大。如果此阶段采取治疗措施后梗阻解除、炎症消退，大部分组织可恢复原来结构，不遗留瘢痕。此时为急性单纯性胆囊炎。如病情进一步加重，病变波及胆囊壁全层，囊壁增厚，血管扩张，甚至浆膜炎症、有纤维素或脓性渗出，发展至化脓性胆囊炎。此时治愈后也产生纤维组织增生、疤痕化，容易再发生胆囊炎症。反复的发作、治愈则呈现慢性炎症过程，胆囊可完全瘢痕化而萎缩。如胆囊梗阻未解除，胆囊内压继续升高，胆囊壁血管受压导致血供障碍、继而缺血坏疽，则为坏疽性胆囊炎。坏疽胆囊炎常并发胆囊穿孔，多发生在底部和颈部。全胆囊坏疽后因为黏膜坏死、胆囊功能消失。急性胆囊炎因周围炎症浸润至邻近器官，也可穿破至十二指肠、结肠等形成胆囊胃肠道内瘘，急性炎症可因内瘘减压而迅速消退。

3.*临床表现* 女性多见，50岁前为男性的3倍、50岁后为1.5倍。急性发作主要是上腹部疼痛，开始时仅有上腹胀痛不适，逐渐发展至呈阵发性绞痛；夜间发作常见，饱餐、进食肥腻食物常诱发发作。疼痛放射到右肩、肩胛和背部。伴恶心、呕吐、厌食、便秘等消化道症状。如病情发展，疼痛可为持续性、阵发加剧。病人常有轻度至中度发热，通常无寒战，可有畏寒，如出现寒战高热，表明病变严重，如胆囊坏疽、穿孔或胆囊积脓，或合并急性胆管炎。10%～20%的病人可出现轻度黄疸，可能是胆色素通过受损的胆囊黏膜进入血循环，或邻近炎症引起Oddi括约肌痉挛所致。10%～15%的病人可因合并胆总管结石导致黄疸。体格检查：右上腹胆囊区域可有压痛，程度个体有差异，炎症波及浆膜时可有腹肌紧张及反跳痛，Murphy征阳性。有些病人可触及肿大胆囊并有触痛。如胆囊被大网膜包裹，则形成边界不清、固定压痛的肿块；如发生坏疽、穿孔则出现弥漫性腹膜炎表现。

4.*辅助检查* 85%的病人白细胞升高，有时抗感染治疗后或老年人可不升高。血清丙氨酸转移酶、碱性磷酸酶常升高，约1/2的病人血清胆红素升高，1/3的病人血清淀粉酶升高。B超检查可见胆囊增大、囊壁增厚（＞4mm），明显水肿时见“双边征”，囊内结石显示强回声、其后有声影；对急性胆囊炎的诊断准确率为85%～95%。CT、MR检查均协助诊断。

5.*诊断与鉴别诊断* 典型的临床表现、结合实验室和影像学检查，诊断一般不困难。需要做出鉴别的疾病包括：消化性溃疡穿孔、急性胰腺炎、高位阑尾炎、肝脓肿、胆囊癌、结肠肝曲癌或小肠憩室穿孔及右侧肺炎、胸膜炎和肝炎等疾病。

6.*治疗* 急性结石性胆囊炎最终需采用手术治疗。应争取择期进行手术。手术方法首选腹腔镜胆囊切除术，其他还有传统的开腹手术、胆囊造瘘术。

（1）非手术治疗：也可作为手术前的准备。方法包括禁食、输液、营养支持、补充维生素、纠正水电解质及酸碱代谢失衡。抗感染可选用对革兰阴性细菌及厌氧菌有效的抗生素联合用药，需并用解痉镇痛、消炎利胆药物。对老年病人，应监测血糖及心、肺、肾等器官功能，治疗并存疾病。治疗期间，应密切注意病情变化，随时调整治疗方案，如病情加重，应及时决定手术治疗。大多数病人经非手术治疗能控制病情发展，待日后行择期手术。

（2）手术治疗：急性期手术力求安全、简单、有效，对年老体弱、合并多个重要脏器疾病者，选择手术方法应慎重。

①急诊手术的适应证：a.发病在48～72h者；b.经非手术治疗无效或病情恶化者；c.有胆囊穿孔、弥漫性腹膜炎、并发急性化脓性胆管炎、急性坏死性胰腺炎等并发症者。

②手术方法。A.胆囊切除术：首选腹腔镜胆囊切除，也可应用传统的或小切口的胆囊切除。B.部分胆囊切除术：如估计分离胆囊床困难或可能出血者，可保留胆囊床部分胆囊壁，用物理或化学方法破坏该处的黏膜，胆囊其余部分切除。C.胆囊造口术：对高危病人或局部粘连解剖不清者，可先行造瘘术减压引流，3个月后再行胆囊切除。D.超声或CT导引下经皮经肝胆囊穿刺引流术（percutaneous transhepatic gallbladder drainage，PTGD）：可减低胆囊内压，急性期过后再择期手术。适用于病情危重又不宜手术的化脓性胆囊炎病人。

**（二）急性非结石性胆囊炎**

1.病因及病理　急性非结石性胆囊炎（acute acalculous cholecystitis）发生率占急性胆囊炎的5%～10%，胆囊内并无结石存在。病因仍不清楚，通常在严重创伤、烧伤、腹部非胆道手术后如腹主动脉瘤手术、脓毒症等危重病人中发生，约70%的病人伴有动脉粥样硬化；也有认为是长期肠外营养、艾滋病的并发症。本病病理变化与急性结石性胆囊炎相似，但病情发展更迅速。致病因素主要是胆汁淤滞和缺血，导致细菌的繁殖且供血减少，更容易出现胆囊坏疽、穿孔。

2.临床表现　本病多见于男性、老年病人。临床表现与急性胆囊炎相似。腹痛症状常因病人伴有其他严重疾病而被掩盖，易误诊和延误治疗。对危重的、严重创伤及长期应用肠外营养支持的病人，出现右上腹疼痛并伴有发热时应警惕本病的发生。若右上腹压痛及腹膜刺激征，或触及肿大胆囊、Murphy征阳性时，应及时做进一步的检查。发病早期B超检查不易诊断，CT检查有帮助，而肝胆系统核素扫描约97%的病人可获得诊断。

3.治疗　因本病易坏疽穿孔，一经诊断，应及早手术治疗。可选用胆囊切除，或胆囊造口术或PTGD治疗。未能确诊或病情较轻者，应在严密观察下行积极的非手术治疗，一旦病情恶化，及时施行手术。

## 第三节　胆道系统基层机构健康管理

### 一、基层筛查方法及流程

病人出现腹痛，上腹部为主，伴食欲缺乏、发热，尤以进食油腻食物后加重，及时就诊于基层医院。基层医院接诊后首先询问病人病史，发病时间、诱因、发病过程、疼痛性质及伴随症状等，查体有无右上腹压痛、墨菲征等，有条件者行肝胆胰彩超、血常规、电解质等检查，了解原发病，进行初步诊治。对病情评估，确定在基层医院治疗或者转诊。

### 二、基层首诊

病人以“上腹部疼痛”主诉就诊时，首先了解病情（发病时间、诱因、发病过程、疼痛性质及伴随症状等），如有条件可行肝胆胰脾超声、血常规、电解质等检查，进行初步诊治。

1.腹痛症状较轻者，清淡流质饮食、抗炎、纠正水、电解质及酸碱代谢失衡等全身支持疗法。

2.选用对革兰阴性、阳性细菌及厌氧菌均有作用的广谱生素或联合用药。

3.使用维生素K、解痉治疗，诊断明确的病人出现胆绞痛可予以镇痛处理。

### 三、转诊标准

1.病人经基层医院治疗后，腹痛不能缓解，进行性加重，或者出现高热、黄疸及恶心、呕吐等消化道症状者，及时转入上级医院。

2.出现休克者应加强抗休克治疗，如吸氧、维持血容量、及时使用升压药物等，纠正休克，同时协助病人家属积极转至上级医院。

3.对于老年病人及基础疾病多（心脑血管、糖尿病、肺功能差、肾功能不全等慢性疾病）者，病情进展快，尽快转至上级医院。

### 四、下转后健康管理注意事项

1.饮食方面。食物以清淡优质高蛋白食物为宜，少食油腻和煎炸、烧烤食物。

2.康复方面。要改变静坐生活方式，多走动，多运动，保持大便通畅。

3.定期复查。1周后复查血常规、电解质及肝功能等，了解各项指标变化，根据结果调整治疗方案；1个月后复查肝胆胰超声。

4.如有胆囊造瘘管，每周更换引流袋，保持周围组织清洁，避免引流管脱出。3个月后病情稳定后再行胆囊切除术。

5.如有T管留置，每周更换引流袋，保持周围组织清洁，避免T管脱出。术后2～3周可间断夹毕T管，观察腹部体征变化；术后3～4周复诊，行T管造影，决定是否拔除。

6.保持伤口清洁。

7.要做到心态平稳，心情舒畅。长期心情不畅的人易引发或加重此病。

# 第2章 阑尾疾病

## 一、解剖生理概要

阑尾（appendix）位于右髂窝部，外形呈蚯蚓状，长度2～20cm不等，一般为6～8cm，直径0.5～0.7cm。阑尾起于盲肠根部，附于盲肠后内侧壁，三条结肠带的汇合点。因此，沿盲肠的3条结肠带向顶端追踪可寻到阑尾基底部。其体表投影约在脐与右髂前上棘连线中外1/3交界处，称为麦氏点（McBurney点）。麦氏点是选择阑尾手术切口的标记点。绝大多数阑尾属腹膜内器官，其位置多变，由于阑尾基底部与盲肠的关系恒定，因此阑尾的位置也随盲肠的位置而变异，一般在右下腹部，但也可高到肝下方，低至盆腔内，甚而越过中线至左侧。阑尾的解剖位置可以其基底部为中心，如时针在360°范围内的任何位置。此点决定了病人临床症状及压痛部位的不同。阑尾尖端指向有6种类型（图10-2-1）：①回肠前位，尖端指向左上。②盆位，尖端指向盆腔。③盲肠后位，在盲肠后方、髂肌前，尖端向上，位于腹后。此种阑尾炎的临床体征轻，易误诊，手术显露及切除有一定难度。④盲肠下位，尖端向右下。⑤盲肠外侧位，位于腹腔内，盲肠外侧。⑥回肠后位，但在回肠后方。

阑尾为一管状器官，远端为盲端，近端开口于盲肠，位于回盲瓣下方2～3 cm处，阑尾系膜为两层腹膜包绕阑尾形成的一个三角形皱襞，其内含有血管、淋巴管和神经（图10-2-2）。阑尾系膜短于阑尾本身，这使阑尾蜷曲。阑尾系膜内的血管，主要由阑尾动、静脉组成，经由回肠末端后方行于阑尾系膜的游离缘。阑尾动脉系回结肠动脉的分支，是一种无侧支的终末动脉，当血供障碍时，易导致阑尾坏死。阑尾静脉与阑尾动脉伴行，最终回流入门静脉。当阑尾炎症时，菌栓脱落可引起门静脉炎和细菌性肝脓肿。阑尾的淋巴管与系膜内血管伴行，引流到回结肠淋巴结。阑尾的神经由交感神经纤维经腹腔丛和内脏小神经传入，由于其传入的脊髓节段在第10、11胸节，所以当急性阑尾炎发病开始时，现为脐周的牵涉痛，属内脏性疼痛。阑尾的解剖见图10-2-1，图10-2-2。

阑尾的组织结构与结肠相似，阑尾黏膜由结肠上皮构成。黏膜上皮细胞能分泌少量黏液。黏膜和黏膜下层中含有较丰富的淋巴组织。阑尾是一个淋巴器官，参与B淋巴细胞的产生和成熟，具有一定的免疫功能，阑尾壁内有丰富的淋巴组织，被认为与回肠末端Peyer淋巴滤泡一起可产生淋巴细胞和抗体，对防止病毒等感染有一定的作用。阑尾的淋巴组织在出生后就开始出现，12～20岁时达高峰期，有200多个淋巴滤泡。以后逐渐减少，30岁后滤泡明显减少，60岁后完全消失。阑尾黏膜深部有嗜银细胞，是发生阑尾类癌的组织学

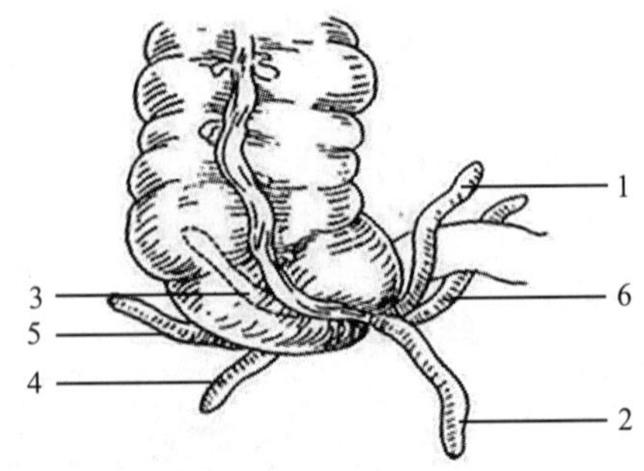


**图 10-2-1 阑尾的解剖位置**

1. 盲肠前位；2. 盆位；3. 盲肠后位；4. 盲肠下位；5. 盲肠外侧位；6. 回肠后位

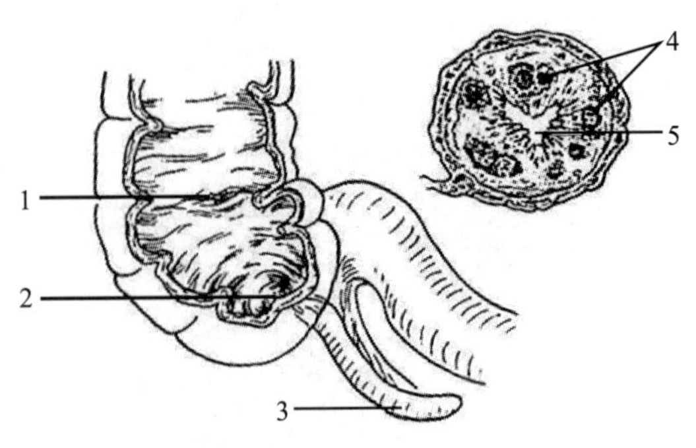


**图 10-2-2 阑尾的解剖**

1. 回盲瓣；2. 阑尾开口；3. 阑尾；4. 淋巴组织；5. 阑尾腔

基础。

## 二、急性阑尾炎

急性阑尾炎（acute appendicitis）是外科常见病，是最多见的急腹症。Fitz（1886）首先正确地描述本病的病史、临床表现和病理所见，并提出阑尾切除术是本病的合理治疗。目前，由于外科技术、麻醉、抗生素的应用及护理等方面的进步，绝大多数病人能够早期就医、早期确诊、早期手术，收到良好的治疗效果。然而，临床医生仍时常在本病的诊断或手术处理中遇到麻烦，因此强调认真对待每一个具体的病例，不可忽视。

### （一）病因

阑尾易发生炎症是由于其自身解剖特点决定的，其解剖结构为一细长盲管，腔内富含微生物，肠壁内有丰富的淋巴组织，容易发生感染，一般认为阑尾炎的发生由以下因素综合造成。

1.阑尾管腔阻塞　急性阑尾炎最常见的病因。最常见原因是淋巴滤泡的明显增生，约占60%，多见于年轻人。其次为粪石嵌顿，约占35%，异物、炎性狭窄、食物残渣、蛔虫、肿瘤等则是较少见的病因。阑尾管腔细，开口狭小，系膜短使阑尾蜷曲，这些都是造成阑尾管腔易于阻塞的因素。阑尾管腔阻塞后仍继续分泌黏液，腔内压力上升，血供发生障碍，使阑尾炎症加剧。

2.细菌入侵　由于阑尾管腔阻塞、细菌繁殖、分泌内毒素和外毒素，损伤粘膜上皮并使黏膜形成溃疡，细菌穿过溃疡的黏膜进入阑尾肌层。阑尾壁间质压力升高，妨碍动脉血流，造成阑尾缺血，最终造成梗死和坏疽。致病菌多为肠道内的各种革兰阴性杆菌和厌氧菌。

3.其他　阑尾先天畸形，如阑尾过长、过度扭曲、管腔细小、血供不佳等都是急性炎症的病因，胃肠道功能障碍引起内脏神经反射，导致肠管肌肉和血管痉挛，黏膜受损，细菌入侵而致急性炎症。

### （二）临床病理分型

根据急性阑尾炎的临床过程和病理解剖学变化，可分为四种病理类型。

1.急性单纯性阑尾炎　属轻型阑尾炎或病变早期。病变多只限于黏膜和黏膜下层。阑尾外观轻度肿胀，浆膜充血并失去正常光泽，表面有少量纤维素性渗出物。镜下，阑尾各层均有水肿和中性粒细胞浸润，黏膜表面有小溃疡和出血点。临床症状和体征均较轻。

2.急性化脓性阑尾炎　亦称急性蜂窝织炎性阑尾炎，常由单纯性阑尾炎发展而来。阑尾肿胀明显，浆膜高度充血，表面覆以纤维素性（脓性）渗出物。镜下，阑尾黏膜的溃疡面加大，并深达肌层和浆膜层，管壁各层有小脓肿形成，腔内亦有积脓。阑尾周围的腹腔内有稀薄脓液，形成局限性腹膜炎。临床症状和体征较重。

3.坏疽性及穿孔性阑尾炎　是一种重型的阑尾炎。阑尾管壁坏死或部分坏死，呈暗紫色或黑色。阑尾腔内积脓，压力升高，阑尾壁血液循环障碍。穿孔部位多在阑尾根部和尖端。穿孔如未被包裹，感染继续扩散，则可引起急性弥漫性腹膜炎。

4.阑尾周围脓肿　急性阑尾炎化脓坏疽或穿孔，如果此过程进展较慢，大网膜可移至右下腹部，将阑尾包裹并形成粘连，形成炎性肿块或阑尾周围脓肿（periappendicular abscess）。

急性阑尾炎的转归有以下几种。①炎症消退：一部分单纯性阑尾炎经及时药物治疗后炎症消退。大部分将转为慢性阑尾炎，易复发。②炎症局限化：化脓、坏疽或穿孔性阑尾炎被大网膜包裹粘连，炎症局限，形成阑尾周围脓肿。需用大量抗生素或中药治疗，治愈缓慢。③炎症扩散：阑尾炎症重，发展快，未予及时手术切除，又未能被大网包裹局限，炎症扩散，发展为弥漫性腹膜炎、化脓性门静脉炎、感染性休克等。

### （三）临床诊断

主要依靠病史、临床症状、体检所见和实验室检查。

1.症状

（1）腹痛：典型的腹痛发作始于上腹，逐渐移向脐部，数小时（6～8h）后转移并局限在右下腹。此过程的时间长短取决于病变发展的程度和阑尾位置。70%～80%的病人具有这种典型的转移性腹痛的特点。部分病例发病开始即出现右下腹痛。不同类型的阑尾炎其腹痛也有差异，如单纯性阑尾炎表现为轻度隐痛；化脓性阑尾炎呈阵发性胀痛和剧痛；坏疽性阑尾炎呈持续性剧烈腹痛；穿孔性阑尾炎因阑尾腔压力骤减，腹痛可暂时减轻，但出现腹膜炎后，腹痛又会持续加剧。

不同位置的阑尾炎，其腹痛部位也有区别，如盲肠后位阑尾炎疼痛在右侧腰部，盆位阑尾炎腹痛在耻骨上区，肝下区阑尾炎可引起右上腹痛，极少数左下腹部阑尾炎呈左下腹痛。

（2）胃肠道症状：发病早期可有厌食，恶心、呕吐程度较轻。有的病例可能发生腹泻。盆腔位阑尾炎，炎症刺激直肠和膀胱，引起排便、里急后重症状。弥漫性腹膜炎时可致麻痹性肠梗阻，腹胀、排气排便减少。

（3）全身症状：早期乏力，炎症重时出现中毒症状，心率增快，发热，达38℃左右。阑尾穿孔时体温会更高，达39℃或40℃。如发生门静脉炎时可出现寒战、高热和轻度黄疸。当阑尾化脓坏疽穿孔并腹腔广泛时，并发弥漫性腹膜炎，可同时出现血容量不足及败血症表现，甚至合并其他脏器功能障碍。

2.体征

（1）右下腹固定压痛：是急性阑尾炎最常见的重要体征。压痛点通常位于麦氏点，可随阑尾位置的变异而改变，但压痛点始终在一个固定的位置上。发病早期腹痛尚未转移至右下腹时，右下腹便可出现固定压痛。压痛的程度与病变的程度相关。老年人对压痛的反应较轻。当炎症加重，压痛的范围也随之扩大。当阑尾穿孔时，疼痛和压痛的范围可波及全腹。但此时，仍以阑尾所在位置的压痛最明显。可用叩诊来检查，更为准确。也可嘱病人左侧卧位，体检效果会更好。

（2）腹膜刺激征象：反跳痛（Blumberg征），腹肌紧张，肠鸣音减弱或消失等。这是壁层腹膜受炎症刺激出现的防卫性反应。提示阑尾炎症加重，出现化脓、坏疽或穿孔等病理改变。腹膜炎范围扩大，说明局部腹腔内有渗出或阑尾穿孔。但是，在小儿、老人、孕妇、肥胖、虚弱者或盲肠后位阑尾炎时，腹膜刺激征象可不明显。

（3）右下腹包块：如体检发现右下腹饱满，扪及一压痛性包块，边界不清，固定，应考虑阑尾周围脓肿的诊断。

（4）可作为辅助诊断的其他体征

①结肠充气试验（Rovsing征）：病人仰卧位，用右手压迫左下腹，再用左手挤压近侧结肠，结肠内气体可传至盲肠和阑尾，引起右下腹疼痛者为阳性。

②腰大肌试验（psoas征）：病人左侧卧，使右大腿后伸引起右下腹疼痛者为阳性。说明阑尾位于腰大肌前方，盲肠后位或腹膜后位。

③闭孔内肌试验（obturator征）：病人仰卧位，使右髋和右大腿屈曲，然后被动向内旋转，引起右下腹疼痛者为阳性，提示阑尾靠近闭孔内肌。

④经肛门直肠指检：引起炎症阑尾所在位置压痛。压痛常在直肠右前方。当阑尾穿孔时直肠前壁压痛广泛。当形成阑尾周围脓肿时，有时可触及痛性肿块。

3.实验室检查　大多数急性阑尾炎病人的白细胞计数和中性粒细胞比例增高。白细胞计数升高到（10～20）$\times 10^9$/L，可发生核左移。部分病人白细胞可无明显升高，多见于单纯性阑尾炎或老年病人。尿检查一般无阳性发现，如尿中出现少数红细胞，说明炎性阑尾与输尿管或膀胱相靠近。明显血尿说明存在泌尿系统的原发病变。在生育期有闭经史的女病人，应检查血清β-HCG，以除外产科情况。血清淀粉酶和脂肪酶检查有助于除外急性胰腺炎。

4.影像学检查

①腹部平片：可见盲肠扩张和液气平面，偶尔可见钙化的粪石和异物影，可帮助诊断。②超声检查：有时可发现肿大的阑尾或脓肿。③螺旋CT：扫描可获得与超声相似的效果，尤其有助于阑尾周围脓肿的诊断。但是必须强调，这些特殊检查在急性阑尾炎的诊断中不是必需的，当诊断不肯定时可选择应用。

5.腹腔镜检查　腹腔镜可以直观观察阑尾情况，也能分辨与阑尾炎有相似症状的其他脏器疾病，对明确诊断有决定性作用，诊断的同时也可做阑尾切除术治疗。但此法需要麻醉配合，费用昂贵，并需要技术熟练的医师完成。对于难以鉴别诊断的阑尾炎，采用腹腔镜诊断并可以同时治疗具有明显的优势。

**（四）鉴别诊断**

有许多急腹症的症状、体征与急性阑尾炎很相似，并且20%阑尾炎表现不典型，需认真鉴别。急性阑尾炎诊断不但要防止延误，也要避免误诊，尤其当阑尾穿孔发生弥漫性腹膜炎时鉴别诊断则更难。有时需在剖腹探查术中才能鉴别清楚。

需要与急性阑尾炎鉴别的包括其他脏器病变引起的急性腹痛，以及一些非外科急腹症，常见的有：

1.胃十二指肠溃疡穿孔　穿孔溢出的胃内容物可沿升结肠旁沟流至右下腹部，容易误认为是急性阑尾炎的转移性腹痛。病人多有溃疡病史，表现为突然发作的剧烈腹痛。体征除右下腹压痛外，上腹仍具疼痛和压痛，腹壁板状强直等腹膜刺激症状也较明显。胸腹部X线检查如发现膈下有游离气体，则有助于鉴别诊断。

2.右侧输尿管结石　多为突发右下腹阵发性剧烈绞痛，疼痛难忍，向会阴部、外生殖器放射。右下腹无明显压痛，或仅有沿右侧输尿管径路的轻度深压痛。尿中查到多量红细胞。超声检查或X线摄片在输尿管走行部位可呈现结石阴影。

3.妇产科疾病　在育龄妇女中特别要注意。

（1）异位妊娠破裂：表现为突然下腹痛，常有急性失血症状和腹腔内出血的体征，有停经史及阴道不规则出血史；检查时宫颈举痛、附件肿块、阴道后穹窿穿刺有血等。

（2）卵巢滤泡或黄体囊肿破裂：临床表现与异位妊娠相似，但病情较轻，多发病于排卵期或月经中期以后。

（3）急性输卵管炎和急性盆腔炎：下腹痛逐渐发生，可伴有腰痛；腹部压痛点较低，直肠指诊盆腔有对称性压痛；伴发热及白细胞计数升高，常有脓性白带，阴道后穹窿穿刺可获脓液，涂片检查细菌阳性。

（4）卵巢囊肿蒂扭转：有明显而剧烈腹痛，腹部或盆腔检查中可扪及压痛性的肿块。超声检查均有助于诊断和鉴别诊断。

4.急性肠系膜淋巴结炎　多见于儿童。往往先有上呼吸道感染史，腹部压痛部位偏内侧，范围不太固定且较广，并可随体位变更。超声检查均有助于诊断和鉴别诊断。

5.其他

（1）急性胃肠炎：恶心、呕吐和腹泻等消化道症状较重，无右下腹固定压痛和腹膜刺激体征。

（2）胆道系统感染性疾病：易与高位阑尾炎相混淆，但有明显绞痛、高热，甚至出现黄疸，常有反复右上腹痛史。

（3）右侧肺炎、胸膜炎：可出现反射性右下腹痛，但有呼吸系统的症状和体征。

此外，回盲部肿瘤、Crohn病、Meckel憩室炎或穿孔、小儿肠套叠等，亦需进行临床鉴别。

上述疾病有其各自特点，应仔细鉴别。如病人有持续性右下腹痛不能用其他诊断解释以排除急性阑尾炎时，应密切观察或根据病情及时手术探查。

**（五）治疗**

1.手术治疗　手术治疗绝大多数急性阑尾炎一旦确诊，应早期施行阑尾切除术（appendectomy）（图10-2-3）。早期手术系指阑尾炎症还处于管腔阻塞或仅有充血水肿时就手术切除，此时手术操作较简易，术后并发症少。如化脓坏疽或穿孔后再手术，不但操作困难且术后并发症会明显增加。术前即应用抗生素，有助于防止术后感染的发生。

（1）不同临床类型急性阑尾炎的手术方法选择亦不相同。

①急性单纯性阑尾炎：行阑尾切除术，切口一期缝合。也可采用经腹腔镜阑尾切除术。

②急性化脓性或坏疽性阑尾炎：行阑尾切除术。腹腔如有脓液，应仔细清除，用湿纱布蘸净脓液后关腹。注意保护切口，一期缝合。

③穿孔性阑尾炎：宜采用右下腹经腹直肌切口，利于术中探查和确诊，切除阑尾，清除腹腔脓液或冲洗腹腔，根据情况放置腹腔引流。

④阑尾周围脓肿：阑尾脓肿尚未破溃穿孔时应按急性化脓性阑尾炎处理。如阑尾穿孔已被包裹形成阑尾周围脓肿，病情稳定宜应用药物促进脓肿吸收消退，也可在超声引导下穿刺抽脓或置管引流。如脓肿扩大，行手术治疗，以切开引流为主。

（2）特殊情况下阑尾切除术

①阑尾尖端粘连固定，不能按常规方法切除阑尾，可先将阑尾于根部结扎切断，最后切除整个阑尾。此为阑尾逆行切除法。

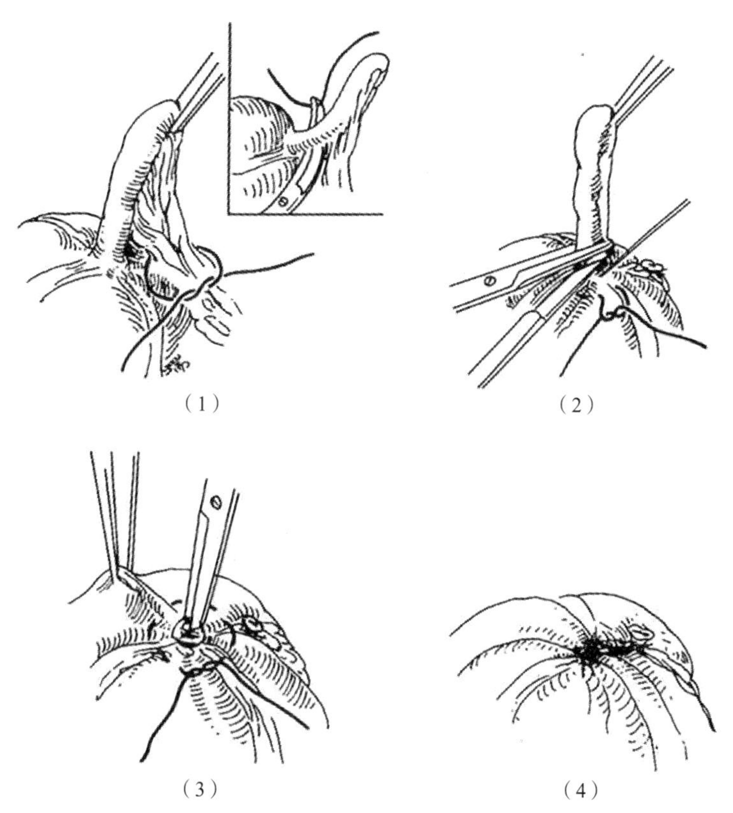


**图 10-2-3　阑尾切除术示意图**

（1）阑尾系膜结扎；（2）切断系膜，做荷包缝合；（3）阑尾切除，残端内翻；（4）收紧荷包线结扎

②盲肠后位阑尾，宜剪开侧腹膜，显露阑尾，直视下切除。再将侧腹膜缝合。

③盲肠水肿不宜用荷包埋人缝合时，宜用8字或U字缝合，缝在结肠带上，将系膜一并结扎在缝线上。

④局部渗出或脓液不多，用纱布多次蘸净，不要用盐水冲洗，以防炎症扩散。如已穿孔，应彻底清除腹腔脓液或冲洗腹腔并放置引流。

⑤如合并移动盲肠，阑尾切除后，应同时将盲肠皱壁折叠紧缩缝合。

2.非手术治疗　仅适用于单纯性阑尾炎及急性阑尾炎的早期阶段，适当药物治疗可能恢复正常者，病人不接受手术治疗或客观条件不允许，或伴存其他严重器质性疾病有手术禁忌证者。主要措施包括选择有效的抗生素。

**（六）并发症及其处理**

1.急性阑尾炎的并发症

（1）腹腔脓肿：是阑尾炎未经及时治疗的后果。在阑尾周围形成的阑尾周围脓肿最常见，也可在腹腔其他部位形成脓肿，常见部位有盆腔、膈下或肠间隙等处。临床表现有麻痹性肠梗阻的腹胀症状、压痛性包块和全身感染中毒症状等。超声和CT扫描可协助定位。一经诊断即应在超声引导下穿刺抽脓冲洗或置管引流，或必要时手术切开引流。由于炎症粘连较重，切开引流时应小心防止副损伤，尤其注意肠管损伤。中药治疗阑尾周围脓肿有较好效果，可选择应用。阑尾脓肿非手术疗法治愈后其复发率很高。因此应在治愈后3个月左右择期手术切除阑尾，比急诊手术效果好。

（2）内、外瘘形成：阑尾周围脓肿如未及时引流，少数病例脓肿可向小肠或大肠内穿破，亦可向膀胱、阴道或腹壁穿破，形成各种内瘘或外瘘，此时脓液可经瘘管排出。X线-钡剂检查或者经外瘘置管造影可协助了解瘘管走行，有助于选择相应的治疗方法。

（3）化脓性门静脉炎（pylephlebitis）：急性阑尾炎时阑尾静脉中的感染性血栓，可沿肠系膜上静脉至门静脉，导致化脓性门静脉炎症。临床表现为寒战、高热、肝大、剑突下压痛、轻度黄疸等。虽属少见，如病情加重会产生感染性休克和脓毒症，治疗延误可发展为细菌性肝脓肿。行阑尾切除并大剂量抗生素治疗有效。

2.阑尾切除术后并发症

（1）出血：阑尾系膜的结扎线松脱，引起系膜血管出血。表现为腹痛、腹胀和失血性休克等症状。关键在于预防，阑尾系膜结扎确切，系膜肥厚者应分束结扎，结扎线距切断的系膜缘要有一定距离，系膜结扎线及时剪除不要再次牵拉以免松脱。一旦发生出血表现，应立即输血补液，紧急再次手术止血。

（2）切口感染：是最常见的术后并发症。在化脓或穿孔性急性阑尾炎中多见。近年来，由于外科技术的提高和有效抗生素的应用，此并发症已较少见。切口感染的临床表现，包括术后2～3d体温升高、切口胀痛或跳痛、局部红肿、压痛等。处理原则：可先行试穿抽出脓液或于波动处拆除缝线，排出脓液，放置引流，定期换药。短期可治愈。

（3）粘连性肠梗阻：也是阑尾切除术后的较常见并发症，与局部炎症重、手术损伤、切口异物、术后卧床等多种原因有关。一旦诊断为急性阑尾炎，应早期手术，术后早期离床活动可适当预防此并发症。粘连性肠梗阻病情重者须手术治疗。

（4）阑尾残株炎：阑尾残端保留过长超过1cm时，或者粪石残留，术后残株可炎症复发，仍表现为阑尾炎的症状。也偶见术中未能切除病变阑尾，而将其遗留，术后炎症复发。应行钡剂灌肠透视检查以明确诊断。症状较重时应再次手术切除阑尾残株。

（5）粪瘘：很少见。产生术后粪瘘的原因有多种。粪瘘发生时如已局限化，不致发生弥漫性腹膜炎。如为非结核或肿瘤病变等，一般经非手术治疗粪瘘可闭合自愈。

**（七）基层医疗机构健康管理**

1.筛查方法及流程　一般如有腹痛腹胀、腹泻、恶心不适等症状，应及时到基层医院就诊。基层医院可通过询问病人发病诱因、临床表现、病情演变过程，是否用药等，结合查体表现：如右下腹麦氏点压痛、反跳痛、肌紧张等临床诊断急性阑尾炎。完善血常规、尿常规初步判断炎症轻重，并除外泌尿系结石可能，有条件社区可完善阑尾彩超进一步协助诊治。对诊断明确者，病情评估，确定基层治疗或转诊。

2.基层首诊　如为轻症阑尾炎，主要是单纯性阑尾炎或急性阑尾炎的早期阶段，表现为一般状况好，腹痛轻，右下腹痛压痛轻微，无腹膜刺激征（反跳痛、肌紧张），血常规化验白细胞基本在正常范围，阑尾超声或CT提示阑尾腔内无粪石，无发热、呕吐、腹胀腹泻等并发症状，可在社区医院采取保守输液治疗，主要是应用有效的抗生素和补液治疗，但仍应严密观察病情变化，腹痛加重或出现发热、腹泻等并发症状，及时转上级医院诊治。

3.转诊标准　出现下列情况，转至上级医院：

（1）单纯性阑尾炎或急性阑尾炎的早期阶段，病人接受社区医院输液2d病情无缓解者。

（2）阑尾超声或CT提示阑尾腔内有粪石者。

（3）特殊类型阑尾炎。

（4）伴有严重器质性疾病者。

（5）化脓性阑尾炎、阑尾穿孔或阑尾脓肿病人均应及早转上级医院诊治。化脓性阑尾炎、阑尾穿孔病人均应在确诊后尽快手术。对于一部分阑尾脓肿病人，若阑尾超声提示局部粘连包裹未完全液化成脓、病人无高热者，可先输注有效抗生素促进炎症吸收；若超声提示明显脓腔应积极手术切开引流。但采取何种治疗措施均应在上级医院住院治疗。

4.下转后健康管理注意事项 在上级医院治疗后，如病情稳定，且无并发症者，可下转到基层医院治疗和随诊。

（1）对于阑尾切除手术后病人应注意以下几项：①饮食方面：术后1个月清淡软食，忌食辛辣刺激食品，忌饮酒，避免暴饮暴食，保持大便通畅。②活动注意事项：注意休息、保暖，避免剧烈运动、过度劳累。保证充足睡眠、保持心情舒畅。③复查：如出院前有异常血液学检查指标，出院后遵出院医嘱复查。如感刀口处疼痛、不适，随时去医院外科复诊，以免伤口感染。

（2）对于未手术病人，因阑尾炎有反复发作的可能，出院后一旦再次出现腹痛，应尽早去社区就诊，必要时转上级医院诊治。这里需要特殊说明的是，对于保守输液治愈的阑尾脓肿病人，建议3个月后积极行阑尾切除手术，避免病情反复发作或演变为慢性阑尾炎。

# 第3章 混 合 痔

## 一、定义

痔（hemorrhoid）是最常见的肛肠疾病。随年龄增长，发病率增高。内痔（internal hemorrhoid）是肛垫的支持结构、静脉丛及动静脉吻合支发生病理性改变或移位。外痔（external hemorrhoid）是齿状线远侧皮下静脉丛的病理性扩张或血栓形成。内痔通过丰富的静脉丛吻合支和相应部位的外痔相互融合为混合痔（mixed hemorrhoid）。

## 二、病因

病因尚未完全明确，可能与多种因素有关，目前主要有以下学说。

### （一）肛垫下移学说

在肛管的黏膜下有一层环状的由静脉（或称静脉窦）、平滑肌、弹性组织和结缔组织组成的肛管血管垫，简称肛垫。起闭合肛管、节制排便作用。正常情况下，肛垫疏松地附着在肛管肌壁上，排便时主要受到向下的压力被推向下，排便后借其自身的收缩作用，缩回到肛管内。弹性回缩作用减弱后，肛垫则充血、下移形成痔。

### （二）静脉曲张学说

认为痔的形成与静脉扩张淤血相关。从解剖学上讲，门静脉系统及其分支直肠静脉都无静脉瓣；直肠上下静脉丛管壁薄、位置浅；末端直肠黏膜下组织松弛，以上因素都容易出现血液淤积和静脉扩张。静脉丛是形成肛垫的主要结构，痔的形成与静脉丛的病理性扩张、血栓形成有必然的联系。直肠肛管位于腹腔最下部，可引起直肠静脉回流受阻的因素很多，如长期的站立、便秘、妊娠、前列腺肥大、盆腔巨大肿瘤等。

另外，长期饮酒和进食大量刺激性食物可使局部充血；肛周感染可引起静脉周围炎，使静脉失去弹性而扩张；营养不良可使局部组织萎缩无力。以上因素都可诱发痔的发生。

## 三、分类和临床表现

痔根据其所在部位不同分为三类（图10-3-1）：

### （一）内痔

1. 主要临床表现　出血和脱出。无痛性、间歇性便后出鲜血是内痔的常见症状。未发生血栓、嵌顿、感染时内痔无疼痛，部分病人可伴发排便困难，内痔的好发部位为截石位3、7、11点。

2. 内痔的分度　Ⅰ度：便时带血、滴血或喷射状出血，便后出血可自行停止，无痔脱。Ⅱ度：常有便血，排便时有痔脱出，便后可自行还纳。Ⅲ度：偶有便血，排便或久站、咳嗽、劳累、负重时痔脱出，需用手还纳。Ⅳ度：偶有便血，痔脱出不能还纳或还纳后又脱出。

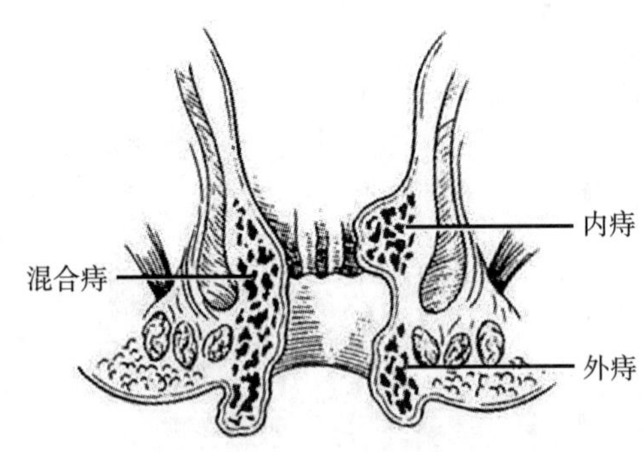


图 10-3-1　痔的分类

### （二）外痔

主要临床表现是肛门不适、潮湿不洁，有时有瘙痒，结缔组织外痔（皮垂）及炎症外痔常见。如发生血栓形成及皮下血肿有剧痛，称之为血栓性外痔，是血栓性静脉炎的一种表现，48h候疼痛才开始逐渐缓解。

**（三）混合痔**

表现为内痔和外痔的症状可同时存在。内痔发展到Ⅲ度以上时多形成混合痔。混合痔逐渐加重，呈环状脱出肛门外，脱出的痔块在肛周呈梅花状，称为环状痔。脱出痔块若被痉挛的括约肌嵌顿，以至水肿，瘀血甚至坏死，临床上称为嵌顿性痔或绞窄性痔。

## 四、诊断与鉴别诊断

**（一）诊断** 主要靠肛门直肠检查。

首先做肛门视诊，内痔除Ⅰ度外，其他三度都可在肛门视诊下见到。对有脱垂者，最好在蹲位排便后立即观察，可清晰见到痔块大小、数目及部位。直肠指诊虽对痔的诊断意义不大，但可了解直肠内有无其他病变，如直肠癌、直肠息肉等。最后作肛门镜检查，不仅可见到痔块的情况，还可观察到直肠黏膜有无充血、水肿、溃疡、肿块等。血栓性外痔表现为肛周暗紫色长条圆形肿物，表面皮肤水肿、质硬压痛明显。

**（二）鉴别诊断**

1.*直肠癌* 临床上常有将直肠癌误诊为痔而延误治疗的病例，主要原因是仅凭症状及大便化验而诊断，未进行肛门指诊和直肠镜检查。直肠癌在直肠指诊时可扪到高低不平的硬块；而痔为暗红色圆形柔软的血管团。

2.*直肠息肉* 低位带蒂息肉脱出肛门外易误诊为痔脱出。但息肉为圆形、实质性、有蒂、可活动，多见于儿童。

3.*直肠脱垂* 易误诊为环状痔，但直肠脱垂黏膜呈环形，表面平滑，括约肌松弛；而后者黏膜呈梅花瓣状，括约肌不松弛。

## 五、治疗

应遵循3个原则：①无症状的痔无需治疗；②有症状的痔重在减轻或消除症状，而非根治；③以非手术治疗为主。

**（一）一般治疗**

在痔的初期和无症状静止期的痔，只需增加纤维性食物，改变不良的大便习惯，保持大便通畅，防治便秘和腹泻。热水坐浴可改善局部血液循环。肛管内注入油剂或栓剂，有润滑和收敛作用，可减轻局部的瘙痒不适症状。血栓性外痔有时经局部热敷，外敷消炎止痛药物后，疼痛可缓解而不需手术。嵌顿痔初期也采用一般治疗，用手轻轻将脱出的痔块推回肛门内，阻止再脱出。

**（二）注射疗法**

治疗Ⅰ、Ⅱ度出血性内痔的效果较好。注射硬化剂的作用是使痔和痔块周围产生无菌性炎症反应，黏膜下组织纤维化，致使痔块萎缩。用于注射的硬化剂很多，常用的硬化剂有5%石炭酸植物油、5%鱼肝油酸钠、5%盐酸奎宁尿素水溶液、4%明矾水溶液等，忌用腐蚀性药物。

注射方法为肛周局麻下使肛门括约肌松弛，插入肛门镜，观察痔核部位，主要在齿状线上直肠壁左侧、右前和右后，向痔核上方处黏膜下层内注入硬化剂2～3ml，注射后轻轻按摩注射部位（图10-3-2）。避免将硬化剂注入黏膜层，会导致黏膜坏死。当硬化剂注入黏膜层时，黏膜立即变白，应将针进一步插深，但应避免进入肌层，回抽无血后注入硬化剂。如果一次注射效果不够理想，可在1个月后重复一次。如果痔块较多，也可分2～3次注射。

**（三）胶圈套扎疗法**

可用于治疗Ⅰ、Ⅱ、Ⅱ度内痔。原理是将特制的胶圈套入到内痔的根部，利用胶圈的弹性阻断痔的血运，使痔缺血、坏死、脱落而愈合。注意痔块脱落时有出血的可能。Ⅱ，Ⅲ度内痔应分2～3次套扎，间隔3周，因一次性套扎可引起剧烈疼痛。

**（四）多普勒超声引导下痔动脉结扎术**

多普勒超声引导下痔动脉结扎术（Doppler-guided hemorrhoidal artery ligation）适用于Ⅱ～Ⅳ度的内痔。采用一种特制的带有多普勒超声探头的直肠镜，于齿状线上方2～3 cm探测到痔上方的动脉直接进行结扎，通过阻断痔的血液供应以达到缓解症状的目的。

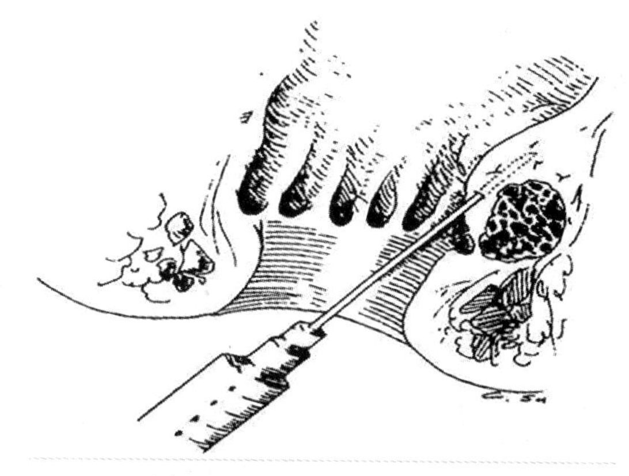

**图10-3-2 内痔注射法**

**（五）手术疗法**

1.*痔单纯切除术* 主要用于Ⅱ、Ⅲ度内痔和混合痔的治疗。可取侧卧位、截石位或俯卧位，骶管麻醉或局麻后，先扩肛至4～6指，显露痔块，在痔块基底部两侧皮肤上做V形切口，分离曲张静脉团，直至显露肛管外括约肌。用止血钳于底部钳夹，贯穿缝扎后，切除结扎线远端痔核。齿状线以上黏膜用可吸收线予以缝合；齿状线以下的皮肤切口不予缝合，创面用凡士林油纱布填塞（图10-3-3）。嵌顿痔也可用同样方法

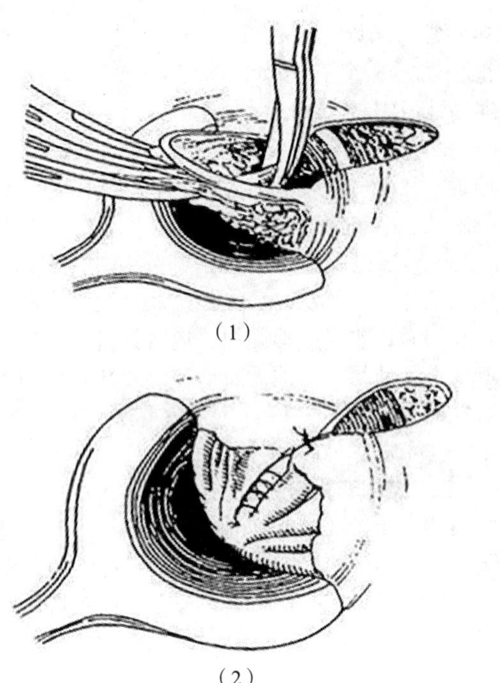

（1）

（2）

图 10-3-3　痔单纯切除术

急诊切除。

2.吻合器痔固定术（stapled hemorrhoidopexy）也称吻合器痔上黏膜环切术，要适用于Ⅲ，Ⅳ度内痔、非手术疗法治疗失败的Ⅱ度内痔和环状痔，直肠黏膜脱垂也可采用。主要方法是通过管状吻合器环行切除距离齿状线2cm以上的直肠黏膜2～4 cm，使下移的肛垫上移固定（图10-3-4），该术式在临床上通用名称为PPH手术（procedure for prolapse and hemorrhoids）。与传统手术比较具有疼痛轻微、手术时间短、病人恢复快等优点。

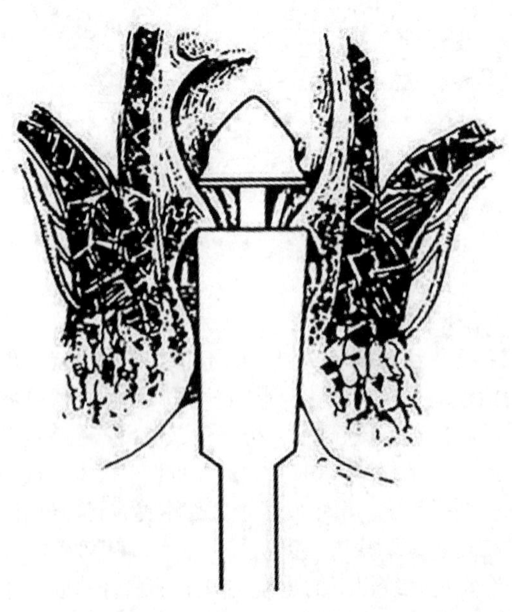

图 10-3-4　吻合器痔上黏膜环切术（PPH）

3.血栓外痔剥离术　用于治疗血栓性外痔。在局麻下将痔表面的皮肤梭形切开，摘除血栓，伤口内填入油纱布，不缝合创面。

痔的治疗方法很多，由于注射疗法和胶圈套扎疗法对大部分痔的治疗效果良好，成为痔的主要治疗方法，手术治疗只限于保守治疗失败或不适宜手术治疗病人。

## 六、基层医疗机构健康管理

### （一）筛查方法及流程

一般如有大便后出血、肛门肿物脱出、肛门潮湿瘙痒不适等症状，应及时到基层医院就诊。基层医院可通过询问病人发病诱因、临床表现、病情演变过程，是否用药等，结合查体表现：如视诊可见肛周肿物脱出、肛门镜下可见黏膜团块充血水肿等临床确诊。对诊断明确者，病情评估，确定基层治疗或转诊。

### （二）基层首诊

接诊后做出初步诊断，给予健康指导，指导病人改善饮食及生活习惯，评估疾病严重程度。对于既往健康，痔疮症状较轻，无器官功能障碍，无严重基础性疾病的病人可在基层医院或门诊治疗。

### （三）转诊标准

如满足下列标准之一，尤其是两种或两种以上条件并存时，转至上级医院：

1.年龄≥55岁。

2.存在下列基础疾病或相关因素之一的：①糖尿病；②高血压；③慢性心、肾功能不全或其他严重慢性疾病；④神经系统疾病；⑤贫血；⑥妊娠；⑦免疫力低下（肿瘤晚期、重大创伤后等）。

3.存在下列相关疾病或相关因素之一的：①分期Ⅱ度以上；②痔核数量大于2个及以上；③痔核体积较大；④有嵌顿或绞窄症状；⑤出血量较大；⑥婴幼儿；⑦合并肛周其他疾病（肛周脓肿、肛瘘等）；⑧需手术治疗的。

### （四）下转后健康管理注意事项

在上级医院治疗后，如病情稳定，且无并发症者，可下转到基层医院治疗和随诊。

1.饮食方面　多食新鲜蔬菜水果、多饮水，术后1个月避免辛辣刺激性食物、避免饮酒，保持大便通畅。

2.便后坐浴　继续高锰酸钾液（1∶5000）坐浴，保持肛门清洁干燥，直至接扎线自行脱落。若创面水肿明显，可由社区医师指导口服消肿药物治疗。

3.出院后活动　术后1个月内避免剧烈运动，一般讲手术创面较大，而伤口尚未完全愈合期间，应尽量少走路，这样可避免伤口边缘因用力摩擦而形成水肿，延长创面愈合时间。

4.复查　术后1个月来院复查，查看创面愈合情况。如有排便时出血量多、肛门疼痛，及时到院就诊。

# 第十一部分　腹　外　疝

## 第1章　总　　论

人体组织或器官由其正常解剖部位通过先天或后天形成的某些正常的或不正常的孔隙或缺损薄弱区域进入邻近部位的情况，统称为疝。疝最多发生于腹部，其中绝大多数是腹腔内脏或组织连同腹膜壁层，通过腹壁或盆壁薄弱点突出至体表形成的腹外疝；腹内疝是由内脏器官或组织进入腹腔内的间隙囊内而形成，如网膜孔疝。腹外疝是外科常见病，发病率尚无精确统计，估计约为人群的1.5%。

由于腹壁内衬覆着一层壁腹膜，突出的内脏或组织（疝内容物）将它通过薄弱点或缺损（疝门或疝环）顶出，形成一囊袋样结构（疝囊），外面可覆有各层腹壁组织（疝外被盖），囊袋与腹腔沟通处为疝囊颈，其位置与疝门相当。疝囊的存在使腹外疝有别于腹壁裂开（如手术切口裂开）所形成的内脏脱出，因后者并无由腹膜形成的疝囊包裹。

由于各种疝内容物突出腹腔所经的疝门各异，且疝门是各种疝必须具备的病理解剖结构，因此，疝门常被作为腹外疝解剖类型的命名依据，如腹股沟疝、股疝、脐疝、切口疝等。疝内容物以活动度大的内脏为主，其中占绝大多数的是小肠，其次是大网膜，较少见的有盲肠、阑尾、乙状结肠、横结肠、膀胱、Meckel憩室（Littre疝）、卵巢、输卵管等。

### 一、病因

腹外疝有腹壁强度降低和腹内压力增高两个基本发病因素。

#### （一）腹壁强度降低

除一些病理原因外，腹壁的肌、筋膜等组织的结构组成在正常情况下即存在一些相对薄弱的区域。最常见的因素有：某些组织穿过腹壁的部位，如被精索（或女性的子宫圆韧带）穿越的腹股沟管，被股动、静脉穿越的股管，胚胎脐血管闭塞后遗留的脐孔；被腹股沟韧带、腹直肌外缘、腹壁下动脉所围绕形成的腹股沟三角（直疝三角或Hesselbach三角），腹内斜肌-腹横肌下缘的腱弓（或联合肌腱）与腹股沟韧带之间的半月形区域，被腰部肌、肋骨或髂嵴所围绕的腰三角，骨盆的闭孔等。上述区域都因是腹壁的相对薄弱区，导致腹壁强度降低，而成为腹外疝的潜在发病部位。

从病理生理角度而言，有人发现腹外疝病人的腹直肌前鞘比正常人薄弱，进一步研究显示其羟脯氨酸含量偏低，腹直肌前鞘中的成纤维细胞增生异常，成纤维细胞培养时细胞增殖速度仅为正常人的50%，超微结构中含有不规则的微纤维，因而影响腹壁的强度。Friedman（1993）还提出腹外疝病人皮肤内Ⅰ、Ⅲ型胶原含量之比明显下降。此两型胶原在调节原纤维形成、决定纤维直径和纤维束结构方面具有重要作用。Ⅰ型胶原组成纤维束网，而Ⅲ型胶原则形成薄弱的孤立纤维。另外，在吸烟的直疝病人血浆中有较高的弹性蛋白的降解活性，且合并有$\alpha_1$抗胰蛋白酶水平的降低。这些研究结果提示，整个腹壁的强度与胶原的合成代谢之间有密切关系。此外，腹部手术切口或引流口的愈合不良、腹壁外伤、腹壁神经损伤、肥胖者的脂肪浸润、腹肌缺乏锻炼、老年人肌萎缩、腹白线或半月线的发育不全等都有降低部分腹壁组织强度的不良作用。

#### （二）腹内压力增高

在腹壁强度存在不足的基础上，腹内压力增高即成为腹外疝的重要诱发因素。常见原因有慢性咳嗽（尤其是老年慢性支气管炎）、慢性便秘、排尿困难（如包茎、前列腺肥大、膀胱结石等）、妊娠晚期、重体力劳动、举重、婴儿经常啼哭、腹水、腹内巨大肿瘤等。正常人虽常有腹内压增高情况，但如腹壁强度正常，足以对抗增高的腹压，不致发生疝。

### 二、分型

#### （一）解剖类型

根据疝门解剖部位的不同，腹外疝有腹股沟疝、股疝、脐疝、切口疝、白线疝、半月线疝、闭孔疝、腰疝等类型。

#### （二）临床类型

结合疝内容物的病理状态和临床特点，腹外疝有以下4种临床类型。

1.易复性疝　一般腹外疝在站立、行走、奔跑、擤鼻、喷嚏、咳嗽、排便、劳动或其他可促使腹压增高的情况下，其内容物可经疝门突入疝囊，在体表出现一肿块，少数病人在发病早期可因肿块隐匿于腹壁深层不被察觉，称隐匿性疝。若突出的疝内容物并不很多，且疝门也相对宽松，疝内容物与疝囊间无粘连，可在病者休息、平卧或用手向腹腔方向推送时使其回纳入腹腔而使肿块消失，此乃易复性疝。病人除发现局部疝块外，可有轻度胀痛，并在疝块回纳后，症状、体征消失。此型疝的内容物突入疝囊后并无病理改变。

2.难复性疝　疝块突出后，长时间滞留于体表而不能或只能部分回纳入腹腔者为难复性疝。滞留的原因通常有以下情况：

（1）疝内容物频繁突出、回纳，反复与疝囊（尤其是疝颈）摩擦而致互相粘连。内容物为大网膜者最易发生此类情况。

（2）内容物反复突出，不断使疝门扩张，并压迫疝门周围组织，使之逐渐萎缩无力，致突出的内容物日益增多，反过来又加重了这些组织的损害，使此处腹壁最终完全失去阻挡内容物突出、维持它们于腹内的作用。巨大疝块长期滞留体表，又使腹腔容积相应变小，更难以容纳勉强回纳的内脏。

（3）另有少数病程较长者，疝囊颈邻近腹腔侧借疏松结缔组织贴附于腹壁而脏腹膜覆盖不全的内脏，因长期受疝内容物突出时的推挤，逐渐随部分疝囊向疝门外滑移而成为疝囊的一部分。这种疝称为滑动性疝（或滑疝）（图11-1-1），也属难复性疝范畴，滑出的内脏有部分并无脏腹膜覆盖，而是贴附于邻近组织。滑疝多见于腹股沟疝，右侧多于左侧（发病数之比为6∶1）。滑移的内脏以盲肠和膀胱为主，有时可为乙状结肠或降结肠。

难复性疝与易复性疝一样，内容物并无重要病理改变。

3.嵌顿性疝　在疝门相对狭小而周围组织较为坚韧时，如腹内压突然增高时，被强行挤入疝囊的内脏因囊颈的弹性收缩在疝门处被卡住而不能回纳，这种情况称为嵌顿性疝或箝闭性疝。腹股沟斜疝、股疝和脐疝因有此解剖特点而易发生嵌顿性疝。内容物被卡后，因其静脉回流受阻，可逐渐出现淤血和水肿而使组织增厚，颜色较深，并在疝囊中出现淡黄色渗液，于是使肠管受压情况加重而更难回纳。有些小肠被嵌顿者，疝囊中可有多个肠袢，而位于各嵌顿肠袢之间的中间肠袢则仍在腹腔内。中间肠袢虽位于腹内，却是嵌顿肠袢的一部分，同样有静脉回流受阻情况存在。这种嵌顿肠管呈W形的特殊形式的嵌顿性疝称为逆行性疝（Maydl疝，图11-1-2）。嵌顿性疝与难复性疝有本质的不同，后者疝内容物并未受卡，更无静脉回流障碍。

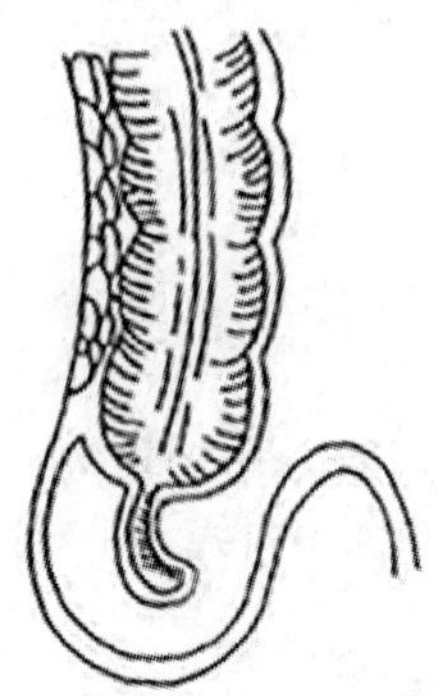

图11-1-1　滑动疝盲肠成为疝囊的组成部分

疝的嵌顿如能及时解除，其病理变化可中止并逆转。若嵌顿未及时解除而嵌顿内容物为肠管时，绝大多数将伴发急性肠梗阻而严重干扰正常生理。偶有被嵌顿的只是肠管的一部分，系膜侧肠壁及系膜未进入疝囊，以致肠管并未完全被堵，可不出现肠梗阻。这种疝称为肠管壁疝（Richter疝，图11-1-3）。嵌顿内容物为Meckel憩室者（Littre疝），通常也无肠梗阻表现。

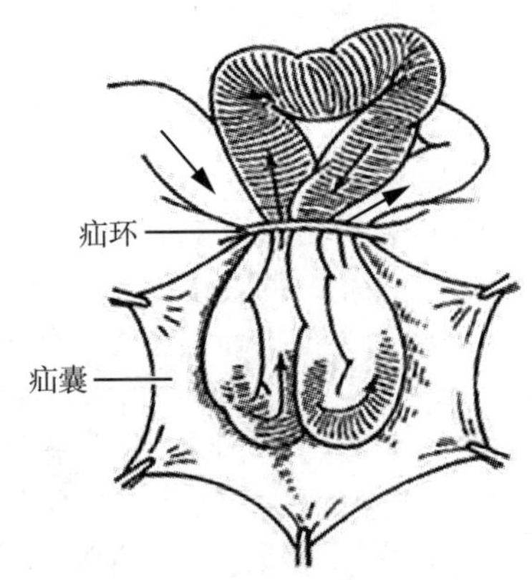


图11-1-2　肠管壁疝

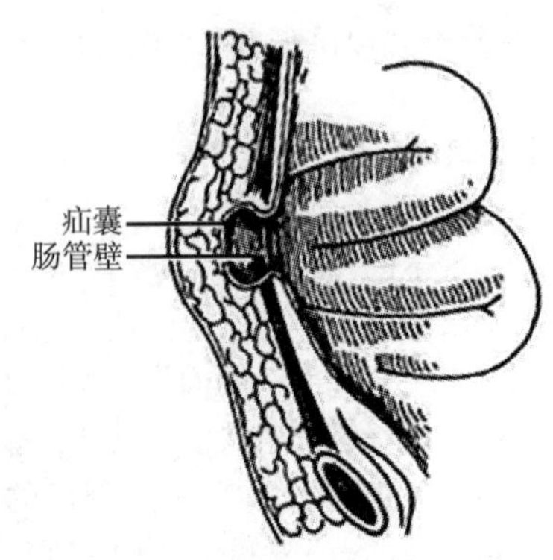


图11-1-3　逆行性疝

4.绞窄性疝　随着时间的推移，未解除嵌顿的疝内容物在疝门处受压情况必然愈来愈重，最终将使其动脉血供受阻，导致缺血性坏死。至此，嵌顿性疝即转化为绞窄性疝，后者实际上是前者病理过程的延伸。此时，疝内容物供血动脉搏动消失，失去光泽、弹性和活力，颜色转为紫红或紫黑，有纤维蛋白附着，疝囊内积液转为血性，甚至脓性。部分病人（如逆行性疝）还可伴发化脓性腹膜炎或肠瘘。

5.儿童疝　因疝环组织一般比较柔软，嵌顿后很少发生绞窄。

# 第2章 腹股沟疝

腹股沟区是前外下腹壁一个三角形区域，其下界为腹股沟韧带，内界为腹直肌外侧缘，上界为髂前上棘至腹直肌外侧缘的一条水平线。腹股沟疝是指发生在这个区域的腹外疝。

腹股沟疝分为斜疝和直疝两种。疝囊经过腹壁下动脉外侧的腹股沟管深环（内环）突出，向内、向下、向前斜行经过腹股沟管，再穿出腹股沟管浅环（皮下环），并可进入阴囊，称为腹股沟斜疝（indirect inguinal hernia）。疝囊经腹壁下动脉内侧的直疝三角区直接由后向前突出，不经过内环，也不进入阴囊，称为腹股沟直疝（direct inguinal hernia）。

斜疝是最多见的腹外疝，发病率约占全部腹外疝的75%～90%；或占腹股沟疝的中的85%～95%。腹股沟疝发生于男性者占大多数，男女发病率之比约为15∶1；右侧比左侧多见。

## 一、腹股沟区解剖概要

**（一）腹股沟区的解剖层次** 由浅而深，有以下各层：

1.皮肤、皮下组织和浅筋膜

2.腹外斜肌 其在髂前上棘与脐之间连线以下移行为腱膜，即腹外斜肌腱膜。该腱膜下在髂前上棘至耻骨结节之间向后、向上反折并增厚形成腹股沟韧带。韧带内侧端一小部分纤维又向后、向下转折而形成腔隙韧带，又称陷窝韧带（Gimbernat韧带），它填充着腹股沟韧带和耻骨梳之间的交角，其边缘呈弧形，为股环的内侧缘。腔隙韧带向外侧延续的部分附着于耻骨梳，为耻骨梳韧带（Cooper韧带）。这些韧带在腹股沟疝传统的修补手术中极为重要（图11-2-1）。

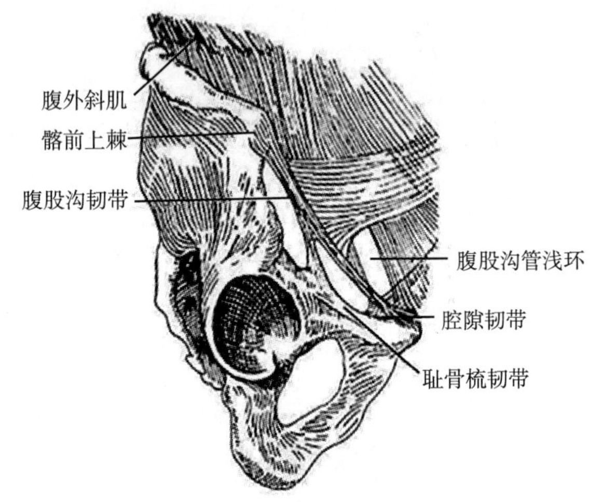

图 11-2-1 腹股沟区的韧带

腹外斜肌腱膜纤维在耻骨结节上外方形成一三角形的裂隙，即腹股沟管浅环（外环或皮下环）。腱膜深面与腹内斜肌之间有髂腹下神经及髂腹股沟神经通过，在施行疝手术时应避免其损伤。

3.腹内斜肌和腹横肌 腹内斜肌在此区起自腹股沟韧带的外侧1/2。肌纤维向内下走行，其下缘呈弓状越过精索前方、上方，在精索内后侧止于耻骨结节。腹横肌在此区起自腹股沟韧带外侧1/3，其下缘也呈弓状越过精索上方，在精索内后侧与腹内斜肌融合而形成腹股沟镰（或称联合腱），也止于耻骨结节。

4.腹横筋膜 位于腹横肌深面。其下面部分的外侧1/2附着于腹股沟韧带，内侧1/2附着于耻骨梳韧带。腹横筋膜与包裹腹横肌和腹内斜肌的筋膜在弓状下缘融合，形成弓状腱膜结构，称为腹横肌腱膜弓（transversus abdominis aponeurotic arch）；腹横筋膜至腹股沟韧带向后的游离缘处加厚形成髂耻束（图11-2-2），在腹腔镜疝修补术中特别重视腹横肌腱膜弓和髂耻束。在腹股沟中点上方2cm、腹壁动脉外侧处，男性精索和女性子宫圆韧带穿过腹横筋膜而造成一个卵圆形裂隙，即为腹股沟管深环（内环或腹环）。腹横筋膜由此向下包绕精索，成为精索内筋膜。深环内侧的腹横筋膜组织增厚，称凹间韧带（interfoveolar韧带）（图11-2-3，图11-2-4）。在腹股沟韧带内侧1/2，腹横筋膜还覆盖着股动、静脉，并在腹股沟韧带后方伴随这些血管下行至股部。

5.腹膜外脂肪和腹膜壁层 从上述解剖层次可见，在腹股沟内侧1/2部分，腹壁强度较为薄弱，因为该部位在腹内斜肌和腹横肌的弓状下缘与腹股沟韧带之间有一空隙，这就是腹外疝好发于腹股沟区的重要原因。

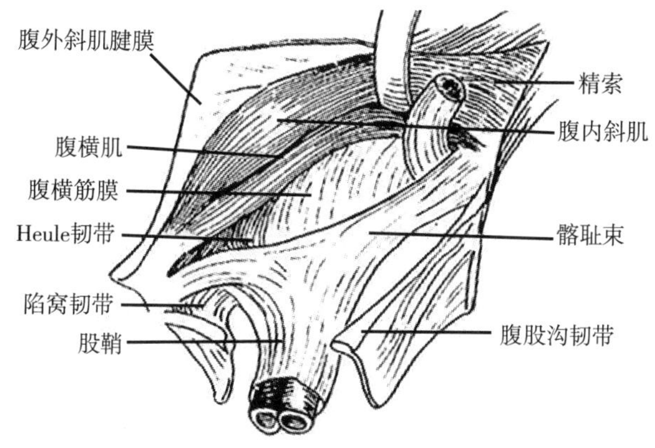


图 11-2-2　髂耻束的解剖部位

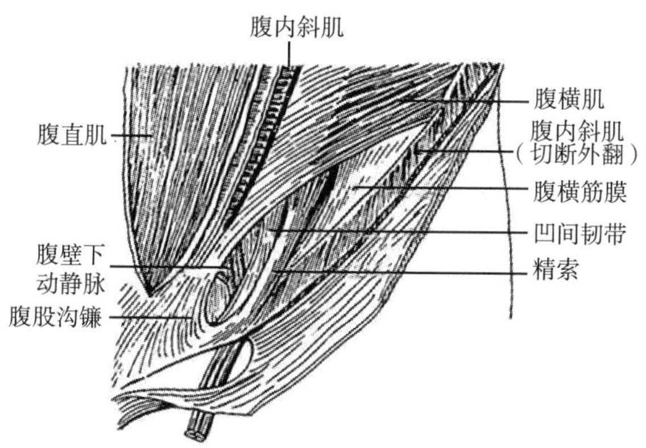


图 11-2-3　左侧腹股沟区解剖层次（前面观）

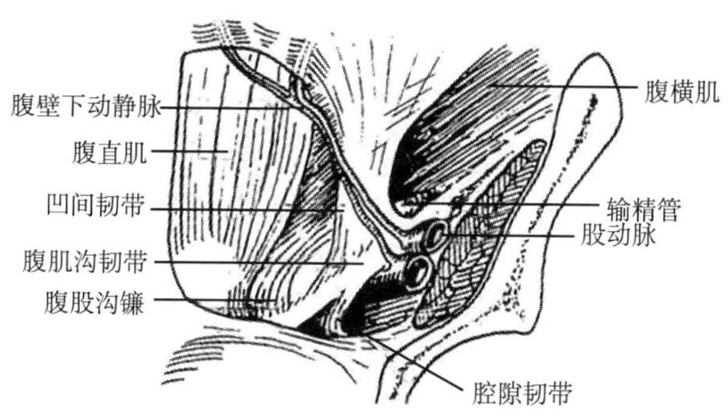


图 11-2-4　右侧腹股沟区解剖（后面观）

（二）腹股沟管解剖

腹股沟管位于腹前壁、腹股沟韧带内上方，大体相当于腹内斜肌、腹横肌弓状下缘与腹股沟韧带之间的空隙。成年人腹股沟管的长度为4～5cm。腹股沟管的内口即深环，外口即浅环。它们的大小一般可容纳一指尖。以深环为起点，腹股沟管的走向由外向内、由上向下、由深向浅斜行。腹股沟管的前壁有皮肤皮下组织和腹外斜肌腱膜，但外侧1/3部分尚有腹内斜肌覆盖；管的后壁为腹横筋膜和腹膜，其内侧1/3尚有腹股沟镰；上壁为腹内斜肌、腹横肌的弓状下缘；下壁为腹股沟韧带和腔隙韧带。女性腹股沟管内有子宫圆韧带通过，男性则有精索通过。

（三）直疝三角

直疝三角（Hesselbach三角，海氏三角）的外侧边是腹壁下动脉，内侧边为腹直肌外侧缘，底边为腹股沟韧带。此处腹壁缺乏完整的腹肌覆盖，且腹横筋膜又比周围部分薄，故易发生疝。腹股沟直疝即在此由后向前突出，故称直疝三角（图11-2-5）。直疝三角与腹股沟深环之间有腹壁下动脉和凹间韧带相隔。

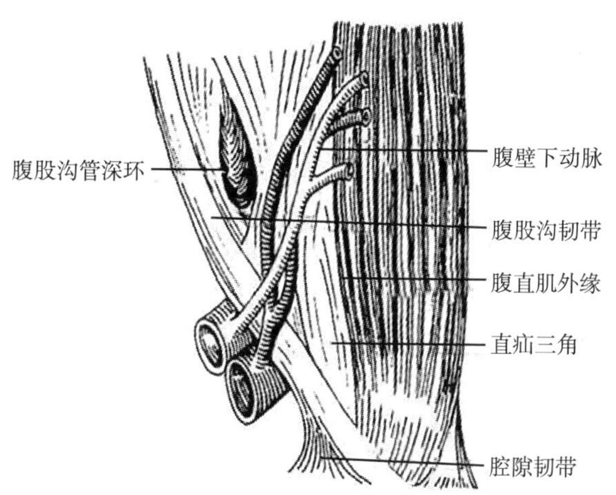


图 11-2-5　直疝三角（后面观）

## 二、发病机制

腹股沟斜疝有先天性和后天性之分。

先天性解剖异常：胚胎早期，睾丸位于腹膜后第2～3腰椎旁，以后逐渐下降，同时在未来的腹股沟管深环处带动腹膜、腹横筋膜以及各肌经腹股沟管逐渐下移，并推动皮肤而形成阴囊。随之下移的腹膜形成一鞘突，睾丸则紧贴在其后壁。鞘突下段在婴儿出生后不久成为睾丸固有鞘膜，其余部分即自行萎缩闭锁而遗留一纤维索带。如鞘突不闭锁或闭锁不完全，就成为先天性斜疝的疝囊（图11-2-6）。右侧睾丸下降比左侧略晚，鞘突闭锁也较迟，故右侧腹股沟疝较多。

后天性腹壁薄弱或缺损：任何腹外疝，都存在腹横筋膜不同程度的薄弱或缺损。此外，腹横肌和腹内斜肌发育不全对发病也起着重要作用。腹横筋膜和腹横肌的收缩可把凹间韧带牵向上外方，而在腹内斜肌深面关闭了腹股沟深环。如腹横筋膜或腹横肌发育不全，这一保护作用就不能发挥而容易发生疝（图11-2-7）。

已知腹肌松弛时弓状下缘与腹股沟韧带是分离的。但在腹内斜肌收缩时，弓状下缘即被拉直而向腹股沟韧带靠拢，有利于覆盖精索并加强腹股沟管前壁。因此，腹内斜肌弓状下缘发育不全或位置偏高者，易发

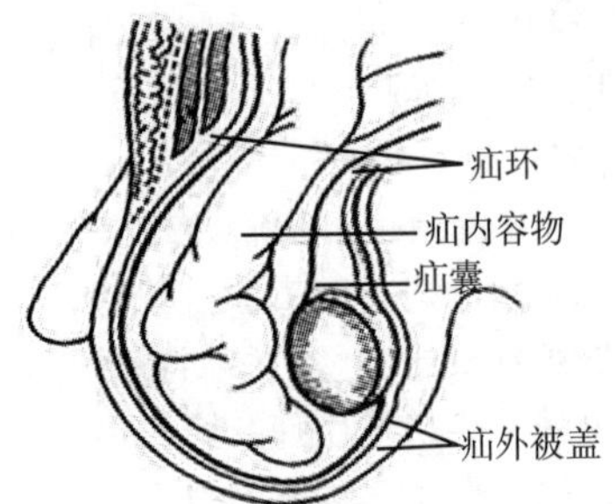


图 11-2-6 先天性腹股沟斜疝

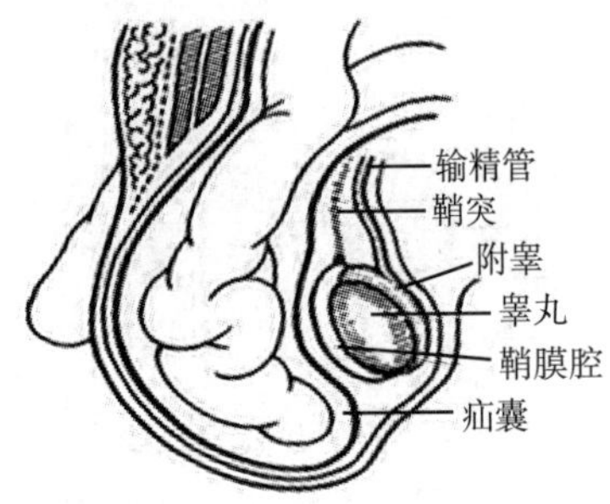


图 11-2-7 后天性腹股沟斜疝

生腹股沟疝（特别是直疝）。

## 三、临床表现和诊断

### （一）腹股沟斜疝

基本临床表现是腹股沟区有一突出的肿块。有的病人开始时肿块较小，仅仅通过深环刚进入腹股沟管，疝环处仅有轻度坠胀感，此时诊断较为困难；一旦肿块明显，并穿过浅环甚或进入阴囊，诊断就较容易。

### （二）易复性斜疝

除腹股沟区有肿块和偶有胀痛外，并无其他症状。肿块常在站立、行走、咳嗽或劳动时出现，多呈带蒂柄的梨形，并可降至阴囊或大阴唇。用手按肿块并嘱病人咳嗽，可有膨胀性冲击感。如病人平卧休息或用手将肿块向腹腔推送，肿块可向腹腔回纳而消失。回纳后，以手指通过阴囊皮肤伸入浅环，可感浅环扩大、腹壁软弱；此时如嘱病人咳嗽，指尖有冲击感。用手指紧压腹股沟管深环，让病人起立并咳嗽，斜疝疝块并不出现；但一旦移去手指，则可见疝块由外上向内下鼓出。疝内容物如为肠袢，则肿块柔软、光滑，叩之呈鼓音。回纳时常先有阻力；一旦回纳，肿块即较快消失，并常在肠袢进入腹腔时发出咕噜声。若疝内容物为大网膜，则肿块坚韧叩呈浊音，回纳缓慢。

### （三）难复性斜疝

在临床表现方面除胀痛稍重外，其主要特点是肿块不能完全回纳。滑动性斜疝疝块除了不能完全回纳外，尚有消化不良和便秘等症状。滑动性疝多见于右侧，左右发病率之比约为1∶6。滑动疝虽不多见，但滑入疝囊的盲肠或乙状结肠可能在疝修补手术时被误认为疝囊的一部分而被切开，应特别注意。

### （四）嵌顿性疝

通常发生在斜疝，强力劳动或排便等腹内压骤增是其主要原因。临床上表现为疝块突然增大，并伴有明显疼痛。平卧或用手推送不能使疝块回纳。肿块紧张发硬，且有明显触痛。嵌顿内容物如为大网膜，局部疼痛常较轻微；如为肠袢，不但局部疼痛明显，还可伴有腹部绞痛、恶心、呕吐、停止排便排气、腹胀等机械性肠梗阻的临床表现。疝一旦嵌顿，自行回纳的机会较少；多数病人的症状逐步加重。如不及时处理，将会发展成为绞窄性疝。肠管壁疝（Richter病）嵌顿时，由于局部肿块不明显，又不一定有肠梗阻表现，容易被忽略。

### （五）绞窄性疝

临床症状多较严重。但在肠袢坏死穿孔时，疼痛可因肿块压力骤降而暂时有所缓解。因此，疼痛减轻而肿块仍存在者，不可认为是病情好转。绞窄时间较长者，由于疝内容物发生感染，侵及周围组织，引起疝外被盖组织的急性炎症。严重者可发生脓毒症。

### （六）腹股沟直疝

常见于年老体弱者，其主要临床表现是当病人直立时，在腹股沟内侧端、耻骨结节上外方出现一半球形肿块，并不伴有疼痛或其他症状。直疝囊颈宽大，疝内容物又直接从后向前顶出，故平卧后疝块多能自行消失，不需用手推送复位。直疝绝不进入阴囊，极少发生嵌顿。疝内容物常为小肠或大网膜。膀胱有时可进入疝囊，成为滑动性直疝，此时膀胱即成为疝囊的一部分，手术时应予以注意。

腹股沟疝的诊断一般不难，但确定是腹股沟斜疝还是直疝，有时并不容易（表11-2-1）。

表 11-2-1 斜疝与直疝的鉴别

| | 斜疝 | 直疝 |
|---|---|---|
| 发病年龄 | 多见于儿童及青壮年 | 多见于老年 |
| 突出途径 | 经腹股沟管突出，可进阴囊 | 由直疝三角突出，不进阴囊 |
| 疝块外形 | 椭圆或梨形，上部呈蒂柄状 | 半球形，基底较宽 |
| 回纳疝块后压住深环 | 疝块不再突出 | 疝块仍可突出 |
| 精索与疝囊的关系 | 精索在疝囊后方 | 精索在疝囊前外方 |
| 疝囊颈与腹壁下动脉的关系 | 疝囊颈在腹壁下动脉外侧 | 疝囊颈在腹壁下动脉内侧 |
| 嵌顿机会 | 较多 | 极少 |

## 四、鉴别诊断

腹股沟疝的诊断虽较容易，但需与如下常见疾病相鉴别。

### （一）睾丸鞘膜积液

鞘膜积液所呈现的肿块完全局限在阴囊内，其上界可以清楚地摸到；用透光试验检查肿块，鞘膜积液多为透光（阳性），而疝块则不能透光。应该注意的是，幼儿的疝块，因组织菲薄，常能透光，勿与鞘膜积液混淆。腹股沟斜疝时，可在肿块后方扪及实质感睾丸；鞘膜积液时，睾丸在积液中间，故肿块各方均呈囊性而不能扪及实质感的睾丸。

### （二）交通性鞘膜积液

肿块的外形与睾丸鞘膜积液相似。于每日起床后或站立活动时肿块缓慢地出现并增大。平卧或睡觉后肿块逐渐缩小，挤压肿块，其体积也可逐渐缩小。透光试验为阳性。

### （三）精索鞘膜积液

肿块较小，在腹股沟管内，牵拉同侧睾丸可见肿块移动。

### （四）隐睾

腹股沟管内下降不全的睾丸可被误诊为斜疝或精索鞘膜积液。隐睾肿块较小，挤压时可出现特有的胀痛感觉。如患侧阴囊内睾丸缺如，则诊断更为明确。

### （五）急性肠梗阻

肠管被嵌顿的疝可伴发急性肠梗阻，但不应仅满足于肠梗阻的诊断而忽略疝的存在；尤其是病人比较肥胖或疝块较小时，更易发生这类问题而导致治疗上的错误。

## 五、治疗

腹股沟疝如不及时处理，疝块可逐渐增大，终将加重腹壁的损坏而影响劳动力；斜疝又常可发生嵌顿或绞窄而威胁病人的生命。因此，除少数特殊情况外，腹股沟疝一般均应尽早施行手术治疗。

### （一）非手术治疗

1岁以下婴幼儿可暂不手术。因为婴幼儿腹肌可随躯体生长逐渐强壮，疝有自行消失的可能。可采用棉线束带或绷带压住腹股沟管深环，防止疝块突出并给发育中的腹肌以加强腹壁的机会。

年老体弱或伴有其他严重疾病而禁忌手术者，白天可在回纳疝内容物后，将医用疝带一端的软压垫对着疝环顶住，阻止疝块突出。长期使用疝带可使疝囊颈经常受到摩擦变得肥厚坚韧而增加疝嵌顿的发病率，并有促使疝囊与疝内容物发生粘连的可能。

### （二）手术治疗

腹股沟疝最有效的治疗方法是手术修补。如有慢性咳嗽、排尿困难、严重便秘、腹水等腹内压力增高情况，或合并糖尿病，手术前应先予处理，以避免和减少术后复发。手术方法可归纳为下述3种。

1.传统的疝修补术　手术的基本原则是疝囊高位结扎、加强或修补腹股沟管管壁。

疝囊高位结扎术显露疝囊颈，予以高位结扎、贯穿缝扎或荷包缝合，然后切去疝囊。所谓高位，解剖上应达内环口，术中以腹膜外脂肪为标志。结扎偏低只是把一个较大的疝囊转化为一个较小的疝囊，达不到治疗目的。婴幼儿的腹肌在发育中可逐渐强壮而使腹壁加强，单纯疝囊高位结扎常能获得满意的疗效，不需施行修补术。绞窄性斜疝因肠坏死而局部有严重感染，通常也采取单纯疝囊高位结扎、避免施行修补术，因感染常使修补失败；腹壁的缺损应在以后另做择期手术加强之。

加强或修补腹股沟管管壁：成年腹股沟疝病人都存在程度不同的腹股沟管前壁或后壁薄弱或缺损，单纯疝囊高位结扎不足以预防腹股沟疝的复发，只有在疝囊高位结扎后，加强或修补薄弱的腹股沟管前壁或后壁，才有可能得到彻底的治疗。加强或修补腹股沟管前壁的方法：以Ferguson法最常用。它是在精索前方将腹内斜肌下缘和联合腱缝至腹股沟韧带上，目的是消灭腹内斜肌弓状下缘与腹股沟韧带之间的空隙。适用于腹横筋膜无显著缺损、腹股沟管后壁尚健全的病例。

加强或修补腹股沟管后壁的方法常用的有4种。

（1）Bassini法：提起精索，在其后方把腹内斜肌下缘和联合腱缝至腹股沟韧带上，置精索于腹内斜肌与腹外斜肌腱膜之间。临床应用最广泛。

（2）Halsted法：与上法很相似，但把腹外斜肌腱膜也在精索后方缝合，从而把精索移至腹壁皮下层与腹外斜肌腱膜之间。

（3）McVay法：在精索后方把腹内斜肌下缘和联合腱缝至耻骨梳韧带上，适用于后壁薄弱严重病例，还可用于股疝修补。

（4）Shouldice法：将腹横筋膜自耻骨结节处向上切开，直至内环，然后将切开的两叶予以重叠缝合，先将外下叶缝于内上叶的深面，再将内上叶的边缘缝于髂耻束上，以再造合适的内环，发挥其括约肌作用，然后按Bassini法将腹内斜肌下缘和联合腱缝于腹股沟韧带深面。这样既加强了内环，又修补了腹股沟管薄弱的后壁，其术后复发率低于其他方法。适用于较大的成人腹股沟斜疝和直疝。

浅环在修补术中显露疝囊前切开，缝合切口时可再塑，使其缩小仅容精索通过。

2.无张力疝修补（tension-free hernioplasty）　传统的疝修补存在缝合张力大，术后手术部位有牵扯感，疼痛等缺点。无张力疝修补是在无张力的情况下，利用人工高分子材料进行缝合修补，具有术后疼痛轻，恢复快，复发率低等优点。常用的无张力疝修补术有三种：①平片无张力疝修补术（Lichtenstein手术），使用一适当大小的补片材料置于腹股沟管后壁。②疝环充填式无张力疝修补术（Rutkow手术），使用一个锥形网塞置于已返纳疝囊的疝环中并加以固定，再用一成形补片置于精索后以加强腹股沟管后壁。③巨大补片加强内脏囊手术（giant prost-hetic reinforcement of the visceral sac，GPRVS）又称Stoppa手术，是在腹股沟置入一较大的补片以加强腹横筋膜，通过巨大补片挡住内脏囊，后经结缔组织长入，补片与腹膜发生粘连实现修补目的，多用于复杂疝与复发疝。人工高分子修补材料毕竟属异物，有潜在的排异和感染危险，加之价格昂贵，故临床上应选择适应证应用。

3.经腹腔镜疝修补（laparoscopic inguinal herniorrhaphy，LIHR） 方法有4种：①经腹膜前法（transabdominal preperitoneal approach，TAPA）；②完全经腹膜外法（totally extraperitoneal approach，TEA）；③经腹腔补片植入技术（intraperi-toneal onlay mesh technique，IPOM）；④单纯疝环缝合法。

前3种方法的基本原理是从后方用网片加强腹壁的缺损，最后一种方法是用钉或缝线使内环缩小，只用于较小的斜疝。

经腹腔镜修补具有创伤小，术后疼痛轻，恢复快，复发率低，无局部牵扯感等优点，并能同时检查双侧腹股沟和股疝，有可能发现亚临床的对侧疝并同时施以修补。但因其对技术设备要求高，需全身麻醉，手术费用高等原因，目前临床应用较少。然而，对于双侧腹股沟疝的修补，尤其多发或隐匿性疝，经腹腔镜疝修补更具优势。

**（三）嵌顿疝和绞窄性疝的处理原则**

嵌顿性疝具备下列情况者可试行手法复位：

1.嵌顿时间在3～4h，局部压痛不明显，也无腹部压痛或腹肌紧张等腹膜刺激征者。

2.年老体弱或伴有其他较严重疾病而估计肠袢尚未绞窄坏死者。

复位方法：让病人取头低足高卧位，注射吗啡或者哌替啶，以止痛和镇静，并松弛腹肌。然后，托起阴囊，持续缓慢将疝块推向腹腔，同时用左手轻轻按摩浅环和深环以协助疝内容物回纳。此法虽有可能使早期嵌顿性斜疝复位，暂时避免了手术，但是有挤破肠管，把已坏死的肠管送回腹腔，或疝块虽消失而仍有一部分肠管未回纳的可能。因此，手法必须轻柔，切忌粗暴，复位后还需要严密观察腹部情况，注意有无腹膜炎或肠梗阻的表现，如有这些表现，应尽早手术探查。由于嵌顿性疝复位后，疝并未得到根治，大部分病人迟早仍需手术修补，而手法复位本身又带有一定的危险性，所以要严格掌握手法复位的指征。

除上述情况外，嵌顿性疝原则上需要紧急手术治疗，以防止疝内容物坏死并解除伴发的肠梗阻。绞窄性疝的内容物已坏死，更需手术。术前应做好必要的准备，如有脱水和电解质紊乱，应迅速补液加以纠正。这些准备工作极为重要，可直接影响手术效果。手术的关键在于正确判断疝内容物的活力，然后根据病情确定处理方法。在扩张或切开疝环，解除疝环压迫的前提下，凡肠管呈黑色，失去光泽和弹性，刺激后无蠕动和相应肠系膜内无动脉搏动者，即可判定为肠坏死。如肠管尚未坏死，则可将其送回腹腔，按一般易复性疝处理。不能肯定是否坏死时，可在其系膜根部注射0.25%～0.5%普鲁卡因60～80ml，再用温热等渗盐水纱布覆盖该段肠管或将其暂时送回腹腔，10～20min后再行观察。如果肠壁转为红色，肠蠕动和肠系膜内动脉搏动恢复，则证明肠管尚具有活力，可回纳腹腔。如肠管确已坏死，或经上述处理后病理改变未见好转，或一时不能肯定肠管是否已失去活力时，则应在病人全身情况允许的前提下，切除该段肠管并进行一期吻合。病人情况不允许肠切除吻合时，可将坏死或活力可疑的肠管外置于腹外，并在其近侧段切一小口，插入一肛管，以期解除梗阻；7～14d后，全身情况好转，再施行肠切除吻合术。绞窄的内容物如系大网膜，可予切除。

手术处理中应注意：

1.如嵌顿的肠袢较多，应特别警惕逆行性嵌顿的可能。不仅要检查疝囊内肠袢的活力，还应检查位于腹腔内的中间肠袢是否坏死。

2.切勿把活力可疑的肠管送回腹腔，以图侥幸。

3.少数嵌顿性或绞窄性疝，临手术时因麻醉的作用疝内容物自行回纳腹内，以致在术中切开疝囊时无肠袢可见。遇此情况，必须仔细探查肠管，以免遗漏坏死肠袢于腹腔内。必要时另做腹部切口探查之。

4.凡施行肠切除吻合术的病人，因手术区污染，在高位结扎疝囊后，一般不宜作疝修补术，以免因感染而致修补失败。

**（四）复发性腹股沟疝的处理原则**

腹股沟疝修补术后发生的疝称复发性腹股沟疝（简称复发疝）。实际上，包括如下3种情况：

1.真性复发疝　由于技术上的问题或病人本身的原因，在疝手术的部位再次发生疝。再发生的疝在解剖部位及疝类型上，与初次手术的疝相同。

2.遗留疝　初次疝手术时，除了手术处理的疝外，还有另外的疝，也称伴发疝，如右侧腹股沟斜疝伴发右侧腹股沟直疝等。由于伴发疝较小，临床上未发现，术中又未进行彻底的探查，成为遗留的疝。

3.*新发疝* 初次疝手术时，经彻底探查并排除了伴发疝，疝修补手术也是成功的。

手术若干时间后再发生疝，疝的类型与初次手术的疝相同或不相同，但解剖部位不同，为新发疝。后两种情况，又称假性复发疝。从解剖学、病因及发病时间等方面来看，上述3种情况并不完全相同，分析处理也应有所区别。但在临床实际工作中，再次手术前有时很难确定复发疝的类型。再次手术中，由于前次手术的分离、瘢痕形成，局部解剖层次发生不同程度的改变，要区分复发疝的类型有时也不容易。疝再次修补手术的基本要求是：

（1）由具有丰富经验的、能够作不同类型疝手术的医师施行。

（2）所采用的手术步骤及修补方式只能根据每个病例术中所见来决定，而辨别其复发类型并非必要。

## 六、基层医疗机构健康管理

### （一）基层首诊

1.对于疑诊腹股沟疝的病人，应做出初步诊断，并对其他引起腹股沟区包块的疾病进行鉴别，如：肿大的淋巴结、动（静）脉瘤、软组织肿瘤、异位睾丸、圆韧带囊肿等。如诊断困难应转诊到上级医院进行确诊。

2.已确诊的无症状腹股沟疝病人，暂无手术适应证者可在基层医院随诊观察，待病情发展及时转诊；对因年老体弱等原因不能耐受手术者，可于基层医院选择疝托进行保守治疗。

### （二）下转后健康管理注意事项

1.术后1周即可恢复日常生活，一般活动和低强度的工作（如办公室工作），均不受影响。但术后3个月内不宜从事剧烈运动或重体力劳动。

2.饮食方面则正常饮食即可，无特殊进补。

3.积极防治腹内压增高疾病：如慢性支气管炎至频繁咳嗽，前列腺增生至小便困难、慢性便秘至大便困难，均可导致腹压升高，使腹股沟疝复发或新发。

4.手术后复查有利于病人及时了解自身疾病情况，预防和处理术后并发症的发生和发展。也有助于医生了解病人病情、手术效果及复发与否，及时统计数据有利于医学科研工作的开展。一般手术后2个月需要首次复查，术后6个月需要再次复查。

# 第十二部分　周围血管与淋巴管疾病

## 第1章　概　　论

周围血管和淋巴管疾病种类较多，主要病理改变是狭窄、闭塞、扩张、破裂及静脉瓣膜关闭不全等。血管疾病的主要临床表现可归纳为感觉异常、形态和色泽改变、结构变化、组织丧失。

### 一、感觉异常

有疼痛、寒冷或潮热、倦怠沉重感、麻木感等。

#### （一）肢体疼痛

主要见于供血不足（急慢性动脉狭窄、闭塞）、回流障碍（急性静脉阻塞、慢性静脉功能不全）或循环异常（动静脉瘘）。通常可分为间歇性和持续性两类。

1.*间歇性疼痛*　有以下4种类型。

（1）间歇性跛行：为运动性疼痛，常在步行中出现供血不足部位的沉重：乏力、胀痛、钝痛、痉挛痛或锐痛，或肢端的明显麻木感，迫使病人止步，休息片刻后疼痛缓解，周而复始。从开始行走到出现疼痛的时间，称为跛行时间，其行程称为跛行距离。如行走速度恒定，跛行时间和距离愈短，提示血管阻塞愈严重。下肢间歇性跛行可见于足、小腿和臀部3个平面，可以单独或以不同组合形式出现。

（2）体位性疼痛：肢体所处体位因与心脏平面不同而影响血流状况，可激发或缓解疼痛。动脉阻塞性疾病时，抬高病肢可加重症状，伴有肢体远端皮肤苍白；病肢下垂则可缓解疼痛，但浅静脉充盈延迟。相反，静脉疾病时，抬高病肢有利于静脉回流而减轻症状；病肢下垂则应加重淤血而诱发或加重胀痛。

（3）温差性疼痛：因温度改变而激发或缓解肢体疼痛。动脉阻塞性疾病时，热环境能舒张血管并促进组织代谢，减轻症状；如果后者超过了血管舒张所能提供的血液环境，则疼痛加剧。血管痉挛性疾病，在热环境下血管舒张、疼痛减轻，寒冷刺激则使血管痉挛及疼痛加重；血管扩张性疾病则在热环境下疼痛加重。

（4）特发性疼痛：多位于小腿和足部，为肌痉挛性疼痛，好发于夜晚，程度剧烈，可持续数分钟至20min，按摩局部痉挛肌肉或起床行走能缓解，可一夜发作数次，但以一至数月发作一次较为常见。在血管病变中，静脉多于动脉，如静脉曲张、深静脉血栓形成后综合征；动脉闭塞性疾病。但通常以功能性居多，与日间体力活动过度或站立时间过久有关。

2.*持续性疼痛*　静息状态下仍有持续性疼痛，又称静息痛。

（1）动脉性静息痛：无论急性或慢性动脉阻塞，都可因组织缺血及缺血性神经炎引起静息痛。急性病变，如动脉栓塞可引起急骤而严重的持续性疼痛。由慢性动脉阻塞引起者，症状常于夜间加重，病人不能入睡，常取抱膝端坐体位以减轻症状。缺血性神经炎的特点为典型的神经刺激征象：持续性钝痛伴有间歇性剧烈刺痛，从肢体近侧向远侧放射，尤以趾（指）最严重，同时伴有感觉异常，如蚁行、烧灼、针刺、麻木和趾（指）厥冷。

（2）静脉性静息痛：急性主干静脉阻塞时，肢体远侧因严重淤血而有持续性胀痛，伴有静脉回流障碍的其他表现，如肢体肿胀及静脉曲张等，抬高病肢可减轻症状。

（3）炎症及缺血坏死性静息痛：动脉、静脉和淋巴管的急性炎症，局部有持续性疼痛。由动脉阻塞造成组织缺血坏死，或静脉性溃疡周围炎，因激惹邻近的感觉神经引起持续性疼痛。

#### （二）寒冷或潮热

肢体的冷热，主要取决于通过肢体的血液流量，少者寒冷，多者潮热。寒冷见于各种原因所致的动脉闭塞，闭塞程度愈严重，距离闭塞平面愈向远侧，寒冷愈明显。静脉病变时，潮热多于寒冷。动静脉瘘时，由于动脉血液的分流，局部血流量增多，因而潮热。周围血管痉挛或舒张也会影响血液流量，使肢体温度发生变化，如雷诺综合征。恒温环境下如肢体双侧对称部位皮肤温度相差≥2℃，或同一肢体相应部位的皮肤温度有显著改变，则具有临床意义。

#### （三）倦怠、沉重感

按一般速度行走一段距离后即感到小腿倦怠和沉

重，稍事休息后即消失，常提示早期动脉功能不全，易被忽视。静脉病变引起的倦怠见于久站后，平卧或抬高病肢后缓解。

**（四）麻木、麻痹、针刺或蚁行感**

当动脉病变影响神经干时，可以出现麻木、麻痹、针刺和蚁行感等感觉异常。小动脉栓塞时，麻木可以是先出现的症状；雷诺综合征时，麻木可与疼痛同时出现；胸廓出口综合征时，往往伴有上肢针刺或麻木感。静脉病变亦可出现针刺、蚁行、抓痒等感觉变化。下肢慢性静脉功能不全已发生营养性变化者，皮肤感觉往往减退。

**（五）感觉丧失**

严重的动脉狭窄继发血栓形成，或急性静脉阻塞时，缺血肢体远侧浅感觉减退或丧失。如病情进展，深感觉随之丧失，足（上肢为腕）下垂及不能主动活动。

## 二、形态和色泽改变

是血管疾病的另一重要临床表现。

**（一）形态改变**

主要有肿胀、萎缩、增生和局限性隆起等。

1.*肿胀*　肢体肿胀多见于下肢，为组织积液所致。当静脉和淋巴回流障碍时，压力升高，液体成分渗出，在组织和组织间隙积聚。此外，尚有血液中蛋白渗透压、血管壁渗透性和重力作用等因素参与。

（1）静脉性肿胀：下肢深静脉回流障碍或有逆流病变时，因下肢静脉高压使血清蛋白渗入并积聚于组织间隙，引起水肿。水肿特点是凹陷性，以踝、小腿最明显，通常不累及足。除浅静脉曲张外，常伴有小腿胀痛、色素沉着或足靴区溃疡等表现。抬高病肢，肿胀可以明显减轻或完全消退。动静脉瘘可致静脉高压引起肿胀，但范围较局限，程度较轻。周围动脉病变本身不会引起肿胀。为了缓解缺血性疼痛，抱膝下垂或起坐而经常不能平卧者，可因为影响静脉回流而引起肢体肿胀。心源性静脉高压引起的下肢肿胀常为双侧，范围涉及整个下肢，包括足部，愈向远侧愈明显，但无静脉淤血的其他症状。麻痹的肢体易发生肿胀是因为腓肠肌不能发生泵的作用，属坠积性水肿。

（2）淋巴水肿：淋巴管发育不全，或因各种因素造成的淋巴系统阻塞，导致富含蛋白质的淋巴液在组织间隙积聚，出现肢体肿胀。淋巴水肿具有海绵状特性，即加压后凹陷，解除压迫后恢复原状。下肢淋巴水肿，多自足趾开始，以足及踝部明显，逐渐向近侧蔓延，皮肤和皮下组织增生变厚。进展致后期，皮肤增厚、粗糙，呈“苔藓”状，形成典型的象皮肿，而色素沉着和溃疡形成者少见。

2.*萎缩*　是慢性动脉缺血的体征，表现为肢体或趾（指）因肌萎缩而瘦细、皮肤光薄、汗毛脱落等。

3.*增生*　指由于血流动力学的改变（动脉流量增加、静脉压和氧含量增高）使骨骼和软组织增生肥大，肢体增长，一般在2～5cm。在血管疾病中，以先天性动静脉瘘多见。

4.*局限性隆起*　原因有结节性动脉炎，串珠状静脉曲张，血管瘤，游走性血栓性浅静脉炎等。在主干动脉行径中出现的局限性隆起大多为动脉瘤，表现为圆形或类圆形，伴有明确的与心律一致的搏动，可能有震颤或血管杂音。

**（二）色泽改变**

1.*正常和异常色泽*　正常皮肤温暖，呈淡红色。皮色呈苍白色或发绀，伴有皮温降低，提示动脉供血不足。皮色暗红，伴有皮温轻度升高，是静脉淤血的征象。

2.*指压性色泽改变*　手指重压皮肤数秒钟后骤然放开，正常者受压时因血液排入周围和深部组织而呈苍白色，放开后迅速复原。动脉缺血时，复原时间延缓。在发绀区指压后不出现暂时性苍白，提示局部组织已发生不可逆的缺血性改变。

3.*运动性色泽改变*　静息时是正常，但在运动后肢体远侧皮肤呈苍白色者，提示动脉供血不足。这是由于原已减少的皮肤供血，选择性分流入运动的肌肉，致乳头下静脉丛血液排空。

4.*体位性色泽改变*　又称Buerger试验：先抬高下肢70°～80°，或高举上肢过头，持续60s，正常肢体远端皮肤保持淡红或稍发白，如呈苍白或蜡白色，提示动脉供血不足；再将下肢下垂于床沿或上肢下垂于身旁，正常人皮肤色泽可在10s内恢复，如恢复时间超过45s，且色泽不均匀者，进一步提示动脉供血障碍。肢体持续下垂，正常人至多仅有轻度潮红，凡出现明显潮红或发绀者，提示静脉逆流或回流障碍性疾病。

5.*色素沉着*　皮肤色素沉着常见于静脉淤滞的下肢小腿远侧1/3的足靴区。有色素沉着的皮肤，对创伤和感染的抵抗力削弱，容易形成溃疡。

## 三、结构变化

**（一）皮肤及其附件**

1.*皮肤和皮下组织*　正常时坚实而富弹性。有缺血性营养障碍时变软而松弛；抬高肢体时皮肤可出现皱纹；趾（指）软组织及趾（指）甲之间有鳞屑状物堆积；趾（指）尖变厚；足底负重部位有胼胝形成。

2.*皮肤附件*　在慢性闭塞性动脉疾病时，趾（指）甲生长缓慢，脆而有色素沉着，或增厚并有平行嵴形成。在血管痉挛性疾病，如雷诺综合征，战壕足综合征等，最常见的改变为靠近甲皱襞的趾（指）甲变薄而潜入表皮，表皮显著变宽，形成翼状胬肉。趾背或指背汗毛在肢体循环明显障碍时，可完全停止生长或消失；循环改善后汗毛再行生长。

### （二）动脉和静脉

1.动脉有下列三方面征象

（1）动脉减弱或消失：见于管腔狭窄或闭塞性改变。

（2）杂音：动脉狭窄或局限性扩张，或在动静脉间存在异常交通，血液流速骤然改变，在体表位置听到杂音，扪到震颤。

（3）形态和质地：正常动脉富有弹性，当动脉有粥样硬化和炎症病变后，动脉可呈屈曲状、硬化或结节等变化。

2.静脉主要表现为静脉曲张　浅静脉曲张起因是静脉瓣膜破坏或回流障碍。如动静脉瘘，常伴有皮肤温度升高，杂音及震颤。曲张静脉炎症时，局部出现硬结、压痛，并与皮肤粘连。急性血栓性浅静脉炎时，局部可扪及伴触痛的索状物，可有表面皮肤红肿。

### （三）肿块

1.搏动性肿块　单个、边界清楚的膨胀性搏动性肿块，提示动脉瘤和假性动脉瘤。肿块边界不甚清楚，可能为蔓状血管瘤。与动脉走向一致的管状搏动性肿块，多由动脉扩张所致，最常见于颈动脉。

2.无搏动性肿块　浅表静脉的局限性扩张，透过皮肤可见蓝色肿块，常见于颈外静脉、肢体浅静脉及浅表的海绵状血管瘤。深部海绵状血管瘤及颈内静脉扩张，肿块部位深，边界不清。静脉性肿块具有质地柔软，压迫后可缩小的特点。淋巴管瘤呈囊性，色白透亮。

## 四、组织丧失——溃疡或坏死

### （一）溃疡

1.缺血性溃疡　由于动脉狭窄性病变严重影响肢体末梢血供，因此溃疡好发于肢体远侧即趾（指）和足跟。当动脉病变足以影响皮肤血液循环而形成溃疡时，都同时伴有血液供应不足，病人常有间歇性跛行和静息痛，尤其是在晚上。溃疡局部由于周围炎症反应刺激感觉神经末梢，以及神经末梢纤维缺氧，因而疼痛剧烈。溃疡边缘起初不规则，后呈锯齿状，底部常有不健康的灰白色肉芽组织。周围组织常有慢性缺血表现。

2.静脉性溃疡　主要病因是静脉高压、血液淤滞。典型的静脉性溃疡多发于小腿远侧1/3的内踝上方，即足靴区，面积一般较大，也可点状，单发或多发，呈圆形、类圆形或不规则，底部常有湿润的肉芽组织覆盖，易出血，周围有雨季性皮炎、皮下脂质硬化和色素沉着等改变。

3.神经性溃疡　脊髓损伤、脊髓痨或脊髓空洞症都可引起神经性溃疡。糖尿病性神经炎病人，典型溃疡都位于受压点胼胝处，溃疡无痛、深而易出血，周围常有慢性炎症反应和胼胝，常有片状感觉减退，及二点定位和震颤感觉削弱的特点。

### （二）坏疽

当局部动脉血流明显减少，已不能维持静息状态下组织的代谢需要时，即出现不可逆性组织坏死。坏疽几乎都以剧烈的持续性疼痛开始，受累区皮色发绀，指压时无改变。如无继发感染，形成“干性坏疽”，很少或无臭味，在失活和存活组织之间有明确的分界线。如果并发感染，即形成“湿性坏疽”，有恶臭，边缘组织有炎性反应。此时，邻近小血管易有血栓形成，从而加重局部缺氧程度，加速坏疽进展。

# 第2章　动脉疾病

动脉的器质性疾病（炎症、狭窄或闭塞），或功能性疾病（动脉痉挛）都将引起缺血性临床表现，病程呈进展性，后果严重。动脉扩张则形成动脉瘤。

## 第一节　动脉硬化性闭塞症

动脉硬化性闭塞症（ASO）是全身性疾病，发生在大、中动脉，涉及腹主动脉及其远侧主干动脉时，引起下肢慢性缺血。男性多见。发病年龄多在45岁以上，发生率有增高趋势。往往同时伴有其他部位的动脉硬化性病变。

### 一、病因和病理

病因尚不完全清楚。高脂血症、高血压、吸烟、糖尿病、肥胖等是高危因素。发病机制主要有以下几种学说：

1.内膜损伤及平滑肌细胞增殖，细胞生长因子释放，导致内膜增厚及细胞外基质和脂质积蓄。

2.动脉壁脂代谢紊乱，脂质浸润并在动脉壁积聚。

3.血流冲击在动脉分叉部位造成的剪力，或某些特殊的解剖部位（股动脉的内收肌管裂口处），可对动脉壁造成慢性机械性损伤。主要病理表现为内膜出现粥样硬化斑块，中膜变性或钙化，最终使管腔狭窄，甚至完全闭塞。血栓或斑块脱落，可造成远侧动脉栓塞。病肢发生缺血性改变，严重时可引起肢端坏死。

### 二、临床表现

症状的轻重与病程进展、动脉狭窄及侧支代偿的程度相关。早期症状为病肢冷感、苍白，进而出现间歇性跛行。病变局限在主-髂动脉者，疼痛在臀、髋和股部，可伴有阳痿；累及股-腘动脉时，疼痛在小腿肌群。后期，病肢皮温明显降低、色泽苍白或发绀，出现静息痛，肢体远端缺血性坏疽或溃疡。早期慢性缺血引起皮肤及其附件的营养性改变、感觉异常及肌萎缩。病肢的股、腘、胫后及足背动脉搏动减弱或不能扪及。

### 三、检查

鉴于本症为全身性疾病，应做详细检查，包括血脂测定，心、脑、肾、肺等器官的功能与血管的检查及眼底检查。下列检查有助于诊断及判断病情。

**（一）一般检查**

四肢和颈部动脉触诊及听诊，记录间歇性跛行时间与距离。对比测定双侧肢体对应部位皮温差异，肢体抬高试验（Burger试验）。

**（二）特殊检查**

1.*超声多普勒*　应用多普勒听诊器，根据动脉音的强弱判断血流强弱。计算踝/肱指数（ABI，踝部动脉压与同侧肱动脉压比值），正常值为0.9～1.3，＜0.9提示动脉缺血，＜0.4提示严重缺血。此检查还可显示管壁厚度、狭窄程度、有无附壁血栓及测定流速。

2.*X线片与动脉造影*　平片可见病变段动脉有不规则钙化影，而动脉造影、DSA、MRA与CTA等，能显示动脉狭窄或闭塞的部位、范围、侧支及阻塞远侧动脉主干的情况，以确定诊断，指导治疗。

### 四、诊断与分期

年龄＞45岁，出现肢体慢性缺血的临床表现，均应考虑本病。结合前述检查的阳性结果，尤其是大、中动脉为主的狭窄或闭塞，诊断即可确立。病情严重程度，可按Fontaine法分为4期。

Ⅰ期：病肢无明显临床症状，或仅有麻木，发凉自觉症状，检查发现病肢皮肤温度较低，色泽较苍白，足背和（或）胫后动脉搏动减弱；踝/肱指数＜0.9。但是，病肢已有局限性动脉狭窄病变。

Ⅱ期：以间歇性跛行为主要症状。根据最大间跛距离分为：Ⅱa＞200m；Ⅱb＜200m。病肢皮温降低，苍白更明显，可伴有皮肤干燥、脱屑、趾（指）甲变形、小腿肌萎缩。足背和（或）胫后动脉搏动消失。下肢动脉狭窄的程度与范围较Ⅰ期严重，肢体依靠侧支代偿而保持存活。

Ⅲ期：以静息痛为主要症状。疼痛剧烈且持续，夜间更甚，迫使病人辗转或屈膝护足而坐，或借助肢体下垂以求减轻疼痛。除Ⅱ期所有症状加重外，趾（指）腹色泽暗红，可伴肢体远侧水肿。动脉狭窄广泛、严重，侧支循环已不能代偿静息时的血供，组织濒临坏死。

Ⅳ期：症状继续加重，病肢除静息痛外，出现趾（指）端发黑、干瘪、坏疽和（或）缺血性溃疡。如果继续感染，干性坏疽转为湿性坏疽，出现发热、烦躁等全身毒血症状。病变动脉完全闭塞，踝/肱指数＜0.4。侧支循环所提供的血流，已不能维持组织存活。

本病除了需排除非血管疾病如腰椎管狭窄、椎间盘脱出，坐骨神经痛，多发性神经炎及下肢骨关节疾病等引起的下肢疼痛或跛行外，尚与下列疾病做鉴别。

**（一）血栓闭塞性脉管炎**

多见于青壮年，主要为肢体中、小动脉的节段性闭塞，往往有游走性浅静脉炎病史，不常伴有冠心病、高血压、高脂血症与糖尿病。

**（二）多发性大动脉炎**

多见于青年女性，主要累及主动脉及其分支起始部位，活动期常见红细胞沉降率增高及免疫检测异常。

**（三）糖尿病足**

以糖尿病及其多脏器血管并发症同时存在为特点，除了因糖尿病动脉硬化引起肢体缺血临床表现外，由感觉神经病变引起的肢体疼痛、冷热及振动感觉异常或丧失，运动神经病变引起足部肌无力、萎缩及足畸形，交感神经病变引起足部皮肤潮红、皮温升高与灼热痛。感染后引起糖尿病足溃疡或坏疽，多见于趾腹、足跟及足的负重部位，溃疡常向深部组织（肌腱、骨骼）潜行发展。

## 五、治疗

**（一）非手术治疗**

主要目的为降低血脂，稳定斑块，改善高凝状态，扩张血管与促进侧支循环。方法：控制体重、禁烟，适量锻炼。应用抗血小板聚集及扩张血管药物，如阿司匹林、双嘧达莫（潘生丁）、前列腺素$E_1$。高压氧舱治疗可提高血氧量和肢体的血氧弥散，改善组织缺氧状况。出现继发血栓形成时，可先溶栓治疗，待进一步检查后决定治疗方案。

**（二）手术治疗**

目的在于通过手术或血管腔内治疗方法，重建动脉通路。

1.经皮腔内血管成形术（PTA） 可经皮穿刺插入球囊导管至动脉狭窄段，以适当压力使球囊膨胀，扩大病变管腔，恢复血流。结合支架的应用，可以提高远期通畅率。

2.内膜剥脱术 剥脱病变段动脉增厚的内膜、粥样斑块及继发血栓，主要适用于短段的髂-股动脉闭塞病变者。

3.旁路转流术 采用自体静脉或人工血管，于闭塞段近、远端之间做搭桥转流。局限的粥样硬化斑块，可先行内膜剥脱术，为完成吻合创造条件。

4.腰交感神经节切除术。

5.大网膜移植术。

**（三）创面处理**

干性坏疽创面应予消毒包扎，预防继发感染。感染创面可做湿敷处理。组织坏死界限明确者，或严重感染引起毒血症的，需做截肢（趾、指）术。合理选用抗生素。

## 六、转诊标准

**（一）基层医院上转标准**

疑诊下肢动脉硬化闭塞症的病人，如有条件可行初步诊断，需进一步评估病情及治疗应直接转诊至上级医院。

**（二）上级医院下转标准**

1.下肢动脉硬化闭塞症经外科治疗后，病情稳定需继续随诊观察的病人。

2.下肢动脉硬化闭塞症经外科治疗后，因流出道不佳需调节华法林用量预防血栓形成的病人。

3.下肢动脉硬化闭塞症外科或介入治疗术后，肢体血运改善，但神经功能需后续功能锻炼恢复的病人。

# 第二节　血栓闭塞性脉管炎

血栓闭塞性脉管炎（TAO）又称Buerger病，是血管的炎性、节段性和反复发作的慢性闭塞性疾病，多侵袭四肢中、小动静脉，以下肢多见，好发于男性青壮年。

## 一、病因和病理

**（一）病因**

确切病因尚未明确，相关因素可归纳为两方面。

1.外来因素主要有，吸烟，寒冷与潮湿的生活环境，慢性损伤和感染。

2.内在因素，自身免疫功能紊乱，性激素和前列腺素失调以及遗传因素。

**（二）病理**

本病的病理过程有如下特征：

1.通常始于动脉，然后累及静脉，由远端向近端进展呈节段性分布，两段之间血管比较正常。

2.活动期为受累动静脉管壁全层非化脓性炎症，有内皮细胞和成纤维细胞增生；淋巴细胞浸润，中性粒细胞浸润较少，偶见巨细胞；管腔被血栓堵塞。

3.后期，炎症消退，血栓机化，新生毛细血管形成。动脉周围广泛纤维组织形成，常包埋静脉和神经。

4.虽有侧支循环逐渐建立，但不足以代偿，因而神经、肌和骨骼等均可出现缺血性改变。

## 二、临床表现

本病起病隐匿，进展缓慢，多次发作后症状逐渐明显和加重。主要临床表现：

（1）病肢怕冷，皮肤温度降低，苍白或发绀。

（2）病肢感觉异常及疼痛，早期起因于血管壁炎症刺激末梢神经后，因动脉阻塞造成缺血性疼痛，即间歇性跛行或静息痛。

（3）长期慢性缺血导致组织营养改变。严重缺血者，病肢末端出现缺血性溃疡或坏疽。

（4）病肢的远侧动脉搏动减弱或消失。

（5）发病前和发病过程中出现复发性游走性浅静脉炎。

## 三、检查和诊断

临床诊断要点：

（1）大多数病人为青壮年男性，多数有吸烟嗜好。

（2）病肢有不同程度的缺血症状。

（3）有游走性浅静脉炎病史。

（4）病肢足背动脉和胫后动脉搏动减弱或消失。

（5）一般无高血压、高脂血症、糖尿病等易致动脉硬化的因素。

动脉硬化闭塞症的一般检查和特殊检查均适用于本病。动脉造影可以明确病肢动脉阻塞的部位，程度，范围及侧支循环建立情况。病肢中、小动脉多节段狭窄或闭塞是本病的典型X线征象。最长累及小腿的3支主干动脉（胫前、胫后及腓动脉），或其中1～2支，后期可以波及腘动脉和股动脉。动脉滋养血管显影，形如细弹簧状，沿闭塞动脉延伸，是重要的侧支动脉，也是本病的特殊征象。

血栓闭塞性脉管炎的临床分期与动脉硬化性闭塞症相同。两者的鉴别诊断要点见表12-2-1。

**表12-2-1 动脉硬化性闭塞症与血栓闭塞性脉管炎的鉴别诊断**

| | 动脉硬化性闭塞症 | 血栓闭塞性脉管炎 |
|---|---|---|
| 发病年龄 | 多见于＞45岁 | 青壮年多见 |
| 血栓性浅静脉炎 | 无 | 常见 |
| 高血压、冠心病、高脂血症、糖尿病 | 常见 | 常无 |
| 受累血管 | 大、中动脉 | 中、小动静脉 |
| 其他部位动脉病变 | 常见 | 无 |
| 受累动脉钙化 | 可见 | 无 |
| 动脉造影 | 广泛性不规则狭窄和节段性闭塞，硬化动脉扩张、扭曲 | 节段性闭塞，病变近、远侧血管壁光滑 |

## 四、预防和治疗

处理原则应该着重于防止病变进展，改善和增进下肢血液循环。

**（一）一般疗法**

严格戒烟、防止受冷、受潮和外伤，但不应使用热疗，以免组织需氧量增加而加重症状。症状严重者，可用止痛剂及镇痛剂，慎用易成瘾的药物。病肢应进行适度锻炼，以促使侧支循环建立。

**（二）非手术治疗**

除了选用抗血小板聚集与扩血管药物、高压氧舱治疗外，可根据中医辨证论治原则予以治疗。

**（三）手术治疗**

目的是重建动脉血流通道，增加肢体血供，改善缺血引起的后果。在闭塞动脉的近侧和远侧仍有通畅的动脉时，可实行旁路转流术。鉴于血栓闭塞性脉管炎主要累及中、小动脉，不能施行上述手术时，尚可选用腰交感神经节切除术或大网膜移植术、动静脉转流术，或腔内血管成形术（PTA），对部分病人有一定疗效。已有肢体远端缺血性溃疡或坏疽时，应积极处理创面，选用有效抗生素治疗。组织已发生不可逆坏死时，应考虑不同平面截肢术。

## 五、转诊标准

### （一）基层医院上转标准

因血栓闭塞性脉管炎发病率较低，诊断难度较大，故疑诊血栓闭塞性脉管炎的病人应直接转诊至上级医院。

### （二）上级医院下转标准

1.血栓闭塞性脉管炎经外科治疗后，病情稳定需继续随诊观察的病人。

2.血栓闭塞性脉管炎经外科治疗后，需调节华法林用量预防再次栓塞发生的病人。

3.血栓闭塞性脉管炎外科或介入治疗术后，肢体血运改善，但神经功能需后续功能锻炼恢复的病人。

# 第三节　动脉栓塞

动脉栓塞是指动脉腔被进入血管内的栓子（血栓、空气、脂肪、癌栓及其他异物）堵塞，造成血流阻塞，引起急性缺血的临床表现。特点是起病急骤，症状明显，进展迅速，后果严重，需积极处理。

## 一、病因和病理

栓子的主要来源如下：

### （一）心源性

如风湿性心脏病、冠状动脉硬化性心脏病及细菌性心内膜炎时，心室壁或人工心脏瓣膜上的血栓脱落等。

### （二）血管源性

如动脉瘤或人工血管腔内的血栓脱落；动脉粥样斑块脱落。

### （三）医源性

动脉穿刺插管导管折断成异物，或内膜撕裂继发血栓形成并脱落等。主要病理变化：早期动脉痉挛，以后发生内皮细胞变性，动脉壁退行性变；动脉腔内继发血栓形成；严重缺血6～12h后，组织可以发生坏死，肌肉及神经功能丧失。

## 二、临床表现

急性动脉栓塞的临床表现，可以概括为5P，即疼痛（pain）、感觉异常（paresthesia）、麻痹（paralysis）、无脉（pulselessness）和苍白（pallor）。

### （一）疼痛

往往是最早出现的症状，由栓塞部位动脉痉挛和近端动脉内压突然升高引起疼痛。由于阻塞平面处，以后延及远侧，并演变为持续性。轻微的体位改变或被动活动均可致剧烈疼痛，故病肢常处于轻度屈曲的强迫体位。

### （二）皮肤色泽和温度改变

由于动脉供血障碍，皮下静脉丛血液排空，因而皮肤呈苍白色。如果皮下静脉丛的某些部位积聚少量血液，则有散在的小岛状紫斑。栓塞远侧肢体的皮肤温度降低并有冰冷感觉。用手指自趾（指）端向近侧顺序检查，常可扪到骤然改变的变温带，其平面约比栓塞平面低一手宽，具有定位诊断意义。

### （三）动脉搏动减弱或消失

由于栓塞及动脉痉挛，导致栓塞平面远侧的动脉搏动明显减弱，以至消失；栓塞的近侧，因血流受阻，动脉搏动反而更为强烈。

### （四）感觉和运动障碍

由于周围神经缺血，引起栓塞平面远侧肢体皮肤感觉异常、麻木甚至丧失。然后，可以出现深感觉丧失，运动功能障碍以及不同程度的足或腕下垂。

### （五）动脉栓塞的全身影响

栓塞动脉的管腔愈大，全身反应也愈重。伴有心脏病者，如果心脏动脉不能代偿动脉栓塞后血流动力学的变化，则可出现血压下降、休克和左心衰竭，甚至造成死亡。栓塞发生后，受累肢体可发生组织缺血坏死，引起严重的代谢障碍，表现为高钾血症、肌红蛋白尿、代谢性酸中毒，最终导致肾衰竭。

## 三、检查和诊断

凡有心脏病史伴有心房纤维颤动或前述发病原因者，突然出现5P征象，即可做出临床诊断。下列检查可为确定诊断提供客观依据：

### （一）皮肤测温试验

能明确变温带的平面。

### （二）超声多普勒

探测肢体主干动脉搏动突然消失的部位，可对栓塞平面做出诊断。

### （三）动脉造影和CTA

能了解栓塞部位，远侧动脉是否通畅，侧支循环状况，有否继发血栓形成等情况。在确定诊断的同时，还应针对动脉栓塞的病因做相应的检查，如心电图、心脏X线、生化和酶学检查等，以利于制定全身治疗的方案。

## 四、治疗

### （一）非手术治疗

由于病人常伴有严重的心血管疾病，因此，即使要施行急症取栓术，亦应重视手术的前后处理，以利于改善全身情况，减少手术危险性。针对动脉栓塞的非手术疗法适用于：

1.小动脉栓塞，如胫腓干远端或肱动脉远端的动脉栓塞。

2.全身情况不能耐受手术者。

3.肢体已出现明显的坏死征象，手术已不能挽救肢体。

4.栓塞时间较长，或有良好的侧支建立可以维持肢体的存活者。常用药物有：纤溶、抗凝及扩血管药物。治疗期间，必须严密观察病人的凝血功能，及时调整用药剂量或中止治疗，防止发生重要脏器出血性并发症。

**（二）手术治疗**

凡诊断明确，尤其是大、中动脉栓塞，如果病人全身情况允许，应尽早施行切开动脉直接取栓；或利用Fogarty球囊导管取栓，只要备有球囊导管都应该采用该法。术后如病肢出现肿胀、肌组织僵硬、疼痛，并致已恢复血供的远端肢体再缺血时，应及时做肌筋膜间隔切开术；肌组织已有广泛坏死者，需做截肢术。

## 五、转诊标准

**（一）基层医院上转标准**

疑诊动脉栓塞的病人应直接转诊至上级医院。

**（二）上级医院下转标准**

1.动脉栓塞经外科治疗后，病情稳定需继续随诊观察的病人。

2.动脉栓塞经外科治疗后，需调节华法林用量预防再次栓塞发生的病人。

3.动脉栓塞外科或介入治疗术后，肢体血供改善，但神经功能需后续功能锻炼恢复的病人。

# 第3章 静脉疾病

静脉疾病比动脉疾病更为常见，好发于下肢。主要分为两类：下肢静脉逆流性疾病，如原发性下肢静脉曲张；下肢静脉回流障碍性疾病，如下肢深静脉血栓形成。

## 第一节 原发性下肢静脉曲张

原发性下肢静脉曲张指仅涉及隐静脉，浅静脉伸长、迂曲而呈曲张状态，持久站立工作、体力活动强度高、久坐者多见。

### 一、病因和病理生理

静脉壁软弱、静脉瓣膜缺陷及浅静脉内压升高，是引起浅静脉曲张的主要原因。静脉壁薄弱和静脉瓣膜缺陷，与遗传因素有关。长期站立、重体力劳动、妊娠、慢性咳嗽、习惯性便秘等后天性因素，使瓣膜承受过度的压力，逐渐松弛，不能紧密关闭。循环血量经常超负荷，亦可造成压力升高，静脉扩张，而形成相对性瓣膜关闭不全。到隐-股或隐-腘静脉连接处的瓣膜遭到破坏而关闭不全后，就可能影响远侧和交通静脉的瓣膜。由于离心愈远的静脉承受的静脉压愈高，因此曲张静脉在小腿部远比大腿部明显，而且病情的远期进展比开始阶段迅速。

### 二、临床表现和诊断

原发性下肢静脉曲张以大隐静脉曲张多见，单独的小隐静脉曲张较少见；以左下肢多见，但双侧下肢可先后发病。主要临床表现为下肢浅静脉扩张、纡曲，下肢沉重、乏力感。可出现踝部轻度肿胀和足靴区皮肤营养性变化：皮肤色素沉着、皮炎、湿疹、皮下脂质硬化和溃疡形成。

根据下肢静脉曲张的临床表现，诊断并不困难，必要时选用超声、容积描记、下肢静脉压测定和静脉造影等辅助检查，以更准确地判断病变性质。

原发性下肢静脉曲张的诊断。必须排除下列几种疾病才能成立。

#### （一）原发性下肢深静脉瓣膜功能不全

症状相对严重，超声或下肢静脉造影，观察到深静脉瓣膜关闭不全的特殊征象。

#### （二）下肢深静脉血栓形成后综合征

有深静脉血栓形成病史，浅静脉扩张伴有肢体明显肿胀。如鉴别诊断仍有困难，应做超声和下肢静脉造影。

#### （三）动静脉瘘

病肢皮肤温度升高，局部有时可闻及震颤或有血管杂音，浅静脉压力明显上升，静脉血的含氧量增高。

### 三、治疗

原发性下肢静脉曲张的治疗可有下列3种方法。

#### （一）非手术疗法

病肢穿医用弹力袜或用弹力绷带，使曲张静脉处于萎瘪状态。避免久站、久坐，间歇抬高病肢。非手术疗法仅能改善症状，适用于：

1.症状轻微又不愿手术者。

2.妊娠期发病，鉴于分娩后症状有可能消失，可暂行非手术疗法。

3.手术耐受力极差者。

#### （二）硬化剂注射和压迫疗法

利用硬化剂注入排空的曲张静脉后引起的炎症反应，使之闭塞。也可作为手术的辅助疗法，处理残留的曲张静脉。硬化剂注入后，局部用纱布卷压迫，自足踝至注射处近侧穿弹力袜或缠绕弹力绷带，立即开始主动活动。大腿部维持压迫1周，小腿部6周左右。应避免硬化剂渗漏造成组织炎症、坏死或进入深静脉并发血栓形成。

#### （三）手术疗法

诊断明确且无禁忌证者，都可实施手术治疗。大隐和小隐静脉高位结扎及主干与曲张静脉剥脱术。已确定交通静脉功能不全的，可选筋膜外、筋膜下或借助内镜做交通支静脉结扎术。近年来应用激光和射频进行静脉闭合手术也开展较多，远期疗效还待观察。

## 四、并发症及其处理

病程进展中可能出现下列并发症：

**（一）血栓性浅静脉炎**

曲张静脉易引起血栓形成及静脉周围炎，常遗有局部硬结与皮肤粘连，可用抗凝及局部热敷治疗，伴有感染时应用抗生素。炎症消退后，应施行手术治疗。

**（二）溃疡形成**

踝周及足靴区易在皮肤损伤破溃后引起经久不愈的溃疡，愈合后常复发。处理方法：创面湿敷，抬高病肢以利回流，较浅的溃疡一般都能愈合，接着应采取手术治疗。较大或较深的溃疡，经上述处理后溃疡缩小，周围炎症消退，创面清洁后也应作手术治疗，同时作清创植皮，可以缩短创面愈合期。

**（三）曲张静脉破裂出血**

大多发生于足靴区及踝部。可表现为皮下淤血，或皮肤破溃时出血，因静脉压力高而出血迅速。抬高病肢和局部加压包扎，一般均能止血，必要时可以缝扎止血，以后再作手术治疗。

## 五、转诊标准

**（一）基层医院上转标准**

具有检查诊断条件的基层医院可经超声检查，进行下肢静脉曲张的初步诊断，并可给予应用弹力袜、弹力绷带等保守治疗，基层医院不能满足有微创手术治疗意愿的下肢静脉曲张病人。

**（二）上级医院下转标准**

1.诊断为下肢静脉曲张，经药物、外科治疗后，病情稳定需随诊的病人。

2.重度下肢静脉曲张病人，经综合治疗后，伤口感染已控制，但需继续伤口换药的恢复期病人。

3.下肢静脉曲张继发血栓性浅静脉炎，暂时不具备手术指征，需先行药物治疗的病人。

# 第二节 深静脉血栓形成

深静脉血栓形成（DVT）是指血液在深静脉腔内不正常凝结，阻塞静脉腔，导致静脉回流障碍，如未及时治疗，急性期可以并发肺栓塞（致死性和非致死性），后期则因血栓形成后综合征，影响生活和工作能力。全身主干静脉均可发病，尤其多见于下肢。

## 一、病因和病理

19世纪中期，Virchow提出：静脉损伤、血流缓慢和血液高凝状态是造成深静脉血栓形成的三大因素。损伤可造成内皮脱落及内膜下层胶原裸露，或静脉内皮及其功能损害，引起多种具有生物活性物质释放，启动内源性凝血系统，同时静脉壁电荷改变，导致血小板聚集、黏附，形成血栓。血流缓慢的外因有：久病卧床，术中、术后及肢体制动状态及久坐不动等。此时，因静脉血流缓慢，在瓣窦内形成涡流，使瓣膜局部缺氧，引起白细胞黏附因子表达，白细胞黏附及迁移，促进血栓形成。血液高凝状态见于妊娠、产后或术后、创伤、长期服用避孕药、肿瘤组织裂解产物等，使血小板增高，凝血因子含量增加而抗凝血因子活性降低，导致血管内异常凝结形成血栓。典型的血栓包括：头部为白血栓，颈部为混合血栓，尾部为红血栓。血栓形成后可向主干静脉的近端和远端滋长蔓延。其后，在纤维蛋白溶酶（纤溶酶）的作用下，血栓可溶解消散，血栓脱落或裂解的碎片成为栓子，随血流进入肺动脉引起肺栓塞。但血栓形成后，常激发静脉壁和静脉周围组织的炎症反应，使血栓与静脉壁粘连，并逐渐纤维机化，最终形成边缘毛糙管径粗细不一的再通静脉。同时，静脉瓣膜被破坏，导致继发性下肢深静脉瓣膜功能不全，即深静脉血栓形成后综合征。

## 二、临床表现和分型

按照血栓形成的发病部位，主要临床表现分述如下：

**（一）上肢深静脉血栓形成**

局限于腋静脉，前臂和手部肿胀、胀痛，发生在腋-锁骨下静脉，整个上肢肿胀，病侧肩部、锁骨上和前胸壁浅静脉扩张。上肢下垂时，肿胀和胀痛加重；抬高后减轻。

**（二）上、下腔静脉血栓形成**

上腔静脉血栓形成，大多数起因于纵隔器官或肺的恶性肿瘤。除了有上肢静脉回流障碍的临床表现外，并有面颈部肿胀，球结膜充血水肿，眼睑肿胀。颈部、前胸壁、肩部浅静脉扩张，往往呈广泛性并向对侧延伸，胸壁的扩张静脉血流方向向下。常伴有头痛、头胀及其他神经系统症状和原发疾病的症状。下腔静脉血栓形成，多系下肢深静脉血栓向上蔓延所致。其临床特征为双下肢深静脉回流障碍，躯干的浅静脉扩张，血流方向向头端。当血栓累及下腔静脉肝段，影响肝静脉回流时，则有巴德-吉利亚综合征的临床表现。

**（三）下肢深静脉血栓形成**

最为常见，根据急性期血栓形成的解剖部位分型：

1.中央型　即髂-股静脉血栓形成。起病急骤，全下肢明显肿胀，病侧髂窝、股三角区有疼痛和压痛，浅静脉扩张，病肢皮温及体温均升高，左侧发病多于右侧。

2.周围型　包括股静脉和小腿深静脉血栓形成。局限于股静脉的血栓形成，主要特征为大腿肿痛。由于髂-股静脉通畅，故下肢肿胀往往并不严重。局限在小腿部的深静脉血栓形成，临床特点为：突然出现小腿剧痛，患足不能着地踏平，行走时症状加重；小腿肿胀且有深压痛，做踝关节过度背屈试验可致小腿剧痛（Homans征阳性）。

3.混合型　即全下肢深静脉血栓形成。主要临床表现为：全下肢明显肿胀、剧痛，股三角、腘窝、小腿肌层都有压痛，常伴有体温升高和脉率加速（股白肿）。如病程继续进展，肢体极度肿胀，对下肢动脉造成压迫以及动脉痉挛，导致下肢动脉血供障碍，出现足背动脉和胫后动脉搏动消失，进而小腿和足部往往出现水疱，皮肤温度明显降低呈青紫色（股青肿），如不及时处理，可发生静脉性坏疽。

## 三、检查和诊断

一侧肢体突然发生的肿胀，伴有胀痛、浅静脉扩张，都应考虑下肢深静脉血栓形成。根据不同部位深静脉血栓形成的临床表现，一般不难做出临床诊断。下列检查有助于确诊和了解病变的范围。

### （一）超声多普勒检查

采用超声多普勒检测仪，利用压力袖阻断肢体静脉，放开后记录大隐静脉最大流出率，可以判断下肢主干静脉是否有阻塞。彩色超声可显示腔静脉内强回声静脉不能压缩，或无血流等血栓形成的征象。如重复检查，可观察病程变化及治疗效果。

### （二）下腔静脉顺行造影

主要征象如下：

1.闭塞或中断　深静脉主干被血栓完全堵塞而不显影，或出现造影剂在静脉某一平面突然受阻的征象。常见于血栓形成的急性期。

2.充盈缺损　主干静脉腔内持久的、长短不一的圆柱状或类圆柱状造影剂密度降低区域，边缘可有线状造影剂显示形成“轨道征”，是静脉血栓的直接征象，为急性深静脉血栓形成的诊断依据。

3.再通　静脉管腔呈不规则狭窄或细小多支状，部分可显示扩张，甚至扩张扭曲状。上述征象见于血栓形成的中、后期。

4.侧支循环形成　邻近阻塞静脉的周围，有排列不规则的侧支静脉显影。大、小隐静脉是重要的侧支，呈明显扩张。

## 四、预防和治疗

手术、制动、血液高凝状态是发病的高危因素，给予抗凝、祛聚药物，鼓励病人做四肢主动运动和早期离床活动，是主要的预防措施。

### （一）非手术治疗

1.一般处理　卧床休息、抬高患肢，适当使用利尿药，以减轻肢体肿胀。病情允许时，穿着医用弹力袜或弹力绷带后起床活动。

2.祛聚治疗　如阿司匹林、右旋糖酐、双嘧达莫（潘生丁）、丹参等，能扩充血容量、降低血黏度，防治血小板聚集，常作为辅助治疗。

3.抗凝治疗　抗凝药物具有降低机体血凝功能，预防血栓形成、防止血栓繁衍，以利静脉再通。通常用普通肝素或低分子肝素静脉或皮下注射，达到低凝状态后改为维生素K拮抗剂（如华法林）口服，对于初次、继发于一过性危险因素者，至少服用3个月，对于初次原发者，服药6～12个月或更长时间。

4.溶栓治疗　静脉点滴链激酶（SK）、尿激酶（UK）、组织型纤溶酶原激活剂等（t-PA）等，能激活血浆中的纤溶原成为纤溶酶，溶解血栓。

出血是抗凝、溶栓治疗的严重并发症，且剂量的个体差异很大，应严密观察凝血功能的变化：凝血时间（CT）不超过正常（8～12min）的2～3倍，活化部分凝血时间（APTT）延长1.5～2.5倍，凝血酶时间（TT）不超过60s（正常16～18s），凝血酶原时间（PT）延长1.3～1.5倍，INR控制在2.0～3.0。纤溶治疗时，尚需检测纤维蛋白原，不应低于1.0g/L（正常2～4g/L）。一旦出现并发症，除了停药外，应采取鱼精蛋白对抗肝素、维生素$K_1$对抗华法林；使用10%6-氨基己酸、纤维蛋白原制剂或输新鲜血，对抗纤溶治疗引起的出血。

### （二）手术治疗

1.取栓术　最常用于下肢深静脉血栓形成，尤其是髂-股静脉血栓形成的早期病例。研究发现，发病后3d内，血栓与静脉内腔面尚无明显粘连，超过5d则粘连明显，因此取栓术的时机应在发病后3～5d。对于病情继续加重，或已出现股青肿，即使病期较长，也可施以手术取栓力求挽救肢体。手术方法主要是采用Forgarty导管取栓术，术后服用抗凝、祛聚疗法2个月，防止再发。

2.经导管直接溶栓术（CDT）　是腔内治疗技术之一，适用于急性期中央型和混合型血栓形成。在超声或静脉造影监视引导下穿刺相应静脉，顺行或逆行将导管置入血栓内，通过导管的侧孔，持续脉冲式注入的溶栓药物与血栓充分接触，使溶栓效果更好，同时降低出血并发症发生率，较经周围静脉给药系统溶栓更安全。

## 五、并发症和后遗症

深静脉血栓如脱落进入肺动脉，可引起肺栓塞。大块肺栓塞可以致死，小的局限性肺栓塞的临床表现缺乏特异性。典型临床表现有呼吸困难、胸痛、咯血、低血压和低氧血症，严重者发病急骤，可迅速处于晕厥状态，出现寒战、出汗、苍白或发绀，血压明显下降等。肺动脉CTA可以明确诊断。对已有肺栓塞发生史、血栓头端延伸至下腔静脉及取栓或置管操作可能造成血栓脱落者，应考虑放置下腔静脉滤器，防止肺栓塞的发生。

深静脉血栓形成后，随着血栓机化及再通过程的进展，静脉回流障碍的症状逐渐减轻，而因深静脉瓣膜破坏造成的静脉逆流症状逐渐加重，遗留为深静脉血栓形成后综合征，处理方法根据病变类型而异。闭塞为主者，以前述非手术疗法为主。髂股静脉闭塞而股静脉通畅者，在病情稳定后可作耻骨上大隐静脉交叉转流术，使病肢远侧的高压静脉血，通过转流的大隐静脉向健侧股静脉回流。局限于股静脉阻塞者，可做同侧大隐静脉股腘（胫）脉旁路术。已完全再通者，因深静脉瓣膜破坏，静脉逆流已成为主要病变可采用原发性深静脉瓣膜关闭不全所介绍的手术方法治疗。凡有浅静脉曲张及足靴区溃疡者，应做曲张静脉剥脱和交通静脉结扎术。

## 六、转诊标准

### （一）基层医院上转标准

具有检查诊断条件的基层医院可经超声检查，进行深静脉血栓形成的初步诊断，并可给予应用弹力袜、弹力绷带等保守治疗，基层医院不能满足有微创手术治疗意愿的深静脉血栓形成病人。

### （二）上级医院下转标准

1.诊断为深静脉血栓形成，经药物、外科治疗后，病情稳定需随诊的病人。

2.重度深静脉血栓形成病人，经综合治疗后，伤口感染已控制，但需继续伤口换药的恢复期病人。

3.深静脉血栓形成继发血栓性浅静脉炎，暂时不具备手术指征，需先行药物治疗的病人。

# 第4章　淋巴管疾病

淋巴水肿是慢性进展性疾病，由淋巴循环障碍及富含蛋白质的组织间液持续积聚引起。好发于四肢，下肢更为常见。

## 一、病因和分类

### （一）原发性淋巴水肿

又分为以下几种。

（1）先天性：1岁前即起病，有家族史的称Milroy病。

（2）早发性：于1～35岁发病，有家族史者称Meige病。

（3）迟发性：35岁后发病。发病原因至今尚未明确，可能与淋巴管纤维性阻塞扩张及收缩排空功能障碍有关。

### （二）继发性淋巴水肿

常见原因有：淋巴切除术，放疗后纤维化，肿瘤浸润淋巴结或肿瘤细胞阻塞淋巴管及炎症后纤维化等。乳腺癌作腋窝淋巴结广泛切除术、术后腋窝与胸部放疗造成的淋巴系统损害，前列腺癌及盆腔脏器肿瘤致使淋巴管（结）浸润或阻塞，反复发作的感染（β型溶血性链球菌，少数为葡萄球菌）引起的淋巴管纤维性再阻塞，是造成上肢和下肢淋巴水肿的常见原因。丝虫病流行地区与肺结核高发区，仍是淋巴水肿的重要病因。

## 二、临床表现

先天性淋巴水肿以男性多见，常为双下肢同时受累；早发性则女性多见，单侧下肢发病，通常不超越膝平面；迟发性，50%病人发病前有感染和创伤史。主要表现：

1.*水肿*　自肢体远端向近侧扩展的慢性进展性无痛性水肿，可累及生殖器及内脏。

2.*皮肤改变*　色泽微红，皮温略高；皮肤日益增厚，苔藓状或橘皮样变；疣状增生；后期呈“象皮腿”。

3.*继发感染*　多数为β型溶血性链球菌感染引起蜂窝织炎或和淋巴管炎，出现局部红肿热痛及全身感染症状。

4.*溃疡*　轻微皮肤损伤后出现难以愈合的溃疡。

5.*恶变*　少数病例可恶变成淋巴管肉瘤。

病程进展分期：潜伏期，组织间液积聚，淋巴管周围纤维化，尚无明显肢体水肿。Ⅰ期，呈凹陷性水肿，抬高肢体可大部分或完全溶解，无明显皮肤改变。Ⅱ期，非凹陷性水肿，抬高肢体不能缓解，皮肤明显纤维化。Ⅲ期，肢体不可逆性水肿，反复感染，皮肤及皮下组织纤维化和硬化，呈典型“象皮腿”外观。

## 三、检查和诊断

根据病史及体检不难作出临床诊断。原发性淋巴水肿以慢性进展性无痛性肢体水肿为特点，依据发病年龄及是否有家族史可予分类；继发性淋巴水肿都有起病原因；晚期病例出现“象皮腿”。主要检查方法：①淋巴核素扫描显像；②CT与MRI；③淋巴造影。

## 四、预防和治疗

原发性淋巴水肿目前尚无预防办法。继发性者可通过预防措施降低发生率，预防和及时治疗肢体蜂窝织炎或丹毒；尽可能减少为诊断或治疗目的施行的淋巴组织切除范围；控制丝虫病、结核等特殊感染性疾病。治疗方法：

### （一）非手术治疗

1.肢体抬高，护理局部皮肤，适当选用利尿剂，穿着医用弹力袜。

2.套筒式气体加压装置疗法。

3.手法按摩疗法。

4.烘绑疗法。

### （二）手术疗法

1.切除纤维化皮下组织后植皮术。

2.重建淋巴循环。

3.带蒂组织移植术。

## 五、转诊标准

### （一）基层医院上转标准

疑诊淋巴水肿病人应转诊至上级医院以便确诊。明确诊断病人稳定期应在基层医院定期复查，以便早期发现疾病进展及感染等并发症。

### （二）上级医院下转标准

1.诊断为淋巴水肿，病情较轻，且经药物治疗后病情好转，经上级医院评估病情，暂无外科治疗指征，需密切随诊的病人。

2.淋巴水肿经外科治疗后，病情稳定的恢复期病人。

# 第十三部分　泌尿系统疾病

## 第1章　良性前列腺增生症

### 一、定义

良性前列腺增生（BPH）是引起中老年男性排尿障碍最为常见的一种良性疾病。主要表现为组织学上的前列腺间质和腺体成分的增生、解剖学上的前列腺增大（BPE）、尿动力学上的膀胱出口梗阻（BOO）和以下尿路症状（LUTS）为主的临床症状。

### 二、流行病学

组织学上BPH的发病率随年龄的增长而增加，最初通常发生在40岁以后，到60岁时大于50%，80岁时高达83%。与组织学表现相类似，随着年龄的增长，排尿困难等症状也随之增加。大约有50%组织学诊断BPH的男性有中度到重度LUTS。

### 三、病因学

BPH的发生必须具备年龄的增长及有功能的睾丸两个重要条件。但BPH发生的具体机制尚不明确，可能是由于上皮和间质细胞增殖和细胞凋亡的平衡性破坏引起。相关因素有：雄激素及其与雌激素的相互作用、前列腺间质-腺上皮细胞的相互作用、生长因子、炎症细胞、神经递质及遗传因素等。

### 四、病理生理改变及前列腺增生的进展性

McNeal将前列腺分为外周带、中央带、移行带和尿道周围腺体区。所有BPH结节发生于移行带和尿道周围腺体区。前列腺的解剖包膜和下尿路症状密切相关。由于有该包膜的存在，增生的腺体受压而向尿道和膀胱膨出从而加重尿路梗阻。前列腺增生后，增生的结节将腺体的其余部分压迫形成“外科包膜”，两者有明显分界。增生部分经手术摘除后，遗留下受压腺体，故术后直肠指诊及影像学检查仍可以探及前列腺腺体。

BPH导致后尿道延长、受压变形、狭窄和尿道阻力增加，引起膀胱高压并出现相关排尿期症状。随着膀胱压力的增加，出现膀胱逼尿肌代偿性肥厚、逼尿肌不稳定并引起相关储尿期症状。如梗阻长期未能解除，逼尿肌则失去代偿能力。继发于BPH的上尿路改变，如肾积水及肾功能损害，其主要原因是膀胱内压力升高。

多项研究证实BPH为一种缓慢进展的前列腺良性疾病，其症状随着病人年龄的增加而进行性加重，并出现相应的并发症。

BPH的临床进展性是指随着病程的延长，BPH病人的主观症状和客观指标进行性加重的趋势。目前较为公认的BPH临床进展的内容包括：LUTS加重而导致病人生活质量下降、最大尿流率进行性下降、反复血尿、反复尿路感染、膀胱结石、急性尿潴留（AUR）以及肾功能损害等，BPH病人接受外科治疗是疾病进展的最终表现形式。

### 五、临床进展性的评价

1.LUTS加重　生活质量主要通过IPSS来评价，随着LUTS加重，IPSS逐渐增加，研究表明：BPH病人的IPSS逐年增加，年平均增幅为0.29～2分不等。

2.最大尿流率进行性下降　尿流率是评判BPH临床进展性的客观指标之一，但其对膀胱出口梗阻的诊断缺乏特异性。所有年龄组病人的最大尿流率呈持续下降，平均每年下降达2%，其中40岁年龄组每年下降1.3%；70岁以上年龄组每年下降6.5%。

3.BPH相关并发症的发生　反复血尿、反复尿路感染、膀胱结石、急性尿潴留以及肾功能损害等为BPH进展的表现，其中急性尿潴留和肾功能损害为主要指标。急性尿潴留的发生是膀胱功能失代偿的主要表现，为BPH进展的一个重要事件。

4.BPH手术治疗概率上升　手术治疗概率的上升是BPH临床进展性的标志。

## 六、临床表现

临床症状包括储尿期症状、排尿期症状及排尿后症状。储尿期症状包括尿频、尿急、尿失禁以及夜尿增多等；排尿期症状包括排尿踌躇、排尿困难以及间断排尿等；排尿后症状包括排尿不尽，尿后滴沥等。

## 七、实验室检查

化验包括血常规、尿常规、尿培养、血糖、血脂、血凝、肝肾功能、电解质、前列腺肿瘤标记物等。

## 八、辅助检查

1.空直肠指诊（DRE） DRE是BPH病人重要检查项目之一，需在膀胱排后进行。DRE可以了解前列腺的大小、形态、质地、有无结节及压痛、中央沟是否变浅或消失以及肛门括约肌张力情况。DRE对前列腺体积的判断不够精确，目前经腹超声或经直肠超声检查可以更精确描述前列腺的形态和体积。

2.前列腺超声检查（推荐） 超声检查可以了解前列腺形态、大小、有无异常回声、突入膀胱的程度，以及残余尿量。经直肠超声（TRUS）还可以精确测定前列腺体积（计算公式为：0.52×前后径×左右径×上下径）。经腹部超声检查，可以了解膀胱壁的改变以及有无结石、憩室或占位性病变。

3.尿流率检查（推荐） 尿流率检查有两项主要指标（参数）：最大尿流率（Qmax）和平均尿流率，其中最大尿流率更为重要。但是最大尿流率下降不能区分梗阻和逼尿肌收缩力减低，必要时行尿动力学等检查。最大尿流率存在个体差异和容量依赖性。因此，尿量在150～200ml时进行检查较为准确，重复检查会增加可靠性。

4.尿流动力学检查。对引起膀胱出口梗阻的原因有疑问或需要对膀胱功能进行评估时建议行此项检查。BPH病人拟行手术及微创治疗前如出现以下情况，建议行尿动力学检查：

①尿量≤150ml。

②50岁以上或80岁以下病人。

③残余尿＞300ml。

④怀疑有神经系统病变或糖尿病所致神经源性膀胱。

⑤双侧肾积水。

⑥既往有盆腔或尿道的手术史。

5.另外，膀胱造影，膀胱尿道镜等检查视病情需要而定，不作为常规检查项目。

## 九、诊断与鉴别诊断

### （一）诊断

以下尿路症状为主诉就诊的50岁以上男性病人，首先应该考虑BPH的可能。结合前列腺症状评分，前列腺彩超，直肠指诊等可得出初步诊断。

### （二）鉴别诊断

1.前列腺癌　前列腺特异性抗原升高，可进一步查前列腺磁共振，必要时前列腺穿刺活检病理检查除外前列腺癌。

2.神经源性膀胱　多有脑梗死、脑出血、脊柱外伤、畸形等相关病史，结合泌尿系CT、膀胱镜、尿流动力学检查可明确诊断。

## 十、前列腺增生治疗

前列腺增生的治疗包括观察等待、药物治疗和外科治疗在内的各种治疗方法的疗效与副作用。

### （一）观察等待

1.推荐意见　轻度下尿路症状（IPSS≤7）的病人，或者中度以上症状（IPSS≥8）但生活质量尚未受到明显影响的病人，可以采用观察等待。接受观察等待之前，病人应进行全面检查（初始评估的各项内容）以除外各种BPH相关并发症。

2.定期监测　是接受观察等待BPH病人的重要临床过程。观察等待开始后第6个月进行第一次监测，以后每年进行一次。监测内容为初始评估的各项内容，其中前列腺体积和血清PSA，可以预测BPH病人的症状、尿流率、急性尿潴留和手术介入的自然病程。定期监测的目的，主要是了解病人的病情发展状况，是否出现临床进展以及BPH相关并发症和（或）绝对手术指征。根据这些个体的风险评估结果，医生可以给病人建议，并根据病人的愿望转为药物治疗或外科治疗。

### （二）药物治疗

BPH病人药物治疗的短期目标是缓解病人的下尿路症状，长期目标是延缓疾病的临床进展，预防并发症的发生。在减少药物治疗副作用的同时，保持病人较高的生活质量是BPH药物治疗的总体目标。

药物治疗包括α受体阻滞剂，如特拉唑嗪，5α-还原酶抑制剂非那雄胺等。$\alpha_1$受体阻滞剂与5α-还原酶抑制剂联合治疗，在降低前列腺增生临床进展风险方面优于任何一种单独药物治疗；在下尿路症状及最大尿流率的改善方面有更好的疗效，而且与$\alpha_1$受体阻滞剂相比，联合治疗可以降低病人急性尿潴留或BPH需要接受手术治疗的风险。在缩小前列腺体积方面，联合治疗与5α-还原酶抑制剂效果相似。

目前，应用于BPH临床治疗的中药种类很多，取得了一定的临床疗效，前列腺增生药物治疗，需规律服药，定期门诊复查，观察用药效果。

### （三）手术治疗

1.手术治疗目的　BPH是一种临床进展性疾病，

部分病人最终需要手术治疗来解除下尿路症状及其对生活质量所致的影响和并发症。

2.适应证　包括具有中-重度LUTS并已明显影响生活质量的BPH病人，可选择手术及微创治疗，尤其是药物治疗效果不佳或拒绝接受药物治疗的病人。手术方式繁多，如经尿道前列腺电汽化术（TUVP），经尿道前列腺等离子双极电切术（TUPKP）和经尿道等离子前列腺剜除术（TUKEP），各类经尿道激光手术，前列腺扩开术等。

## 十一、基层医疗机构健康管理

### （一）基层筛查方法及流程

1.50岁以上男性病人应定期检查泌尿系彩超、总前列腺特异性抗原（TPSA）、游离前列腺特异性抗原（FPSA）及前列腺肛门指诊。

2.定期体检，包括血常规，尿常规，血脂、血糖、肝功能、肾功能，血凝四项，电解质，胸片，心电图；建立体检档案。

3.对于PSA升高病人，进一步转诊至上级医院行前列腺核磁、前列腺穿刺活检等检查。

### （二）基层首诊

1.接诊良性前列腺增生病人时，应做出初步诊断。

2.确诊前列腺增生的病人，应该给予药物治疗：包括$\alpha_1$-受体阻滞剂如特拉唑嗪，5α-还原酶抑制剂非那雄胺等。$\alpha_1$-受体阻滞剂与5α-还原酶抑制剂联合治疗在降低前列腺增生临床进展风险方面优于任何一种单独药物治疗。

3.定期复查泌尿系彩超及膀胱残尿量测定，TPSA、FPSA及前列腺肛门指诊。

### （三）转诊标准

1.对出现尿潴留病人，急诊进行导尿或留置导尿，并转至上级医院进一步诊治。

2.总前列腺特异性抗原（TPSA）、游离前列腺特异性抗原（FPSA）明显升高、前列腺肛门指诊触及硬结或前列腺质地硬时，应该转至上级医院进一步诊治。

3.对于泌尿系彩超示双侧肾盂输尿管扩张、积水者，应该尽早转至上级医院进一步诊治。

4.良性前列腺增生（IPSS评分大于19分）需要手术治疗，但不具备手术治疗条件者，或者高危病人需要手术治疗者。

5.良性前列腺增生病人术后出现血尿、全身感染、排尿困难、尿道狭窄、尿失禁等并发症者。

6.良性前列腺增生病人术后再次发生前列腺增生导致急性尿潴留。

7.良性前列腺增生导致急性尿潴留，导尿失败、耻骨上膀胱穿刺造瘘难度大者。

8.医院条件无法鉴别前列腺良性增生与前列腺癌患者。

### （四）下转后健康管理注意事项

经过上级医院手术治疗后的前列腺增生病人，回转至下级医院。

1.加强锻炼、提肛训练。

2.复查。泌尿系彩超及膀胱残尿量、TPSA及FPSA，一般于出院1个月后复查，如无异常3个月后再次复查。

3.随访。定期体格检查、定期和基层医师沟通调整用药情况、定期参加社区健康教育。

# 第2章 肾 结 石

## 一、流行病学

肾结石是常见的泌尿系疾病之一，近年来，我国泌尿系结石的发病率有增加趋势，是世界上3大结石高发区之一。影响结石形成的因素很多，年龄、性别、种族、遗传、环境因素、饮食习惯和职业对结石的形成影响很大。身体的代谢异常、尿路的梗阻、感染、异物和药物的使用是结石形成的常见病因。重视这些问题，能够减少结石的形成和复发。

### （一）代谢异常

1.尿液酸碱度。

2.高钙血症。

3.高钙尿症。

4.高草酸尿症。

5.高尿酸尿症。

6.胱氨酸尿症。

7.低枸橼酸尿症。

8.低镁尿症。

### （二）局部病因

尿路梗阻、感染和尿路中存在异物是诱发结石形成的主要局部因素，肾盂输尿管连接部狭窄、膀胱颈部狭窄、海绵肾、肾输尿管畸形、输尿管口膨出、肾囊肿、肾盏憩室和马蹄肾等是常见的机械梗阻性疾病。此外，肾内型肾盂及肾盏颈狭窄可以引起尿液滞留，从而诱发肾结石的形成。

### （三）药物相关因素

药物引起的肾结石占所有结石的1%～2%，分为2大类：一类为尿液的浓度高，而溶解度比较低的药物，包括氨苯蝶啶、治疗HIV感染的药物（如茚地那韦）、硅酸镁和磺胺类药物等，这些药物本身就是结石的成分。另一类为能够诱发结石形成的药物，包括乙酰唑胺，维生素D、维生素C和皮质激素等，这些药物在代谢的过程中，导致了其他成分结石的形成。

## 二、结石分类

依据结石成分分类可分为：草酸钙结石、磷酸钙结石、尿酸盐结石、磷酸铵镁结石、胱氨酸结石。依据结石位置可分为肾盂结石、肾盏结石、肾实质结石。

## 三、临床表现

肾结石的症状取决于结石的大小，性状，所在部位和有无感染、梗阻等并发症。肾结石的病人多数没有症状，除非结石从肾脏掉入输尿管。常见的症状有，腰腹部绞痛，恶心、呕吐、烦躁不安，腹胀、血尿等。如果合并感染，也可能出现畏寒、发热等现象，急性肾绞痛常疼痛难忍。

## 四、诊断

### （一）影像学检查

1.*B超*　超声波检查可以发现2 mm以上X线阳性及阴性结石。此外，超声波检查还可以了解结石以上尿路的扩张程度。

2.*尿路平片（KUB平片）*　尿路平片可以发现90%左右X线阳性结石，是检查尿路结石的重要方法。

3.*CT检查*　CT检查是目前结石诊断的首选，CT扫描能够检出其他常规影像学检查中容易遗漏的小结石。CT检查可显示肾脏大小，肾结石，肾积水，腹膜后肿瘤，盆腔肿瘤等，增强造影可了解肾功能等，有助于明确诊断。

4.*磁共振MRI水成像和MRI原始图像*　两者结合，更加准确全面，有诊断尿路扩张很有效，尤其是对于肾功能损害，造影剂过敏，禁忌X线检查等人群。

### （二）实验室检查

1.*常规检查*　常规检查项目包括血尿常规检查，尿细菌培养+药敏，肝肾功能、血糖、血脂等检查。

2.*结石成分分析*　是确诊结石性质的方法，也是制定结石预防措施和选用溶石疗法的重要依据。临床上比较重要的结石成分见表13-2-1。

## 五、治疗

### （一）肾结石非手术治疗

1.药物治疗

（1）非甾体类镇痛抗炎药物：常用药物有双氯芬酸钠（扶他林）和吲哚美辛（消炎痛）等，它们能够降低痛觉神经末梢对致痛物质的敏感性，具有中等程度的镇痛作用。双氯芬酸钠还能够减轻输尿管水肿，减少疼痛复发率，常用方法为：50mg，2次/日，肌内注射。消炎痛也可以直接作用于输尿管，用法为25mg，2次/日口服，或者消炎痛栓剂100 mg，2次/日，肛塞。

（2）阿片类镇痛药：能缓解疼痛感，具有较强的镇痛和镇静作用，常用药物有二氢吗啡酮（5～10 mg，肌内注射）、哌替啶（50～100 mg，肌内注射）、强痛定（50～100 mg，肌内注射）和曲马多（100 mg，肌内注射）等。

（3）解痉药

①M型胆碱受体阻断剂，常用药物有硫酸阿托品和654-2，可以松弛输尿管平滑肌，缓解痉挛。通常剂量为20 mg，肌内注射。

②黄体酮，可以抑制平滑肌的收缩而缓解痉挛，对镇痛和排石有一定的疗效。

③钙离子阻滞剂，硝苯地平10mg口服或舌下含化，对缓解肾绞痛有一定的作用。

④α受体阻滞剂（坦索罗辛），其确切的疗效还有待于更多的临床观察。

2.外科治疗　当疼痛不能被药物缓解或结石直径大于6 mm时，应考虑采取外科治疗措施。其中包括：

（1）体外冲击波碎石治疗（ESWL），将ESWL作急症处置的措施，通过碎石不但能控制肾绞痛，而且还可以迅速解除梗阻。

（2）输尿管内放置支架，还可以配合ESWL治疗。

（3）经输尿管镜碎石取石术。

（4）经皮肾造瘘引流术，特别适用于结石梗阻合并严重感染的肾绞痛病例。

治疗过程中注意有无合并感染，有无双侧梗阻或孤立肾梗阻造成的少尿，如果出现这些情况需要积极的外科治疗，以尽快解除梗阻。

3.排石治疗

（1）排石治疗的适应证

①结石直径小于0.6 cm。

②结石表面光滑。

③结石以下尿路无梗阻。

④结石未引起尿路完全梗阻，停留于局部少于2周。

⑤特殊成分的结石，对尿酸结石和胱氨酸结石推荐采用排石疗法。

⑥经皮肾镜、输尿管镜碎石及ESWL术后的辅助治疗。

（2）排石方法。包括一般方法、中医中药、溶石疗法和中西医结合等方法。

①每日饮水2000～3000ml，昼夜均匀。

②中医中药：常用的成药有尿石通等；常用的方

**表13-2-1　不同成分的结石及其一般特征**

| 类型 | 比率（%） | 晶体 | 性状 | pH对溶解度的影响 | X光密度（骨骼=1.0） | 力学特性 |
|---|---|---|---|---|---|---|
| 草酸钙类 | 86.7 | 一水草酸钙、二水草酸钙 | 前者呈褐色，铸形或桑葚状，质地坚硬；后者呈白色，表面有晶莹的刺状突起，质地松脆 | 影响不大 | 0.50（不透X光） | 脆性 |
| 磷酸钙类 | 5.0 | 羟基磷灰石、碳酸磷灰石、二水磷酸氢钙、磷酸三钙 | 浅灰色，坚硬，可有同心层 | < 5.5时升高 | 1.0（不透X光） | 脆性 |
| 磷酸铵镁 | 3.0 | 六水磷酸铵镁 | 深灰色，鹿角形，松散易碎 | < 5.5时升高 | 0.20（半透X光） | 脆性 |
| 尿酸类 | 5.1 | 无水尿酸、二水尿酸、尿酸铵、一水尿酸钠 | 黄色或砖红色，圆形光滑，结构致密，稍硬 | > 6.8时升高 | 0.05（透X光） | 脆性 |
| 胱氨酸 | 0.2 | 胱氨酸 | 土黄色，蜡样外观，表面光滑，可呈鹿角形 | > 7.5时升高 | 0.15（半透X光） | 韧性 |

剂，如八正散、三金排石汤和四逆散等。

③溶石疗法：推荐应用于尿酸结石和胱氨酸结石。尿酸结石：口服别嘌醇，根据血、尿的尿酸值调整药量；口服枸橼酸氢钾钠或碳酸氢钠片，以碱化尿液，维持尿液pH在6.5～6.8。胱氨酸结石：口服枸橼酸氢钾钠或碳酸氢钠片，以碱化尿液，维持尿液pH在7.0以上。

④适度运动：根据结石部位的不同选择体位排石。

**（二）肾结石的手术治疗**

肾结石手术治疗方式包括：经皮肾镜取石术、输尿管镜取石术、开放性肾盂切开取石术。

*1.经皮肾镜取石术（PNL）*

（1）经皮肾镜取石术适应证

①所有需开放手术干预的肾结石，包括完全性和不完全性鹿角结石、≥2cm的肾结石、有症状的肾盏或憩室内结石、体外冲击波难以粉碎及治疗失败的结石。

②输尿管上段$L_4$以上、梗阻较重或长径＞1.5cm的大结石；或因息肉包裹及输尿管纡曲、ESWL无效或输尿管置镜失败的输尿管结石。

③特殊类型的肾结石，包括小儿肾结石梗阻明显、肥胖病人的肾结石、肾结石合并肾盂输尿管连接部梗阻或输尿管狭窄、孤立肾合并结石梗阻、马蹄肾合并结石梗阻、移植肾合并结石梗阻以及无积水的肾结石等。

（2）经皮肾镜取石术禁忌证

①未纠正的全身出血性疾病。

②严重心脏疾病和肺功能不全，无法承受手术者。

③未控制的糖尿病和高血压者。

④盆腔游走肾或重度肾下垂者。

⑤脊柱严重后凸或侧弯畸形、极肥胖或不能耐受俯卧位者亦为相对禁忌证，但可以采用仰卧、侧卧或仰卧斜位等体位进行手术。

⑥服用阿司匹林、华法林等抗凝药物者，需停药2周后，复查凝血功能正常才可以进行手术。

（3）治疗方案和原则

①经皮肾取石术（PNL）应在有条件的医院施行，推荐首选微造瘘PNL。

②开展手术早期宜选择简单病例，如：单发肾盂结石合并中度以上肾积水，病人体形中等偏瘦，没有其他伴随疾病。

③合并肾功能不全者或肾积脓先行经皮肾穿刺造瘘引流，待肾功能改善及感染控制后再二期取石。

④完全鹿角形肾结石可分期多次多通道取石，但手术次数不宜过多（一般单侧取石≤3次），每次手术时间不宜过长，需视病人耐受程度而定。多次PNL后，仍有直径＞0.4 cm的残石，可联合应用ESWL。

（4）术前准备：术前准备与开放手术大致相同。若尿培养有细菌存在，应该选择敏感的抗生素治疗，即使尿培养阴性，手术当天也应选用广谱抗生素预防感染。

必须充分地认识到手术的目的是为了解除梗阻、降低结石对肾功能的损害；结石的残留在术前是难以预料的，残留的结石可以在术后结合ESWL和中药进行治疗；对于无意义的残石可以定期复查。应该强调必须将术中、术后均可能会发生出血、周围器官损伤、情况，严重时需中转开放手术，甚至需要行肾切除等情况以书面的形式告知病人及其家属。

（5）常见并发症及其处理：主要的并发症是出血及肾周脏器损伤。如果术中出血较多，则需停止操作，并放置肾造瘘管，择期行二期手术。当肾造瘘管夹闭后，静脉出血大多可以停止。临床上持续的、大量的出血一般都是由于动脉性损伤所致，往往需行血管造影继而进行超选择性栓塞。若出血凶险难以控制，应及时改开放手术，以便探查止血，必要时切除患肾。

*2.输尿管镜取石术*

（1）适应证

①ESWL定位困难的、X线阴性肾结石（＜2cm）。

②ESWL术后残留的肾下盏结石。

③嵌顿性肾下盏结石，ESWL治疗的效果不好。

④极度肥胖、严重脊柱畸形，建立PNL通道困难。

⑤结石坚硬（如一水草酸钙结石、胱氨酸结石等），不利于ESWL治疗。

⑥伴盏颈狭窄的肾盏憩室内结石。

（2）禁忌证

①不能控制的全身出血性疾病。

②严重的心肺功能不全，无法耐受手术。

③未控制的泌尿道感染。

④严重尿道狭窄，腔内手术无法解决。

⑤严重髋关节畸形，截石位困难。

*3.开放性肾盂切开取石术*

适应证如下：

①ESWL、URS和（或）PNL作为肾结石治疗方式存在禁忌证。

②ESWL、PNL、URS手术治疗失败，或上述治疗方式出现并发症需开放手术处理。

**（三）结石治疗的注意事项**

*1.双侧上尿路结石的治疗原则*

（1）一侧输尿管结石，另一侧肾结石，先处理输尿管结石，处理过程中建议参考总肾功能、分肾功能与病人一般情况。

（2）双侧肾结石，一般先治疗容易处理且安全的一侧，如果肾功能处于氮质血症或尿毒症期，梗阻严重，建议先行经皮肾穿刺造瘘，待肾功能与病人一般情况改善后再处理结石。

（3）孤立肾上尿路结石或双侧上尿路结石致急性梗阻性无尿，只要病人情况许可，应及时外科处理，如不能耐受手术，应积极试行输尿管逆行插管或经皮肾穿刺造瘘术，待病人一般情况好转后再选择适当治疗方法。

（4）对于肾功能处于尿毒症期，并有水电解质和酸碱平衡紊乱的病人，建议先行血液透析，尽快纠正其内环境的紊乱，并同时行输尿管逆行插管或经皮肾穿刺造瘘术，引流肾脏，待病情稳定后再处理结石。

*2.合并尿路感染的结石处理原则*　所有结石病人都必须进行菌尿检查，必要时行尿培养。当菌尿试验阳性，在取石之前应该使用抗生素治疗，对于梗阻表现明显、集合系统有感染的结石病人，需进行置入输尿管支架管或经皮肾穿刺造瘘术等处理。

*3.石街的治疗*　输尿管石街形成的原因有：

（1）一次粉碎结石过多。

（2）结石未能粉碎为很小的碎片。

（3）两次碎石间隔时间太短。

（4）输尿管有炎症、息肉、狭窄和结石等梗阻。

（5）碎石后病人过早大量活动。

（6）ESWL引起肾功能损害，排出碎石块的动力减弱。

（7）ESWL术后综合治疗关注不够。如果石街形成3周后不及时处理，肾功能恢复将会受到影响；如果石街完全堵塞输尿管，6周后肾功能将会完全丧失。

*4.妊娠合并结石的治疗*　常采用B超及核磁检查以确诊。妊娠合并结石首选保守治疗，应根据结石的大小、梗阻的部位、是否存在着感染、有无肾实质损害以及临床症状来确定治疗方法。原则上对于结石较小、没有引起严重肾功能损害者，采用综合排石治疗，包括多饮水、适当增加活动量、输液利尿、解痉、镇痛和抗感染等措施促进排石。

## 六、肾结石的预防和随访

### （一）肾结石的预防

（1）增加液体的摄入：推荐每天的液体摄入量在2.5～3.0L以上，使每天的尿量保持在2.0～2.5L以上。使尿的比重低于1.010为宜，以达到并维持可靠的尿液稀释度。

关于饮水的种类，一般认为以草酸含量少的非奶制品液体为宜。饮用硬水是否会增加含钙结石的形成，目前仍然存在不同的看法。应避免过多饮用咖啡因、红茶、葡萄汁、苹果汁和可口可乐。推荐多喝橙汁、酸果蔓汁和柠檬水。

（2）饮食调节：维持饮食营养的综合平衡，强调避免其中某一种营养成分的过度摄入。推荐多食用乳制品（牛奶、干酪、酸乳酪等）、豆腐和小鱼等食品。成人每天钙的摄入量应为800～1000mg（20～25mmol）。

草酸钙结石病人尤其是高草酸尿症的病人应该避免摄入诸如甘蓝、杏仁、花生、甜菜、欧芹、菠菜、大黄、红茶和可可粉等富含草酸的食物。其中，菠菜中草酸的含量是最高的，草酸钙结石病人更应该注意忌食菠菜。

低钙饮食会促进肠道对草酸盐的吸收，增加尿液草酸盐的排泄。补钙对于减少肠道草酸盐的吸收是有利的，然而，仅适用于肠源性高草酸尿症病人。

①限制钠盐的摄入：高钠饮食会增加尿钙的排泄，每天钠的摄入量应少于2g。

②限制蛋白质的过量摄入：低糖类和高动物蛋白饮食与含钙结石的形成有关。高蛋白质饮食引起尿钙和尿草酸盐排泄增多的同时，使尿的枸橼酸排泄减少，并降低尿的pH，是诱发尿路含钙结石形成的重要危险因素之一。

推荐摄入营养平衡的饮食，保持早、中、晚3餐营养的均衡性非常重要。避免过量摄入动物蛋白质，每天的动物蛋白质的摄入量应该限制在150g以内。其中，复发性结石病人每天的蛋白质摄入量不应该超过80g。

③减轻体重：研究表明，超重是尿路结石形成的至关重要的因素之一。推荐尿路结石病人的体重指数（BMI）维持在11～18。

④增加水果和蔬菜的摄入：饮食中水果和蔬菜的摄入可以稀释尿液中的成石危险因子，但并不影响尿钾和尿枸橼酸的浓度。因此，增加水果和蔬菜的摄入可以预防低枸橼酸尿症病人的结石复发。

⑤增加粗粮及纤维素饮食：米麸可以减少尿钙的排泄，降低尿路结石的复发率，但要避免诸如麦麸等富含草酸的纤维素食物。

⑥减少维生素C的摄入：维生素C经过自然转化后能够生成草酸。服用维生素C后尿草酸的排泄会显著增加，形成草酸钙结晶的危险程度也相应增加。尽管目前还没有资料表明大剂量的维生素C摄入与草酸钙结石的复发有关，但是，建议复发性草酸钙结石病人避免摄入大剂量的维生素C。推荐他们每天维生素C的摄入不要超过1.0g。

⑦限制高嘌呤饮食：伴高尿酸尿症的草酸钙结石病人应避免高嘌呤饮食，推荐每天食物中嘌呤的摄入量少于500mg。富含嘌呤的食物有：动物的内脏（肝脏及肾脏），家禽皮，带皮的鲱鱼，沙丁鱼，凤尾鱼等。

（3）药物预防性治疗。用于含钙结石预防性治疗的药物虽然种类很多，但是，目前疗效较为肯定的只有碱性枸橼酸盐、噻嗪类利尿剂和别嘌醇。

①噻嗪类利尿药：噻嗪类利尿药的主要作用是减轻高钙尿症，适用于伴高钙尿症的含钙结石病人。常用剂量为双氢克尿噻25 mg，2次/d，或者三氯噻唑4mg/d。

噻嗪类利尿药的主要副作用，是低钾血症和低枸橼酸尿症，与枸橼酸钾一起应用可以减轻副作用，并且可以增强预防结石复发的作用。部分病人，长期应用后可能会出现低血压、疲倦和勃起障碍，应该注意用药后发生低镁血症和低镁尿症的可能性。

②正磷酸盐：正磷酸盐能够降低1，25（OH）$_2$-D的合成，主要作用是减少钙的排泄并增加磷酸盐及尿枸橼酸的排泄，可以抑制结石的形成。其中，中性正磷酸盐的效果比酸性正磷酸盐好。

正磷酸盐主要应用于伴有高钙尿症的尿路含钙结石病人，但是，目前还缺乏足够的证据来证明其治疗的有效性。因此，临床上可选择性地应用于某些尿路结石病人，不作为预防性治疗的首选药物。

③磷酸纤维素：磷酸纤维素和磷酸纤维钠可以通过与钙结合形成复合物而抑制肠道对钙的吸收，从而降低尿钙的排泄。主要适用于伴吸收性高钙尿症的结石病人，但临床效果还不肯定。由于用药后可能会出现高草酸尿症和低镁尿症，因此目前不推荐将磷酸纤维素用于预防结石复发的治疗。

④碱性枸橼酸盐：碱性枸橼酸盐能够增加尿枸橼酸的排泄，降低尿液草酸钙、磷酸钙和尿酸盐的过饱和度，提高对结晶聚集和生长的抑制能力，能有效地减少含钙结石的复发。

临床上，用于预防含钙结石复发的碱性枸橼酸盐种类，包括枸橼酸氢钾钠、枸橼酸钾、枸橼酸钠、枸橼酸钾钠和枸橼酸钾镁等制剂。枸橼酸钾和枸橼酸钠都具有良好的治疗效果，但是，钠盐能够促进尿钙排泄，单纯应用枸橼酸钠盐时，降低尿钙的作用会有所减弱。枸橼酸钾预防结石复发的作用比枸橼酸钠强。枸橼酸氢钾钠（友来特）具有便于服用、口感较好等优点，病人依从性较高。

尽管碱性枸橼酸盐最适用于伴低枸橼酸尿症的结石病人，但是，目前认为其适应证可能可以扩大至所有类型的含钙结石病人。常用剂量为枸橼酸氢钾钠（友来特）1～2g，3次/日，枸橼酸钾1～2g或者枸橼酸钾钠3g，2～3次/日。

碱性枸橼酸盐的主要副作用是腹泻，病人服用后依从性较差。

⑤别嘌醇：别嘌呤醇可以减少尿酸盐的产生，降低血清尿酸盐的浓度，减少尿液尿酸盐的排泄。此外，别嘌呤醇还可以减少尿液草酸盐的排泄。

推荐别嘌醇用于预防尿酸结石和伴高尿酸尿症的草酸钙结石病人，用法为100mg，3次/日，或者300mg，1次/日。

⑥镁剂：镁通过与草酸盐结合而降低草酸钙的过饱和度，从而抑制含钙尿路结石的形成。补充镁剂在促进尿镁增加的同时，可以增加尿枸橼酸的含量，并提高尿的pH。因此，镁剂能有效地降低草酸钙结石的复发。适用于伴有低镁尿症或不伴有低镁尿症的草酸钙结石病人。

**（二）肾结石的随访**

1.*肾结石临床治疗后的随访*　肾结石临床治疗的目的是最大限度地去除结石、控制尿路感染和保护肾功能。因此，无石率、远期并发症的发生情况和肾功能的恢复情况是临床随访复查的主要项目。

（1）无石率：定期（1周、1个月、3个月、6个月）复查X线照片、B超或者CT扫描，并与术前对比，可以确认各种治疗方法的无石率。尿路结石临床治疗后，总的无石率以PNL最高，开放性手术次之，联合治疗再次，而ESWL最低。

（2）远期并发症：不同的治疗方法可能出现的并发症种类不一样。其中，PNL的远期并发症主要是肾功能丧失、肾周积液、复发性尿路感染、集合系统狭窄、输尿管狭窄和结石复发等；联合治疗的远期并发症主要是肾功能丧失、复发性尿路感染、残石生长和结石复发等；单纯ESWL的远期并发症包括肾功能丧失和结石复发等；开放性手术的远期并发症有漏尿、输尿管梗阻、肾萎缩、结石复发和反复发作的尿路感染等。术后注意定期复查有利于尽早发现并发症的存在。

（3）肾功能：术后3～6个月复查排泄性尿路造影，以了解肾功能的恢复情况。

2.*肾结石预防性治疗后的随访*　肾结石病人大致可以分为不复杂的和相对复杂的两类。第一类包括初发结石而结石已排出的病人以及轻度的复发性结石病人，第二类包括病情复杂、结石频繁复发、经治疗后肾脏仍有残留结石或者有明显的诱发结石复发的危险因素存在的病人。其中，第一类病人不需要随访，第二类病人应该进行随访。随访的内容主要是进行结石活动的代谢性监测（表13-2-2）。

测定钙的目的主要是鉴别甲状旁腺功能亢进和其他与高钙血症有关的疾病。如果钙的浓度≥2.6mmol/L，通过反复进行血钙测定及检查甲状旁腺激素以后，可以诊断出甲状旁腺功能亢进。

推荐2次重复收集24h尿液标本做检查的做法，这样可以提高尿液成分异常诊断的准确性。此外，其他诸如收集12h、16h、17h，甚至早上某一时点的尿液标本作分析的做法，也能达到满意的诊断目的。

空腹晨尿（或早上某一时点的尿标本）pH＞5.8时，则应怀疑伴有完全性或不完全性肾小管性酸中毒。

表 13-2-2　尿路结石病人的随访监测项目

| 监测项目 | 不复杂结石 | 复杂性结石 |
|---|---|---|
| 结石 | 每位病人至少应做 1 次结石成分分析 | 每位病人至少应做 1 次结石成分分析 |
| 血液 | 血清钙（包括离子钙和结合钙） | 相同 |
| | 肌酐 | 相同 |
| | 尿酸（选择性测定） | 相同 |
| | | 钾 |
| 尿液 | 空腹晨尿标本 | 空腹晨尿标本 |
| | pH 值测定 | 相同 |
| | 白细胞 | 相同 |
| | 细菌学检查 | 相同 |
| | | 尿胱氨酸检查（如果未排除胱氨酸尿症） |
| | | 24h 尿液标本或某一时点尿液标本<br>必须测定的项目：钙、草酸盐、枸橼酸、尿酸盐、肌酐 |
| | | 选择性测定的项目：镁、磷酸盐、尿、素、钠、氯、钾总量 |

同样，空腹晨尿或早上某一时点尿标本可以做细菌学检查和胱氨酸测定。测定血清钾浓度的目的主要是为诊断肾小管性酸中毒提供更多的依据。

## 七、基层医疗机构健康管理

### （一）基层筛查方法及流程

病人突发腰腹部剧烈疼痛，伴或不伴肉眼血尿，尿常规潜血阳性，均应考虑肾结石的可能。应进一步行泌尿系超声检查，不具备检查条件者，立即转诊至上级医院确诊。

### （二）基层首诊

1.如明确诊断肾结石，且结石不大，应给予解痉、镇痛、抗感染等治疗，并嘱病人多饮水，多活动，多排尿。

2.经治疗，如上述症状未缓解，应立即转上级医院治疗。

### （三）下转后社区健康管理注意事项

经手术治疗的病人，包括微创手术，病情稳定，达到出院标准者，下转至基层医院进行健康管理。

1.提高病人对疾病的认识，纠正病人的饮食与生活习惯，多饮水，勤排尿，增加运动量如跳跃运动等，有助于提高结石的治愈率及降低结实的复发率。

2.复查。监测血尿常规，泌尿系统超声，至少每半年复查一次，以便及时发现结石，尽早采取治疗措施。

3.随访。定期体格检查、定期和上级医院医师沟通调整用药情况，定期参加社区健康教育。

# 第3章　输尿管结石

## 一、流行病学

输尿管结石是尿石症的一种，多源于肾脏或由肾脏脱落结石构成，输尿管狭窄、异物、尿路感染均为结石形成的高危因素。多发生于中青年，男性较女性发病率高，结石成因与肾结石相似。

## 二、输尿管结石的分类

### （一）输尿管的分段

确定输尿管的分段有利于输尿管结石的定位，从而指导选择最佳的治疗方法。

1.解剖学分段　输尿管上起自肾盂，下终止于膀胱三角，全程粗细不均，有3个生理狭窄。第1个位于肾盂与输尿管的移行处，直径约0.2cm；第2个狭窄位于输尿管跨髂血管处，直径约0.3cm；第3个狭窄在进入膀胱内壁处，此3个狭窄是尿路结石容易嵌顿处。依此3个狭窄，可将输尿管分为上、中、下3段，称为腹段、盆段、膀胱段。腹段自肾盂输尿管交界处，到跨越髂动脉处；盆段，自髂动脉到膀胱壁；膀胱段，自膀胱壁内斜行至膀胱黏膜、输尿管开口。

2.影像学分段　在临床工作中，为了便于影像学上输尿管结石位置的描述，通常也将输尿管分为3段，其分段标志为骶髂关节。第一段即上段输尿管，从肾盂输尿管连接处到骶髂关节的上缘；第二段即中段输尿管，从骶髂关节上缘到骶髂关节下缘；第三段即下段输尿管，从骶髂关节下缘处开始穿过盆腔终于膀胱。

以上两种分段方法各有特点，解剖学的分段更适合于解剖学研究和开放结石手术。影像学分段方法更为放射科医生和泌尿外科医生所熟悉。有鉴于目前输尿管结石的主流治疗手段为输尿管镜、经皮肾镜（PNL）、体外冲击波碎石术（SWL）以及腹腔镜等微创治疗方法，因此推荐使用影像学分段方法。其中约有70%为输尿管下段结石，其次为输尿管中段结石，输尿管上段结石较少见。

### （二）输尿管结石的大小

目前而言，对输尿管结石大小的分类尚没有统一的标准。输尿管结石的大小是制定治疗方案时的重要参考依据之一，因此有必要将结石大小分类，并依据结石的大小选择适当的治疗手段，以达到最大的治疗效果和最小的治疗损伤。参考国外文献报道，并参照保守治疗、排石治疗、径皮肾镜取石术（PNL）、SWL、输尿管镜、腹腔镜和开放手术治疗的适应证，将输尿管结石分为三类：直径≤6mm的结石、直径为7～10mm的结石及直径＞10mm的结石。

在选择治疗方法时，应同时考虑结石所在位置、结石的成分、形状以及是否存在嵌顿、粘连和梗阻的情况。

### （三）输尿管结石的成分

输尿管结石90%以上是在肾内形成而降入输尿管，原发于输尿管的结石，除非存在输尿管梗阻病变，一般很少见。所以输尿管结石的成分与肾结石成分大致相同。了解输尿管结石的成分，进行术后结石成分的分析，有助于选择合适的预防手段，防止结石复发。

## 三、临床表现

血尿是输尿管结石的重要症状，疼痛时，往往伴有肉眼血尿或者镜下血尿，以后者居多。病人偶有无痛血尿而就医。近年来常规体检，经查体发现的无症状性结石病人明显增多。

## 四、诊断

### （一）影像学诊断方法

1.B超（推荐）　B超检查简便、经济、无创伤，可以发现2mm以上的输尿管结石（包括阴性结石），了解结石的位置和大小、集合系统的扩张程度、肾皮质厚度等，为治疗方法的选择提供参考，因此可以作为输尿管结石的常规检查方法。对肾绞痛、碘造影剂过敏、妊娠合并结石、无尿、慢性肾功能不全等不能行静脉尿路造影或CT尿路造影者，可首选B超检查。由于腹腔脏器的干扰，B超诊断输尿管中下段结石或较小的上段结石敏感性较低，此时需结合病史或其他检查方法以明确诊断。

2.尿路平片（KUB）（推荐） 90%以上的输尿管结石可以在KUB上显影。通过KUB检查，可以大致确定结石的位置、形态、大小和数量。根据结石在平片上的密度，可以初步判定结石的成分。各种成分的结石在平片上的显影程度依次为：草酸钙结石、磷酸钙和磷酸镁铵结石、胱氨酸结石、含尿酸盐结石；单纯尿酸结石和基质结石能透过X线，不能在KUB上显示，称为透光结石或阴性结石。但是，临床上单一成分的结石很少见，多数是以某一种成分为主的混合型结石。因此，在KUB上结石的密度并不一定呈均匀一致。

KUB上的高密度影，有时需与胆囊结石和腹腔内的一些钙化影，例如肠系膜淋巴结钙化、静脉石和髂血管淋巴结钙化等相鉴别，此时可加行侧位片或IVU。

3.静脉尿路造影（IVU）（推荐） IVU一般应结合KUB进行，此项检查可以了解尿路的解剖结构，进一步明确结石在输尿管的位置、结石引起的尿路梗阻情况及对肾功能的影响。此外，IVU还可以发现KUB上不能显示的阴性结石，并能与腹腔内的钙化影相鉴别。对常规剂量显影不良时，可行大剂量造影以了解患侧肾功能情况，这对治疗方法的选择具有一定的参考价值。

4.CT扫描（推荐） CT检查分辨率较KUB高，解决了KUB成像的组织重叠问题，不易受肠道内气体干扰，不受结石成分、肾功能和呼吸运动的影响，而且螺旋CT能够同时对所获得的图像进行二维或三维重建，将横切面图像转换成类似IVU图像，可以清楚地显示，包括阴性结石在内的结石的形态和大小。此外，还可以通过结石的CT值来初步判断结石的成分，通过增强CT显示肾积水的程度和肾实质的厚度，从而对治疗方法的选择提供重要的参考价值。对肾绞痛病人，如果有条件可首选CT平扫，再依据CT结果适当选择其他影像学检查，以提高诊断准确率。研究显示，螺旋CT平扫诊断尿路结石的敏感性为97%，特异性为96%，准确率为97%。

5.逆行肾盂造影（RGP）（可选择） 属于有创检查且不能了解肾功能情况，不作为常规检查方法，仅用于不宜行IVU或IVU显影不满意者。其优点是显影清楚，不受肾功能的影响，可以显示X线不显影的阴性结石，了解结石的位置及其引起的尿路梗阻程度，排除结石下方输尿管梗阻和狭窄。

6.磁共振尿路成像（MRU）（可选择） 由于成像原理及空间分辨率的限制，MRU难以直接显示结石，一般不用于输尿管结石的检查。但是，由于MRU不受肾功能改变的影响，不需造影剂即可获得与IVU类似的图像，能够了解输尿管结石所引起的尿路梗阻情况。因此，对孕妇、严重肾功能损害或对造影剂过敏等不适合行X线检查（IVU或CT）的病人可考虑采用。

7.放射性核素（可选择） 放射性核素检查不能直接显示输尿管结石，但是可以提供肾脏血流灌注、肾功能及尿路梗阻情况等信息，对治疗方法的选择和疗效的评估具有一定的价值。

**（二）实验室检查**

血尿常规、尿培养、肝肾功能、血糖、血脂、血凝四项等相关化验。

## 五、输尿管结石的治疗

**（一）治疗原则**

目前，治疗输尿管结石的方法，有SWL、输尿管肾镜碎石术、腹腔镜及开放手术、溶石治疗和药物治疗。绝大部分输尿管结石通过SWL和输尿管肾镜碎石术治疗均可取得满意的疗效。微创治疗失败的病人往往需要开放手术取石。腹腔镜手术是微创的，可作为开放手术的替代方法，这两种方法也可用于SWL和输尿管镜治疗有禁忌时，如结石位于输尿管狭窄段的近端。

尽管相对于输尿管镜而言，SWL再次治疗的可能性较大，但其拥有微创、无须麻醉等优点，即使加上各种辅助治疗措施，SWL仍然属于微创的治疗方法。

输尿管结石的大小对于选择治疗方法有重要的参考价值。直径＜1cm的输尿管结石，临床上均存在排石的可能性。＜0.4cm的结石，绝大部分能自行排出。≤0.6cm的结石首选药物辅助排石治疗。0.7～1.0cm的结石随着结石直径的增加，排石的可能性降低，应视结石形状及梗阻程度决定选择药物排石还是外科干预。直径＞1.0cm的结石，首选外科干预。

**（二）排石治疗**

1.排石治疗的适应证

（1）结石直径小于等于0.6cm。

（2）结石表面光滑。

（3）结石以下尿路无梗阻。

（4）结石未引起尿路完全梗阻，停留于局部少于2周。

（5）特殊成分的结石，对尿酸结石和胱氨酸结石推荐采用排石疗法。

（6）经皮肾镜、输尿管镜碎石及SWL术后的协助治疗。

2.治疗方法

（1）一般治疗方法。

①饮水：每日饮水2000～3000ml，昼夜均匀。

②适当运动。

（2）常用药物。

①α受体阻滞剂：α受体阻滞剂可松弛输尿管平滑

肌，而起排石和解痉作用，能够促进结石排出，缩短排石时间。临床上多选择高选择性的α1A受体阻滞剂坦索罗辛（哈乐）。

②碱性枸橼酸盐：包括枸橼酸钾、枸橼酸钠、枸橼酸钾钠、枸橼酸氢钾钠和枸橼酸钾镁等，推荐用于尿酸结石和胱氨酸结石的溶石治疗，尿酸结石维持尿液pH在6.5～6.8，胱氨酸结石维持尿液pH在7.0以上。枸橼酸氢钾钠对三聚氰胺所致结石的排石效果确定，建议尿液pH维持在6.9左右。可以用于所有含钙结石。

③钙离子通道拮抗剂：硝苯地平阻断钙离子通道，也能使输尿管平滑肌松弛，对促进排石有一定作用。

④别嘌醇：用于尿酸结石和高尿酸尿症草酸钙结石者。

（3）中医中药治疗。

**（三）输尿管镜取石术**

1.输尿管硬镜

（1）适应证

①输尿管下段结石。

②输尿管中段结石。

③SWL失败后的输尿管上段结石。

④SWL后的“石街”；结石并发可疑的尿路上皮肿瘤；X线阴性的输尿管结石；停留时间长的嵌顿性结石而SWL困难。

（2）禁忌证：不能控制的全身出血性疾病；严重的心肺功能不全，无法耐受手术；未控制的泌尿道感染；严重尿道狭窄，腔内手术无法解决；严重髋关节畸形，截石位困难。

2.输尿管软镜

（1）适应证：输尿管结石，尤其是输尿管上段结石；伴有输尿管扭曲、硬镜不能到达结石部位的病人；极度肥胖的病人；伴有轻度出血倾向或不能停用抗凝药物的病人。

（2）禁忌证：严重的全身出血性疾病；严重的心肺功能不全，无法耐受手术；未控制的泌尿道感染；严重尿道狭窄，腔内手术无法解决。

3.术前准备　术前准备与开放手术相同。术前需行尿细菌培养及药敏试验，若尿培养有细菌存在，选择敏感的抗生素治疗；术前单次使用广谱抗生素预防感染。手术间配备X线透视设备。

4.并发症

（1）输尿管软镜损伤：输尿管软镜损伤最常见于光纤对工作通道的破坏，为防止光纤尖端插伤工作通道，插入光纤时应保持输尿管软镜为0°；使用光纤套和保证激发激光时能看到光纤尖部，避免激光损伤工作通道。

（2）术中并发症

①黏膜下损伤及假道：放置双J支架管引流。输尿管穿孔：小的穿孔可放置双J支架管引流2～4周，如穿孔严重，应进行手术修补（输尿管端端吻合术等）。

②输尿管黏膜撕脱：为最严重的急性并发症之一。术中尽量将结石粉碎，避免使用套石篮。需开放手术治疗（自体肾移植、输尿管膀胱吻合术或回肠代输尿管术等）。

（3）术后并发症

①感染：术前需行尿培养及药敏试验，术前积极治疗明显的尿路感染，感染控制后再行手术治疗，术中勿高压冲洗，术后应用敏感抗生素积极抗感染治疗。

②输尿管狭窄：输尿管黏膜损伤、假道形成或者穿孔、易导致输尿管狭窄。术中尽量避免输尿管损伤。需行输尿管狭窄内切开或狭窄段切除端端吻合术治疗。

**（四）经皮肾镜取石术（PNL）**

绝大部分输尿管结石能够通过SWL或者输尿管镜取石术治疗，但这两种方式的成功率，均极大程度上取决于结石远端输尿管的通畅与否，输尿管狭窄、扭曲均影响治疗效果。考虑到顺行经皮肾途径下，输尿管镜仅能到达腰4至腰5水平，因此输尿管中下段结石不考虑行PNL治疗。除尿酸结石首选溶石治疗以外，其他成分的输尿管上段结石在治疗选择上，依次考虑原位或上推后SWL、输尿管（硬镜或软镜）取石术、PNL。

1.输尿管结石PNL治疗的适应证

（1）输尿管上段第4腰椎横突水平以上的结石。

（2）SWL无效或输尿管镜逆行失败的输尿管上段结石，包括尿流改道病人。

（3）结石长径在1.0cm以上。息肉包裹、梗阻较重。

（4）合并肾结石、肾盂输尿管连接部梗阻（UPJO）等需要顺行经皮穿刺肾造瘘（PCN）一并处理者。

2.禁忌证

（1）未纠正的全身出血性疾病。

（2）严重心脏疾病或肺功能不全，无法耐受手术者。

（3）未控制的糖尿病或高血压病。

（4）结石近端输尿管扭曲严重者。

（5）服用抗凝药物者，需要停药2周，复查凝血功能正常者才能安排手术。

输尿管结石PNL治疗操作方法基本同于肾结石PNL治疗方法，由于输尿管细长，内镜的选择一般为输尿管镜，因此输尿管上段结石PNL治疗多选择微造瘘PNL（MPNL）。

**（五）腹腔镜和开放手术**

腹腔镜手术与开放手术适应证相同，如果需要开放手术，应该首先考虑腹腔镜手术。

1.适应证

（1）SWL、输尿管镜和PNL取石失败的输尿管结石。

（2）合并输尿管或邻近组织其他病变需要同时处理。

（3）直径＞1.5cm，需行多次SWL或输尿管镜治疗，或输尿管扭曲估计SWL或输尿管镜治疗比较困难。

2.禁忌证

（1）未纠正的全身出血性疾病。服用阿司匹林、华法林等抗凝药物者，需停药2周，复查凝血功能正常才可以进行手术。

（2）严重心脏疾病和肺功能不全，无法承受手术。

（3）未控制的糖尿病和高血压。

（4）合并感染和肾功能不全，需先行引流，待病情稳定后再行手术。

3.手术途径的选择

（1）腹腔镜手术：可以经腹腔也可以经腹膜后途径，经腹腔可以处理上中下各段输尿管结石，经腹膜后途径主要处理上段输尿管结石。

（2）开放手术：输尿管上段手术一般采用腰部斜切口，也可以选择经腰大肌直切口；输尿管中段病变一般采用腹部斜切口；下段一般采用下腹部斜切口、下腹部腹直肌旁切口或腹部正中切口。

4.合并证及其处理

（1）尿漏：引流后多数能自行停止，如漏尿量大、时间长，应注意输尿管支架管是否通畅，必要时调整支架管位置。如支架管拔除后出现持续腹痛或腰痛，多为尿漏所致，应尽快施行尿液引流。

（2）输尿管狭窄：术后出现输尿管狭窄可定期做输尿管气囊扩张术或输尿管端端吻合术。

（3）出血及脏器损伤：术中辨清解剖结构，尽量避免脏器损伤，认真止血。

## 六、特殊类型输尿管结石的诊断和治疗

### （一）妊娠合并输尿管结石

妊娠期输尿管结石是指从妊娠开始到分娩结束期间妊娠妇女发生的输尿管结石。输尿管结石的发生率约为肾结石的2倍，占上尿路结石的2/3，约74%为磷酸钙结石，26%为草酸钙结石，24%～30%病例孕前有尿结石病史。腰部或腹部疼痛是妊娠症状性尿结石最常见的症状之一，发生率85%～100%。妊娠输尿管结石大多发生在妊娠中晚期（妊娠14～34周），结石位输尿管中上段约占58%，输尿管下段约占42%，妊娠期输尿管结石的主要临床症状包括腰痛、镜下血尿、尿路感染和发热等。

超声检查仍是诊断输尿管结石第一线的检查方法，对妊娠期输尿管结石的诊断准确率约在24%～80%。彩色多普勒超声通过对肾血流的检测，可提高生理性与病理性输尿管梗阻鉴别的准确性；此外，运用改变阻力指数经阴道超声对提高输尿管下段结石诊断准确率、在中晚期妊娠应用限制性静脉尿路造影诊断输尿管结石准确率可达100%，核磁共振尿路成像技术在鉴别诊断生理性与病理性输尿管梗阻方面有较高的准确性。

大多数症状性妊娠输尿管结石通过解痉、镇痛、抗感染治疗可得到缓解，70%～80%的妊娠期输尿管结石可自行排出，需要进行外科干预治疗的病例约为10%；外科干预治疗的指征是：较难控制的肾绞痛、持续发热和因疼痛造成子宫收缩诱发先兆流产等；妊娠期输尿管结石的治疗以保守治疗较妥，间苯三酚具有高选择性缓解痉挛段平滑肌作用，可较为安全的应用于妊娠期输尿管结石所致肾绞痛的治疗。输尿管镜取石技术可作为妊娠症状性输尿管结石备选治疗方案，输尿管镜技术可适用于妊娠任何时期、任何部位的输尿管结石治疗，单次取石成功率可达91%，总的结石清除率约为89%，输尿管损伤、尿路感染、流产等病例报道较少见。术后留置输尿管导管至少72h，有利于缓解输尿管结石梗阻所至疼痛、发热等症状。

对于病情较复杂的妊娠输尿管结石，采取输尿管置管引流或经皮穿刺肾造瘘引流是比较稳妥的治疗方法。但是，放置输尿管双“J”管引流需要反复更换导管，可能导致尿路继发性感染或结石形成。因此，当梗阻因素解除、感染控制后应尽早拔除双“J”管。SWL、PNL和开放手术等技术，较少在妊娠合并输尿管结石处理中使用。

### （二）儿童输尿管结石

小儿泌尿系结石主要是上尿路结石，发病率为1%～3%，多发生在2～6岁左右儿童，2岁以内小儿较少见，男孩多于女孩。小儿泌尿系结石主要与代谢异常、尿路感染、泌尿道解剖异常有关，小儿特发性高钙尿症和低枸橼酸盐尿症是小儿泌尿系结石常见原因。约有62%小儿泌尿系结石与尿路感染有关。上尿路结石发生率约占小儿泌尿系结石的76%，结石主要成分为草酸钙。尿酸铵、一水草酸钙、碳酸磷灰石、磷酸镁铵等，是小儿泌尿系结石主要的核心成分。嘌呤结石常见于婴幼儿。输尿管纤维上皮息肉与输尿管结石的形成有密切关系。

小儿输尿管结石的典型症状是腰腹部疼痛，可伴有血尿，约56%患儿可表现为再发性腹痛或腰痛，14%患儿可见肉眼血尿，20%的患儿因尿路感染就医，尿急、尿失禁亦是小儿尿路结石的常见症状。结石移动时，婴幼儿可表现为哭闹不安、呕吐、面色苍白、出冷汗等；年长儿可表现为上腹部疼痛、胃区不适、腰

背部胀痛、会阴部疼痛等。有些患儿可能长期无明确症状，常以尿路感染、肾积水、肾功能障碍就医。

超声检查是小儿泌尿系结石最重要的检查手段，对于直径＞3mm的尿路结石，B超诊断准确率可达98%，但由于骨骼及周围组织的干扰，超声诊断符合率可能降低。尿酸结石在常规X线平片不显影，在排泄性尿路造影或逆行尿路造影上显示为负影。无增强螺旋CT是诊断小儿输尿管结石的首选检查方法，可检出直径大于2mm的尿酸结石。小儿尿路结石较少考虑采取侵入性检查手段。

小儿输尿管结石的治疗，首先应对患儿全身代谢状况有一个详细的代谢评价，并对可能存在的泌尿系先天性畸形做出充分的评估。患有高钙尿症患儿，通过饮食调节与药物干预，防止结石形成：包括增加液体摄入量、限制盐与动物性蛋白质摄入和维护正常的钙摄入；噻嗪类利尿剂已被证明能有效地减少尿钙排泄，防止钙结石形成。小儿泌尿系结石的治疗目的是：彻底清除结石、治疗尿路感染、保护肾功能和预防结石复发。增加尿液枸橼酸盐浓度，有利于预防泌尿系结石。减少尿中草酸钙的排泄量，对预防结石的形成尤为重要。对于因为泌尿系先天性畸形梗阻所致尿路结石，首选开放手术（或腹腔镜手术）矫正尿路畸形。

直径＜3mm的小儿远端输尿管结石大多数可自行排出体外，4mm或更大的远端输尿管结石可能需要腔镜治疗。体外冲击波碎石已成为小儿上尿路结石微创治疗的首选方法。输尿管镜和体外冲击波碎石对直径在4～15mm的输尿管结石治愈率较高。随着微创技术的不断发展与成熟，开放手术治疗上尿路结石的病例越来越少，往往是因为需要修复上尿路畸形。

1.体外冲击波碎石（SWL）　体外冲击波碎石可致小儿局部疼痛，术中可考虑采取麻醉或镇痛。输尿管大结石（结石＞10mm）单次SWL成功率约为80%，术后结石总体清除率为86%，并发症发生率10%，碎石失败率为13.5%。与肾结石SWL相比，输尿管结石可能需要更高的冲击波能量，但总体碎石次数少于肾结石。结石排出率与结石大小密切相关。儿童身体组织薄，含水丰富，冲击波易传导，能量衰减少，加之结石形成较快，结构疏松，易碎裂，故治疗电压、冲击波次数可降低。儿童输尿管弹性好加之活动量大，排石较成人快。

2.输尿管镜技术（URS）　多数患儿需要行输尿管扩张，单次治疗结石清除率为80%左右，中下段输尿管结石清除率可达100%。约有10%的患儿需要行二次治疗，造成治疗失败的主要原因是结石移位。并发症发生率为9%～11%，早期并发症主要是血尿、肾绞痛，严重并发症是输尿管黏膜撕脱、输尿管穿孔、尿外渗和输尿管狭窄。根据小儿年龄与输尿管大小，术后多主张放置5Fr双“J”管或3～5Fr输尿管导管引流，目前适合小儿使用的输尿管镜有6.9/7.2Fr硬性输尿管镜与5Fr软性输尿管镜，对于年龄较大小儿，也可采取8.0/9.8Fr输尿管镜。

3.经皮肾镜取石术（PNL）　经皮肾穿刺取石术一般多应用于较大肾结石（结石＞20mm）或鹿角形结石的治疗，也是一项治疗小儿上尿路结石安全有效的技术，但较少用于小儿输尿管结石治疗。对于结石＞25mm，输尿管镜取石失败又拒绝开放手术、保留有肾造瘘管的输尿管残余结石病人，PNL是可以选择的治疗方法。对于输尿管结石较大，SWL、URS技术治疗失败，或没有钬激光、腔镜技术不熟练的单位，采取腹腔镜技术或开放手术取石仍是一种治疗选择。

**（三）胱氨酸结石**

输尿管的胱氨酸结石是由肾胱氨酸结石引起。病人常在年轻时就存在泌尿系结石，且有复发倾向，常反复接受手术治疗。胱氨酸尿症的病人出现肾功能不全的风险，随时间迁移会逐渐升高。输尿管的胱氨酸结石诊断上，主要根据肾胱氨酸结石病史，同时出现输尿管结石一般症状。尿液分析往往可以进一步发现胱氨酸尿。影像学检查，如B超、KUB、IVU和CT等有助于结石的发现。

治疗上主要有腔内碎石治疗和药物溶石治疗。胱氨酸结石在X线平片上呈均匀的不透光阴影。影像学上胱氨酸结石CT衰减系数较其他结石升高，而CT衰减值高的结石已被证明对冲击波碎石不敏感。由于其含有丰富的蛋白基质和均匀的结构，因此SWL无法击碎纯的胱氨酸结石。目前，主要的碎石治疗以输尿管腔内碎石技术为主。其中，以输尿管镜联合钬激光碎石最为常用，碎石效率高。

药物溶石可用于结石的治疗或于SWL、PNL、URS和开放性手术取石后的辅助治疗。口服药物常不能溶解胱氨酸结石，但经肾插管冲洗的药物溶石效果较好。胱氨酸结石能在碱性环境中溶解。在强调碱化尿液的同时，可采用0.3mol/L或0.6mol/L氨基丁三醇溶液（THAM-E，pH为8.5～9.0）和（或）乙酰半胱氨酸进行局部灌注溶石治疗，将难溶的胱氨酸转变成水溶性的二硫化物的衍生物。经皮行介入溶石治疗配合其他碎石手段也可达到较满意的结石清除效果。胱氨酸结石病的药物治疗方案见表13-3-1。

大量、均匀的饮水、碱化尿液和限制蛋氨酸的摄入是治疗和预防胱氨酸结石的有效方法。同时服用抗胱氨酸药物如α-巯丙酰甘氨酸、青霉胺、乙酰半胱氨酸等在一定程度上也可预防胱氨酸结石的形成。

**（四）尿酸结石**

尿酸是机体核酸分解代谢中嘌呤代谢的终产物。不同原因所致的高血尿酸和（或）高尿尿酸容易形成

表 13-3-1 胱氨酸结石病的药物治疗方案

| 治疗措施 | GR |
|---|---|
| 稀释尿液 | B |
| 推荐大量饮水是24h尿液超过3000ml，为达到此要求，饮水量至少要150ml/h | |
| 碱化尿液 | B |
| 病人胱氨酸排泄量低于3mmol/24h：枸橼酸钾（3～10）mmol×（2～3）使尿液PH＞7.5 | |
| 含胱氨酸的混合型结石 | B |
| 病人胱氨酸排泄量高于3mmol/24h：硫普罗宁（α-巯基丙酰甘氨酸）（250～2000mg/d）或（卡托普利75～150mg） | |
| GR＝推荐等级 | |

尿酸结石。其形成的重要原因包括肉类食物摄入过多或机体分解代谢升高（如肿瘤病人）、内生性尿酸过高（如痛风病人）导致尿酸排泄增加以及病人尿液酸度增加等，pH往往低于正常人群（pH＝6）。而持续的尿液低pH、尿酸的高排泄和尿量较少是促发尿酸结石形成的三个主要危险因素。

典型的尿酸结石可以透过X线。由于尿酸结石的CT衰减值较低，因此CT可以显示在普通平片上透X线的尿酸结石，并可与含钙结石、胱氨酸结石相鉴别。而对尿酸结石行B超检查，则可见高回声区并伴声影。因此，CT和B超对尿酸结石的诊断很有帮助。对于KUB检查阴性，而尿路造影可见充盈缺损，经B超和（或）CT检查证实充盈缺损为结石所致，结合实验室检查尿呈酸性、尿沉渣发现尿酸结晶等，尿酸结石基本可以诊断。最后的确诊还需结石成分分析。

SWL已成为尿酸结石的重要治疗方法，残余结石可通过口服碱化尿液药物，如碳酸氢钠、枸橼酸钾或枸橼酸氢钾钠（友来特）等溶解排石。尿酸结石的预防主要是去除上述的三大危险因素。例如，大量饮水，减少含高嘌呤食物的摄入，例如动物内脏、海鲜等，同时长期口服碱化剂使尿pH恢复正常范围。若仍不能控制结石复发，可适量应用别嘌醇，以减少机体尿酸的产生。

尿酸结石在pH＞6时，便能逐渐溶解。可通过口服碱化剂达到目的。因此纯尿酸结石是唯一可通过口服碱化剂而完全溶解的尿路结石。在溶石治疗方面，尿酸结石的疗效最好，胱氨酸结石次之，含钙结石最差。溶石的原则是尽量去除上述三大危险因素。尿液pH值应该提高到6.5以上，推荐为6.5～7.2。pH＞7虽能加速溶石进程，但有致磷酸盐结石风险，应予避免。24h尿量至少应达到2000～2500ml，24h的尿酸排泄总量应低于4mmol。推荐使用枸橼酸钾来碱化尿液。口服枸橼酸钾、枸橼酸钠、碳酸氢钠等药物使pH限定在6.5～7.0可以降低外科干预的概率。

**（五）输尿管结石合并感染**

输尿管结石梗阻引发肾积水、感染，严重时可导致肾积脓或者输尿管积脓、尿脓毒血症（感染性休克），甚至危及生命。约1/4的尿脓毒血症病人其泌尿道内存在明确的感染灶，死亡率20%～42%。因此，需要重视及时、正确处理输尿管结石合并感染。

1.立即行尿液培养及药敏试验（如体温升高，还应同时行血液培养），先应用广谱抗生素进行抗感染治疗，待培养结果出来后再改用敏感抗生素。

2.及时进行尿液引流。可先逆行插入输尿管支架管引流尿液，如逆行插入输尿管支架管失败，或者引流效果不佳，可行经皮肾穿刺置管引流。临床实践证明，此两种方法引流效果相同。

3.待感染控制后，再行碎石或者取石。

4.对于比较复杂的病例：不去除结石感染很难控制，而又因为有感染存在，去除结石比较困难。对于这类病例，术前应选择敏感抗生素，进行数天的积极抗感染治疗，以尽可能减少败血症的发生率。

5.当尿路感染并出现发热或者体温降低、外周血白细胞升高或者降低、心动过速、呼吸急促等情况时，表明已发生尿脓毒血症；如同时合并低血压、血流灌注异常等，表明感染性休克发生，此时应紧急处理。处理原则如下。

（1）复苏、支持治疗：扩容，选择性应用血管活性药物，稳定血压，维持呼吸道通畅。使中心静脉压达到：8～12mmHg，尿量：0.5ml/（kg·h）以上，以及65mmHg≤平均血压≤90mmHg。

（2）积极抗感染治疗：留取标本后，立即静脉途径应用经验性的抗菌药物治疗。待培养结果和药敏试验出来后，即更改为敏感抗生素。

（3）控制合并因素：进行尿路有效引流（如放置双J管或经皮肾穿刺造瘘），确保引流管通畅。

（4）纠正水、电解质和酸碱平衡紊乱。

**（六）输尿管结石合并急性肾衰竭**

双侧输尿管结石同时梗阻、孤立肾输尿管结石梗阻、一侧肾功能严重受损，对侧输尿管结石急性梗阻或者一侧输尿管结石梗阻并发对侧输尿管反射性痉挛等均可引起少尿、无尿，导致急性肾衰竭，继发水、电解质、酸碱失衡，体内内环境紊乱，甚至危及生命。因此，输尿管结石合并急性肾衰竭，是泌尿外科临床上的严重急症之一，需紧急处理。

处理原则：尽早解除梗阻，引流尿液，改善肾功能。输尿管逆行插管是最简单的方法，插管成功率为77.8%。逆行插管同经皮肾造瘘一样，只能暂时引流尿液，无法碎石取石。开放手术取石虽可去除结石解除梗阻，但手术创伤大，急性肾衰竭病人体质差，耐受性低，手术风险大，尤其对双侧输尿管结石、一侧输尿管不同层面多发结石及以往有输尿管开放手术史者，手术方案的选择和实施更加困难。

随着输尿管镜设备和技术的不断发展，输尿管镜碎石技术由于可以去除结石，目前已逐渐应用于输尿管结石梗阻导致急性肾衰竭的紧急治疗，碎石术后常规留置双J管，可起到内引流和内支架的双重作用。但是，需要注意适应证的选择，以下情况不适合首选输尿管镜碎石术：①全身中毒症状严重，并发心功能衰竭，血BUN＞28.9mmol/L、Cr＞450.8μmol/L、血钾＞6.5mmol/L者，应先行血液透析1～2次，待全身情况改善后再手术。②结石伴严重感染，尤其免疫力低下者，应首选传统方法，如膀胱镜逆行插管引流或经皮肾穿刺造瘘引流，待感染控制后，再处理结石。

## 七、基层医疗机构健康管理

### （一）基层筛查方法及流程

病人突发腰腹部剧烈疼痛，伴或不伴肉眼血尿，尿常规潜血阳性，均应考虑肾结石的可能。应进一步行泌尿系超声检查，不具备检查条件者，立即转诊至上级医院确诊。

### （二）基层首诊

1.如明确诊断肾结石，且结石不大，应给予解痉、镇痛、抗感染等治疗，并嘱病人多饮水，多活动，多排尿。

2.经治疗，如上述症状未缓解，应立即转上级医院治疗。

### （三）下转后健康管理注意事项

1.饮食宜清淡，低脂为主，应多样性，富含营养剂维生素的食物。养成多饮水的习惯，如无禁忌，每日饮水量2000～3000ml，以增加尿量，以利于小结石排出。

2.如留置双J管病人，指导病人1～2个月后需拔除双J管。

3.复查。监测血尿常规，泌尿系统超声，至少每6个月复查一次，观察结石有无复发情况。

4.随访。定期体格检查、定期和上级医院医师沟通调整用药情况，定期参加社区健康教育。

5.平时多活动。如散步、慢跑、做体操，体力好时，可以原地跳跃，有利于预防结石的复发。

# 第十四部分　骨肌系统疾病

# 第1章　膝关节交叉韧带损伤

## 一、膝关节解剖

见图14-1-1。

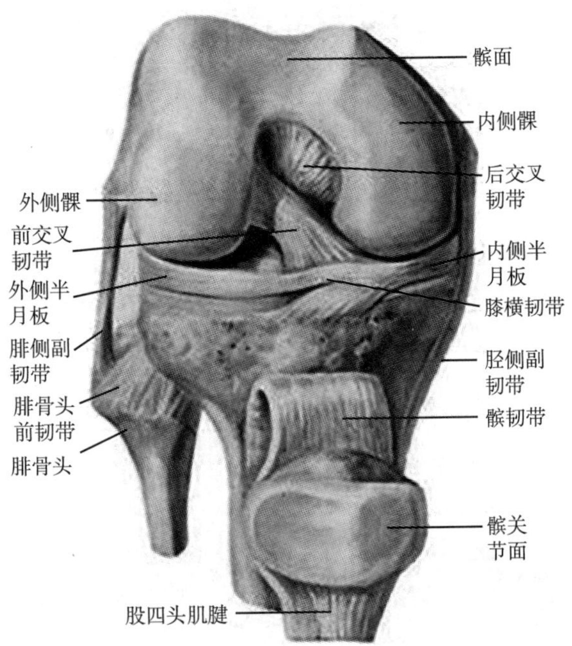


图14-1-1　膝关节（前面观，示交叉韧带）

## 二、定义

膝关节内有两条重要的韧带，即前交叉韧带和后交叉韧带，是膝关节运动时重要的稳定结构。前交叉韧带损伤较为多见，可以单独损伤，也可以和膝关节内其他结构同时损伤。

## 三、损伤机制

大多数病人都会有明显的膝关节受伤病史，可分为接触性损伤和非接触性损伤。接触性损伤包括：膝关节的内外翻损伤、膝关节过伸损伤、膝关节前-后损伤。非接触性损伤是体育运动中常见的损伤机制，多见于跑步者急停、改变方向或在跳跃中落地。

## 四、临床表现

急性前交叉韧带损伤都会有上述外伤史，伤时可有关节内撕裂的声音，随即出现膝关节的疼痛、肿胀和关节不稳，不能完成正在进行的动作和走动。病人的主诉和损伤史非常重要，如果病人有明确膝关节外伤史，同时伴随有膝关节肿胀、疼痛和功能障碍，应高度怀疑膝关节的交叉韧带损伤。即使伤后肿胀消退，疼痛缓解，能继续行走和跑步，但病人膝关节会出现关节不稳症状，反复扭伤，或不敢蹦起单膝落地，或伴有关节卡绊症状，这些都是前交叉韧带损伤的症状。

## 五、诊断

### （一）查体

1.抽屉试验

（1）前抽屉实验：用于前交叉韧带的检查。病人平卧床上，膝屈曲90°，双足平置于床上，保持放松。检查者坐于床上，抵住病人双足使之固定，双手握住膝关节的胫骨端，向前方拉小腿，如出现胫骨前移比健侧大5mm为阳性，为前直向不稳定。

（2）后抽屉实验：用于后交叉韧带的检查。仰卧位，屈膝90°，双手放在膝关节后方，拇指放在伸侧，重复向后推拉小腿近端，胫骨在股骨上向后移动为阳性，提示后交叉韧带部分或完全断裂。见图14-1-2。

2.台阶征（step sign）　屈膝90°，拇指从股骨内髁向下滑动，如触及的胫骨内侧平台台阶较对侧变小或消失为阳性，提示PCL损伤。

3.关节穿刺　关节穿刺可抽得全血，血内有油珠者为有关节内骨折。

4.胫骨外旋试验（dial test）　为了检查受伤膝关节的后外侧不稳，可在屈膝30°和90°时测定胫骨在股骨上的外旋。可取仰卧或俯卧位，屈膝30°时与对侧比较外旋增加＞10°，且有疼痛，但90°时无此表现，单纯后外角损伤。在屈膝30°和90°时外旋均超过10°，则提示PCL和后外侧角均受损伤。见图14-1-3。

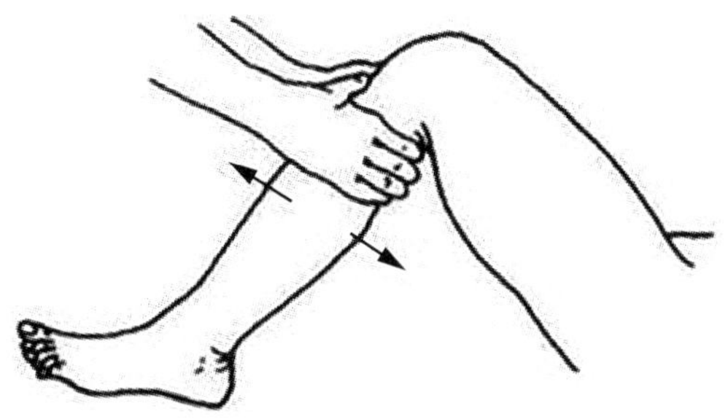

图 14-1-2　后抽屉实验

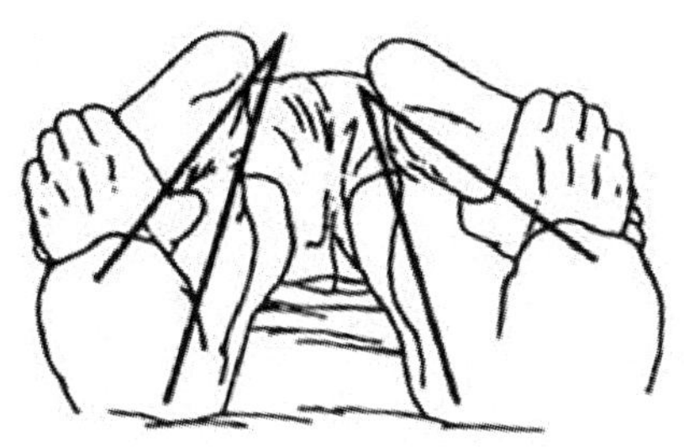

图 14-1-3　Dial test

**（二）辅助检查**

1.X线检查　可发现韧带止点的撕脱骨折和胫骨平台外侧关节囊的撕脱骨折（segond骨折），对前交叉韧带的损伤有诊断价值。

2.MRI检查　对膝关节前交叉韧带损伤非常有价值，敏感性可达90%以上。

## 六、膝关节交叉损伤预防与治疗

**（一）预防**

运动爱好者或运动员易患此伤病。正确的落地技巧对预防膝关节损伤很重要。建议运动员落地时，应以前脚掌先着地，膝关节弯曲，躯干微微向前倾。尽可能避免膝关节侧向前后的动作。切记在落地时膝关节不可向内扭曲，并且将冲击力尽量减轻。

膝关节运动损伤后，如果能及时找正确的医生，做出正确诊断，进行正确的手术，加上术后配合医生和理疗师完成康复计划。预期的手术效果是非常令人满意的，即使是专业运动员也可以恢复到受伤之前的竞技状态。

**（二）治疗**

目前，不论是交叉损伤、急性损伤还是慢性损伤，诊断明确者均主张尽早手术治疗，除止点撕脱骨折进行骨折复位固定外，韧带断裂的手术还需进行前韧带重建。既往的关节切开重建及韧带缝合临床效果不佳已经很少有人采用。切开手术创伤大，恢复慢，随着关节镜微创手术的开展，关节镜下进行前交叉韧带重建已经成为主流。关节镜手术创伤小，恢复快，临床效果很好。

## 七、膝关节交叉损伤并发症

（1）交叉韧带的损伤会导致半月板的撕裂。

（2）造成膝关节软骨损伤。

（3）骨关节炎提前发生（表现为关节软骨退化，光滑的关节面变得粗糙）。

（4）合并骨折。

## 八、基础医疗机构健康管理

**（一）基层筛查方法及流程**

询问病史—查体发现关节肿胀疼痛，抽屉试验阳性—拍片检查排除骨质问题—进一步查核磁（发现交叉韧带损伤）—转至上级医院手术治疗—术后1周转入社区康复锻炼。

**（二）上转标准**

1.怀疑膝关节交叉韧带损伤的病人，应做出初步诊断，积极诊疗，支具固定。

2.如诊断困难或保守治疗效果不佳；已确诊的膝关节交叉韧带损伤需手术治疗的病人，应尽快转诊到上级医院进行确诊和手术治疗。

**（三）下转标准**

符合以下条件者可转至下级医院：

1.经MRI影像学检查及体格检查确诊为膝关节交叉韧带轻微损伤，需保守治疗。

2.膝关节交叉韧带重建术后，需康复治疗的病人。

**（四）回转后注意事项**

1.注意切口定期换药，术后14d拆线。

2.依据康复功能表康复锻炼。

3.避免粗暴康复，定期复查膝关节正侧位X线（术后1、2、3、6个月，1年），3个月行核磁复查韧带情况。

**（五）康复要点**

术后需要根据个人情况及时进行功能锻炼。

1.术后佩戴膝可调支具（铰链式）的时间：6～8周。

2.负重时间：2周内拄拐在支具保护下可缓慢行走。

3.关节活动度：1周内弯曲达到90°；4周后开始练习90°以后的角度。

4.伸直练习必须术后第一天就开始，膝关节的伸直受限是不被允许的。

5.除膝关节康复训练外，相邻关节活动可以尽早开始。

6.有条件的病人，尽早开始本体感觉训练。

注意：功能锻炼后即刻给予冰敷15～20min，如果平时感到关节肿、痛、发热明显，可以继续冰敷，每日冰敷不可超过6次。

# 第2章　膝关节感染

## 一、膝关节化脓性关节炎（膝关节感染）

膝关节化脓性关节炎也被称为膝关节感染性关节炎、细菌感染性膝关节关节炎、膝关节感染。这种疾病是由于膝关节被感染，从而引起的膝关节炎症。最常见的情况是，身体的某一个膝关节被感染。但是如果感染迅速扩散，也可引起多个关节感染。

## 二、膝关节化脓性关节炎的原因

膝关节化脓性关节炎可以是由于身体其他部位感染扩散而来。也可能是由于受伤导致的开放性伤口引起感染。手术切口也可能引起化脓性关节炎，比如膝关节手术可以引起膝关节化脓性关节炎。

对于成人和小孩而言，能引起膝关节急性化脓性关节炎的常见细菌有：流感嗜血杆菌、葡萄球菌、链球菌等。这些细菌进入血液、感染膝关节，导致膝关节炎症和疼痛。

能引起膝关节关节炎的真菌包括：组织胞质菌、球霉菌、芽生菌等。这些感染通常不很严重，很缓慢才能发展成膝关节化脓性关节炎。

## 三、易感人群

年轻的孩子和老年人最容易患膝关节化脓性关节炎。具有开放性伤口的人也容易发生膝关节化脓性关节炎。另外，免疫功能低下的人，存在以下疾病的人：肿瘤、糖尿病、静脉注射吸毒的人、类风湿病人、免疫缺陷病人等都更容易发生膝关节化脓性关节炎。

## 四、临床症状

膝关节化脓性关节炎的症状通常表现为迅速出现膝关节剧烈疼痛、膝关节肿胀及发热。膝关节化脓性关节炎的症状包括：寒战；疲劳、全身性虚弱；发热；感染的膝关节活动受限；感染的膝关节严重疼痛、膝关节肿胀（关节内由于感染渗出液体增加）；膝关节周围皮温升高（感染导致膝关节血流加速，从而出现关节发红、皮温升高）。

## 五、诊断

病史、查体要结合膝关节关节穿刺来进行膝关节化脓性关节炎的精确诊断。

膝关节普通X片，膝关节核磁共振，血液学检查也能够用于监测炎症。膝关节核磁共振检查对判断膝关节破坏非常敏感。血液学检查对于探查、监视炎症有重要作用。

## 六、治疗

### （一）化脓性关节炎的治疗

联合使用强力抗生素、引流被感染的膝关节内的关节液。使用抗生素能够防止膝关节感染的扩散。发现膝关节化脓性感染后最好立刻住院，然后静脉注射抗生素。出院后，要在很好的护理情况下，继续对症治疗。

刚开始，要用广谱抗生素治疗。如果能明确细菌类别，可以用针对这种细菌的特异性抗生素。一般要使用抗生素治疗4～6周才能完全清除感染源。

### （二）关节液处理

引流膝关节关节液，是快速清除感染的关键办法。抬高患肢、辅助膝关节支具、卧床休息都非常重要。传统方法，切开膝关节进行清理膝关节感染病灶并引流。手术后可以继续膝关节冲洗。

### （三）关节镜手术治疗膝关节化脓性关节炎

使用膝关节关节镜清理关节内的感染病灶并冲洗膝关节。该方法具有切口小、恢复快、效果好的特点，为国际相关领域专家和广大病人所推崇。

## 七、基础医疗机构健康管理

### （一）上转标准

抗感染治疗无效或进一步恶化。

### （二）下转标准

感染控制，仅需要保守治疗及康复锻炼。

**（三）术后下转注意事项**

1.注意切口定期换药，持续关节冲洗（待冲洗液清亮，3次细菌培养阴性可以拔除冲洗管）。

2.依据康复功能表康复锻炼（原则为：避免肌肉萎缩及失用性骨质疏松症出现，保证膝关节功能）。

3.避免粗暴康复，定期复查血常规、血沉、C-反应蛋白、降钙素原、膝关节正侧位X线。

4.如有不适随时沟通。

# 第3章　膝关节游离体

膝关节游离体主要来源于剥脱性骨软骨炎、滑膜骨软骨瘤病、骨赘、关节面骨折、损伤的半月板。游离体可为纤维蛋白性、纤维性或骨软骨性。纤维蛋白性游离体可继发于关节内出血，血凝块极化构成。纤维性游离体常为自身脱落的肥大滑膜绒毛，软骨性游离体主要来自创伤或各种病理情况，如滑膜骨软骨瘤病、剥脱性骨软骨炎、神经性关节炎等。

## 一、游离体最常见的原因

### （一）剥脱性骨软骨炎

本病实质上是骨骺或关节内骨软骨的缺血性坏死。软骨下骨坏死后与覆盖其上的软骨逐渐脱落成为游离体，骨面上遗留的空隙则为纤维组织所充填。

### （二）骨关节炎

剥脱性骨软骨炎软骨逐渐脱落下来，进一步发展，软骨面的缺损常使关节面不平整而最终导致骨关节炎。由此发展而来的严重骨关节炎骨赘脱落会形成多颗游离体。

### （三）关节面骨折

大多数关节面骨折为软骨骨折，早期X线不能发现，起病前有明显的外伤史及关节内出血等。如摔倒时髌骨节撞击引起的髌骨或股骨滑车软骨脱落形成游离体。

### （四）滑膜骨软骨瘤病

是滑膜组织少见的病变，是由于滑膜绒毛的过度增生，后来又发生软骨化而脱落入关节腔内，最后这些游离体大多钙化。治疗时清除游离体外还要同时做滑膜切除术。这种疾病往往有上百个游离体。

### （五）其他

如痛风引起的膝关节滑膜结晶脱落形成游离体，局部滑膜增生钙化脱落形成的游离体等。

## 二、临床表现

1.活动时突然出现膝关节剧痛，有时病人可跌倒。膝关节可突然锁住，不能伸展和屈曲。

2.关节肿胀，常在发作之后，早期为积液，日久产生慢性滑膜炎。

3.病人常能发现关节游离体在关节内活动甚至可在皮肤下摸到。

## 三、影像学检查

### （一）X线

含有骨及软骨组织的游离体，X线可显影，并且术前X线片帮助定位，单纯的软骨组织形成的游离体，X线不显影，除病人在不同部位的交锁现象或在膝部能触摸到游离体外，术前很难了解其所在位置、大小及数目。

### （二）CT

CT是对X线的有力补充，特别是三维重建CT，更立体地帮助术前评估游离体的大小、数目及位置。但是对于软组织形成的游离体，仍然不能很好的显影。

### （三）MRI

MRI可以显影软骨游离体，$T_1$及$T_2$加权像均表现为低密度信号影，有助于术前评估。此外，还可以对关节的软骨损伤软骨下骨坏死，半月板韧带损伤做出评估。

## 四、治疗

如游离体达到一定的大小，在膝关节交锁，可突然出现剧烈疼痛，导致关节突发不能活动。长期如此，会磨损膝关节，加重剥脱性骨软骨炎，引起游离体的增多，进一步加重骨关节炎，如此反复，会形成一个恶性循环。因此，一旦出现游离体引起的交锁症状，应尽快手术将游离体取出。目前对于膝关节游离体最佳的手术方案就是关节镜下游离体摘除术。具有创伤小、出血少、恢复快的优点。

## 五、基础医疗机构健康管理

### （一）基层筛查方法及流程

询问病史—查体发现关节肿胀疼痛—拍片有游离体—转至上级医院手术治疗—术后3天转入社区康复锻炼。

**（二）基层首诊**

减少运动，避免负重行走，口服非甾体抗生素。

**（三）转诊标准**

1.上转标准

（1）诊断为膝关节游离体，可于当地医院行保守治疗。

（2）无法明确诊断；或需手术治疗的病人，应尽快转诊到上级医院进行确诊和手术治疗。

2.下转标准　符合以下条件者可转至下级医院：

（1）明确诊断后，仅需保守治疗。

（2）膝关节术后需要继续治疗的病人。

**（四）下转后康复锻炼**

术后需要根据个人情况及时进行功能锻炼。

1.伸直练习必须术后第一天就开始，膝关节的伸直受限是不被允许的。

2.术后第2天下地行走，部分负重，持续用助行器至2个月。

3.关节活动度：1个月内弯曲达到健侧角度。

4.相邻关节活动可以尽早开始。

5.肌力训练在疼痛可忍受的情况下，尽早开始。避免的动作包括：踢腿、蛙泳、大角度静蹲和深蹲等。

6.有条件的病人，尽早开始本体感觉训练。

注意：功能锻炼后即刻给以冰敷15～20min，如果平时感到关节肿、痛、发热明显，可以继续冰敷，每日冰敷不可超过6次。

# 第4章　髋关节疾病

髋关节疾病主要包括：股骨头坏死、髋臼撞击综合征、髋臼盂唇损伤、关节内游离体、滑膜炎、软骨损伤等疾病。根据病情程度不同，选择治疗方式不同，病情严重需手术治疗。

## 股骨头坏死

### 一、定义

股骨头坏死系股骨头血供中断或受损，引起骨细胞及骨髓成分死亡及随后的修复，继而导致股骨头结构改变，股骨头塌陷，引起病人关节疼痛、关节功能障碍的疾病，是骨科领域常见的难治性疾病。

### 二、病因及发病机制

可分为创伤性和非创伤性两大类，前者主要是由股骨颈骨折和髋关节脱位等髋部外伤引起；后者在我国的主要病因为皮质类固醇的应用、酗酒、减压病、镰状细胞贫血和特发性等。

### 三、分类

**（一）股骨头坏死Ⅰ期（超微结构变异期）**

X光片显示股骨头的承载系统中的骨小梁结构排列紊乱、断裂，出现股骨头边缘毛糙，临床上伴有或不伴有局限性轻微疼痛。

**（二）股骨头坏死Ⅱ期（有感期）**

X光片显示股骨头内部出现小的囊变影，囊变区周围的环区密度不均。骨小梁结构紊乱、稀疏或模糊。也可出现细小的塌陷，塌陷面积可在10%～30%临床伴有明显疼痛、活动轻微受限等。

**（三）股骨头坏死Ⅲ期（坏死期）**

X光片显示股骨头形态改变，可出现边缘不完整、虫蚀状或扁平等形状，骨小梁部分结构消失，骨密度很不均匀，髋臼及股骨头间隙增宽或变窄，也可有骨赘骨的形成，临床表现疼痛、间歇性跛行、关节活动受限、患肢有不同程度的缩短等。

**（四）股骨头坏死Ⅳ期（致残期）**

股骨头的形态、结构明显改变，出现大面积不规则塌陷或变平，骨小梁结构变异。髋臼与股骨头间隙消失等。临床表现为疼痛、功能障碍、僵直不能行走，出现脱位或半脱位，牵涉膝关节功能活动受限。

### 四、临床表现

最常见的症状就是疼痛，疼痛的部位是髋关节、大腿近侧，可放射至膝部。疼痛可以因坏死组织-修复的炎症病变或炎症病灶内的高压引起，可表现为持续痛，静息痛。骨软骨塌陷变形导致创伤性关节炎，或有髋关节周围肌肉韧带附着部位慢性损伤性疼痛。髋部活动受限，特别是旋转活动受限，或有痛性和短缩性跛行。

### 五、诊断

1.临床症状、体征和病史：以腹股沟、臀部和大腿部位为主的关节痛，偶尔伴有膝关节疼痛，髋关节内旋活动受限，常有髋部外伤史、皮质类固醇应用史、酗酒史以及潜水员等职业史。

2.MRI的T1WI显示带状低信号或T2WI显示双线征。

3.X线片改变：常见硬化、囊变及新月征等表象。

4.CT扫描改变：硬化带包绕坏死骨、修复骨或软骨下骨断裂。

5.核素骨扫描初期呈灌注缺损（冷区）；坏死修复期示热区中有冷区即“面包圈样”改变。

6.骨活检显示骨小梁的骨细胞空陷窝多于50%，且累及邻近多根骨小梁，骨髓坏死。

专家建议：符合两条或两条以上标准即可确诊。除1.外，2.、3.、4.、5.中符合一条即可诊断。

## 六、鉴别诊断

对具有类似临床症状、X线改变或MRI改变的病人，应做出鉴别。

**（一）中、晚期髋关节骨关节炎**

当关节间隙变窄，出现软骨下囊性变时可能会混淆，但其CT表现为硬化并有囊性变，MRI改变以低信号为主，可据此鉴别。

**（二）髋臼发育不良继发骨关节炎**

股骨头包裹不全，关节间隙变窄、消失，骨硬化、囊变。髋臼对应区出现类似改变，容易鉴别。

**（三）强直性脊柱炎累及髋关节**

HLAB27阳性，股骨头保持圆形，但关节间隙变窄、消失甚至融合，易鉴别。部分病人长期应用皮质类固醇可合并ONFH，股骨头可出现塌陷，但往往不重。

**（四）类风湿关节炎**

多见于女性，股骨头保持圆形，但关节间隙变窄、消失。常见股骨头关节面及髋臼骨侵蚀，易鉴别。

**（五）股骨头内软骨母细胞瘤**

MRI中可见T2WI呈片状高信号，CT扫描呈不规则的溶骨破坏。

**（六）暂时性骨质疏松症（ITOH）**

可见于中青年，属暂时性疼痛性骨髓水肿。X线片示股骨头、颈甚至转子部骨量减少。MRI可见T1WI均匀低信号，T2WI高信号，范围可至股骨颈及转子部，无带状低信号，可与ONFH鉴别。病灶可在3～12个月内消散。

**（七）软骨下不全骨折**

多见于60岁以上老年病人，无明显外伤史，表现为突然发作的髋部疼痛，不能行走，关节活动受限。X线片示股骨头外上部稍变扁，MRI的$T_1$及$T_2$加权相显示软骨下低信号线，周围骨髓水肿，$T_2$抑脂相显示片状高信号。

**（八）色素沉着绒毛结节性滑膜炎**

多发于膝关节，髋关节受累少见。累及髋关节的特点为：青少年发病，髋部轻中度痛伴有跛行，早、中期关节活动轻度受限。CT及X线摄片可显示股骨头、颈或髋臼皮质骨侵蚀，关节间隙轻、中度变窄。MRI显示广泛滑膜肥厚，低或中度信号均匀分布。

**（九）滑膜疝洼**

滑膜疝洼（synovial herniation pit）为滑膜组织增生侵入股骨颈部皮质的良性病变，MRI T1WI低信号、T2WI高信号的小型圆形病灶，位于股骨颈上部皮质，通常无症状。

**（十）骨梗死**

发生在长骨骨干的骨坏死不同时期，其影像学表现不同，MRI表现分别为：

1.*急性期*　病变中心T1WI呈与正常骨髓等或略高信号，T2WI呈高信号，边缘呈长$T_1$、长$T_2$信号。

2.*亚急性期*　病变中心T1WI呈与正常骨髓相似或略低信号，T2WI呈与正常骨髓相似或略高信号，边缘呈长$T_1$、长$T_2$信号。

3.*慢性期*　T1WI和T2WI均呈低信号。

## 七、治疗

股骨头坏死的治疗方法较多，制订合理的治疗方案应综合考虑分期、坏死体积、关节功能以及病人年龄、职业及对保存关节治疗的依从性等因素。

**（一）非手术治疗**

主要应用于股骨头坏死早期病人。

1.*保护性负重*　使用双拐可有效减少疼痛，但不提倡使用轮椅。

2.*药物治疗*　非甾体抗炎药，低分子肝素，阿仑膦酸钠等有一定疗效，扩血管药物也有一定疗效。

3.*中医治疗*　以中医整体观为指导，遵循“动静结合、筋骨并重、内外兼治、医患合作”基本原则，强调早期诊断、病证结合、早期规范治疗。对亚临床期病人采用活血化瘀为主、辅以祛痰化湿、补肾健骨等中药，具有促进坏死修复、预防或减轻塌陷的作用；对于塌陷前出现疼痛等症状的股骨头坏死，在保护性负重基础上，应用活血化瘀、利水化湿中药，能缓解疼痛，改善关节功能；对于塌陷后股骨头坏死，配合外科修复手术，能提高手术效果。

4.*物理治疗*　包括体外震波、高频电场、高压氧、磁疗等，对缓解疼痛和促进骨修复有益。

5.*制动与适当牵引*　适用于ARCOⅠ、Ⅱ期的病例。

**（二）手术治疗**

多数ONFH病人会面临手术治疗，手术包括保留病人自身股骨头手术和人工髋关节置换术两大类。保留股骨头手术包括髓芯减压术、骨移植术、截骨术等，适用于ARCOⅠ、Ⅱ期和Ⅲa、Ⅲb期病人坏死体积在15%以上的ONFH病人。如果方法适当，可避免或推迟行人工关节置换术。

## 八、预后

股骨头坏死累及髋关节，引起功能障碍的程度取决于病因能否终止和病理改变与修复的结果。病因消除是股骨头坏死病变停止进展和逆转创造先决条件，一般而言，股骨头没有塌陷变形或变形轻微，病变修复到重获得承重能力，股骨头坏死可以治愈，保持髋关节功能。只有长久反复疼痛影响负重行走，才考虑人工髋关节置换术。

## 九、基层医疗机构健康管理

### （一）基层首诊

有髋关节疼痛病史的病人，积极询问病史，进一步行X线及核磁等检查，如能确诊可根据分期制定相应治疗方案。

### （二）转诊标准

1.上转标准　股骨头坏死无法明确诊断；或需手术治疗的病人，应尽快转诊到上级医院进行确诊和手术治疗。

2.下转标准　符合以下条件者可转至下级医院：

（1）明确诊断后，仅需保守治疗。

（2）髋关节术后需要继续治疗或康复锻炼的病人。

### （三）下转后注意康复锻炼原则

康复锻炼可防止ONFH病人失用性的肌肉萎缩，是促使早日恢复功能的一种有效手段。功能锻炼应以主动为主，被动为辅，由小到大，由少到多，逐步增加，并根据股骨头缺血坏死的分期、治疗方式、髋关节功能评分及步态分析资料，选择适宜的锻炼方法。

1.卧位抬腿法　仰卧，抬患腿，屈髋屈膝90°，动作反复。每日200次，分3～4次进行。应用于：ONFH保守治疗及外科治疗术后卧床期。

2.坐位分合法　坐在椅子上，双手扶膝，双脚与肩等宽，左腿向左，右腿向右同时充分外展，内收。每日300次，分3～4次进行。应用于：ONFH保守治疗及外科治疗术后可部分负重期。

3.立位抬腿法　手扶固定物，身体保持竖直，抬患腿，使身体与大腿成直角，屈髋屈膝90°，动作反复。每日300次，分3～4次进行。应用于：ONFH保守治疗及外科治疗术后可部分负重期。

4.扶物下蹲法　手扶固定物，身体直立，双脚与肩等宽，下蹲后再起立，动作反复。每日300次，分3～4次进行。应用于：ONFH保守治疗及外科治疗术后可完全负重期。

5.内旋外展法　手扶固定物，双腿分别做充分的内旋、外展、画圈运动。每日300次，分3～4进行。应用于：ONFH保守治疗及外科治疗术后可完全负重期。

6.坚持扶拐步行的训练或骑自行车锻炼　应用于ONFH保守治疗及外科治疗术后可完全负重期。

# 第5章　肩关节疾病

肩关节疾病包括肩部各组织包括肩袖、韧带发生退行性改变、炎症性表现，或因反复过度使用、创伤等原因造成的肩关节周围组织的损伤，表现为肩部疼痛。常见的肩关节损伤有肩峰下撞击症、肩袖损伤、冻结肩、肱二头肌长头腱损伤、上盂唇从前到后撕裂（SLAP）损伤、肩关节不稳。肩周炎或轻度肩袖损伤可选择保守治疗，如损伤严重则需行手术治疗。

## 第一节　冻　结　肩

### 一、流行病学

好发于40～60岁的中老年人，发病率为2%～5%，女性较男性多见；左右肩无明显差异，约20%在一侧发生肩周炎一段时间后对侧再次罹患冻结肩；14%病人同时患双侧冻结肩。

### 二、定义

冻结肩（又称原发性粘连性肩关节囊炎、“五十”肩、肩周炎、凝肩、漏风肩等）是发生于肩周肌肉、肌腱、滑囊和关节囊等软组织的慢性无菌性炎症。是疼痛性肩关节挛缩症，本病是有自愈倾向的自限性疾病，经过数月乃至数年时间，炎症逐渐消退，症状得到缓解。

### 三、病因

确切原因不清楚，有学者认为与退行性变、外伤、慢性劳损、内分泌紊乱、受凉等有关，也与自身免疫反应有关，也有学者认为与内分泌失调有关。在颈椎病、糖尿病及偏瘫病人中本病发病率较高。

### 四、分期、临床表现及病理

#### （一）一期

1.症状持续时间　0～3个月。

（1）主动、被动活动伴有疼痛。

（2）前屈、外展、内旋、外旋活动受限。

2.病人麻醉下检查　肩关节活动范围正常或略微受限。

3.关节镜检查　盂肱关节散在滑膜炎，关节囊前上方最明显。

4.病理改变　滑膜肥大，血管增生，炎细胞浸润罕见，关节囊滑膜层正常。

#### （二）二期

1.症状持续时间　3～9个月，主动、被动活动伴有慢性疼痛；前屈、外展、内旋、外旋活动明显受限。

2.病人麻醉下检查　肩关节活动范围同清醒下活动范围基本一致。

3.关节镜检查　散在的，滑膜炎性蒂样增生。

4.病理改变　滑膜肥大，血管增生，血管外周和滑膜下层出现瘢痕，关节囊滑膜层纤维增生并有瘢痕形成。

#### （三）三期

1.症状持续时间　9～15个月，除关节活动终点外，活动过程中伴有轻微疼痛；活动明显受限伴有僵硬感。

2.病人麻醉下检查　肩关节活动范围同清醒下活动范围一致。

3.关节镜检查　未发现血管增生，可以发现残留的纤维化滑膜。

4.病理改变　滑膜炎消失，无明显肥大或血管增生，关节囊滑膜层致密瘢痕形成。

#### （四）四期

1.症状持续时间　15～24个月，轻微疼痛，活动范围逐步改善。

2.病人麻醉下检查　无可参考数据。

### 五、辅助检查

本病主要采用X线检查和肩关节MRI检查。

### （一）X线检查

X线检查对早期原发性粘连性肩关节囊炎的病人都是常规检查，对有活动受限慢性病史的病人，X线检查可以发现散在的骨量减少，有助于排除其他导致肩关节疼痛和僵硬的病因，包括骨关节炎，钙化性肌腱炎以及肩袖疾病。

### （二）磁共振（MRI）检查

虽然不推荐为常规检查，但也可以在临床诊断不明确时应用，MRI检查可以显示粘连性关节囊炎分期中关节囊增厚的情况和滑膜炎，并能排除其他诊断。

## 六、诊断

通过病史和体格检查来诊断，MRI检查也可以诊断，由于该病为自发性疾病，因此只有排除其他致痛和活动受限的病因后才能做出原发性粘连性肩关节囊炎的诊断。一期和二期的病人通常主诉夜间痛和静息痛，触诊前后关节间隙也存在疼痛，对肩关节进行全面的主动和被动活动范围的检查不仅对确定分期而且对确定随后的疗效都是十分必要的。

（肩关节活动范围：肩关节屈曲0° ～ 180°，后伸0° ～ 60°，外展0° ～ 180°，水平外展0° ～ 40°，水平内收0° ～ 130°，外展内旋0° ～ 70°，外展外旋0° ～ 70°）

## 七、鉴别诊断

临床上重点与其他疾病区分开来，如颈椎病引起肩关节疼痛，肩袖损伤，盂肱关节病变等，在明确诊断的前提下辨证施治，以期提高疗效。

## 八、治疗

### （一）非手术治疗

非手术治疗是原发性粘连性关节囊炎的主要早期治疗方法。对一期和二期病人，最有效的非手术治疗方法包括调整主动活动、医师指导下物理治疗、关节腔内注射皮质醇药物。对于三期或四期病变已非炎性反应，无关节腔内注射皮质醇药物的指征。

更积极的方法包括推拿、手术或两者联合，也许可用于一部分原发性粘连性关节囊炎病人。这部分病人是指经过至少12 ～ 16周保守治疗症状无改善或症状加重的二期病人。对二期晚期或三期病人需要使用外科松解来恢复关节活动。由于四期病人正处于关节活动恢复中，所以很少需要外科治疗。病人必须了解这些治疗方法的风险，包括骨折、神经血管损伤、残留僵硬、关节不稳以及感染。

### （二）闭合推拿

闭合推拿应当在臂丛阻滞或全身麻醉后进行。第一步，在冠状面将内收的肩关节外展、外旋。第二步，肩关节外展位置下外旋，然后内旋。随后肩关节屈曲回到内收、内旋位。但对于病人来讲，更应使用关节镜术和关节囊松解术结合进行推拿治疗，而不推荐先进行闭合推拿治疗。

### （三）关节镜治疗

关节镜能够检查及治疗并发的病理改变，对二期病人进行滑膜切除术，还能进行准确的关节囊松解术。关节镜松解术能使随后进行的手法推拿所需的力量大大减低。

## 九、预防

### （一）加强体育锻炼是预防和治疗冻结肩的有效方法

加强肩关节肌肉的锻炼可以预防和延缓肩周炎的发生和发展。据调查，肩关节肌肉发达、力量大的人群中，肩周炎发作的概率下降了很多。所以，肩关节周围韧带、肌肉的锻炼强大，对于肩周炎的治疗恢复有着重要的意义。

### （二）受凉常是肩周炎的诱发因素

因此，为了预防肩周炎，中老年人应重视保暖防寒，勿使肩部受凉，一旦着凉也要及时治疗，切忌拖延不治疗。

## 十、预后

大部分病人通过合理的治疗，都可以得到完全康复，所以大部分肩周炎病人的预后都是好的，一般临床中尚未发现明显后遗症。但是并非所有的病人都能自愈，当病程较长，症状较重时，仍然需到医院进行检查治疗，方可得到满意的预后。若初期治疗不当，随着病程的延长，疼痛范围的扩大，严重时生活不能自理，局部肌肉也会萎缩，病人极为痛苦。

## 十一、基层医疗机构健康管理

### （一）筛查方法及流程

病人最明显的症状是肩关节活动受限，通过病史和体格检查来诊断，行X线拍片及核磁检查排除其他疾病。

### （二）转诊标准

1.上转标准　黏连性关节囊炎保守治疗无效，或肩关节疾病无法明确诊断，或诊断为肩袖损伤、盂唇损伤，肩关节钙化性肌腱炎等需手术治疗的病人，应尽快转诊到上级医院进行确诊和手术治疗。

2.下转标准　符合以下条件者可转至下级医院。

（1）肩关节疾病明确诊断后，仅需保守治疗。

（2）肩关节术后需要继续治疗或康复锻炼的病人。

### （三）下转后注意事项

术后治疗必须个体化，需再次考虑疾病的分期和病史。通常包括肩关节主动活动范围、连续被动活动、疼痛和炎症治疗和物理治疗等。理想的情况是，病人应于术后前2周每周见社区医师5次，第3周开始到治疗结束每周见社区医师3次。一个关节伸展功能的家庭训练方案有助于关节功能的尽快恢复。

**（四）康复锻炼**

1.支具　可以不使用支具，但1个月内使用支具可以更有利于病人肩关节的保护和缓解疼痛。

2.冰敷　5/日，中间间隔2h，功能锻炼完后立刻冰敷15分钟，若疼痛可随时增加冰敷次数。

3.术后康复指导　0～12周：握拳，绷紧上臂肌肉，屈伸肘关节锻炼；挺胸、耸肩、绕肩；钟摆样运动，划圈运动；被动肩关节运动，包括外旋、前屈、外展、内旋；肩部力量训练。

**（五）复查**

术后2周拆线，其间3天换药一次，术后3个月复查核磁。

# 第二节　肩袖损伤

## 一、解剖

肩袖是由冈上肌、冈下肌、小圆肌及肩胛下肌四组肌群的肌腱在肱骨头前上后方形成袖套样肌样结构，其可将肱骨头纳入关节盂内，使关节保持稳定，协助肩关节外展，具有旋转功能。

## 二、流行病学

肩袖损伤比例大概在6%～38%这个区间内，而且从发病率和年龄进行统计分析可以看到，它们之间具有明显的相关性。在超过65岁的人群中肩袖损伤的比例大概是28%，在超过80岁的群体中则达到了53%。另外，除了受年龄因素的影响外，诸如吸烟、家族基因、创伤等对于肩袖损伤也有一定的危害。

## 三、定义

肩袖损伤是指肩袖肌腱或合并肩峰下滑囊的创伤性炎症病变，为肩关节最常见的病变之一。

## 四、分类

现在国内外通常使用的分类标准包括以下几种。

1.Cofield 根据肩袖破损程度的大小来进行分类。撕裂直径小于10mm的划分为小撕裂，在10～30mm的为中等撕裂，在30～50mm之间的定为大撕裂，超过50mm则定义成巨大撕裂。

2.根据撕裂形状的不同，把肩袖损伤划分成U形、新月形以及L形。

3.根据损伤程度的差异性不同分期。Neer 等将损伤分为三期，第一期是肩袖出血水肿期，第二期是肩袖肌腱炎，第三期则以出现撕裂来定义。

## 五、病因

**（一）创伤**

创伤是年轻人肩袖损伤的主要原因，当跌倒时手外展着地或手持重物，肩关节突然外展上举或扭伤而引起。

**（二）肩袖退变**

国内外很多的专家教授都认为造成大部分人肩袖损伤的主要因素是年龄的增长，引起肩袖组织退行性变。当肱骨内旋或外旋中立位时，肩袖的这个危险区最易受到肱骨头的压迫、挤压血管而使该区相对缺血，使肌腱发生退行性变。临床上肩袖完全断裂大多发生在这一区域。

**（三）肩部慢性撞击损伤**

中老年病人其肩袖组织因长期遭受肩峰下撞击、磨损而发生退变。本病常发生在需要肩关节极度外展的反复运动中（如棒球、仰泳和蝶泳，举重，球类运动）。当上肢前伸时，肱骨头向前撞击肩峰与喙肩韧带，引起冈上肌肌腱损伤。慢性刺激可以引起肩峰下滑囊炎、无菌性炎症和肌腱侵袭。急性的暴力损伤可以导致旋转带断裂。

## 六、临床表现

肩袖疾病临床表现包括：肩关节僵硬、力弱、不稳定和粗糙。

**（一）肌肉僵硬**

肩关节僵硬会限制被动活动，并经常引起最大活动范围时的疼痛和睡眠障碍。

**（二）肌力减弱**

当肩袖损伤时，肌肉收缩力的减弱或疼痛会限制肩关节的功能。

**（三）不稳定性**

肩袖疾病可以导致肱骨头不能保持在肩盂中央，肩胛下肌的急性撕裂可以导致复发性肩关节前方不稳定。

**（四）粗糙**

肩袖疾病引起的粗糙表现为盂肱关节被动运动时的捻发音。滑囊过度增生、粘连，喙肩弓下表面的继发性改变，肩袖肌腱上表面失去完整性和光滑性。

肩袖部分撕裂时，病人仍能外展上臂，但有60°～120°疼痛弧。肩袖完全断裂时，因丧失其对肱骨头的稳定作用，将严重影响肩关节外展功能。

## 七、检查

### （一）X线检查

对肩峰形态的判断及肩关节骨性结构的改变有帮助。病程较长的肩袖损伤病人肩峰前外侧缘及大结节处有明显骨质增生。

### （二）磁共振（MRI）检查

可帮助确定肌腱损伤的损伤部位和严重程度，尤其是磁共振造影检查（MRA）可以清晰地显示肩袖的部分撕裂，对诊断具有较高的价值。

### （三）超声检查

有经验的医师可以使用超声无创检测肩袖完整性与各个肌腱的厚度。

## 八、诊断

根据临床表现，查体及相关检查可做出诊断。

肩袖查体：

### （一）冈上肌抗阻试验

Jobe试验（空杯试验）：肩关节外展90°，水平面内收30°（肩胛骨平面），内旋使大拇指向下，然后检查者在病人双侧手腕处施加垂直向下的应力，并嘱病人抗阻力外展肩关节。本实验用于检查冈上肌肌力。与对侧相比力量减弱或者提示肩袖病变或者冈上肌腱病变或者撕裂。

### （二）冈下肌和小圆肌抗阻试验

外旋应力试验：病人上肢外展前屈中立位，屈肘90°，肩关节外旋45°～60°，检查者于手背处施加应力，嘱病人做对抗动作，检查肩关节外旋肌力（冈下肌和小圆肌）。

### （三）Lift-off试验

主要用于检查肩胛下肌。病人取坐位或站立位，上肢内旋，手背部靠紧下腰背部。如果病人不能将手背抬离下腰背部，此试验为阳性。

## 九、鉴别诊断

### （一）冻结肩

冻结肩又称肩周炎、粘连性肩关节炎、五十肩等，是由于肩关节周围软组织病变而引起肩关节疼痛和活动功能障碍。好发于40岁以上病人，女性多于男性（3∶1）。其特征是肩部疼痛和肩关节活动障碍逐渐加剧，主动和被动活动均受限。

### （二）肩峰下滑囊炎

主要表现为肩峰下疼痛、压痛，并可放射至三角肌，严重者有微肿。病程久时可引起局部肌肉萎缩，肩关节不能做外展、外旋等动作。

### （三）肱二头肌长头肌肌腱炎

起病缓慢，逐渐加重，疼痛、压痛以肱骨结节间沟为主，肱二头肌抗阻力屈肘部局部疼痛加重。久则亦有功能障碍及肌肉萎缩。

## 十、治疗

### （一）无症状肩袖损伤

如果这样的病人认为术后有力量恢复的可能性值得去尝试手术，可以进行肩关节镜探查和修复。

### （二）后关节囊挛缩

在这种情况下肩部在外展位内旋、内收、背后内旋和前屈时活动受限，这种轻微冻结肩的症状和体征与撞击综合征的表现相似。

该种情形是由于肩袖曾受过轻微损伤而造成的，同时等长肌力测试无阳性发现，所以保守治疗一般都比较有效。最有效的治疗计划是在医生或理疗师的指导下依靠病人自己完成理疗。推荐的方法包括每天5次柔和的牵拉练习，每一次牵拉以感到挛缩的部位受到牵拉为止，但不要过度牵拉至产生疼痛的程度，每次持续1min。所以病人每天在理疗上要花费30min，明显的改善通常在第1个月内出现，但是要彻底消除症状需要3个月的治疗。罕见顽固病例需要考虑关节镜下关节囊松解。

### （三）肩峰下磨损（肩袖肌腱无明显损伤）

肩部有摩擦音，等长肩袖肌力测试显示没有疼痛或无力。

1.*保守治疗*　避免反复损伤，恢复正常的灵活性，恢复正常的力量，进行有氧运动，改良工作及运动的习惯。

2.*手术治疗*　肩关节镜下行肩峰成形术。

### （四）肩袖部分损伤或肩袖全层撕裂

1.*手术治疗*　肩关节镜下行肩袖修补术或上关节囊重建术。

2.*如病人无手术条件可行保守治疗*　可采用复方酊剂、物理治疗、服用非类固醇消炎药、休息、避免会恶化病情的体育活动和注射激素。

## 十一、预防

1.在开始正式运动前要做一下“热身”活动，即缓慢、有控制地做上臂旋转动作，可以帮助拉伸和锻炼肩袖肌肉，能有效预防肩袖损伤。

2.在运动中，运动者要关注自身，即有意识地“感受”自己的肩部反应，一旦有疼痛和其他不良感觉，即应引起注意以及停止运动，然后采取必要的保护措施或早期进行治疗。

3.运动尤其是在健身房的运动训练不要过度。例如，练完胸大肌和背阔肌后，就不宜再对肩部进行较大强度的训练，疲劳时运动更是大忌。

## 十二、并发症

### （一）功能障碍

主动肩上举及外展功能均受限。

### （二）肌肉萎缩

病史超过3周以上者，肩周肌肉有不同程度的萎缩，以三角肌、冈上肌及冈下肌较常见。

### （三）关节继发性挛缩

病程超过3个月者，肩关节活动范围有程度不同的受限，以外展、外旋及上举受限较明显。

## 十三、基层医疗机构健康管理

### （一）筛查方法及流程

肩关节疼痛病人需进行查体询问病史，进一步行拍片除外其他疾病，如有患侧力弱等体征时应进一步行核磁检查。

### （二）转诊标准

1.上转标准　肩关节疾病无法明确诊断，或诊断为肩关节肩袖损伤、盂唇损伤，肩关节钙化性肌腱炎等需手术治疗的病人，应尽快转诊到上级医院进行确诊和手术治疗。

2.下转标准　符合以下条件者可转至下级医院：

（1）肩关节疾病明确诊断后，仅需保守治疗；

（2）肩袖修复术后需要继续治疗或康复锻炼的病人。

### （三）下转后康复锻炼

1.支具　使用支具4～6周，使用支具可以更有利于病人肩关节的保护和缓解疼痛。

2.冰敷　每天5次，中间间隔2h，功能锻炼完后立刻冰敷15min，疼痛随时增加冰敷次数。

3.术后治疗方案分为三个阶段

（1）第一阶段（术后0～6周）：正常关节制动4周，病人进行肩部冰敷，以减轻肿胀、提高痛阈，同时主动活动手、腕及肘部，抬高患肢，被动活动肩部以减少粘连。

术后0～3周内采用支具保护，不应负重及过分用力。

①钟摆运动：体前屈（弯腰）至上身与地面平行，在三角巾和健侧手的保护下摆动手臂。首先是前后方向的，待适应基本无痛后增加左右侧向的，最后增加绕环（画圈）动作，逐渐增大活动范围，但不超过90°。

②手、腕、前臂及肘的相邻关节活动练习（主动）：均为3次/日，5～10个/次。

手：抓握，伸展。

腕：掌屈、背屈、尺偏、桡偏、环转。

前臂：旋前、旋后。

肘：屈曲、伸展。

③冷敷痛区，3～6次/日，每次20min。

④被动活动练习，术后第1天开始被动活动肩关节前屈和体侧外旋，术后第3～4天开始被动活动肩关节外展、内旋及外展外旋。

肩关节前屈：病人应平卧于床上，伸直患侧上臂，健侧手扶患肢肘部。在患肢不用力的情况下，由健侧手用力使患肢尽可能上举达最大角度，并在该角度维持1min。

肩关节体侧外旋：病人平卧床上，患侧肘关节屈曲90°并紧贴在体侧，健侧手用一根木棒顶住患侧手掌，在维持患侧肘关节紧贴体侧的同时，尽力向外推患侧手，达到最大限度时同样维持1min。

肩关节外展：病人应平卧于床上，双手持一木棒于体前，健侧向患侧推，使患侧上肢贴于床面，肩关节展开，达到最大限度时同样维持1min。

肩关节外展外旋：病人应平卧于床上，患侧肘关节屈曲90°，肘不必紧贴于体侧，患侧肩关节尽可能外展，90°以内，90°为最佳，健手患手均握木棒一端，健手尽力向外推患手，注意上臂不可离开床面，达到最大限度时同样维持1min。

肩关节内旋：病人站立位，患肢背在背后，而健侧手背在脑后。两手分别握住一条毛巾的两端。患肢不用力的情况下，由健手通过所握的毛巾尽力将患手向上拉，达到最大限度时维持2min。

⑤术后2周拆线后进行三角肌等长收缩训练：分别锻炼前、中、后部，均为3次/日，5～10个/次。

等长收缩：肌肉在收缩时其长度不变而只有张力增加，这种收缩称为等长收缩，又称为静力收缩。

三角肌等长收缩训练：病人平卧床上，患侧手握拳，肘关节屈曲90°并紧贴在体侧，在保持身体、肩关节、上肢位置不动的前提下，进行前方、外侧、后侧的抵抗训练，抵抗物可为床，健手及墙面等。

（2）第二阶段（7～12周）

①除支具后主动辅助关节活动训练：肩梯、滑轮等。

②站立位利用棍棒等进行前屈、外展、外旋等练习，均为3次/日，5～10个/次。

站立位，双手持棍，健手带动患手进行练习。

③继续进行肩部肌肉等长收缩练习：此阶段训练可与站立位进行，不过要保持躯干、患侧肩及上肢保持不动的原则。

（3）第三阶段（12周以后）：终末牵拉和力量练习。

①利用门、桌子等进行肩关节各方向牵拉，3次/日，5～10个/次，每次需持续10～20s；

门框胸肌牵拉训练。上臂外展，曲肘前臂置门框，躯干缓慢转向对侧，直到感觉到了胸肌牵拉感。

肩关节后牵拉训练水平内收。前屈90°水平面内收肩关节，对侧手在肘关节处加力帮助牵拉。

肩前屈牵引训练。立位面向墙壁，手向上滑动，缓慢靠近墙面以增加牵引。

②利用哑铃、弹力带等进行各方向力量练习，2～3次/日，15个/次，到达终末点时需持续5～10s。以下为几个重点练习的动作，保持肩关节肌肉力量的平衡：

肩关节体侧抗阻内外旋训练：手握一弹性皮筋一端，皮筋另一端固定于某处，向外侧用力牵拉皮筋，至最大角度保持一定时间或完成动作为一次。可通过皮筋的松紧调节阻力的大小。

肩关节抗阻后伸训练：手握一弹性皮筋一端，皮筋另一端固定于某处，向后用力牵拉皮筋，至最大角度保持一定时间或完成动作为一次。可通过皮筋的松紧调节阻力的大小。

肩关节抗阻前屈训练：手握一弹性皮筋一端，皮筋另一端踩于脚下，向上用力拉皮筋。可通过皮筋的松紧调节阻力的大小。注意不可耸肩，保持拇指向上。

③复合运动训练：可让病人小运动量的游泳、慢跑和球类运动等以恢复病人上肢的协调性和运动的精确性，但半年内不能进行竞赛类运动。

训练时所有活动均需在疼痛耐受范围内进行。同时可辅助理疗和药物等方法控制炎症、减轻疼痛。

# 第6章 肘关节疾病

肘关节疾病包括：肘关节炎、肘关节囊肿、关节挛缩等疾病。轻度肘关节炎、关节囊肿、关节挛缩可保守治疗；部分严重肘关节炎、关节囊肿需要关节镜下清理；部分严重关节挛缩需关节镜下松解。

## 第一节 肱骨外上髁炎

### 一、定义

肱骨外上髁炎是伸肌总腱起点处的一种慢性损伤性炎症，因早年发现网球运动员易患此病，故又称“网球肘”。

### 二、病因及病理

肱骨外上髁炎是一种前臂伸肌起点特别是桡侧伸腕短肌的慢性撕拉伤。这些肌肉反复收缩牵拉肌肉起点，造成累积性损伤，如网球、羽毛球运动中，对这些运动不习惯的人，由于频繁抽杀动作可引起该病，搅拌操作工及家庭主妇也容易发生，不少病人找不到损伤原因。病理检查时，显微镜下常发现局部瘢痕组织形成及包裹在瘢痕组织中微小撕脱性骨折块。

### 三、辅助检查

X线片无明显异常，检查能排除感染、损伤、结核及肿瘤等疾病。

### 四、临床表现

以自觉肘关节外上方活动痛为主，查体可见肘关节外上侧压痛，疼痛可沿前臂向手端放射，前臂肌肉紧张，肘关节不能完全伸直，肘或腕关节僵硬或活动受限。做握手、旋转门把手、手掌朝下拾东西、网球反手击球、打高尔夫球挥杆、按压肘关节外侧等活动时疼痛加重。严重者，拧毛巾、扫地等细小的生活动作均感困难。

检查时，皮肤无炎症，肘关节活动一般不受影响。有时疼痛可牵涉到前臂伸肌中上部。

### 五、诊断

1.好发于前臂劳动强度较大的工作者，绝大多数为中年人，右侧多见。表现为肘关节外上髁局限性、持续性酸痛，程度不等，可放射至前臂、腕部或上臂。

2.Mills试验阳性。肘伸直、握拳、屈腕，然后将前臂旋前，即发生肘外侧部剧痛。

3.X线检查多属阴性，有时可见肱骨外上髁处骨质密度增高或在其附近可见浅淡的钙化斑。

### 六、治疗

#### （一）非手术治疗对绝大多数病人有效

1.限制以用力握拳、伸腕为主要动作的腕关节活动是治疗和预防复发的关键。

2.体外冲击波为腱性损伤疾病首选治疗方法，其无损伤，治疗简便，效果理想。

3.封闭疗法，在压痛点注射得宝松1ml和2%利多卡因1ml的混合液，一般可取得良好的近期效果。

4.对不能间断训练的运动员，应适当减少运动量，同时在桡骨头下方伸肌部位捆扎弹性保护带，以减少腱起点处的牵拉应力。

#### （二）手术治疗

对非手术治疗效果不佳的顽固疼痛者，可施行伸肌总腱起点剥离松解术或卡压神经血管束切除术，或结合关节镜手术。有两种手术方式：①伸肌总腱附着点松解术。②环状韧带部分切除术。

### 七、预防

肱骨外上髁炎的发病与慢性损伤有关，中老年人常常由于劳累引起。因此，劳动强度不宜过大，不要长时间拎重物行走；一次洗衣服不宜过多，防止肱骨外上髁肌筋膜劳损。平时注意锻炼身体，主动活动上肢关节，增强肌力，有助于防止本病的发生。

## 八、基层医疗机构健康管理

### （一）筛查方法及流程

肘部疼痛病人—查体（Mills征）—阳性即可高度怀疑此病，行X线片检查排除其他疾病后，进行制动、体外冲击波治疗或其他理疗，配合口服非甾体抗炎药—如效果有限可转上级医院诊治。

### （二）转诊标准

1.上转标准　肘关节疾病无法明确诊断；或保守治疗无效的病人，应尽快转诊到上级医院进行确诊和手术治疗。

2.下转标准　符合以下条件者可转至下级医院。

（1）肘关节疾病明确诊断后，仅需保守治疗。

（2）肘关节术后需要继续治疗或康复锻炼的病人。

### （三）网球肘术后的锻炼方法

1.抬臂握拳　动作要领：立正两手自然置于体侧。先将右手稍抬高于体前上臂伸直，前臂稍屈曲，手掌用力握拳，使前臂外侧肌肉有收缩感，保持此姿势1～2分钟。放松右手再换左手重复相同动作。

功效：此式有助于锻炼前臂伸肌群在静止时的肌肉力量。

2.抗力背伸　动作要领：病人与家属面对面站立，病人抬高右手于体前，同样使上臂伸直，前臂稍屈曲，手掌用力握拳，并做手腕背伸动作。同时，家属将左手置于病人右手手背，并用力下压病人正在背伸的拳头，两者做抵抗运动1～2min。

功效：此式有助于锻炼前臂伸肌群肌腹的力量，预防网球肘的发生。

3.屈腕拉伸　动作要领：立正抬头挺胸，两手稍抬高并使两手臂屈曲于体前。右手用力握拳，同时用左手抓住右拳，使拳头屈向桡侧（即外侧），然后做拉伸动作，保持此姿势1～2min。再换另一侧重复相同动作，过程中始终保持前臂伸肌群有收缩感。

功效：此式有助于加强前臂伸肌群的收缩，增强肌肉力量。

4.胸前屈臂　动作要领：当肱骨外上髁炎急性发作期时，应将患肢屈曲于体前，使前臂与上臂呈90°角并将手臂紧贴身体放置。必要时可用健肢（左手）托住患肢减轻重力对患肢的影响。

功效：此式有助于放松紧绷的前臂伸肌腱，减轻炎症的进展。

5.复查　了解病人基本情况，查体观察伸肌总肌腱处是否还有疼痛，关节活动角度等。叮嘱病人继续正确的功能锻炼。

# 第二节　肱骨内上髁炎

## 一、定义

肱骨内上髁炎又称“高尔夫球肘”。肱骨内上髁是前臂屈肌及旋前圆肌肌腱附着处。经常用力屈肘屈腕及前臂旋前时，尺侧屈腕肌处于紧张收缩状态，从而易使其肌腱的附着点发生急性扭伤或慢性劳损。

## 二、病因及相关疾病

肱骨内上髁炎与多种因素相关，常见相关因素有职业、家务劳动、运动创伤，年龄和体质也有一定的影响。屈肌总腱反复紧张牵拉造成的肌腱退行性改变和炎症性病灶，它的病理改变有内上髁屈肌旋前肌起点处胶原纤维退变和血管成纤维细胞的增生，肌腱的破碎和撕裂，血管肉芽组织的积聚和肌腱坏死，同时伴发继发性的炎症反应。

## 三、临床症状

损伤后肌腱附着点出血可以形成血肿，局部损伤性炎症，肿胀挤压尺神经肌支引起疼痛；若治疗不及时或不当，则血肿机化造成局部组织粘连，在屈腕或前臂旋前时可因肌腱的牵拉而产生疼痛，尤在主动屈腕、前臂旋前时疼痛明显，有时可沿尺侧向下放射，屈腕无力。肱骨内上髁明显压痛，同时尺侧屈腕肌及指浅屈肌有广泛压痛，抗阻力屈腕试验阳性，着凉时及夜间疼痛加剧。

## 四、诊断与鉴别诊断

诊断要点：本病与肱骨外上髁炎相似，主要表现为内上髁处局限性疼痛和压痛，局部肿胀多不明显，检查时使前臂外旋，腕关节背伸，肘关节伸直时可引起局部疼痛加剧。X线检查一般无异常变化。需要与肱骨内上髁炎鉴别诊断的有：

### （一）颈椎病

神经根型颈椎病可表现为上肢外侧疼痛，容易和本病相混淆。神经根型颈椎病的上肢外侧疼痛为放射性痛，手及前臂有感觉障碍区，无局限性压痛，可与本病相鉴别。

**（二）肱骨外上髁炎**

肱骨外上髁炎也有肘部疼痛、活动受限，但其主要表现为外上髁处疼痛和压痛，前臂旋后、腕关节掌屈时，伸直肘关节可引起局部疼痛加剧，与本病在前臂旋后、腕关节背伸时，伸直肘关节可引起局部疼痛加剧有明显区别。

## 五、治疗

**（一）保守治疗**

肱骨内上髁炎的治疗以保守治疗为主，经过休息、理疗、支具制动、口服非甾体抗炎类药物、外用药、体外冲击波治疗、肌肉训练、泼尼松局部注射和病人医疗教育等多种方法治疗后，绝大部分病人症状消失。

**（二）手术治疗**

经非手术治疗无效者，可手术治疗；对于合并尺神经病变的病人，建议预防性松解和前置尺神经。

## 六、并发症

疼痛持久不愈有可能造成肘关节活动受限，尺神经炎等。

## 七、基层医疗机构健康管理

**（一）筛查方法及流程**

询问病史-查体肘关节肱骨内上髁处压痛点固定，查体屈腕抗阻阳性-拍片检查排除其他疾病-保守治疗-效果不佳转送上级医院。

**（二）基层首诊**

改变生活方式；制动，减少损伤原因；正规保守治疗。

**（三）转诊标准**

1. 上转标准　肘关节疾病无法明确诊断或保守治疗效果不佳的病人，应尽快转诊到上级医院进行确诊和手术治疗。

2. 下转标准　符合以下条件者可转至下级医院：

（1）肘关节疾病明确诊断后，仅需保守治疗。

（2）肘关节术后需要继续治疗或康复锻炼的病人。

**（四）下转后注意事项**

加强功能锻炼预防关节僵直。

**（五）康复锻炼**

以起始点在肱骨内上髁处的肌肉为主，例如旋前圆肌、掌长肌、尺侧腕屈肌、指浅屈肌等。每天进行如下拉伸训练：

1. 患臂屈腕对抗拉伸，病人将患臂掌心向上，小臂平躺于桌上，紧紧握拳。施术者一手固定住病人小臂，让小臂背面紧贴于桌面；另一只手压住病人患臂拳头，病人做屈腕动作，与施术者进行对抗，每次15s，重复6次。

2. 健侧手握住患侧手，患侧手完全伸直，患侧手做由内旋到外旋过度动作，直至小臂尺侧有明显拉伸所产生的酸胀感，保持15s，重复6次。

3. 患臂单侧持握单杠抗阻拉伸与拉肘拉肩，将患侧手平握单杠，做外旋动作进行对抗拉伸，有酸胀感后依个人承受能力来进行单臂引体悬垂，单次5～15s，重复5次。治疗时间为1个月。

**（六）复查与随访**

了解病人基本情况，查体观察伸肌总肌腱处是否还有疼痛，关节活动角度等。叮嘱病人继续加强力量训练。

# 第7章　腕关节疾病

腕关节常见慢性疾病包括：三角纤维软骨复合体损伤、腕关节骨关节炎、腕关节囊肿、关节挛缩等疾病。轻度腕关节炎、关节囊肿、关节挛缩可保守治疗；部分严重腕关节炎、关节囊肿需要关节镜下清理；部分严重关节挛缩需关节镜下松解。

## 三角纤维软骨复合体损伤

### 一、解剖要点

三角纤维软骨复合体（TFCC）位于尺骨和尺侧腕骨之间，为起自桡骨止于尺骨远端和尺侧腕骨的一种软骨性、韧带结构的组织。TFCC的主要功能有：

1.桡骨远端关节面的尺侧延伸，覆盖尺骨头。

2.传导尺腕关节间的轴向应力，吸收部分负荷。

3.形成桡骨、尺骨远端牢固的弹性连接，提供旋转稳定性。

4.对腕关节尺侧部提供支撑。TFCC复杂的解剖和多重的功能，使其易于遭受外伤和出现退变。

### 二、流行病

在医疗院所所见到的运动伤害中，在手腕部位的伤害比例占20%～25%。会造成伤害的原因无奇不有，其中以三角纤维软骨复合体损伤为常见。

### 三、定义

三角纤维软骨复合体（TFCC）是腕部一个具有解剖学和生物力学意义的多种坚韧组织的复合体，具有传递、承受和缓冲压力的作用，是维持腕关节尺侧稳定的主要结构，亦是桡尺远侧关节的主要稳定结构之一，其损伤会导致下尺桡关节稳定性缺失等较为严重的后果。

### 四、病因和发病机制

TFCC损伤可在摔倒手撑地时发生，此时腕关节在伸腕、旋前的位置受到轴向应力。其他损伤机制包括较大的旋转暴力或牵张暴力造成损伤。常见致伤原因包括：

1.网球、高尔夫球、羽毛球等运动者手腕尺侧受力和快速扭转活动。

2.车祸中司机手握方向盘腕部受到旋转牵张暴力。

3.与人扭打过程中手腕受到暴力。

4.提重物不慎或手腕用力不当时扭伤。

### 五、分类

三角纤维软骨复合体损伤最常用的分型是Palmer分型。该分型分为创伤性（Ⅰ型）及退变性（Ⅱ型）损伤，对治疗有指导意义，因此理解Palmer分型非常重要。

#### （一）Ⅰ型

急性、创伤性损伤根据其损伤部位不同分为4个亚型。ⅠA型损伤是指中央无血供区损伤，通常不能直接修复；ⅠB型（尺侧撕脱）是指TFCC自尺侧附着点的撕脱，有时会合并尺骨茎突骨折；ⅠC型（尺侧远端）是指损伤累及TFCC掌侧附着部位或尺腕关节远侧韧带，可以被修复；ⅠD型（桡侧撕脱）的损伤位置在TFCC桡侧附着点，可合并或不合并桡骨乙状切迹骨折。

#### （二）Ⅱ型

退化性TFCC损伤均累及中央部分，并依据有无TFCC穿孔、月骨及尺骨软骨软化、月三角韧带损伤及退化性桡腕关节炎的存在分为A～E5期。这些病理变化多继发于尺骨撞击，一般来讲，Ⅱ型损伤不能通过外科手术修复。

根据TFCC损伤时间进行分型，急性损伤是指损伤时间距修复时间小于3个月，与健侧对比，可以恢复80%以上的握力及关节的活动度，其预后优于亚急性（3个月～1年）和慢性损伤（1年以上）。TFCC亚急性损伤还可以直接修复，但一般力量会减退。偶尔慢性损伤也可以修复，但结果与急性损伤相比不满意，与韧带的牵拉和纤维软骨边缘的退变有关，慢性损伤通常需要尺骨短缩和（或）TFCC清创。

## 六、临床表现

TFCC 损伤的临床症状主要有：非特异性表现，腕部近下尺桡关节处疼痛、肿胀，腕功能障碍；TFCC损伤的表现，腕关节弹响，由于破裂的TFCC 挤压于骨性结构之间、关节绞锁，尺骨头突出，提示桡尺韧带有明显的撕裂伤，月三角间隙压痛，月三角韧带撕裂引起月三角关节不稳；下尺桡关节脱位的表现，下尺桡关节处有关节囊松弛感，按压尺骨小头可“琴键征”，按压尺骨茎突与尺侧腕曲肌肌腱之间、尺骨头与豌豆骨之间可产生明显疼痛，即为“尺骨凹”实验阳性，此处为TFCC损伤最佳触诊位置。

## 七、辅助检查

### （一）X线平片、前臂旋转中立位时前后位和侧位片

在前后位上可以观察尺侧变异情况，月骨和远端尺骨是否有关节病改变，月三角间隙是否正常。骨折必须予以排除，特别是尺骨茎突和远端桡骨的月骨凹处的骨折。X线诊断虽无法对TFCC损伤进行直接的诊断，但其体现的骨性异常对判断TFCC的损伤具有重要意义。

### （二）MRI 目前是 TFCC 是否损伤无创诊断的主要手段

正常情况下，三角纤维软骨呈不规则三角形或不规则带状低强度信号影，而三角软骨撕裂可造成外形和信号强度的改变，主要表现为在正常无信号区出现增强的信号影，并可延伸至尺侧腕骨的关节面，也可表现为局限性或均匀性增强的信号影。由于MRI对软组织的分辨率较高，尤其矢状面的MRI对尺侧腕伸肌、关节囊及TFCC的关节面提供重要的诊断信息，从而成为目前TFCC诊断的最主要手段。

## 八、诊断

TFCC损伤的诊断依靠病史、物理检查和辅助检查等。外伤性TFCC损伤的病人多有非常明确的局部受伤病史。退行性变是慢性渐进性发展的病变，多发生在中年以上的人，这些人都有用损伤的腕关节工作或从事日常活动的病史。物理检查时注意观察腕部是否有明显的肿胀、畸形存在；触诊时可给触痛定位，用应力试验可发现尺腕或桡尺远侧关节不稳，但要进一步明确病灶的确切位置、大小及损伤程度，必须靠辅助检查。X线平片虽然不能直接发现TFCC的病变，但能够观测尺骨的变异情况，临床观察到TFCC损伤多伴有尺骨正向变异，同时还能发现是否有撕脱骨折、软骨下骨质破坏等现象。腕关节造影是诊断 TFCC 损伤最常用的辅助检查措施之一。

## 九、鉴别诊断

1. 月骨无菌性坏死　压痛在腕背正中，伸屈功能受限，叩击第三掌骨头时疼痛。

2. 舟骨骨折　压痛在鼻咽窝及舟骨结节，叩击第一、二掌骨头时即感疼痛，拇内收屈曲征（＋）。

3. 单纯腕尺侧副韧带损伤　压痛局限在尺侧副韧带并腕部桡偏疼痛。

4. 腕背伸肌腱鞘炎　压痛在相应肌腱上，活动无响声。

5. 腕关节创伤性滑膜炎　疼痛不很明显，只有“不适感”。肿胀在腕背部，且呈横形肿胀，腕背伸、掌屈运动受限。

## 十、治疗

TFCC损伤，X线检查正常，没有不稳定的证据，急性期用石膏或支具固定4～6周。包括休息、非甾体类抗炎药、激素封闭疗法、改变工作或职业环境等，也可以物理治疗。若经过固定后症状没有缓解，则需要进一步的检查，如核磁共振成像及关节镜。保守治疗2～3个月无效的TFCC损伤有进行关节镜手术的指征；另一个手术指征是远尺桡关节不稳定。如果病人存在不稳定，应该考虑早期进行关节镜检查评估，并进行修复。

## 十一、基层医疗机构健康管理

### （一）基层首诊

腕部有疼痛病人应先进行物理查体，如尺侧腕关节处疼痛明显行进一步拍片排除骨折等其他疾病，暂保守治疗观察病情变化，如效果有限可转入上级医院进一步诊治。

### （二）转诊标准

1. 上转标准　腕关节疾病无法明确诊断；或保守治疗无效需手术治疗的病人，应尽快转诊到上级医院进行确诊和手术治疗。

2. 下转标准　符合以下条件者可转至下级医院。

（1）腕关节疾病明确诊断后，仅需保守治疗。

（2）腕关节术后需要继续治疗或康复锻炼的病人。

### （三）康复锻炼

术后第 2 天嘱病人行手指主动屈伸训练，长臂石膏托固定 3 周后换短臂石膏托再固定 3 周，此时行肘关节各个方向的活动。固定 6 周后拆除外固定行6周系统综合康复治疗。

1. 中药熏洗　将红花、伸筋草、积雪草、桑枝、

路路通、鸡血藤各 9 g均匀混合放入器皿中浸泡30min然后煮沸15min，自然冷却至手刚能放入药液中温度即可，患手边浸泡边行腕屈、伸、尺偏、桡偏、旋前、旋后等动作的训练，15min，每日 2 次。

2.器械训练　采用挂壁式腕关节屈伸训练器与前臂旋转训练器进行腕部肌群肌力练习，阻力调整至病人耐受为度，腕关节屈伸训练时可健手帮助患手做助力运动，10min，每日 2 次。

3.手法治疗　治疗师用拇指端按揉、弹拨三角纤维软骨部和下尺桡关节部 5 ～ 10min；做摇法及扳法时治疗师双手并列握住患手腕关节（手掌向下），做顺时针和逆时针的转动各2min，幅度由小到大，逐渐增加腕关节的活动度，以病人耐受为度，每日 1 ～ 2 次。

4.物理因子治疗　采用中频电治疗仪，电极板置于患手压痛处，刺激强度以病人耐受为度，20min，每日 2 次。

5.腕关节活动度训练　治疗师嘱病人行腕屈、伸、尺偏、桡偏、旋前、旋后等方向的腕关节主动运动，1 次10组，每日 2 ～ 3 次。

6.日常生活能（ADL）训练　如吃饭、穿衣、梳洗、日常家务等能力的训练。

# 第8章　踝关节疾病

## 概述

踝关节又称为距上关节或胫距关节，由胫腓骨下端及距骨组成。内外踝及胫骨后下缘的后踝称三踝，共同组成踝穴。距骨上面的鞍状关节面位于踝穴中。

踝足部的重要韧带包括：踝内侧副韧带，其功能防止足跟外翻及距骨异常外翻和前后错动；踝外侧副韧带，其功能防止足跟内翻及距骨异常内翻和前后错动；踝后方的跟腱，完成踝的跖屈动作。

踝关节疼痛分为急性疼痛与慢性疼痛，应根据病史分析原因。

**（一）急性损伤**

如急性踝关节扭伤可导致侧副韧带损伤、骨折，可通过X线检查明确骨折；核磁共振检查明确韧带损伤。

**（二）慢性损伤**

急性扭伤后未经系统治疗或扭伤未完全恢复。

## 踝关节外侧副韧带急性损伤

踝关节扭伤是临床常见的疾病，在关节及韧带损伤中是发病率最高的疾病。踝关节扭伤可能导致的损伤包括外踝的距腓前韧带，跟腓韧带，内踝三角韧带，下胫腓横韧带等。其中又以外侧副韧带损伤最常见。

### 一、定义

踝关节外侧副韧带包括距腓前韧带、跟腓韧带和距腓后韧带等。踝关节外侧副韧带损伤一般就是上述韧带的损伤。

### 二、分度

根据韧带断裂程度不同，可将损伤分为3度：Ⅰ度损伤是指韧带拉伤，关节无不稳定；Ⅱ度损伤是指韧带部分断裂，轻度不稳定；Ⅲ度损伤是指韧带完全断裂同时合并明显的关节不稳。

### 三、病因和发病机制

旋后损伤是最常见的损伤机制。踝关节旋后损伤时，距腓前韧带最先断裂，如果损伤暴力持续，跟腓韧带随后断裂，距腓后韧带很少发生断裂。

### 四、临床表现

踝关节扭伤的临床表现包括伤后迅即出现扭伤部位的疼痛和肿胀，随后出现皮肤瘀斑。严重者患足因为疼痛肿胀而不能活动。

### 五、诊断

**（一）病史**

病人有急性或慢性踝关节扭伤，初次扭伤或反复扭伤。

**（二）体征**

1. *压痛*　压痛点主要在踝关节外侧，即距腓前韧带和跟腓韧带所在的部位。

2. *足旋后试验*　重复受伤动作，如果踝内侧疼痛提示副舟骨损伤，或内侧三角韧带损伤。

3. *前抽屉试验*　检查外侧副韧带是否完全断裂，一手握住小腿远端，一手握住足跟将距骨向前错动，如果两侧对比，伤侧错动范围较大为阳性。

4. *内翻试验*　将踝关节被动内翻，开口程度较大为阳性。说明距腓前韧带或跟腓韧带完全断裂。

**（三）影像学检查**

1. *X线片*　首先应拍摄踝关节正位、侧位X线片排除是否有踝关节骨折，踝穴位可除外下胫腓韧带损伤，应力位用来判断外侧副韧带损伤的程度。

2. *关节造影或腱鞘造影*　用以诊断韧带是否完全断裂。

3. *MRI检查*　近一步确定韧带损伤的情况，了解关节囊及关节软骨损伤的情况。

## 六、鉴别诊断

注意与外踝骨折，距骨骨软骨损伤，跟骨前突骨折，腓骨肌腱断裂鉴别。

## 七、预防

踝关节扭伤一般均为意外损伤，没有一种有效的方法可以预防踝关节扭伤的发生。增强踝关节周围肌肉力量，进行高危运动时佩戴合适的护具，熟练掌握所进行活动的技术动作均可以部分的防止踝关节扭伤的发生或降低踝关节扭伤的严重程度。

## 八、治疗

### （一）保守治疗

适用于踝关节无不稳定或轻度不稳定的病例。可按RICE原则进行处理，RICE原则包括rest（休息），近一步理解就是免除负重，ice（冰敷），compression（加压包扎），elevation（抬高患肢）。疼痛减轻后可尝试踝关节主动活动，逐渐负重行走，并进行肌力练习及各种功能性运动，如直线跳、Z形跳、8字跳等，伤口3个月内进行体育运动时应使用护踝或者绷带保护踝关节。可尝试采用针刺＋超激光治疗方法，相比于超激光单独治疗，其损伤恢复时间更短。

### （二）手术治疗

适用于踝关节明显不稳定的病人。

## 九、预后

保守治疗约58%的病人对疗效满意，而手术治疗满意率可达89%。

## 十、基层医疗机构健康管理

### （一）基层首诊

加强平日踝关节稳定性锻炼，如发生扭伤后要先进行手法检查，配合X线片排除骨折等，口服非甾体抗炎药配合制动等RICE原则。

### （二）转诊标准

1. 上转标准　踝关节扭伤无法明确诊断；或诊断为踝关节韧带损伤、滑膜炎、关节挛缩等需手术治疗的病人，应尽快转诊到上级医院进行确诊和手术治疗。

2. 下转标准

（1）踝关节疾病明确诊断后，仅需保守治疗。

（2）踝关节术后需要继续治疗或康复锻炼的病人。

### （三）下转后注意事项

继续制动，术后病人伤口3d换药，14d拆线，石膏固定3～6周，早期开始进行关节活动度、肌肉力量以及本体感觉等康复训练。

### （四）功能锻炼

踝关节扭伤后，没有韧带完全性断裂，没有撕脱骨折，肿胀疼痛减轻后，就应该及早进行功能锻炼。早期功能锻炼需采用被动方式，如在关节运动范围内做被动屈伸、旋转、牵拉，功能锻炼是后期治疗中很关键的一环，伤病未痊愈时，切忌匆忙中断，因为这样很容易转为陈旧性韧带损伤，长期积累后还会出现粘连、增生、钙化、关节韧带松弛等并发症。如结合按摩成效更好，这样可以较好地减轻和松解粘连；后期功能锻炼以主动进行关节的屈伸、旋转功能运动为主。当症状好转后，应进行适当的力量练习，以使愈合的韧带重新恢复弹性和完全恢复功能。

# 第9章　颈　椎　病

## 一、流行病学

如今，颈椎病已逐渐成为一种常见病和多发病。在我国，颈椎病患病率较高，疾病顺位靠前，不同地区的颈椎病患病率为8.1%～19.1%。一些特殊人群颈椎病患病率更高。大学教职工为10.8%，老年人群为25.0%，机关人员为27.3%。白领人群为33.9%，公务员为54.8%。在某些人群中有上升趋势。

## 二、定义

颈椎椎间盘退行性改变及其继发病理改变累及其周围组织结构（神经根、脊髓、椎动脉、交感神经等），出现相应的临床表现。仅有颈椎的退行性改变而无临床表现者则称为颈椎退行性改变。

## 三、病因和发病机制

### （一）颈椎间盘退变

是颈椎病的发生发展中最基本原因。

### （二）颈椎管内径

尤其是矢状径，对颈椎病的发生与发展，有着十分密切的关系。有些人颈椎退变严重，骨赘增生明显，但并不发病，其主要原因是颈椎管矢状径较宽，椎管内有较大的代偿间隙。而有些病人颈椎退变并不十分严重，但颈椎管内径尤其是矢状径小于正常（14～16mm），症状出现早而且比较严重。

### （三）损伤

1.头颈部外伤

2.不良的工作姿势　低头工作、伏案时间长是颈椎病的影响因素之一。

3.不良睡眠姿势　睡眠姿势不良，主要指用枕不当。

### （四）其他

工作环境差（光线差、寒冷潮湿等）是颈椎病较为显著的危险因素。在椎间盘已发生退行性病变的基础上，寒冷和潮湿能使局部肌肉张力明显增高致长期收缩痉挛，破坏椎间的稳定性，进而导致颈椎病的发生。

## 四、分型

根据受累组织和结构的不同，颈椎病分为：颈型（又称软组织型）、神经根型、脊髓型、交感型、椎动脉型、其他型（目前主要指食道压迫型）。如果两种以上类型同时存在，称为“混合型”。

## 五、临床表现

### （一）颈型颈椎病

1.颈项强直、疼痛，可有整个肩背疼痛发僵，不能做点头、仰头及转头活动，呈斜颈姿势。需要转颈时，躯干必须同时转动，也可出现头晕的症状。

2.少数病人可出现反射性肩臂手疼痛、胀麻，咳嗽或打喷嚏时症状不加重。

临床检查：急性期颈椎活动绝对受限，颈椎各方向活动范围近于零度。颈椎旁肌、胸1～胸7椎旁或斜方肌、胸锁乳突肌有压痛，冈上肌、冈下肌也可有压痛。如有继发性前斜角肌痉挛，可在胸锁乳突肌内侧相当于颈3～颈6横突水平触及痉挛的肌肉，稍用力压迫，即可出现肩、臂、手放射性疼痛。

### （二）神经根型颈椎病

1.颈痛和颈部发僵常常是最早出现的症状。有些病人还有肩部及肩胛骨内侧缘疼痛。

2.上肢放射性疼痛或麻木。这种疼痛和麻木沿着受累神经根的走行和支配区放射，具有特征性，因此称为根型疼痛。疼痛或麻木可以呈发作性，也可以呈持续性。有时症状的出现与缓解和病人颈部的位置和姿势有明显关系。颈部活动、咳嗽、喷嚏、用力及深呼吸等，可以造成症状的加重。

3.患侧上肢感觉沉重、握力减退，有时出现持物坠落。可有血管、运动神经的症状，如手部肿胀等。晚期可以出现肌肉萎缩。

临床检查：颈部僵直，活动受限。患侧颈部肌肉紧张，棘突、棘突旁、肩胛骨内侧缘以及受累神经根所支配的肌肉有压痛。椎间孔部位出现压痛并伴上肢放射性疼痛或麻木，或者使原有症状加重具有定位意义。椎间孔挤压试验阳性，臂丛神经牵拉试验阳性。

**（三）脊髓型颈椎病**

1.多数病人首先出现一侧或双侧下肢麻木、沉重感。随后，逐渐出现行走困难，下肢各组肌肉发紧、抬步慢，不能快走。继而出现上下楼梯时需要借助上肢扶拉手方可登上台阶。严重者步态不稳、行走困难。病人双脚有踩棉感。有些病人起病隐匿，往往是自己想追赶即将驶离的公共汽车，却突然发现双腿不能快走。

2.出现一侧或双侧上肢麻木、疼痛，双手无力、不灵活，写字、系扣、持筷等精细动作难以完成，持物易落。严重者甚至不能自己进食。

3.躯干部出现感觉异常，病人常感觉胸部、腹部或双下肢有如皮带样的捆绑感，称为“束带感”。同时，下肢可有烧灼感、冰凉感。

4.部分颈椎病病人出现膀胱和直肠功能障碍及性功能减退。病情进一步发展，病人须拄拐或借助他人搀扶才能行走，直至出现双下肢呈痉挛性瘫痪，卧床不起，生活不能自理。

临床检查：颈部多无体征。上肢或躯干部出现节段性分布的浅感觉障碍区，深感觉多正常，肌力下降，双手握力下降。四肢肌张力增高，可有折刀感；腱反射活跃或亢进；髌阵挛和踝阵挛阳性。病理反射阳性：如上肢霍夫曼征、罗索里摩征、下肢巴宾斯基征。浅反射如腹壁反射、提睾反射减弱或消失。如果上肢腱反射减弱或消失，提示病损在该神经节段水平。

**（四）交感型颈椎病**

1.头部症状　如头晕或眩晕、头痛或偏头痛、头沉、枕部痛、睡眠欠佳、记忆力减退、注意力不易集中等。

2.眼耳鼻喉部症状　眼胀、干涩或多泪、视力变化、视物不清、眼前像有雾等；耳鸣、耳堵、听力下降；鼻塞、“过敏性鼻炎”；咽部异物感、口干、声带疲劳等；味觉改变等。

3.胃肠道症状　恶心甚至呕吐、腹胀、腹泻、消化不良、嗳气以及咽部异物感等。

4.心血管症状　心悸、胸闷、心率变化、心律失常、血压变化等。

5.其他　面部或某一肢体多汗、无汗、畏寒或发热，有时感觉疼痛、麻木，但是又不按神经节段或走行分布。以上症状往往与颈部活动有明显关系：坐位或站立时加重，卧位时减轻或消失。颈部活动多、长时间低头、在电脑前工作时间过长或劳累时明显，休息后好转。

临床检查：颈部活动多正常，颈椎棘突间或椎旁小关节周围的软组织压痛。有时还可伴有心率、心律、血压等变化。

**（五）椎动脉型颈椎病**

1.发作性眩晕，复视伴有眼震。有时伴随恶心、呕吐、耳鸣或听力下降。这些症状与颈部位置改变有关。

2.下肢突然无力而猝倒，但是意识清醒，多在头颈处于某一位置时发生。

3.偶有肢体麻木、感觉异常。可出现一过性瘫痪、发作性昏迷。

## 六、物理检查

颈椎病的试验检查包括如下几种。

**（一）前屈旋颈试验**

令病人颈部前屈，嘱其向左右旋转活动。如颈椎处出现疼痛，表明颈椎小关节有退行性变。

**（二）椎间孔挤压试验（压顶试验）**

令病人头偏向患侧，检查者左手掌放于病人头顶部、右手握拳轻叩左手背，则出现肢体放射性痛或麻木，表示力量向下传递到椎间孔变小区，有根性损害；对根性疼痛厉害者，检查者用双手重叠放于头顶、间下加压，即可诱发或加剧症状。当病人头部处于中立位或后伸位时出现加压试验阳性称之为Jackson压头试验阳性。

**（三）臂丛牵拉试验**

病人低头，检查者一手扶病人头颈部，另一手握患肢腕部，做相反方向推拉，看病人是否感到放射痛或麻木，这称为Eaten试验。如牵拉同时再迫使患肢做内旋动作，则称为Eaten加强试验。

**（四）上肢后伸试验**

检查者一手置于健侧肩部起固定作用、另一手握于病人腕部，并使其逐渐向后、外呈伸展状，以增加对颈神经根牵拉，若患肢出现放射痛，表明颈神经根或臂丛有受压或损伤。

## 七、影像学及其他检查

**（一）X线检查**

是颈椎损伤及某些疾患诊断的重要手段，也是颈部最基本、最常用的检查技术，即使在影像学技术高度发展的条件下，也是不可忽视的一种重要检查方法。X线平片对于判断损伤的疾患严重程度、治疗方法选择、治疗评价等提供影像学基础。常拍摄全颈椎正侧位片、颈椎伸屈动态侧位片、斜位摄片，必要时，拍摄颈1～2开口位片和断层片。正位片可见钩椎关节变尖或横向增生、椎间隙狭窄；侧位片见颈椎序列不佳、反曲、椎间隙狭窄、椎体前后缘骨赘形成、椎体上下缘（运动终板）骨质硬化、发育性颈椎管狭窄等；过屈、过伸侧位可有节段性不稳定；左、右斜位片可见椎间孔缩小、变形。有时还可见到在椎体后缘有高密度的条状阴影——颈椎后纵韧带骨化。

**（二）CT**

可以显示出椎管的形状及后纵韧带骨化症的范围和对椎管的侵占程度。脊髓造影配合CT检查可显示硬膜囊、脊髓和神经根受压的情况。

**（三）颈部核磁共振**

检查则可以清晰地显示出椎管内、脊髓内部的改变及脊髓受压部位及形态改变，对于颈椎损伤、颈椎病及肿瘤的诊断具有重要价值。

**（四）经颅彩色多普勒**

可探查基底动脉血流、椎动脉颅内血流，推测椎动脉缺血情况，是检查椎动脉供血不足的有效手段，也是临床诊断颈椎病，尤其是椎动脉型颈椎病的常用检查手段。

**（五）椎动脉造影和椎动脉“B超”**

对诊断有一定帮助。

## 八、诊断

**（一）颈型**

具有典型的落枕史及上述颈部症状、体征；影像学检查可正常或仅有生理曲度改变或轻度椎间隙狭窄，少有骨赘形成。

**（二）神经根型**

具有根性分布的症状（麻木、疼痛）和体征；椎间孔挤压试验或（和）臂丛牵拉试验阳性；影像学所见与临床表现基本相符合；排除颈椎外病变（胸廓出口综合征、网球肘、腕管综合征、肘管综合征、肩周炎、肱二头肌长头腱鞘炎等）所致的疼痛。

**（三）脊髓型**

出现颈脊髓损害的临床表现；影像学显示颈椎退行性改变、颈椎管狭窄，并证实存在与临床表现相符合的颈脊髓压迫；除外进行性肌萎缩性脊髓侧索硬化症、脊髓肿瘤、脊髓损伤、继发性粘连性蛛网膜炎、多发性末梢神经炎等。

**（四）交感型**

诊断较难，目前尚缺乏客观的诊断指标。出现交感神经功能紊乱的临床表现，影像学显示颈椎节段性不稳定。对部分症状不典型的病人，如果行星状神经节封闭或颈椎高位硬膜外封闭后，症状有所减轻，则有助于诊断。除外其他原因所致的眩晕：耳源性眩晕；眼源性眩晕；脑源性眩晕；血管源性眩晕；其他原因，如糖尿病、神经官能症、过度劳累、长期睡眠不足等引起的眩晕。

**（五）椎动脉型**

曾有猝倒发作，并伴有颈性眩晕；旋颈试验阳性；影像学显示节段性不稳定或钩椎关节增生；除外其他原因导致的眩晕；颈部运动试验阳性。

## 九、鉴别诊断

**（一）神经根型颈椎病需与下列疾病鉴别**

粘连性肩关节囊炎、腕管综合征、前斜角肌综合征、椎管内髓外硬脊膜下肿瘤、椎间孔及其外周的神经纤维瘤、肺尖附近的肿瘤均可引起上肢疼痛、神经痛性肌萎缩、心绞痛、风湿性多肌痛。

**（二）脊髓型颈椎病应与下列疾病鉴别**

后纵韧带骨化、多发性硬化、椎管内肿瘤、脊髓空洞。

**（三）椎动脉型颈椎病应与下列疾病鉴别**

需与其他原因引起的椎基底动脉供血不足鉴别，如椎动脉粥样硬化和发育异常等。椎动脉造影是最可靠的鉴别方法。

**（四）交感神经型颈椎病应与下列疾病鉴别**

冠状动脉供血不足、神经官能症、更年期综合征、其他原因所致的眩晕。

**（五）颈型颈椎病与慢性颈部软组织损伤鉴别**

因长期低头工作，头经常处于前屈的姿势，使颈椎间盘前方受压，髓核后移，刺激纤维环及后纵韧带，从而产生不适症状。

## 十、治疗

**（一）药物治疗**

可选择性应用止痛剂、镇静剂、维生素（如$B_1$、$B_{12}$），对症状的缓解有一定的效果。可尝试使用硫酸氨基葡萄糖和硫酸软骨素进行支持治疗。硫酸氨基葡萄糖与硫酸软骨素在临床上用于治疗全身各部位的骨关节炎，这些软骨保护剂具有一定程度的抗炎抗软骨分解作用，有病例报告提示口服硫酸氨基葡萄糖和硫酸软骨素能在一定程度上逆转椎间盘退行性改变。

**（二）运动疗法**

各型颈椎病症状基本缓解或呈慢性状态时，可开始医疗体操，以促进症状的进一步消除及巩固疗效。症状急性发作期宜局部休息，不宜增加运动刺激。有较明显或进行性脊髓受压症状时禁忌运动，特别是颈椎后仰运动应禁忌。椎动脉型颈椎病时颈部旋转运动宜轻柔缓慢，幅度要适当控制。

**（三）牵引治疗**

使用于脊髓型以外的颈椎病，可解除肌痉挛、增大椎间隙、减少椎间盘压力。从而减轻对神经根的压力和对椎动脉的刺激，并使嵌顿于小关节内的滑膜皱襞复位，坐卧位均可进行，头前屈15°，牵引重量

2～6kg，牵引时间以项、背肌能耐受为限，每日数次，每次1小时，如无不适者，可持续牵引，每日6～8h，2周为1个疗程。但近年来发现，许多颈椎病病人在使用“牵引”之后，特别是那种长时间使用“牵引”的病人，颈椎病不但没有减轻，反而加重。

**（四）手法按摩推拿疗法**

它是颈椎病较为有效的治疗措施。它的治疗作用是能缓解颈肩肌群的紧张及痉挛，恢复颈椎活动，松解神经根及软组织粘连来缓解症状，脊髓型颈椎病一般禁止按摩和复位，否则极易加重症状，甚至可导致截瘫，即使早期症状不明显，一般也推荐手术治疗。

**（五）理疗**

在颈椎病的治疗中，理疗可起到多种作用。一般认为，急性期可行离子透入、超声波，紫外线或间动电流等；疼痛减轻后用超声波、碘离子透入，感应电或其他热疗。

**（六）温热敷**

此种治疗可改善血循环，缓解肌肉痉挛，消除肿胀以减轻症状，有助于手法治疗后使患椎稳定。本法可用热毛巾和热水袋局部外敷，急性期病人疼痛症状较重时不宜作温热敷治疗。

**（七）手术治疗**

诊断明确的颈椎病经非手术治疗无效，或反复发作者，或脊髓型颈椎病，严重有神经根或脊髓压迫者，必要时可手术治疗。

## 十一、并发症

**（一）吞咽障碍**

吞咽时有梗阻感、食管内有异物感，少数人有恶心、呕吐、声音嘶哑、干咳、胸闷等症状。这是由于颈椎前缘直接压迫食管后壁而引起食管狭窄，也可能是因骨刺形成过速使食管周围软组织发生刺激反应所引起。

**（二）视力障碍**

表现为视力下降、眼胀痛、怕光、流泪、瞳孔大小不等，甚至出现视野缩小和视力锐减，个别病人还可发生失明。这与颈椎病造成自主神经紊乱及椎-基底动脉供血不足而引发的大脑枕叶视觉中枢缺血性病损有关。

**（三）颈心综合征**

表现为心前区疼痛、胸闷、心律失常（如期前收缩等）及心电图ST段改变，易被误诊为冠心病。这是颈背神经根受颈椎骨刺的刺激和压迫所致。

**（四）高血压颈椎病**

可引起血压升高或降低，其中以血压升高为多，称为“颈性高血压”。由于颈椎病和高血压病皆为中老年人的常见病，故两者常常并存。

**（五）胸部疼痛**

表现为起病缓慢的顽固性的单侧胸大肌和乳房疼痛，检查时有胸大肌压痛。这与颈6和颈7神经根受颈椎骨刺压迫有关。

**（六）下肢瘫痪**

早期表现为下肢麻木、疼痛、跛行，有的病人在走路时有如踩棉感，个别病人还可伴有排便、排尿障碍，如尿频、尿急、排尿不畅或大小便失禁等。这是因为椎体侧束受到颈椎骨刺的刺激或压迫，导致下肢运动和感觉障碍所致。

**（七）猝倒**

常在站立或走路时因突然扭头出现身体失去支持力而猝倒，倒地后能很快清醒，不伴有意识障碍，亦无后遗症。此类病人可伴有头晕、恶心、呕吐、出汗等自主神经功能紊乱的症状。这是由于颈椎增生性改变压迫椎动脉引起基底动脉供血障碍，导致一时性脑供血不足所致。

## 十二、预防

颈椎的退变过程是一个长期而又缓慢的过程，因此对颈椎病来说，早预防、早发现和早治疗是其最好的预防措施。日常生活和工作中避免一些能促进椎间盘退行性变的因素，可有助于防止颈椎病的发生与发展。

**（一）加强颈部肌肉的锻炼**

运动是增强人体各项能力的常用方法。无论是颈椎病病人还是健康人群都可以通过经常性参加身体锻炼，帮助活跃颈部的血液循环和代谢，增强颈部肌力，提高颈椎的稳定性，从而预防颈椎病的发生，减轻颈椎相关症状。可以每日早、晚各数次进行缓慢地屈、伸、左右侧屈及旋转颈部的运动，也可利用工作空闲时间来试着做颈部保健活动。

**（二）避免长期低头姿势**

要避免长时间低头工作，尤其是银行人员、会计、白领人群、IT 工作者等伏案型人群更应注意。长时间低头这一体位会使颈部肌肉、韧带受到牵拉而形成劳损，导致颈椎椎间盘发生退变。可以在条件允许的情况下尝试改善工作环境，如将桌面改为呈 30°角的平面工作台，这样可以减少伏案工作时颈椎的负荷。或者工作一段时间后休息一下，改变一下体位。既往文献提出，每隔 20 min 休息 1次者效果为佳。另外，在日常生活中也要改变不良的生活习惯，如躺在床上看书、看电视等。

**（三）颈部放置在生理状态下休息**

科学的枕头垫置具有恢复颈椎的动静力平衡、维持颈椎的生理弧度、提高睡眠质量、降低肌肉张力、消除颈部肌肉疲劳等作用。一般建议成年人颈部垫高约 10 cm 为最佳，不宜睡高枕，因其会使颈部处于屈曲状态，结果与低头姿势一样。另外注意侧卧睡觉时，枕头要加高到头部不出现侧屈的高度。

**（四）避免颈部外伤**

运动时，注意保护颈部，以免遭受外力冲击导致挫伤。坐车时，应系好安全带，以免急拐弯、急刹车时伤及颈椎。出现颈肩部酸痛时，在明确诊断并除外颈椎管狭窄后，可自己进行轻柔按摩，但要注意手法，以免加重症状。

**（五）避免风寒、潮湿**

注意颈部保暖。冬天天冷可以用围巾围住颈部，防止寒气侵袭；夏天注意不要让颈部直接对着电风扇、空调吹风，出汗后也不要使颈部直接吹冷风；如遇到淋雨受湿要及时擦干。

## 十三、基层医疗机构健康管理

**（一）颈椎病的首诊**

首次接诊及复诊：详细询问病史和体格检查，摄颈椎正侧位、双斜位X线片，必要时可在上级医院做颈椎CT或MRI检查。对病情进行评估并做出初步诊断，建立健康档案。

治疗：对诊断明确且有非手术治疗指征的病人建议休息，必须下床时应佩戴颈围保护，可选择使用非甾体类消炎镇痛药物（双氯芬酸钠、塞来昔布、芬必得）、根痛平、神经营养药物等进行治疗。有条件的可以配合中医，根据病情选择颈椎牵引、中药调理、中药外治疗法、理疗、针灸及其他物理治疗等综合措施康复治疗。

**（二）转诊标准**

1.上转标准　当社区无完善保守治疗条件或专科医师时，或当出现下列情况时，医疗机构与病人及家属进行充分沟通，经其理解和同意，可转至上级医院。

（1）神经根型、椎动脉型或交感神经型颈椎病，保守治疗无效者或病情反复，需要进一步行保守治疗或完善影像学检查。

（2）脊髓型或混合型颈椎病，症状进行性加重，需进一步保守治疗或完善影像学检查。

（3）合并其他系统疾病病情较复杂，需鉴别诊断或进一步治疗的病人。

2.急诊转诊标准

（1）脊髓损伤表现，肢体功能障碍、截瘫等症状。

（2）出现肌肉萎缩，神经持续性疼痛进行加重等神经严重受损者。

（3）颈椎病症手术后出现神经功能严重障碍者。

（4）颈椎病症手术后脑脊液漏出现中枢神经系统感染症状者。

3.下转标准

（1）非手术指征不需要手术。

（2）年老体弱、全身合并疾病较多或较严重，不能耐受手术或不愿意手术。

（3）已经完成手术且术后病情平稳的病人，可转到下级医院治疗和随诊。

**（三）下转后注意事项**

下转病人时，上级医院应将病人诊断、治疗、预后评估、辅助检查及后续治疗、康复指导方案提供给基层医疗卫生机构。注意事项：

1.不要长时间低头。

2.平常睡觉枕头要尽量低，不要枕高枕。

3.平常不能做剧烈的活动。

4.不能让颈椎或者脖子受凉，要注意空调风扇不能直接对着颈部吹。

5.可做理疗或使用药物来促进颈椎病的康复。

**（四）康复锻炼**

1.全身有氧运动　如游泳、散步等（每周2～3次）。

2.颈椎局部训练　如头手对抗康复训练、器械训练、“米”字操等（每日均可进行）。

**（五）复查时间**

每月门诊复查了解颈部肌肉情况并指导进行功能锻炼。

# 第10章　腰椎间盘突出症

## 一、流行病学

腰椎间盘突出症多见于20～40岁青壮年，约占病人人数的80%，男性多于女性，这与劳动强度大及外伤有关。90%以上腰椎间盘突出症发生在L4～L5和L5～S1椎间隙。青少年也可偶发腰椎间盘突出症，多因明显外伤使软骨板破裂所致。老年人腰椎间盘突出症多合并骨质疏松或退变性不稳导致椎间盘脱出、多节段腰椎管狭窄及腰椎畸形，病情较为复杂。

## 二、定义

腰椎间盘突出症是腰椎间盘髓核突出或退变，同时纤维环变性破裂、髓核脱，出压迫和刺激神经根和马尾神经所引起的一种综合征。

## 三、病因

### （一）腰椎间盘的退行性改变是基本因素

髓核的退变主要表现为含水量的降低，并可因失水引起椎节失稳、松动等小范围的病理改变；纤维环的退变主要表现为坚韧程度的降低。

### （二）损伤

长期反复的外力造成轻微损害，加重了退变的程度。

### （三）椎间盘自身解剖因素的弱点

椎间盘在成年之后逐渐缺乏血液循环，修复能力差。在上述因素作用的基础上，某种可导致椎间盘所承受压力突然升高的诱发因素，即可能使弹性较差的髓核穿过已变得不太坚韧的纤维环，造成髓核突出。

### （四）遗传因素

腰椎间盘突出症有家族性发病的报道。

### （五）腰骶先天异常

包括腰椎骶化、骶椎腰化、半椎体畸形、小关节畸形和关节突不对称等。上述因素可使下腰椎承受的应力发生改变，从而椎间盘内压升高和易发生退变和损伤。

### （六）诱发因素

在椎间盘退行性变的基础上，某种可诱发椎间隙压力突然升高的因素可致髓核突出。常见的诱发因素有增加腹压、腰姿不正、突然负重、妊娠、受寒和受潮等。

## 四、分型

从病理变化及CT、MRI表现，结合治疗方法可作以下分型。

### （一）膨隆型

纤维环部分破裂，而表层尚完整，此时髓核因压力而向椎管内局限性隆起，但表面光滑。这一类型经保守治疗大多可缓解或治愈。

### （二）突出型

纤维环完全破裂，髓核突向椎管，仅有后纵韧带或一层纤维膜覆盖，表面高低不平或呈菜花状，常需手术治疗。

### （三）脱垂游离型

破裂突出的椎间盘组织或碎块脱入椎管内或完全游离。此型不单可引起神经根症状，还容易导致马尾神经症状，非手术治疗往往无效。

### （四）Schmorl结节髓核

经上下终板软骨的裂隙进入椎体松质骨内，一般仅有腰痛，无神经根症状，多不需要手术治疗。

## 五、临床表现

### （一）症状

1.腰痛　是大多数病人最先出现的症状，发生率约91%。由于纤维环外层及后纵韧带受到髓核刺激，经窦椎神经而产生下腰部感应痛，有时可伴有臀部疼痛。

2.下肢放射痛　虽然高位腰椎间盘突出（腰2～3、腰3～4）可以引起股神经痛，但临床少见，不足5%。绝大多数病人是腰4～5、腰5～骶1间隙突出，表现为坐骨神经痛。典型坐骨神经痛是从下腰部向臀部、大腿后方、小腿外侧直到足部的放射痛，在喷嚏和咳嗽等腹压增高的情况下疼痛会加剧。放射痛的肢体多为一侧，仅极少数中央型或中央旁型髓核突出者表现为双下肢症状。坐骨神经痛的原因有3种：

（1）破裂的椎间盘产生化学物质的刺激及自身免疫反应使神经根发生化学性炎症。

（2）突出的髓核压迫或牵张已有炎症的神经根，使其静脉回流受阻，进一步加重水肿，使得对疼痛的敏感性增高。

（3）受压的神经根缺血。上述3种因素相互关联，互为加重因素。

3.马尾神经症状　向正后方突出的髓核或脱垂、游离椎间盘组织压迫马尾神经，其主要表现为大、小便障碍，会阴和肛周感觉异常。严重者可出现大小便失控及双下肢不完全性瘫痪等症状，临床上少见。

### （二）体征

1.一般体征

（1）腰椎侧凸：是一种为减轻疼痛的姿势性代偿畸形。视髓核突出的部位与神经根之间的关系不同而表现为脊柱弯向健侧或弯向患侧。如髓核突出的部位位于脊神经根内侧，因脊柱向患侧弯曲可使脊神经根的张力减低，所以腰椎弯向患侧；反之，如突出物位于脊神经根外侧，则腰椎多向健侧弯曲。

（2）腰部活动受限：大部分病人都有不同程度的腰部活动受限，急性期尤为明显，其中以前屈受限最明显，因为前屈位时可进一步促使髓核向后移位，并增加对受压神经根的牵拉。

（3）压痛、叩痛及骶棘肌痉挛：压痛及叩痛的部位基本上与病变的椎间隙相一致，80%～90%的病例呈阳性。叩痛以棘突处为明显，系叩击振动病变部所致。压痛点主要位于椎旁1cm处，可出现沿坐骨神经放射痛。约1/3的病人有腰部骶棘肌痉挛。

2.特殊体征

（1）直腿抬高试验及加强试验：病人仰卧，伸膝，被动抬高患肢。正常人神经根有4mm滑动度，下肢抬高到60°～70°始感腘窝不适。腰椎间盘突出症病人神经根受压或粘连使滑动度减少或消失，抬高在60°以内即可出现坐骨神经痛，称为直腿抬高试验阳性。在阳性病人中，缓慢降低患肢高度，待放射痛消失，这时再被动屈曲患侧踝关节，再次诱发放射痛称为加强试验阳性。有时因髓核较大，抬高健侧下肢也可牵拉硬脊膜诱发患侧坐骨神经产生放射痛。

（2）股神经牵拉试验：病人取俯卧位，患肢膝关节完全伸直。检查者将伸直的下肢高抬，使髋关节处于过伸位，当过伸到一定程度出现大腿前方股神经分布区域疼痛时，则为阳性。此项试验主要用于检查腰2～3和腰3～4椎间盘突出的病人。

3.神经系统表现

（1）感觉障碍：视受累脊神经根的部位不同而出现该神经支配区感觉异常，阳性率达80%以上。早期多表现为皮肤感觉过敏，渐而出现麻木、刺痛及感觉减退。因受累神经根以单节、单侧为多，故感觉障碍范围较小；但如果马尾神经受累（中央型及中央旁型者），则感觉障碍范围较广泛。

（2）肌力下降：70%～75%的病人出现肌力下降，腰5神经根受累时，踝及趾背伸力下降，骶1神经根受累时，趾及足跖屈力下降。

（3）反射改变亦为本病易发生的典型体征之一。腰4神经根受累时，可出现膝跳反射障碍，早期表现为活跃，之后迅速变为反射减退，腰5神经根受损时对反射多无影响。骶1神经根受累时则跟腱反射障碍。反射改变对受累神经的定位意义较大。

## 六、辅助检查

### （一）腰椎正侧位X线片

单纯X线平片不能直接反应是否存在椎间盘突出，但X线片上有时可见椎间隙变窄、椎体边缘增生等退行性改变，是一种间接的提示，对腰椎间盘突出症进行大致定位及初步诊断。同时为鉴别诊断腰椎其他疾病提供依据。

### （二）CT检查

可较清楚地显示椎间盘突出的部位、大小、形态和神经根、硬脊膜囊受压移位的情况，同时可显示椎板及黄韧带肥厚、小关节增生肥大、椎管及侧隐窝狭窄等情况，对本病有较大的诊断价值，目前已普遍采用。

### （三）磁共振（MRI）检查

MRI无放射性损害，对腰椎间盘突出症的诊断具有重要意义。MRI可以全面地观察腰椎间盘是否病变，并通过不同层面的矢状面影像及所累及椎间盘的横切位影像，清晰地显示椎间盘突出的形态及其与硬膜囊、神经根等周围组织的关系，另外可鉴别是否存在椎管内其他占位性病变。但对于突出的椎间盘是否钙化的显示不如CT检查。

### （四）其他

电生理检查（肌电图、神经传导速度与诱发电位）可协助确定神经损害的范围及程度，观察治疗效果。实验室检查主要用于排除一些疾病，起到鉴别诊断作用。

## 七、诊断

对典型病例的诊断，结合病史、查体和影像学检查，一般多无困难，尤其是在CT与磁共振技术广泛应用的今天。如仅有CT、MRI表现而无临床症状，不应诊断本病。

## 八、鉴别诊断

### （一）急性腰扭伤

急性腰扭伤表现于腰肌痉挛，可出现暂时性脊柱侧弯。由于腰臀部肌肉痉挛反应，可出现向下肢放射痛的假性坐骨神经痛症状。疼痛的反应，可出现直腿抬高的牵涉性受限，而不存在于椎旁的压痛放射症状。屈颈试验检查为阴性，无运动神经功能障碍。

### （二）腰臀部肌肉、筋膜炎

主要表现于腰臀部疼痛，并可出现向下肢放射的牵涉性疼痛。触诊时痛点在筋膜、肌肉组织，并有肌纤维组织炎症的捻发感。腰椎外观无侧弯畸形。

### （三）梨状肌损伤

由于梨状肌与坐骨神经从解剖学上邻近，梨状肌的肿胀与增厚可影响刺激坐骨神经，出现向下肢放射痛与直腿抬高轻度受限的反应。进行梨状肌牵拉试验时出现明显体征反应，但腰部无压痛与放射痛。神经功能检查无异常改变。

### （四）坐骨神经炎

本病常因感冒风湿等因素而致坐骨神经的无菌性炎症。腰腿可发生持续性疼痛，夜间尤为明显。腰椎外观无畸形，无椎旁压痛与放射症状。下肢直腿抬高试验虽可出现阳性反应，但抬腿角度一般在50°以上。

### （五）腰椎骶化畸形

腰椎骶化由于横突发育肥大可刺激坐骨神经出现腰腿痛症状，但脊柱外观无侧弯畸形，屈颈试验为阴性，一般不出现下肢神经功能障碍，X线片可明确观察骶化畸形。

### （六）腰椎椎弓裂引起腰椎滑脱

由于滑脱对神经的影响，可出现下肢神经症状。但腰部活动功能无障碍，表现为典型的间歇性跛行症状。腰腿痛可在休息后明显减轻，腰椎由于向前滑脱，生理前突明显加大，X线片可明确鉴别。

### （七）腰椎椎管狭窄症

具有典型的间歇性跛行症状，脊柱多无畸形，下肢虽有神经症状，但直腿抬高仍保持在60°以上。行走下肢疼痛后采用下蹲屈位即可缓解。检查可明确诊断。

### （八）腰椎结核

腰椎结核一般只有腰及臀部的疼痛，早期很少有下肢放射痛，骨质破坏后可出现类似腰椎间盘突出的脊椎畸形。寒性脓肿外观可触诊。X线片可见骨质变化。病发期常出现低热与全身乏力、精神不振等症状。

### （九）椎管内肿瘤

分为硬膜内与硬膜外两种，临床表现与中央型腰椎间盘突出非常相似，极易发生误诊。两者均存在压迫下肢放射痛、大小便控制失常、神经感觉与运动障碍等，双侧直腿抬高试验均可出现阴性。其鉴别诊断的关键在于影像学检查以明确诊断。

## 九、治疗

腰椎间盘突出症发生率较高，但真正需要住院治疗者甚少，一般早期仅卧床休息加服药物均可缓解或治愈。对需进行特殊治疗的病人，一定要明确诊断，影像学检查有突出者并非称之为腰椎间盘突出症，只有出现与影像学相一致的典型临床症状和体征时才称腰椎间盘突出症。一般需要绝对卧床休息1个月方可缓解和治愈。对非手术治疗无效且反复发作加重者可采用手术治疗。腰椎后路手术治疗可能对腰椎稳定有影响，因此术后腰背肌锻炼是术后康复治疗措施之一，是非融合性稳定脊柱的最好方法。腰椎间盘突出症随着年龄的增长，其突出物可萎缩而减轻压迫，因此选择手术治疗时需慎重，因为术后并发症和再手术会增加病人的痛苦和治疗难度。高位腰椎间盘突出症更需慎重，因易导致术后下肢瘫痪的严重并发症。

### （一）非手术疗法

腰椎间盘突出症大多数病人可以经非手术治疗缓解或治愈。其治疗原理并非将退变突出的椎间盘组织恢复原位，而是改变椎间盘组织与受压神经根的相对位置或部分回纳，减轻对神经根的压迫，消除神经根的炎症，从而缓解症状。随着时间的推移髓核可萎缩。

1.非手术治疗指征

（1）年轻、初次发作或病程较短者。

（2）症状较轻，休息后症状可自行缓解者。

（3）影像学检查无明显椎管狭窄及腰椎不稳者。

（4）病人身体条件不允许手术治疗者。

2.非手术治疗方法　包括卧床休息、腰围固定、非甾体类消炎镇痛药物治疗、甘露醇消肿治疗、腰椎牵引、理疗、针灸、按摩、运动治疗、医疗体操等。

### （二）手术治疗

手术指征如下。

1.病史超过3个月，经正规保守治疗无效或保守治疗有效但经常复发，且相应根性疼痛较重影响生活和工作的。

2.首次发作，但疼痛剧烈，尤以下肢症状明显，病人难以行动和入眠，处于强迫体位者。

3.特殊类型椎间盘突出症：诸如脱垂游离型、极外侧裂型。

4.合并马尾神经严重受压同时伴有相应临床表现，大小便功能障碍者。

5.出现单根神经根麻痹，出现足下垂伴有肌肉萎缩、肌力下降者。

6.合并腰椎管狭窄者。

7.合并腰椎滑脱或腰椎不稳者。

8.复发性腰椎间盘突出症状明显，保守治疗无效者。

9.高位及巨大椎间盘突出。

## 十、预防

腰椎间盘突出症是在退行性变基础上积累伤所致，积累伤又会加重椎间盘的退变，因此预防的重点在于减少积累伤。平时要有良好的坐姿，睡眠时的床不宜太软。长期伏案工作者需要注意桌、椅高度，定期改变姿势。职业工作中需要常弯腰动作者，应定时伸腰、挺胸活动，并使用宽的腰带。应加强腰背肌训练，增加脊柱的内在稳定性，长期使用腰围者，尤其需要注意腰背肌锻炼，以防止失用性肌肉萎缩带来不良后果。如需弯腰取物，最好采用屈髋、屈膝下蹲方式，减少对腰椎间盘后方的压力。

## 十一、并发症

### （一）肌肉萎缩、下肢感觉消失、肌力下降

椎间盘突出如果特别大，神经压迫很严重的情况下，它容易造成神经功能障碍，表现为肌肉萎缩，下肢的感觉消失或者减退，甚至出现肌力下降。

### （二）走路出现跨越步态

有一些没有及时得到治疗的病人，往往造成了严重的下肢肌力下降，表现为足下垂，走路时称跨越步态。

### （三）大小便功能障碍

另外有些严重的腰椎间盘突出的病人会造成一些马尾神经压迫的症状，表现为大小便功能障碍。

## 十二、基层医疗机构健康管

### （一）腰椎间盘突出症的筛查

腰部疼痛就诊时要详细询问病史，查体必要时行腰椎间盘CT检查明确诊断。

### （二）基层首诊

1.*首次接诊及复诊*　详细询问病史和体格检查，摄腰椎正侧位X线片，必要时可到上级医院做腰椎CT或MRI检查。对病情进行评估并做出初步诊断，建立健康档案。

2.*治疗*　对诊断明确且有非手术治疗指证的病人建议卧床休息，必须下床时应佩戴腰围保护，非甾体类消炎镇痛药物治疗、消肿治疗、皮质激素硬膜外注射治疗等，非甾体类消炎镇痛药可选用双氯芬酸钠、塞来昔布、芬必得等。根据病情选择腰椎牵引、理疗、针灸、推拿按摩、运动治疗、医疗体操等综合措施康复治疗。

### （三）转诊标准

1.*上转诊标准*

（1）诊断不明确或手术指征明确。

（2）符合以上腰椎间盘突出症手术指征1、2、3、4、5、6、7条者。

（3）合并其他系统重要脏器疾病。

（4）经保守治疗症状不缓解或加重者。

（5）合并多节段腰椎管狭窄及腰椎畸形或不稳需要广泛减压和多节段融合固定及畸形矫正的腰椎间盘突出症。

（6）腰椎间盘突出症手术融合固定失败，需要翻修手术者；腰椎间盘突出症手术后出现感染、脑脊液漏、神经损伤加重等严重并发症。

（7）高位及巨大椎间盘突出。

2.*急诊转诊标准*

（1）合并马尾神经受压表现，大小便功能障碍者。

（2）出现足下垂等神经传导功能严重障碍者。

（3）腰椎间盘突出症手术后出现下肢神经传导功能严重障碍者。

（4）腰椎间盘突出症手术后脑脊液漏出现中枢神经系统感染症状者。

3.*下转标准*　对于下列情况，经与病人及家属进行充分沟通，经其理解和同意，可以将病人下转治疗或管理，主要包括：

（1）非手术指征不需要手术，年老体弱、全身合并疾病较多或较严重，不能耐受手术或不愿意手术。

（2）已经完成手术且术后病情平稳的病人，可转下级医院治疗和随诊。

### （四）下转后注意事项

手术后治疗：

1.*抗凝*　D-二聚体增高、长期卧床及高龄病人（＞65岁）可用低分子肝素（未下床之前需常规抗凝）或物理预防。

2.*镇痛*　曲马朵，哌替啶，塞来昔布，帕瑞昔布，地佐辛。

3.*预防感染（围术期）*　一代头孢（头孢唑林、头孢硫脒），二代头孢（头孢西丁，头孢呋辛）。

4.*消肿脱水*　甘露醇＋地塞米松。

5.*康复治疗*　酌情选择理疗、运动治疗等。

### （五）康复锻炼

1.*仰卧抬起骨盆*　仰卧位双膝屈曲，以足和背部做支点，抬起骨盆，然后慢慢落下，反复20次。该动作能矫正骨盆前倾，增加腰椎曲度。

2.*抱膝触胸*　仰卧位双膝屈曲，手抱膝使其尽量靠近胸部，但注意不要将背部弓起离开床面。

3.*侧卧位抬腿*　侧卧位，上侧腿可伸直，下侧膝微屈，上侧腿侧抬起，然后慢慢放下，反复数十次。

4.*爬行与膝触肘*　双膝及上肢撑起俯卧，腰部放松慢慢下沉，10次后，一侧下肢伸直，屈膝使其尽量

触及同侧肘关节。重复15次。

5.直腿抬高　仰卧位，将双手压在臀下，慢慢抬起双下肢，膝关节可微屈，然后放下，重复15次。

6.压腿坐　在床面上，一膝微屈，另一下肢伸直，躯干前倾压向伸直的下肢，然后交换成另一下肢。此动作也可在站位进行，下肢放在前面的椅背上。

7.膝仰卧起坐　仰卧位，双膝屈曲，收腹使躯干抬起，双手触膝。

**（六）复查时间**

腰椎间盘突出的病人在经过了充分的治疗达到症状缓解之后，一般需要2～4周再复查一次。必要时行CT检查。

# 第十五部分　腺体疾病

# 第1章　甲状腺肿瘤

### 一、甲状腺外科解剖

甲状腺位于甲状软骨下方、气管两旁，由峡部和左右两个侧叶构成。甲状腺被以两层包膜，内层为甲状腺固有包膜，很薄，紧贴腺体包绕甲状腺；外层被膜又称甲状腺外科包膜，包绕并固定甲状腺于气管和环状软骨上，做吞咽动作时甲状腺能随之上下移动。两层被膜间结缔组织疏松，手术时分离在此两层被膜间进行。成年人甲状腺重约30g，正常情况下，不容易看到或触摸到甲状腺。

### 二、甲状腺的血液供应

甲状腺的血液供应丰富，主要由两侧之甲状腺上、下动脉供血，其分别是颈外动脉和锁骨下动脉的分支。甲状腺共有3条静脉，上、中静脉汇入颈内静脉，下静脉汇入无名静脉。甲状腺的淋巴液流入沿颈内静脉排列的颈深淋巴结。

### 三、甲状腺的神经支配

喉上神经来自迷走神经，与甲状腺上动脉伴行，在甲状腺的上极分为内支和外支；内支为感觉支，分布在喉黏膜上，外支为运动支，支配环甲肌，使声带紧张。喉返神经也来自迷走神经，支配声带运动；一侧损伤可引起声音嘶哑，两侧受损则声带麻痹。

### 四、甲状腺激素的主要作用及调节

甲状腺合成、贮存和分泌甲状腺激素。甲状腺激素在血中与血清蛋白结合，90%为四碘甲状腺原氨酸（$T_4$），10%为三碘甲状腺原氨酸（$T_3$）。

## 第一节　甲状腺腺瘤

### 一、概述

甲状腺腺瘤（thyroid adenoma）是最常见的甲状腺良性肿瘤。按形态学可分为滤泡状和乳头状囊性腺瘤两种。滤泡状腺瘤多见，周围有完整的包膜，本病多见于40岁以下的妇女。

### 二、临床表现

颈部出现圆形或椭圆形结节，多为单发。稍硬，表面光滑，无压痛，随吞咽上下移动。大部分病人无任何症状。腺瘤生长缓慢。当乳头状囊性腺瘤因囊壁血管破裂发生囊内出血时，肿瘤可在短期内迅速增大，局部出现胀痛。

### 三、治疗

1.*药物治疗*　甲状腺素制剂可使少部分病人肿瘤缩小甚至消失。为避免不必要的手术，在病灶＜2cm时可考虑首先使用药物治疗，常用甲状腺素片，40mg/d或左甲状腺素片，50～100μg/d。

2.*手术治疗*　鉴于甲状腺单发结节中10%～25%病理检查为甲状腺癌，且临床上甲状腺瘤与甲状腺癌，尤其与早期癌难以鉴别，临床多采用手术治疗，做患侧腺叶次全或全切术。如病变在峡部，可做峡部切除术。在行腺叶切除时要注意保护喉返神经、喉上神经及甲状旁腺。

# 第二节 甲状腺癌

## 一、概述

甲状腺癌（thyroid carcinoma）是最常见的甲状腺恶性肿瘤，约占全身恶性肿瘤的1%。除髓样癌外，绝大部分甲状腺癌起源于滤泡上皮细胞。

## 二、分类（病理）

1.乳头状腺癌　约占成人甲状腺癌的60%和儿童甲状腺癌的全部。多见于30～45岁女性，恶性程度较低，虽常有多中心病灶，约1/3累及双侧甲状腺。较早便出现颈淋巴结转移，但预后较好。

2.滤泡状腺癌　约占20%，可以发生在任何年龄，多见于30～49岁妇女，中度恶性，增长较快，易侵犯血管，相当部分病人可经血运转移到肺、肝、骨、脑等器官，而淋巴转移仅占10%，预后欠佳。

3.未分化癌　约占15%，多见于65岁以上病人，发展迅速，约50%早期便有颈淋巴结转移和侵犯气管、神经、食管及经血运向肺、骨等转移。预后不良，平均存活期3～6个月，一年存活期仅在15%以下。

4.髓样癌　少见，仅占7%。发生于滤泡旁细胞，可分泌大量降钙素，有明显的家族史，属中度恶性，早期可转移到颈淋巴结或经血运到肺。

## 三、临床表现

甲状腺内发现肿块是最常见的表现，随着病程进展，肿块增大常可压迫气管，使气管移位，并有不同程度的呼吸障碍症状。当肿瘤侵犯气管时，可产生呼吸困难或咯血；当肿瘤压迫或浸润食管，可引起吞咽障碍；当肿瘤侵犯喉返神经，可出现声音嘶哑；交感神经受压引起Horner综合征及侵犯颈丛出现耳、枕、肩等处疼痛。未分化癌常以浸润表现为主。

局部淋巴结转移可出现颈淋巴结增大，有的病人以颈淋巴结肿大为首要表现。

晚期常转移到肺、骨等器官，出现相应临床表现。有少部分病人甲状腺肿块不明显，而转移灶就医时，应想到甲状腺癌的可能。

髓样癌除有颈部肿块外，因其能产生降钙素（CT）、前列腺素（PG）、5-羟色胺（5-H）、肠血管活性肽（VIP）等，病人可有腹泻、面部潮红和多汗等类癌综合征或其他内分泌失调的表现。

## 四、诊断

甲状腺肿块坚硬而不光滑，活动度差，颈淋巴结肿大，伴有压迫症状者应高度怀疑甲状腺癌。或存在多年的甲状腺肿块近期增大迅速，应高度警惕甲状腺癌。辅助检查主要有B超、甲状腺核素扫描、细针穿刺细胞学检查、术中病理学快速切片检查等。此外，血清降钙素测定可协助诊断髓样癌。

## 五、治疗

除未分化癌以外，手术是各种甲状腺癌的基本治疗方法，并辅助应用放射性核素、内分泌及外放射等治疗。

1.手术治疗　手术是治疗甲状腺癌的重要手段之一。根据肿瘤的病理类型和侵犯范围的不同，其方法也不同。甲状腺癌的手术治疗包括甲状腺本身的切除，以及颈淋巴结清扫。

分化型甲状腺癌甲状腺的切除范围目前虽有分歧，但最小范围为腺叶切除已达共识。近来国内不少学者也接受甲状腺全切或近全切的观点，诊断明确的甲状腺癌，有以下任何一条指征者建议行甲状腺全切或近全切：①颈部有放射史；②已有远处转移；③双侧癌结节；④甲状腺外侵犯；⑤肿块直径＞4cm；⑥不良病理类型：高细胞型、柱状细胞型、弥漫硬化型、岛状细胞或分化程度低的变形；⑦双侧颈部多发淋巴结转移。

仅对满足以下所有条件者建议行腺叶切除：①无颈部有放射史；②无远处转移；③无甲状腺外侵犯；④无其他不良病理类型；⑤肿块直径＜1cm。因良性病变行腺叶切除术后，病理证实为分化型甲状腺癌者，若切缘阴性、对侧正常、肿块直径＜1cm，可观察；否则，须再行手术。手术是治疗髓样癌最有效手段，多主张甲状腺全切或近全切。

颈淋巴结清扫的范围目前乃有分歧，但最小范围清扫，即中央区颈淋巴结（Ⅵ）清扫已基本达到共识。Ⅵ区清扫既清扫了甲状腺癌最易转移的区域，又有助于临床分期、指导治疗、预测颈侧区淋巴结转移的可能性和减少再次手术的并发症。目前多不主张对临床淋巴结阴性（CN）病人做预防性颈淋巴结清扫。临床淋巴结阳性（$CN_+$）病人可选择根治性颈淋巴结清扫术、扩大根治性颈淋巴结清扫术及改良根治性颈淋巴结清扫术。主要依据器官受累程度和淋巴结转移范围。没有器官受累时，一般选择改良根治性颈淋巴结清扫术（即指保留胸锁乳突肌、颈内静脉及副神经的Ⅱ～Ⅵ区颈淋巴结清扫）。理想的手术方式应是依据每一病人具体病况不同，充分评估淋巴结转移范围，行择区性颈淋巴清扫术，即个体化手术原则。

2.放射性核素治疗　甲状腺组织和分化型甲状腺

癌细胞具有摄$^{131}$I的功能，利用$^{131}$I发射出的β射线的电离辐射生物效应的作用，可破坏残余甲状腺组织和癌细胞，从而达到治疗目的。对分化型甲状腺癌病人，术后有残留甲状腺组织存在，其吸$^{131}$I率＞1%，甲状腺组织显像甲状腺床有残留甲状腺组织显影者，均应进行$^{131}$I治疗。$^{131}$I治疗包括清除甲状腺癌术后残留甲状腺组织和治疗甲状腺癌转移病灶。清除残留甲状腺组织可降低复发及转移的可能性；残留甲状腺组织完全清除后，由于TSH升高可促使转移灶摄碘能力增强，有利于$^{131}$I显像发现及治疗转移灶。

3.*TSH抑制治疗*　甲状腺癌做近全或全切除者应终身服用甲状腺素片或左甲状腺素，以预防甲状腺功能减退及抑制TSH。分化型甲癌细胞均有TSH受体，TSH通过其受体能影响甲状腺癌的生长。对于不同复发危险度的病人，采取不同水平的TSH抑制治疗，并结合病人的体质和对甲状腺药物的耐受度来调整药物使用的剂量和疗程的长短，即双风险评估。一般来说，高危复发病人TSH需抑制在0.1以下，中危病人TSH抑制在0.1～0.5，低危病人TSH抑制在0.5～2即可。再根据病人的年龄、心脏功能情况对甲状腺药物的耐受度等也为低危和中高危人群，进行微调。建议中高危病人终生抑制，低危病人抑制治疗时间5～10年，之后改为替代治疗。

4.*放射外照射治疗*　主要用于未分化甲状腺癌。

# 第三节　单纯性甲状腺肿

## 一、病因病理

### （一）甲状腺素原料（碘）缺乏

缺碘是引起单纯性甲状腺肿的主要因素。高原、山区的饮用水、食物中含碘量不足，使当地民中患此病者较多，故又称之“地方性甲状腺肿”。由于缺碘合成甲状腺素不足，反馈性引起垂体促甲状腺素分泌增高，刺激甲状腺组织代偿性增生、肿大。甲状腺腺体内弥漫性滤泡的扩张，形成弥漫性甲状腺肿。未及时治疗者，病情将进一步发展，扩张的滤泡聚集形成多个大小不等的结节则成为结节性甲状腺肿。当结节肿大，血供不足而发生退行性变，引起液化或出血则成为囊肿，久之可纤维化或钙化。

### （二）甲状腺素需要量增多

青春期、妊娠期或哺乳期，甲状腺素的需要量增多，甲状腺素相对不足，甲状腺代偿性肿大。这种生理性甲状腺肿在成年或妊娠结束后改善。

### （三）甲状腺素合成或分泌障碍

例如，久食含有硫脲的萝卜、白菜等，阻止了甲状腺素的合成或合成甲状腺素的酶先天性缺乏，均可导致血中甲状腺素减少，引起甲状腺肿大。

## 二、临床表现

### （一）甲状腺肿大

仅有甲状腺肿大而无甲亢等其他表现是单纯性甲状腺肿的重要特征。初期为弥漫性肿大，甲状腺的轮廓仍可辨认，质软、光滑。一旦形成结节，则在肿大甲状腺体一侧或两侧可触摸到大小不等、软硬不均的结节或囊肿等。

### （二）压迫症状

1.压迫气管可致气管移位或狭窄。

2.长时间受压可致气管软化。

3.压迫食管，影响吞咽。

4.压迫颈静脉，可使面部发绀肿胀。

5.若喉返神经受压，引起声嘶。

6.颈交感神经受压引起霍纳（Horner）综合征。

### （三）治疗

随着食用加碘盐的推广，目前单纯性甲状腺肿新发病例已少见。

1.*非手术治疗*　适用于年龄＜20岁的弥漫性甲状腺肿大者。小剂量甲状腺素或左甲状腺素可抑制腺垂体促甲状腺素分泌，减缓甲状腺体增生肥大。

2.*手术治疗*　适用于：

（1）有气管、血管或食管压迫者。

（2）巨大甲状腺肿影响生活和工作者。

（3）多结节性甲状腺肿伴甲亢或疑有恶变者。

## 三、基层医疗机构健康管理

### （一）基层首诊

1.了解病人不适症状，有无颈部不适、声音嘶哑、呛咳、多饮、多食等，有无心悸、吞咽困难等。

2.有条件者行甲状腺超声及甲状腺功能检查。

3.甲状腺结节较小者建议观察，定期复查。

4.甲状腺结节（TI-RADS）分级4类以上，高度怀疑恶性者，建议转上级医院治疗。

### （二）下转后健康管理注意事项

1.清淡软食，避免刺激颈部。

2.术后1个月复查甲状腺功能，调整口服药物剂量。

3.伤口不适，及时予以换药，保持创面清洁。

4.如未行手术治疗，每3～6个月复查甲状腺超声，动态了解结节大小。

# 第2章 乳房疾病

## 第一节 总 论

### 一、解剖生理概要

成年妇女乳房是两个半球形的性征器官，位于胸大肌浅面，约在第2和第6肋骨水平的浅筋膜浅、深层之间。外上方形成乳腺腋尾部伸向腋窝。乳头位于乳房的中心，周围的色素沉着区称为乳晕。

乳腺有15～20个腺叶，每一腺叶分成很多腺小叶，腺小叶由小乳管和腺泡组成，是乳腺的基本单位。每一腺叶有其单独的导管（乳管），腺叶和乳管均以乳头为中心呈放射状排列。小乳管汇至乳管，乳管开口于乳头，乳管靠近开口的1/3段略为膨大，是乳管内乳头状瘤的好发部位。腺叶、小叶和腺泡间有结缔组织间隔，腺叶间还有与皮肤垂直的纤维束，上连浅筋膜浅层，下连浅筋膜深层，称Cooper韧带。

乳腺是许多内分泌腺的靶器官，其生理活动受垂体前叶、卵巢及肾上腺皮质等激素影响。妊娠及哺乳时乳腺明显增生，腺管延长，腺泡分泌乳汁。哺乳期后，乳腺又处于相对静止状态。平时，育龄期妇女在月经周期的不同阶段，乳腺的生理状态在各激素影响下，呈周期性变化。绝经后腺体渐萎缩，为脂肪组织所代替。

乳房的淋巴网甚为丰富，其淋巴液输出有4个途径（图15-1-1）：

1.乳房大部分淋巴液流至腋窝淋巴结，部分乳房上部淋巴液可直接流向锁骨下淋巴结。

2.部分乳房内侧的淋巴液通过肋间淋巴管流向胸骨旁淋巴结。

3.两侧乳房间皮下有交通淋巴管。

4.乳房深部淋巴网可沿腹直肌鞘和肝镰状韧带通向肝。

目前，通常以胸小肌为标志，将腋区淋巴结分为3组（图15-1-2）。

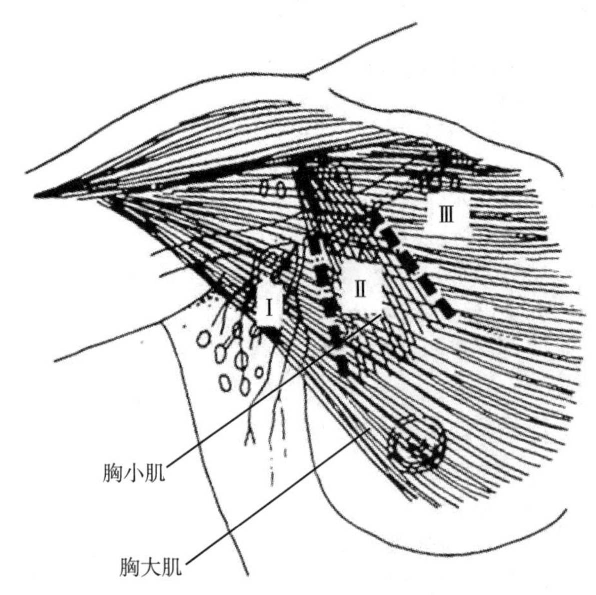


图15-1-1 乳房淋巴输出途径

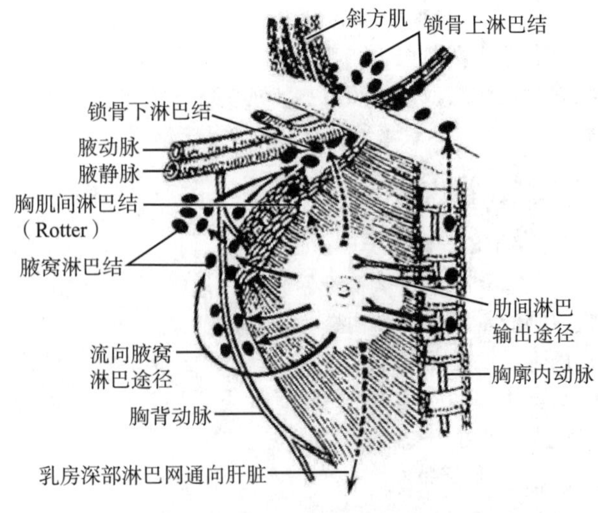


图15-1-2 腋区淋巴结分组

Ⅰ组：胸小肌外侧腋窝淋巴结。

Ⅱ组：胸小肌后方的腋窝淋巴结和胸大、小肌间淋巴结（Rotter淋巴结）。

Ⅲ组：胸小肌内侧锁骨下淋巴结。

## 二、乳房检查

检查室应光线明亮。病人端坐，两侧乳房充分暴露，以利对比。

### （一）视诊

观察两侧乳房的形状、大小是否对称，有无局限性隆起或凹陷，乳房皮肤有无发红、水肿及"桔皮样"改变，乳房浅表静脉是否扩张。两侧乳头是否在同一水平，如乳头上方有癌肿，可将乳头牵向上方，使两侧乳头高低不同。乳头内陷可为发育不所致，若是一侧乳头近期出现内陷，则有临床意义。还应注意乳头、乳晕有无糜烂。

### （二）扪诊

检查者采用手指掌面而不是指尖作扪诊，不要用手指捏乳房组织。应循序对乳房外上（包括腋尾部）、外下、内下、内上各象限及中央区作全面检查。先查健侧，后查患侧。

发现乳房肿块后，应注意肿块大小、硬度、表面是否光滑、边界是否清楚以及活动度。轻轻捻起肿块表面皮肤明确肿块是否与皮肤粘连。如有粘连而无炎症表现，应警惕乳腺癌的可能。

一般说，良性肿瘤的边界清楚，活动度大。恶性肿瘤的边界不清，质地硬，表面不光滑，活动度小。肿块较大者，还应检查肿块与深部组织的关系。可让病人两手叉腰，使胸肌保持紧张状态，若肿块活动度受限，表示肿瘤侵及深部组织。最后轻挤乳头，若有溢液，依次挤压乳晕四周，并记录溢液来自哪一乳管。

## 三、特殊检查

### （一）钼靶X线摄片

钼靶X线摄片（mammography）是常用的影像学检查方法，广泛用于乳腺癌的普查。乳腺癌的X线表现为密度增高的肿块影，边界不规则，或呈毛刺征。有时可见钙化点，颗粒细小、密集。

### （二）超声检查

超声对囊性病变有检出优势，超声结合彩色多普勒检查进行血供情况观察，可提高其判断的敏感性，且对肿瘤的定性诊断可提供有价值的指标。适用于致密型乳腺病变的评价，是钼靶摄片的有效补充。

### （三）磁共振成像

磁共振成像（MRI）是钼靶和超声的重要补充对微小病灶，评价病变范围有优势。

### （四）活组织病理检查

常用的活检方法有空芯针穿刺活检术（core needle biopsy，CNB），麦默通旋切术（Mammotome）活检，细针针吸细胞学（fine needle aspiration cyto-logy，FNAC），前两者病理诊断准确率高，可达90%～97%；FNAC的确诊率为70%～90%。对疑为乳腺癌病人，上述方法不能明确，可将肿块连同周围乳腺组织一并切除，做术中冷冻活检或快速病理检查，一般不宜做切取活检。乳头溢液未扪及肿块者，可做乳腺导管内视镜检查，乳头溢液涂片细胞学检查。乳头糜烂疑为湿疹样乳腺癌时，可做乳头糜烂部刮片或印片细胞学检查。

# 第二节　乳腺增生性疾病

乳腺增生是女性最常见的乳房疾病，其发病率占乳腺疾病的首位。近些年来该病发病率呈逐年上升的趋势，年龄也越来越低龄化。据调查有70%～80%的女性都有不同程度的乳腺增生，多见于25～45岁的女性。

乳腺增生性疾病是指乳腺导管、乳腺小叶、腺泡上皮、纤维组织的单项或多项良性增生。以周期性加重的乳房胀痛和多发性乳房肿块为主要临床特点。分为生理性乳腺增生（单纯性乳腺增生症）及病理性乳腺增生（乳腺囊性增生症）

## 一、单纯性乳腺增生症

该病的发生、发展与卵巢内分泌状态密切相关。大量资料表明，当卵巢内分泌失调，雌激素分泌过多，而孕酮相对减少时，不仅刺激乳腺实质增生，而且使末梢导管上皮呈不规则增生，引起导管扩张和囊肿形成，也因失去孕酮对雌激素的抑制影响而导致间质结缔组织过度增生与胶原化及淋巴细胞浸润。

### （一）单纯性乳腺上皮增生症的病理特点

1.大体形态　乳腺增生的病变区质地坚韧，无包膜，与正常组织界限不清，切面呈灰白色小颗粒状外观。

2.组织学形态　镜下见末端乳管和腺泡上皮增生并脱落，使得乳管膨胀而胀痛；引起乳腺导管扩张而形成小囊肿；乳腺小叶内纤维组织增生，小叶间互相融合；小叶间质有淋巴细胞浸润。

### （二）主要临床表现

1.乳房胀痛　即月经来潮前3～4d开始出现乳腺间歇性胀痛，经后锐减，呈周期性。疼痛可为弥漫性钝痛，或为局限性刺痛。一般仅累及一侧乳房，也可同时累及两侧，而以一侧为重。疼痛大多仅限于乳房的某一部分，约50%位于外上部，20%位于中上部，痛处有压痛。

2.乳内肿块　常双侧乳腺对称发生，可分散于整个乳腺内，亦可局限于乳腺的一部分，尤以双乳外上象限多见。触诊呈结节状，大小不一，质地不硬和周围组织界限不清，可推动。肿块大小随月经变化，经前变大、变硬，经后缩小、变软。部分病人伴有乳头溢液。

3.疾病的自限性和重复性　该病可不治自愈。尤其结婚后妊娠及哺乳时症状自行消失，但时有反复；绝经后能自愈。

**（三）有下列临床特点应考虑单纯性乳腺增生的诊断**

1.育龄期女性与月经相关的一侧或双侧乳房周期性疼痛及肿块。

2.查体可触及颗粒状小肿物，质地不硬。

3.疾病发展过程中具自限性和反复性的特点。

**（四）检查方法**

1.针吸细胞学检查　即将细针穿入肿块内，吸取少许组织做涂片检查。可见细胞稀疏，除有少许淋巴细胞外，尚可见分化良好的腺上皮细胞及纤维细胞。

2.钼靶X摄影　可见弥漫散在的直径＞1cm、数目不定、边界不清的肿块影。如果密度均匀增高，失去正常结构、不见锐利边缘说明病变广泛。

3.红外线透照　双侧乳腺出现虫蚀样或雾状的灰色阴影，浅静脉模糊。

**（五）单纯性乳腺增生症的治疗**

1.对于确诊的病人如果没有疼痛等症状，可以考虑不用药物治疗。保持生活规律，放松心情，少吃高脂食物、少饮用含咖啡因的饮料都有好处。

2.如果疼痛影响到正常的生活和工作等，严重的甚至可以考虑用些雌激素阻断剂等来缓解疼痛。

3.一般不建议手术治疗，除非是增生的团块不能除外恶变的时候。

## 二、乳腺囊性增生症

乳腺囊性增生病（breast cystic hyperplasia），是妇女多发病，常见于中年妇女。由于对本病的不同认识，有多种命名，如乳腺小叶增生症、乳腺结构不良症、纤维囊性病等，其病理形态呈多样性表现，增生可发生于腺管周围并伴有大小不等的囊肿形成，囊内含淡黄色或棕褐色液体；或腺管内表现为不同程度的乳头状增生，伴乳管囊性扩张，也有发生于小叶实质者，主要为乳管及腺泡上皮增生。由于本病的临床表现有时与乳腺癌有所混淆，因此正确认识本病十分重要。

**（一）病因**

本病系雌、孕激素比例失调，使乳腺实质增生过度和复旧不全。部分乳腺实质成分中女性激素受体的质和量异常，使乳房各部分的增生程度参差不齐。

**（二）临床表现**

突出的表现是乳房胀痛和肿块，特点是部分病人具有周期性。疼痛与月经周期有关，往往在月经前疼痛加重，月经来潮后减轻或消失，有时整个月经周期都有疼痛。体检发现一侧或双侧乳腺有弥漫性增厚，可局限于乳腺的一部分，也可分散于整个乳腺，肿块呈颗粒状、结节状或片状，大小不一，质韧而不硬，增厚区与周围乳腺组织分界不明显。少数病人可有乳头溢液。本病病程较长，发展缓慢。

**（三）诊断**

根据以上临床表现，本病的诊断并不困难。本病有无恶变可能尚有争论，但重要的是乳腺癌与本病有同时存在的可能，为了及早发现可能存在的乳腺癌，应嘱病人每隔3～6个月到医院复查。局限性乳腺增生病肿块明显时，要与乳腺癌相区别。后者肿块更明确，质地偏硬，与周围乳腺有较明显区别，有时有腋窝淋巴结肿大，钼靶和超声检查有助于两者的鉴别。

**（四）治疗**

本病的治疗主要是对症治疗，可用中药或中成药调理，包括疏肝理气，调和冲任及调整卵巢功能。常用如口服中药逍遥散3～9g，每日3次。对症状较重的病人，可用三苯氧胺治疗，于月经干净后5d开始口服，每日2次，每次10mg，连用15d后停药，该药治疗效果较好，但因对子宫内膜及卵巢有影响而不宜长期服用。

对局限性乳腺囊性增生病，应在月经干净后5d内复查，若肿块变软、缩小或消退，则可予以观察并继续中药治疗。若肿块无明显消退者，或在观察过程中，对局部病灶有恶性病变可疑时，应予切除并做快速病理检查。如果有不典型上皮增生，则可结合其他因素决定手术范围，如有对侧乳腺癌或有乳腺癌家族史等高危因素者，以及年龄大，肿块周围乳腺组织增生也较明显者，可作单纯乳房切除。

## 三、基层医疗机构健康管理

**（一）基层首诊**

1.既往健康、无乳腺疾病病史的单纯乳腺增生病人可在基层医院治疗，给予疏肝理气，调和冲任及调整卵巢功能。

2.培养病人乳房自检的意识，做好病人的思想工作，消除恐癌症。

3.对于乳房肿物明显，保守治疗效果不显著，或经辅助检查考虑为乳腺囊性增生，发现乳房微钙化，腋窝淋巴结增大等情况应转往上级医院进一步诊断与治疗，明确病变情况。

4.对于病因不明，诊断困难，或已明确诊断为恶性病变，以及有严重合并症者转往上级医院救治。

**（二）下转后健康管理注意事项**

1.对于行单纯乳腺肿物切除术病人，应注意保持伤口清洁，避免剧烈运动，定期换药，术后7d可考虑给予切口拆线。

2.因乳腺恶性肿瘤行根治性切除术者，如带有胸壁引流管，应注意引流液颜色，记录24h引流量，如持续少于20ml可给予引流管拔除。如切口无感染，可于术后14d给予拆线。

3.既往乳腺肿物切除术病人，应定期复查，及时发现复发或再发，尽早治疗。

# 第十六部分　皮肤性病学

## 第1章　总　　论

皮肤性病学作为生命科学的重要组成部分，临床医学是以认识和防治各种疾病、保护和增进人类健康为己任的科学。皮肤性病学（dermatovenereology）是一门涉及面甚广、整体性较强的临床二级学科，具有相对独立的专业知识体系和研究方向。它借助广泛而密切的复杂联系，与其他专业学科一起，共同构成了临床医学的主要内容。

皮肤性病学包括皮肤病学（dermatology）和性病学（venereology）。皮肤病学是研究皮肤及其相关疾病的科学，其内容不仅包括正常皮肤及附属器的结构和功能，还涵盖了各种皮肤及附属器相关疾病的病因、发病机制、临床表现、诊断、治疗及预防等；性病学是研究性传播疾病的科学，其内容包括各种性传播疾病的致病微生物、发病机制、传播途径、临床表现、诊断、治疗及预防等。

皮肤（skin）被覆于体表，与人体所处的外界环境直接接触，在口、鼻、尿道口、阴道口和肛门等处与体内各种管腔表面的黏膜互相移行，对维持人体内环境稳定极其重要。皮肤由表皮、真皮和皮下组织构成，表皮与真皮之间由基底膜带相连接。皮肤中除各种皮肤附属器（如毛发、皮脂腺、汗腺和甲等）外，还含有丰富的血管、淋巴管、神经和肌肉。皮肤是人体最大的器官，总重量约占个体体重的16%，成人皮肤总面积约为1.5m$^2$，新生儿约为0.21m$^2$。不包括皮下组织，皮肤的厚度为0.5～4mm，存在较大的个体、年龄和部位差异，如眼睑、外阴、乳房的皮肤最薄，厚度约为0.5mm，而掌跖部位皮肤最厚，可达3～4mm。表皮厚度平均为0.1mm，但掌跖部位的表皮可达0.8～1.4mm。真皮厚度在不同部位差异也很大，较薄的（如眼睑）约为0.6mm，较厚的（如背部和掌跖）可达3mm以上。

表皮（epidermis）在组织学上属于复层鳞状上皮，主要由角质形成细胞、黑素细胞、朗格汉斯细胞和麦克尔细胞等构成。

真皮（dermis）由中胚层分化而来，由浅至深可分为乳头层（papillary layer）和网状层（reticular layer），但两层之间并无明确界限。乳头层为凸向表皮底部的乳头状隆起，与表皮突呈犬牙交错样相接，内含丰富的毛细血管和毛细淋巴管，还有游离神经末梢和囊状神经小体；网状层较厚，位于乳头层下方，有较大的血管、淋巴管、神经穿行。真皮在组织学上属于不规则的致密结缔组织，由纤维、基质和细胞成分组成，其中以纤维成分为主，纤维之间有少量基质和细胞成分。

皮下组织（subcutaneous tissue）位于真皮下方，其下与肌膜等组织相连，由疏松结缔组织及脂肪小叶组成，又称皮下脂肪层。皮下组织含有血管、淋巴管、神经、小汗腺和顶泌汗腺等。皮下组织的厚度随部位、性别及营养状况的不同而有所差异。

皮肤附属器（cutaneous appendages）包括毛发、皮脂腺、汗腺和甲，均由外胚层分化而来。

皮肤覆盖于人体表面，对维持体内环境稳定十分重要，具有屏障、吸收、感觉、分泌和排泄、体温调节、物质代谢、免疫等功能。

# 第2章　重症和系统受累的皮肤疾病

## 第一节　药　　疹

药疹亦称药物性皮炎，是药物通过各种途径进入人体后引起的皮肤、黏膜的炎症反应，严重者尚可累及机体其他系统。药物进入人体最常见的途径为口服，其次为注射，此外还有灌注、外用等。由药物引起的非治疗性反应，统称为药物反应或不良反应，药疹仅是其中的一种表现形式。

### 一、临床表现

药疹的临床表现复杂，不同药物可引起同种类型药疹，而同一种药物对不同病人或同一病人在不同时期也可出现不同的临床类型。常见以下类型：

#### （一）固定型药疹

常由解热镇痛类、磺胺类或巴比妥类等引起。好发于口唇、口周、龟头等皮肤-黏膜交界处，手足背及躯干亦可发生。典型皮损为圆形或类圆形、水肿性暗紫红色斑疹，直径1～4cm，常为1个，偶可数个，境界清楚，绕以红晕，严重者红斑上可出现水疱或大疱，黏膜皱褶处易糜烂渗出。自觉轻度瘙痒，如继发感染可自觉疼痛。停药1周左右红斑可消退并遗留灰黑色色素沉着斑。如再次用药，常于数分钟或数小时后在原处出现类似皮损，并向周围扩大，随着复发次数增加，皮损数目亦可增多。

#### （二）荨麻疹型药疹

较常见，多由血清制品、痢特灵、青霉素等引起。临床表现与急性荨麻疹相似，但持续时间较长，同时可伴有血清病样症状（如发热、关节疼痛、淋巴结肿大甚至蛋白尿等）；若致敏药物排泄缓慢或因不断接触微量致敏原，则可表现为慢性荨麻疹。

#### （三）麻疹型或猩红热型药疹

多由于青霉素（尤其是半合成青霉素）、磺胺类、解热镇痛类、巴比妥类等引起。发病多突然，可伴发热等全身症状，但较麻疹及猩红热轻微。麻疹型药疹表现类似麻疹，皮损为散在或密集分布、针头至米粒大小的红色斑疹或斑丘疹，对称分布，可泛发全身，以躯干为多，严重者可伴发小出血点，多伴明显瘙痒。猩红热型药疹初起为小片红斑，从面颈、上肢、躯干向下发展，于2～3d遍布全身并相互融合，伴面部四肢肿胀，酷似猩红热的皮损，尤以皱褶部位及四肢屈侧更为明显。本型病程1～2周，皮损消退后可伴糠状脱屑；若不及时治疗，则可向重型药疹发展。

#### （四）湿疹型药疹

病人多首先接触或外用青霉素、链霉素、磺胺类及奎宁等药物引起接触性皮炎，使皮肤敏感性增高，以后又使用了相同或相似药物导致。皮损表现为大小不等的红斑、丘疹、丘疱疹及水疱，常融合成片，泛发全身，可继发糜烂、渗出、脱屑等。病程相对较长。

#### （五）紫癜型药疹

可由抗生素、巴比妥类、利尿剂等引起，可通过Ⅱ型变态反应（引起血小板减少性紫癜）或Ⅲ型变态反应（引起血管炎）介导。轻者表现为双侧小腿红色瘀点或瘀斑，散在或密集分布，可略隆起于皮面，压之不褪色，有时可伴风团或中心发生小水疱或血疱；重者四肢躯干均可累及，可伴有关节肿痛、腹痛、血尿、便血等表现。

#### （六）多形红斑型药疹

多由磺胺类、解热镇痛类及巴比妥类等引起。临床表现与多形红斑相似，多对称分布于四肢伸侧、躯干。皮损为豌豆至蚕豆大小、圆形或椭圆形水肿性红斑、丘疹，境界清楚，中心呈紫红色（虹膜现象），常出现水疱。自觉瘙痒，累及口腔及外生殖器黏膜时可疼痛。如皮损泛发全身并在原有皮损基础上出现大疱、糜烂及渗出，出现剧烈疼痛、高热、外周血白细胞可升高、肾功能损害及继发感染等，称为重症多形红斑型药疹，属于重型药疹之一，病情凶险，可导致病人死亡。

（七）大疱性表皮松解型药疹

属于重型药疹之一，常由磺胺类、解热镇痛类、抗生素、巴比妥类等引起。起病急骤，部分病人开始时表现为多形红斑型或固定型药疹，皮损迅速波及全身并出现大小不等的松弛性水疱或大疱，尼氏征阳性，稍受外力即形成糜烂面，出现大量渗出，可形成大面积表皮坏死松解，表现类似浅表二度烫伤；触痛明显。口腔、眼、呼吸道、胃肠道黏膜也可累及，全身中毒症状较重，伴高热、乏力、恶心、呕吐、腹泻等全身症状；严重者常因继发感染、肝肾功能衰竭、电解质紊乱、内脏出血等而死亡。

（八）剥脱性皮炎型药疹

属于重型药疹之一，常由磺胺类、巴比妥类、抗癫痫药、解热镇痛类、抗生素等引起。多长期用药后发生，首次发病者潜伏期20d左右，部分病人是在麻疹型、猩红热型或湿疹型药疹的基础上继续用药或治疗不当所致。皮损初呈麻疹样或猩红热样，逐渐加重并融合成全身弥漫性潮红、肿胀，尤以面部及手足为重，可出现丘疱疹或水疱，伴糜烂和少量渗出；2～3周后皮肤红肿渐消退，全身出现大量鳞片状或落叶状脱屑，手足部则呈手套或袜套状剥脱，头发、指（趾）甲可脱落（病愈后可再生）。可累及口腔黏膜和眼结膜；全身浅表淋巴结常肿大，可伴有支气管肺炎、药物性肝炎，外周血白细胞可显著增高或降低，甚至出现粒细胞缺乏。本型药疹病程较长，如不及时治疗，严重者常因全身衰竭或继发感染而死亡。

（九）痤疮型药疹

多由于长期应用碘剂、溴剂、糖皮质激素和避孕药等引起。皮损表现为毛囊性丘疹、丘脓疱疹等痤疮样皮损，多见于面部及胸背部。病程进展缓慢。

（十）光感性药疹

多由于使用冬眠灵、磺胺类、四环素类、灰黄霉素、补骨脂、喹诺酮类、吩噻嗪类及避孕药等后经日光或紫外线照射而发病。可分为两类：

1.*光毒反应性药疹*　多发生于曝光后7～8h，仅在曝光部位出现与晒斑相似的皮损，任何人均可发生。

2.*光变态反应性药疹*　仅少数人发生，有一定的潜伏期，表现为曝光部位出现湿疹样皮损，同时累及非曝光部位，病程较长。

临床上将病情严重、死亡率较高的重症多形红斑型药疹、大疱性表皮松解型药疹及剥脱性皮炎型药疹称为重型药疹。此外，药物还可以引起其他形态药疹如黄褐斑、皮肤色素沉着、系统性红斑狼疮样反应、扁平苔藓样、天疱疮样皮损等。

## 二、实验室检查

致敏药物的检测可分体内和体外试验两类，但目前的检测方法在敏感性、特异性及安全性等方面尚存在诸多不足。

（一）体内试验

1.*皮肤试验*　以皮内试验较常用，准确高。

2.*药物激发试验*　药疹消退一段时间后，内服试验剂量（一般为治疗量的1/8～1/4或更小量），以探查可疑致敏药物。此试验仅适用于口服药物所致的较轻型药疹，同时疾病本身又要求必须使用该药治疗时（如抗结核药、抗癫痫药等），禁止应用于速发型变态反应性药疹和重型药疹病人。

（二）体外试验

体外试验安全性高，可选择嗜碱性粒细胞脱颗粒试验、放射变应原吸附试验、淋巴细胞转化试验、琼脂弥散试验等，但上述试验结果均不稳定。

## 三、诊断与鉴别诊断

本病根据明确的服药史、潜伏期及各型药疹的典型临床皮损进行诊断，同时需排除具有类似皮损的其他皮肤病及发疹性传染病。如病人服用两种以上的药物，准确判断致敏药物将更为困难，应根据病人过去的服药史、药疹史及此次用药与发病的关系等信息加以综合分析。

本病由于表现复杂，因此鉴别诊断也比较复杂。麻疹型或猩红热型药疹应与麻疹或猩红热进行鉴别；大疱性表皮松解型药疹应与葡萄球菌性烫伤样皮肤综合征进行鉴别；生殖器部位的固定型药疹出现破溃时，应与生殖器疱疹、硬下疳等进行鉴别。

## 四、预防

药疹为医源性疾病，因此预防尤为重要。临床用药过程中必须注意：

1.用药前应仔细询问药物过敏史，避免使用已知过敏药物或结构相似药物。

2.应用青霉素、链霉素、血清制品、普鲁卡因等药物时应做皮试，皮试前还应备好急救药物，以应急需，皮试阳性者禁用该药。

3.避免滥用药物，采取安全给药途径，对过敏体质者尽量选用致敏性较低的药物，尤应注意复方制剂中含有的已知过敏药物。

4.注意药疹的早期症状，如突然出现瘙痒、红斑、发热等表现，应立即停用一切可疑药物并密切观察，已出现的表现应做妥善处理。

5.将已知致敏药物记入病人病历首页或建立病人药物禁忌卡片，并嘱病人牢记，每次看病时应告知医师。

## 五、治疗

药疹确诊后首先应立即停用一切可疑药物，再根据不同类型进行处理。

（一）轻型药疹

停用致敏药物后，皮损多迅速消退。可给予抗组胺剂、维生素C等，必要时给予中等剂量泼尼松（30～60mg/d），皮损消退后可逐渐减量直至停药。局部若以红斑、丘疹为主可外用炉甘石洗剂或糖皮质激素霜剂，以糜烂渗出为主可用0.1%利凡诺尔、3%硼酸溶液等湿敷。

（二）重型药疹

原则为及时抢救、降低死亡率、减少并发症、缩短病程。

*1.及早足量使用糖皮质激素，是降低死亡率的前提* 一般可给氢化可的松300～400mg/d静脉滴注，或用地塞米松10～20mg/d，分2次静脉滴注，尽量在24h内均衡给药；糖皮质激素如足量，病情应在3～5d控制，如未控制应加大剂量（增加原剂量的1/3～1/2）；待皮损颜色转淡、无新发皮损、体温下降后可逐渐减量。

*2.防治继发感染，是降低死亡率的关键* 应强调消毒隔离，抗生素并非常规预防感染的唯一手段；如有感染存在，选用抗生素时应注意避免使用易过敏药物（特别应注意交叉过敏或多价过敏），可结合细菌学检查结果选用过敏反应发生较少的抗生素（如红霉素、林可霉素等）。如抗生素治疗效果不佳，应注意有无真菌感染的可能，如确诊应尽快加用抗真菌药物。

*3.加强支持疗法，可创造稳定的个体环境，同时改善病人的生存质量* 由于高热、进食困难、创面大量渗出或皮肤大片剥脱等常导致低蛋白血症、水电解质紊乱，应及时加以纠正，必要时可输入新鲜血液、血浆或清蛋白以维持胶体渗透压，可有效减少渗出；若伴有肝脏损害，应加强保肝治疗。

*4.加强护理及外用药物治疗，是缩短病程、成功治疗的重要保障* 对皮损面积广、糜烂渗出重者应注意保暖，可每天更换无菌被单，局部可用3%硼酸溶液或生理盐水湿敷，同时注意防止褥疮的发生。累及黏膜者应特别注意眼睛的护理，需定期冲洗以减少感染及防止球睑结膜粘连，闭眼困难者可用油纱布覆盖以防角膜长久暴露而损伤。

## 六、转诊标准

（一）基层医院

诊断明确的轻型药疹，如卫生医疗机构条件足够，可以按药疹的治疗原则治疗，如固定型药疹、荨麻疹型、发疹（麻疹或猩红热样）型、紫癜型、光敏皮炎型、湿疹样型、苔藓样型、痤疮样疹型等其他轻症药疹。如出现如下情况之一：诊断不清，发病急且皮损泛发严重，有发热症状，皮损出现水疱、大疱或皮肤松解，有脏器受累（如紫癜性肾炎、消化道出血等）时，应及时转至上级医院诊治。

（二）上级医院

1.所有各型、各类轻型药疹，注意应遵循药疹的治疗原则。

2.紫癜型药疹

（1）外周血小板＞$60 \times 10^9$/L。

（2）肌酐未进一步升高，达到尿毒症诊断标准需转肾内科继续治疗。

（3）消化道出血停止。

3.泛发性脓疱病具备以下条件者

（1）体温正常。

（2）脓疱无新发，原有脓疱消退超过50%。

（3）肾衰竭者转入肾内科继续治疗。

以上病人病情得到控制或缓解后，或明确诊断及确定治疗方案后，或自愿转回基层医疗卫生机构的病人，可分别转至基层医疗机构进行后续治疗、随访观察。

# 第二节 过敏性紫癜

过敏性紫癜是一种过敏性毛细血管和细小血管炎，其特征为非血小板减少性紫癜，可伴有关节痛、腹痛和肾脏的改变。

## 一、临床表现

本病多累及儿童和青少年，男性多于女性。好发于下肢，以小腿伸侧为主，重者可波及上肢、躯干。发病前常有上呼吸道感染，低热、全身不适等前驱症状，继而皮肤黏膜出现散在瘀点，可稍隆起呈斑丘疹状出血性紫斑，部分有融合倾向，2～3周后颜色由暗红变为黄褐色而消退，但新疹成批发生。本病病程长短不一，可数月或1～2年，常复发，除严重并发症外，一般预后良好。

仅累及皮肤者紫癜往往较轻，称为单纯型；如并发关节酸痛、肿胀、活动受限，称为关节型，以膝、踝关节多见，也可累及肘、腕、指关节；如并发腹部症状时，称为腹型，多表现为脐周和下腹部绞痛，亦可伴恶心、呕吐、便血等，严重者反复发生，可引起肠套叠或肠穿孔；如并发肾脏损害，称为肾型，可出现蛋白尿、血尿、管型尿，重者可反复发作成慢性肾炎；上述各型有时可合并存在，称为混合型。非单纯型病人除瘀点、瘀斑外还可出现风团、丘疹、血疱等多形性皮损。

## 二、实验室检查

毛细血管脆性试验阳性，可有蛋白尿、血尿和管型尿；血小板计数、出凝血时间、凝血因子等均在正常范围内。

## 三、组织病理

真皮浅层毛细血管和细小血管的内皮细胞肿胀，管腔闭塞，管壁有纤维蛋白沉积、变性和坏死，血管及其周围有中性粒细胞浸润，有核破碎（核尘）、水肿及红细胞外渗。

## 四、诊断与鉴别诊断

根据典型皮损可诊断过敏性紫癜并进行分型。

腹型紫癜应与急腹症进行鉴别；肾脏症状明显而皮损不突出时，应与其他肾病进行鉴别；有关节症状并伴低热者，应与系统性红斑狼疮进行鉴别。

## 五、治疗

应寻找并消除致病因素，如防治上呼吸道感染、去除感染性病灶（如扁桃体炎、龋齿等）、避免服用可疑药物及食物。

单纯型紫癜可内服降低血管通透性的药物（如维生素C、钙剂等）；关节型紫癜可用非甾体类抗炎药及氨苯砜等；腹型、肾型紫癜除上述治疗外可给予环磷酰胺，并对症处理。各型紫癜病情严重时均可酌情应用糖皮质激素及免疫抑制剂。

## 六、转诊标准

### （一）基层医院

单纯性（皮肤型）紫癜，无关节、肾脏和胃肠受累者。如出现关节、肾脏和胃肠受累症状时，病情较为复杂，应及时转至上级医院诊治。

### （二）上级医院

1.单纯性紫癜

2.混合性紫癜　如处于下列状况之一时，可以治疗观察。

（1）经治疗病情明显缓解，无新皮疹出现，激素用量小于泼尼松30mg/d。

（2）腹型紫癜肠梗阻缓解，腹平片不显示肠胀气、无液气平，可以正常进食者。

（3）肾型紫癜病人的血尿、蛋白尿基本恢复正常，激素用量小于每日40mg。

以上病人病情得到控制或缓解符合出院条件后，或确定后续治疗方案后，或自愿转回基层医院的病人，可分别转至基层医疗机构进行后续治疗、随诊观察。

# 第三节　大疱性类天疱疮

大疱性类天疱疮是一种好发于中老年人的自身免疫性表皮下大疱病。主要特征是疱壁厚、紧张不易破的大疱，组织病理为表皮下大疱，免疫病理显示基底膜带IgG和（或）C3沉积，血清中存在针对基底膜带成分的自身抗体。

## 一、临床表现

本病多累及50岁以上的中老年人。好发于躯干、四肢伸侧、腋窝和腹股沟。10%～35%的病人累及口腔黏膜，出现水疱或糜烂。典型皮损为外观正常皮肤或红斑基础上发生的呈半球状的紧张性水疱或大疱，直径1～2cm，内含浆液，少数可呈血性，尼氏征阴性，疱壁较厚不易破，破溃后糜烂面常覆以痂皮或血痂，可有不同程度瘙痒；少数病人开始表现为非特异性皮损（如风团样、湿疹皮炎样或水肿性红斑）。

## 二、组织病理和免疫病理

表皮下水疱是本病的特征，水疱为单房性，疱顶多为正常皮肤，疱腔内有嗜酸性粒细胞；真皮乳头血管周围有嗜酸性粒细胞、淋巴细胞、中性粒细胞浸润。电镜下可见水疱发生在基底膜带的胞膜层或透明层。

直接免疫荧光显示基底膜带IgG和（或）C3沉积，偶见IgM、IgA沉积。盐裂皮肤间接免疫荧光显示IgG型基底膜带自身抗体结合表皮侧。

## 三、诊断与鉴别诊断

本病根据典型临床表现，结合组织病理和免疫病理可以诊断。主要应与获得性大疱性表皮松解症及重症型多形红斑等进行鉴别，重症型多形红斑多见于青壮年，皮损呈多形性，黏膜损害严重，发病急，常伴全身症状，免疫病理未见IgG在基底膜带沉积。

## 四、治疗

1.一般治疗　支持疗法对重症病人尤为重要，应给予高蛋白、高维生素饮食，必要时少量多次给予全血、血浆或白蛋白，应注意维持水、电解质平衡。

2.内用药物治疗

（1）糖皮质激素：一般用中等量的泼尼松0.5～1.0mg/（kg·d）即可，病情控制后可逐渐减量至维持量（5mg/d），剂量小于30mg/d时可予清晨顿服；少数重症病人也可大剂量应用糖皮质激素，方法及用量可参照天疱疮。

（2）免疫抑制剂：单独应用有效，但多与糖皮质激素联用，也可用雷公藤总苷。

（3）其他：氨苯砜（50～300mg/d，口服）单用或与糖皮质激素联用；四环素1.5～2.0g/d或米诺环素0.1g/d单用或与烟酰胺150～200mg/d联用有一定疗效；对伴有感染者应及时选用抗生素。

3.*局部护理及外用药物治疗*　加强护理，应注意创面清洁，可用1∶8000高锰酸钾溶液或清热解毒中药液外洗，每天或隔天一次。对过大（直径＞2cm）的大疱可在疱底部用灭菌刀剪将疱划破或用注射器将疱液抽出，否则张力过大且难以自行吸收。糜烂面或黏膜损害处理方法参照天疱疮。

## 五、转诊标准

### （一）基层医院

本病不适合在基层医院诊治。如遇此种病人时，应转至上级医院诊治。

### （二）上级医院

1.经上级医院系统治疗后临床症状及实验室指标明显好转的类天疱疮病人。以临床症状、实验室及激素用量等指标进行评估，符合一条以上者：

（1）临床指标符合以下条件之一：①水疱无新发，连续3～5d；②皮疹愈合，或仅留有口腔糜烂面未愈合者。

（2）实验室指标符合以下条件之一：①类天疱疮抗体检测较前下降；②白蛋白＞30g/L。

（3）激素用量指标，符合以下条件之一：①每日激素用量＜40mg（相当于泼尼松用量）；②症状控制2周后激素减量观察3～5d，临床症状无复发者，即符合第一条临床症状指标。

2.诊断明确、皮损受累面积小于10%、无黏膜受累、无合并症或并发症的轻症病人，符合以下条件之一时：①非激素药物治疗有效者；②小剂量激素治疗有效者；③机构具有治疗经验和（或）有随访检测（真菌镜检等）条件者。

以上病人病情得到控制或缓解符合出院条件后，或明确诊断或确定后续治疗方案后，或自愿转回基层医院治疗的病人，可转至相应的基层医院进行后续治疗、随诊观察等。

# 第3章　红斑鳞屑性皮肤病

## 第一节　银　屑　病

银屑病是一种常见的慢性复发性炎症性皮肤病，典型皮损为鳞屑性红斑，多发生于青壮年，春冬季节易复发或加重，而夏秋季节多缓解。

### 一、临床表现

本病的发病率在世界各地差异很大，与种族、地理位置、环境等因素有关。自然人群发病率为0.1%～3%，我国为0.123%，病人多为青壮年，男女差别不大。本病病程慢性，可自愈，但易复发。多数病人冬季复发或加重，夏季缓解。

根据银屑病的临床特征，可分为寻常型、关节炎型、脓疱型及红皮病型，其中寻常型占99%以上，其他类型多由寻常型银屑病外用刺激性药物、系统使用糖皮质激素、免疫抑制剂过程中突然停药以及感染、精神压力等诱发。

#### （一）寻常型银屑病

初起皮损为红色丘疹或斑丘疹，逐渐扩展成为边界清楚的红色斑块，上覆厚层鳞屑，空气进入角化不全的角质层，由于反光作用而使鳞屑呈银白色，刮除成层鳞屑，如轻刮蜡滴（蜡滴现象），刮去银白色鳞屑可见淡红色发光半透明薄膜（薄膜现象），剥去薄膜可见点状出血（Auspitz征），后者由真皮乳头顶部迂曲扩张的毛细血管被刮破所致。蜡滴现象、薄膜现象与点状出血对银屑病有诊断价值。自觉不同程度瘙痒。

皮损可发生于全身各处，但以四肢伸侧，特别是肘部、膝部和骶尾部最为常见，常呈对称性。面部皮损为点滴状浸润性红斑、丘疹或脂溢性皮炎样改变；头皮皮损为暗红色斑块或丘疹，上覆较厚的银白色鳞屑，境界清楚，常超出发际，头发呈束状（束状发）；腋下、乳房和腹股沟等皱褶部位皮损常由于多汗和摩擦，导致鳞屑减少并可出现糜烂、渗出及裂隙；少数损害可发生在唇、颊黏膜和龟头等处，颊黏膜损害为灰白色环状斑，龟头损害为境界清楚的暗红色斑块；甲受累多表现为“顶针状”凹陷。

寻常型银屑病根据病情发展可分为三期。①进行期：旧皮损无消退，新皮损不断出现，皮损浸润炎症明显，周围可有红晕，鳞屑较厚，针刺、搔抓、手术等损伤可导致受损部位出现典型的银屑病皮损，称为同形反应（isomorphism）或Kobner现象；②静止期：皮损稳定，无新皮损出现，炎症较轻；③退行期：皮损缩小或变平，炎症基本消退，遗留色素减退或色素沉着斑。

急性点滴状银屑病又称发疹性银屑病，常见于青年，发病前常有咽喉部的链球菌感染病史。起病急骤，数天可泛发全身，皮损为0.3～0.5cm大小的丘疹、斑丘疹，色泽潮红，覆以少许鳞屑，痒感程度不等。经适当治疗可在数周内消退，少数病人可转化为慢性病程。

寻常型银屑病皮损较大、形如盘状或钱币状时称为盘状或钱币状银屑病；皮损不断扩大、融合，呈不规则地图状时，称为地图状银屑病；皮损鳞屑增厚变硬呈蛎壳状时称为蛎壳状银屑病。

#### （二）关节病型银屑病

除皮损外可出现关节病变，后者常与皮损同时出现或先后出现，一般先有皮损，后出现关节症状。任何关节均可受累，包括肘膝的大关节，指、趾小关节、脊椎及骶髂关节。可表现为关节肿胀和疼痛，活动受限，严重时出现关节畸形，类似类风湿关节炎，但类风湿因子常阴性。X线示软骨消失、骨质疏松、关节腔狭窄伴不同程度的关节侵蚀和软组织肿胀。病程慢性。

#### （三）红皮病型银屑病

表现为全身皮肤弥漫性潮红、浸润肿胀并伴有大量糠状鳞屑，其间可有片状正常皮肤（皮岛），可伴有全身症状如发热、浅表淋巴结肿大等。病程较长，消退后可出现寻常型银屑病皮损，易复发。

（四）脓疱型银屑病

脓疱型银屑病分为泛发性和局限性两型。

1.泛发性脓疱型银屑病　常急性发病，在寻常型银屑病皮损或无皮损的正常皮肤上迅速出现针尖至粟粒大小、淡黄色或黄白色的浅在性无菌性小脓疱，常密集分布，可融合形成片状脓湖，皮损可迅速发展至全身，伴有肿胀和疼痛感。常伴全身症状，出现寒战和高热，呈弛张热型。病人可有沟状舌，指、趾甲可肥厚浑浊。一般1～2周后脓疱干燥结痂，病情自然缓解，但可反复呈周期性发作；病人也可因继发感染，全身衰竭而死亡。

2.局限性脓疱型银屑病　皮损局限于手掌及足跖，对称分布，掌部好发于大小鱼际，可扩展到掌心、手背和手指，跖部好发于跖中部及内侧。皮损为成批发生在红斑基础上的小脓疱，1～2周后脓疱破裂、结痂、脱屑，新脓疱又可在鳞屑下出现，时轻时重，经久不愈。甲常受累，可出现点状凹陷、横沟、纵嵴、甲浑浊、甲剥离及甲下积脓等。

## 二、组织病理

寻常型银屑病表现为角化过度伴角化不全，角化不全区可见Munro微脓肿，颗粒层明显减少或消失，棘层增厚，表皮突向下延伸呈钉突状；真皮乳头顶部呈杵状，其上方棘层变薄，毛细血管扩张充血，周围可见淋巴细胞、中性粒细胞等浸润。红皮病型银屑病的病理变化主要为真皮浅层血管扩张充血更明显，余与寻常型银屑病相似。脓疱型银屑病表现为Kogoj微脓肿，但角化不全及表皮突延伸不明显。

## 三、诊断与鉴别诊断

主要根据典型临床表现进行诊断和分型，组织病理具有一定的诊断价值。

本病应与下列疾病进行鉴别：

1.脂溢性皮炎　与头皮银屑病鉴别。皮损为边缘不清的红斑，上覆细小的黄色油腻鳞屑，毛发可稀疏、变细、脱落，但无束状发。

2.头癣　与头皮银屑病鉴别。皮损上覆灰白色糠状鳞屑，有断发及脱发，易查到真菌，多见于儿童。

3.二期梅毒疹　有不洁性交和硬下疳史，皮损广泛分布，典型皮损为掌跖部位角化性斑丘疹，梅毒血清反应阳性。

4.扁平苔藓　皮损为散在性多角形扁平紫红色丘疹，可融合成鳞屑性斑块，黏膜常受累，病程慢性。

5.慢性湿疹　与发生于小腿、前臂伸侧及骶尾部的肥厚性银屑病皮损进行鉴别。湿疹往往有剧烈瘙痒，皮肤呈浸润肥厚、苔藓样变。

## 四、治疗

首先应向病人解释病情，解除精神负担，嘱其尽量避免各种诱发因素。目前对银屑病的各种治疗只能达到近期疗效，不能防止复发，寻常型银屑病对身体危害不大，切不可盲目追求彻底治疗而采用可导致严重不良反应的药物（如系统使用糖皮质激素、免疫抑制剂等），以免使病情加重或向其他类型转化。

局限性银屑病以外用药物治疗为主，皮损广泛严重时给予综合治疗。寻常型银屑病进行期、急性点滴状银屑病、红皮病型银屑病及脓疱型银屑病应避免外用刺激性强的药物。

（一）外用药物治疗

应依据皮损情况选择用药，常用的有：

1.角质促成剂或剥脱剂　如5%～10%水杨酸软膏或酒精制剂、2%～10%煤焦油软膏、0.1%～2%蒽林软膏、糊剂或乳剂；因有局部刺激，故不宜用于皱褶部位。

2.糖皮质激素　主要用于顽固性皮损，有明显疗效，常选用中效、强效或超强效制剂。应注意局部不良反应，大面积长期应用强效或超强效制剂可引起全身不良反应，停药后甚至可诱发脓疱型或红皮病型银屑病。

3.维生素$D_3$衍生物　钙泊三醇可显著调节角质形成细胞的增殖，对轻、中度银屑病有效；应注意每次治疗不宜超过体表面积的40%，且不宜用于面部及皮肤皱褶处。

4.维A酸类软膏　常用浓度为0.025%～0.1%，可与超强效糖皮质激素或紫外线（UV）疗法联用治疗轻、中度银屑病，也可用0.05%～0.1%他扎罗汀凝胶。

5.其他　如10%环孢素溶液、5-氟尿嘧啶治疗银屑病病甲，0.1%～1%含氮酮的甲氨蝶呤治疗斑块型皮损，15%～20%尿素软膏治疗掌跖脓疱型银屑病等。还可用5%～10%硫磺软膏、10%～15%喜树碱酊、5%～10%水杨酸软膏或乙醇溶液。

（二）全身药物治疗

1.免疫抑制剂　甲氨蝶呤适用于关节病型、红皮病型、脓疱型银屑病及泛发性寻常型银屑病，成人剂量为每周10～25mg口服，每周剂量不超过50mg，或2.5mg/d，每周连服5天，每天剂量不超过6.25mg；还可用环孢素、他克莫司或雷公藤总苷。

2.维A酸类　适用于脓疱型、红皮病型等严重类型银屑病，常用阿维A酯0.75～1.0mg/（kg·d）口服。红皮病型银屑病可首先用0.25mg/（kg·d），每周递增0.25mg/（kg·d），直至获得满意疗效，维持量为0.5～0.75mg/（kg·d）。

3.维生素制剂　可作为辅助治疗。维生素A、维生素$B_{12}$可用于儿童点滴状银屑病；也可用维生素C 0.3～0.75g/d，分3次口服，或1.0～3.0g/d静脉滴注；维生素$D_2$适用于脓疱型银屑病，成人剂量为6～10U/d分次口服。

4.糖皮质激素　一般不主张用于寻常型银屑病，主要用于红皮病型银屑病、急性关节病型银屑病和泛发性脓疱型银屑病等，与免疫抑制剂、维A酸类联用可减少剂量。

5.抗生素　主要用于急性点滴状银屑病伴有咽部链球菌感染者，可用青霉素或红霉素，泛发性脓疱型银屑病可用克林霉素、甲砜霉素、头孢类抗生素。

**（三）物理治疗**

UVB光疗。窄波UVB用于中、重度银屑病和局部顽固性皮损的治疗，可单用或联用，一般每周治疗2～3次，剂量为最小红斑量（MED）。

## 五、转诊标准

**（一）基层医院**

寻常型银屑病受累面积＜5%(轻度）或5%～10%（轻、中度）的病人，有治疗能力时。

如遇以下情况之一：①寻常型银屑病，受累面积大于10%（即中、重度寻常型银屑病）无治疗能力时；②其他特殊类型银屑病，如脓疱型银屑病、红皮病型银屑病和关节病型银屑病时，应转至上级医院诊治。

**（二）上级医院**

符合以下情况之一的病人：

1.寻常型银屑病，体表受累面积＜10%（轻、中度）或PASI评分＜10。

2.中、重度寻常型银屑病病人，机构有治疗能力。

3.经上级医院治疗后的下列病人，处于以下状况：

（1）脓疱型银屑病：脓疱干涸脱屑，无新发脓疱，炎症浸润逐渐消退，不伴发热、关节痛等不适。

（2）红皮病型银屑病：全身红斑逐渐减退，鳞屑减少，部分病人可见银屑病的原发皮损。

（3）关节型银屑病：受累关节红肿消退，疼痛缓解，关节积液逐渐吸收，活动无明显受限病人。

以上病人病情得到控制或缓解符合出院条件后，或确定后续治疗方案后，或自愿转回基层医疗卫生机构的病人，可分别转至基层医疗机构进行后续治疗、随诊观察。

# 第二节　玫瑰糠疹

玫瑰糠疹为一种急性炎症性皮肤病，典型皮损为覆有领圈状糠状鳞屑的玫瑰色斑疹，病程为自限性。

## 一、临床表现

本病多累及中青年，以春秋季多发。初起皮损为孤立的玫瑰色淡红斑，直径可迅速扩大至2～3cm，覆有细薄的鳞屑，称为前驱斑或母斑，可发生于躯干和四肢近端任何部位，1～2周后颈、躯干以及四肢近侧端逐渐出现大小不等的红色斑片，状同母斑，直径0.2～1cm，常呈椭圆形，边缘覆圈状游离缘向内的细薄鳞屑，长轴与皮纹平行。常伴有不同程度的瘙痒。本病有自限性，病程一般为4～8周，也有数月甚至数年不愈者，但一般愈后不复发。

## 二、诊断与鉴别诊断

根据典型临床表现本病一般不难诊断。

本病需与银屑病、脂溢性皮炎、花斑癣、二期梅毒疹和药疹等进行鉴别。

## 三、治疗

本病有自限性，治疗目的主要是减轻症状和缩短病程。局部可外用硫磺炉甘石洗剂或糖皮质激素。瘙痒明显者可口服抗组胺药物，病情严重或病程较长者可酌情口服泼尼松30～60mg/d。紫外线照射能促进皮损消退。

## 四、转诊标准

**（一）基层医院**

轻度玫瑰糠疹病人可对症处理，若病情较为复杂，如出现如下情况之一：诊断不清，发病急且皮损泛发严重，有发热症状，皮损出现水疱、大疱或皮肤松解，应及时转至上级医院诊治。

**（二）上级医院**

以上病人病情得到控制或缓解符合出院条件后，或确定后续治疗方案后，或自愿转回基层医疗卫生机构的病人，可分别转至基层医疗机构进行后续治疗、随诊观察。

# 第4章　性传播疾病

## 第一节　尖锐湿疣

尖锐湿疣是由人类乳头瘤病毒所致，常发生在肛门及外生殖器等部位，主要通过性行为传染。

### 一、临床表现

本病好发生于性活跃的中青年。潜伏期一般为1～8个月，平均为3个月。外生殖器及肛门周围皮肤黏膜湿润区为好发部位，男性多见于龟头、冠状沟、包皮系带、尿道口、阴茎部、会阴，同性恋者多见于肛门及直肠内，女性多见于大小阴唇、阴道口、阴蒂、阴道、宫颈、会阴及肛周；少数病人可见于肛门生殖器以外部位（如口腔、腋窝、乳房、趾间等）。皮损初起为单个或多个散在的淡红色小丘疹，质地柔软，顶端尖锐，后渐增多增大，依疣体形态可分为无柄型（即丘疹样皮损）和有柄型，后者可呈乳头状、菜花状、鸡冠状及蕈样状；疣体常呈白色、粉红色或污灰色，表面易发生糜烂，有渗液、浸渍及破溃，尚可合并出血及感染；多数病人无明显自觉症状，少数可有异物感、灼痛、刺痒或性交不适。宫颈部位疣体通常较小，界线清，表面光滑或呈颗粒状、沟回状，妊娠时可明显增大增多。少数病人疣体过度增生成为巨大型尖锐湿疣，常与HPV-6型感染有关，部分可发生恶变。

少数病人表现为潜伏感染或亚临床感染。前者局部皮肤黏膜外观正常且醋酸白试验阴性，但通过分子生物学方法可检到HPV的存在，目前认为HPV潜伏感染是尖锐湿疣复发的主要原因之一；后者表现为肉眼不能辨认的皮损，醋酸白试验阳性，亚临床感染的存在和再活动也与本病复发有关。

### 二、组织病理

典型表现为表皮乳头瘤样增生伴角化不全，颗粒层和棘层上部细胞可有明显的空泡形成，胞质着色淡，核浓缩深染，核周围有透亮的晕（凹空细胞），为特征性改变；真皮浅层毛细血管扩张，周围常有较多炎性细胞浸润。

### 三、诊断与鉴别诊断

本病主要根据病史（性接触史、配偶感染史或间接接触史等）、典型临床表现和实验室检查结果（醋酸白试验、组织病理检查）进行诊断。本病需和假性尖锐湿疣、阴茎珍珠状丘疹、扁平湿疣、鲍温病样丘疹病、生殖器鳞状细胞癌和皮脂腺异位症等进行鉴别。

1.*假性湿疣*　常发生在女性小阴唇内侧及阴道前庭，为白色或淡红色小丘疹，表面光滑，对称分布，无自觉症状；醋酸白试验阴性。

2.*阴茎珍珠状丘疹*　发生在男性龟头冠状沟边缘的细小圆锥状、排列成单行或多行的、白色或淡红色小丘疹，不融合，无自觉症状；醋酸白试验阴性。

3.*扁平湿疣*　为二期梅毒特征性皮损，发生在肛门生殖器部位的多个或成群的红褐色蕈样斑块，表面扁平，基底宽，无蒂，常糜烂、渗出；皮损处取材在暗视野下可查到TP；梅毒血清学反应强阳性。

### 四、治疗

#### （一）外用药物治疗

1.*0.5%足叶草毒素酊（鬼臼毒素酊）*　为抗病毒有丝分裂药物。用法为每天2次外用，连用3d，停药4d为1个疗程，可根据病变程度连续用1～3个疗程，治愈率较高。适用于任何部位的皮损（包括男性尿道内及女性阴道内皮损），但应注意其致畸作用，孕妇禁用。

2.*其他*　5% 5-氟尿嘧啶每周外用1次；或5%咪喹莫特每周外用2～3次，睡前外用，6～10h后洗掉，可用药16周，局部可出现轻中度刺激症状。

#### （二）物理治疗

如激光、冷冻、电灼、微波等，可酌情选用，巨大疣体可手术切除。

**（三）内用药物治疗**

可配合使用干扰素。

## 五、转诊标准

**（一）基层医院**

基层医院有诊治条件时，可根据防治规范进行施治。如出现下列任一情况时，如：不确定诊断，能诊断无治疗条件，疣体较大无能力处理，频繁复发的，特殊部位难以处理时，应转至上级医院诊治。

**（二）上级医院**

以上病人病情得到控制或缓解符合出院条件后，或确定后续治疗方案后，或自愿转回基层医疗卫生机构的病人，可分别转至基层医疗机构进行后续治疗、随诊观察。

# 第二节　淋　　病

淋病由淋病奈瑟菌简称淋球菌感染引起，主要表现为泌尿生殖系统的化脓性感染，也可导致眼、咽、直肠感染和播散性淋球菌感染。淋病潜伏期短，传染性强，可导致多种并发症和后遗症。

## 一、临床表现

淋病可发生于任何年龄，但多发于性活跃的中青年。潜伏期一般为2～10d，平均3～5d，潜伏期病人具有传染性。

**（一）无并发症淋病**

1.男性急性淋病　早期症状有尿频、尿急、尿痛，很快出现尿道口红肿，有稀薄黏液流出，24h后病情加重，分泌物变为黄色脓性，且量增多。可有尿道刺激症状，有时可伴发腹股沟淋巴结炎。包皮过长者可引起包皮炎、包皮龟头炎或并发嵌顿性包茎；后尿道受累时可出现终末血尿、血精、会阴部轻度坠胀等，夜间常有阴茎痛性勃起。一般全身症状较轻，少数可有发热、全身不适、食欲缺乏等。

2.女性急性淋病　60%的妇女感染淋病后无症状或症状轻微，好发于宫颈、尿道。淋菌性宫颈炎的分泌物初为黏液性，后转为脓性，体检可见宫颈口红肿、触痛、脓性分泌物；淋菌性尿道炎、尿道旁腺炎表现为尿道口红肿，有压痛及脓性分泌物，主要症状有尿频、尿急、尿痛，体检可见尿道口潮红，黏膜水肿，尿道口脓性分泌物，挤压尿道旁腺可有脓液渗出；淋菌性前庭大腺炎表现为单侧前庭大腺红肿、疼痛，严重时形成脓肿，可有全身症状和发热等。

女童淋病多为与患淋病的父母密切接触和共用浴室用具而感染，少数因性虐待所致。常见弥漫性阴道炎继发外阴炎，有时累及肛门和直肠。

3.淋菌性肛门直肠炎　主要见于男性同性恋者，女性可由淋菌性宫颈炎的分泌物直接感染肛门直肠所致。轻者仅有肛门瘙痒、烧灼感，排出黏液和脓性分泌物，重者有里急后重，可排出大量脓性和血性分泌物。

4.淋菌性咽炎　多见于口交者。表现为急性咽炎或急性扁桃体炎，偶伴发热和颈淋巴结肿大，有咽干、咽痛和吞咽痛等表现。

5.淋菌性结膜炎　成人多因自我接种或接触被分泌物污染的物品所感染，多为单侧；新生儿多为母亲产道传染，多为双侧。表现为眼结膜充血水肿，脓性分泌物较多，体检可见角膜呈云雾状，严重时角膜发生溃疡，引起穿孔，甚至导致失明。

**（二）淋病并发症**

男性淋菌性尿道炎病人因治疗不当或酗酒、性交等影响，导致感染进一步发展并蔓延至后尿道，引起后尿道炎、前列腺炎、精囊炎、附睾炎等；炎症反复发作形成瘢痕后可引起尿道狭窄，部分发生输精管狭窄或梗阻，也可继发不育。

女性淋病的主要并发症为淋菌性盆腔炎（包括急性输卵管炎、子宫内膜炎、继发性输卵管卵巢脓肿及破裂后所致的盆腔脓肿、腹膜炎等），误诊误治者很容易发展为盆腔及附件感染，反复发作可造成输卵管狭窄或闭塞，可引起宫外孕、不孕或慢性下腹痛等。

**（三）播散性淋球菌感染**

少见，占淋病病人的1%～3%，常见于月经期妇女。淋球菌通过血管、淋巴管播散全身，可发生菌血症，病情严重，若不及时治疗可危及生命。临床表现有发热、寒战、全身不适，常在四肢关节附近出现皮损，开始为红斑，以后发展为脓疱、血疱或中心坏死，散在分布，数目常不多；还可发生关节炎、腱鞘炎、心内膜炎、心包炎、胸膜炎、肝周炎及肺炎等。诊断主要根据临床表现和血液、关节液、皮损等处淋球菌培养为阳性结果。

## 二、诊断与鉴别诊断

本病主要根据病史（性接触史、配偶感染史、与淋病病人共用物品史或新生儿的母亲有淋病史等）、典型临床表现和实验室检查结果进行诊断。本病应与非淋菌性尿道炎、念珠菌性阴道炎及滴虫性阴道炎等进行鉴别。非淋菌性尿道炎临床表现较轻，淋球菌检查阴性；需注意的是临床上二者常并存，导致病人迁延不愈。

## 三、治疗

1.淋菌性尿道炎、宫颈炎、直肠炎　头孢曲松250mg，1次肌内注射，或大观霉素2g（宫颈炎4g）1次肌内注射，或环丙沙星500mg，1次口服，或氧氟沙星400mg 1次口服。

2.淋菌性咽炎　头孢曲松250mg 1次肌内注射，或环丙沙星500mg，1次口服，或氧氟沙星400mg 1次口服。

3.淋菌性眼炎

（1）新生儿：头孢曲松25～50mg/（kg·d）（单剂不超过125mg）静脉或肌内注射，连续7d，或大观霉素40mg/（kg·d）肌内注射，连续7d。

（2）成人：头孢曲松1.0g/d肌内注射，连续7d，或大观霉素2.0g/d肌内注射，连续7d。同时应用生理盐水冲洗眼部，每小时1次。

4.妊娠期淋病　头孢曲松250mg，1次肌注，或大观霉素4g，1次肌内注射。禁用氟喹诺酮类和四环素类药物。

5.儿童淋病　头孢曲松125mg，1次肌内注射，或大观霉素40mg/kg，1次肌内注射；体重大于45kg者按成人方案治疗。

6.淋菌性附睾炎　头孢曲松250～500mg/d肌内注射，连续10d，或大观霉素2g/d，肌内注射，连续10d。

7.淋菌性盆腔炎　头孢曲松500mg/d肌内注射，连续10d，或大观霉素2g/d肌内注射，连续10d；应加用甲硝唑800mg/d，分2次口服，或多西环素200mg/d，分2次口服，连续10d。

8.播散性淋病　头孢曲松1.0g/d，肌内注射或静脉注射，连续10d以上，或大观霉素4.0g/d，分2次肌内注射，连续10d以上。淋菌性脑膜炎疗程约2周，心内膜炎疗程要4周以上。

9.考虑同时有衣原体或支原体感染　应在上述药物治疗中加用多西环素200mg/d，分2次口服，连服7天以上或阿奇霉素1g，1次口服。

10.预防新生儿眼病　对每一个新生儿都要用1%硝酸银滴眼。

## 三、判愈标准

治疗结束后2周内，在无性接触史情况下符合如下标准为治愈：①症状和体征全部消失；②在治疗结束后4～7d做淋球菌复查阴性。

## 四、转诊标准

### （一）基层医院

基层医院有诊治条件时，可根据防治规范进行施治。如出现下列任一情况时，应转至上级医院诊治：①不确定诊断；②能诊断无治疗条件；③病情较严重无能力处理；④频繁复发的。

### （二）上级医院

以上病人病情得到控制或缓解符合出院条件后，或确定后续治疗方案后，或自愿转回基层医疗卫生机构的病人，可分别转至基层医疗机构进行后续治疗、随诊观察。

# 第5章 皮肤肿瘤

## 第一节 色素痣

色素痣，为人类最常见的良性皮肤肿瘤。痣细胞通常要经过发展、成熟和衰老等不同阶段，并随着年龄增长逐渐由表皮移入真皮。

### 一、临床表现

色素痣可分为先天性和后天性，出生时即可存在，但常于两岁后开始出现。可发生于身体任何部位的皮肤和黏膜。皮损为扁平或略隆起的斑疹，也可呈半球状隆起、乳头瘤状或有蒂，表面光滑，可有或无毛发，数目可单一、数个至数十个。因痣细胞内色素种类及含量不同，皮损可呈棕色、褐色、蓝黑色或黑色，无色素皮损多呈皮色。根据痣细胞在皮肤内的位置不同，可将其分为交界痣、混合痣和皮内痣，扁平皮损提示为交界痣，略高起皮损多为混合痣，而乳头瘤样皮损和几乎所有半球状和带蒂皮损为皮内痣。本病进展缓慢，多无自觉症状。

### 二、组织病理

痣细胞多排列成巢状，由于制片的影响而皱缩，与周围间质分离。痣细胞可分为：

1.透明痣细胞　比正常黑素细胞略大，多位于表皮-真皮交界处。

2.上皮样痣细胞　多位于真皮上部，可含少量色素。

3.淋巴细胞样痣细胞　多位于真皮中部，较小，可含色素。

4.纤维样痣细胞　多位于真皮下部，呈长梭形，极少含有黑素。

交界痣痣细胞巢位于表皮下部或向下突入真皮，但仍可与表皮接触呈“滴落状”，细胞内含大量色素。混合痣痣细胞巢见于表皮内和真皮内。皮内痣痣细胞巢位于真皮内，位于真皮上部的痣细胞呈巢状或条索状，常含中等量黑素；真皮中下部的痣细胞以梭形细胞为主，排列成束，很少含黑素。

### 三、治疗

一般不需治疗。先天性痣细胞痣有发生黑素瘤的可能，以手术切除为好；发生在掌跖、腰周、腋窝、腹股沟等易摩擦部位的交界痣、混合痣亦应考虑手术切除。痣细胞痣若出现以下恶变体征亦应手术切除：

1.体积突然增大。

2.颜色变黑。

3.表面出现糜烂、溃疡、出血或肿胀。

4.自觉疼痛或瘙痒。

5.周围出现卫星病灶等。

### 四、转诊标准

#### （一）基层医院

诊断明确，有治疗能力和条件时，病人要求治疗的皮肤良性肿瘤。

如遇以下情况之一时，可转至上级医院诊治：

1.诊断不清。

2.生长较快，或出现疼痛、瘙痒、出血等症状。

3.影响功能及美观。

4.病人要求处理时，机构无能力处置等。

#### （二）上级医院

1.诊断明确的病人，且有条件治疗时。

2.经上级医院确诊为良性肿瘤后，且有条件治疗时。

3.经上级医院处理后，需常规换药或观察的病人。

以上病人病情得到控制或缓解符合出院条件后，或确定后续治疗方案后，或自愿转回基层医疗卫生机构的病人，可分别转至基层医疗机构进行后续治疗、随诊观察。

# 第二节 恶性黑素瘤

恶性黑素瘤简称恶黑，又称黑素瘤，是来源于黑素细胞、恶性程度较高的恶性肿瘤；多发生于皮肤、亦可见于皮肤-黏膜交界处、眼脉络膜和软脑膜等处。

## 一、临床表现

白种人发病率较高，3%～10%有家族史，亚洲人发病率较低。皮肤恶性黑素瘤可分为4种类型：

### （一）肢端雀斑痣样黑素瘤

为我国常见类型，占亚洲人黑素瘤的50%。多由肢端雀斑样痣发展而来，好发于掌跖、甲及甲周区。皮损表现为色素不均匀、边界不规则的斑片；若位于甲母质，甲板及甲床可呈纵行带状色素条纹。此型进展快，常在短期内增大，发生溃疡和转移，存活率仅11%～15%。

### （二）恶性雀斑痣样黑素瘤

好发于老年人的曝光部位，常由恶性雀斑样痣发展而来。皮损为淡褐色或褐色不均匀的色素性斑片，伴有暗褐色或黑色小斑点，边缘不规则，逐渐向周围扩大。此型生长慢、转移晚，最初仅局限于局部淋巴结转移。

### （三）结节性黑素瘤

好发于头颈及躯干部、足底、外阴、下肢等处。皮损初起为蓝黑或暗褐色隆起性结节，沿水平和垂直方向迅速增大成乳头瘤状、蕈样，可形成溃疡。

### （四）浅表扩散性黑素瘤

由表浅黑素瘤发展而来，好发于躯干和四肢。皮损比恶性雀斑样痣小，直径很少超过2.5cm，呈不规则斑片，部分呈弓形，棕黄色、褐色或黑色，亦可呈淡红色、蓝色和灰色。皮损出现丘疹、结节、硬化、溃疡则提示预后不良。

此外，恶性黑素瘤还可累及鼻腔、口腔、肛管黏膜等，常导致破溃，并引起出血、疼痛、阻塞等表现。

## 二、组织病理

表皮和真皮内可见较多分散或巢状分布的黑素瘤细胞，沿水平和垂直方向扩展，深达真皮和皮下。黑素瘤细胞呈异型性，细胞大小、形态不一，胞核大，可见到核分裂及明显核仁，胞质内可含有色素颗粒，对多巴和酪氨酸酶呈强阳性反应。黑素瘤细胞形态可呈多样性，以梭形细胞和上皮样细胞为主。抗S-100蛋白及抗HMB-45单抗进行免疫过氧化酶染色，可有助于诊断。与预后相关的主要因素是黑素瘤细胞的浸润深度或厚度。

## 三、诊断与鉴别诊断

本病根据临床表现，结合组织病理特点可以确诊。应与很多疾病进行鉴别，特别是交界痣和混合痣，此外还有色素性基底细胞上皮瘤、脂溢性角化病、化脓性肉芽肿、Kaposi肉瘤以及甲下外伤性血肿等。

## 四、治疗

手术切除为治疗原发性恶黑的理想疗法，附近肿大淋巴结应一并清除。已转移病人可采用化疗或联合化疗，肢端恶黑可采用局部灌注化疗。放射疗法对缓解内脏及中枢神经系统转移灶的压迫症状有一定疗效，亦可缓解骨转移所致的疼痛。

## 五、转诊标准

### （一）基层医院

本病不适合在基层医院诊治。如遇此种病人时，应转至二级或三级医院诊治。

### （二）上级医院

1.诊断明确的病人，且有条件治疗时。

2.经上级医院处理后，需常规换药或观察的病人。

以上病人病情得到控制或缓解符合出院条件后，或确定后续治疗方案后，或自愿转回基层医疗卫生机构的病人，可分别转至基层医疗机构进行后续治疗、随诊观察。

# 第三节 基底细胞癌

基底细胞癌，为分化较低的附属器肿瘤，生长缓慢，有局部破坏性，但极少转移。

## 一、临床表现

好发于老年人的曝光部位，特别是颜面部。皮损常单发，但亦有散发或多发。临床上可分为以下类型：

### （一）结节溃疡型

最常见，好发于颜面，特别是颊部、鼻旁沟、前额等处。皮损初起为灰白色或蜡样小结节，质硬，缓慢增大并出现溃疡，绕以珍珠状向内卷曲的隆起边缘，称侵蚀性溃疡（rodent ulcer）。偶见皮损呈侵袭性扩大，或向深部生长，破坏眼、鼻，甚至穿通颅骨，侵及硬脑膜，造成病人死亡。

### （二）表浅型

常发生于躯干部，特别是背部和胸部。皮损为一个或数个轻度浸润性红色鳞屑性斑片，可向周围缓慢扩大，境界清楚，常绕以细线状珍珠状边缘，表面可见小片表浅性溃疡和结痂。愈后留有光滑萎缩性瘢痕。

### （三）硬皮病样型或硬化型

罕见，常单发于头面部。皮损为扁平或轻度凹陷的黄白色蜡样到硬化性斑块，无隆起性边缘、溃疡及结痂，类似局限性硬皮病。病程进展缓慢。

### （四）色素型

与结节溃疡型类似，皮损呈褐色或深黑色，边缘部分色泽较深，中央呈点状或网状，易误诊为恶性黑素瘤。

### （五）纤维上皮瘤型

好发于背部。为一个或数个高起性结节，触之呈中等硬度，表面光滑，类似纤维瘤。

## 二、组织病理

1.系起源于表皮或皮肤附属器的多潜能基底样细胞，可向不同方向分化。基底细胞上皮瘤的共同特点：

①瘤细胞团位于真皮内与表皮相连。

②瘤细胞似表皮基底细胞，但不同之处是瘤细胞核大，卵圆形或长形，胞质相对少，细胞境界不清，无细胞间桥，周边细胞呈栅栏状排列，境界清楚。

③瘤细胞的核大小、形态及染色均颇一致，无间变。

④瘤细胞团周围结缔组织增生，围绕瘤团排列成平行束，其中有许多幼稚成纤维细胞，并可见黏蛋白变性。由于黏蛋白在标本固定与脱水过程中发生收缩，因而瘤细胞团周围出现裂隙，此虽为人工现象，但为本病的典型表现而有助与其他肿瘤鉴别。

2.根据组织病理表现的不同，可分为以下类型：

（1）实体型：其病理改变如上所述。

（2）色素型：有较多色素。

（3）硬皮病样型：结缔组织明显增生，瘤细胞被挤压呈束条状排列。

（4）浅表型：瘤细胞团呈花蕾状或不规则团块状附着于表皮。

（5）角化型：瘤细胞团块中央可见角化性区域。

（6）囊肿型：瘤细胞团中央大片坏死出现囊腔。

（7）腺样型：瘤细胞排列成细长索条，互相交织呈腺体样或花边样。

（8）纤维上皮瘤型：瘤细胞排列成细长分支的束条状，互相吻合，交织呈网，周围结缔组织基质明显增生。

## 三、诊断与鉴别诊断

根据临床及病理表现不难诊断。应与鳞状细胞癌、Bowen病、Paget病、日光角化病、脂溢性角化病等鉴别。

## 四、治疗

应根据年龄、皮损大小和部位加以综合考虑。理想疗法是手术切除或切除后植皮，建议应用Mohs外科切除技术。不能手术的病人可应用光动力疗法、放射疗法、电烧灼、激光、冷冻等治疗。局部外用维A酸霜、咪奎莫特、5-氟尿嘧啶软膏等有一定疗效。

## 五、转诊标准

### （一）基层医院

本病不适合在基层医院诊治。如遇此种病人时，应转至二级或三级医院诊治。

### （二）上级医院

1.诊断明确的病人，且有条件治疗时。

2.经上级医院处理后，需常规换药或观察的病人。

以上病人病情得到控制或缓解符合出院条件后，或确定后续治疗方案后，或自愿转回基层医疗卫生机构的病人，可分别转至基层医疗机构进行后续治疗、随诊观察。

# 第6章　其他常见皮肤病

## 第一节　湿　疹

湿疹是由多种内、外因素引起的真皮浅层及表皮炎症。病因复杂，一般认为与变态反应有关。临床上急性期皮损以丘疱疹为主，有渗出倾向，慢性期以苔藓样变为主，易反复发作。

### 一、临床表现

根据病程和临床特点可分为急性、亚急性和慢性湿疹。

**（一）急性湿疹**

好发于面、耳、手、足、前臂、小腿外露部位，严重者可弥漫全身，常对称分布。皮损多形性，常表现为红斑基础上的针头至粟粒大小丘疹、丘疱疹，严重时可出现小水疱，常融合成片，境界不清楚，皮损周边丘疱疹逐渐稀疏，常因搔抓形成点状糜烂面，有明显浆液性渗出。自觉瘙痒剧烈，搔抓、热水洗烫可加重皮损。如继发感染则形成脓疱、脓液、脓痂、淋巴结肿大，甚至出现发热等全身症状；如合并单纯疱疹病毒感染，可形成严重的疱疹性湿疹。

**（二）亚急性湿疹**

因急性湿疹炎症减轻或不适当处理后时间较久发展而来。表现为红肿及渗出减轻，但仍可有丘疹及少量丘疱疹，皮损呈暗红色，可有少许鳞屑及轻度浸润；仍自觉有剧烈瘙痒。再次暴露于致敏原、新的刺激或处理不当可导致急性发作；如经久不愈，则可发展为慢性湿疹。

**（三）慢性湿疹**

由急性湿疹及亚急性湿疹迁延而来，也可由于刺激轻微、持续而一开始就表现为慢性化。好发于手、足、小腿、肘窝、股部、乳房、外阴、肛门等处，多对称发病。表现为患部皮肤浸润性暗红斑上有丘疹、抓痕及鳞屑，局部皮肤肥厚、表面粗糙，有不同程度的苔藓样变，色素沉着或色素减退。自觉亦有明显瘙痒，常呈阵发性。病情时轻时重，延续数月或更久。

**（四）几种特殊类型的湿疹**

1. 手部湿疹　手部接触外界各种刺激的机会较多，故湿疹发病率高，但一般很难确定确切病因。多数起病缓慢，表现为手背、手指等处的干燥暗红斑，局部浸润肥厚，边缘较清楚，冬季常形成裂隙。除特应性素质外，某些病人发病还可能与职业、情绪等因素有关。

2. 乳房湿疹　多见于哺乳期女性。表现为乳头、乳晕、乳房暗红斑，其上有丘疹和丘疱疹，边界不清楚，可伴糜烂、渗出和裂隙；可单侧或对称发病；瘙痒明显，发生裂隙时可出现疼痛。仅发生于乳头部位者称为乳头湿疹。

3. 外阴、阴囊和肛门湿疹　局部瘙痒剧烈，常因过度搔抓、热水烫洗而呈红肿、渗出、糜烂，长期反复发作可慢性化，表现为局部皮肤苔藓样变。

4. 钱币状湿疹　好发于四肢。皮损为密集小丘疹和丘疱疹融合成的圆形或类圆形的钱币状斑片，境界清楚，直径1～3cm大小；急性期潮红、渗出明显，慢性期皮损肥厚、色素增加，表面覆有干燥鳞屑，自觉瘙痒剧烈。

### 二、组织病理

急性湿疹表现为表皮内海绵形成，真皮浅层毛细血管扩张，血管周围有淋巴细胞浸润，少数为中性和嗜酸性粒细胞；慢性湿疹表现为角化过度与角化不全，棘层肥厚明显，真皮浅层毛细血管壁增厚，胶原纤维变粗。

### 三、诊断与鉴别诊断

根据急性期多形性、对称性皮损，有渗出倾向、瘙痒剧烈等特点，慢性期苔藓样变皮损等特征，本病一般不难诊断。

急性湿疹应与急性接触性皮炎鉴别，慢性湿疹应与慢性单纯性苔藓鉴别，手足湿疹应与手足癣鉴别。

## 四、治疗

应注意避免各种可疑致病因素，发病期间应避免食用辛辣食物及饮酒，避免过度洗烫。

**（一）内用药物治疗**

目的在于抗炎、止痒。可用抗组胺药、镇静安定剂等，一般不宜使用糖皮质激素；急性期可用钙剂、维生素C、硫代硫酸钠等静注或普鲁卡因静脉封闭；有继发感染者加用抗生素。

**（二）外用药物治疗**

应充分遵循外用药物的使用原则。急性期无渗液或渗出不多者可用氧化锌油，渗出多者可用3%硼酸溶液作湿敷，渗出减少后用糖皮质激素霜剂，可和油剂交替使用；亚急性期可选用糖皮质激素乳剂、糊剂，为防止和控制继发性感染，可加用抗生素类；慢性期可选用软膏、硬膏、涂膜剂；顽固性局限性皮损可用糖皮质激素做皮损内注射。

## 五、转诊标准

**（一）基层医院**

1.有能力和条件诊治的轻度局限性病灶病人。

2.经上级医院确诊后，适合在当地医院治疗的病人。

凡无诊断和治疗能力及条件时，如遇有病情严重泛发型湿疹病人时，均应转至上级医院诊治。

**（二）上级医院**

如上述病人经上级医院明确诊断，或制定治疗方案，或经过治疗后，病情好转、缓解或稳定时，适合在相应机构进一步治疗时，以及病人有意愿时，可下转至当地相应的医疗机构进行后续治疗、随访和观察等。

# 第二节　荨　麻　疹

荨麻疹是由于皮肤、黏膜小血管反应性扩张及渗透性增加而产生的一种局限性水肿反应。本病较常见，15%～25%的人一生中至少发生过一次。

## 一、临床表现

根据病程可分为急性和慢性荨麻疹，前者在短时期内能痊愈。

**（一）急性荨麻疹**

起病常较急。病人常突然自觉皮肤瘙痒，很快于瘙痒部位出现大小不等的红色风团，呈圆形、椭圆形或不规则形，开始孤立或散在，逐渐扩大并融合成片；微血管内血清渗出急剧时，压迫管壁，风团可呈苍白色，皮肤凹凸不平，呈橘皮样。数小时内水肿减轻，风团变为红斑并逐渐消失，持续时间一般不超过24h，但新风团可此起彼伏，不断发生。病情严重者可伴有心慌、烦躁、恶心、呕吐甚至血压降低等过敏性休克样症状，胃肠道黏膜受累时可出现恶心、呕吐、腹痛和腹泻等症状，累及喉头、支气管时，出现呼吸困难甚至窒息。感染引起者可出现寒战、高热、脉速等全身中毒症状。

**（二）慢性荨麻疹**

皮损反复发作超过6周以上者称为慢性荨麻疹。全身症状一般较急性者轻，风团时多时少，反复发生，常达数月或数年之久，偶可急性发作，表现类似急性荨麻疹；部分病人皮损发作时间有一定规律性。

**（三）特殊类型荨麻疹**

1.*皮肤划痕症*　亦称人工荨麻疹。表现为用手搔抓或用钝器划过皮肤后，沿划痕出现条状隆起，伴瘙痒，不久后可自行消退。本型可单独发生或与荨麻疹伴发。

2.*寒冷性荨麻疹*　可分为两种类型：一种为家族性，为常染色体显性遗传，较罕见，出生后不久或早年发病，皮损终身反复出现；另一种为获得性，较常见，表现为接触冷风、冷水或冷物后，暴露或接触部位产生风团或斑块状水肿，病情严重者可出现手麻、唇麻、胸闷、心悸、腹痛、腹泻、晕厥甚至休克等，有时进食冷饮可引起口腔和喉头水肿。寒冷性荨麻疹病人被动转移试验可阳性，冰块可在局部诱发风团。本病可为某些疾病的临床表现之一，如冷球蛋白血症、阵发性冷性血红蛋白尿症等。

3.*胆碱能性荨麻疹*　多见于青年。主要由于运动、受热、情绪紧张、进食热饮或乙醇饮料后，躯体深部温度上升，促使乙酰胆碱作用于肥大细胞而发病。表现为受刺激后数分钟出现风团，直径为2～3mm，周围有约1～2cm的红晕，常散发于躯干上部和上肢，互不融合，自觉剧痒，有时仅有剧痒而无皮损，可于0.5～1h消退。偶伴发乙酰胆碱引起的全身症状（如流涎、头痛、脉缓、瞳孔缩小及痉挛性腹痛、腹泻）等，头晕严重者可致晕厥。以1∶5000乙酰胆碱做皮试或划痕试验，可在注射处出现风团，周围可出现卫星状小风团。

4.*日光性荨麻疹*　较少见，常由中波、长波紫外线或可见光引起，以波长300nm左右的紫外线最敏感。风团发生于暴露部位的皮肤，自觉瘙痒和刺痛；少数敏感性较高的病人接受透过玻璃的日光亦可诱发。病情严重的病人可出现全身症状（如畏寒、乏力、晕厥和痉挛性腹痛等）。

5.压力性荨麻疹 本病发病机制不明，可能与皮肤划痕症相似。常见于足底部和长期卧床病人的臀部。表现为皮肤受压4～6h后局部发生肿胀，可累及真皮及皮下组织，一般持续8～12h消退。

## 二、诊断与鉴别诊断

根据发生及消退迅速的风团，消退后不留痕迹等临床特点，本病不难诊断；但多数病人的病因诊断较为困难，应详细询问病史、生活史及生活环境的变化等。

本病应与丘疹性荨麻疹、荨麻疹性血管炎等进行鉴别；伴腹痛或腹泻者，应与急腹症及胃肠炎等进行鉴别；伴高热和中毒症状者，应考虑合并严重感染。

## 三、治疗

治疗原则为抗过敏和对症治疗，但应争取做到对因治疗。

### （一）内用药物治疗

1.急性荨麻疹 可选用第一代或第二代抗组胺药；维生素C及钙剂可降低血管通透性，与抗组胺药有协同作用；伴腹痛可给予解痉药物［如普鲁本辛、山莨菪碱（654-2）、阿托品等］；脓毒血症或败血症引起者应立即使用抗生素控制感染，并处理感染病灶。

2.慢性荨麻疹 以抗组胺药为主，给药时间应根据风团发生的时间进行调整，如晨起较多则应临睡前给予稍大剂量，如临睡时多则晚饭后给予稍大剂量；风团控制后宜继续用药并逐渐减量；一种抗组胺药无效时，可2～3种联用或交替使用；顽固性荨麻疹单用$H_1$受体拮抗剂疗效不佳者，可联用$H_2$受体拮抗剂，还可酌情选用利血平、氨茶碱、氯喹、雷公藤等口服。

3.特殊类型荨麻疹 在抗组胺药基础上，根据不同类型荨麻疹可联合使用不同药物。如皮肤划痕可用酮替芬；寒冷性荨麻疹可用酮替芬、赛庚啶、安替根、多虑平等；胆碱能性荨麻疹可用酮替芬、阿托品、普鲁本辛；日光性荨麻疹可用氯喹；压力性荨麻疹可用羟嗪。

### （二）外用药物治疗

夏季可选止痒液、炉甘石洗剂、锌氧洗剂等，冬季则选有止痒作用的乳剂（如苯海拉明霜）。

## 四、转诊标准

### （一）基层医院

1.有能力和条件诊治的轻度局限性病灶病人。

2.经上级医院确诊后，适合在当地医院治疗的病人。

凡无诊断和治疗能力及条件时，如遇有急性或病情严重荨麻疹病人时，均应转至上级医院诊治。

### （二）上级医院

如上述病人经上级医院明确诊断，或制定治疗方案，或经过治疗后，病情好转、缓解或稳定时，适合在相应机构进一步治疗时，以及病人有意愿时，可下转至当地相应的医疗机构进行后续治疗、随访和观察等。

# 第三节 带状疱疹

带状疱疹是由水痘-带状疱疹病毒所致的以沿单侧周围神经分布的簇集性小水疱为特征的皮肤病，常伴有明显的神经痛。

## 一、临床表现

本病好发于成人，春秋季节多见。

### （一）典型表现

发疹前可有轻度乏力、低热、纳差等全身症状，患部皮肤自觉灼热感或神经痛，持续1～3d，亦可无前驱症状即发疹。好发部位依次为肋间神经、颈神经、三叉神经和腰骶神经支配区域。患处常首先出现潮红斑，很快出现粟粒至黄豆大小丘疹，簇状分布而不融合，继之迅速变为水疱，疱壁紧张发亮，疱液澄清，外周绕以红晕，各簇水疱群间皮肤正常；皮损沿某一周围神经呈带状排列，多发生在身体的一侧，一般不超过正中线。神经痛为本病特征之一，可在发病前或伴随皮损出现，老年病人常较为剧烈。病程一般2～3周，老年人为3～4周，水疱干涸、结痂脱落后留有暂时性淡红斑或色素沉着。

### （二）特殊表现

1.眼带状疱疹 多见于老年人，疼痛剧烈，可累及角膜形成溃疡性角膜炎。

2.耳带状疱疹 系病毒侵犯面神经及听神经所致，表现为外耳道或鼓膜疱疹。膝状神经节受累同时侵犯面神经的运动和感觉神经纤维时，可出现面瘫、耳痛及外耳道疱疹三联征，称为Ramsay-Hunt综合征。

3.带状疱疹后遗神经痛 带状疱疹常伴有神经痛，但多在皮损完全消退后或1个月内消失，少数病人神经痛可持续超过1个月以上，称为带状疱疹后遗神经痛。

4.其他不典型带状疱疹 由病人机体抵抗力差异所致，可表现为顿挫型（不出现皮损仅有神经痛）、不全型（仅出现红斑、丘疹而不发生水疱即消退）、大疱型、出血性和坏疽型、泛发型（同时累及2个以上神经节产生对侧或同侧多个区域皮损）；病毒偶可经血液播散产生广泛性水痘样疹并侵犯肺和脑等器官，称为播散型带状疱疹。

## 二、诊断与鉴别诊断

本病根据典型临床表现即可做出诊断，疱底刮取物涂片找到多核巨细胞和核内包涵体有助于诊断。

本病前驱期或无疹型应与肋间神经痛、胸膜炎、阑尾炎、坐骨神经痛、尿路结石等进行鉴别，发疹后有时需与单纯疱疹、脓疱疮等进行鉴别。

## 三、预防和治疗

### （一）内用药物治疗

1.抗病毒药物　阿昔洛韦1000mg/d，分5次口服，疗程5～10d，或1200mg/d，分3次口服，疗程5d；或伐昔洛韦3000mg/d，分3次口服，疗程7d；或泛昔洛韦1500mg/d，分3次口服，疗程7d。

2.镇痛　可酌情选用去痛片、吲哚美辛、扶他林、消炎痛和卡马西平等。同时可应用营养神经的药物，如口服或肌注维生素$B_1$和$B_{12}$。

### （二）外用药物治疗

1.外用药　以干燥、消炎为主。疱液未破时可外用炉甘石洗剂、阿昔洛韦乳膏或喷昔洛韦乳膏；疱疹破溃后可酌情用3%硼酸溶液或1∶5000呋喃西林溶液湿敷，或外用0.5%新霉素软膏或莫匹罗星软膏。

2.眼部处理　如合并眼部损害须请眼科医师协同处理。可外用3%阿昔洛韦眼膏、碘苷（疱疹净）滴眼液。

3.物理治疗　如紫外线、频谱治疗仪、红外线等局部照射，可缓解疼痛，促进皮损干涸和结痂。

## 四、转诊标准

### （一）基层医院

1.有能力和条件诊治的轻度局限性病灶病人。

2.经上级医院确诊后，适合在当地医院治疗的病人。

凡无诊断和治疗能力及条件时，如遇有病情严重或合并其他基础病带状疱疹病人时，均应转至上级医院诊治。

### （二）上级医院

如上述病人经上级医院明确诊断，或制定治疗方案，或经过治疗后，病情好转、缓解或稳定时，适合在相应机构进一步治疗时，以及病人有意愿时，可下转至当地相应的医疗机构进行后续治疗、随访和观察等。

# 第四节　疣

疣是由人类乳头瘤病毒感染皮肤黏膜所引起的良性赘生物，临床上常见有寻常疣、扁平疣、跖疣和尖锐湿疣等，疣状表皮发育不良也被认为与HPV感染密切相关。

## 一、临床表现

一般潜伏期6周至2年。常见临床类型有：

### （一）寻常疣

好发于手背、手指、足和甲缘等处，亦可发生于身体其他部位。典型皮损为黄豆大小或更大的灰褐色、棕色或皮色丘疹，表面粗糙，质地坚硬，可呈乳头瘤状增生。发生在甲周者称甲周疣；发生在甲床者称甲下疣；疣体细长突起伴顶端角化者称丝状疣，好发于颈、额和眼睑；疣体表面呈参差不齐的突起者称指状疣，好发于头皮及趾间。

### （二）跖疣

系发生于足底的寻常疣。皮损初起为细小发亮的丘疹，渐增至黄豆大小或更大，因受压而形成淡黄或褐黄色胼胝样斑块或扁平丘疹，表面粗糙，界限清楚，边缘绕以稍高的角质环，去除角质层后，其下方有疏松的角质软芯，可见毛细血管破裂出血而形成的小黑点，自觉疼痛。若含有多个角质软芯，称为镶嵌疣。

### （三）扁平疣

好发于青少年的颜面、手背及前臂。典型皮损为米粒至黄豆大小的扁平隆起性丘疹，圆形或椭圆形，表面光滑，质硬，正常肤色或淡褐色，多骤然出现，数目较多且密集；搔抓后皮损可呈串珠状排列，即自体接种反应。病程慢性，多可自行消退，少数病人可复发。

## 二、组织病理

不同类型疣的组织病理表现有差异，但均以颗粒层、棘层上部细胞空泡化和电镜下核内病毒颗粒为共同特征，可伴有角化过度、角化不全、棘层肥厚和乳头瘤样增生等。

## 三、诊断与鉴别诊断

本病根据病史及典型皮损即可做出诊断，必要时结合组织病理检查，少数病人需检测组织中HPV核酸方可确诊。

跖疣应与鸡眼、胼胝进行鉴别。

## 四、预防和治疗

本病主要采用外用药物治疗。

1.内用药物治疗。多用于皮损数目较多或久治不愈者。

2.物理治疗。包括冷冻、电灼、刮除和激光等，适用于皮损数目较少者。

## 五、转诊标准

**（一）基层医院**

1.有能力和条件诊治的轻度局限性病灶病人。

2.经上级医院确诊后，适合在当地医院治疗的病人。

凡无诊断和治疗能力及条件时，如遇有疣体数量较多或无法诊断的病人时，均应转至上级医院诊治。

**（二）上级医院**

如上述病人经上级医院明确诊断，或制定治疗方案，或经过治疗后，病情好转、缓解或稳定时，适合在相应机构进一步治疗时，以及病人有意愿时，可下转至当地相应的医疗机构进行后续治疗、随访和观察等。

# 第五节　体癣和股癣

体癣指发生于除头皮、毛发、掌跖和甲以外其他部位的皮肤癣菌感染；股癣指腹股沟、会阴、肛周和臀部的皮肤癣菌感染，属于发生在特殊部位的体癣。

## 一、临床表现

本病夏秋季节多发。肥胖、多汗、糖尿病、慢性消耗性疾病、长期应用糖皮质激素或免疫抑制剂者为易感人群。体癣和股癣临床特点类似。

**（一）体癣**

皮损初起为红色丘疹、丘疱疹或小水疱，继之形成有鳞屑的红色斑片，境界清楚，皮损边缘不断向外扩展，中央趋于消退，形成境界清楚的环状或多环状，边缘可分布丘疹、丘疱疹和水疱，中央色素沉着。亲动物性皮肤癣菌引起的皮损炎症反应明显，自觉瘙痒，可因长期搔抓刺激引起局部湿疹样改变或浸润肥厚呈苔藓样变。

**（二）股癣**

好发于腹股沟部位，单侧或双侧发生，亦常发生于臀部。基本皮损与体癣相同，由于患处透气性差、潮湿、易摩擦，常使皮损炎症明显，瘙痒显著。

## 二、诊断与鉴别诊断

根据临床表现、鳞屑直接镜检查到菌丝或孢子，体股癣诊断一般不难。

本病常需与慢性湿疹、慢性单纯性苔藓、玫瑰糠疹等进行鉴别。

## 三、预防和治疗

应注意个人卫生，不与病人共用衣物鞋袜、浴盆、毛巾等，内衣应通风透气；手、足、甲癣病人应积极治疗，减少自身传染的机会；尽量不接触患畜。

本病以外用药物治疗为主，皮损广泛或外用药疗效不佳者可考虑内用药物治疗。

**（一）外用药物治疗**

可外用克霉唑霜、酮康唑霜、联苯苄唑霜、特比萘芬霜等，应强调坚持用药2周以上或皮损消退后继续用药1～2周，以免复发。腹股沟部位皮肤薄嫩，应选择刺激性小、浓度较低的外用药，并保持局部清洁干燥。

**（二）内用药物治疗**

可口服伊曲康唑（100mg/d，顿服，疗程15d）或特比萘芬（250mg/d，疗程1～2周），与外用药物治疗联用可增加疗效。

## 四、转诊标准

**（一）基层医院**

1.有能力和条件诊治的轻度局限性病灶病人。

2.经上级医院确诊后，适合在当地医院治疗的病人。

凡无诊断和治疗能力及条件时，如遇有合并感染的病人时，均应转至上级医院诊治。

**（二）上级医院**

如上述病人经上级医院明确诊断，或制定治疗方案，或经过治疗后，病情好转、缓解或稳定时，适合在基层医疗机构进一步治疗时，以及病人有意愿时，可下转至基层医疗机构进行后续治疗、随访和观察等。

# 第六节　手癣和足癣

手癣指皮肤癣菌侵犯指间，手掌、掌侧平滑皮肤引起的感染；足癣是足趾间、足跖、足跟、足侧缘的皮肤癣菌感染。

## 一、临床表现

手足癣（特别是足癣）是最常见的浅部真菌病，在全世界广泛流行，我国江淮流域以南地区发病较北方多。夏秋季发病率高，常表现为夏重冬轻或夏发冬愈。多累及成年人，男女比例无明显差别。皮损多由一侧传播至对侧。根据临床特点，手足癣可分为3种类型：

#### （一）水疱鳞屑型

好发于指（趾）间、掌心，足跖及足侧。皮损初起为针尖大小的深在水疱，疱液清，壁厚而发亮，不易破溃，水疱散在或群集，可融合成多房性大疱，撕去疱壁露出蜂窝状基底及鲜红的糜烂面。瘙痒明显。水疱经数天后干涸，呈现领圈状或片状脱屑，皮损不断向周围蔓延，病情稳定时以脱屑为主。

#### （二）角化过度型

好发于足跟及掌跖部。局部多干燥，皮损处角质增厚，表面粗糙脱屑，纹理加深，易发生皲裂、出血，皮损还可向足背蔓延。一般无瘙痒，有皲裂时疼痛。

#### （三）浸渍糜烂型

好发于指（趾）缝，尤以第3～4和4～5指（趾）间多见。表现为皮肤浸渍发白，表面松软易剥脱并露出潮红糜烂面甚至裂隙。有不同程度的瘙痒，继发细菌感染时有恶臭味。

本病常以一种类型为主或几种类型同时存在，亦可从一型转向另一型，如夏季表现水疱鳞屑型，冬季则表现为角化过度型。治疗不彻底是导致其迁延不愈的主要原因之一。

足癣（尤其浸渍糜烂型）易继发细菌感染，出现脓疱、溃疡，并继发急性淋巴管炎、淋巴结炎、蜂窝织炎或丹毒，炎症反应明显时还可引发癣菌疹。

## 二、诊断与鉴别诊断

根据手足癣临床表现，结合真菌镜检或培养可明确诊断。

本病有时需与湿疹、汗疱疹、掌跖脓疱病等进行鉴别。掌跖脓疱病是在红斑上出现小而深的无菌性脓疱，数天后干涸脱屑，可自行消退，反复发作，对称发生于掌、跖部，指（趾）间受累罕见，真菌镜检阴性。

## 三、预防和治疗

应注意及时、彻底地治疗浅部真菌病，消灭传染源；穿透气性好的鞋袜，保持足部干燥；日常生活中还应避免酸碱物质对手部皮肤的损伤；不共用鞋袜、浴盆、脚盆等生活用品；伴甲真菌病者应同时治疗甲癣，以免互相感染。

本病以外用药物治疗为主，治疗成功的关键在于坚持用药，疗程一般需要1～2个月；角化过度型手足癣或外用药疗效不佳者可考虑内用药物治疗。

#### （一）外用药物治疗

应根据不同临床类型选择不同的处理方法，如水疱鳞屑型应选择刺激性小的霜剂和水剂（如联苯苄唑霜或溶液等）；浸渍糜烂型者给予醋酸铅溶液、硼酸溶液等湿敷，待渗出不多时再给予粉剂（如枯矾粉、咪康唑粉等），皮损干燥后再外用霜剂、水剂等，不宜用刺激性大、剥脱性强的药物；角化过度型无皲裂时可用剥脱作用较强的制剂（如复方苯甲酸软膏或酊剂等），有皲裂时应选用较温和的制剂（如特比萘芬软膏等），必要时可采用封包疗法。

#### （二）内用药物治疗

可口服伊曲康唑（100mg/d，顿服，疗程15d）或特比萘芬（250mg/d，疗程4周）。

## 四、转诊标准

#### （一）基层医院

1.有能力和条件诊治的轻度局限性病灶病人。

2.经上级医院确诊后，适合在基层医院治疗的病人。

凡无诊断和治疗能力及条件时，如遇有合并感染的病人时，均应转至上级医院诊治。

#### （二）上级医院

如上述病人经上级医院明确诊断，或制定治疗方案，或经过治疗后，病情好转、缓解或稳定时，适合在相应机构进一步治疗时，以及病人有意愿时，可下转至当地相应的医疗机构进行后续治疗、随访和观察等。

# 第十七部分　眼科疾病

## 第1章　总　　论

### 一、眼的结构功能特点

眼科学是研究视觉器官疾病的发生、临床表现、诊断、治疗及预防的一门临床医学科学。视觉获取90%信息，有重要的医学意义和社会意义。眼为光学视觉器官，透明、精细、脆弱，由眼球、视路和眼附属器三部分组成。眼球和视路完成视觉功能，眼附属器能使眼球运动并对眼球起保护作用。

### 二、疾病的诊断

眼解剖特殊，临床诊治疾病需要专业检查设备，裂隙灯显微镜、直接间接眼底镜、眼压计、免散瞳眼底照相机、眼底荧光血管造影机、光学相干断层扫描机等是眼科常用检查设备，眼科疾病诊断对上述专业仪器依赖性强。

### 三、防治进展

目前，眼科疾病的诊断和治疗发展迅速。无创、微创、时间短和恢复好是目前治疗原则。部分疾病如白内障的手术治疗实现了由术后“看得见”到“看得好”的转变。各类效果良好的青光眼药物涌现，针对各种青光眼的手术治疗层出不穷。同时，各级医院规范了糖尿病视网膜疾病的筛查，针对不同分期，给予治疗。眼底激光治疗防止糖尿病视网膜病变的发展，玻璃体切割手术使眼底出血病人短时间复明。玻璃体内注射抗VEGF药物使黄斑变性、黄斑水肿病人病情稳定。

基层医院对白内障、青光眼和眼底病的初步筛查起至关重要的作用，上级医院对基层医院初筛的病人进行进一步诊断和手术治疗，从而形成防治一体化的良好局面。

# 第2章　角膜病变

## 一、概述

角膜病是常见的致盲眼病之一。角膜与外界直径接触，受到损害的机会较多。它本身无血管，抗体少，抗感染能力差，一旦有微生物入侵，易发生感染，且病程缓慢，部分愈合后形成瘢痕，极易影响视力。及时有效治疗可提高治愈率，保护视功能。

角膜病种繁多，形式多样，炎症、外伤、先天性异常、变性、营养不良及肿瘤等均可导致角膜病变。

## 二、病因

1.感染性　主要病原微生物为细菌、真菌、病毒，其次有棘阿米巴、衣原体、结核杆菌及梅毒螺旋体等。

2.内源性　某些全身病如维生素A缺乏，一些自身免疫性疾病，如类风湿关节炎等。

3.局部蔓延　邻近组织的炎症波及角膜，如结膜炎、巩膜炎、虹膜睫状体炎等。

## 三、诱因

1.外伤史　是常见诱因，尤其植物性外伤史对于诊断真菌性角膜炎尤为重要。

2.手术、用药史　眼内、眼表手术，长期使用抗生素、糖皮质激素类药物等。

3.其他　长期不正确佩戴角膜接触镜。

## 四、临床表现

眼疼、畏光、流泪、眼睑痉挛，眼分泌物伴不同程度的视力下降。

一般在充分照明下检查角膜，如病人刺激症状较重配合不佳，可局部应用表麻药。

视力下降，睫状充血或混合充血，角膜出现浸润，混浊及溃疡。病变形态不同提示病因不同，如树枝状病多为病毒性，地图状多为细菌性。角膜受累深度，有无新生血管，角膜后沉着物及后弹力层膨出等。前房闪辉或前房积脓。

## 五、辅助检查

1.荧光素染色　角膜上皮破损或溃疡时，病变区被染为绿色。

2.角膜知觉检查　病毒性角膜炎及神经源性角膜炎出现知觉减退或消失。

3.角膜涂片和刮片　有助于明确致病微生物的种类，还可进行药物敏感实验，指导治疗。

## 六、诊断

根据眼部刺激症状，睫状充血、角膜浸润浑浊或溃疡，即可诊断；角膜刮片有助于病因诊断，同时还可行微生物培养和药物敏感实验指导治疗。

## 七、治疗

1.原则　病因治疗，积极控制感染，促进病变愈合，减少瘢痕形成。

2.去除异物　铁屑、栗子刺等为常见角膜异物，局部应用表麻药物后用针头剔除。

3.抗感染　局部滴药和结膜下注射是主要用药途径，必要时配合全身用药。细菌性角膜炎应选用对致病菌敏感的抗生素，真菌性角膜炎宜用抗真菌药物，病毒性角膜炎应用抗病毒药物，但实验室检测致病菌及药物敏感实验时间较长，一般早期经验性用药，应用广谱抗生素或联合用药可提高疗效。联合应用多种滴眼液时，每种的滴入时间至少间隔5min。

4.糖皮质激素　应严格掌握适应证，使用不当可使病情恶化，甚至角膜穿孔。真菌性角膜炎、单疱病毒性角膜炎溃疡型禁用糖皮质激素。

5.扩瞳　多用于伴有前房炎症反应时，能减轻症状，防止虹膜后粘连。

6.手术治疗　对于药物治疗无效，即将穿孔或已穿孔者；角膜瘢痕、变性、肿瘤等可行角膜移植术。而对于角膜大面积穿孔、眼内容物脱出、继发眼内感染无法挽救的病例，需行眼内容剜除或眼球摘除。

## 八、基层医疗机构健康管理

### （一）基层筛查方法与流程

基层医生一旦发现病人有眼疼、畏光、流泪、眼睑痉挛等症状，首先考虑是否有角膜疾病，详细询问病史，尤其是有无眼部外伤史，然后行裂隙灯显微镜检查和角膜荧光素染色，发现角膜有浑浊、上皮缺损等体征，转至上级医院确诊用药。

### （二）基层首诊

如果基层医院初步确诊为角膜病，若是外伤引起的角膜上皮损伤，可局部使用预防感染和修复角膜上皮的药物，叮嘱病人次日复查。如病人角膜疾病为感染性疾病，因角膜结构的特殊性和细菌感染的严重危害性，需即刻上转。

### （三）转诊标准

1.基层医院　各型角膜溃疡和常规药物治疗后无好转的感染性角膜炎或其他角膜病变，巨大异物或伴角膜全层裂伤，因其诊断治疗较困难，致残率高，应及时将病人转往上级医院或有条件的专科医院进一步诊治。

2.上级医院　应对角膜溃疡和感染性角膜炎病人进行细菌和真菌培养，进行药物治疗。对感染性角膜炎药物控制后，可将病人转往基层医院康复治疗。

### （四）下转后健康管理注意事项

对角膜病变需康复治疗的病人，将其转往基层医院康复治疗，在下转病人时，上级医院应将病人治疗、诊断、预后评估、辅助检查及后续治疗、康复指导方案等提供给基层医院，同时指导病人康复期的工作生活。注意事项如下：

1.注意用眼卫生，减少用眼频率，多休息，勿揉搓磕碰眼球。嘱病人尽量避免辛辣刺激的食物。

2.每周复查，裂隙灯下观察角膜，有无浸润、炎症复发等。

3.如眼部出现干涩、异物感、畏光、流泪和分泌物增多等情况随诊，可根据眼部情况，局部使用人工泪液、抗感染及抗病毒等药物治疗。

# 第3章 白 内 障

## 一、概述

晶状体能将光线准确聚焦于视网膜，并能通过调节作用看清远、近物体，这都是在晶状体保持高度透明性的基础上实现的。任何先天性或者后天性的因素，例如遗传、代谢异常、外伤、辐射、中毒、营养障碍等，引起的晶状体透明度下降称为白内障。世界卫生组织将晶状体浑浊且矫正视力低于0.5 者才称为白内障。白内障是全球第一位致盲性眼病。

## 二、定义

白内障是发生在晶状体的疾病。由于晶状体出现混浊并影响该眼的成像质量，使视力发生障碍的疾病，临床称为白内障。

## 三、分类

临床上通常分为先天性和后天性两大类。

**（一）先天性白内障**

分为板层白内障、极性白内障、全白内障、冠性白内障。

**（二）后天性白内障**

分为老年性白内障、外伤性白内障、并发性白内障、药物与中毒性白内障。

## 四、病因和发病机制

根据白内障的分类，病因和发病机制不同。

**（一）先天性白内障**

是由于各种原因造成的胎儿期晶状体纤维分化缺乏或晶状体发育异常。

1.遗传相关　染色体异常或突变，常与遗传代谢性疾病共存。

2.胚胎期晶状体发育异常　母亲期营养或代谢失调（维生素A缺乏、甲状旁腺功能障碍、钙质代谢异常）；妊娠早期病毒感染（风疹、麻疹、水痘、腮腺炎、巨大病毒等），中毒、接受过量有害射线等。风疹所致先天性白内障发病率较高。

**（二）后天性白内障**

是生后全身或局部眼病、营养代谢异常、中毒变性及外伤等原因所致的晶状体浑浊。

1.老年性白内障　是多因素疾病，确切病因至今尚未完全清楚，各种因素导致的氧化损伤是普遍的环节。各种理化因素通过不同途径导致晶状体自由基的聚积，进而损害晶状体上皮细胞和晶状体纤维。蛋白质和脂质过氧化，发生交联、变性，并聚积成大分子，引起晶状体浑浊。

2.外伤性白内障　是机械性（眼球钝挫伤、穿通伤、眼内异物）或非机械性（辐射性、电击性）损伤作用于晶状体，可使晶状体产生浑浊性改变。

3.并发性白内障　是指眼内疾病引起的晶状体浑浊，由于晶状体附近组织的炎症或退行性变产物的袭击，使晶状体营养或代谢发生障碍而导致浑浊，常见于葡萄膜炎、视网膜色素变性、视网膜脱离、青光眼、眼内肿瘤、高度近视眼及低眼压，其中眼内炎症是并发性白内障最常见的病因。

4.药物与中毒性白内障　许多药物和化学物质可以引起白内障，中毒性物质有萘、二硝基酚、三硝基甲苯、铊、硒、芥子气、三乙烯亚胺三嗪及一些金属（如铜铁银汞）等，经全身或局部进入眼内偶可出现白内障。可以诱发白内障的药物有皮质类固醇、缩瞳剂、别嘌醇、氯喹、胺碘酮。

## 五、临床表现

**（一）症状**

先天性白内障多由患儿家长发现，主诉包括发现患儿眼斜视，瞳孔区发白，眼球不规则颤动，不能固视目标等。后天性白内障病人自觉眼前有固定不动的黑影，呈渐进性、无痛性视力减退。视力障碍出现时间因混浊部位不同而异，可有单眼复视、多视和屈光改变等。

**（二）体征**

裂隙灯检查可以看到晶状体浑浊，不同病因可形成不同类型的浑浊。

临床中根据晶体核颜色对硬度进行分级：

Ⅰ级：透明，无核，软性。

Ⅱ级：核呈黄白色或黄色，软核。

Ⅲ级：核呈深黄色，中等核硬度。

Ⅳ级：核呈棕色或琥珀色，硬核。

Ⅴ级：核呈棕褐色或黑色，极硬核。

## 六、诊断

根据病人的视力情况及裂隙灯下发现晶状体浑浊可以明确诊断。但多数病人伴有屈光不正或眼底病变，需在矫正视力或考虑到因眼底病变而引起的视力下降等因素后，再考虑白内障手术的必要性。

## 七、预防和治疗

本病无明确的预防方式。

1.手术适应证和手术时机　原则上，完全性先天性白内障和位于视轴上的白内障应在明确诊断后选择手术治疗。老年性白内障病人，最佳矫正视力≤0.1者应强烈建议手术治疗，最佳矫正视力≤0.3者，建议手术治疗，≤0.7者，可根据病人意愿及工作、生活需要实施手术，复杂白内障由医生根据具体情况给出手术治疗意见。

2.手术方式　目前多采用白内障超声乳化加人工晶状体植入术。

3.术后　注意眼部卫生及安全，两周内勿揉眼，眼内禁止进入洗脸水，术后局部使用皮质激素眼药水约4周时间。

## 八、并发症

1.术中浅前房。

2.后囊破裂。

3.角膜内皮损伤。

4.角膜后弹力层脱离。

5.驱逐性出血。

6.眼内炎。

7.青光眼。

8.人工晶体脱位及半脱位。

9.术后角膜散光。

10.晶状体后囊膜浑浊。

## 九、预后

本病预后较好，但视力取决于眼底情况。

## 十、基层医疗机构健康管理

### （一）基层筛查方法及流程

可常规行视力、裂隙灯、眼压、眼底等检查，了解有无白内障，对确定为白内障的病人，可转至上级医院手术。

### （二）基层首诊

如果基层医院初步确诊为白内障，而且矫正视力低于0.3，可建议病人手术；同时，开始管理高血压和糖尿病病人的血糖和血压情况，为转诊上级医院进一步手术做好准备。

### （三）转诊标准

1.基层医院　可对白内障进行诊断，将其转往上级医院行手术治疗。对上级医院下转的白内障手术后病人进行复诊、后续治疗和康复指导。

2.上级医院　可以对白内障进行诊断分级手术。对无手术指征病人进行复诊；对有手术指征且全身情况允许的病人，对非疑难和疑难复杂白内障进行手术治疗；对行常规白内障手术后需康复治疗的病人，将其转往基层医院康复治疗。对先天性白内障和并发性白内障等复杂白内障手术不宜下转，建议在本级医疗机构复查。

### （四）下转后健康管理注意事项

对行白内障手术后需康复治疗的病人，将其转往基层医院康复治疗。在下转病人时，上级医院应将病人治疗、诊断、预后评估、辅助检查及后续治疗、康复指导方案等提供给基层医院。

# 第4章 青 光 眼

## 一、概述

青光眼（glaucoma）是一组以视盘萎缩及凹陷、视野缺损及视力下降为共同特征的疾病，病理性眼压增高、视神经供血不足是其发病的原发危险因素，视神经对压力损害的耐受性也与青光眼的发生和发展有关。在房水循环途径中任何一环发生阻碍，均可导致眼压升高而引起的病理改变，但也有部分病人呈现正常眼压青光眼。青光眼是导致人类失明的三大致盲眼病之一，总人群发病率为1%，45岁以后为2%。临床上根据病因、房角、眼压描记等情况将青光眼分为原发性、继发性和先天性三大类。

继发性青光眼是由于某些眼病或全身疾病干扰了正常的房水循环而引起的，如眼外伤所致的青光眼、新生血管性青光眼、虹膜睫状体炎继发性青光眼、糖皮质激素性青光眼等，其致病原因均较为明确。先天性青光眼是由于胚胎发育异常、房角结构先天变异所致。

## 二、青光眼定义

青光眼是由于眼压超过眼球内部组织特别是视神经所能承受的限度，引起视盘损害、视网膜神经纤维层缺损和视野缺损的一种眼病。

## 三、青光眼分类

依据病因、解剖、发病机制等，分为原发性青光眼、继发性青光眼、发育性青光眼，临床常见的为原发性闭角型青光眼。

## 四、病因及发病机制

### （一）病因

由于周边虹膜堵塞小梁网，或与小梁网产生永久性粘连，房水外流受阻，引起眼压升高。主要分布在亚洲，我国最多，40岁以上女性多见，男女比例是1∶3。40岁以上人群发病率2.5%，与开角型青光眼的比例是3∶1。

### （二）发病机制

1.解剖因素　前房浅、角膜较小、晶状体厚、房角窄、眼轴短，这些均易导致房水外流阻力增加，眼压升高。

2.促发因素　情绪波动、暗室环境、疲劳过度等。直接或间接引起眼自主神经功能紊乱，交感-副交感系统失去平衡，瞳孔扩大，最终引起房角阻塞、关闭，眼压升高。

## 五、临床表现

按传统的分类方法分为临床前期、先兆期（小发作）、急性期（大发作）、缓解期和慢性进展期。

### （一）临床前期

即出现临床表现之前的阶段，主要指：

1.一眼诊断急性闭角型青光眼，另一眼无发作史和临床表现，但有浅前房窄房角者。

2.有青光眼家族史，并有浅前房窄房角，激发试验阳性者。

### （二）前驱期（先兆期）

一过性黑朦、虹视、眼胀、多在傍晚或疲劳时发作，休息后消失。此期的眼压升高足以引出临床症状，但没有急性发作期那样剧烈，可能与房角部分关闭有关。

### （三）急性发作期

1.症状　眼痛、头痛、恶心呕吐、视力明显下降。

2.体征　此期眼压急剧上升，常在50mmHg以上，甚至超过80mmHg。

3.间歇期（缓解期）　即青光眼急性发作后，经治疗或自然缓解眼压下降，房角重新开放，眼压不需药物即可维持在正常范围。

4.慢性期　急性发作后如果未能完全缓解，或反复发作后房角关闭已形成粘连，达1/3～1/2以上，房水引流减少，则进入此期。此期眼压持续升高，眼底逐渐出现视神经萎缩和病理凹陷，视野逐渐缩小，视力逐渐下降直至失明。

5.绝对期 眼压持续升高，视力完全丧失无光感，视神经破坏严重。

## 六、辅助检查

一般检查主要为眼压、眼底、视野检查、前房角镜检查。特殊检查有共焦激光眼底镜；视神经分析仪、光学相干断层成像OCT等。

## 七、诊断

阶段性萎缩、瞳孔散大、青光眼斑等。

## 八、鉴别诊断

见表17-4-1。

表17-4-1 青光眼鉴别诊断

| | 急性闭角型青光眼 | 急性虹膜睫状体炎 | 急性结膜炎 |
|---|---|---|---|
| 视力 | 急剧下降 | 不同程度减退 | 正常 |
| 瞳孔 | 散大成椭圆形 | 缩小 有的不规则 | 正常 |
| 角膜 | 雾状浑浊 | 角膜后壁有沉着物 | 透明 |
| 前房 | 浅、房水轻度浑浊 | 正常或深、房水浑浊 | 正常 |
| 眼压 | 明显升高 | 多数正常 | 正常 |
| 治疗 | 缩瞳剂 | 散瞳剂 | 抗炎 |

## 九、预防和治疗

### （一）预防

青光眼是我国主要致盲原因之一，而且青光眼引起的视功能损伤是不可逆的，后果极为严重。一般来说青光眼是不能预防的，但早期发现、合理治疗，绝大多数病人可终身保持有用的视功能。因此，青光眼的防盲必须强调早期发现、早期诊断和早期治疗。治疗目的主要是降低眼压，减少眼组织损害，保护视功能。

### （二）治疗

1.急性发作期

治疗应以及时有效降低高眼压和开放房角为主要目标。

（1）药物治疗：促进房水引流。缩瞳药：毛果芸香碱；减少房水生成：碳酸酐酶抑制药——乙酰唑胺；肾上腺β受体阻断药：噻吗洛尔；高渗脱水高渗药：甘油、甘露醇。

（2）手术治疗：急性期缓解后，应根据眼压和房角情况选择滤过手术；小梁切除术：适用于充血发作后房角粘连＞1/2象限或慢性期者。

2.间歇缓解期 此期是否做滤过性手术要根据房角开放范围和眼压来决定。周边虹膜切除术：适用于闭角型青光眼临床前期、先兆期、缓解期、充血发作后房角粘连＜1/2象限者。

## 十、并发症

### （一）视神经萎缩

青光眼最常见，也最严重的并发症，简单讲就是视力下降，视野缩小，直至失明，这是每一个青光眼不可避免的结局。

### （二）血管神经性头痛

高血压，心脑血管病变：其实它也是青光眼的表现，只是它们的表现掩盖眼部症状，被误诊为以上病变，如得不到及时正确诊治有生命危险。

### （三）白内障

它和青光眼关系非常密切，青光眼可并发白内障，而白内障在发病过程中又可继发青光眼。

### （四）视网膜脱离

这是青光眼手术后最常见并发症，术后眼压急剧下降，失去对视网膜的支撑作用而导致视网膜脱离，表现为视野突然缺损或全盲。

### （五）炎症感染

术后如炎症未能得到有效控制，导致眼内感染，轻者手术失败，重者继发葡萄膜炎需摘除眼球，防止炎症全身扩散。

### （六）恶性青光眼

术后眼压反而急剧升高，摘除眼球才能解除痛苦。

## 十一、预防

青光眼是一种常见的致盲眼病，必须重视预防，中老年人每年体检时莫忘测眼压，如发现眼压升高，须注意以下几点：生活起居要有规律，避免情绪波动，保持心理平衡，尽量少看电视，让眼睛多休息，饮食宜清淡，不吃辛辣食物，勿服对眼压有影响的药物，一旦出现青光眼症状，必须去医院请眼科医生诊治，尽力保住视力。

## 十二、基层医疗机构健康管理

### （一）基层筛查方法与流程

基层医院主要识别急性闭角型青光眼。如病人出现头疼、恶心、呕吐等内科症状，请详细询问病人有无眼胀眼痛等不适，有无视力下降，同时，查看病人眼部球结膜有无充血，瞳孔有无扩大，如存在上述症状和体征，急性闭角型青光眼可以诊断。

### （二）基层首诊

首诊中，对病人头痛、恶心、呕吐等内科症状的识别很重要，需要与神经内科和消化内科等疾病鉴别，一定不忘记检查眼部。一旦确诊急性闭角型青光眼，可即刻给予病人静脉滴注20%甘露醇注射液250ml，同时上转病人。

**（三）转诊标准**

1.基层医院　基层医院可对上级医院诊断明确的眼压稳定的青光眼进行眼压和视力的检查，一旦发现眼压高于21mmHg，建议病人到上级医院就诊。对于新诊断的急性闭角型青光眼，即刻上转。

2.上级医院　上级医院主要对各期急性闭角型青光眼及其他各类青光眼提供手术治疗和药物治疗，给予病人最佳的治疗方案，同时复查视野和视神经纤维层厚度，动态监测疾病的发展，对较稳定的病人，可下转基层医院行视力和眼压的监测。

**（四）下转后健康管理注意事项**

1.定期的门诊复查是必不可少的　眼压正常值是10～21mmHg。一旦发现眼压高于21mmHg，建议病人到上级医院复查。

2.指导病人生活起居　须注意以下几点：生活起居要有规律，避免情绪波动，保持心理平衡，尽量少看电视，尽量不在黑暗处长时间停留。饮食宜清淡，不吃辛辣食物，合理饮水。

3.青光眼有家族史　建议对患有青光眼的病人家属进行眼压、视力、眼底和视野的检查，早期诊断。

# 第5章 糖尿病性视网膜病变

## 一、流行病学

1978年，中国上海对10万人口调查，糖尿病患病率为1.12%。1979年，全国14省市糖尿病普查结果，2型糖尿病患病率为0.67%。1989年，中国北方3省市调查结果，糖尿病及糖耐量低减的患病率已分别达到2.02%和2.95%。1992年，中国台湾省调查40岁以上人群1万余人，糖尿病患病率为6.3%。1994年北京地区年龄≥25岁2万人普查，糖尿病患病率为3.44%。1995～1996年，北京协和医院向红丁等全国调查，同意我国糖尿病患病率正在急剧增高。2002年王森和曲伸发表1997年对中国12个地区，40～99岁居民29 558人调查的结果：糖尿病患病率为5.89%；城乡患病率分别为6.8%和3.8%；各年龄组和中老年人糖尿病患病率均有地区和城乡差别，及随年龄增加的趋势。2011年全球病人人数已达3.7亿。经济水平的飞速发展、科学技术的不断革新给我们的生活带来便利的同时，饮食结构的改变以及久坐少动的不良生活方式，加剧了肥胖的流行，糖尿病的患病率正在迅速增长，并且，预计到2030年全球将有约5.5亿的糖尿病病人。糖尿病视网膜病变是糖尿病的慢性并发症之一，可导致视力下降甚至失明，且致盲率极高，加重了病人及社会的医疗负担。

## 二、定义

糖尿病病人约有70%出现全身小血管和微血管病变，其中糖尿病性视网膜病变（diabetic retinopathy，DR），是糖尿病性微血管病变中最严重的并发症之一，也是具有特异性改变的眼底病变。

## 三、分类

### （一）非增殖性糖尿病性视网膜病变

Ⅰ期：微动脉瘤（即微血管瘤）和（或）并有小出血点。

Ⅱ期：有黄白色硬性渗出或并有出血。

Ⅲ期：有白色软性渗出或并有出血斑。

Ⅳ期：眼底有新生血管或并有玻璃体积血。

Ⅴ期：眼底有新生血管和纤维增殖。

Ⅵ期：眼底有新生血管和纤维增殖，并发视网膜脱离。

### （二）增殖性糖尿病性视网膜病变

Ⅳ期：眼底有新生血管或并有玻璃体积血。

Ⅴ期：眼底有新生血管和纤维增殖。

Ⅵ期：眼底有新生血管和纤维增殖，并发视网膜脱离。

## 四、病因和发病机制

糖尿病性视网膜病变，是糖尿病微血管病变在眼底独特环境中的表现。长期慢性高糖血症是其发病的基础，并受全身新陈代谢、内分泌及血液因素的影响。其中心环节是高糖血症和其引起组织缺氧发生的一系列改变。引起视网膜组织缺氧有多种因素，如糖尿病病人红细胞内2，3-二磷酸甘油酸水平降低，红细胞携氧能力减低；糖基化血红蛋白在血红蛋白中的比例增高，糖基化血红蛋白对氧的亲和力高于正常血红蛋白，使氧不易扩散至组织中；毛细血管基底膜增厚以及血液成分中的改变等。

1.葡萄糖代谢异常。

2.毛细血管壁细胞代谢紊乱-生理病理改变。

3.内皮细胞及凝血功能异常。

4.生长因子等。

5.与发病有关的方面

（1）全身情况：①血压；②妊娠；③肾病。

（2）眼局部情况：①玻璃体；②眼球轴长。

## 五、临床表现

### （一）症状

糖尿病病人最常见的主诉为闪光感及视力减退。无论非增殖性或增殖性糖尿病性视网膜病变，经常因视网膜水肿引起光散射而使病人自觉闪光。在非增殖性病变中，黄斑水肿、缺血或硬性渗出侵犯中心凹是视力减退的常见原因，黄斑以外的大片毛细血管无灌注并不引起自觉症状。在增殖期玻璃体积血、增殖性玻璃体视网膜病变及牵拉性视网膜脱离可使视力严重减退。

**（二）体征**

1.非增殖性（背景型）糖尿病性视网膜病变

（1）微血管瘤。

（2）出血斑。

（3）硬性渗出。

（4）棉絮状白斑（棉絮斑）。

（5）视网膜血管病变。

2.增殖前期糖尿病性视网膜病变　当糖尿病所致血管闭锁现象侵犯到毛细血管前小动脉和较大的视网膜小动脉时，就会出现增殖前期糖尿病性视网膜病变：视网膜出血增多，暗的点状和较多的片状出血斑，几乎4个象限均出现。上述这些病变只在荧光素眼底血管造影一一显示。因此，在增殖前期糖尿病性视网膜病变应尽可能做荧光素眼底血管造影检查。

3.增殖性糖尿病性视网膜病变　增殖性糖尿病性视网膜病变最重要的标志就是新生血管增殖。当病情一旦发展至增殖性糖尿病性视网膜病变，必须及时做全视网膜光凝，尤其是具有高危险指征的患眼，更需尽快完成PRP治疗。

4.糖尿病性黄斑病变

（1）黄斑水肿。

（2）黄斑缺血。

（3）增殖性糖尿病性视网膜病变所致的黄斑病变。

5.糖尿病性视盘病变

（1）视盘水肿。

（2）缺血性视神经病变。

## 六、辅助检查

1.荧光素眼底血管造影。

2.视网膜电图振荡电位。

3.视觉对比敏感度。

4.稳态图形视网膜电图。

5.暗适应检查。

## 七、诊断与鉴别诊断

**（一）非增殖性糖尿病性视网膜病变**

1.诊断　眼底出现视网膜微动脉瘤、小点片状出血斑、视网膜静脉扩张和纡曲、斑点状或排列成环形的黄色蜡样硬性渗出，以及视网膜水肿和黄斑水肿等。当病情发展，眼底出血增多，出现浅层火焰状出血、深层圆点状出血和灰白色棉絮斑。荧光眼底血管造影，显示毛细血管无灌注区，从微血管瘤、扩张的毛细血管荧光素渗漏和黄斑水肿呈现的强荧光。这些病变组成糖尿病性视网膜病变，并具有诊断意义。即使病人未曾诊断过糖尿病，仅从眼底看来，也高度怀疑其患有糖尿病。临床上确有2型糖尿病病人，由于先发现了糖尿病性视网膜病变，而后全身检查才确立糖尿病的诊断。

2.鉴别诊断

（1）高血压性视网膜病变：高血压病人当血压升高到一定程度，眼底可有高血压性视网膜动脉不规则缩窄，持续高血压还可有视网膜动脉硬化。高血压病人眼底亦可能出现微血管瘤但数目少，见于视网膜动脉收缩或动静脉交叉征附近。而在糖尿病，微血管瘤为早期出现并为多见的病变。如糖尿病病人合并有高血压，则其眼底兼有糖尿病性视网膜病变和高血压的视网膜血管病变。

（2）低灌注视网膜病变：为视网膜动脉压长期降低所致，病人可有一过性黑矇。视网膜中心动脉压普遍降低，视盘附近可见动脉自发搏动或轻压眼球引出视网膜动脉搏动。视网膜静脉管径不规则，有的串珠状改变。后极部也可见视网膜毛细血管扩张、微血管瘤、点状出血斑。少见渗出、棉絮斑。低灌注视网膜病变病人尚有全身症状，如偏瘫，颈动脉搏动减弱和听诊有杂音等。

**（二）增殖前期糖尿病性视网膜病变**

1.诊断　在非增殖性糖尿病性视网膜病变，病情发展，视网膜进行性毛细血管闭锁，缺血加重，棉絮斑增多。眼底所见4个象限均有视网膜出血；2个象限有视网膜静脉呈串珠样不规则扩张；至少在1个象限中出现肯定的IRMA。荧光素眼底血管造影显示，视网膜毛细血管节段状扩张，毛细血管无灌注区大于4PD，有时还有视网膜内早期新生血管萌芽，甚至可见连于末梢小动脉和静脉之间的短路血管，可诊断为增殖前期糖尿病性视网膜病变。

2.鉴别诊断

（1）急进性高血压性视网膜病变：当血压急剧升高到一定程度，病人眼底可有高血压性视网膜动脉收缩：管径狭窄、中心光反射亦细窄，均不规则。视网膜出血，多为火焰状的浅层出血，棉絮斑较少，微血管瘤更少。视盘常有水肿，黄斑常有硬性渗出排列呈星芒状。

（2）视网膜中央静脉阻塞：常单眼发病，视网膜出血多为浅层火焰状，沿视网膜静脉分布，主要在后极部，视盘周围及黄斑区。糖尿病性视网膜病变，点状、斑状和片状出血都有。静脉阻塞时静脉高度纡曲扩张，起伏于水肿的视网膜中，可如腊肠状。糖尿病性视网膜病变的静脉扩张纡曲，程度不如静脉阻塞者重。这两种眼底病均可引起黄斑水肿和（或）囊样水肿，发生在静脉阻塞者往往较糖尿病病人发病多而重。有时糖尿病病人同时兼有二病，则合并静脉阻塞者眼底视网膜出血多，视力下降也重。此外，全身和血生化检查方面亦有助于鉴别诊断。

### （三）增殖性糖尿病性视网膜病变

1.诊断　增殖性糖尿病性视网膜病变的眼底特征为新生血管增殖，是在以前糖尿病性视网膜病变的背景上进展的。即微血管瘤、出血斑、视网膜水肿、硬性渗出、棉絮斑、黄斑病变外，还有视网膜新生血管或（和）视盘新生血管。新生血管易破裂出血，如出血多遮盖眼底，可待其吸收后再做检查。或从另一侧可见眼底中发现新生血管，从而确立诊断。严重病例，新生血管在玻璃体内增殖，形成增殖性玻璃体视网膜病变。晚期，视网膜出血和渗出均逐渐吸收，眼底色泽灰浊，视网膜血管变细，视盘色浅淡。玻璃体和视网膜有灰白机化条或（和）合并牵拉性视网膜脱离。偶尔，还可牵拉出视网膜裂孔，成为孔源性视网膜脱离。

2.鉴别诊断

（1）视网膜新生血管增殖：可发生在视网膜动脉阻塞、视网膜静脉阻塞和视网膜血管周围炎等血管阻塞后。眼底均可见阻塞血管呈白线，沿其引流区荧光素眼底血管造影显示大片毛细血管无灌注，此外，并无糖尿病性视网膜病变的其他表现。

（2）增殖性玻璃体视网膜病变：非糖尿病病人因外伤、视网膜血管周围炎眼底出血、长期孔源性视网膜脱离或手术失败后，眼底亦可出现增殖性玻璃体视网膜病变。在病史中可查出眼底出血的原因，眼底除牵拉性视网膜脱离外，未见其他糖尿病性视网膜病变表现。

## 八、预防和治疗

### （一）预防

1.长期控制糖尿病。

2.控制高血压、高血脂。

3.病灶检查及治疗。

4.治疗糖尿病其他并发症。

### （二）治疗

1.药物治疗。

2.激光治疗。

3.玻璃体切除手术。

## 九、视网膜激光光凝预后

全视网膜光凝后，大多数病人的视网膜水肿消退、渗出吸收。新生血管消退或缩小，玻璃体积血减少，视力进步和保持不变。但也有小部分病人继续恶化，增殖前期的治疗效果比增殖性的效果好。

## 十、基层医疗机构健康管理

### （一）基层筛查方法及流程

应按照下述标准，督促确诊为糖尿病的病人每年1次或根据情况前往上级医院进行检眼镜或眼底照相糖尿病视网膜病变筛查：1型糖尿病在青春期前或青春期发病中12岁开始；青春期后发病的1型糖尿病和2型糖尿病确诊时。一旦糖尿病病人出现视网膜病变则转往上级医院或眼科专科医院进行诊治。

### （二）基层首诊

行眼底照相或行检眼镜检查。

### （三）转诊标准

如有糖尿病性视网膜病变，或病人有视力下降、视物变形、眼前黑影飘动症状，建议转往上级医院就诊。

### （四）下转后健康管理注意事项

1.康复锻炼　控制血糖。

2.复查　确诊为糖尿病性视网膜病变Ⅰ、Ⅱ期的病人，应每年复查眼底，必要时行荧光素钠血管造影检查。而Ⅲ期病人应每3个月复查荧光素钠血管造影，根据情况行眼底激光治疗。Ⅳ期及以上病人应尽快行眼底激光治疗或行手术治疗。

3.随访　监控血糖情况。

# 第6章　玻璃体积血

## 一、流行病学

玻璃体本身无血管，不发生出血，玻璃体积血是眼外伤或视网膜血管性及其他疾病造成视力危害的一种常见并发症。玻璃体积血使屈光介质混浊，并可严重破坏眼部组织结构；鉴于原发伤病、出血量多少、出血吸收的情况及眼部反应表现等各异，玻璃体积血的预后有很大不同，应适时适当地给予临床处理。

## 二、定义

由于疾病、外伤等原因引起血液进入玻璃体腔，称为玻璃体积血。

## 三、分类

根据病因分为两大类。

### （一）外伤性玻璃体积血

在眼外伤中，眼球穿通伤或眼球钝挫伤都可造成外伤性玻璃体积血。

### （二）非外伤性玻璃体积血

眼底血管性、炎症性、变性、肿瘤等疾病、玻璃体后脱离牵拉以及眼部手术后等情况引起的玻璃体积血。

## 四、病因和发病机制

### （一）糖尿病性视网膜病变

通常有明确的糖尿病病史和糖尿病性视网膜病变病史。对侧眼常有显著的糖尿病性视网膜病变。

### （二）玻璃体后脱离

常见于中老年病人，自述眼前有漂浮物或闪光感。

### （三）视网膜裂孔

玻璃体严重积血的患眼，裂孔常见于视网膜上方。可通过巩膜压迫检查发现，如果窥不清眼底，行眼部B超。

### （四）视网膜静脉阻塞

通常为视网膜分支静脉阻塞。好发于有高血压病史的老年人。数月或数年前该眼有视网膜静脉阻塞史或视力突然丧失史。

### （五）渗出性年龄相关黄斑变性

通常合并盘状瘢痕或晚期脉络膜新生血管。由于原发病，病人在玻璃体积血前就有视力低下。可在对侧眼发现黄斑玻璃膜疣或年龄相关黄斑变性的其他表现。眼科B超、OCT可帮助诊断。

### （六）外伤

有外伤史。

### （七）眼内肿瘤

检眼镜下或眼科B超、CT等可查见。

### （八）其他

视网膜静脉周围炎，蛛网膜下或硬脑膜下出血，外层渗出性脉络膜炎，早产儿视网膜病变等。

注：在婴儿和儿童，应考虑产伤，婴儿摇晃综合征，外伤性儿童受虐待，先天性X-性连锁性视网膜劈裂症和睫状体平部炎。

## 五、临床表现

突然出现的无痛性视力下降或丧失，或突然出现眼前黑点、蜘蛛网或烟雾。

## 六、体征

轻度的玻璃体积血可见玻璃体积血遮挡部分视网膜或视网膜血管；严重的玻璃体积血眼底红光反射消失，无法看到眼底，裂隙灯下可见前玻璃体红细胞；慢性玻璃体积血因血红蛋白降解而呈赭黄色玻璃体混浊。

## 七、辅助检查

### （一）眼科B超检查

以观察是否合并视网膜脱离或眼内肿瘤。

### （二）眼底血管造影

有助于确定病因，但成像质量取决于出血严重程度。

### （三）OCT 检查

出血不严重时可观察黄斑区视网膜各层组织结构的变化，有助于确定病因及预后。

## 八、诊断与鉴别诊断

### （一）诊断

根据症状及眼底检查进行诊断。应进行双眼底的检查，以寻找病因。眼底不能窥见者应行超声波检查，排除视网膜脱离和眼内肿瘤，也可令病人头高位卧床休息两天后再行眼底检查。

### （二）鉴别诊断

1.*玻璃体炎*　玻璃体内出现白细胞。非突然发病，而伴有前葡萄膜炎或后葡萄膜炎，玻璃体内无红细胞。

2.*视网膜脱离*　可不伴有玻璃体积血，症状典型。视网膜脱离造成的玻璃体积血病例，间接检眼镜下无法看清其周边部视网膜。

## 九、预防和治疗

1.出血量少的不需特殊处理，保守治疗。

2.怀疑存在视网膜裂孔时，令病人卧床休息，待血下沉后及时给予激光封孔或视网膜冷冻封孔。

3.如果不是内科治疗所必需，停用非甾体类抗炎药、阿司匹林和其他抗凝药物。

4.尽可能治疗原发病，如冷凝或激光封闭视网膜裂孔，手术复位脱离的视网膜，激光光凝增殖性视网膜血管性疾病。

5.下列情况常行玻璃体切除以清除积血

（1）眼科B超显示玻璃体积血合并有视网膜脱离或视网膜裂孔。

（2）保守治疗1个月效果不明显。

（3）伴有虹膜新生血管的玻璃体积血。

（4）玻璃体积血合并溶血性或血影细胞性青光眼。

## 十、并发症

1.溶血性或血影细胞性青光眼。

2.增殖性玻璃体视网膜病变引起牵拉性视网膜脱离，可合并或不合并裂孔。

3.白内障。

## 十一、预后

鉴于原发病、出血量多少、出血吸收的情况及眼部反应表现等各异，玻璃体积血的预后有很大不同。

## 十二、基层医疗机构健康管理

### （一）基层筛查方法及流程

糖尿病病人常规进行眼底筛查，如眼底血管照相等。

### （二）基层首诊

如果糖尿病或高血压病人怀疑或确定为玻璃体积血，应首先控制病人血糖及血压、血脂，可口服和血明目片等促进出血吸收的药物，为转诊上级医院做好准备。

### （三）转诊标准

1.*基层医院*　由于玻璃体积血的病因复杂，基层医院在经初步检查后怀疑或确定为玻璃体积血的，应将病人转往上级医院。

2.*上级医院*　可以治疗各种类型的玻璃体积血。经药物治疗无效，即2周之内视力无改善或眼底能见度无改善的玻璃体积血和需进一步明确病因的病人，需在上级医院或有条件的眼科专科医院进行诊治。

### （四）下转后健康管理注意事项

玻璃体积血术后病情平稳者，可将病人转往基层医院进行康复治疗。下转病人时，上级医院应将病人治疗、诊断、预后评估、辅助检查及后续治疗、康复指导方案等提供给基层医院。尤其对原发病为糖尿病、高血压等全身疾病的病人，进行饮食运动健康教育指导，并注意监测血糖、血压及相关其他并发症的检查和随访。

# 第十八部分　康 复 医 学

# 第1章　脑卒中康复

## 第一节　康 复 评 定

### 一、脑损害严重程度的评定

格拉斯哥昏迷量表（Glasgow Coma Scale，GCS）GCS是根据病人睁眼反应（1～4分）肢体运动（1～6分）和言语表达（1～5分）3个方面来判定病人脑损害的严重程度，满分15分，最低3分。轻度昏迷：13～14分；中度昏迷：9～12分；重度昏迷：3～8分。

### 二、运动功能评定

Brunnstrom运动功能评定方法：

Brunnstrom将脑卒中偏瘫运动功能恢复分为6期，根据病人上肢、手和下肢肌张力与运动模式的变化来评定其运动功能恢复状况。

Brunnstrom 1期为病人无随意运动；Brunnstrom 2期为病人开始出现随意运动，并能引出联合反应、共同运动；Brunnstrom 3期为病人的异常肌张力明显增高，可随意出现共同运动；Brunnstrom 4期为病人的异常肌张力开始下降，其共同运动模式被打破，开始出现分离运动；Brunnstrom 5期病人的肌张力逐渐恢复并出现精细运动；Brunnstrom 6期为病人的运动能力接近正常水平，但其运动速度和准确性比健侧差。

### 三、平衡功能评定

三级平衡检测法。

三级平衡检测法在临床上经常使用，Ⅰ级平衡是指在静态下不借助外力，病人可以保持坐位或站立位平衡；Ⅱ级平衡是指在支撑面不动（坐位或站立位），身体某个或几个部位运动时可以保持平衡；Ⅲ级平衡是指病人在外力作用或外来干扰下仍可以保持坐位或站立平衡。

### 四、日常生活活动能力的评定

日常生活活动（activity of daily living，ADL）能力的评定是脑卒中临床康复常用的功能评定，其方法主要有Barthel指数和功能独立性评定（functional independence measure，FIM）。

### 五、生存质量评定

生存质量（quality of life，QOL）评定分为主观取向、客观取向和疾病相关的QOL 3种，常用量表有生活满意度量表、WHO-QOL100和SF-36等。

### 六、其他功能障碍的评定

其他功能障碍评定的量表还有感觉功能评定、认知功能评定、失语症评定、构音障碍评定和心理评定等。

## 第二节　脑卒中的康复治疗

### 一、脑卒中的康复目标与时机选择

#### （一）康复目标

采用一切有效的措施预防脑卒中后可能发生的并发症（如压疮、坠积性或吸入性肺炎、泌尿系感染、深静脉血栓形成等），改善受损的功能（如感觉、运动、语言、认知和心理等），提高病人的日常生活活动能力和适应社会生活的能力，即提高脑卒中病人的生活质量。

#### （二）康复时机

循证医学研究表明，早期康复有助于改善脑卒中病人受损的功能，减轻残疾的程度，提高其生活质量。为了避免过早的主动活动使得原发的神经病学疾患加重，影响受损功能的改善，通常主张在生命体征稳定48h后，原发神经病学疾患无加重或有改善的情况下，开始进行康复治疗。脑卒中康复是一个长期的过程，病程较长的脑卒中病人仍可从康复中受益，但其效果较早期康复者差。对伴有严重的合并症或并发症，如血压过高、严重的精神障碍、重度感染、急性心肌梗死或心功能不全、严重肝肾功能损害或糖尿病酮症酸中毒等，应在治疗原发病的同时，积极治疗合并症或并发症，待病人病情稳定48h后方可逐步进行康复治疗。

## 二、脑卒中康复治疗的基本原则

1.选择合适的病例和早期康复时机。

2.康复治疗计划是建立在功能评定的基础上，由康复治疗小组共同制订，并在其实施过程中酌情加以调整。

3.康复治疗贯穿于脑卒中治疗的全过程，做到循序渐进。

4.综合康复治疗要与日常生活活动和健康教育相结合，并有脑卒中病人的主动参与及其家属的配合。

5.积极防治并发症，做好脑卒中的二级预防。

## 三、急性期康复治疗

脑卒中急性期通常是指发病后的1～2周，此期病人从患侧肢体无主动活动到肌肉张力开始恢复，并有弱的屈肌与伸肌共同运动。康复治疗是在神经内科或神经外科常规治疗（包括原发病治疗，合并症治疗，控制血压、血糖、血脂等治疗）的基础上，病人病情稳定48h后开始进行。本期的康复治疗为一级康复，其目标是通过被动活动和主动参与，促进偏瘫侧肢体肌张力的恢复和主动活动的出现。

**（一）体位与患肢的摆放**

定时翻身（每2小时1次）是预防压疮的重要措施，开始以被动为主，待病人掌握翻身动作要领后，由其主动完成。注意良肢位的摆放。

**（二）偏瘫肢体被动活动**

为了保持关节活动度，预防关节肿胀和僵硬，促进偏瘫侧肢体主动活动的早日出现，以被动活动偏瘫肢体为主。活动顺序为从近端关节到远端关节，一般每日2～3次，每次5min以上，直至偏瘫肢体主动活动恢复。被动活动宜在无痛或少痛的范围内进行，以免造成软组织损伤。

**（三）床上活动**

1.双手叉握上举运动　双手叉握，（Bobath握手），在健侧上肢的帮助下，作双上肢伸肘，肩关节前屈、上举运动。

2.翻身　注意健侧和患侧方向都要练习。

3.桥式运动（仰卧位屈髋、屈膝、挺腹运动）维持该姿势并酌情持续5～10s。

**（四）物理因子治疗**

常用的有局部机械性刺激（如用手在相应肌肉表面拍打等）、冰刺激、功能性电刺激、肌电生物反馈和局部气压治疗等，促进瘫痪肢体肌肉恢复知觉及主动运动，改善血液循环并调节其肌张力。

**（五）传统疗法**

常用的有按摩和针刺治疗等方法，通过深、浅感觉刺激，有助于局部肌肉的收缩和血液循环，从而促进患侧肢体功能的改善。

## 四、恢复早期康复治疗

脑卒中恢复早期（亚急性期）是指发病后的3～4周，病人从患侧肢体弱的屈肌与伸肌共同运动到痉挛明显，病人能主动活动患肢，但肌肉活动均为共同运动。

**（一）床上与床边活动**

1.上肢上举运动　当偏瘫侧上肢不能独立完成动作时，仍采用前述双侧同时运动的方法，只是偏瘫侧上肢主动参与的程度增大。

2.床边坐与床边站　在侧卧的基础上，逐步转为床边坐（双脚不能悬空）；床边站时，防止膝软或膝过伸，要求在坐站转移过程中双侧下肢应同时负重，防止重心偏向一侧。

3.双下肢交替屈伸运动　休息时应避免足底的刺激，防止跟腱挛缩与足下垂。

4.桥式运动　病人仰卧，双腿屈曲，然后伸髋、抬臀，并保持，可酌情延长维持伸髋挺腹的时间，患侧下肢单独完成可增加难度。

**（二）坐位活动**

1.坐位平衡训练　通过重心（左、右、前、后）转移进行坐位躯干运动控制能力训练。

2.患侧上肢负重　偏瘫侧上肢于体侧伸肘、腕背伸90°、伸指，重心稍偏向患侧，可用健手帮助维持伸肘姿势。

3.上肢功能活动　双侧上肢或偏瘫侧上肢肩肘关节功能活动，与日常生活活动相结合。

4.下肢功能活动　双侧下肢或偏瘫侧下肢髋、膝关节功能活动，双足交替或患足踝背屈运动。

**（三）站立活动**

1.站立平衡训练　通过重心转移，进行站立位下肢和躯干运动控制能力训练。

2.偏瘫侧下肢负重（单腿负重）从有支持逐步过渡到无支持。

3.其他　上下台阶运动。

**（四）减重步行训练**

在偏瘫侧下肢不能适应单腿支撑的前提下可以进

行减重步行训练，训练通过支持部分体重使得下肢负重减轻，又使患侧下肢尽早负重，为双下肢提供对称的重量转移，重复进行完整的步行周期训练，同时增加训练的安全性。

（五）平行杠内行走

在偏瘫侧下肢能够适应单腿支撑的前提下可以进行平行杠内行走，为避免偏瘫侧伸髋不充分、膝过伸或膝软，治疗师应在偏瘫侧给予帮助指导，如果患侧踝背屈不充分，可穿戴踝足矫形器，预防可能出现的偏瘫步态。

（六）室内行走与户外活动

在病人能较平稳地进行双侧下肢交替运动的情况下，可先行室内步行训练，必要时可加用手杖，以增加行走时的稳定性。上下楼梯训练的原则是上楼梯时健腿先上，下楼梯时偏瘫腿先下，治疗师可在偏瘫侧给予适当的帮助指导。在病人体力和患侧下肢运动控制能力较好的情况下，可行户外活动，注意开始时应有治疗师陪同。

（七）物理因子治疗

重点是针对偏瘫侧上肢的伸肌（如肱三头肌和前臂伸肌），改善伸肘、伸腕、伸指功能；偏瘫侧下肢的屈肌（如股二头肌、胫前肌和腓骨长短肌），改善屈膝和踝背屈功能，常用方法有功能性电刺激、肌电生物反馈和低中频电刺激等。

（八）传统康复疗法

常用的有针刺和按摩等方法。部位宜选择偏瘫侧上肢伸肌和下肢屈肌，以改善其相应的功能。

（九）作业治疗

根据病人的功能状况选择适应其个人的作业活动，提高病人日常生活活动能力。作业活动一般包括：

1.日常生活活动　基本的日常生活活动（如主动移动、进食、个人卫生、更衣、洗澡、步行和用厕等）和应用性日常生活活动（如做家务、使用交通工具、认知与交流等）都应包括在内。

2.运动性功能活动　通过相应的功能活动增大病人的肌力、耐力、平衡与协调能力和关节活动范围。

3.辅助用具使用训练　为了充分利用和发挥已有的功能，可配置辅助用具，有助于提高病人的功能活动能力。

（十）步行架与轮椅的应用

对于年龄较大，步行能力相对较差者，为了确保安全，可使用步行架以增加支撑面提高行走的稳定性。若下肢瘫痪程度严重，无独立行走能力者可用轮椅代步，以扩大病人的活动范围。

（十一）言语治疗

对有构音障碍或失语的脑卒中病人应早期进行言语功能训练，提高病人的交流能力，有助于其整体功能水平的改善。

## 五、恢复中期康复治疗

脑卒中恢复中期一般是指发病后的4～12周，此期病人从患肢肌肉痉挛明显，能主动活动患肢，但肌肉活动均为共同运动到肌肉痉挛减轻，开始出现选择性肌肉活动。本期的康复治疗为二级康复向三级康复过渡，其目标是加强协调性和选择性随意运动为主，并结合日常生活活动进行上肢和下肢实用功能的强化训练，同时注意抑制异常的肌张力。脑卒中病人运动功能训练的重点应放在正常运动模式和运动控制能力的恢复上。相当一部分偏瘫病人的运动障碍与其感觉缺失有关，因此，改善各种感觉功能的康复训练对运动功能恢复十分重要。

（一）上肢和手的治疗性活动

在进行偏瘫侧上肢功能性活动之前，必须先降低该肢体的屈肌张力，常用的方法为反射性抑制模式（RIP）：病人仰卧，被动使其肩关节稍外展，伸肘，前臂旋后，腕背伸，伸指并拇指外展。该法通过缓慢、持续牵伸屈肌，可以明显降低上肢屈肌的张力，但效果持续时间短。为了保持上肢良好的屈肌张力，可重复使用该方法。患手远端指间关节的被动后伸、患手部的冰疗、患侧前臂伸肌的功能性电刺激和肌电生物反馈均有助于缓解该肢体的高屈肌张力，改善手的主动活动，尤其是伸腕和伸指活动。

（二）下肢的治疗性活动

当偏瘫侧下肢肌张力增高和主动运动控制能力差时，常先抑制异常的肌张力，再进行有关的功能性活动（以主动活动为主，必要时可给予适当的帮助）。降低下肢肌张力的方法（卧位）有：腰椎旋转（动作同骨盆旋转）；偏瘫侧躯干肌的持续牵伸（通过患髋及骨盆内旋牵拉该侧腰背肌）；跟腱持续牵拉（可在屈膝位或伸膝位进行被动踝背屈）。下肢的运动控制能力训练可在屈髋屈膝位、屈髋伸膝位、伸髋屈膝位进行偏瘫侧下肢主要关节的主动运动控制活动，可以加用前述的指压第1和第2跖骨间的肌肉，以促进踝背屈功能的恢复。患足的跟部在健腿的膝、胫前、内踝上进行有节律的、协调的、随意的选择性运动（称跟膝胫踝运动）。该运动是下肢运动控制能力训练的重要内容，同时可作为评定其训练效果的客观依据。由于下肢肌张力增高主要为伸肌（与上肢相反），因此，在使用推拿、针灸等方法时，应以促进下肢的屈肌功能恢复为主（如胫前肌）。

在运动控制训练中，主要练习不同屈膝位的主动伸膝运动、主动屈膝运动和踝背屈活动，可加用指压第1和第2跖骨间的肌肉。

下肢的功能除负重以外，更重要的是行走，人们通过行走可以更好地参与日常生活、家庭生活和社区生活，以实现其自身的价值。如果病人的踝背屈无力或足内翻明显，影响其行走，可用弹性绷带或AFO使其患足至踝背屈位，以利于行走，休息时可将其去除。对于老年体弱者，可根据其具体情况，选用相应的手杖或步行架。如果病人脑损害严重，同时合并有其他功能障碍（如认知功能障碍等），影响了肢体运动功能恢复，使其无法行走时，可使用轮椅，以减轻其残障的程度，在病人出院前，治疗师应教会病人及其家属如何进行床椅转移和轮椅的使用。

### （三）作业性治疗活动

针对病人的功能状况选择适合的功能活动内容，如书写练习、画图、下棋、用毛线粗线打结、系鞋带、穿脱衣裤和鞋袜、家务活动、社区行走和使用交通通讯工具等。

### （四）认知功能训练

认知功能障碍有碍于病人受损功能的改善，因此，认知功能训练应与其他功能训练同步。

## 六、恢复后期康复治疗

脑卒中恢复后期一般是指发病后的4～6个月，此期病人大多数肌肉活动为选择性的，能自主活动，不受肢体共同运动影响，到肢体肌肉痉挛消失，肌肉活动为选择性的，分离运动平稳，协调性良好，但速度较慢。本期的康复治疗为三级康复，其目标是改善运动控制能力，促进精细运动，提高运动速度和实用性步行能力，掌握日常生活活动技能，提高生活质量。

### （一）上肢和手的功能训练

综合应用神经肌肉促进技术，抑制共同运动，促进分离运动，提高运动速度，促进手的精细运动。

### （二）下肢功能训练

抑制痉挛，促进下肢运动的协调性，增加步态训练的难度，提高实用性步行能力。

### （三）日常生活活动能力训练

加强修饰、用厕、洗澡、上下楼梯等日常生活自理能力训练，增加必要的家务和户外活动训练等。

### （四）言语治疗

在前期言语治疗的基础上，增加与日常生活有关的内容，以适应今后日常生活活动。

### （五）认知功能训练

结合日常生活活动进行相关的训练。

### （六）心理治疗

鼓励和心理疏导，加强病人对康复治疗的信心，以保证整个康复治疗顺利进行。

### （七）支具和矫形器的应用

必要的手部支具、患足矫形器和助行器等的应用，有助于提高病人的独立生活能力。

## 七、后遗症期的康复治疗

脑卒中后遗症期是指脑损害导致的功能障碍经过各种治疗，受损的功能在相当长的时间内不会有明显的改善，此时为进入后遗症期，临床上有的在发病后6～12月，但多在发病后1～2年。脑卒中常见的后遗症主要表现为患侧上肢运动控制能力差和手功能障碍、失语、构音障碍，面瘫、吞咽困难、偏瘫步态、患足下垂、行走困难，大小便失禁、血管性痴呆等。

此期的康复治疗为三级康复，应加强残存和已有功能的恢复，即代偿性功能训练，包括矫形器、步行架和轮椅等的应用，以及环境改造和必要的职业技能训练，以适应日常生活的需要。同时，注意防止异常肌张力和挛缩的进一步加重。避免废用综合征、骨质疏松和其他并发症的发生，帮助病人下床活动和进行适当的户外活动，注意多与病人交流和必要的心理疏导，激发其主动参与的意识，发挥家庭和社会的作用。

## 八、脑卒中特殊临床问题的处理

### （一）肩部问题

脑卒中病人在发病1～3个月，有70%左右发生肩痛及其相关功能障碍，限制了患侧上肢功能活动和功能的改善，常见的有肩手综合征、肩关节半脱位和肩部软组织损伤如肩袖损伤、滑囊炎、腱鞘炎等。

肩手综合征表现为肩痛、肩部运动障碍、手肿痛，后期出现手部肌萎缩、手指关节挛缩畸形，常用的治疗方法有抬高患侧上肢，腕关节背屈，鼓励主动活动，活动受限或无主动活动时加用被动活动、向心性气压治疗或线缠绕加压治疗、手部冷疗、类固醇制剂局部注射治疗等方法。

肩关节半脱位表现为肩部运动受限，局部有肌萎缩，肩峰与肱骨头之间可触及明显凹陷，常用的治疗方法有纠正肩胛骨的后缩，刺激三角肌和冈上肌的主动收缩（如关节挤压、局部拍打或冰刺激、电针治疗等），Bobath肩托有利于患侧肩关节的主被动活动，预防肩部损伤。肩部软组织损伤表现为肩部主动或被动活动时肩痛，后期可有局部肌萎缩，治疗上应在肱骨外旋位做肩部活动，可加用局部理疗、中药外用和口服非甾体消炎镇痛药物等。

### （二）肌痉挛与关节挛缩

大多数脑卒中病人在运动功能恢复的过程中都会出现不同程度的骨骼肌张力增高，主要是由于上运动神经元受损后引起的牵张反射亢进所致，表现为患侧上肢屈肌张力增高和下肢伸肌张力增高，常用的治疗方法有神经肌肉促进技术中的抗痉挛方法，正确的体位摆放（包括卧位和坐位）和紧张性反射的利用，口服肌松药物（如Baclofen等）局部注射肉毒毒素等。挛缩是脑卒中病人长时间骨骼肌张力增高，受累关节不活动或活动范围小使得关节周围软组织短缩、弹性降低，表现为关节僵硬，常用的治疗方法有抗痉挛体位和手法的应用，被动活动与主动参与（患肢负重），矫形支具的应用，必要时可用手术治疗。

**（三）吞咽困难**

脑卒中病人颅脑损害严重或有脑干病变常出现吞咽困难并有构音障碍。正常的吞咽过程包括口腔期、咽期和食管期，脑卒中病人的吞咽障碍主要在口腔期和咽期。常用的治疗方法：

1.唇、舌、颜面肌和颈部屈肌的主动运动和肌力训练。

2.一般先用糊状或胶状食物进行训练，少量多次，逐步过渡到普通食物。

3.进食时多主张取坐位颈稍前屈，易引起咽反射。

4.软腭冰刺激有助于咽反射的恢复。

5.咽下食物练习呼气或咳嗽有助于预防误吸。

6.构音器官的运动训练有助于改善吞咽功能。

**（四）下肢深静脉血栓**

脑卒中病人由于患侧下肢主动运动差，长期卧床或下肢下垂时间过长，肢体肌肉对静脉泵的作用降低，使得下肢血流速度减慢、血液呈高凝状态以及血管内皮的破坏，血小板沉积形成血栓。临床可表现为患侧下肢肿胀、局部温度稍高，受累关节被动活动受限、严重的可出现发绀、肢体远端坏死。如果血栓脱落可引起肺动脉栓塞，病人突发呼吸困难、胸闷、急性心力衰竭，危及生命。超声检查有助于诊断。早期预防可以避免下肢深静脉血栓形成。常用的方法有：

1.下肢主动运动和被动运动。

2.抬高下肢（卧床时）和穿压力长筒袜。

3.下肢外部气压循环治疗。

4.对主动活动差进行下肢肌肉功能性电刺激，对已出现下肢深静脉血栓者可采用肝素抗凝治疗、尿激酶溶栓治疗、血管外科手术治疗或介入治疗。

**（五）肺炎**

脑卒中病人发生肺炎主要有吸入性肺炎和坠积性肺炎，前者可以通过治疗原发病和吞咽功能训练预防，后者可以通过呼吸功能训练、主动咳嗽和体位排痰以减少其发生。

**（六）压疮**

脑卒中病人发生压疮主要是由于保持某一体位时间过长，使得局部皮肤长时间受压迫，血液循环障碍造成皮肤组织缺血坏死。应注意减轻局部压力，定时翻身（2小时1次）、充气垫应用、清洁床面和皮肤护理、注意营养等可以预防压疮的发生。对已出现的压疮应及时解除压迫，进行疮面处理，紫外线治疗和增加营养，必要时考虑外科治疗。

**（七）抑郁**

脑卒中后抑郁的发生率为30%～60%，大多抑郁病人常哭泣、悲伤、沉默寡言。常用的治疗方法是，心理康复治疗：可采用个别治疗和集体治疗两种方法，同时要有病人家庭成员和朋友或同事等社会成员的参与，心理治疗人员应注意建立良好的医患关系，使病人身心放松，解除其内心痛苦，矫正或重建某种行为等。

## 第三节　康复结局

一般来说，脑卒中后有3种结局：

1.经神经内科常规治疗及后期康复，其受损功能完全恢复，临床痊愈。

2.经神经内、外科治疗和后期康复，仍留有不同程度的功能障碍。

3.经积极抢救治疗无效，死亡。对于存活并有功能障碍的脑卒中病人来说，由于干预措施等因素的影响，其功能结局仍有较大差异。

### 一、影响脑卒中功能结局的因素

**（一）年龄**

随着年龄的增加，人体器官功能会发生退行性改变，易合并多种慢性疾病，有研究表明年龄≥75岁的脑卒中病人受损功能恢复不如年轻病人。

**（二）合并症与继发性功能损害**

合并有心脏病的脑卒中病人，由于心功能受限，可影响原发病造成功能障碍的改善；继发于原发病的吞咽困难、失语、智力下降、感觉障碍、二便失禁和抑郁，也可延长脑卒中病人的住院时间，影响其受损功能恢复的速度，从而使其生活质量下降。

**（三）病灶部位与严重程度**

在损害程度相同的情况下，脑卒中病人左、右半球病变对其功能结局没有明显影响，若有忽视存在，即右半球损害的病人功能结局相对较差。一般来说，脑卒中后受损功能程度越重，持续时间越长，其功能结局越差。

**（四）早期与综合康复治疗**

大量的临床实践表明规范康复治疗可以促进脑卒中病人的功能恢复，早期康复治疗不仅可以预防并发症的发生，缩短住院日，加快恢复时间，其效果也较非早期康复者为好。

**（五）家庭与社会的参与**

在脑卒中病人的功能恢复过程中，家庭成员的积极配合和社会相关因素的参与，都对其功能结局产生积极的影响。

## 二、脑卒中预后的预测

相关的影响因素有助于脑卒中病人预后的预测，Brunnstrom运动功能恢复分期、Fugl-Meyer运动功能评定、FIM量表和Barthel指数，以及反映神经功能缺损的脑卒中量表如NIHSS等和多元回归数学模型等方法均可预测脑卒中预后。

# 第四节 健康教育

脑卒中的健康教育主要是针对易患人群和已患病者分别进行相关的健康知识宣传普及。

对于脑卒中易患人群应采取各种有效的措施，对脑卒中可调控的危险因素（如高血压、心脏病、糖尿病、高脂血症等）加以控制，对可改变的因素（如不良饮食习惯、大量饮酒、吸烟等）加以纠正，预防脑卒中的发生。

对于脑卒中病人在积极开展早期康复干预和综合康复治疗，提高病人日常生活自理能力的同时，继续控制相关的危险因素，预防脑卒中的复发。在脑卒中恢复期或后遗症期，采取有效措施减轻病人功能障碍的程度，进一步改善其日常生活的自理能力，提高其主动参与社会生活的能力。

# 第2章　颅脑损伤康复

## 第一节　概　　述

### 一、康复时机

颅脑损伤的康复，强调早期介入。康复曾被认为是一种后续治疗，康复治疗大多是在针对导致残疾伤病的特异治疗告一段落，并转送至康复机构之后才开始进行。许多病人因此丧失了早期康复的宝贵时机，甚至由于发生了继发性功能障碍而进一步增加了康复的难度。目前国际上一致强调颅脑损伤的康复治疗要早期开始，应从急性期就介入。为了获得最佳治疗效果，康复治疗必须在伤病发生后尽早开始，预防性康复措施应该完全融入到伤病急性期的治疗之中。

当然，伤病的临床治疗和康复治疗的结合需要根据病人的具体情况全面考虑，因为任何的康复措施均涉及某种程度的活动，康复措施的强度应该取决于病人体质情况和疾病的稳定状况。

### 二、康复目标

颅脑损伤的总体康复目标：通过规范、系统的康复治疗，使颅脑损伤病人的感觉运动功能、生活自理能力、认知功能、言语交流功能和社会生活功能恢复到可能达到的最大限度，促进其回归家庭，回归社会，从而提高颅脑损伤病人的生活质量。

颅脑损伤病人的康复治疗分为急性期康复、恢复期康复和后遗症期康复。每个阶段都有具体的康复治疗目标。

## 第二节　康复评定

在对颅脑损伤病人进行康复治疗之前，必须首先要对各种功能障碍进行科学的评定。康复评定，不仅能了解病人功能障碍的存在及其程度，判断其预后，而且能以此为依据制订出合理的康复方案，并且确定康复治疗的疗效。

### 评定内容

**（一）一般情况**

包括生命体征、饮食、睡眠和大小便等基本情况。

**（二）康复专科评定**

入院后3天内进行初期评定，住院期间根据功能变化情况进行一次中期评定（住院2周左右），出院前进行末期评定。

评定内容包括：

1.*意识状态的评定*　格拉斯哥昏迷量表评分。

2.*认知功能的评定*　认知功能障碍导致颅脑损伤病人生活与社会适应的障碍。认知障碍的评定主要涉及记忆、注意、思维及成套测验等。

3.*感觉功能的评定*　浅感觉、深感觉、复合感觉、特殊感觉检查。

4.*言语功能的评定*　包含失语症检查、构音障碍评定（Frenchay评定法）、中国康复研究中心评定法（构音器官检查记录表和构音检查）。

5.*吞咽功能的评定*　摄食前的一般评价、摄食-吞咽功能评价、摄食过程评价、辅助性检查、洼田饮水实验量表检查。

6.*运动功能的评定*　Ashworth痉挛评定量表、徒手肌力检查、步态检查、Brunnstrom运动功能恢复分期。

7.*平衡功能评定*　Berg平衡量表、Fugl-Meyer平衡反应测试、上田平衡反应实验。

8.*精神、情感、心理状态的评定*　抑郁自评量表（SDS）检查、汉密尔顿抑郁量表HAMD、贝克抑郁量表、焦虑自评量表（SAS）。

9.*膀胱及直肠功能的评定*　二便失禁检查。

10.日常生活功能的评定　Barthel指数量表检查、FIM量表检查、生活质量评定（QOL）。

11.膀胱及直肠功能的评定　排尿障碍评定和排便障碍评定、性功能检查。

12.记忆力评定　HDS量表、韦氏记忆量表、成人记忆成套测试、记忆广度检查。

13.疼痛功能检查　常用VRS评分、VAS评分、压力测痛法、疼痛特性的评定。

14.步态分析检查　定性步态分析记录表、仪器评估。

# 第三节　康复治疗

## 一、康复治疗指征

### （一）适应证

康复治疗是颅脑损伤治疗中不可缺少的重要组成部分。颅脑损伤引起的各种功能障碍，包括认知、行为、言语、情绪及运动、感觉等方面的功能障碍及继发性功能障碍都是康复治疗的适应证。康复治疗的目的就是使功能障碍能够最大程度地降低，残余的功能能够最大程度地提高及代偿，尽可能防止继发性功能障碍的产生。

### （二）禁忌证

颅脑损伤康复治疗的实施与否及康复措施的强度取决于疾病的稳定状况和病人的体质情况。

以下情况需要首先进行临床处理（包括手术治疗），因而均属于颅脑损伤康复治疗的禁忌证：开放性颅脑损伤、意识障碍加重、生命体征不稳定、神经系统症状体征进展、颅内血肿进行性扩大、弥漫性脑肿胀、颅内压明显增高、脑疝、高热、癫痫发作等。

## 二、康复治疗原则与方法

不论脑的损伤程度如何，脑始终是学习的主要器官，即使脑部分损伤后认知能力降低，学习的速度变慢，但经过训练，仍可学习新的知识。因此，康复过程实质上是再学习的过程。在这过程中，要对病人进行训练，通过训练使他们学会代偿的方法，其次是设法恢复其缺失的功能。脑损伤后功能恢复的可能机制包括：损伤因素的解除、神经再生、功能重组、突触改变及特定能力的学习等。许多实验研究证实，脑的可塑性与皮质的功能重组能力是脑损伤后功能恢复的神经基础。

在颅脑损伤康复治疗的过程中，应遵循以下康复治疗原则。

### （一）早期介入

目前国际上一致强调颅脑损伤的康复治疗要早期开始，应从急性期就介入，这是关系到颅脑损伤康复治疗效果好与差的关键。

### （二）全面康复

颅脑损伤所引起的功能障碍是多方面的，因此其康复治疗必须整体考虑。要将各种方法如物理治疗（运动疗法和理疗等）作业治疗、言语治疗、心理治疗以及中医传统疗法（如针灸、按摩、中药等）和药物治疗等综合应用，交叉使用，并且最好有家属参与，以保证康复治疗效果。

### （三）循序渐进

在进行功能训练的过程中，时间由短到长，难度由简单到复杂，使病人有个适应的过程，同时注意保持和增强病人对治疗的信心。

### （四）个体化治疗

由于每位病人损伤的部位、损伤的程度不同，病人的体质、个性也不同，因此在制订治疗方案时，应因人而异，采取个体化的治疗方案，并随时根据病情与功能状况的变化来修订治疗方案。

### （五）持之以恒

颅脑损伤的康复还要做好长期的准备，从急诊外科手术、ICU阶段开始，直到康复中心、社区和病人家庭，都要坚持进行康复治疗。应帮助病人安排从康复机构到社区的过渡。在每个阶段均应帮助病人及家庭面对伤病现实、精神和社会能力方面的变化。重度颅脑损伤病人的康复需要持续许多年，一些病人可能需要长期照顾。

## 三、治疗方案的选择

### 康复治疗

1.意识障碍处理　给予言语和各种刺激，观察病人反应情况加以判断，如：呼唤其姓名，推摇其肩臂，压迫眶上切迹，针刺皮肤，与之对话和嘱其执行有目的的动作等。每天1次，每次20min。

2.体位摆放与处理　定时翻身，预防并发症，如：压疮、肢体肿胀、深静脉血栓、泌尿系统和呼吸道感染。每隔2h变换一次体位，在特殊情况下亦不应超过3h，否则，易形成压疮。

3.运动治疗

（1）急性期：必要的药物和手术治疗，加强营养；被动活动，预防关节僵硬；预防压疮、深静脉血栓形成；利用反射抑制模式矫正异常姿势。

（2）恢复期：根据病人的恢复情况进行有顺序的爬位训练、跪位训练、坐位训练、站位训练，来减轻上肢异常姿势；促进肩胛带和骨盆带的稳定；促进和保护平衡反应。

4.平衡训练　在跪位、坐位和直立位较慢的重心转移可帮助病人发展躯体的稳定性，防止跌倒发生。每天1次，每次20min。

5.作业治疗

（1）双手交叉握拳、对指、抓放训练：一手握拳、一手松拳，交替进行8～10次；还可抛接网球、沙包等练习手的抓握。

（2）手精细动作训练：训练病人临摹练习本中的大字，改善小写征；练习捡豆、打字、洗扑克牌、系鞋带、扣纽扣等方法，均可提高手的灵活性，控制和减少上肢震颤。每天1次，每次10～45min。

6.步态训练

（1）矫正异常步行姿势：应尽量指导病人抬高脚、增加髋屈曲度，必要时在前面设置5～7.5cm高的障碍物，让病人跨步行走。

（2）步行训练：病人背靠墙站立，向左、向右进行侧向行走或交叉侧步行走；无支撑下原地踏步步行训练，治疗师要在旁边保护防止跌倒。每天1次，每次10～20min。

7.日常生活活动能力训练　在中后期进行，以作业疗法训练为主，主要是激发病人兴趣，纠正前倾姿势，增加关节活动范围，改善手功能，提高日常生活活动能力。如捏橡胶泥、拉锯、拧螺丝、写毛笔字、编织等作业都可训练手的功能和增加关节活动范围。同时还要进行穿衣裤、穿鞋袜、系鞋带、洗脸、梳头、进食等日常生活技能的训练，建议病人改穿宽松、容易穿脱的衣服或防滑的鞋子，使用辅助具如长柄梳子、防滑垫等。

8.物理因子疗法

（1）低频脉冲电治疗：兴奋神经肌肉组织，促进局部血液循环，镇痛。

（2）直流电疗法：对静脉血栓的治疗（扩张血管）；镇静和兴奋作用（下行电流其镇静作用，上行电流起兴奋作用）；每次治疗15～25min，1次/日，10～20次为1个疗程。

（3）中频电疗法：兴奋神经肌肉组织，促进局部血液循环，镇痛；调节自主神经功能。强度0.1～0.5mA/cm；每次治疗15～25min，1次/天，10～20次为1个疗程。

（4）微波电疗法：促进伤口愈合，组织的增生；消炎杀菌。距离5～10cm，0～50W的功率，每天15～30min，每日或隔日1次。

（5）超声波疗法：能使神经兴奋性增高，传导速度加快，减轻神经的炎性反应，促进神经的损伤愈合，提高痛阈，减轻疼痛；对瘢痕有较明显的软化作用。

（6）激光疗法：加速溃疡和伤口的愈合；加速骨折的愈合；消炎镇痛等。距离5～20cm，每天15～30min，每日或隔日1次。

（7）磁疗法：镇痛、镇静、消炎、消肿、降压、止泻、软化瘢痕、促进骨折愈合。加纱布隔垫，每次治疗15～30min，每日1次。

（8）水疗法：冷水擦浴降低体温，凉水浴振奋神经，不感温水浴只镇静安眠，热水浴发汗来排除体内有害物质。每天5～20min，每日或隔日1次。

（9）蜡疗：使局部肌肉松弛，血液循环和淋巴回流增加，减轻肿胀，消除疼痛；促进上皮组织生长，软化疤痕组织，并恢复皮肤弹性。

（10）气压：恢复肌肉疲劳，缓解神经和肌肉疼痛；对下肢静脉曲张、脉管炎、动脉硬化闭塞症等治疗效果尤为突出。

（11）肌电生物反馈疗法：促进瘫痪肌肌力恢复；缓解肌痉挛；促进分离运动；治疗肩部并发症。每天20～30min，每日或隔日1次。

9.认知功能训练

（1）记忆力：准备5～6张难度递增的记忆力训练识物卡片，教给病人卡片名称，指导病人反复记忆，让病人回忆卡片名称，根据病人回答情况，更换其他卡片。可以逐步增加回忆时间间隔和一次需要记忆的卡片数量。

（2）注意力：在纸上写下一串没有规律的阿拉伯数字1～9，让病人圈出全部“5”，此训练可以逐渐增加难度。

（3）计算力：指导病人进行10以内加减法，可逐步增大训练至1～100，考查病人准确率，同时可以放在实际生活问题中考查计算能力，如买菜找零等具体问题等。

（4）定向力：让病人辨认家属照片，报出姓名和亲属关系，也可使用物品卡片，说出物品名称和数量。每项花费5min，完成全部需要25～30min；每天1次，有条件的病人可每天进行2～3次。

10.吞咽治疗

（1）直接训练

①进食体位：一般采取端坐位，无法坐起者床头抬高30°，取仰卧位，头部前倾。匙入口后，在舌前1/3稍用力向下后压，食物应从健侧嘴角入口，进餐后应保持坐位15min，防止食物反流。

②进食速度：吞咽障碍病人应较常人进食速度慢，一般每餐进食的时间控制在45min左右为宜。

③一口量：适于吞咽的每次摄入量，包括进食的和控制速度的一口量，正常成人一般为20ml，如果过多，食物会溢出或残留在咽喉部易致误吸，过少则很难诱发吞咽反射。

④进食的餐具：对于吞咽障碍的病人，进餐所用的餐具有特殊要求，宜使用小的表浅的勺子，容易送入口内并限制一口量，也可使用一些特殊的器具，如注射器、剪成弧形开口的纸杯。

（2）间接训练

①吞咽肌训练：包括唇、舌、咽喉、颊等吞咽肌的被动与主动训练。

②呼吸训练：目的是增进肺活量、提高呼吸和吞咽的协调度，如控制气流呼气、快吸慢呼训练、呼吸协调运动、治疗师可辅助呼吸训练等。

③放松训练：可以每次做吞咽训练前进行，病人取坐位，保持身体与头颈部的中立位，并行头颈的前屈、后伸、左右侧伸及左右转头的运动。

④咳嗽训练：鼓励病人做清嗓动作，经鼻深吸气，闭唇屏气5秒，然后做清嗓动作。

⑤感觉促进综合训练：病人开始吞咽之前给予各种感觉刺激，使其能够触发吞咽，称感觉促进法。

⑥声带训练：声带闭合是预防误吸的重要因素。病人吸气，屏住呼吸，然后吞咽，吞咽结束后自主咳嗽；可做吹哨子运动，先深呼吸，再用力吹哨子，重复10次，增加声门闭锁。

⑦特殊吞咽训练：用力吞咽法、低头吞咽法、声门上吞咽等。15～20min；每天1次，有条件的病人可每天进行2～3次。

11.减重支持系统训练　当下肢肌力达到2级以上时，应用减重支持系统训练仪，进行减重下站立及步态训练。康复治疗遵循循序渐进的原则，所减重量开始以病人髋关节能伸展、双下肢可能支撑的最大重量为宜，并逐渐减少减重量，直到不减重为止。平板速度从病人能承受的速度开始，由慢到快，并根据适应能力，逐渐增加速度。训练时间由短到长，由开始的10min逐渐增到30min，1次/日，疗程3个月。

12.轮椅功能训练　偏瘫病人属于只有单手、单脚可用的情况。他们可选择使用普通轮椅，也可用单手操作型或低座位的单手、单脚操作型轮椅。

13.电动起立床训练

（1）提高下肢肌力，适当的方案可促使病人尽早站立，提高有效率。

（2）对重症颅脑外伤或脑炎、卒中病人中神志不清甚至为植物人状态的，通过电动直立床训练还有一定的促醒作用。

（3）改善多系统功能，如预防骨质疏松，防止病理性骨折发生；预防压疮；增加关节活动度，预防关节挛缩；改善血液循环障碍；改善肾功能、促进排尿通畅；改善消化功能；改善直立性低血压。

14.手功能训练　在作业活动当中，当病人的躯干及上肢的痉挛减少到最低程度后，患侧上肢上举木钉训练中，可以改善手指的伸展能力。指腹捏、指尖捏：训练时可以抓握不同大小、形状、质地的物体，放置在各个方向、高度上。提高病人学习更为精细的抓握，这时病人会有兴趣主动地参与到学习复杂的肌肉组合。

15.有氧训练　康复治疗师与病人应该一对一进行，并应具备心电监测和抢救的条件。有氧训练运动方案的目的是消除由于卧床引起的生理和心理不良反应，恢复日常生活活动能力，改善心肺功能，增加关节灵活性、肌肉力量和肌肉耐力，从而提高体能。

16.协调训练

上肢协调训练：上肢协调训练包括轮替动作练习、定位方向性动作练习、节律性动作练习和手眼协调练习。

（1）轮替动作练习主要根据关节的活动方向而进行。

①双上肢交替上举：左、右侧上肢交替举过头顶，手臂尽量保持伸直，并逐渐加快练习的速度。

②双上肢交替摸肩上举：左、右侧上肢交替屈肘、摸同侧肩，然后上举。

③双上肢交替前伸：上肢要前伸至水平位，并逐渐加快速度。

④交替屈肘：双上肢起始位为解剖位，然后左、右侧交替屈肘，手拍同侧肩部，逐渐加快速度。

⑤前臂旋前、旋后：肩关节前屈90°，肘伸直，左右侧同时进行前臂旋前、旋后的练习，或一侧练习一定时间，再换另一侧练习。

⑥腕屈伸：双侧同时进行腕屈伸练习，或一侧练一定时间，再换另一侧练习。

（2）方向性动作练习。

①指鼻练习：左、右侧交替以示指指鼻，或一侧以示指指鼻，反复练习一定时间，再换另一侧练习。

②对指练习：双手相应的手指互相触碰，由拇指到小指交替进行或左手的拇指分别与其余4个手指进行对指，练习一定时间再换右手，或双手同时练习，以上练习同样要逐渐加快速度。

③指桌面：双手同时以5个手指交替击桌面，或一侧练习一定时间，再换另一侧练习。

（3）节律性动作练习。以上的轮替动作和方向性动作练习过程中，每一个动作练习都需注意节律性，先慢后快，反复多次练习，逐步改善协调能力。

（4）手眼协调练习。

①木棒练习：按木棒从大到小的顺序依次插入孔中，然后再将木棒拔出，反复多次练习。

②抓物训练：如将小球放在桌子上，让病人抓起，然后放在指定的位置；或者将花生、黄豆排放在桌子上，让病人抓起放入手中。

③画画或写字：无论画画或写字，开始可以让病人在已有的画上或字上描写，然后在白纸上画或写。

④其他：下跳棋，拼图或堆积木等，这些作业训练均有助于提高手眼协调能力。

17.文体训练　文体活动的内容包括4个部分：

（1）治疗性的：以提高病人功能为主。

（2）培养性的：以学习闲暇活动的知识和技能为主。

（3）参与性的：以积极参与并得到满意效果为主。

（4）主动性的：以结合自己的功能主动活动为主。具体活动项目有：棋牌类、书画类、手工艺类、音乐类、体育类等。活动是以主动娱乐、游戏或比赛的方式来训练病人功能为主，比赛规则可以简单明了。具体活动项目及方法如下：

①棋牌类：让病人下象棋、围棋、跳棋、打扑克等一些项目娱乐、游戏活动或比赛的形式来达到病人康复治疗目的。具有提高认知功能，手的精细度和灵活程度。

②手工艺类：手工艺活动是作业治疗所用较为传统而古老的方法。通过简单到复杂的手工艺品的制作活动，不仅提高手功能，同时也起到就业前的职业训练。训练方法是让病人制作一些简单的木制品、雕刻、剪纸画、纺织等工艺制作活动。具有改善提高下肢肌力，适当的方案可促使病人尽早站立，提高有效率。

18.矫形器具及其他辅助器具装配与训练　矫形鞋穿脱训练，轮椅训练、肘杖、手杖等辅助器具的使用。

19.心理行为治疗　通过语言或非语言因素，对病人进行训练、教育和治疗，用以减轻或消除身体症状，改善心理精神状态，适应家庭、社会和工作环境。

20.痉挛的处理　牵张技术，每次维持10～15s，每组5～10个，每天2～3组；关节松动如摆动、滚动、滑动、旋转、分离等维持或增大关节活动度，降低肌张力，防止痉挛。每组5～10个，每天3～5组。

## 第四节　健康教育

颅脑损伤是一种常见的创伤，其死亡率高，致残率高。其常见原因是交通事故、工伤事故、运动意外等。因此，最为重要的是应努力做好预防工作，加强生产安全、交通安全和运动安全等的教育，提高全社会的防范意识，预防意外的发生。

长期不活动可导致挛缩畸形、压疮、肌肉无力、心肺功能低下，以及病人家属的情绪压抑。康复治疗必须尽早介入。康复不再是一种后续治疗，康复治疗必须在颅脑损伤发生后尽早开始，预防性康复措施应该完全融入伤病急性期的治疗之中。尽早开始康复治疗，可以预防继发性功能障碍的发生；尽早开始功能锻炼，有助于功能和能力的及早恢复。

病人家属应尽早参与病人的康复计划，并应对颅脑损伤康复的长期性和艰巨性有清醒的认识。首先要使他们熟悉病人的残疾情况，并接受残疾存在的现实。其次要让家庭成员能为病人康复做出贡献。当病人出院后，家属还需继续得到康复专业人员的指导和支持。

颅脑损伤的预后与康复治疗的介入、家庭的支持、病人的体质及对康复治疗的配合等众多因素有关。系统的、规范的康复治疗以及良好的家庭与社会支持对颅脑损伤后的预后有较大的影响。

# 第3章　脊髓损伤康复

## 第一节　康复评定

### 一、一般情况

包括生命体征，大小便等基本情况，了解病人总体治疗情况。

### 二、脊髓损伤康复专科评定

**（一）ASIA损伤分级量表**

完全与不完全损伤的分级1992年ASIA用与Frankel标准类似的病损分级，即修订的Frankel分级。

1.完全损伤　S4～S5无感觉与运动功能。

2.不完全损伤　损伤水平以下保留感觉功能，包括S4～S5的感觉，但无运动功能。

3.不完全损伤　损伤水平以下保留运动功能，但其平面以下至少一半以上关键肌的肌力＜3级。

4.不完全损伤　损伤水平以下保留运动功能，其平面以下至少一半以上关键肌的肌力＞3级。

5.正常　运动感觉功能正常。

**（二）运动功能的评定**

肌力的评定：常用的有SCI学会提出的运动评分法或称运动指数评分（MMT评定量表）；肌张力的评定（改良的Ashworth量表）；神经科分级；Ashworth分级（SCI）；Penn分级（按自发性肌痉挛发作频度分）；Clonus分级（按踝阵挛持续时间）。

**（三）感觉功能的评定**

感觉检查的必查部分是检查身体两侧各自的28个皮节区关键点。每个关键点要检查2种感觉，即针刺觉和轻触觉，并按3个等级分别评定打分。

0＝缺失；1＝障碍（部分障碍或感觉改变，包括感觉过敏）；2＝正常；NT＝无法检查。

**（四）反射的评定**

球海绵体反射是判断脊髓休克消失的指征之一（另一指征为损伤水平下的肌肉张力升高和痉挛的出现）需注意正常人有15%～30%不出现该反射。此反射的消失为休克期，反射的再出现表示脊髓休克的终止。具体检查方法为：用戴手套示指插入肛门，另一手刺激龟头（女性刺激阴蒂），阳性时手指可以明显感觉肛门括约肌的收缩。其他神经反射和病理反射均同于神经科检查。

**（五）神经损伤平面评定**

1.感觉平面　通过身体两侧（右侧和左侧）各28个关键点的检查进行确定。由身体两侧有正常的针刺觉（锐/钝区分）和轻触觉的最低脊髓节段进行确定。身体左右侧可以不同。

2.运动平面　通过身体两侧各10个关键肌的检查进行确定。由身体两侧具有3级及以上肌力的最低关键肌进行确定，其上所有节段的关键肌功能须正常（MMT为5级），身体左右侧可以不同。

**（六）脊髓损伤水平功能预后判断**

C5：桌上动作自立，其他依靠帮助，电动轮椅、平底可手动轮椅。

C6：ADL部分自立，需中等量帮助，电动轮椅、可用多种自助具。

C7：ADL基本自立，移乘轮椅活动，手动轮椅，残疾人专用汽车。

C8-T4：ADL自立，轮椅活动支具站立，同上，骨盆长支具。

T5-T8：同上，可应用支具治疗性步行，同上。

T9-T12：同上，长下肢支具治疗性步行，轮椅，长下肢支具，双拐。

L1：同上，家庭内支具功能性步行，同上。

L2：同上，社区内支具功能性步行，同上。

L3：同上，肘拐社区内支具功能性步行，短下肢支具，洛夫斯特德拐。

L4：同上，可驾驶汽车，可不需轮椅，同上。

L5-S1：无拐足托功能步行及驾驶汽车，足托或短下肢支具同上。

（七）疼痛评定

VAS疼痛评分。

（八）吞咽功能评定量表

洼田饮水实验。

（九）心理评定

1.抑郁评定　汉密尔段抑郁量表（HAMD）、抑郁自评量表（SDS）。

2.焦虑评定　汉密尔段焦虑量表（HAMA）、焦虑自评量表（SAS）。

（十）日常生活活动能力及职业能力评定

改良Bathel指数评定量表、FIM量表。

# 第二节　康复治疗

## 康复治疗原则与方法

（一）康复治疗程序

1.初次评定　通过问诊、检查；辅助检查；根据病人脊柱骨折及脊髓炎的处理情况，全身情况，现有残疾及并发症，以及精神、心理智力状况，年龄，性别，社会经济背景等，对病人的残疾状况进行综合评定。

2.制订康复目标　根据初期评估的情况制订合理的近期和远期康复目标。

3.制订治疗程序及实施治疗　根据初期评估的情况及康复目标制订治疗程序，并按照该程序实施治疗。

4.再评定　根据病人的病情变化及治疗进展情况，再次进行客观的评定，了解是否按预期康复目标进展，据此修正和补充康复目标及治疗程序。

5.决定去向　通过康复治疗及反复评估，确认病人康复已达最佳之后，决定病人今后的去向，如返回工作岗位或调换工作、回归家庭或疗养院等，并提出相关注意事项。

（二）康复治疗原则

1.早治疗。病人生命体征稳定后即可按病情开始康复治疗，愈早治疗，愈易恢复，愈晚则功能恢复所需的时间愈长。

2.循序渐进，由易到难。

3.依病人目前功能情况，制订及调整康复方案。

4.力量与耐力训练。

5.全面康复。康复内容包括所有功能障碍及并发症。

（三）康复治疗目标及康复治疗方法的制订

不同的病因、神经病损水平、病变范围、病变程度、病变时期的脊髓损伤病人其康复目标不尽相同，治疗方法也有所区别，下面分别叙述脊髓损伤急性期、恢复期及常见并发症的康复治疗。

1.急性期（术后0～2周）　在术后0～2周，脊柱的稳定性因外伤而遭到破坏，或虽经手术内固定或外固定制动，但时间尚短，尚不够稳定；对于合并有颅脑损伤、胸腹部损伤、四肢骨折的病人，生命体征仍不够平稳，需要相应的支持、对症治疗。但是，我们必须清楚，虽然此期病人的病情还不够稳定，需要卧床和必要的制动，但很多康复治疗在这一阶段已可以在床边开始进行。

（1）正确体位摆放及体位变换：所谓正确体位（或称“良姿位”），即指卧床时候的正确身体摆放姿势，对于预防各种早期并发症有重要意义，伤后即应注意。

（2）呼吸及排痰训练：只要病人意识清楚，越早进行越好。

①呼吸训练：一般提倡腹式呼吸，即闭嘴，用鼻吸气，同时鼓腹；然后嘴微张呼气，同时收腹。30分/日，逐渐过渡至用手法加一定阻力于病人的膈肌上，或在病人上腹部放置沙袋作为负荷，沙袋的重量从500g开始，酌情增减，一般不超过2kg。对某些稳定性不够可靠的胸腰段脊髓损伤，可进行胸式呼吸训练，即吸气时扩胸，呼气时胸廓自然放松。

②胸廓被动运动训练：以手法适度压迫胸骨使肋骨活动，防止肋椎关节或肋横突关节粘连，10～15下/次，2次/日。

③排痰训练：病人侧卧，佩戴支具保护，头应略低于躯干，以利于痰液流动咳出体外。操作者握空拳，沿支气管走行方向，从远到近、从外到内依次拍打胸背部。（操作时可配合病人的呼吸，即让病人深吸气，呼气同时排痰，更利于痰液引出）。

（3）膀胱功能训练：在生命体征尚未平稳时，因每日需要大量输液难以控制入量，应留置尿管。一旦停止静脉补液，即应马上开始膀胱功能训练。起初要夹闭尿管，定期开放，间期从2h开始，病人若有明显憋胀感，或可见尿液从尿管周渗出，即可尝试拔除尿管，让病人自主排尿；否则逐渐延长间期至4h（但应控制每次放出尿量在500ml以内），仍不能脱离尿管者则予间歇性导尿、改良间歇性导尿、反射性排尿训练（逼尿肌反射亢进病人）或腹压排尿训练（逼尿肌无反射病人）。常用盆底肌练习法：主动收缩耻骨尾骨肌（肛门括约肌），每次收缩持续10s，重复10次，每日3～5次。

（4）排尿反射训练：发现或诱发“触发点”，通过反射机制促发逼尿肌收缩，以进行主动排尿。常见的排尿反射“触发点”是轻叩耻骨上区、牵拉阴毛、摩擦大腿内侧，挤压龟头等。听流水声、热饮、洗温水浴等均为辅助性措施。叩击时宜轻而快，避免重叩。重叩可引起膀胱尿道功能失调。叩击频率50～100次/分钟，叩击次数100～500次。较高位的脊髓损伤一般都可以恢复反射性排尿。

（5）关节活动度训练：病人从术后当天麻醉消退后即应开始肢体各关节主/被动活动训练，以促进肢体血液循环，防止肌萎缩、挛缩以及继之而来的关节疼痛、畸形以及压疮和生活自理困难等。在急性期，由于脊柱的稳定性还不够可靠，行关节活动度训练时应注意佩戴支具。

①被动关节活动。家属或陪护予病人四肢各个关节做缓慢、轻柔的被动活动，上肢依手-腕-肘-肩的顺序进行，下肢依趾-踝-膝-髋的顺序进行，以不引起关节疼痛或仅引起微痛为度，10～15下/关节，2次/日。

②主动关节活动。未受累的肢体在麻醉消退后即应恢复正常活动，受累肢体若仍有部分主动活动能力亦应尽早开始以肢体远端为主的主动关节活动练习。张手握拳练习、用力、缓慢、全范围反复握拳-放松，5分钟/组，1～2组/小时。

③踝泵：用力、缓慢、全范围反复屈伸踝关节，5分钟/组，1～2组/小时。

④其他：关节亦可自行缓慢活动，但要注意：急性期行主动关节活动练习时，颈段脊髓损伤病人的肩关节外展不宜超过90°，胸、腰段脊髓损伤病人的髋关节屈曲亦不宜超过90°。

（6）肌力训练：在保持脊柱稳定的原则下，所有能主动运动的肌肉都应适度运动，以防发生肌肉萎缩或肌力下降。

2.早期（术后3～8周） 此期病人经过内固定或外固定支架的应用，重建了脊柱稳定性，危及生命的复合伤亦逐渐得到处理或控制，病情进入相对平稳的阶段。康复治疗在急性期处理的基础上，根据病人的具体情况逐渐增加项目和强度。

（1）正确体位摆放及体位转移：方法及注意事项同急性期。体位转移应在急性期处理的基础上，逐渐增加体位变换的内容和病人的参与程度。

（2）平衡功能训练

①坐位训练：在靠床坐位练习的基础上，进行床边坐位练习、坐位平衡训练及自由坐位训练，须在家属或陪护的看护下进行。

②床边坐位练习：佩戴相应支具，双腿垂于床边，双脚略分开，踩踏地面或小凳等，双手自然放在双腿上或置于身体两侧以维持重心。前方摆放一面镜子，病人可以自行对镜调整坐姿。持续时间15～30分钟/次，2～3次/日。

③坐位平衡训练：佩戴支具，床边坐位，双手撑于身体两侧，缓慢、有控制地向一侧转移重心，直至极限，保持10min，缓慢回到中立位，再转向对侧。15～30分钟/次，2～3次/日。

④卧位至坐位的转移：能够很好完成坐位平衡训练后，即可行此项训练。须根据病人身体条件和技能条件判断是否需要设备辅助后进行针对性训练，早期训练须配戴支具，在治疗师指导下进行。

⑤起立及立位训练：撑物起立及床边立位训练：斜床站立90°位可持续30min以上时，即可开始床边站立训练。病人取床边坐位，双脚略分开，平行置于地面，双手撑于站立架上，手、脚同时发力，完成起立。前方置一镜子，自行调整站姿。15～30分钟/次，2～3次/日。

⑥自由起立及平行杠内立位训练：能够很好完成床边立位训练后，即可进行平行杠内立位训练。轮椅推至平行杠一端，病人双脚略分开，平行置于地面，双臂伸直，双手交握，向正前方探出，双脚同时撑地，完成自由起立。前方置一镜子，自行调整站姿。15～30分钟/次，2～3次/日。

⑦立位平衡训练：于平行杠内站立，双脚分开，左右平行，与肩同宽，缓慢转移重心至一侧，直至极限，保持10s，缓慢回到中立位，再转向对侧，此为左右平衡训练。能够很好完成左右平衡转移后，即行前后平衡训练：双脚分开，一前一后，缓慢转移重心至一侧，直至极限，保持10s，缓慢回到中立位，再转向对侧。15分钟～1小时/次，2～3次/日。训练时前方务必放置镜子，以助病人随时调整姿势，保证重心为整体转移，避免耸肩、弯腰、抬臀等动作的出现。

（3）关节活动度训练：在急性期训练的基础上，逐渐增加训练的强度、范围和时间。

（4）肌力训练：在急性期肌力训练的基础上，应逐渐增加肌力训练的项目、强度及时间，上肢肌力训练亦应从卧位转为坐位或立位进行。应注意上肢肌力训练并非仅仅针对颈脊髓损伤病人而言，胸腰段脊髓损伤病人更应加强上肢肌力训练以进一步提高生命质量。躯干相关肌群肌力的训练亦应尽早开始，以逐步增强脊柱在运动中的控制能力，增加稳定性及安全性。

（5）手功能训练：在急性期拳泵、握力等练习的基础上，针对手各个方面的功能逐一练习。

（6）体位转移练习：转移训练对不完全性脊髓损伤病人而言相对容易一些，早期在家属或陪护的扶持下即可完成。而对完全性脊髓损伤病人来说，各项转移均须通过一定的训练方能完成，能够自行完成平面转移、床-椅转移或床-轮椅转移等对其增强生活自理能力有很大意义。

（7）步行训练：早期步行训练须在康复治疗师的

指导下进行，避免跌倒，造成脊髓的二次损伤。有可能恢复步行的病人，其步行训练亦先在平行杠内立位平衡控制良好的基础上，手扶平行杠，对镜练习；之后转至助行器辅助下走廊内步行；最后方可脱离辅助，自主步行。

（8）轮椅训练：包括上下台阶、跨越障碍物、通过狭窄入口等，均须在治疗师指导及保护下进行训练，切勿盲目训练。

3.中期（术后9周～1年） 病人经过复查确定脊柱稳定性可靠后，即可在前期各种基本能力及功能性训练的基础上，有针对性地进行强化训练，并应根据病人的预后判断进行针对性的日常生活活动能力训练及职业训练。须知脊髓损伤术后1～2年病人的功能都有进行性恢复的可能，训练要持之以恒。

强化肌力及关节活动度训练：在早期训练的基础上，可选择性增加训练项目及强度。

（1）颈部环转练习：头向前缓慢屈至极限，颈部顺时针环转一周，而后逆时针原路返回，抬头回到中立位。5～10次/日。

（2）体侧屈练习：立位或坐位，上体正直，双臂自然下垂于体侧。身体向一侧弯曲，手尽量向下触摸，至动作极限保持10s为1次，每次间歇5s，10～20次/组，2～3组/日。

（3）静蹲练习：后背靠墙，双脚与肩同宽，脚尖及膝关节正向前，不得“内外八字”，随力量增加逐渐增加下蹲的角度（小于90°），2分/次，间隔5s，5～10次连续/组。2～3组/日。

（4）单腿蹲起练习：缓慢蹲下再缓慢起立，随力量增加逐渐增加下蹲的角度（小于90°），10～20次/小组。

（5）跨步练习：病人正直站立，轮流向前后外侧各方向跨步，跨出后重心移至跨出腿上，同时屈膝，控制住身体后，用大腿力量蹬直跨出腿，收回至原位。左右腿轮流练习。10～20次/小组。

（6）提踵练习：即用脚尖站立，包括双足分立与肩同宽，足尖正向前、“外八字”“内八字”3种姿势站立。2分/次，间歇5s，10次/组，2～3组/日。

（7）原地踏步练习：原地踏步，高抬腿，至膝关节与腰部平，同时勾脚尖。5～10分钟/次，2～3次/日。

4.后期（术后1年后） 髓损伤后病人的康复是一个终身过程，其间亦会有功能反复或由于并发症出现导致功能回退的情况，须重新设定目标，坚持各项功能训练，出现问题时应及时复查或电话咨询。

5.物理因子治疗脊髓病灶区

（1）超短波：电极板病损节段前后对置，微热量，10～15分钟/（次·日），7～10d为1个疗程。

（2）短波：沿脊柱U形电缆放置，微热量，15min/次、1次/日，7～10次为1个疗程。

（3）紫外线：病损节段局部150～200cm$^2$照射，中红斑量，1次/隔日，共3～5次。

6.日常生活活动能力训练 选择病人力所能及的一些文娱、体育活动，对病人进行功能恢复训练，如轮椅篮球、网球、台球、乒乓球、射箭、标枪、击剑、轮椅竞速、游泳等，既可恢复其功能，又可使病人得到娱乐。

7.职业训练 有可能回到原工作岗位或转至其他工作岗位的病人均应根据具体情况进行针对性训练。

8.社会康复 社会工作者在病人住院时，帮助病人尽快熟悉和适应环境，帮助病人向社会福利、保险和救济部门求得帮助；在出院前，协助病人做好出院后的安排，包括住房调配及无障碍改造。出院后帮助他们再就业，与社会有关部门联系以解决他们的困难并进行随诊。

9.常见并发症的处理

（1）防治压疮

①定期翻身，保持皮肤清洁，穿用合适的衣服鞋、矫形器。

②在骶尾部、股骨大转子、足跟、肩胛部等骨隆起处和易受压的部位，放置气圈和厚软垫，或用专门的减压床垫减压，并经常查看和按摩受压皮肤。

③坐轮椅时，定时减压（30min 1次）及使用适合的轮椅及垫子，采取良好的坐姿。

（2）防治呼吸道感染：高位脊髓损伤病人要注意及时排痰，多做深呼吸运动，特别是腹式呼吸练习，以增加潮气量，帮助肺扩张。鼓励咳嗽，改善排痰，必要时可协助固定腹壁以增强咳嗽力量。结合翻身进行体位引流，侧卧或俯卧时轻拍背部以助排痰。必要时气管切开。胸以下水平损伤的病人要多采用坐位。酌情采用药物雾化吸入或胸部透热等物理治疗方法。

（3）防治泌尿道感染和结石形成：鼓励病人多饮水，保证全天尿量在1500ml以上：充分排空膀胱，控制残余尿量在80ml以下。留置尿管的病人每日定时夹放尿管，并进行膀胱的功能训练。尽早拔除尿管，行间断清洁导尿。

（4）防治深静脉血栓形成：加强肢体被动活动或者主动活动、使用肢体气压治疗是重要的康复措施。避免术后在小腿下垫枕以影响小腿深静脉回流。

（5）控制痉挛：可采用姿势体位、易化技术、牵拉技术、物理疗法和药物治疗等治疗方法控制肌痉挛。

# 第三节 健康教育

对于脊髓损伤来说，健康教育是非常重要的，如做好疾病的预防工作。对已经患病者，要早诊断，早治疗，同时应积极地、早期地进行康复治疗，避免各种并发症的出现，对病人的预后有较大的影响。

脊髓损伤的护理更为重要，它包括截瘫、膀胱和压（褥）疮的护理等三大内容。截瘫病人常伴垂足，应予足托或穿鞋，以免垂足或痉挛性跖屈的发生。床铺宜柔软平整，有条件者可使用气垫圈或气垫床。勤翻身拍背，保持皮肤清洁，以防压疮和坠积性肺炎。骨隆突处皮肤红肿者，可予70%乙醇按摩，再涂上35%安息香酊；已溃破者，应彻底清除坏死组织，勤换药。急性期尿潴留者，予留置尿管，2～3h定期开放，并予膀胱冲洗。对于高颈位脊髓损伤有呼吸困难及不易咳痰者，应早做气管切开或用呼吸机辅助呼吸。

# 第十九部分　妇科疾病

# 第1章　外阴及阴道炎症

外阴及阴道炎是妇科最常见的疾病，各年龄组均可发病。正常阴道内有微生物寄居形成阴道正常微生物群，包括：革兰阳性需氧菌及兼性厌氧菌、革兰阴性需氧菌及兼性厌氧菌、兼性厌氧菌、支原体及假丝酵母菌。正常阴道为酸性环境pH≤4～5（多在3.8～4.2），外阴及阴道炎症的共同特点是阴道分泌物增多及外阴瘙痒，但因病原体不同，分泌物特点、性质及瘙痒程度不同（表19-1-1）。

表19-1-1　阴道疾病鉴别诊断

| | 细菌性阴道病 | 外阴阴道<br>假丝酵母菌病 | 滴虫性阴道炎 |
|---|---|---|---|
| 症状 | 分泌物增多，无或轻度瘙痒 | 重度瘙痒，烧灼感 | 分泌物增多，轻度瘙痒 |
| 分泌物特点 | 白色，均质，腥臭味 | 白色，豆腐渣样 | 稀薄、脓性、泡沫 |
| 阴道 pH | ＞4.5 | ＜4.5 | ＞4.5 |
| 胺试验 | 阳性 | 阴性 | 可为阳性 |
| 显微镜检查 | 线索细胞，极少白细胞 | 芽生孢子及假菌丝，少量白细胞 | 阴道毛滴虫，多量白细胞 |

## 第一节　滴虫阴道炎

### 一、定义

滴虫性阴道炎是由毛滴虫引起的，寄生人体的毛滴虫有阴道毛滴虫、人毛滴虫和口腔毛滴虫，分别寄生于泌尿生殖系统、肠道和口腔，与皮肤病有关的是阴道毛滴虫，引起毛滴虫性阴道炎。是一种主要通过性交传播的寄生虫疾病，具有传染性。

### 二、病因和发病机制

由阴道毛滴虫感染引起的阴道炎症。滴虫不仅存在于阴道，还常侵入尿道或尿道旁腺，甚至膀胱、肾盂以及男方的包皮皱褶、尿道或前列腺中。可由性交直接传染，也可经浴池、浴盆、浴巾、游泳池、坐式便器、衣物及污染的器械等间接传播。常于月经前后发作。

### 三、临床表现

1.白带增多，呈黄白稀薄脓性液体，常呈泡沫状。

2.外阴瘙痒、灼热感、疼痛、性交痛。

3.感染尿道时，可有尿频、尿痛、甚至血尿。

4.妇科检查：阴道及宫颈阴道部黏膜红肿，常有散在红色斑点或呈草莓状，后穹窿有多量黄白色、黄绿色脓性泡沫状分泌物。

5.阴道pH升高，一般在5.0～6.5。

### 四、实验室检查

分泌物的检查采用涂片显微镜检查或培养的方法，取阴道分泌物。阴道分泌物常呈黄色脓性。

### 五、辅助检查

阴道分泌物生理盐水悬滴法找滴虫。对可疑病人，若多次悬滴法未能发现滴虫时，有条件的单位可行分泌物滴虫培养。

### 六、诊断

0.9%氯化钠溶液湿片法，取0.9%氯化钠温溶液一滴放入玻片上，在阴道侧壁取典型分泌物混与0.9%氯化钠溶液中，立即在低倍光镜下寻找滴虫。显微镜下可见到成波状运动的滴虫及增多的白细胞被推移。此方法的敏感性为60%～70%。对可疑病人，若多次湿片法未能发现时，可送培养，准确性达98%左右。取分泌物前24～48h避免性交、阴道灌洗或局部用药，取分泌物时阴道窥器不涂润滑剂，取出后应及时送检并注意保暖，否则滴虫活动率减弱，造成辨认困难。

### 七、治疗

#### （一）全身用药

甲硝唑或替硝唑。甲硝唑能通过乳汁排泄，若在哺乳期用药，用药期间及用药后24h内不宜哺乳。口服药物的治愈率为90%～95%。

#### （二）局部用药

不能耐受口服药物或不适宜全身用药者，可选择阴道局部用药，如甲硝唑阴道泡腾片或0.75%甲硝唑凝胶。

#### （三）预防及随访

（1）治疗结束后，于下次月经干净后复查分泌物，经3次月经后复查滴虫均阴性者方称为治愈。

（2）性伴侣应同时治疗，治疗期间应避免性生活或采用避孕套。

（3）注意防止厕所、盆具、浴室、衣物等交叉传染。

## 第二节 细菌性阴道病

### 一、定义

细菌性阴道病是一种阴道加特纳细菌和一些厌氧菌的混合感染，导致阴道内微生物平衡失调，引起阴道分泌物增多，白带有腥臭味及外阴瘙痒灼热的综合征。

### 二、分类

嗜血杆菌阴道炎、棒状杆菌阴道炎、厌氧菌阴道炎、加特纳菌性阴道炎。

### 三、病因和发病机制

细菌性阴道病为阴道内正常菌群失调所致的一种混合感染。正常阴道内以产生过氧化氢的乳酸杆菌占优势。细菌性阴道病时，阴道内产生过氧化氢的乳酸杆菌减少而其他细菌大量繁殖，主要有加德纳菌、链球菌等厌氧菌以及人型支原体，其中以厌氧菌居多，厌氧菌数量可增加100～1000倍。

### 四、临床表现

1.多发生在性活跃期妇女，10%～40%病人无临床症状。

2.白带增多，有鱼腥味，性交后加重。

3.轻度外阴瘙痒、灼热感。

4.分泌物呈灰白色，均匀一致，稀薄，常黏附于阴道壁，但黏度很低，阴道黏膜无充血。

### 五、实验室检查

1.涂片镜检取分泌物做涂片可找到线索细胞，线索细胞是表面附着有大量的加特纳细菌的上皮细胞，特点是上皮细胞表面毛糙或有细小的颗粒，细菌为革兰染色阴性的球状杆菌。

2.胺试验取一滴10%氢氧化钾溶液加入阴道分泌物中，可闻到有鱼腥样氨释出，因为分泌物中胺含量高，遇碱可释放氨气。

3.培养法先分离再培养，可见直径为0.5mm圆形、不透明、表面光滑的菌落。

4.生化法取阴道分泌物液做生化测定，正常妇女乳酸含量高，琥珀酸盐含量低，而本病妇女测定值正相反。

5.荧光抗体法涂片后用荧光抗体染色镜检。

### 六、诊断

细菌性阴道病的临床诊断标准（下列4项中有3项阳性）：

1.均质、稀薄、白色的阴道分泌物。

2.阴道pH＞4.5（pH通常为4.7～5.7，多为5.0～5.5）。

3.胺臭味试验阳性。

4.线索细胞阳性。

### 七、治疗

选用抗厌氧菌药物，主要有甲硝唑、克林霉素，可口服或局部用药。妊娠期，细菌性阴道病有合并上生殖道亚临床感染的可能，多选择口服用药（国内对于妊娠期甲硝唑的使用尚有争议）。

### 八、并发症

常见并发症与妇科宫颈炎、盆腔炎同时发生，也常与滴虫性阴道炎同时发生。在妊娠期细菌性阴道病可引起不良围产期结局，如绒毛膜羊膜炎、羊水感染、胎膜早破、早产及宫颈产后或阴道产后子宫内膜感染等。

# 第三节　假丝酵母菌外阴阴道炎

## 一、定义

假丝酵母菌外阴阴道炎曾称念珠菌酵母菌性阴道炎，是由假丝酵母菌引起的常见外阴阴道炎。国外资料显示，约75%的妇女一生中至少患一次外阴阴道假丝酵母菌阴道炎，45%的妇女经历过2次或2次以上的发病。

## 二、病因和发病机制

假丝酵母菌外阴阴道炎是常见的外阴阴道炎症，80%～90%的病原体是白假丝酵母菌，10%～20%为光滑假丝酵母菌、近平滑假丝酵母菌、热带假丝酵母菌等其他假丝酵母菌。酸性环境适宜假丝酵母菌的生长，有假丝酵母菌感染的阴道pH多在4.0～4.7，通常＜4.5。

## 三、临床表现

### （一）外阴瘙痒

外阴、阴道灼痛，还可伴有尿频、尿痛及性交痛。

### （二）阴道分泌物

增多呈白色豆渣样或者凝乳样。

### （三）妇科检查

外阴局部充血、肿胀，小阴内侧及阴道黏膜表面附有白色块状物或被乳状物所覆盖，擦除后露出红肿的阴道黏膜面。

## 四、辅助检查

1.阴道分泌物。10%氢氧化钾悬滴镜检或涂片，找芽孢和假菌丝，有假菌丝时才可报告为“阳性”。此方法有一定的假阴性。

2.若有症状而多次悬滴法检查为阴性，或为顽固病例，为确诊是否为非白假丝酵母菌感染，有条件的单位可采用培养法及药敏试验，以了解菌株类型，并根据药敏结果选择药物。

3.对反复发作的顽固病例，可做血糖检测，糖尿病除外。

## 五、诊断

对有炎症症状或体征的妇女，若在阴道分泌物中找到假丝酵母菌的芽生孢子或假菌丝即可确诊。可用湿片法或革兰染色检查分泌物中的芽生孢子和假菌丝。湿片法多采用10%氢氧化钾溶液，可溶解其他细胞成分，提高假丝酵母菌检出率。对于有症状而多次湿片法检查为阴性或治疗效果不好的难治性假丝酵母菌外阴阴道炎病理，可采用培养同时行药敏试验。

## 六、治疗

### （一）去除诱因

若有糖尿病应给予积极治疗，及时停用广谱抗生素，雌激素及类固醇激素。

### （二）一般处理

重者可用3%硼酸水溶液冲洗阴道1次，减少阴道分泌物或外阴瘙痒。

### （三）抗假丝酵母菌

局部用药治疗咪康唑栓剂克霉唑栓剂及制霉菌素栓剂。症状严重者也可选用硝酸咪康唑软膏、3%克霉唑软膏或复方康纳乐霜等同时涂抹外阴。

### （四）复发性病例

病人经治疗临床症状及体征消失，真菌学检查阴性后又出现真菌学证实的症状称为复发，若1年内发作4次或以上称为复发性外阴阴道假丝酵母菌病（RVvC）。应该进行强化治疗，坚持巩固治疗6个月。也可酌情选择口服抗真菌药物，但是应注意药物副作用，一旦发现副作用，立即停药。

### （五）预防及随访

1.假丝酵母菌外阴阴道炎可通过性交传染，治疗期间应避免性生活或采用避孕套。

2.避免厕所、盆具、毛巾、浴室交叉感染。

3.孕妇以局部用药为宜。

## 七、基层医疗机构健康管理

根据上述定义，按照如下分级诊疗参考指南实施救治

### （一）基层筛查方法及流程

一般发现外阴瘙痒，外阴、阴道灼痛，尿频、尿痛及性交痛等不适，发现阴道分泌物增多、性状的改变，如分泌物呈白色豆渣样或者凝乳样、泡沫状黄白稀薄脓性液体等，应及时到基层医院就诊。基层医院可通过询问病人的发病诱因、临床表现、病程演变，妇科检查发现阴道及宫颈阴道部黏膜红肿、异常的分泌物，及分泌物检查结果等，可初步判断是否有阴道炎症或外阴炎症。根据分泌物检查结果，制定治疗方案。对于治疗不满意或诊断不明确者转上级医院进一步检查或处理。

### （二）基层首诊

已确诊为阴道炎的病人，可采用药物、坐浴、阴道冲洗、阴道上药、切开引流等治疗。如有前庭大腺囊肿，可切开引流。

### （三）转诊标准

基层医院经药物、坐浴、阴道冲洗、阴道上药、切开引流等治疗后，治疗效果欠佳，炎症反复，迁延不愈，或可疑支原体、衣原体等特殊感染者，及合并多种病原体感染者，转至上级医院进一步治疗。

### （四）下转后健康管理注意事项

1.经上级医院治疗后，阴道炎症状好转但尚未痊愈者，可转回基层医院继续原药物足量、足疗程治疗。

2.日常生活需注意：滴虫性阴道炎需夫妻同治，避免无保护的性交，注意内衣、床品的消毒等，避免阴道炎、外阴炎的复发。

3.复查。停药3天后，复查白带常规。

# 第2章 盆腔炎性疾病

## 一、定义

盆腔炎性疾病（PID）指女性上生殖道及其周围组织的炎症。

主要有子宫内膜炎、输卵管炎、输卵管卵巢脓肿、盆腔腹膜炎，最常见的是输卵管炎。急性盆腔炎发展可引起弥漫性腹膜炎、败血症、感染性休克，严重者可危及生命。若急性盆腔炎未能得到及时正确的治疗，则可由于盆腔粘连、输卵管堵塞，导致不孕、输卵管妊娠、慢性盆腔痛、炎症反复发作等盆腔炎性疾病的后遗症。

## 二、分类

子宫内膜炎、输卵管炎、输卵管卵巢脓肿、盆腔腹膜炎。

## 三、临床症状及病因

1.容易出现疲劳。

2.腹痛。有盆腔炎的病人时常会出现腹部轻微坠痛现象，并且会伴有发热、心率加快等症状，长此以往使病人的分泌物转变为有异味的黄色分泌物。

3.不孕。会导致输卵管黏膜受到损伤，甚至出现粘连，诱使管腔出现阻塞，其丧失运输功能，使其不能受孕，因此很多盆腔炎病人都会出现不育症状。

4.月经失调。患有盆腔炎会让子宫内膜受到不同程度的损坏，从而导致女性月经稀少，甚至有些严重的病人还会出现闭经。

5.下生殖道主要是下生殖道的性传播疾病，如淋病奈瑟菌性宫颈炎以及细菌性阴道病与盆腔密切相关，附近器官炎症直接延伸，如阑尾炎、腹膜炎等延伸至盆腔。

6.性生活不洁过早进行性生活，或者不注意性生活清洁，细菌很轻易侵入女性体内，导致盆腔炎。性生活开始时间越早，盆腔炎的发生率越高。

7.人流、临产、妇科手术宫腔内手术操作后感染：如刮宫术、输卵管通液术、子宫输卵管造影术、宫腔镜查看、人流、放置宫内节育器等。

## 四、临床表现

1.腹痛　一般为下腹痛，弥漫性腹膜炎为全腹痛。

2.发热　严重者出现高热伴畏寒、寒战、头痛、食欲缺乏。

3.阴道分泌物　增多脓性或脓血性白带，月经期病人出现经量增多、经期延长。

4.消化系统症状　恶心、呕吐、腹胀、腹泻等。

5.膀胱直肠刺激症状　排尿困难，尿急、尿频、里急后重和排便困难。

6.全身检查　急性病容，体温高，心率快，腹胀，下腹部肌紧张、压痛、反跳痛，肠鸣音减弱或消失。

7.妇科检查　阴道可有充血，宫颈举痛，宫颈口可有脓性分泌物流出；子宫稍大，有压痛，一侧或两侧附件增厚，压痛明显，扪及包块；宫骶韧带增粗、触痛；若有脓肿形成且位置较低时，可扪及穹窿肿块且有波动感。

## 五、辅助检查

1.B超　检查可有一侧或两侧附件液性包块。

2.子宫输卵管造影　检查输卵管纡曲、阻塞或通而不畅。

3.腹腔镜检查　盆腔粘连，输卵管积水、伞端闭锁。

## 六、诊断

### （一）病史

常有产后、流产后或盆腔手术感染史，或有月经期卫生不良、放置宫内节育器、慢性盆腔炎及不良性生活史等。

### （二）临床表现

下腹痛、发热、阴道分泌物增多、膀胱直肠刺激症状，腹膜刺激征阳性，宫颈举痛，宫颈口可有脓性分泌物流出；子宫稍大，有压痛，附件增厚，压痛明显，可扪及包块。

**（三）辅助检查**

1.白细胞及中性粒细胞升高，血沉增快，C反应蛋白增高。

2.血液培养，宫颈管分泌物和后穹穿刺物涂片，免疫荧光检测，病原体培养及药物敏感试验等。

3.后穹穿刺抽出脓液有助于盆腔炎的诊断。

4.B超可发现输卵管卵巢脓肿（tuboovarian abscess，TOA）、盆腔积脓。

5.腹腔镜可看见输卵管表面充血、管壁水肿、伞部或浆膜面有脓性渗出物，取分泌物做病原体培养和药敏最准确。

**（四）盆腔炎性疾病诊断标准**

1.最低标准　宫颈举痛或子宫压痛或附件区压痛。

2.附加标准　体温超过38.3°C（口表）；宫颈或阴道异常黏液脓性分泌物；阴道分泌物湿片出现大量白细胞；红细胞沉降率升高；血C-反应蛋白升高；实验室证实的宫颈淋病奈瑟菌或衣原体阳性。

3.特异标准　子宫内膜活检组织学证实子宫内膜炎；阴道超声或MRI显示输卵管增粗，输卵管积液，伴或不伴有盆腔积液、输卵管卵巢肿块，或腹腔镜检查发现盆腔炎疾病征象。

## 七、鉴别诊断

急性盆腔炎需与急性阑尾炎、输卵管妊娠流产或破裂、卵巢囊肿蒂扭转或破裂相鉴别。

## 八、治疗

根据病人情况选择治疗方式。若病人一般状况好，症状轻，有随访条件，可在门诊治疗；若病人状况差，症状重，诊断不清及门诊疗效不佳，或已有盆腔腹膜炎成TOA，均应住院治疗。

**（一）一般治疗**

1.卧床休息，半卧位。

2.高热量、高蛋白、高维生素流食或半流食，补充水分，纠正电解质紊乱，必要时少量输血。

3.高热采用物理降温，腹胀需行胃肠减压。

4.避免不必要的妇科检查以免炎症扩散。

5.重症病例应严密观察，及时发现感染性休克。

**（二）抗感染治疗**

最好根据药敏试验选择敏感抗生素，但实验室检查结果出来之前应根据经验选抗感染药物。由于急性盆腔炎常为需氧菌、厌氧菌及衣原体等的混合感染，故常需联合应用覆盖需氧菌、厌氧菌及衣原体的抗菌药物。抗感染治疗2d后，如疗效肯定，可继续用药；如疗效不佳，可根据药敏结果调整用药。

1.病情较轻、能耐受口服者，可选择喹诺酮类，同时加服甲硝唑；也可选用青霉素族、头孢菌素族、大环内酯类、林可霉素等抗生素。

2.病情较重者，以静脉滴注给药为宜，根据病人情况、药物抗菌谱和配伍禁忌选择用药方案。

3.手术治疗主要针对抗感染控制不满意的盆腔脓肿和TOA，尤其是脓肿破裂者。手术以清除病灶为主。若盆腔脓肿位置较低，可考虑经阴道后穹切开引流。

**（三）中药治疗**

可选活血化瘀、清热解毒的药剂如银翘解毒汤、安宫牛黄丸等。

## 九、预防

1.严格掌握妇科手术指征，做好术前准备；术中注意无菌操作；术后做好护理，预防感染。

2.提倡安全性行为，减少性传播疾病的发生。

3.及时、正确诊断治疗下生殖道感染。

4.注意性生活卫生，经期禁止性交。

5.在48h内做出急性盆腔炎的诊断及治疗，将明显降低盆腔炎性疾病后遗症的发生率。

## 十、并发症

1.复发性盆腔炎。

2.不孕。

3.宫外孕。

4.腹痛。

5.输卵管-卵巢囊肿。

6.肝周围炎。

7.骶髂关节炎。

## 十一、预后

1.对于药物治疗的病人，应在72h内随诊，在此期间病情无好转者，需进一步检查以及手术治疗。

2.建议对于沙眼衣原体和淋病奈瑟菌感染的盆腔炎疾病病人，还应在治疗结束后4～6周时重新筛查上述病原体。

3.入院后经积极治疗，48～72h后效果不明显或脓肿增大。

4.脓肿位于正中，突向后穹窿，仅靠阴道壁，波动明显，可先行后穹窿阴道切开引流，若引流不充分或症状不好转者。

5.脓肿破裂。

6.肠梗阻。

7.包块存在，诊断不清。

## 十二、基层医疗机构健康管理

根据上述定义，按照如下分级诊疗参考指南实施救治。

**（一）基层筛查方法及流程**

一般如接诊病人中有下腹部坠痛、伴有发热、心率加快等症状，分泌物有异味、呈黄色等不适，伴有月经失调等病史，尤其是询问病史有性生活不洁史、过早进行性生活，或者不注意性生活清洁，人流、放置取出宫内节育器、妇科宫腔内手术操作后病史的病人，应考虑诊断为盆腔炎性疾病，进行症状、体征进一步问诊，必要时行阴道分泌物检测、血常规、血清C-反应蛋白、红细胞沉降速率检测、子宫内膜活检、超声检测。

**（二）基层首诊**

已确诊为盆腔炎性疾病的病人，轻症病人（腹痛轻微，无发热、盆腔脓肿形成、无腹膜炎体征）可于基层医院给予口服或静点抗生素治疗。

**（三）转诊标准**

如果病人病情严重（腹痛严重，发热，盆腔脓肿形成，腹膜炎体征）、一般情况差者，或经基层治疗无效者，有盆腔腹膜炎或输卵管卵巢脓肿，或诊断不清者，可转上级医院进一步明确诊断及治疗。

**（四）下转后健康管理注意事项**

病人经上级医院治疗后病情好转，可下转基层医院继续治疗。

1.注意休息，合理饮食，少吃辛辣食物，保持愉快心情，注意个人卫生，避免劳累，积极锻炼身体，增强抵抗力。

2.治疗期间，避免性生活。

3.注意应用抗生素的副反应，如恶心呕吐、腹泻、过敏反应、造成念珠菌感染等二重感染、白细胞下降等。

4.定期复查，停药后一个月复查妇科超声、白带检查、妇科检查、血常规等。

# 第3章　子宫内膜异位症

## 一、定义

子宫内膜异位症（内异症）是指子宫内膜组织（腺体和间质）在子宫腔被覆内膜及子宫肌层以外的部位出现而引起的疾病。异位内膜可侵犯全身任何部位，但绝大多数位于盆腔脏器和壁腹膜，以卵巢、宫骶韧带最常见。临床主要表现为持续性加重的盆腔粘连、下腹痛、痛经、不孕、月经异常等。超声、腹腔镜检查可以辅助诊断，病理检查方可确诊。

## 二、流行病学

流行病学调查显示，育龄期是子宫内膜异位症的高发年龄，其中76%在25～45岁，与子宫内膜异位症是激素依赖性疾病的特点相符。有报道称绝经后用激素补充治疗的妇女也有发病者。生育少、生育晚的妇女发病明显高于生育多、生育早者。近年来发病率呈明显上升趋势，与社会经济状况呈正相关，与剖宫产率增高、人工流产与宫腹腔镜操作增多有关，在慢性盆腔疼痛及痛经病人中的发病率为20%～90%，25%～35%不孕病人与内异症，妇科手术中有5%～15%病人被发现有内异症存在。

## 三、临床病理类型

1.腹膜型或腹膜子宫内膜异位症指盆腔腹膜的各种内异症种植灶。

2.卵巢型或卵巢子宫内膜异位囊肿病灶局限于卵巢。

3.深部浸润子宫内膜异位症病灶浸润深度≥5mm，包括宫骶韧带、阴道直肠窝直肠结肠壁、阴道穹窿、输尿管、膀胱等。

4.其他部位的子宫内膜异位症L（肺）类、S（瘢痕）类、A（腹壁）和P（会阴）类，包括瘢痕内异症（腹壁切口及会阴切口）以及其他少见的、远处内异症。

## 四、发病机制

子宫内膜异位症发病机制尚未完全明了，以Sampson经血逆流种植、体腔上皮化生以及诱导学说为主导理论。

## 五、临床表现

1.*盆腔疼痛*　70%～80%不同程度的盆腔疼痛，与病变程度不完全平行，可以表现为痛经（多为继发性）、非经期腹痛（慢性盆腔痛，CPP）、性交痛以及大便困难、疼痛。

2.*不育*　40%～50%的病人合并不育。

3.*盆腔包块*　17%～44%的病人合并盆腔包块（内膜异位囊肿）。

4.*特殊部位内异症*　可出现受侵脏器的特有症状，如便血、尿频、尿痛、血尿及经期咯血及气胸等。

5.*盆腔检查*　双侧宫骶韧带、子宫直肠窝或后穹窿可触及触痛结节。可同时有子宫后位、活动度差，附件囊性不活动的包块。

## 六、辅助检查

### （一）血CA125检查

CA125升高更多见于重度内异症、盆腔有明显严重反应、盆腔深部浸润、合并内异症囊肿破裂或腺肌症者。

### （二）影像学检查

1.*超声波*　主要对卵巢内膜异位囊肿的诊断有价值，典型的卵巢内膜异位囊肿的超声波影像为无回声区内有密集光点。

2.CT及MRI　对卵巢内膜异位囊肿、盆腔外内异症以及对深部浸润病变的诊断和评估有意义。

## 七、诊断

### （一）腹腔镜

腹腔镜是目前诊断内异症的通行方法。诊断的依据主要基于腹腔镜下病灶的形态，难以全部经病理证实。

### （二）非手术诊断

包括疼痛（痛经、CPP、性交痛）、不育、盆腔检查、超声波检查及血清CA125检测5项，任何3项指标阳性都有很高的阳性预测值。

## 八、鉴别诊断

### （一）卵巢恶性肿瘤

早期无症状，有症状时多呈持续性腹痛、腹胀，病情发展快，一般情况差。彩超可显示包块为混合性或实性，血清CA125值多显著升高，多大于100U/ml。腹腔镜检查或剖腹探查可鉴别。

### （二）盆腔炎性包块

多有急性或反复发作的盆腔感染史，疼痛无周期性，平时亦有下腹部隐痛，可伴发热和白细胞增高等，抗生素治疗有效。

### （三）子宫腺肌病

痛经症状与内异症相似，但多位于下腹正中且更剧烈，子宫多呈均匀性增大，质硬，经期检查时子宫触痛明显，此病常与内异症并存。

## 九、治疗

### （一）治疗目的

减灭和消除病灶，减轻和消除疼痛，改善和促进生育，减少和避免复发。

### （二）治疗方法

分为手术治疗、药物治疗、介入治疗、中药治疗以及辅助生育治疗等。

1. *手术治疗*　目的为切除病灶、恢复解剖，分为保守性、半保守性手术以及根治性手术。

（1）保守性手术：保留病人的生育功能，手术尽量切除肉眼可见的病灶、剔除卵巢内膜异位囊肿及分离粘连。适合年龄较轻、病情较轻或者需要保留生育功能者。

（2）根治性手术：切除全子宫及双附件以及所有肉眼可见的病灶。适合年龄较大、无生育要求、症状重或者复发经保守手术或药物治疗无效者。

（3）半保守手术：切除子宫，但保留卵巢。主要适合无生育要求症状重或者复发经保守手术或药物治疗无效，但年龄较轻希望保留卵巢内分泌功能者。

2. *药物治疗*　治疗的目的是抑制卵巢功能，阻止内异症的生长，减少内异症病灶的活性以及减少粘连的形成。可供选择的药物主要分为口服避孕药、高效孕激素、雄激素衍生物以及GnRH-a四大类。

3. *手术与药物联合治疗*　手术治疗前给予3～6个月的药物治疗，使异位病灶缩小、软化，有利于缩小手术范围和手术操作，对于保守性手术、手术不彻底、术后疼痛不缓解者，术后给予6个月的药物治疗，推迟复发。

## 十、预防

### （一）防止经血逆流

及时发现并治疗引起经血潴留的疾病，如先天性生殖道畸形、闭锁、狭窄和继发性宫颈粘连、阴道狭窄等。

### （二）药物避孕

口服避孕药可抑制排卵、促使子宫内膜萎缩，内异症的发病风险有所下降，对有高发家族史、容易带节育器妊娠者，可以选择。

### （三）防止医源性异位内膜种植

尽量避免多次的宫腔手术操作。月经前禁做输卵管通畅试验，以免将内膜碎屑推入腹腔。宫颈及阴道手术如冷冻、电灼、激光和微波治疗及整形术等均不宜在经前进行。人工流产吸宫术时，宫腔内负压不宜过高，避免突然将吸管拔出，使宫腔血液和内膜碎片随负压被吸入腹腔。

## 十一、手术主要并发症

### （一）肠道损伤

主要为直肠损伤子宫内膜症广泛粘连时，异位病灶也可侵润肠壁深肌层，甚至黏膜层，在分离粘连时，损伤肠道。

### （二）输卵管损伤

子宫内膜异位病灶在盆腔内广泛浸润、广泛粘连时，卵巢悬韧带缩短，输卵管可能向前移位，在处理卵巢悬韧带时，如未探明输卵管走向，易误伤输卵管。另外，阔韧带内巨大子宫内膜异位囊肿，可挤压输卵管，使其移位，甚至移位于囊肿表面；输尿管变细甚至无管状表现，术中如不仔细分离辨认有可能误伤或误切。

缝合阔韧带后叶或电灼盆底病灶时，亦有可能损伤输尿管。术中见损伤后尿液溢出或输尿管断端在术中可能发现，如术中不能发现，术后出现输尿管漏。若输尿管被结扎，可见上段输尿管扩张。

输尿管电损伤或缺血坏死，一般于术后3～5d出现尿漏，表现为阴道漏尿和腹膜刺激症状。

### （三）出血

多见于分离盆腔内广泛粘连，卵巢悬韧带处理不当或输卵管系膜出血。子宫内膜异位症致盆腔内广泛粘连、充血，在分离粘连时，创面出血。有时也可损伤卵巢悬韧带内血管壁造成大量的出血。因粘连、炎症，卵巢悬韧带增粗，血管怒张，组织充血、质脆。可因钳夹、缝扎不牢或漏扎血管而导致出血；也可由于结扎线滑脱或卵巢悬韧带中的卵巢血管退缩而造成出血。输卵管系膜出血主要有缝合结扎不牢或漏扎引起，在行卵巢异位囊肿剔除术时，若剥离面层次不对，创面可出现较活跃的出血；囊肿根部血管丰富，未先行结扎而切断，血管回缩，再次止血困难，可造成出血。

## 十二、预后

如果单纯采用腹腔镜手术治疗，很难彻底清除输尿管内病灶、非典型病灶以及一些微小的病灶，这些残存的微小病灶在雌激素的作用下会发挥分泌功能，影响盆腔内微环境，也可能损伤输卵管及其正常功能，导致病人复发。腹腔镜术后3～6个月辅助药物进行巩固治疗、可促进术后残存病灶萎缩、坏死，减少术后复发的发生。综上所述，子宫内膜异位症病人采用腹腔镜手术后辅助药物治疗的效果良好，可有效降低不良反应的发生率，减少复发，改善病人预后。

## 十三、基层医疗机构健康管理

### （一）基层筛查方法及流程

一般病人如有持续性加重的盆腔下腹痛、痛经、不孕、月经异常等症状，应及时到基层医院就诊，基层医院可通过问诊（平时有无痛经，严重程度，平时有无慢性腹痛）、查体（双合诊后穹窿有无触痛结节、附件区有无包块）、超声有无提示包块、查CA125是否升高等初步判断是否有子宫内膜异位症可能。

### （二）基层首诊

已确诊病人，如为单纯痛经、月经异常者，可予止疼或口服避孕药等药物治疗。经治疗，上述症状大部分病人可缓解；如为缓解或症状加重，立即转至上级医院进一步治疗。

### （三）转诊标准

出现下列情况之一，转至上级医院：

1.年轻病人痛经合并不孕者。

2.超声提示卵巢巧克力囊肿者。

3.对于深部浸润子宫内膜异位症（双合诊后穹窿有触痛结节）、特殊部位病灶、诊断不清、合并高血压、糖尿病等其他疾病或无条件手术者。

4.超声提示有肾积水者或肾功受损者。

5.经期有便血症状者。

### （四）下转后健康管理注意事项

在上级医院治疗后，如病情稳定，且无并发症者，可下转到基层医院治疗和随诊。

1.术后禁性生活1个月，1个月后复查彩超、妇科检查、CA-125。如无异常，可6个月复查一次。

2.如为年轻有生育要求病人，应尽早怀孕；术后也可给予GnRH-a皮下注射3～6针，每28天皮下注射一针，同时，适量补充雌激素和钙片，预防和治疗药物主要副作用（潮热、阴道干涩、性欲降低、抑郁、骨质丢失等绝经症状，一般在停药后逐渐消失）。

3.如为无生育要求女性，可周期口服避孕药6个月或放置曼月乐环（5年后可取出），进一步降低子宫内膜异位症复发率。上曼月乐环期间，应每年复查子宫超声，了解环的位置，如果月经量无明显减少、痛经不减轻，应及时行取环术。

# 第4章　盆腔脏器脱垂

女性盆底支持组织因退化、创伤等因素导致其支持薄弱，从而发生盆底功能障碍。其治疗与否取决于是否影响病人的生活质量，可给予非手术治疗和手术治疗。盆腔器官脱垂分度（POP-Q分度法），见表19-4-1。

表19-4-1　盆腔器官脱垂POP-Q分度

| 分度 | 内容 |
|---|---|
| 0 | 无脱垂，Aa、Ap、Ba、Bp均在－3cm处，C、D点位置在阴道<br>总长度和阴道总长度－2cm之间，即C或D点量化值＜（TVL2cm） |
| Ⅰ | 脱垂最远端在处女膜平面上＞11cm，即量化值＜－1cm |
| Ⅱ | 脱垂最远端在处女膜平面上＜11cm，即量化值＞－1cm，但＜＋1cm |
| Ⅲ | 脱垂最远端超过处女膜平面＞1cm，但＜阴道总长度－2cm，即量化值＞11cm，但＜（TVL－2cm） |
| Ⅳ | 下生殖道全长外翻，脱垂最远端，即宫颈或阴道残端脱垂超过阴道总长度－2cm，即量化值＞（TVL－2cm） |

## 一、定义

盆腔脏器脱垂是指支持盆腔脏器的韧带受损，盆腔脏器及生殖道脱离正常位置向外阴方向下垂所导致的疾病。是中老年女性的常见病，主要包括阴道壁脱垂和子宫脱垂。

## 二、分类

根据发生不同的部位分为阴道前壁脱垂、阴道后壁脱垂、阴道旁缺陷和子宫脱垂。多部位经常同时存在。

## 三、病因及发病机制

比较公认的致病因素有：妊娠、分娩损伤、腹压增加、先天性缺陷、衰老、长期负重等，这些因素造成了盆腔支持组织如韧带、筋膜、肌肉和神经组织的损伤，进而导致盆腔脏器脱垂的发生。

## 四、诊断标准

### （一）子宫脱垂

以病人平卧用力屏气时子宫下降的程度，将子宫脱垂分为3度。

1. Ⅰ度

轻型：为宫颈外口距处女膜缘＜4cm，未达处女膜缘。

重型：为宫颈外口达处女膜缘，未超出处女膜缘，检查时阴道口可见宫颈。

2. Ⅱ度

轻型：为宫颈已脱出阴道口，宫体仍在阴道内。

重型：为宫颈及部分宫体已脱出阴道口。

3. Ⅲ度

宫颈及宫体全部脱出至阴道口外。

### （二）膀胱脱垂、直肠脱垂

脱垂的分度以病人平卧时用力屏气时阴道前后壁脱垂的程度分度

1. Ⅰ度　阴道壁达处女膜缘，但未脱垂于阴道外。
2. Ⅱ度　部分阴道壁已脱垂于阴道外。
3. Ⅲ度　阴道壁已全部脱垂于阴道外。

目前正逐步实行量化分期法（POP-Q分期法）。POP-Q分期法的核心内容是对盆腔脏器的相对位置按照6点3线进行测量和描述。

# 第一节　阴道前壁脱垂（膀胱、尿道脱垂）

## 一、定义

阴道前壁脱垂是指膀胱和尿道的脱出，常伴随排尿功能的紊乱。轻度脱出一般无症状，严重脱出时可出现尿排不净感。病人为了将尿排净，常需压迫阴道或用手还纳脱垂的组织。

## 二、分类

### （一）Ⅰ度

阴道前壁形成球状物，向下突出，大处女膜缘，但仍在阴道内。

### （二）Ⅱ度

阴道壁展平或消失，部分阴道前壁突出与阴道口外。

### （三）Ⅲ度

阴道前壁全部突出于阴道口外。

## 三、病因

女性生殖器官包括盆底肌、筋膜以及子宫韧带，因损伤而发生撕裂，或因其他原因造成阴道前壁脱出。

## 四、发病机制

先天性盆底结构发育不全，慢性咳嗽均可导致脱垂。

## 五、临床表现

1.腰酸、久立后加重。

2.自诉外阴部有肿物脱出，或扪及包块，卧床休息后缩小。

3.有压力性尿失禁症状，常在大笑、咳嗽等增加腹压的情况下有尿液溢出。或有排尿困难妇科检查：视诊可见尿道膨出，常伴有陈旧性会阴裂伤见阴道前壁有半球形物膨出，突出包块为阴道前壁柔软而边界不清。

## 六、实验室检查

1.尿常规检查以排除病人有无泌尿系感染。

2.阴道细胞学刮片估计成熟指数，评价病人的雌激素水平。

3.尿液动力学检查再行实验前，要用子宫托放入阴道内，减轻脱垂。如有压力性尿失禁或排空障碍需进行该项检查。

## 七、辅助检查

### （一）内镜检查

对完全排空的膀胱功能进行评估，排尿后及时测量残余量。

### （二）超声检查

测残余尿量情况。

## 八、诊断

在膀胱充盈的情况下，病人取截石位检查外生殖器，如果没有发现相应的体征或不能肯定最大脱垂的程度，则行站立体位检查。如没有发现明显的脱出组织，轻轻分开小阴唇，暴露前庭和处女膜，评估会阴体的完整性，并估计脱出组织的大小。用窥器后叶压迫阴道后壁有助于暴露阴道前壁，然后让病人用力屏气或用力咳嗽，观察盆腔器官的脱出，并有助于鉴别侧壁缺损与中央缺损。

## 九、鉴别诊断

1.尿道和膀胱肿瘤膀胱脱出柔软可还纳，而肿瘤则坚硬固定。

2.尿道憩室巨大的尿道憩室似膀胱脱出，但往往偏向一侧有触痛，压迫肿块，可自尿道口溢出脓性分泌物。

3.小肠膨出极少数子宫切除者，小肠可自阴道前壁膨出。可将探针经尿道插入膀胱脱出区、再以手经阴道触摸探针顶部，可以感觉膀胱壁与阴道壁之间有增厚的组织。

## 十、预防

预防和治疗腹压增加的疾病，避免重体力劳动。提高产科助产质量，避免难产及比较困难阴道助娩。

## 十一、治疗

加强缩肛运动等功能训练，增强盆底肌肉的收缩力。有条件者，可行盆底生物反馈或电刺激训练，以增强疗效。适当注意休息，尽量避免长时间增加腹压的活动。有症状的轻度病人以及Ⅱ期、Ⅲ期脱垂者可行阴道前壁修补术。

## 十二、手术主要并发症

1.阴道前壁血肿或出血最常见，主要是解剖路径不熟。

2.周围脏器的损伤分离阴道前壁与膀胱间隙时，解剖层次不清，损伤膀胱、尿道；进行一、二点穿刺时，膀胱分离不充分，或穿刺方向不正确，由穿刺针损伤膀胱、尿道；放置拉钩造成的损伤：多发生在直肠旁间隙的下部。

3.术后的疼痛血肿形成压迫神经、穿刺损伤神经肌肉等有关，大部分会逐渐减轻或消失，少数病人疼痛持续。

4.下肢静脉血栓的形成由于盆底手术的病人多数年龄较大，又需要卧床休息较长时间，易形成下肢静脉血栓。

5.感染无菌操作不严格；组织损伤过大；渗液、出血引流不畅；原发感染灶及易感体质。

6.其他并发症如膀胱脱垂、尿道梗阻、排尿不畅、严重者发生排尿困难。有残余尿易并发膀胱炎，少数脱垂病人合并肾积水。

## 十三、预后

在阴道前壁修补后，经常发生尿潴留、排空困难。这种情况常见于在术前有排空功能紊乱者，术后到自然排空功能恢复需要6周左右。还有部分病人术后出现性生活问题，部分病人术后性生活得以改善，部分受到影响，前者常见于压力性尿失禁者，后者见于阴道会阴体修补术病人。

## 十四、基层医疗机构健康管理

根据上述定义，按照如下分级诊疗参考指南实施救治：

### （一）基层筛查方法及流程

一般病人有自觉阴道口脱出包块、尿失禁等症状，应及时到基层医院就诊。轻度阴道前壁脱垂一般无症状，严重脱出时可出现尿排不净感。通过问诊、查体等初步诊断盆腔器官功能障碍并对其进行分期。

### （二）基层首诊

对于Ⅰ度且无明显症状者可予非手术疗法，如加强缩肛运动等功能训练，增强盆底肌肉的收缩力。有条件者，可行盆底生物反馈或电刺激训练，以增强疗效。经上述治疗后，脱垂症状无改善或明显加重者，转上级医院进一步诊治。

### （三）转诊标准

出现下列情况之一，转至上级医院：

1.Ⅰ度病人经非手术治疗后，病人症状加重者。

2.Ⅱ度、Ⅲ度病人。

3.对于有高血压、糖尿病等合并症的高龄手术病人。

### （四）下转后健康管理注意事项

在上级医院治疗后，如病情稳定，且无并发症者，可下转到基层医院治疗和随诊。

1.保持外阴清洁，多喝水，勤排尿。

2.出院1周后，复查血、尿常规，妇科检查，禁性生活3个月。

3.应改善饮食习惯，多食蔬菜水果，适当活动避免长期便秘，及时治疗呼吸道疾病，减轻慢性咳嗽症状，如有咳嗽症状时可使用腹带以减轻腹压；如果出现阴道出血多、腹痛腹坠、尿失禁、尿潴留等症状，及时就诊。

4.对于合并高血压、糖尿病病人，术后定期复查血压、血糖，及时调整药物。

# 第二节　阴道后壁脱垂（直肠脱垂）

## 一、定义

阴道后壁脱垂又是直肠脱垂，主要是由于耻骨尾骨肌纤维断裂所致。

## 二、分类

主要分为直肠脱垂和肠脱垂。

## 三、病因

阴道分娩时损伤是其主要原因。分娩后，若受损的耻尾肌、直肠阴道筋膜等盆底支持组织未能修复，直肠向阴道后壁中段逐渐脱出，在阴道口能见到脱出的阴道后壁黏膜，称直肠脱出。阴道穹窿处支持组织薄弱可形成直肠子宫陷凹疝，阴道后穹窿向阴道内脱出，甚至脱出至阴道口外内有小肠，称肠脱出。

## 四、发病机制

部分早发更年期（卵巢早衰）或绝经期当卵巢功能逐渐衰退，雌激素水平下降，生殖器的支持结构的功能减弱时，会发生脱垂或加重原有的脱垂程度。此外，先天性支持结构发育不全，慢性咳嗽均可导致脱垂。

## 五、临床表现

轻者无明显症状，重者感到排便困难。妇科检查可见阴道后壁膨出，肛诊时手指伸入直肠由阴道翻出。

## 六、实验室检查

### （一）尿常规检查

以排除病人有无泌尿系感染。

### （二）阴道细胞学刮片

估计成熟指数，评价病人的雌激素水平。

### （三）尿液动力学检查

在行实验前，要用子宫托放入阴道内，减轻脱垂。如有压力性尿失禁或排空障碍需进行该项检查。

## 七、辅助检查

### （一）内镜检查

对完全排空的膀胱功能进行评估，排尿后及时测量残余量。

### （二）超声检查残余尿量情况

## 八、诊断

检查时，见阴道后壁呈半球块状物膨出，肛诊时指端向前可进入凸向阴道的盲袋内。病人多伴有陈旧性会阴撕裂。

## 九、鉴别诊断

阴道后壁脱垂可分为先天性和后天性两类。后天性多由于子宫切除术中对子宫骶韧带处理不当，或分娩后耻尾骨肌纤维的松弛而伴随子宫脱垂发生。肠脱出轻者一般无症状，严重时病人有下坠感，用力或站立时感到有物自阴道向下突出，卧床时消失。行三合诊检查时可感到在阴道较高部位自上而下有物脱出，在阴道与直肠两指之间有滑动的肠管可诊断为肠脱出。

## 十、预防

预防和治疗腹压增加的疾病，避免重体力劳动。提高产科质量，避免困难阴道助娩。

## 十一、治疗

轻者可加强缩肛运动，以增强盆底支撑力。有条件者，可行盆底生物反馈或电刺激训练，以增强疗效。重者需行阴道后壁及会阴修补术，如有肠疝应缝合疝囊。

## 十二、手术主要并发症

### （一）阴道后壁血肿或出血

最常见，主要是解剖路径不熟。

### （二）周围脏器的损伤

分离阴道后壁与直肠间隙时，解剖层次不清，损伤直肠；进行穿刺时，直肠分离不充分，或穿刺方向不正确，由穿刺针损伤直肠；放置拉钩造成的损伤多发生在直肠旁间隙的下部。

### （三）术后疼痛

血肿形成压迫神经、穿刺损伤神经肌肉等有关，大部分会逐渐减轻或消失，少数病人疼痛持续。

### （四）下肢静脉血栓

由于盆底手术的病人多数年龄较大，又需要卧床休息较长时间，易形成下肢静脉血栓。

### （五）感染

无菌操作不严格；组织损伤过大；切口局部渗液、出血引流不畅；原发感染灶及易感体质。

## 十三、预后

绝经后，阴道黏膜萎缩者，建议术后局部使用雌激素制剂，每周2次，至少6个月以上；术后建议规律随访，及时发现复发，处理手术并发症。

## 十四、基层医疗机构健康管理

根据上述定义，按照如下分级诊疗参考指南实施救治：

### （一）基层筛查方法及流程

轻者无明显症状，重者感到排便困难。妇科检查可见阴道后壁膨出，肛诊时手指伸入直肠由阴道翻出。轻度阴道后壁脱出一般无症状，严重脱出时可出现大便排不净感。通过问诊、查体等初步诊断盆腔器官功能障碍并对其进行分期。

### （二）基层首诊

对于Ⅰ度且无明显症状者（排便困难），可予非手术疗法，如加强缩肛运动等功能训练，增强盆底肌肉的收缩力。有条件者，可行盆底生物反馈或电刺激训练，以增强疗效。经上述治疗，脱垂症状未改善或明显加重者，立即转至上级医院进一步诊治。

### （三）转诊标准

出现下列情况之一，转至上级医院：

1. Ⅰ度病人经非手术治疗后，病人症状加重者。
2. Ⅱ度、Ⅲ度病人。
3. 对于有高血压、糖尿病等合并症的高龄手术病人。

### （四）下转后健康管理注意事项

在上级医院治疗后，如病情稳定，且无并发症者，可下转到基层医院治疗和随诊。

1. 保持外阴清洁、大便通畅。
2. 出院1周后复查血尿便常规、妇科检查，禁性生活3个月。
3. 应改善饮食习惯，多食蔬菜水果，适当活动避免长期便秘，及时治疗呼吸道疾病，减轻慢性咳嗽症状，如有咳嗽症状时可使用腹带以减轻腹压；如果出现阴道出血多、腹痛腹坠、便血等症状，及时就诊。
4. 对于合并高血压、糖尿病病人，术后定期复查血压、血糖，及时调整药物。

# 第三节 子宫脱垂

## 一、定义

子宫从正常位置沿阴道下降，子宫颈外口达坐骨棘水平以下，甚至子宫全部脱出于阴道口外，称为子宫脱垂。

## 二、分类

1. Ⅰ度

①轻型 宫颈外口距处女膜缘＜4cm，为达处女膜缘。

②重型 宫颈已达处女膜缘，阴道口可见子宫颈。

2. Ⅱ度

①轻型 宫颈脱出阴道口，宫体仍在阴道内。

②重型 部分宫体脱出阴道口。

3. Ⅲ度 宫颈与宫体全部脱出阴道口外。

## 三、病因

### （一）分娩损伤

是子宫脱垂发病的主要原因，妊娠、分娩，特别是产钳或胎吸困难的阴道分娩，可能会使盆腔筋膜、子宫主骶韧带和盆底肌肉受到过度牵拉而削弱其支撑力量。

### （二）腹压增加

慢性咳嗽、腹腔积液、频繁的举重物或便秘而造成腹腔内压力增加，可导致子宫脱垂。

### （三）先天性发育异常

未产妇发生子宫脱垂者，系因生殖器官支持组织发育不良所致。

### （四）营养不良

因营养不良造成子宫脱垂者，常伴有胃下垂、腹壁松弛等症状。

### （五）衰老

卵巢功能减退导致雌激素分泌减少，是盆底支持组织变得薄弱、松弛，已发生子宫脱垂，或是原来的脱垂程度加重。

## 四、发病机制

部分早发更年期（卵巢早衰）或绝经期当卵巢功能逐渐衰退，雌激素水平下降，生殖器的支持结构的功能减弱时，会发生脱垂或加重原有的脱垂程度。此外，先天性支持结构发育不全，慢性咳嗽均可导致脱垂。

## 五、临床表现

1.腰骶部疼痛或下坠感，走路、负重、久蹲后症状加重，休息后可减轻。

2.肿物自阴道脱出，腹压增加时脱出，休息卧床后多能回缩。严重者可能需人工还纳。

3.可伴有排尿困难，尿潴留，经常有残余尿，并a-亚麻有反复发作尿路感染或压力性尿失禁。

4.妇科检查

①病人向下屏气，即见子宫颈位置下降，如子宫颈口达坐骨棘水平以下或于阴道口，诊断即可确立。

②检查时除注意子宫脱垂的分度外，还应确定是否伴有膀胱脱垂、直肠脱垂及肠疝。

③观察肿块表面有无糜烂及溃疡等。

④观察会阴有无陈旧性裂伤及程度。

## 六、辅助检查

1.用金属导尿管插入尿道及膀胱，膨出的外阴包块可缩小，并在包块内可触及金属导管，且导尿管中有尿液流出，即可确诊为阴道前壁脱垂。

2.行尿失禁诱发试验，观察有无合并压力性尿失禁。如果诱发试验阳性，即行膀胱颈抬举试验。

## 七、诊断

根据病史及体格检查所见容易确诊。应用窥器进行阴道检查，当压住阴道后壁时，嘱病人向下用力，可显示阴道前壁脱出的程度，以及伴随的膀胱脱出和尿道走形的改变。压住阴道前壁时嘱病人向下用力，可显示肠疝和直肠脱出。直肠检查时区别直肠脱出和肠疝的有效方法。

## 八、鉴别诊断

### （一）尿道肿瘤

女性尿道肿瘤常合并有泌尿系症状，如尿频、尿急、血尿等，查体可见肿物位于尿道内或尿道口周围，阴道前壁可有肿物生长略向后突，阴道后壁及子宫颈位置正常，尿道镜及膀胱镜可明确肿物来源。

### （二）阴道壁肿瘤

可发生于阴道不同的位置，表现为局部突起，肿瘤多为实性，不易推动，不易变形，除肿瘤所在部位外，其他部位阴道壁及宫颈位置正常。

### （三）子宫内翻

指子宫底部向宫腔内陷入，甚至宫颈翻出的病变，这是一种分娩期少见而严重的并发症，多数发生在第3产程。

### （四）子宫黏膜下肌瘤

主要是脱出宫颈口外甚至阴道口的黏膜下肌瘤容

易和子宫脱垂混淆。子宫黏膜下肌瘤多发生于月经过多的病人。

## 九、预防

预防和治疗腹压增加的疾病，避免重体力劳动。提高产科分娩助产质量，避免困难阴道助娩。

## 十、治疗

### （一）非手术治疗

适用于症状较轻的子宫脱垂或因年老体弱及其他疾病不能耐受手术者，可给予非手术治疗。

1.*支持疗法*　增强体质，加强营养，注意适当休息，保持大便通畅，避免重体力劳动及其他增加腹压的因素。治疗慢性咳嗽、腹泻、便秘等。

2.*子宫托*　大小应适宜，放置或取出方便，放入阴道后不易脱落，放置时间为每日早晨放入，晚上临睡前取出，清洗备用。避免阴道黏膜磨损或溃疡。

3.*盆底肌肉训练*　做Kegel训练或生物反馈治疗以及电刺激治疗。

### （二）手术治疗

经非手术治疗无效，或症状明显的子宫脱垂者宜用手术治疗。可根据全身健康情况、年龄等选择适宜的手术方式。

1.*曼氏手术*　宫颈部分切除术加主韧带缩短及阴道前、后壁修补术，适用于年龄较轻，宫颈延长，希望保留生育功能者。

2.*阴式全子宫切除及阴道前、后壁修补术*　适用于子宫脱垂合并阴道前、后壁膨出年龄较大无生育要求且无手术禁忌者。

3.*阴道闭合术*　适用于子宫脱垂较重，年老体弱病人或因其他疾病不能耐受较复杂手术，并已排除生殖道恶性病变者，可将阴道部分封闭，于阴道两侧各留一小通道以便阴分泌物排出，也可将阴道壁完全切除，术后失去性生活功能。

4.*子宫（阴道穹窿）骶棘韧带悬吊术*　适用于子的宫脱垂Ⅱ度重型以上，或子宫切除术后阴道穹窿脱垂高要求保留性生活者。可将子宫骶韧带或阴道穹窿缝合在骶棘韧带上。

## 十一、手术主要并发症

### （一）血肿或出血

最常见，主要是解剖路径不熟。

### （二）周围脏器的损伤

分离阴道前壁与膀胱间隙时，解剖层次不清，损伤膀胱、尿道；进行一、二点穿刺时，膀胱分离不充分，或穿刺方向不正确，由穿刺针损伤膀胱、尿道；放置拉钩造成的损伤：多发生在直肠旁间隙的下部。

### （三）术后疼痛

血肿形成压迫神经、穿刺损伤神经肌肉等有关，大部分会逐渐减轻或消失，少数病人疼痛持续。

### （四）下肢静脉血栓

由于盆底手术的病人多数年龄较大，又需要卧床休息较长时间，易形成下肢静脉血栓。

### （五）感染

无菌操作不严格；组织损伤过大；渗液、出血引流不畅；原发感染灶及易感体质。

## 十二、预后

绝经后阴道黏膜萎缩者建议术后局部使用雌激素制剂，每周2次，至少半年以上；术后建议规律随访，及时发现复发、处理手术并发症。子宫脱垂者应在行子宫切除同时顶端重建，以免术后发生穹窿膨出和肠膨出。

## 十三、基层医疗机构健康管理

根据上述定义，按照如下分级诊疗参考指南实施救治：

### （一）基层筛查方法及流程

一般病人有自觉阴道口脱出包块、可伴有排尿困难、腰骶部疼痛或下坠感等症状，应及时到基层医院就诊。应详细询问病人有无分娩损伤、慢性咳嗽、腹腔积液、频繁的举重物或便秘等习惯，通过妇科检查等初步诊断盆腔器官功能障碍，并对其进行分期。

### （二）基层首诊

对于症状较轻（Ⅰ度轻型）的子宫脱垂或因年老体弱及其他疾病不能耐受术者，可予非手术疗法如支持治疗、子宫托、做Kegel训练或生物反馈治疗以及电刺激治疗。经上述治疗，脱垂症状未改善或明显加重者，立即转至上级医院进一步诊治。

### （三）转诊标准

出现下列情况之一，转至上级医院：

1.Ⅰ度轻型病人经非手术治疗后，病人症状加重者。

2.Ⅰ度重型、Ⅱ度、Ⅲ度病人。

3.对于有高血压、糖尿病等合并症的高龄手术病人。

### （四）下转后健康管理注意事项

在上级医院治疗后，如病情稳定，且无并发症者，可下转到基层医院治疗和随诊。

1.保持外阴清洁、大小便通畅，避免重体力劳动。

2.出院1周后。复查血尿便常规、妇科检查（注意观察阴道残端有无活动性出血），禁性生活3个月。

3.应改善饮食习惯，多食蔬菜水果，适当活动避免长期便秘，及时治疗呼吸道疾病，减轻慢性咳嗽症状，如有咳嗽症状时可使用腹带以减轻腹压；如果出现阴道出血多、腹痛腹坠等症状，及时就诊。

4.对于合并高血压、糖尿病高龄病人，术后定期复查血压、血糖，及时调整药物。

# 第四节　压力性尿失禁

## 一、定义

压力性尿失禁（SUI）是指腹压的突然增加导致尿液不自主流出，不是由逼尿肌收缩压或膀胱壁对尿液的张力压引起的。其特点是正常状态下无遗尿，而腹压突然增高时尿液自动流出，也称真性压力性尿失禁、张力性尿失禁、应力性尿失禁。压力性尿失禁在绝经后妇女的发生率17.1%。

## 二、分类

压力性尿失禁可分为解剖型压力性尿失禁、尿道内括约肌障碍型。

## 三、病因及发病机制

压力性尿失禁分为两型，解剖型压力性尿失禁和尿道内括约肌障碍性尿失禁。

### （一）解剖型压力性尿失禁

90%以上的病人为此型，由盆底组织松弛引起。

盆底组织松弛原因如下：

1.妊娠与阴道分娩损伤。

2.绝经后雌激素减低或先天发育不良所致的支持薄弱。

3.尿道、阴道手术。

4.盆腔巨大肿物等原因。

### （二）尿道内括约肌障碍性尿失禁

不到10%的病人为尿道内括约肌障碍型，为先天发育异常所致。

## 四、临床表现

几乎所有的下尿路症状及许多阴道症状都可见于压力性尿失禁。腹压增加下不自主溢尿是最典型的症状，而尿急、尿频、急迫尿失禁和排尿后膀胱区胀满感亦是常见的症状。80%的压力性尿失禁病人伴有膀胱膨出。

## 五、分度

客观分度主要基于尿垫试验，临床常用简单的主观分度：

轻度：尿失禁发生在咳嗽和打喷嚏时，至少每周发作2次。

中度：尿失禁发生在快步行走等日常活动时。

重度：在站立位时即发生尿失禁。

## 六、辅助检查

尿道膀胱镜检查和超声检查可辅助诊断。

## 七、诊断

无单一的压力性尿失禁的诊断性试验。以病人的症状为主要依据，压力性尿失禁除常规体检、妇科检查及相关的神经系统检查外，还需相关压力试验、E指压试验、棉签试验和尿动力学检查等辅助检查，排除急迫性尿失禁、充盈性尿失禁及感染等情况。

### （一）压力试验

将一定量的液体（一般为300ml）注入膀胱后，嘱病人取站立位，用力咳嗽8～10次，观察阴部有无尿液漏出。如有尿液流出，则为阳性。

### （二）指压试验

检查者把中、食指放入阴道前壁的尿道两侧，指尖位于膀胱与尿道交接处，向前上抬高膀胱颈，再行诱发压力试验，如压力性尿失禁现象消失，则为阳性。

### （三）棉签试验

病人仰卧位，将涂有利多卡因凝胶的棉签置入尿道，使棉签头处于尿道膀胱交界处，分别测量病人在静息时及aisalva动作（紧闭声门的屏气）时棉签棒与地面之间形成的角度。在静息及做Valsalva动作时该角度差＜15°为良好的结果，说明有良好的解剖学支持；如角度差＞30°，说明解剖学支持薄弱；15°～30°时，结果不能确定。

## 八、鉴别诊断

在症状和体征最易混淆的是急迫性尿失禁，可通过尿动力学检测来鉴别诊断。

## 九、预防

预防和治疗腹压增加的疾病，避免重体力劳动。提高产科质量，避免困难阴道助娩。

## 十、治疗

### （一）非手术治疗

用于轻、中度压力性尿失禁治疗和手术治疗前后的辅助治疗。非手术治疗包括盆底肌肉锻炼、盆底电刺激、膀胱训练、尿道周围填充物注射、α肾上腺素能激动剂和雌激素替代药物治疗。非手术治疗病人有30%～60%能改善症状。

**（二）手术治疗**

压力性尿失禁的手术方法很多，种类有一百余种。目前公认有效的手术方法为阴道无张力尿道中段悬吊带术和耻骨后膀胱尿道悬吊术，为一线治疗方法。

1.阴道无张力尿道中段悬吊带术　除解剖型压力性尿失禁外，尿道内括约肌障碍型压力性尿失禁和合并有急迫性尿失禁的混合尿失禁均是悬吊带术适应证。悬吊带术可用自身筋膜或合成材料，有经耻骨后路径和经闭孔路径。近年来以聚丙烯材料为主的合成材料的悬吊带术因方便、微创、疗效肯定，已得到普遍认同和广泛应用，治愈率在90%左右，尤其对年老和体弱病人增加了手术安全性。

2.耻骨后膀胱尿道悬吊术　术式很多，有经腹和"缝针法"途径。所有术式遵循2个基本原则，仅在应用上有所差别。缝合尿道旁阴道或阴道周围组织，以提高膀胱尿道交界处；缝合至相对结实和持久的结构上，最常见为髂耻韧带，即Cooper韧带（称Burch手术）。Burch手术目前在耻骨后膀胱尿道悬吊术应用最多，有开腹途径完成和腹腔镜途径完成手术治愈率为85%～90%。方法比阴道前壁修补术（Kely手术）通过对阴道前壁黏膜修剪和筋膜缝合达到增加膀胱尿道后壁的支持作用，以往曾用于压力性尿失禁的治疗。该手术方法比较简单，但解剖学和临床效果均较差，术后1年治愈率约为30%，并随时间推移而下降。目前认为阴道前壁修补术不适用于压力性尿失禁的治疗。

## 十一、并发症

1.膀胱过度活动症。
2.盆腔脏器脱垂。
3.排尿困难。
4.网片侵蚀。

## 十二、预后

非手术治疗病人，有30%～60%能改善症状；手术病人术后一年治愈率为85%～90%，随着时间推移会稍有下降。

## 十三、基层医疗机构健康管理

根据上述定义，按照如下分级诊疗参考指南实施救治：

**（一）基层筛查方法及流程**

病人腹压增加后不自主溢尿是最典型的症状，常伴尿急、尿频、急迫尿失禁和排尿后膀胱区胀满感，80%的压力性尿失禁病人伴有膀胱膨出。应详细询问病人有无分娩损伤，尿道、阴道手术，腹部超声排除盆腔巨大肿物，可做指压试验、棉签试验和尿动力学检查（有条件者）等辅助检查，排除急迫性尿失禁、充盈性尿失禁及感染等情况，并对其进行分期。

**（二）基层首诊**

对于轻、中度压力性尿失禁可予非手术疗法，包括盆底肌肉锻炼、盆底电刺激、膀胱训练、尿道周围填充物注射、α肾上腺素能激动剂和雌激素替代药物治疗。经上述治疗，重度脱垂症状未明显改善者，立即转至上级医院进一步诊治。

**（三）转诊标准**

出现下列情况之一，转至上级医院：

1.轻度、中度，且无明显症状病人，经非手术治疗后，病人症状加重者。

2.重度尿失禁病人。

3.对于有高血压、糖尿病等合并症的高龄手术病人。

**（四）下转后健康管理注意事项**

在上级医院治疗后，如病情稳定，且无并发症者，可下转到基层医院治疗和随诊。

1.保持外阴清洁、小便通畅。避免重体力劳动。

2.出院1周后，复查血尿常规、妇科检查，禁性生活3个月。

3.应改善饮食习惯，多食蔬菜水果，适当活动，避免长期便秘，及时治疗呼吸道疾病，减轻慢性咳嗽症状，如有咳嗽症状时可使用腹带以减轻腹压；如果出现阴道出血多、腹痛腹坠等症状，及时就诊。

4.对于合并高血压、糖尿病病人，术后定期复查血压、血糖，及时调整药物。

5.对于使用网片者，如行阴道检查时发现网片侵蚀，及时转上级医院就诊。

# 第5章　子宫肌瘤

## 一、流行病学

子宫肌瘤常见于30～50岁的妇女，20岁以下少见。据尸检统计，30岁以上妇女约20%有子宫肌瘤。

## 二、定义

子宫肌瘤是女性生殖器最常见的良性肿瘤，由平滑肌及结缔组织组成。

## 三、分类

子宫肌瘤按肌瘤所在部位分宫体肌瘤和宫颈肌瘤，根据肌瘤与子宫肌壁的关系分为肌壁间肌瘤、浆膜下肌瘤和黏膜下肌瘤，多个或多种类型的肌瘤可发生于同一子宫，称为多发子宫肌瘤。

子宫黏膜下肌瘤分型：

（1）0型：有蒂黏膜下肌瘤，未向肌层扩展。

（2）Ⅰ型：无蒂向肌层扩展＜50%。

（3）Ⅱ型：无蒂向肌层扩展＞50%。

## 四、病因和发病机制

确切病因尚不明了。肌瘤细胞的初始肿瘤的形成涉及体细胞的突变。肌瘤增殖是无性繁殖的扩大，在此过程中可能是雌激素、孕激素和诸多生长因子间复杂的相互作用的结果。

## 五、病理

1.大体肌瘤是实性肿瘤，单个或多个生长在子宫不同部位。肌瘤与周围肌组织有明显界限，肌瘤并没有包膜，但是肌瘤压迫周围的肌壁纤维形成假包膜，手术时易于剥出。肌瘤血供多来自假包膜。肌瘤表面呈白色，质硬，切面呈漩涡状结构。

2.镜检由梭形平滑肌细胞和不等量纤维结缔组织构成。细胞大小均匀，呈卵圆形或杆状，核染色较深。

3.肌瘤变性是肌瘤失去原有的典型结构。常见变性有：

（1）玻璃样变：最常见，肌瘤组织水肿变软，镜下病变区域肌细胞消失。

（2）囊性变：继发于玻璃样变，组织坏死液化成多个囊腔，也可融合为一个囊腔。镜下见囊腔壁由玻璃样变的肌瘤组织构成。

（3）红色变性：多见于妊娠期和产褥期，肌瘤剖面呈暗红色，如半熟的烤牛肉、腥臭、质软、漩涡状结构消失。镜下见肌瘤内小静脉内有血栓形成，肌细胞消失。

（4）肉瘤样变：大体组织灰黄细腻，似生鱼肉状，与周围组织界限不清。镜下可见平滑肌细胞增生，排列紊乱，漩涡状结构消失，细胞有异型性。

（5）钙化：多见于蒂部狭小、血供不足的浆膜下肌瘤及绝经后妇女的肌瘤。镜下见钙化区为层状沉积。

## 六、临床表现

### （一）症状

1.子宫出血　表现为经量增多及经期延长，黏膜下肌瘤伴有坏死感染时，可有不规则阴道出血或血样脓性排液。

2.腹部包块

3.白带增多

4.压迫症状　子宫前壁下段肌瘤可压迫膀胱引起尿频、尿急；宫颈肌瘤可引起排尿困难、尿潴留；子宫后壁肌瘤（峡部或后壁）可引起下腹坠胀不适、便秘等症状；阔韧带肌瘤或宫颈巨大型肌瘤向侧方发展，嵌入盆腔内压迫输尿管使上泌尿路受阻，形成输尿管扩张甚至发生肾盂积水。

5.其他　包括下腹坠胀、腰酸背痛，经期加重。肌瘤红色样变时有急性下腹痛，伴有呕吐、发热及肿瘤局部压痛；浆膜下肌瘤蒂扭转可有急性腹痛；子宫黏膜下肌瘤由宫腔向外排出时也可引起腹痛。黏膜下和引起宫腔变形的肌壁间肌瘤可引起不孕或流产。

### （二）体征

肌瘤较大时可以在腹部扪及质硬、不规则、结节块状物。妇科检查时可以发现肌壁间肌瘤子宫增大，表面不规则；浆膜下肌瘤可以扪及质硬、球状块物与子宫有细带相连；黏膜下肌瘤位于宫口或脱出阴道时可以发现。

## 七、实验室检查及辅助检查

**（一）B超**

子宫肌瘤的主要辅助检查手段。

**（二）诊断性刮宫**

探查宫腔深度、方向、有无变形及黏膜下肌瘤并且了解子宫内膜情况。

**（三）宫腔镜检查**

可以直视下发现黏膜下肌瘤。

**（四）磁共振显像（MRI）**

区分肌壁间、浆膜下和黏膜下肌瘤，对小肌瘤（0.5～1cm）也可以显示清楚。

## 八、诊断与鉴别诊断

依据病史、体征、辅助检查，特别是B超大多可以及时明确诊断。鉴别诊断主要考虑：

**（一）妊娠子宫**

肌瘤囊性变时质地较软者应注意与妊娠子宫相鉴别。妊娠者有停经史、早孕反应、子宫随停经月份增大变软，借助尿或血HCG测定、B超可确诊。

**（二）卵巢肿瘤**

多无月经改变，肿块呈囊性位于子宫一侧。注意实质性卵巢肿瘤与带蒂浆膜下肌瘤鉴别，肌瘤囊性变与卵巢囊肿鉴别。注意肿块与子宫关系，可借助B超协助诊断，必要时腹腔镜检查可明确诊断。

**（三）子宫腺肌病**

可有子宫增大、月经增多等。局限型子宫腺肌病类似于子宫肌壁间肌瘤，质硬。但子宫腺肌病有继发性痛经明显，子宫多呈均匀增大，很少超过3个月妊娠子宫大小。B超有助于诊断。但有时两者可以并存。

**（四）子宫恶性肿瘤**

1.子宫肉瘤　好发于老年女性、生长迅速，多有腹痛、腹部包块及不规则阴道出血，B超及磁共振成像有助于鉴别。

2.子宫内膜癌　好发于老年女性，以绝经后阴道流血为主要症状，子宫呈均匀增大或正常，质软。应注意围绝经期妇女肌瘤可合并子宫内膜癌。诊刮或宫腔镜有助于鉴别。

3.宫颈癌　有不规则阴道流血及白带增多或不正常排液等症状，外生型较易鉴别，内生型宫颈癌应与宫颈黏膜下肌瘤鉴别。可借助于B超、宫颈脱落细胞学检查、宫颈活检、宫颈管搔刮及分段诊刮等鉴别。

4.其他　卵巢子宫内膜异位囊肿、盆腔炎性包块、子宫畸形等，可根据病史、体征及B超鉴别。

## 九、治疗

治疗方案需要根据病人的年龄、有无症状、肌瘤部位、大小、数目、婚姻生育状况，使治疗个体化。

**（一）观察**

适用于肌瘤小，无症状，尤其是近绝经期的病人，每3～6个月复查1次。

**（二）药物治疗**

1.促性腺激素释放激素激动药（GnRHa）一般应用长效制剂，每月1次。应用指征：

（1）缩小肌瘤以利于妊娠。

（2）术前用药控制症状、纠正贫血。

（3）术前用药缩小肌瘤，降低手术难度，或使阴道或腹腔镜手术成为可能。

（4）对近绝经妇女，提前过渡到自然绝经，避免手术。

2.米非司酮　每日10mg或12.5mg口服，可作为术前用药或提前绝经使用，但不宜长期使用，因其拮抗孕激素后，子宫内膜长期受雌激素刺激，增加子宫内膜病变的风险。

**（三）手术治疗**

1.适应证

（1）因肌瘤导致月经过多，继发贫血。

（2）严重腹痛、性交痛或慢性腹痛、有蒂肌瘤扭转引起的急性腹痛。

（3）肌瘤体积大压迫膀胱、直肠等引起相应症状。

（4）因肌瘤造成不孕或反复流产。

（5）疑有肉瘤变。

2.手术方式

（1）子宫切除手术：不要求保留生育功能或疑有恶变者，可行子宫切除术，包括全子宫切除和次全子宫切除，术前注意排除合并宫颈鳞状上皮内病变或子宫颈癌，子宫内膜癌。

（2）肌瘤切除手术：适用于希望保留生育功能的病人，包括肌瘤经腹剔除、黏膜下肌瘤和突向宫腔的肌壁间肌瘤宫腔镜下切除及突入阴道的黏膜下肌瘤阴道内摘除。

**（四）其他治疗**

1.子宫动脉栓塞术　通过阻断子宫动脉及其分支，减少肌瘤的血供，从而延缓肌瘤生长，缓解症状。但该方法可能引起卵巢功能减退并增加潜在的妊娠并发症的风险，对有生育要求的妇女一般不建议使用。

2.高能聚焦超声（HIFU）通过物理能量使肌瘤组织坏死，逐渐吸收或瘢痕化，但存在肌瘤残留、复发，并需要除外恶性病变。类似治疗方法还有微波消融等。

3.经宫腔镜子宫内膜切除术　减少月经量或造成闭经。

## 十、基层医疗机构健康管理

### （一）基层筛查方法及流程

如病人月经量多、经期长、扪及下腹部包块或自觉腹部增大、尿频、尿急、排尿困难、排便困难等症状，应及时到基层医院就诊。基层医院通过问诊、查体及超声检查基本可明确诊断。

### （二）基层首诊

根据病史、妇科检查、B超结果，若病人子宫小于孕2月，无明显症状，可每3～6个月随访1次。

### （三）转诊标准

对于症状明显的子宫肌瘤病人，转上级医院。

### （四）下转后健康管理注意事项

1.注意情况　行子宫肌瘤切除者术后禁性生活1个月，行全子宫切除术者禁性生活2个月。

2.复查　术后1个月后复查，注意切口愈合情况及有无异常阴道出血、白带异常等情况，行妇检了解残端愈合情况（切除子宫者）、有无盆腔炎症，行超声检查。对症状明显、近绝经期、应用药物保守治疗的病人，如应用GnRHa者注意绝经综合征症状的观察，症状严重者需反向添加，应用米非司酮、孕三烯酮者需定期复查肝、肾功能，注意药物性肝损伤。

# 第6章　围绝经期综合征

## 一、定义

围绝经期综合征是指妇女在绝经前后由于性激素水平波动或下降所致的一系列躯体及心理症状。

## 二、分类

绝经分为自然绝经和人工绝经，自然绝经指卵巢内卵泡生理性耗竭所致的绝经；人工绝经指两侧卵巢经手术切除或放射线照射所致的绝经。人工绝经更易发生绝经综合征。

## 三、临床表现

### （一）近期症状

月经紊乱，潮热、出汗等血管舒缩症状，心悸、眩晕、头痛、失眠等自主神经失调症状，激动易怒、焦虑、多疑、情绪低落、不能自我控制、记忆力减退等精神神经异常。

### （二）远期症状

泌尿生殖道萎缩，骨质疏松，阿尔茨海默病，心血管系统疾病。

## 四、实验室检查及辅助检查

1.激素测定FSH、LH、$E_2$ FSH＞10U/L，提示卵巢储备功能下降、闭经，FSH＞40U/L且$E_2$＜10～20pg/ml，提示卵巢功能衰退。

2.B超排除子宫、卵巢肿瘤，了解子宫内膜厚度。

3.子宫内膜病理检查除外子宫内膜肿瘤。

4.影像学检查测定骨密度等，确诊有无骨质疏松。

## 五、诊断与鉴别诊断

根据临床表现，包括年龄、病史、症状和体格检查，诊断较易确定。鉴别诊断主要考虑：心血管疾病、泌尿生殖器官的器质性病变，神经衰弱、甲亢、经前紧张综合征等。

## 六、治疗

治疗目标：应能缓解近期症状，并能早期发现、有效预防骨质疏松症、动脉粥样硬化等老年性疾病。

### （一）一般治疗

心理疏导，必要时选用适量镇静药以助睡眠，建立健康生活方式，包括坚持身体锻炼、健康饮食，增加日晒时间，摄入足量蛋白质及含钙丰富食物。

### （二）激素补充治疗

有适应证且无禁忌证时选用。

1.适应证

（1）绝经相关症状。

（2）泌尿生殖道萎缩相关的问题。

（3）低骨量及骨质疏松症。

2.禁忌证

（1）已知或怀疑妊娠。

（2）原因不明的阴道出血。

（3）已知或怀疑患有乳腺癌。

（4）已知或怀疑患有与性激素相关的恶性肿瘤。

（5）患有活动性静脉或动脉血栓栓塞性疾病（最近6个月内）。

（6）严重肝肾功能障碍。

（7）血卟啉症、耳硬化症。

（8）脑膜瘤（禁用孕激素）。

3.慎用情况

（1）子宫肌瘤。

（2）子宫内膜异位症。

（3）子宫内膜增生史。

（4）尚未控制的糖尿病及严重高血压。

（5）有血栓形成倾向。

（6）胆囊疾病、癫痫、偏头痛、哮喘、高催乳素血症、系统性红斑狼疮。

（7）乳腺良性疾病。

（8）乳腺癌家族史。

（9）已完全缓解的部分妇科恶性肿瘤，如宫颈鳞癌、子宫内膜癌、卵巢上皮性癌等。

4.用药模式

（1）单独使用雌激素，适用于已切除子宫或先天无子宫的卵巢功能低下的妇女。

（2）单独使用孕激素，周期使用，用于绝经过渡期，调整卵巢功能衰退过程中出现的月经问题。

（3）联合应用雌、孕激素，适于有完整子宫的妇女。

## 七、基层医疗机构健康管理

### （一）基层筛查方法及流程

10个月内相邻两个月经周期相差7d以上，提示进入围绝经期。如病人出现月经紊乱、潮热、出汗等血管舒缩症状，心悸、眩晕、头痛、失眠等自主神经失调症状，激动易怒、焦虑、多疑、情绪低落、不能自我控制、记忆力减退等精神神经异常症状，及时基层医院就诊。基层医院根据病史、临床表现、妇科检查初步诊断绝经期综合征。

### （二）基层首诊

对于确诊者，可给予心理疏导、鼓励建立健康生活方式、补充钙剂、维生素D等治疗。

### （三）转诊标准

对于有激素补充治疗需求者，或无法除外器质性疾病或精神疾病者，需进一步检查明确诊断者，转至上级医院。

### （四）下转后健康管理注意事项

对于有适应证、无禁忌证、有慎用情况或有禁忌证者，综合制定治疗方案。方案确定、病情稳定后，可转基层医院随诊。

1.康复锻炼　坚持身体锻炼，健康饮食，增加日晒时间，摄入足量蛋白质及含钙丰富食物。

2.随访时间及内容　用药1月、3月、6月随诊时询问药物疗效，有无阴道出血、乳房胀痛、消化道症状，根据情况调整用药；用药1年及以后每年必查项目：盆腔B超、乳腺B超或钼靶。空腹血糖、血脂、肝功能、肾功能、TCT；可选查项目：血常规、FSH、$E_2$、空腹胰岛素、骨密度（启动治疗前骨密度正常者，2～3年检查一次）、心电图。

# 第7章 闭　　经

## 一、定义及分类

### （一）定义

闭经表现为无月经或月经停止。青春期前、妊娠期、哺乳期及绝经后不来月经属于生理现象。病理性闭经则原因复杂，不仅局限于生殖系统，也与全身多系统或某些特殊器官如甲状腺、肾上腺等相关，所伴随的临床表现也各不相同。

### （二）分类

1.根据既往有无月经来潮，分为原发性闭经与继发性闭经　原发性闭经指年龄＞13岁，第二性征未发育；或者年龄＞15岁，第二性征已发育，月经还未来潮。继发性闭经是正常月经周期建立后，月经停止6个月及以上，或按自身原有月经周期停止3个周期以上。

2.按生殖轴病变和功能失调部位分　下丘脑性闭经、垂体性闭经、卵巢性闭经、子宫性闭经及下生殖道发育异常性闭经。

3.WHO闭经分型分为3型　Ⅰ型：无内源性雌激素产生，FSH水平正常或低下，催乳素（PRL）水平正常，无下丘脑—垂体器质性病变的证据；Ⅱ型：有内源性雌激素产生，FSH及PRL水平正常；Ⅲ型：FSH水平升高，提示卵巢功能衰竭。

闭经的诊治需按照自下向上的顺序即下生殖道、子宫、卵巢、垂体和下丘脑，寻找闭经原因的部位，确定病变部位后再选择相关检查深入分析是哪一种疾病导致闭经并给予相应治疗或进行转诊。

## 二、病因和病理生理

### （一）中枢神经 - 下丘脑性闭经

包括精神应激性、体重下降、神经性厌食、过度运动、药物等引起的下丘脑分泌GnRH功能失调或抑制，也有先天性疾病或脑发育畸形及肿瘤引起的GnRH分泌缺陷。

### （二）垂体性闭经

指垂体病变使促性腺激素分泌降低引起的闭经。分先天性和获得性两类，后者病变如：垂体肿瘤、空蝶鞍综合征、席汉综合征。

### （三）卵巢性闭经

指卵巢先天性发育不全，或卵巢功能衰退或继发性病变引起的闭经。

### （四）子宫性闭经

1.先天性无子宫。

2.Asherman综合征。

3.其他：子宫内膜结核等感染性疾病破坏子宫内膜引起闭经。

### （五）先天性下生殖道发育异常

包括无孔处女膜，阴道下1/3缺如。

## 三、诊断步骤及辅助检查

根据病人病史、体格检查、妇科检查可做出初步诊断，但是以下检查具有重要意义。

### （一）评估雌激素水平以确定闭经程度

包括宫颈评分法、阴道上皮脱落细胞检查、孕激素试验。

### （二）雌激素试验

序贯口服雌、孕激素，停药后有撤退性子宫出血者可排除子宫性闭经，无撤退出血者重复给药仍无出血者可确定子宫性闭经。

### （三）激素测定

测定PRL、促性腺激素以及垂体兴奋试验，以明确病变的部位。

### （四）其他辅助检查

如基础体温测定、子宫内膜活检、子宫输卵管造影、宫腔镜、超声及腹腔镜检查等。

## 四、治疗

### （一）全身治疗

疏导神经精神应激的精神心理，消除紧张焦虑等状态，因全身性疾病引起的闭经者应积极治疗。

### （二）内分泌药物治疗

如溴隐亭等治疗高PRL血症引起的闭经，诱发排卵的药物以及雌、孕激素替代治疗。

### （三）手术治疗

1.生殖道畸形　手术矫治。

2.Asherman综合征　分解宫颈及宫腔粘连，需生育者术后应服用大剂量雌激素，并序贯加用孕激素形成撤退出血以减少术后粘连复发。

3.肿瘤　根据肿瘤部位、性质给予相应治疗。

## 五、基层医疗机构健康管理

### （一）基层筛查方法及流程

对于年龄＞13岁，第二性征未发育；或者年龄＞15岁，第二性征已发育，月经还未来潮；或者月经停止6个月及以上，或按自身原有月经周期停止3个周期以上，及时到基层医院就诊。基层医院通过问诊、查体、妊娠试验等排除生理性闭经（青春期前、妊娠、哺乳期，自然绝经）。

### （二）基层首诊

当为病理性闭经时，通过问诊判断是原发性闭经还是继发性闭经。对于继发性闭经，可给予孕激素试验，孕激素试验阳性（用孕激素后有撤退性出血），可给予孕激素后半周期疗法。

### （三）转诊标准

继发性闭经孕激素试验阴性者及考虑为原发性闭经者，立即转至上级医院进一步治疗。

### （四）下转后健康管理注意事项

诊断明确、治疗方案确定、病情稳定转基层医院。

1.针对闭经病因进行生活方式调整，如多囊卵巢综合征继续控制体重，减肥致闭经者合理加强营养，运动过量者注意适当休息，精神紧张者适当放松等。

2.随访及复查。了解每月月经来潮情况，经期、周期、经量。高泌乳素血症者，每4周复查泌乳素；多囊卵巢综合征者，用药4周后复查FSH、LH、雄激素等。

# 参考文献

[1] Álvarez-Villalobos NA, Treviño-Alvarez AM, González-González JG. Liraglutide and Cardiovascular Outcomes in Type 2 Diabetes. N Engl J Med. 2016, 375（18）: 1797-1798.

[2] Association American Diabetes. Updates to the standards of medical care in diabetes-2018. Diabetes Care, 2018, 41（9）: 2045-2047.

[3] Association American Diabetes. Updates to the standards of medical care in diabetes-2018. Diabetes Care, 2018, 41（9）: 2045-2047.

[4] Bartalena L, Baldesehi L, Boboridis K, et al. The 2016 European Thyroid Association / European Group on Graves'orbitopathy guide-lines for the management of Graves orbitopathy. Eur Thyroid J, 2016, 5（1）: 9-26.

[5] Brent GA. Davies TF. Hypothyroidism and thyroiditis . In: Melmed S, Polosky KS, Larsen PR, et al（eds）. Wlilliams Textbook of Endocrinology. 12th ed. Philadelphia: Saunders, 2011.

[6] Canale ST, Beaty JH，著. 张永刚，王岩，译. 坎贝尔骨科手术学（第4卷）：脊柱外科. 第12版. 北京：人民军医出版社，2013.

[7] Cherney DZI, Perkins BA, Soleymanlou N, et al. Renal hemodynamic effect of sodium-glucose cotransporter 2 inhibition in patients with type 1 diabetes mellitus. Circulation, 2014, 129（5）: 587-597.

[8] Cherney DZI, Zinman B, Inzucchi SE, et al. Effects of empagliflozin on the urinary albumin-to-creatinine ratio in patients with type 2 diabetes and established cardiovascular disease: an exploratory analysis from the EMPA-REG OUTCOME randomised, placebo-controlled trial. Lancet Diabetes Endocrinol, 2017, 5（8）: 610-621.

[9] Chiang JL, Maahs DM, Garvey KC, et al. Type 1 Diabetes in Children and Adolescents: A Position Statement by the American Diabetes Association. Diabetes Care, 2018, 41（9）: 2026-2044.

[10] Davies MJ, D'Alessio DA, Fradkin J, et al. Management of Hyperglycemia in Type 2 Diabetes, 2018. A Consensus Report by the American Diabetes Association（ADA）and the European Association for the Study of Diabetes（EASD）. Diabetes Care, 2018, 41（12）: 2669-2701.

[11] Grunberger G, Handelsman Y, Bloomgarden ZT, et al. American Association of clinical endocarinologist and American College of Endocriology 2018 position statement on integration of insulin pumps and continuous glucose monitoring in patients with diabetes mellitus. Endocr Pract, 2018, 24（3）: 302-308.

[12] Hatherly K, Smith L, Overland J, et al. Application of Australian clinical management guidelines: the current state of play in a sample of young people living with Type 1 diabetes in the state of New South Wales and the Australian Capital Territory. Diabete Res Clin Pract, 2011, 93（3）: 379-384.

[13] Justis P. Ehlers，著. 曲毅，译. WILLS眼科手册. 第5版. 山东：山东科学技术出版社，2016.

[14] Paul Riordan-Eva，著. 赵桂秋，译. 眼科学总论. 第16版. 北京：人民卫生出版社，2006.

[15] Ross DS, Burch HB, Cooper DS, et al. 2016 American Thyroid Association guidelines for diagnosis and management of hyperthy- roidism and other causes of thyrotoxicosis. Thyroid, 2016, 26（10）: 1343-1421.

[16] Surks MI, Sievert R. Drugs and thyroid function. N Engl J Med, 1995, 333（25）: 1688-1694.

[17] Talchal C, Xuan S, Lin HV, et al. Pancreatic β cell dedifferentiation as a mechanism of diabetic β cell failure. Cell, 2012, 150（6）: 1223-1234.

[18] Wang L, Gao P, Zhang M, et al. Prevalence and ethnic pattern of diabetes and prediabetes in China. JAMA, 2017, 317（24）: 2515-2523.

[19] Wang L, Gao P, Zhang M, et al. Prevalence and

ethnic pattern of diabetes and prediabetes in China. JAMA，2017，317（24）：2515-2523.

［20］Wanner C，Inzucchi SE，Lachin JM，et al. Empagliflozin and progression of kidney disease in type 2 diabetes. N Engl J Med，2016，375（4）：323-334.

［21］Zhou Z，Xiang Y，Ji L，et al. Frequency，Immunogenetics，and Clinical Characteristics of Latent Autoimmune Diabetes in China（LADA China Study）：A nationwide，multicenter，clinic-based cross-sectional study. Diabetes，2013，62（2）：543-550.

［22］Zinman B，Wanner C，Lachin JM，et al. Empagliflozin，cardiovascular outcomes，and mortality in type 2 diabetes. N Engl J Med，2015，373（22）：2117-2128.

［23］曹娅丽，慢性肾小球肾炎，卫计委科普项目，2017-08-21.

［24］陈灏珠. 实用内科学. 第12版. 北京：人民卫生出版社，2005.

［25］陈孝平，王建平，赵继宗，等. 外科学. 第9版. 北京：人民卫生出版社，2018.

［26］丹・隆戈，著. 钱家鸣，译. 哈里森胃肠及肝病学. 北京：科学出版社，2018.

［27］房艳辉，高血压肾病，卫计委科普项目，2017-08-09.

［28］费起礼，赵力. 腕关节三角纤维软骨复合体损伤的诊治. 中华骨科杂志，2003，23（8）：507-510.

［29］冯少仁，孙西河. 剥脱性骨软骨炎的研究现状与进展. 中国临床医学影像杂志，2008，19（1）：59-61.

［30］高建伟，徐沣. 拉伸运动配合中药外敷治疗肱骨内上髁炎临床研究. 当代体育科技，2018，8（3）：5-6.

［31］部琳，张筝，崔玉洁. 肩关节镜治疗肩袖损伤的护理进展. 世界最新医学信息文摘，2019（7）：40、43.

［32］葛均波，徐永健，王辰，等. 内科学. 第9版. 北京：人民卫生出版社，2018.

［33］葛均波，徐永健. 内科学. 第8版. 北京：人民卫生出版社，2013.

［34］国家卫生计生委合理用药专家委员会，中国药师协会. 冠心病合理用药指南（第2版）. 中国医学前沿杂志（电子版），2018，10（6）：1-130.

［35］黄竞威，王琦. 肱骨外上髁炎的临床治疗最新研究进展. 湖南中医杂志，2019（4）178-180.

［36］黄晓军，胡大一. 循证内科学丛书：血液内科. 北京：北京科学技术出版社，2010.

［37］纪海燕. 急性踝关节扭伤综合护理研究进展. 辽宁中医药大学学报，2018，20（5）：222-224.

［38］江载芳. 实用小儿呼吸病学. 北京：人民卫生出版社，2010.

［39］姜智星，梁敏锐，薛愉，等. 2016年《BSR和BHPR系统性硬化症治疗指南》解读. 上海医药，2017，38（z1）：1-5.

［40］黎书，王峥. 儿童过敏性紫癜诊疗指南解读. 中华妇幼临床医学杂志（电子版），2014，（6）：733-736.

［41］李杰，徐文东，尹华伟. 三角纤维软骨复合体损伤修复术后综合康复治疗疗效观察. 中国康复，2014，29（1）：32-34.

［42］李雷. 颈椎病诊治与康复指南解读. 中国实用乡村医生杂志，2007，14（12）：45-47.

［43］李玉香. 预防和康复运动员网球肘的专门练习. 当代体育科技，2017（36）：10-11.

［44］梁善校. 肩袖损伤的治疗进展. 智慧健康，2018，（12）：34-35.

［45］刘家琦. 实用眼科学. 第3版. 北京：人民卫生出版社，2010.

［46］鲁纯新，田得祥. 体操运动员的腕三角软骨盘损伤. 北京医学院学报，1966（2）：138-143.

［47］鲁谊. 网球肘治疗的历史、现状与展望. 中华肩肘外科电子杂志，2019，7（1）：1-4.

［48］陆再英，终南山. 内科学. 第7版. 北京：人民卫生出版社，2008.

［49］罗晓，刘康，杨维新. 某医院2014—2016年颈椎病住院患者流行病学现状分析. 解放军预防医学杂志，2018，36（1）：124-126.

［50］洛克伍德，著. 徐卫东，译. 肩关节外科学. 第4版. 北京：人民军医出版社，2012.

［51］吕帅洁，毛强，童培建，等. 剥脱性骨软骨炎的研究进展. 中国骨伤，2014，27（9）：787-791.

［52］美国糖尿病协会免疫学工作组. 新诊断1型糖尿病患者的干预研究指南. 中国糖尿病杂志，2003，11（3）：225-227.

［53］那彦群，叶章群，孙颖浩，等. 2014版中国泌尿外科疾病诊断治疗指南. 北京：人民卫生出版社，2013.

［54］倪朝民. 神经康复学. 第2版. 北京：人民卫生出版社，2013.

［55］全国卫生专业技术资格考试用书编写专家委员会. 2019年康复医学与治疗技术. 北京：人民卫生出版社，2018.

［56］申永春，陈磊，文富强，等. 美国2018版恶性胸腔积液管理指南的解读. 中国循证医学杂志，2019，19（3）：271-275.

［57］沈晓明，桂永浩. 临床儿科学. 第2版. 北京：人民卫生出版社，2013.

［58］孙锟，沈颖. 小儿内科学. 第5版. 北京：人民卫生出版社，2014.

[59] 万萍．言语治疗学．第2版．北京：人民卫生出版社，2018.

[60] 王辰，王建安．内科学（上、下册）．第3版．北京：人民卫生出版社，2015.

[61] 王海燕．肾脏病学．第3版．北京：人民卫生出版社，2008.

[62] 王军辉，郭会利，腕关节三角软骨盘损伤28例MRI分析．中国误诊学杂志，2008，8（4）：947-948.

[63] 王若旭，郭艳幸，郭珈宜，等．股骨头坏死治疗的研究进展．临床检验杂志（电子版），2019（3）：191-192.

[64] 王卫平．儿科学．第8版．北京：人民卫生出版社，2013.

[65] 王于领．颈椎病的循证康复指南．中华医学会第十五次全国物理医学与康复学学术会议，2014-06-19.

[66] 翁建平，邹大进．糖尿病并发症防治．北京：清华同方光盘电子出版社，2015.

[67] 吴江，贾建平．神经病学．第3版．北京：人民卫生出版社，2016.

[68] 吴江．神经病学（供8年制及7年制临床医学等专业用）．北京：人民卫生出版社，2009.

[69] 吴阶平，裘法祖．黄家驷外科学（中册）．第7版．北京：人民卫生出版社，2008.

[70] 吴敏，杨宏山，黄淑玉，等．新诊断2型糖尿病患者谷氨酸脱羧酶抗体、胰岛细胞抗体和胰岛素自身抗体联合筛查成人隐匿性自身免疫性糖尿病的意义．中国糖尿病杂志，2013，21（11）：1018-1020.

[71] 谢仁国，汤锦波，唐天驷，等．三角纤维软骨复合体的大体解剖和腕关节镜对比观察研究．中华关节外科杂志（电子版），2011，05（1）：60-67.

[72] 谢幸，苟文丽．妇产科学．第8版．北京：人民卫生出版社，2014.

[73] 谢幸，孔北华，段涛．等．妇产科学．第9版．北京：人民卫生出版社，2018.

[74] 谢志国，孙肖霄，黄干，等．1型糖尿病的表观遗传学研究进展．中华糖尿病杂志，2018，10（4）：302-304.

[75] 胥少汀，葛宝丰，徐印钦．实用骨科学．第4版．北京：人民军医出版社，2012.

[76] 徐沣，栾振昌．原始点按摩配合运动疗法对肱骨内上髁炎康复治疗效果研究．四川体育科学，2017，36（6）：28-30、53.

[77] 燕肇朴．腕三角软骨盘损伤的诊断鉴别诊断及治疗．四川中医，1995，（2）：5.

[78] 杨晓峰，李海．急性踝关节扭伤的非手术疗法治疗进展．中外医疗2015，（19）：197-198.

[79] 于长隆，敖英芳．中华骨科学（运动创伤卷）．北京：人民卫生出版社，2010.

[80] 余斌，宋敏，张亦工．三角纤维软骨复合体损伤临床研究进展．甘肃中医，2005，18（6）：43-46.

[81] 余翔，金志超，梁德，等．急性踝关节扭伤的中医药治疗进展．中国中医急症，2017，26（12）：2169-2170.

[82] 张承芬．眼底病学．第2版．北京：人民卫生出版社，2010.

[83] 张绍岚．疾病康复．北京：人民卫生出版社，2010.

[84] 张淑琴．神经病学．第2版．北京：高等教育出版社，2008.

[85] 张学军，郑捷．皮肤性病学．第9版．北京：人民卫生出版社，2018.

[86] 章友康，慢性肾衰竭，卫计委科普项目，2017-08-03.

[87] 章友康，肾病综合征，卫计委科普项目，2017-08-18.

[88] 赵辨．中国临床皮肤病学．南京：江苏科学技术出版社，2010.

[89] 赵堪兴，杨培增．眼科学．第7版．北京：人民卫生出版社，2010.

[90] 中国恶性胸腔积液诊断与治疗专家共识组．恶性胸腔积液诊断与治疗专家共识，中华内科杂志，2014，53（3）：252-256

[91] 中国骨科相关专家小组（统称）．安徽省腰椎间盘突出症分级诊疗指南（2015年版）．安徽医学，2016，（1）：14-20.

[92] 中国医师协会．国家执业医师、护士“三基”训练丛书：临床医学分册．北京：人民军医出版社，2009.

[93] 中国中医药研究促进会，中西医结合心血管病预防与康复专业委员会．稳定性冠心病中西医结合康复治疗专家共识．中西医结合心脑血管病杂志，2019，17（3）：321-329.

[94] 中华人民共和国国家健康委员会，国家中医药局．儿童社区获得性肺炎诊疗规范（2019年版）．中华临床感染病杂志，2019，12（1）：6-13.

[95] 中华人民共和国卫生行业标准—肺结核诊断（WS 288—2017）.

[96] 中华医学会，中华医学会杂志社，中华医学会全科医学分会，等．成人社区获得性肺炎基层诊疗指南（2018年）．中华全科医师杂志，2019，18（2）：117-126.

[97] 中华医学会，中华医学会杂志社，中华医学会全科医学分会，等．成人社区获得性肺炎基层诊疗指南（实践版·2018）．中华全科医师杂志，2019，18（2）：127-133.

[98] 中华医学会，中华医学会杂志社，中华医学会全科医学分会，等．成人阻塞性睡眠呼吸暂停基

层诊疗指南（2018年）．中华全科医师杂志，2019，18（1）：21-29.
[99] 中华医学会，中华医学会杂志社，中华医学会全科医学分会，等．成人阻塞性睡眠呼吸暂停基层诊疗指南（实践版·2018）．中华全科医师杂志，2019，18（1）：30-35.
[100] 中华医学会，中华医学会杂志社，中华医学会全科医学分会，等．慢性阻塞性肺疾病基层诊疗指南（2018年）．中华全科医师杂志，2018，17（11）：856-870.
[101] 中华医学会，中华医学会杂志社，中华医学会全科医学分会，等．支气管哮喘基层诊疗指南（2018年）．中华全科医师杂志，2018，17（10）：751-769.
[102] 中华医学会，中华医学会杂志社，中华医学会全科医学分会，等．支气管哮喘基层诊疗指南（实践版·2018）．中华全科医师杂志，2018，17（10）：763-769.
[103] 中华医学会，中华医学会杂志社，中华医学会全科医学分会委员会，等．咳嗽基层诊疗指南（实践版·2018）．中华全科医师杂志，2019，18（3）：220-227.
[104] 中华医学会．临床诊疗指南：神经病学分册．北京：人民卫生出版社，2006.
[105] 中华医学会．临床诊疗指南：物理医学与康复分册．北京：人民卫生出版社，2005.
[106] 中华医学会儿科分会呼吸学组，《中华儿科杂志》编辑委员会．毛细支气管炎的诊断、治疗与预防专家共识（2014年版），中华儿科杂志，2015，53（3）：168-171.
[107] 中华医学会儿科学分会呼吸学组，中华儿科杂志编辑委员会．儿童社区获得性肺炎管理指南（2013修订）（上）．中华儿科杂志，2013，51（10）：745-752.
[108] 中华医学会儿科学分会呼吸学组，中华儿科杂志编辑委员会．儿童支气管哮喘诊断与防治指南（2016年版）．中华儿科杂志，2016，54（3）：167-181.
[109] 中华医学会儿科学分会消化学组，中华医学会儿科学分会感染学组，《中华儿科杂志》编辑委员会．儿童腹泻病诊断治疗原则的专家共识．中华儿科志，2009，47（8）：634-636.
[110] 中华医学会风湿病学分会．2016中国痛风诊疗指南．中华内科杂志，2016，55（11）：892-899.
[111] 中华医学会风湿病学分会．2018中国类风湿关节炎诊疗指南．中华内科杂志，2018，57（4）：242-251.
[112] 中华医学会风湿病学分会．强直性脊柱炎诊断及治疗指南．中华风湿病学杂志，2010，14（8）：557-560.
[113] 中华医学会骨科分会显微修复学组，中国修复重建外科专业委员会骨缺损及骨坏死学组．成人股骨头坏死诊疗标准专家共识（2012年版）．中华骨科杂志，2012，32（6）：606-610.
[114] 中华医学会骨科学分会关节外科学组．骨关节炎诊疗指南（2018年版）．中华骨科杂志，2018，38（12）：705-715.
[115] 中华医学会呼吸病学分会哮喘学组，中国哮喘联盟．支气管哮喘急性发作评估及处理中国专家共识．中华内科杂志，2018，57（1）：4-14.
[116] 中华医学会内分泌学分会．成人甲状腺功能减退症诊治指南．中华内分泌代谢杂志，2017，33（2）：167-180.
[117] 中华医学会糖尿病学分会，中华医学会感染病学分会，中华医学会组织修复与再生分会．中国糖尿病足防治指南（2019版）（Ⅰ）．中华糖尿病杂志，2019，11（2）：92-108.
[118] 中华医学会糖尿病学分会．2 型糖尿病防治指南（2013 年版）．中国糖尿病杂志，2014，22（8）：10002-10042.
[119] 中华医学会糖尿病学分会．中国1型糖尿病诊治指南：胰岛素治疗、医学营养治疗、运动治疗、其他治疗方法．中国医学前沿杂志，2013，5（11）：48-56.
[120] 中华医学会糖尿病学分会．中国2型糖尿病防治指南（2017版）．中华糖尿病杂志，2018，10（1）：4-67.
[121] 中华医学会糖尿病学分会微血管并发症学组．中国糖尿病肾脏疾病防治临床指南．中华糖尿病杂志，2019，11（1）：15-28.
[122] 中华医学会糖尿病学分会血糖监测学组．中国扫描式葡萄糖监测技术临床应用专家共识．中华糖尿病杂志，2018，10（11）：697-700.
[123] 中华医学会心血管病学分会介入心脏病学组，中华医学会心血管病学分会动脉粥样硬化与冠心病学组，中国医师协会心血管内科医师分会血栓防治专业委员会，等．稳定性冠心病诊断与治疗指南．中华心血管病杂志，2018，46（9）：680-694.
[124] 中华医学会心血管病学分会心力衰竭学组，中国医师协会心力衰竭专业委员会，中华心血管病杂志编辑委员会．中国心力衰竭诊断和治疗指南2018．中华心血管病杂志，2018，46（10）：760-789.
[125] 中华医学会血液学分会血栓与止血学组，中国血友病协作组．血友病诊断与治疗中国专家共识（2017年版）．中华血液学杂志，2017，38（05）：364-370.
[126] 钟友鸣．腕部三角软骨盘损伤的诊体会．按摩与导引，2007，23（12）：32-33.
[127] 周宪梁．内科学．第3版．北京：人民卫生出版

社，2005.
[128] 周智广，杨琳，等. LADA的诊断要点与治疗方式. 中华内分泌代谢杂志，2006，22（1）：1S-1-4.
[129] 周祖彬，曾炳芳. 三角纤维软骨复合体解剖及生物力学研究. 中国骨伤，2006，19（11）：666-667.